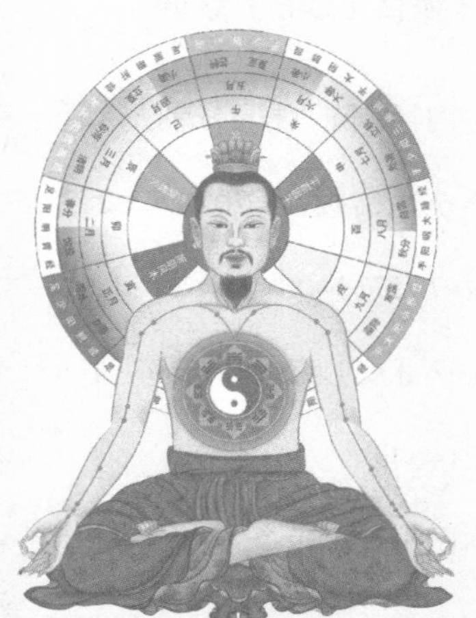

图解黄帝内经

陈飞松　于雅婷◎编著

江苏凤凰科学技术出版社·南京

图书在版编目（CIP）数据

图解黄帝内经 / 陈飞松，于雅婷编著 . — 南京：江苏凤凰科学技术出版社，2020.3（2022.5 重印）

ISBN 978-7-5713-0685-4

Ⅰ . ①图… Ⅱ . ①陈… ②于… Ⅲ . ①《内经》– 图解 Ⅳ . ① R221-64

中国版本图书馆 CIP 数据核字 (2019) 第 277337 号

图解黄帝内经

编　　著	陈飞松　于雅婷
责任编辑	汤景清　祝　萍
责任监制	方　晨
出版发行	江苏凤凰科学技术出版社
出版社地址	南京市湖南路 1 号 A 楼，邮编：210009
出版社网址	http://www.pspress.cn
印　　刷	文畅阁印刷有限公司
开　　本	718 mm × 1 000 mm　1/16
印　　张	45
插　　页	1
字　　数	610 000
版　　次	2020 年 3 月第 1 版
印　　次	2022 年 5 月第 3 次印刷
标准书号	ISBN 978-7-5713-0685-4
定　　价	86.00 元

前言

《黄帝内经》传说是黄帝所著，是我国现存最早的一部医学理论典籍，是中国人养心、养性、养生的千年圣典，也是一本蕴含中国生命哲学源头的大百科全书。让西方国家的科学家惊讶不已的是，他们刚刚兴起的如医学地理学、医学心理学、气象医学等先进学科，在这部2500年前的医学圣典中已有了极为完善的表述。可见，《黄帝内经》具有永恒的现实意义和实用价值，应作为中华民族的瑰宝被传承下去。

随着环境污染的加剧、生活节奏的加快以及生活水平的提高，人们对养生方面知识的需求变得更加迫切。要想解除这些困扰，确保人体的健康，就离不开伏羲、神农、黄帝三位圣人的医学理论。但是，由于文字古老深奥，专业术语众多，人们很容易与《黄帝内经》这样的宝典擦肩而过。尽管近些年许多讲解《黄帝内经》的养生类畅销书不断涌现于市场，但毋庸讳言的是，真正能够将这本医学巨著的养生理念准确无误地普及的图书仍然太少。这本传统的中医圣典如一座蕴藏极为丰富的金矿，等待我们去挖掘。

本书参考了数千年来人们对《黄帝内经》的大量研究成果，不但将原有经文翻译成了现代人容易理解的白话文，而且结合生命科学、道家养生理论和中国传统文化，对其中或隐或显的思想采用图解的形式进行全方位解读。本书可以为您扫清阅读中的外围障碍，解读更深入、更透彻，力求使您轻松读懂每一句话。编者还对内文中每一章、每一个知识点进行提炼，使您一目了然，轻松掌握每一章乃至每一段文字的主要内容，降低了您的阅读负担。

本书不仅对经文的翻译力求尊重原文，而且图解部分别具一格，将具象与抽象结合起来，使本书除了具有知识性外，还具有艺术性、欣赏性。总之，本书成功地用艺术的图解形式、生动的画面，使原书中艰深的哲学和中医原理，变得人人都能理解践行。我们所有的努力，都是为了保证让您轻松读懂《黄帝内经》中的每一句对话，品味原汁原味的经典，并从中发现对自己有用的东西。

《黄帝内经》的形成与影响

《黄帝内经》传说是黄帝所著，是人民智慧的结晶。它的形成是一个漫长的过程，但它的影响却是巨大的，它促进了一系列学说的形成和发展。在它的影响下出现了大批医学家，他们为人类医学的发展做出了重要贡献。

上古

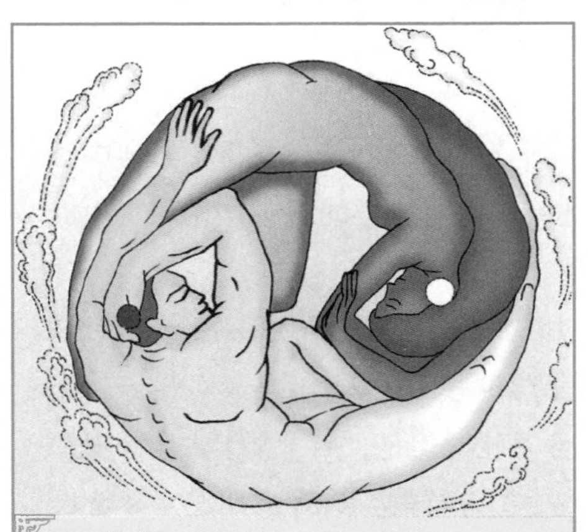

阴阳学说

阴阳学说认为，宇宙间任何事物都由阴阳两方面构成，阴阳既对立又统一，并不断运动和相互作用。《黄帝内经》发展和应用了这一学说，将中医治病的基本原则定为调整阴阳，补其不足，泻其有余，恢复阴阳的相对平衡。

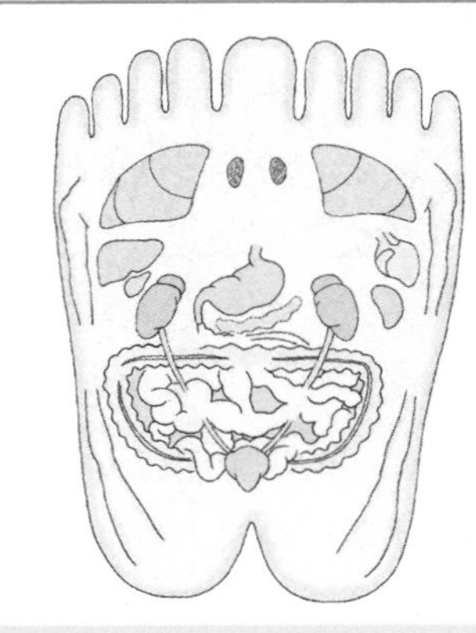

藏象学说

“藏”指藏于体内的内脏，“象”指表现于外的生理、病理现象。藏象包括各个内脏实体及其生理活动和病理变化表现于外的各种征象。藏象学说是研究人体各个脏腑的生理功能、病理变化及其相互关系的学说。

《黄帝内经》之前

《黄帝内经》大量引用了《揆度》《奇恒》《玉机》《上经》《下经》《针经》《九针》《官针》等书中的观点，这些上古时期的医学著作早已经淹没在历史的浩瀚烟海中，但它们对《黄帝内经》形成的作用却不可估量。此外，《黄帝内经》成书之前的阴阳五行学说也为《黄帝内经》的形成奠定了基础。

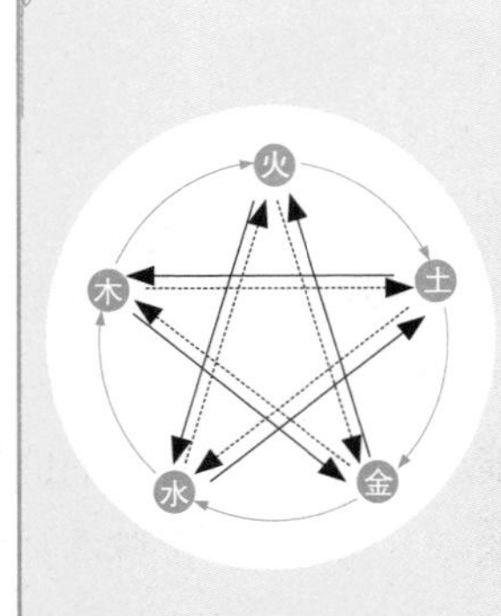

五行学说

古人将宇宙的基本构成元素分为木、火、土、金、水五行，并用其相生相克的原理解释自然界的一切现象。《黄帝内经》发展了这一学说，并用它来解释人体的生理功能，说明机体病理变化，用于疾病的诊断和治疗。还用它来说明人体与自然环境及气候、饮食等的关系。

春秋战国 → **秦汉**

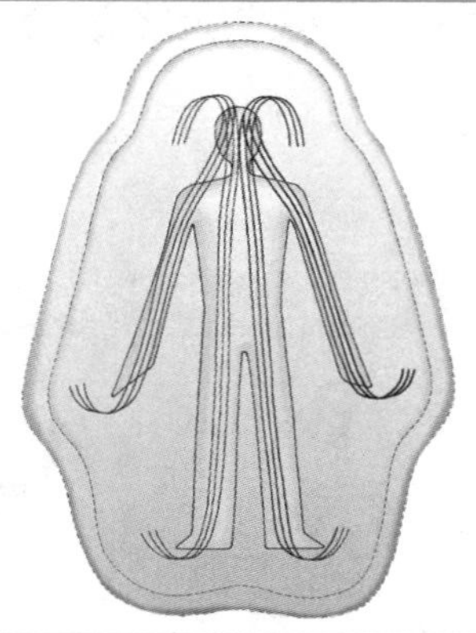

经络学说

《黄帝内经》中系统地论述了十二经脉的循行部位、属络脏腑以及十二经脉发生病证时的证候；记载了十二经别、别络、经筋、皮部等内容；对奇经八脉也有一些论述；并且记载了约160个穴位。

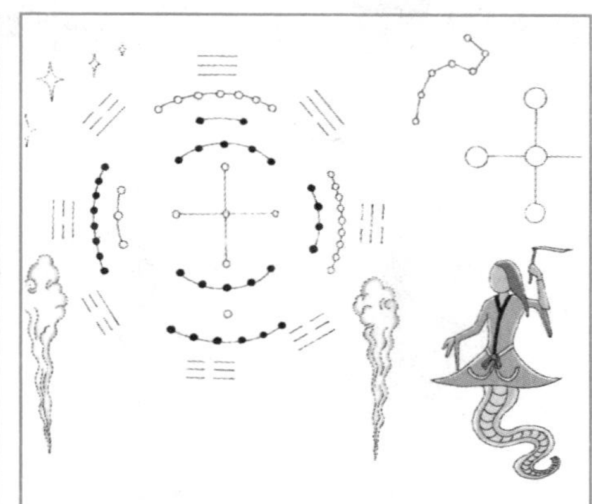

运气学说

运气学说是结合五行生克制化的原理，来探讨自然变化的周期性规律及其对疾病影响的一门学说。《黄帝内经》确立了“天人合一”的思想，从中找寻人类疾病的发生与自然变化的周期性之间的关系。

《黄帝内经》是一本什么书

《黄帝内经》又称《内经》，假托黄帝之名而作，成书于战国或西汉时期。它是上古乃至太古时代中国人在医学和养生方面的智慧结晶，标志着中国医学由经验医学上升为理论医学的新阶段。它和《伏羲八卦》《神农本草经》并称为“上古三坟”。

病因学说

病因学说，是研究致病因素及其性质、致病特点和临床表现的学说。六淫、七情、饮食、劳逸、外伤等都可能导致人体发病；而且，人不同、环境不同，表现出来的病象也不一样。只有清楚了这些，才能更好地治疗和调养身体。《黄帝内经》在病因的探求上，确实起到了典范作用。

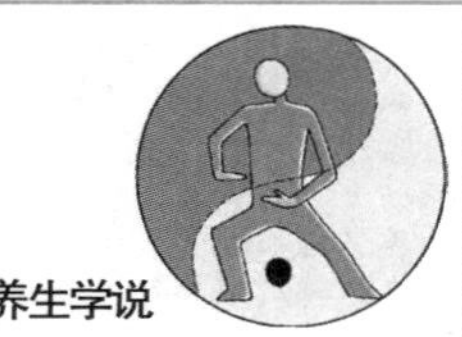

养生学说

古人云，学医“上可以疗君亲之疾，下可以救贫贱之厄，中可以保身长全”。可见，中医关注最多的是生命的质量问题。《内经》对人们养生观念的形成至今仍有着重要的影响。

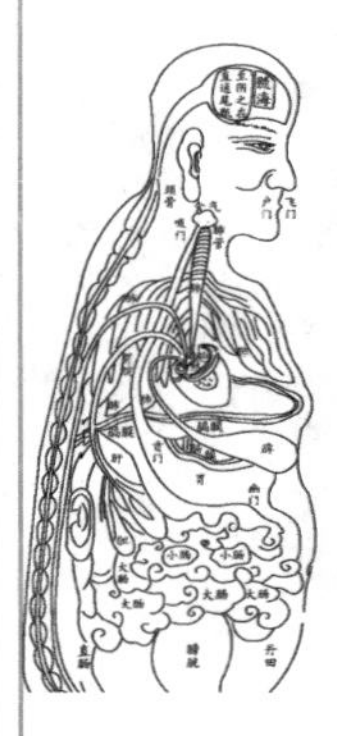

“内经”的含义

“内经”有两层含义：首先是内观、内视，要往内观看我们的五脏六腑，观看我们的气血怎么流动；其次是内炼，通过调整气血、调整经络、调整脏腑来达到健康、长寿的目的。

秦汉 → 南北朝 → 唐宋 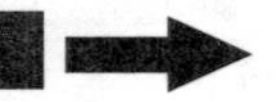

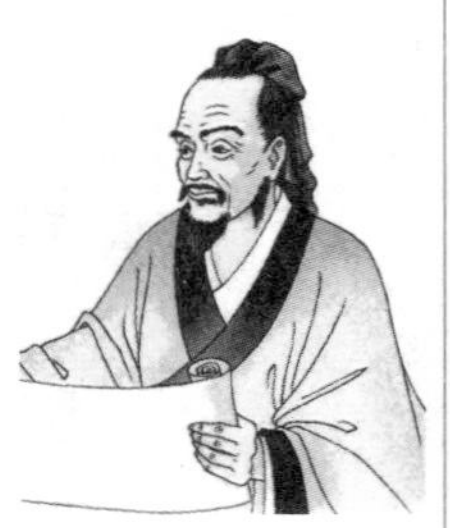

张仲景

（约150—219年），东汉末年医学家，名机，南阳郡（今河南南阳）人。其作品《伤寒杂病论》是继《黄帝内经》之后，又一部较有影响力的光辉医学典籍。

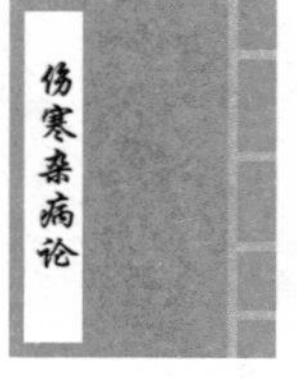

《伤寒杂病论》

该书是一部阐述外感及其杂病治疗规律的专著，书中发展并确立了中医辨证论治的基本法则。张仲景原著为《伤寒杂病论》，在流传过程中，一部分被后人整理编纂为《伤寒论》和《金匮要略》两书，分论外感热病与内科杂病。

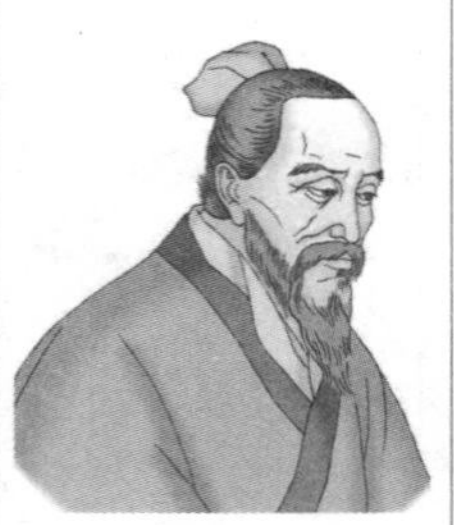

王叔和

（201—280年），名熙，魏晋时高平人。他"专好经方，洞识养生之道"，其著作《脉经》全面系统地总结了中国3世纪以前的脉学知识，并有很多创见，是中医脉诊的奠基之作。他还为整理张仲景的《伤寒杂病论》做出了贡献。

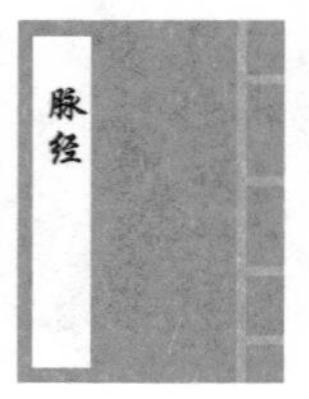

《脉经》

王叔和在吸收前人脉学理论的基础上，结合自己长期的临床实践经验而作《脉经》。《脉经》总结发展了西晋以前的脉学经验，将脉的生理、病理变化类列为脉象24种，使脉学正式成为中医诊断疾病的一门科学。

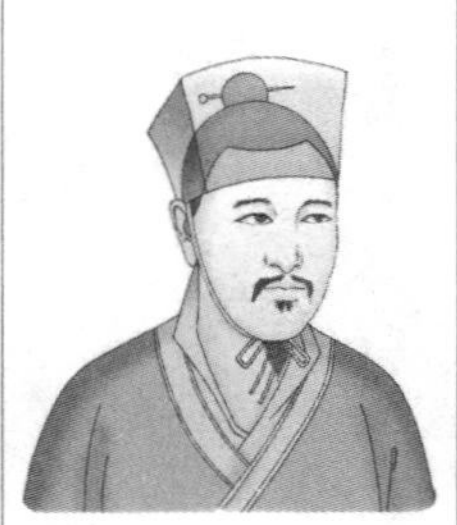

巢元方

约生活于隋唐年间，曾任太医博士，籍贯、生卒年均不详。

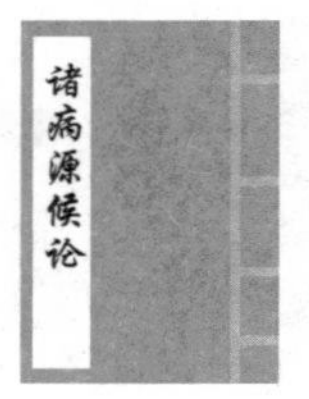

《诸病源候论》

又称《巢氏病源》，是巢元方奉诏主持编纂而成。书中每条专论包括疾病发生原因、病理转化、病变表现，专论后附有导引法等外治方法，以示本部巨著专为探讨诸病之"源""候"而设。该书的问世，标志着中医病因学、证候学理论得以系统建立。

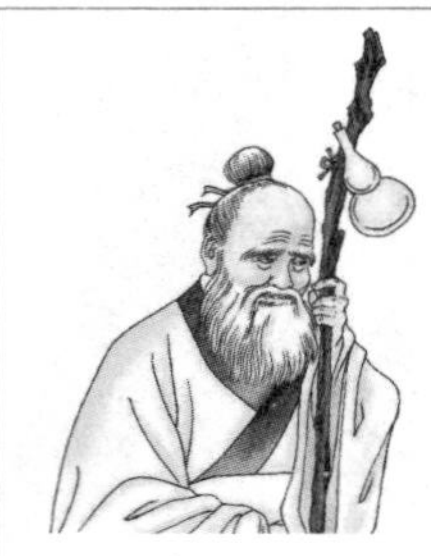

孙思邈

（541或581—682年），唐代京兆华原（即今陕西省耀县）人。他崇尚养生，并身体力行，年过百岁而视听不衰。他边行医边采药，为后人留下了宝贵的财富，被尊称为"药王""真人"。著有《千金要方》和《千金翼方》。

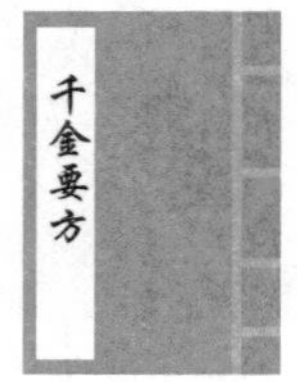

《千金要方》

书中汲取《黄帝内经》中的脏腑学说，提出了以脏腑寒热虚实为中心的杂病分类辨治法；他还研究和整理了张仲景的《伤寒杂病论》；搜集了前朝许多医论、医方、针灸等经验。该书和他的另一著作《千金翼方》在医学历史上起到了上承汉魏、下接宋元的作用。

夏金元 → **明清**

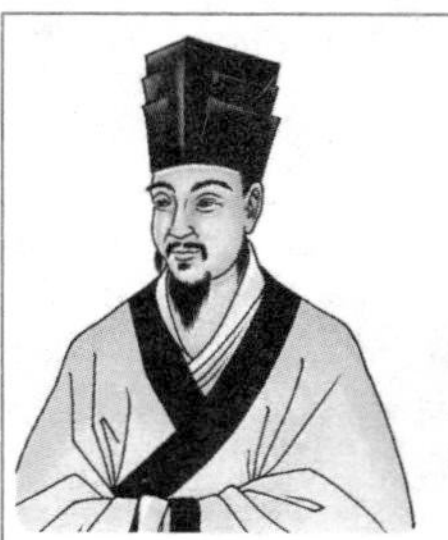

刘完素

（1120—1200年），金代河间（今河北河间）人。他对《素问》朝夕研读，终得要旨，并根据其原理，结合北方环境气候和民众饮食特点，以及体质强悍的特性，提出了使用寒凉的药物来治疗当时传染病热病的主张。因此，被人们称为“寒凉派”。

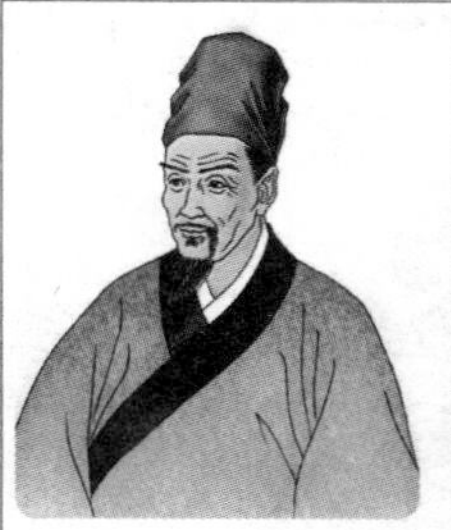

李时珍

（1518—1593年），字东壁，明代蕲州（今湖北省黄冈市蕲春县蕲州镇）人。他从小立志学医，肯吃苦，又有父亲的指导，所以，很快成为远近闻名的医生。他穷其一生所作的《本草纲目》，被称为“中国古代百科全书”。

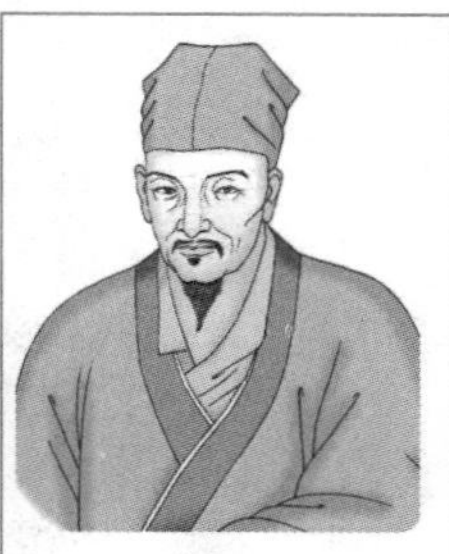

张景岳

（1563—1640年），又名张介宾，字会卿，明末会稽（今浙江绍兴）人，擅长温补。他根据个人对《内经》的体会，撰成《类经》32卷；以图解形式阐述《内经》中运气学说，编成《类经图翼》11卷；阐发“医易同源”原理，写成《类经附翼》4卷。

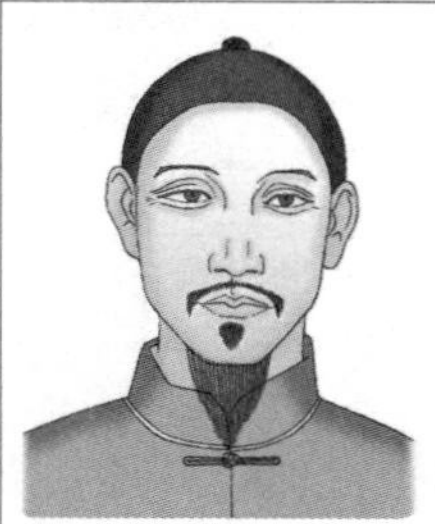

吴瑭

（1758—1836年），字鞠通，江苏淮阴人。为了纠正当时以治疗伤寒方法混治温病的弊端，他参考历代名贤著述，并结合自己的临床经验及心得，撰成《温病条辨》6卷，阐述温病顺传规律，被誉为“温病之津梁”。

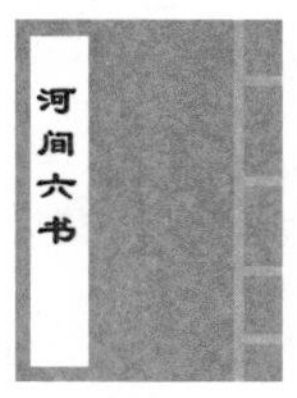

“河间六书”

刘氏一生著述较多，主要有《黄帝素问宣明论方》（1172年）15卷、《素问玄机原病式》（1186年）、《内经运气要旨论》（即《素问要旨论》）、《伤寒直格》（1186年）3卷等。后人多把他的主要著作统编成“河间六书”“河间十书”等，其中也有其他医家的著作。

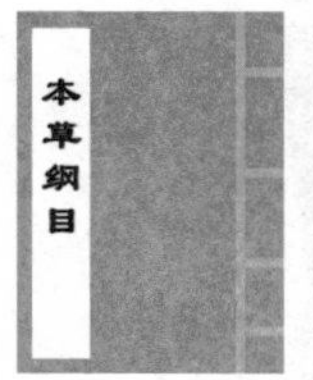

《本草纲目》

该书集我国16世纪以前药学成就之大成，全书记载了1892种药物（新增374种），分成16部、60类。其中374种是李时珍新增加的药物。收药1892种，绘图1100多幅，并附有11096个药方（其中8000余个是李时珍自己收集和拟定的）。被誉为“东方药物巨典”。

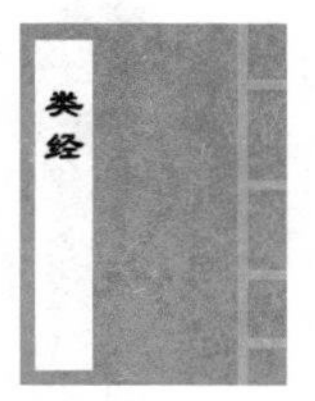

《类经》

该书是继隋代杨上善《太素》之后，对《内经》进行全面分类研究的又一著作，他将《灵枢》《素问》分作12大类，390节，共计32卷，全书多从易理、五运六气、脏腑阴阳气血的理论来阐发经文蕴义，颇能启迪后人。

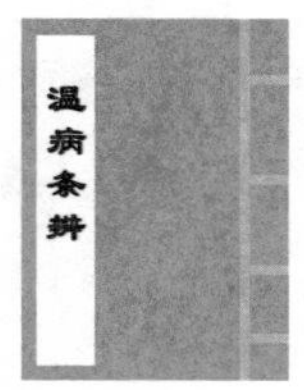

《温病条辨》

为吴瑭多年温病学术研究和临床总结的力作。全书以三焦辨证为主干，前后贯穿，释解温病全过程辨治，同时参以仲景六经辨证、刘河间温热病机、叶天士卫气营血辨证及吴又可《温疫论》等诸说，析理至微，病机甚明，而治之有方。

九针的应用及方法

九针是中医学中不可或缺的重要组成部分，内经中用将近一半的篇幅对其应用进行了论述，中国历史上的针灸铜人就是为学医之人练习取穴制作而成的。

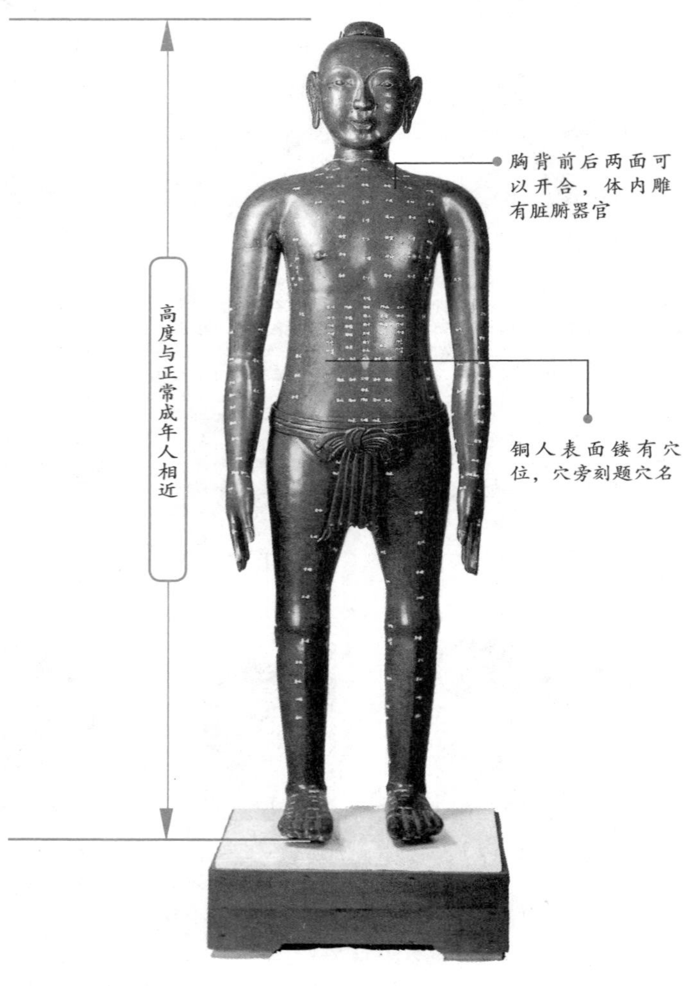

针灸铜人

针灸铜人是刻有针灸穴名的人体铜像，形象、直观。在古代，铜人既可供针灸教学之用，又可作为考核医生水平的工具：以黄蜡封涂铜人外表的孔穴，其内注水。如取穴准确，针入而水流出；取穴不准，针不能刺入。在针灸文物中，针灸铜人与铜人图的文献价值和观赏价值极高，是研究古代腧穴定位的宝贵资料。

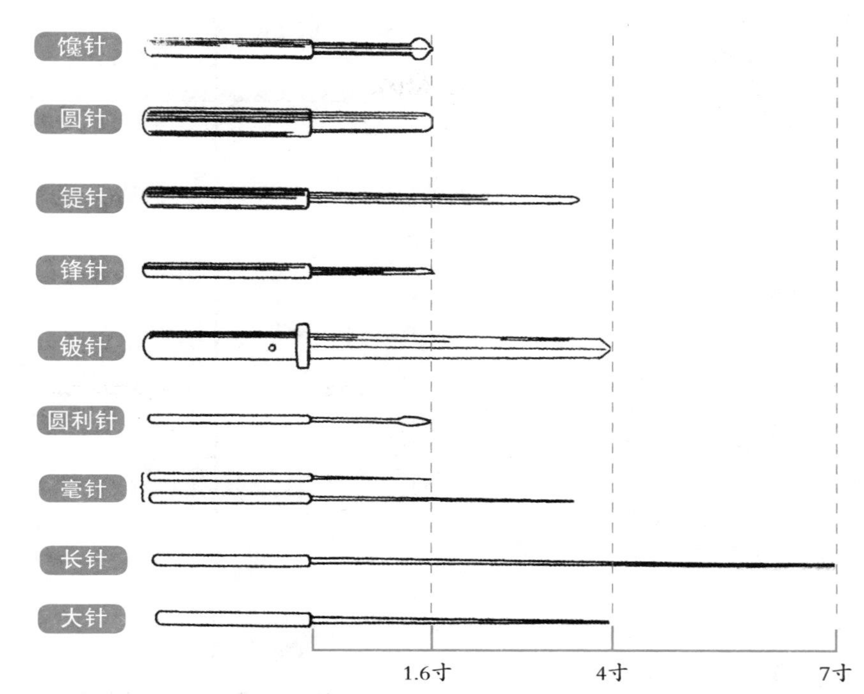

九针

九针是中医用来治病的九种针具。九针形状不同，长度有特定的要求，用途各异，根据病情选对针具，是取得治病疗效的重要前提。

第一针镵针 长1寸6分。似箭头，末端十分尖锐。用于浅刺皮肤泻血，治头身热证等。
第二针圆针 长1寸6分。针身圆柱形，针头卵圆。用于按摩体表，治分肉间气滞，不伤肌肉。为按摩工具。
第三针鍉针 长3寸半。针头如黍粟状，圆而微尖。用于按压经脉，不能深入，为按压穴位用具。
第四针锋针 长1寸6分。针身圆柱形，针头锋利，呈三棱锥形。用于点刺泻血，治痈肿、热病等。
第五针铍针 长4寸，宽2分半。形如剑。用于痈脓外证割治，为外科用具。
第六针圆利针 长1寸6分。针头微大，针身反细小，圆而利，能深刺。用于治疗痈肿、痹证，深刺。
第七针毫针 长3寸6分。针身细如毫毛，常用针具。用于通调经络，治寒热、痛痹等。
第八针长针 长7寸。针身细长锋利。用于治“深邪远痹”，深刺。
第九针大针 长4寸。针身粗圆。用于泻水，治关节积液等，后人用作火针等。

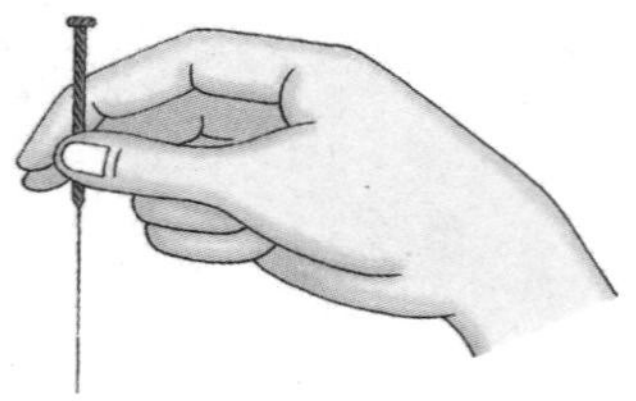

二指持针

一般用于针刺浅层腧穴的短毫针常用持针法。

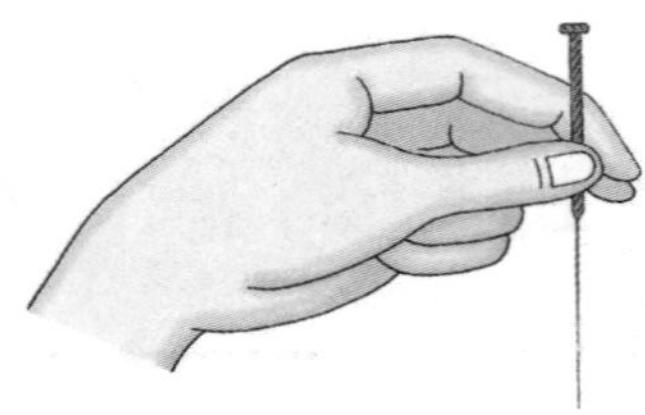

三指持针

一般用于长针深刺的持针法。

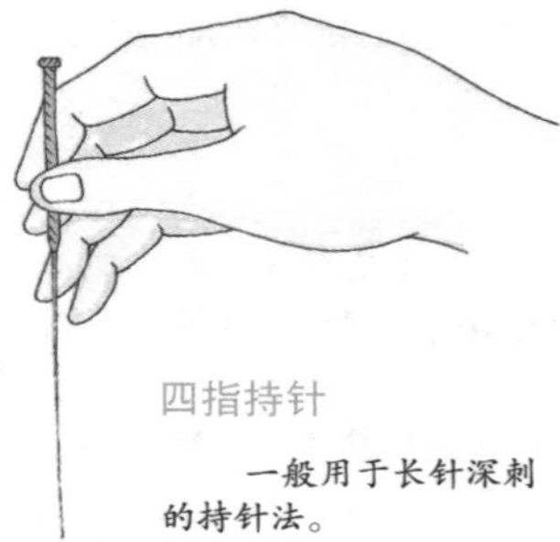

四指持针

一般用于长针深刺的持针法。

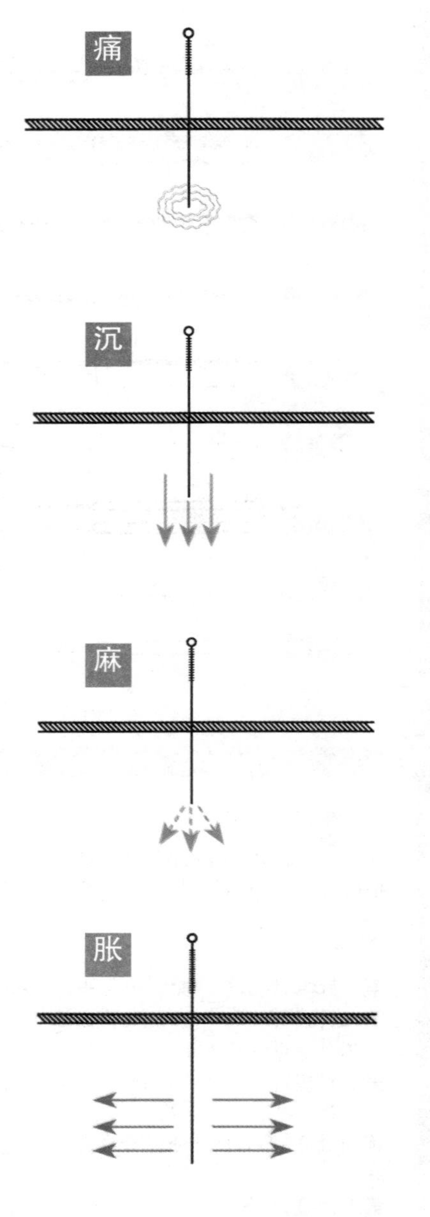

持针的方法

针刺时，持针的姿势很重要。针刺的深浅不同，选用的针具不同，所用手指的多少也不一样。

针下得气时的感觉

针下得气时，患者的针刺部位会有痛、胀、麻、沉等感觉，医生的刺手也能体会到针下沉紧、涩滞或针体颤动等反应。

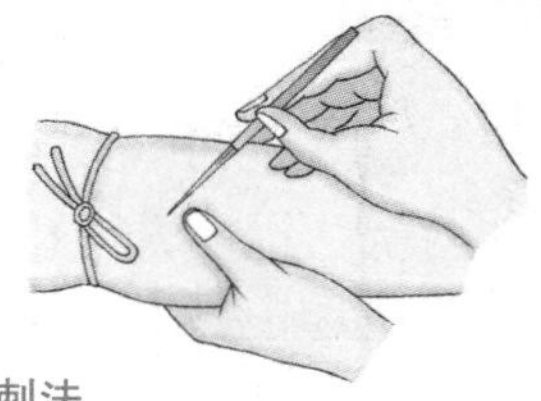

点刺法

推按被刺穴位，使血液积聚于针刺部位，用左手夹紧被刺部位，右手持针，对准穴位迅速刺入，随即将针退出。

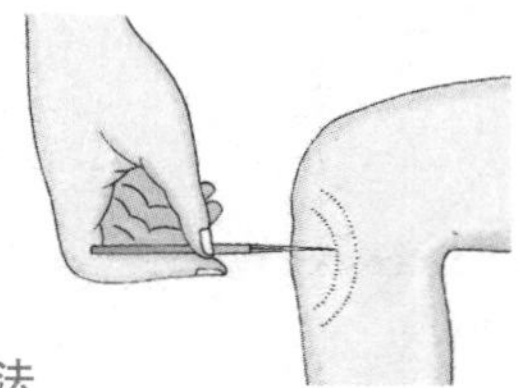

散刺法

是由病变外缘呈环形向中心点刺的一种方法。多用于局部瘀血、肿痛、顽癣等。

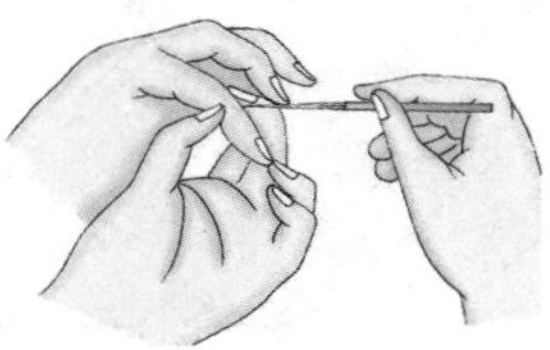

刺络法

先用带子结扎在针刺部位的近心端，左手拇指压在被针刺部位下端，右手持针对准针刺部位的络脉，刺入2～3毫米后立即将针退出，使其流出少量血液。

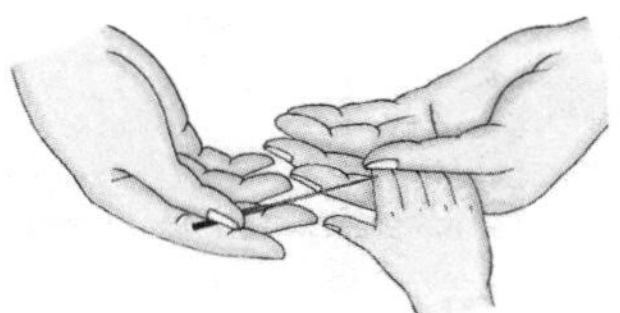

挑刺法

用左手按压针刺部位两侧，或捏起皮肤，使皮肤固定，右手持针迅速刺入皮肤，随即将针身倾斜挑破皮肤，使之出少量血液或少量黏液。

针刺的方法

根据疾病的不同、针刺部位的不同，采取的针刺方法也不一样。

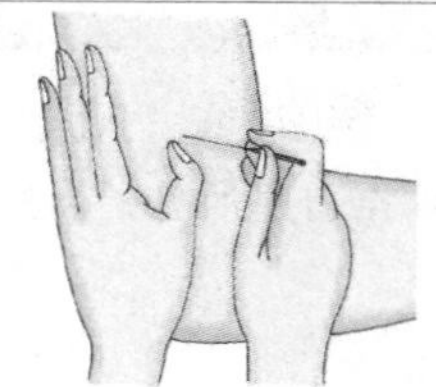

爪切法

以左手拇指或食指之指甲掐切穴位上，右手持针将针紧靠左手指甲缘刺入皮下的手法。

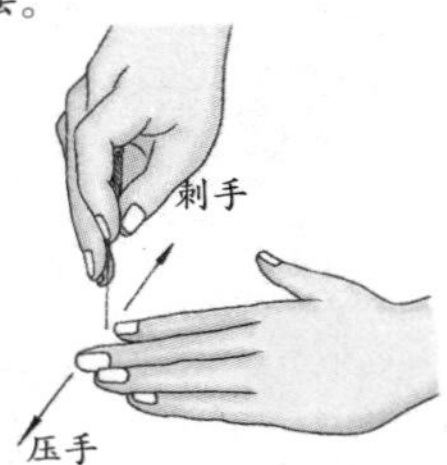

舒张法

左手将要针刺的穴位处皮肤撑开，右手持针，让针尖从撑开皮肤的指尖刺入皮肤。

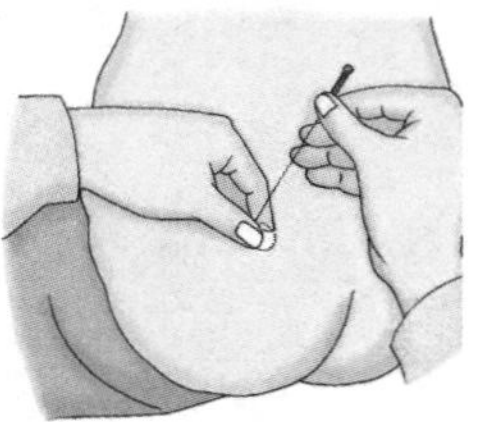

夹持法

左手拇食两指用消毒干棉球捏住针身下段，露出针尖，右手拇食指执持针柄，将针尖对准穴位刺入。

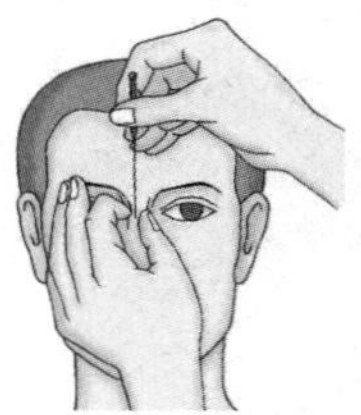

提捏法

用左手拇食两指将腧穴部位的皮肤捏起，右手持针从捏起部的上端刺入。此法主要用于面部腧穴的进针。

双手进针的方法

双手协调进针是针刺时常用的手法。

养生要顺天时、承地理

中医养生讲究“天人合一”，主张养生必须顺天时、承地理，根据自身所处的自然环境，制定相应的养生方案。

西方地势高，寒冷，水土之性刚强。人们食的是肥美多脂的肉类，他们肌肤致密，疾病多是从体内而生，养生要注意保暖、调和饮食。
地势的高低影响气候的冷暖，进而影响人们的养生观念。

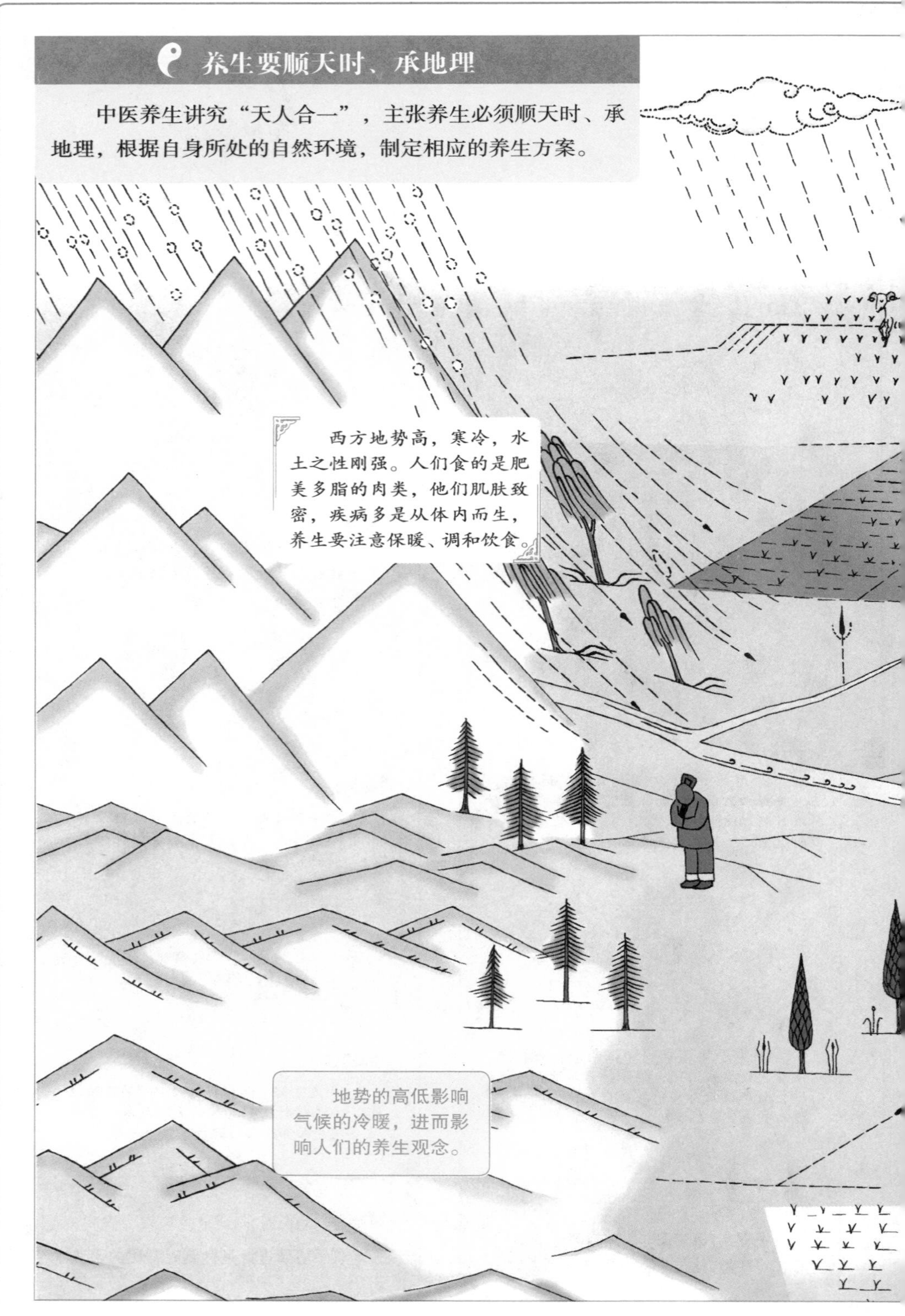

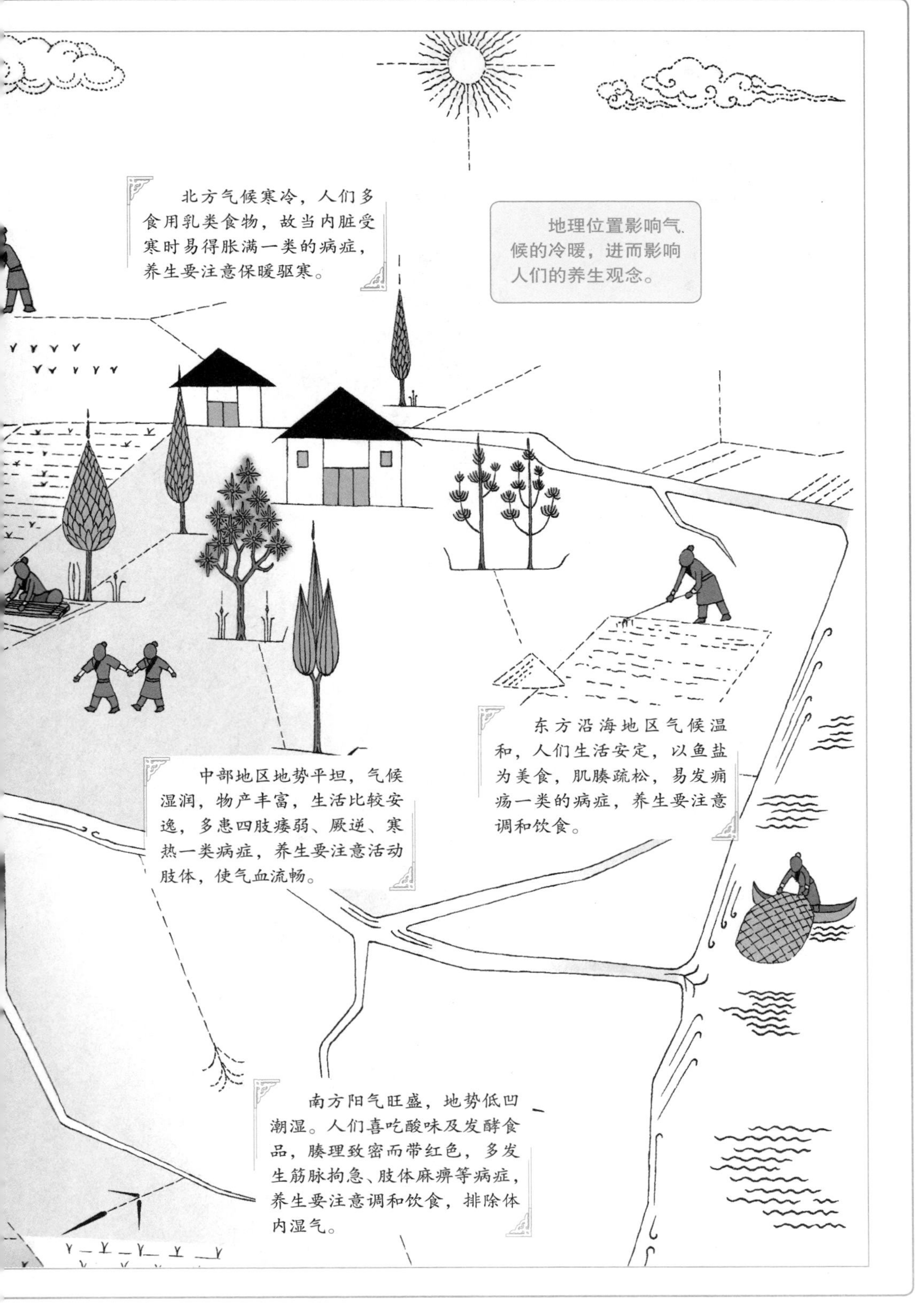
北方气候寒冷，人们多食用乳类食物，故当内脏受寒时易得胀满一类的病症，养生要注意保暖驱寒。
地理位置影响气候的冷暖，进而影响人们的养生观念。
东方沿海地区气候温和，人们生活安定，以鱼盐为美食，肌腠疏松，易发痈疡一类的病症，养生要注意调和饮食。
中部地区地势平坦，气候湿润，物产丰富，生活比较安逸，多患四肢痿弱、厥逆、寒热一类病症，养生要注意活动肢体，使气血流畅。
南方阳气旺盛，地势低凹潮湿。人们喜吃酸味及发酵食品，腠理致密而带红色，多发生筋脉拘急、肢体麻痹等病症，养生要注意调和饮食，排除体内湿气。

阴阳之气是生命的根本

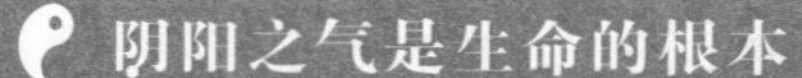

万物负阴而抱阳，阴阳是自然界的根本法则，人也不例外。人体中九窍、五脏六腑，都与天地之气相互贯通。人类养生要以调和阴阳为目标。

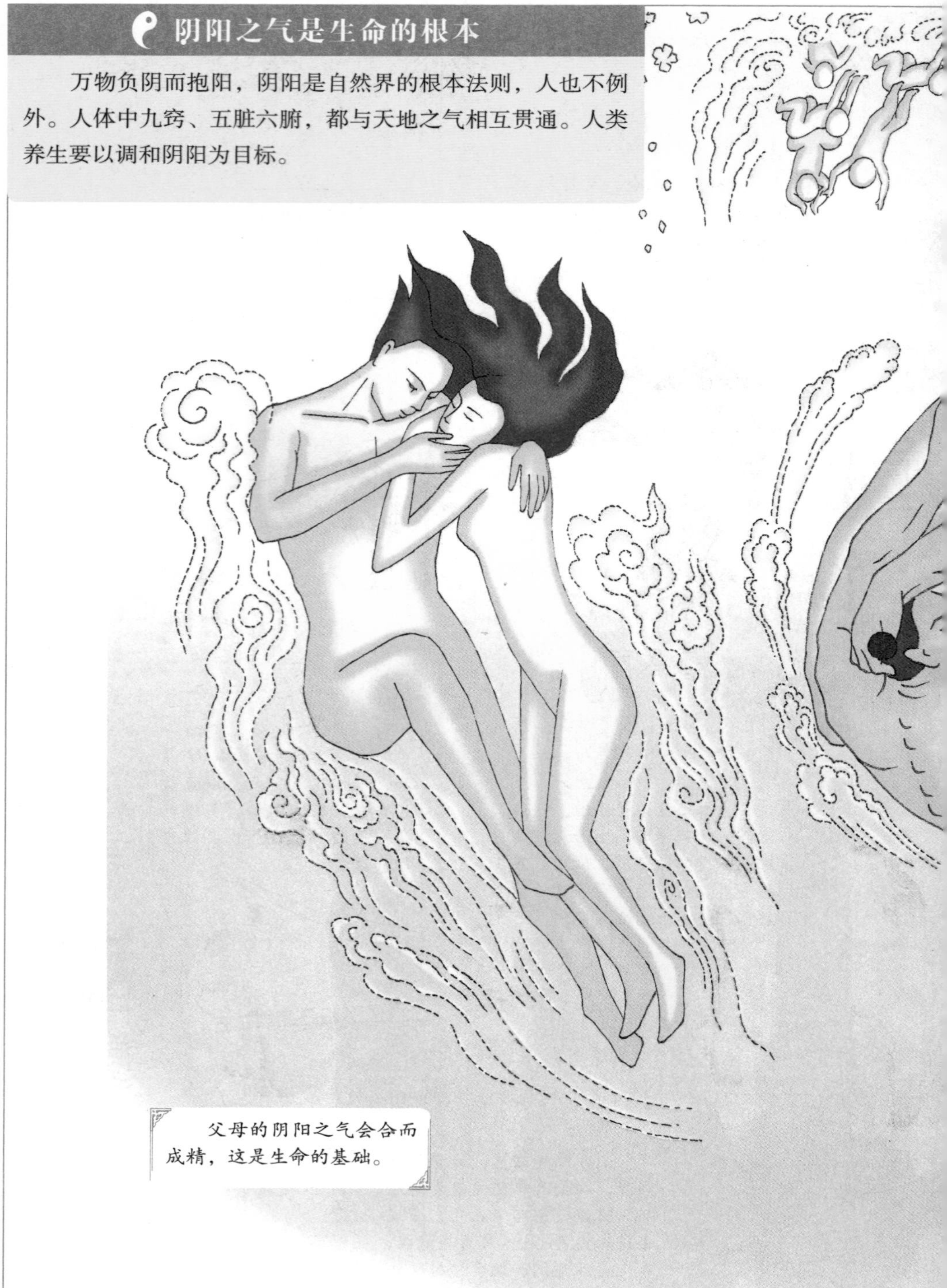

父母的阴阳之气会合而成精，这是生命的基础。

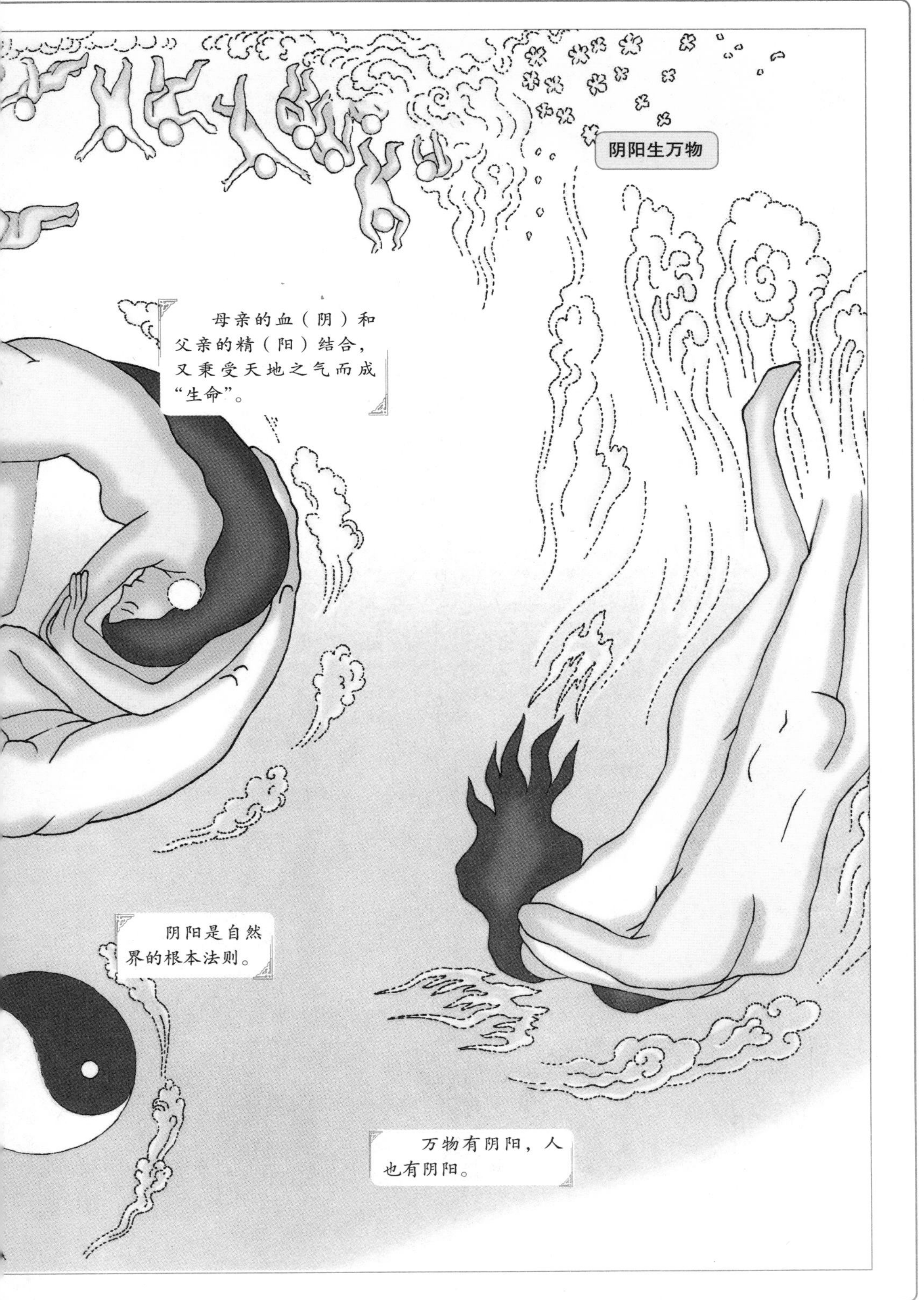
阴阳生万物
母亲的血（阴）和父亲的精（阳）结合，又秉受天地之气而成“生命”。
阴阳是自然界的根本法则。
万物有阴阳，人也有阴阳。

国际标准针灸穴位图

图例

- 足少阳胆经
- 足太阳膀胱经
- 手少阳三焦经
- 手太阳小肠经
- 手阳明大肠经

独阴
里内庭
涌泉
失眠

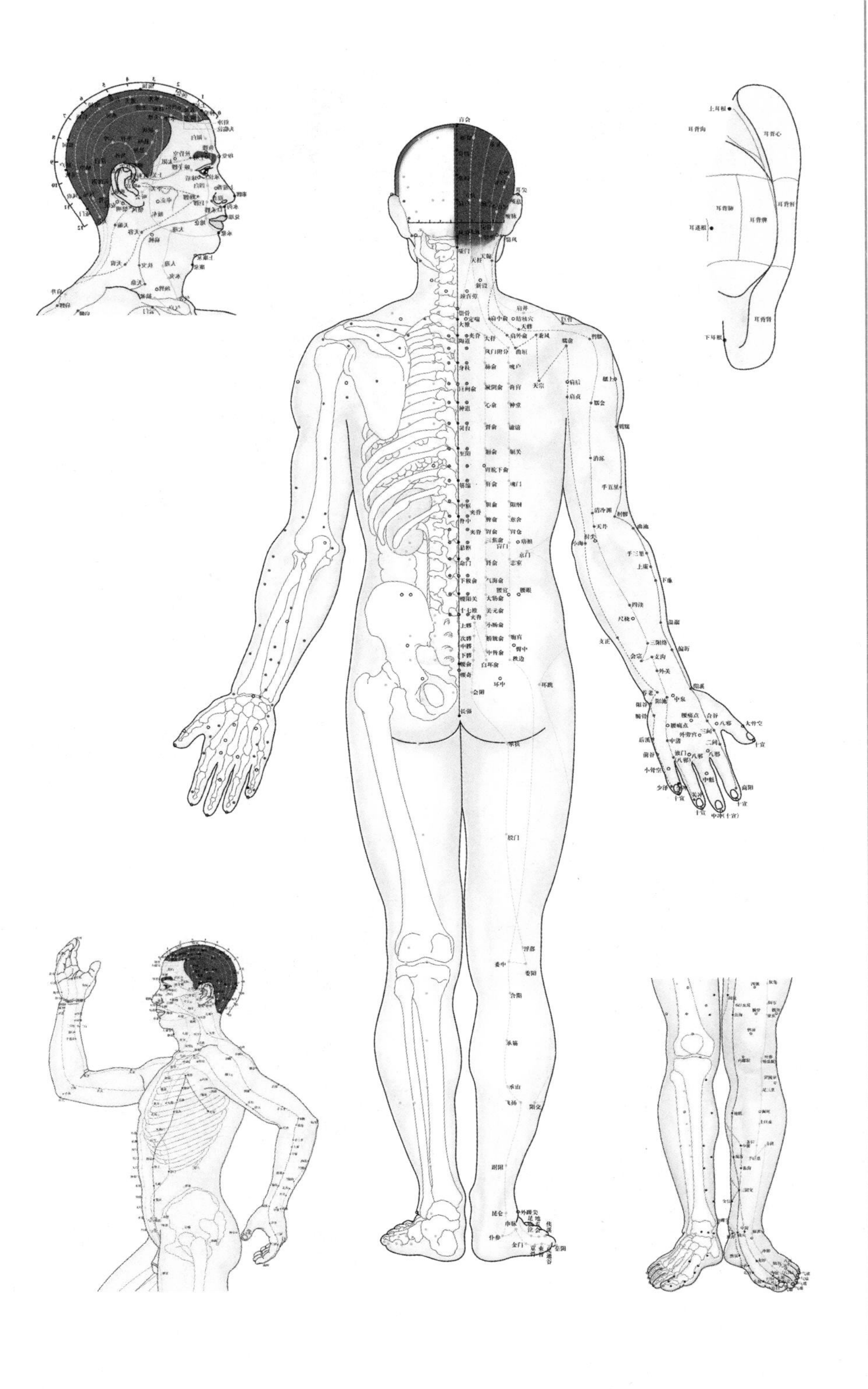

百会
大椎
肩井
天宗
肩贞
臑俞
臑会
消泺
清冷渊
天井
四渎
三阳络
支沟
外关
会宗
阳池
中渚
液门
后溪
腕骨
养老
支正
小海
手三里
上廉
下廉
曲池
肘髎
合谷
二间
三间
商阳
少泽
关冲
中冲(十宣)
十宣
大骨空
小骨空
外劳宫
腰痛点
八邪
命门
长强
会阳
环跳
承扶
殷门
浮郄
委中
委阳
合阳
承筋
承山
飞扬
跗阳
昆仑
申脉
仆参
金门
京骨
束骨
足通谷
至阴
外踝尖
耳尖
上耳根
下耳根
耳迷根
耳背沟
耳背心
耳背肺
耳背肝
耳背脾
耳背肾

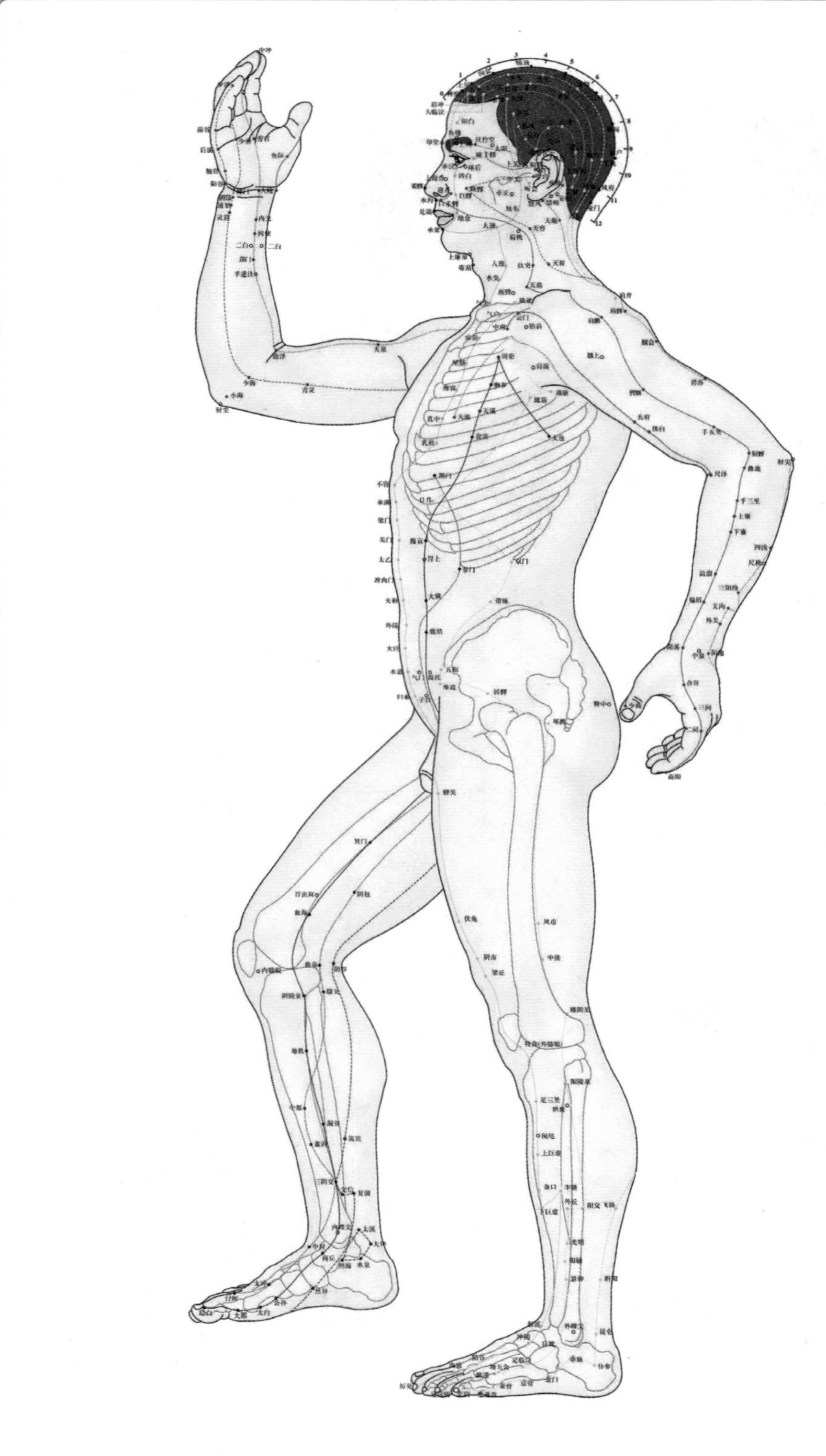

目录

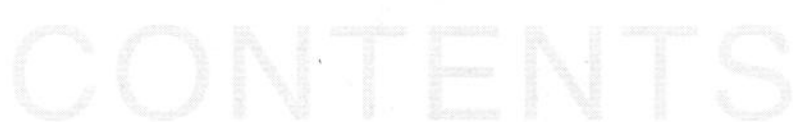

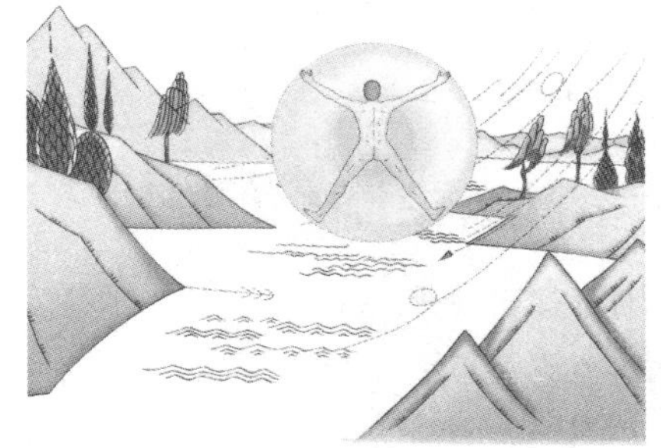

素问

上古天真论篇·第一

四气调神大论篇·第二

生气通天论篇·第三

金匮真言论篇·第四

阴阳应象大论篇·第五

阴阳离合论篇·第六

阴阳别论篇·第七

灵兰秘典论篇·第八

六节藏象论篇·第九

五脏生成论篇·第十

五脏别论篇·第十一

异法方宜论篇·第十二

移精变气论篇·第十三

汤液醪醴论篇·第十四

玉版论要篇·第十五

诊要经终论篇·第十六

脉要精微论篇·第十七

平人气象论篇·第十八

CONTENTS

热论篇·第三十一

刺热篇·第三十二

评热病论篇·第三十三

逆调论篇·第三十四

疟论篇·第三十五

刺疟篇·第三十六

气厥论篇·第三十七

咳论篇·第三十八

举痛论篇·第三十九

腹中论篇·第四十

刺腰痛篇·第四十一

风论篇·第四十二

痹论篇·第四十三

CONTENTS

水热穴论篇·第六十一

调经论篇·第六十二

缪刺论篇·第六十三

四时刺逆从论篇·第六十四

标本病传论篇·第六十五

天元纪大论篇·第六十六

五运行大论篇·第六十七

六微旨大论篇·第六十八

气交变大论篇·第六十九

五常政大论篇·第七十

六元正纪大论篇·第七十一

至真要大论篇·第七十四

著至教论篇·第七十五

示从容论篇·第七十六

疏五过论篇·第七十七

徵四失论篇·第七十八

阴阳类论篇·第七十九

方盛衰论篇·第八十

解精微论篇·第八十一

刺法论篇·第七十二

本病论篇·第七十三

CONTENTS

灵枢

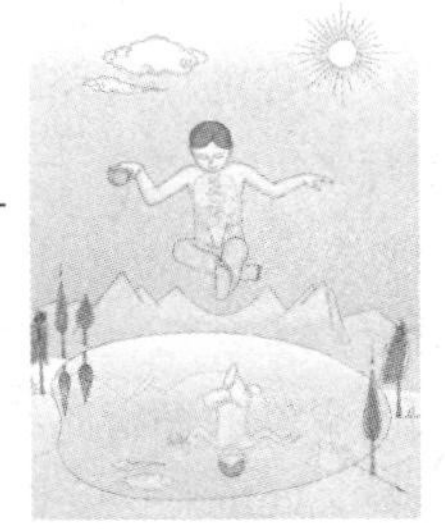

九针十二原·第一

本输·第二

小针解·第三

邪气脏腑病形·第四

根结·第五

寿夭刚柔·第六

官针·第七

本神·第八

终始·第九

经脉·第十

经别·第十一

经水·第十二

经筋·第十三

骨度·第十四

CONTENTS

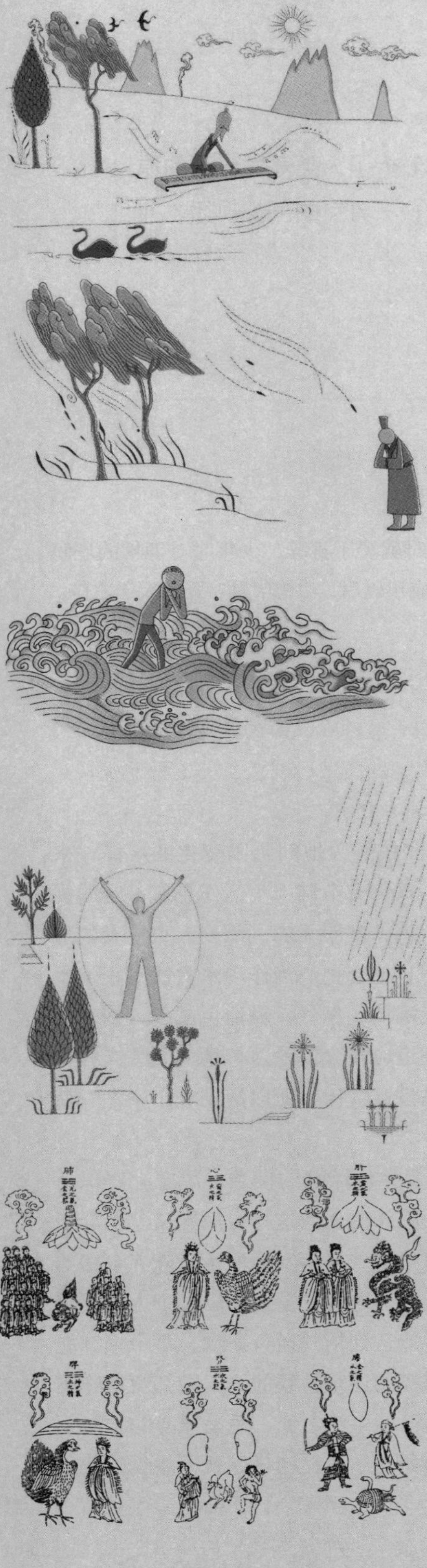

素问

素问是黄帝与臣子平素就医学问题的问答。马莳在《内经素问注证发微》中说：『素问者，黄帝与岐伯、鬼臾区、伯高、少师、少俞、雷公六臣平素问答之书。』秦汉时，书名崇尚质朴，所以把黄帝与岐伯等人平素互相问答的内容记录下来，整理成篇，名为《素问》。

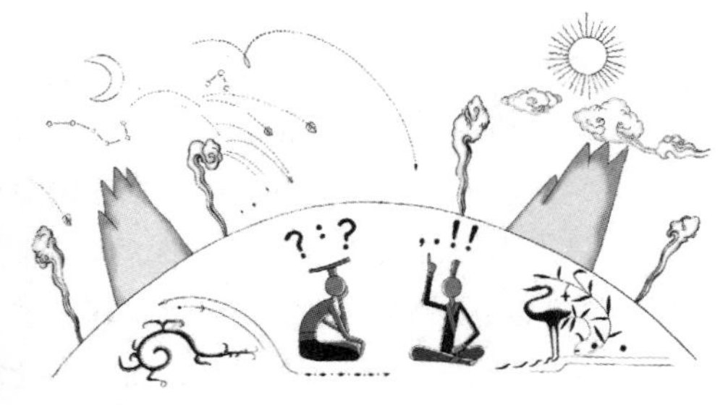

第一 上古天真论篇

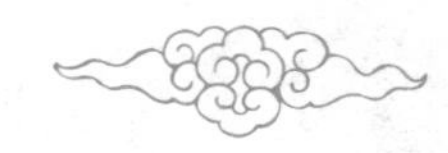

本篇主要以黄帝和岐伯的对话，分析了人类寿命长短的原因，详细地向我们讲述了养生的依据——男女的生长规律，并向我们介绍了养生的四种境界。

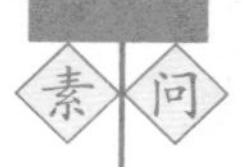

上古时期的黄帝，生来就非常聪明灵活，幼年时就善于言辞，少年时对事物的理解力很强；长大以后，不仅思维敏捷，而且忠厚诚实；成年以后，功德毕具，登了天子之位。

养生之道

黄帝问岐伯：我听说远古时代的人们，大都能活过百岁，而仍然动作灵活不显衰老。现在的人，年龄刚至半百，就显出衰老的迹象。古代人和现代人的这种差别，是由于时代和环境造成的呢，还是现在的人们不善于养生的过失呢？

岐伯回答：上古时期的人，懂得养生之道，能按照天地间阴阳变化的规律，来调整自身阴阳的变化；使用一些正确的养生方法，饮食有节制，生活作息有一定的规律，不过度地劳累。因此能够使精神与形体相互协调，健康无病，活到人类应有的寿命，即一百岁以后才去世。现在人就不是这样了啊！他们把酒当作汤水贪饮不止，生活毫无规律，喝醉酒后行房，尽其所有的欲望，耗竭他的精气，纵情色欲以致精竭阴枯，用不正当的嗜好将体内的真气耗散殆尽。不知道应当谨慎地保持精气的盈满；不善于调养自己的精神，贪图一时的快乐；生活作息没有规律，所以活到五十岁左右就显得衰老了。

远古时候的圣人教导人们说：必须避开自然界致病因素的侵袭，思想上要保持清心寡欲，人体真气才能正常运行，精气和神气固守于内。像这样，病邪又怎么会侵犯人体呢？所以那时的人们都能够志意安闲而少有嗜欲，心情安逸而不受外界事物的干扰，身体虽然在劳动却不觉得疲倦，人体正气调顺。因为少欲，所以每个人的要求都能得到满足，每个人的愿望都可以实现。这样才能达到精气运行通顺，每个人都能根据需要满足自己的愿望。在饮食方面，不论是粗糙的还是精致的，人们都觉得味美可口；无论穿什么样的衣服，都觉得很满意；对自己的生活习惯，总是顺心的；对别人的一切都不羡慕，思想达到了淳朴境界。正因为如此，不良的嗜好就不能吸引他们的视听，淫念邪说就不能动摇他们的意志。

黄帝问医

《黄帝内经》是我国现存最早的一部中医理论经典，该书采用君臣对话的形式来阐述医理。它系统地讲述了人的生理、病理、疾病、治疗的原则和方法，为人类健康做出了重大贡献。

黄帝是上古时期一位伟大的君主，岐伯是同时期一位非常著名的医学家，他们之间的对话开创了中医理论的先河。

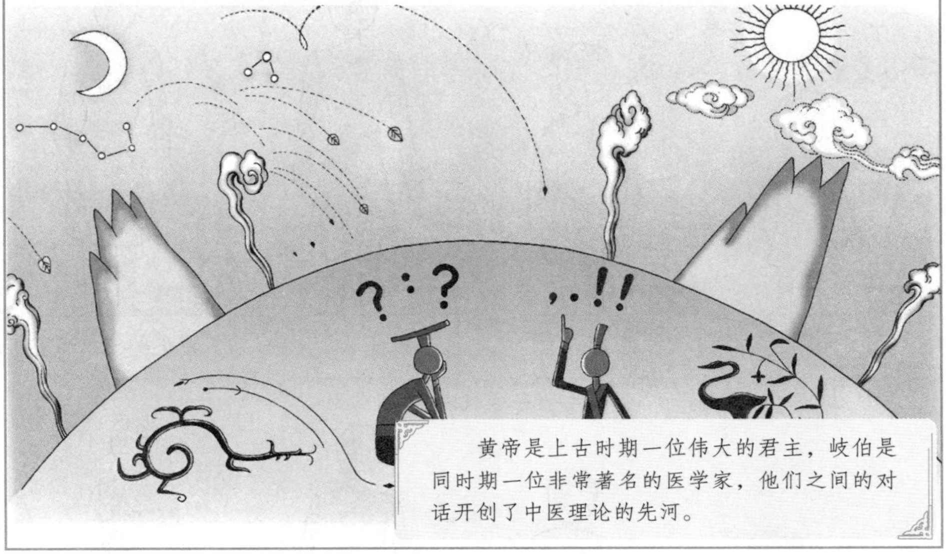

无论是愚笨的、聪明的、贤能的或无能力的，都不会处心积虑地追求物质享受，所以符合养生之道。他们之所以能活到一百岁而仍然不显得衰老，就是因为全面掌握了养生之道，使天真之气得到保护而不受到危害的缘故。

人体生长规律

黄帝问：人老了就没有生殖能力了，是因为人的精力耗尽了吗？还是由于人体生长衰老的自然规律所决定的呢？

岐伯回答：女子七岁时，肾气旺盛起来，开始换牙齿，头发长长。到了十四岁左右，对生殖功能有促进作用的物质——“天癸”产生，使任脉通畅，太冲脉气血旺盛，月经按时来潮，开始有了生育能力；二十一岁时，肾气发育平衡，智齿生长，生长发育达到顶点。到了二十八岁左右，筋骨坚实，肌肉丰满，毛发生长极盛，身体也最健壮；三十五岁时，阳明经脉的气血衰退，面部开始憔悴，头发开始脱落。到了四十二岁左右，经过头面部的三阳经脉气血都衰减了，面容焦枯，头发开始变白；四十九岁时，任脉空虚，太冲脉气血衰少，天癸尽竭，月经停止，形体衰老，丧失了生殖能力。

男子到了八岁左右，肾脏的精气开始充实，毛发渐盛，牙齿更换；十六岁时，肾气旺盛，天癸产生，精气充满而外泄，体内阴阳之气调和，具有了生育能力。到了

人体生长规律

《黄帝内经》认为，身体的衰老是由于气血的衰退，只要进行合理的调养，就能保持精气充盈，延缓天癸的衰竭，这就是有些人高寿而不显得衰老的原因。

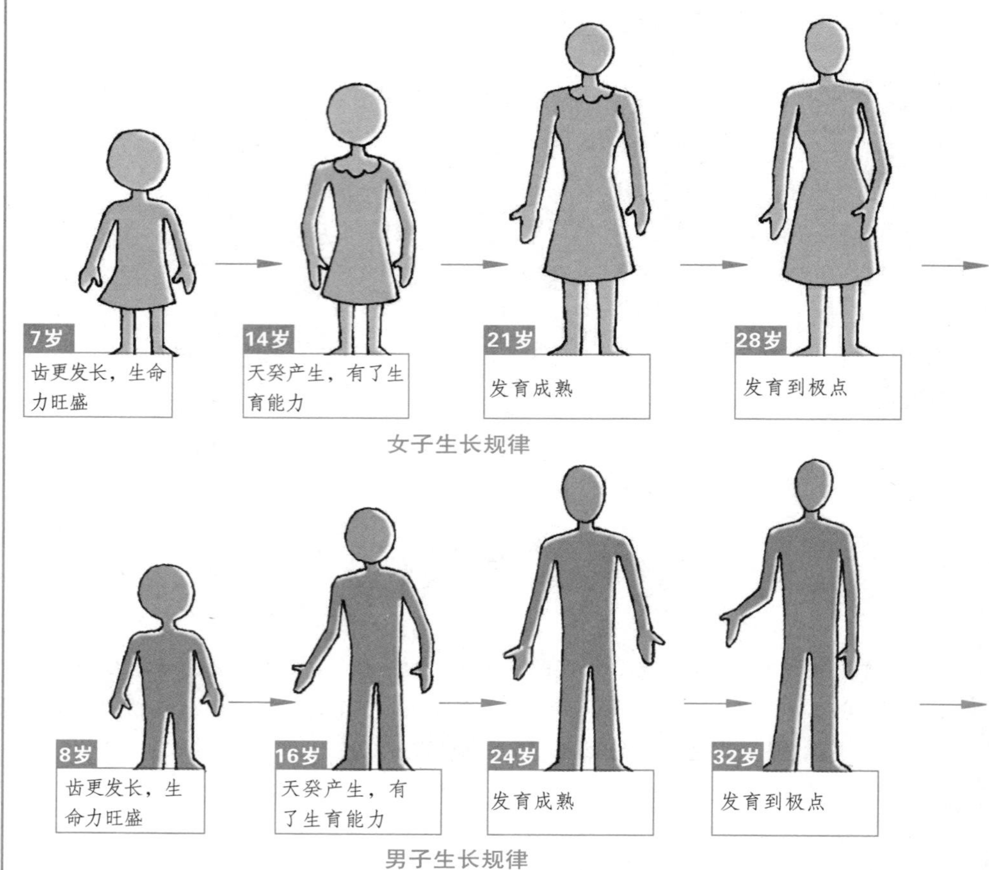

二十四岁左右，肾气已经充满，筋骨坚实有力，长出智齿，身高达到了自身最大的高度；三十二岁时，筋骨生长壮盛，肌肉丰满。四十岁时，肾气衰退，头发开始脱落，牙齿开始松动。到了四十八岁左右，人体上部的阳气开始衰退，面容憔悴无华，鬓发斑白；五十六岁时，肝气衰退，筋骨活动不灵活。到了六十四岁左右，天癸尽竭，精气减少，肾脏衰退，形体疲惫，肾气大衰，则牙齿毛发脱落。肾主水，接受五脏六腑的精气而贮藏起来，精气的来源除与生俱来的“先天之精”外，还需其他脏腑“后天之精”的补充营养，所以五脏的精气充盛，肾脏的精气才能盈满溢泄。到了老年，五脏的精气都衰败了，筋骨得不到精气的濡养而出现松弛乏力，天癸尽竭，因此会鬓发斑白，身体沉重，步态不稳，也就不能再生儿育女了。

黄帝问：有些人虽然已经老了，但仍然具有生育能力，这是什么道理呢？

岐伯回答：这是因为他先天的禀赋好，加上后天合理的调养，因而精力超过普通

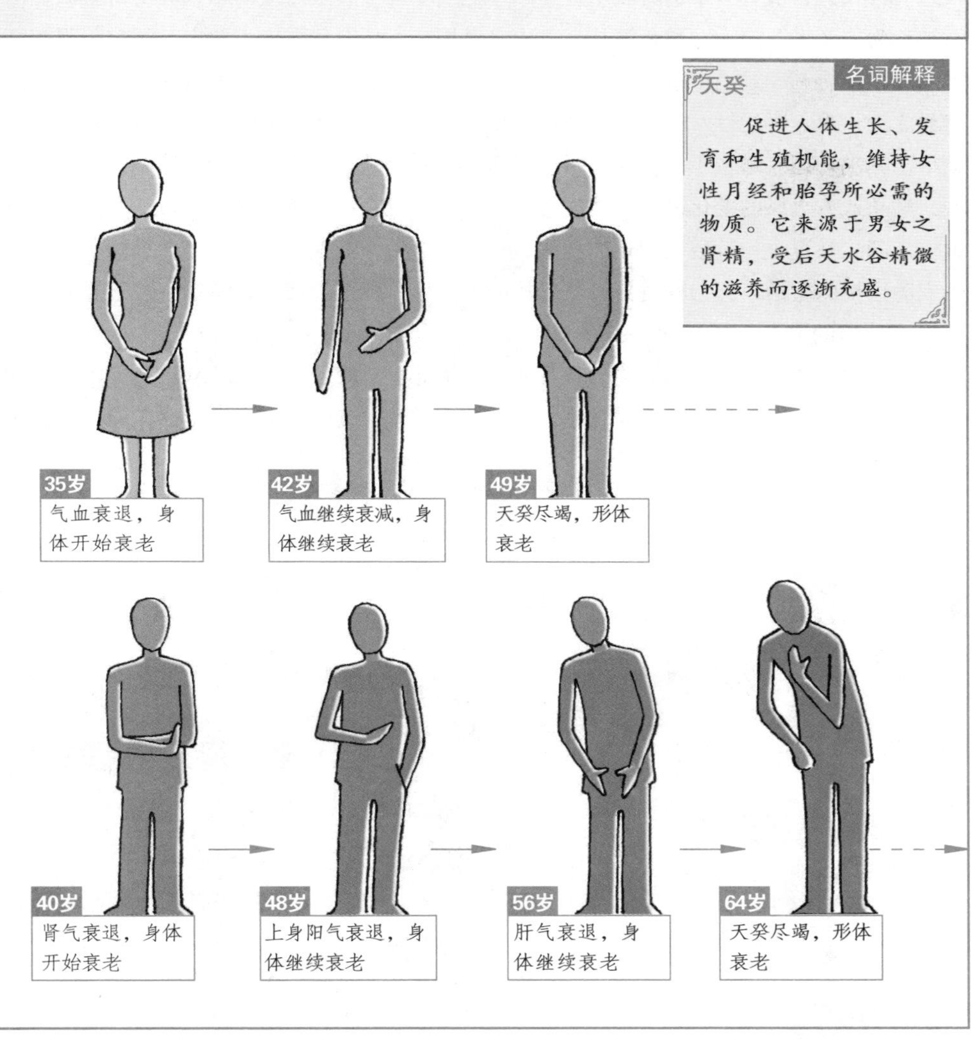

人，虽然年纪大，但气血经脉仍然通畅，且肾脏功能也没有完全衰退，所以还仍然有生育的能力。不过，一般男子超过六十四岁，女子超过四十九岁，体内的阳气和阴精都已枯竭，是没有生育能力的。

黄帝说：掌握了养生之道的人，年纪达一百多岁，还有生育能力吗？

岐伯回答：掌握了养生之道的人，能够防止衰老且保持身体健康，他们虽然年寿已高，但仍然能够生育。

养生的四种境界

黄帝说：我听说远古时候，有被叫作真人的人，能够把握天地阴阳的变化，呼吸自然清精之气，心神内守而不弛散，形体肌肉协调统一。所以，他们的寿命能够同天地一样长久，没有终了的时候。这是因为他们掌握了养生之道的结果。中古时候，有被称为“至人”的人，道德淳朴，养生之道周全，能调和人体，使之与四时阴阳寒暑的变化相协调，远离世俗的干扰，积蓄精气，保全神气，能够潇洒自如地生活在自然界之中，视、听远达八方之外。他们可以延长寿命，形体不衰，获得与真人相同的结果。其次，还有略逊于“至人”，被叫作“圣人”的人，能安然地生活于自然界之中，顺从八方之风的变化，生活在世俗社会之间，没有恼怒怨恨之心，行动没离开过世俗之间，举止也与世俗没有什么不同，外不为事务所劳累，内无过多的思虑，致力于安静愉快的生活，努力保持自得其乐的心情，形体不过于疲惫，精神不过于外散，所以，他们的寿命也可以达一百多岁。还有善于养生而德才兼备的人，被称为“贤人”。他们能够根据天地的变化、日月的升降运行、星辰的位置来顺从自然界阴阳变化、四时寒暑变迁的规律，调养身体，以求符合远古时代的养生之道，这样的人也能增益寿命，但却有一定的限度。

养生的四种境界

在中国的传统文化中，寿命超出平常人水平的有四种人，分别是真人、至人、圣人和贤人。

真人

掌握了养生之道，寿命同天地一样长久。只有极少数人能达到这种境界

至人

懂得养生之道，可延长寿命，保持形体不衰。能达到这种境界的人也极少。传说颛顼的玄孙彭祖历经唐尧、虞舜，夏、商等朝代，活了八百多岁，为至人

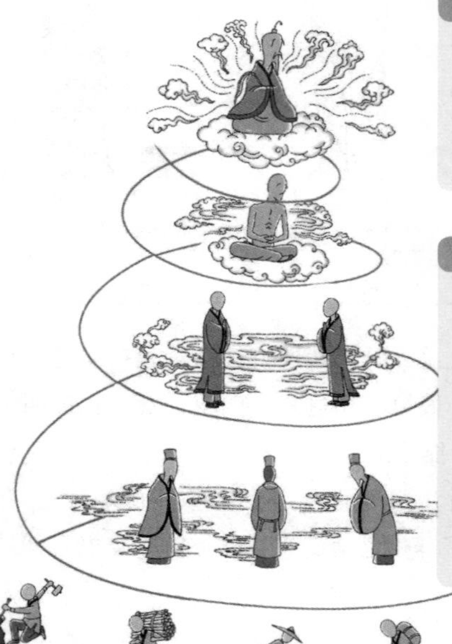

圣人

能够顺应自然，不为外界所劳累，没有过多的思虑，寿命可以达到一百多岁。只有少数人能真正遵循养生之道，所以达到这种境界的人也不多

贤人

善于养生，可以根据阴阳变化调养身体，可以增益寿命，但却有一定的限度。只要遵循养生之道，许多人都可以达到这种境界

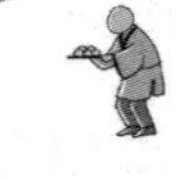

普通人

整日忙碌而不注重养生的人，他们的寿命一般都很短

第二 四气调神大论篇

本篇主要从自然变化规律的角度论述了春、夏、秋、冬四季的养生之道，以及违背自然规律所产生的后果。自然界的阴阳变化导致了万物春生、夏长、秋收、冬藏的变化规律，人类养生也要以这一规律为依据。

素问

四季养生规律

春季的三个月，是万物复苏的季节，自然界生机勃发，故称其为“发陈”。在春季自然界呈现出一种新生的状态，万物欣欣向荣。此时，人们应该晚睡早起，起床后到庭院里散步，披散开头发，穿着宽敞的衣物，不要使身体受到拘束，以便使精神随着春天万物的生发而舒畅活泼，充满生机。这是适应春季的养生法则及方法，如果违背了这种法则、方法，就会伤损肝脏，到了夏天容易出现寒冷性病变。因为春天温暖的阳气，是夏天阳气增长的基础。夏天阳气应当长而不能长，就会产生虚寒病症。

夏季的三个月，万物生长浓密茂盛，故称其为“蕃秀”。天地阴阳之气相互交通，植物开花结果。当此之时，人们应当晚睡早起，切莫厌恶白天过长，保持心情舒畅，使精神之花更加秀丽，使阳气宣泄通畅，对外界事物有浓厚兴趣。这是适应夏季养生的法则及方法，如果违背了这种法则、方法，就会伤损心脏，到了秋天还会发生痎疾。因为夏天的“长”，是秋季“收”的基础。若“长”气不足，供给秋天收敛的能力差了，就会发生痎疾，到冬至时，病情可能加重。

秋季的三个月，自然界呈现出一派丰收而平定的景象。秋风劲疾，秋高气爽，景物清明。在这个季节里，人们应如同鸡的活动一样，早睡早起，促使精神情志安宁，以缓和秋季初凉的伤伐，收敛精神情志而不使其外散，使秋气平定，肺气清肃。这就是与秋季相适应的可以保养人体“收”气的方法与原则。如果违背了这种法则、方法，就会伤损肺脏，到冬天阳气应当藏也不能藏，就会出现阳虚腹泻的病症。

冬季的三个月，是生机潜伏、万物蛰藏的季节，自然界中的阳气深藏而阴寒之气很盛。风寒凛冽，水结成冰，大地冻裂，在此时，人们应当早睡晚起，必待太阳升起时起床，使精神情志安宁而不妄动，如同潜伏起来一样。离开寒冷气候的刺激，尽量保持温暖，不要过多地出汗，损伤正气，就是适应冬季“藏”气特点的养生方法和原则。如果违背了这种法则、方法，就会伤损肾脏，到了春季，阳气应当生而不能生，

四季养生

《内经》认为，天地是按照阴阳消长的规律运转不息的，我们养生也必须按照这个规律适时调节。违反了这一规律，必将导致体内的阴阳失调，使身体发病。

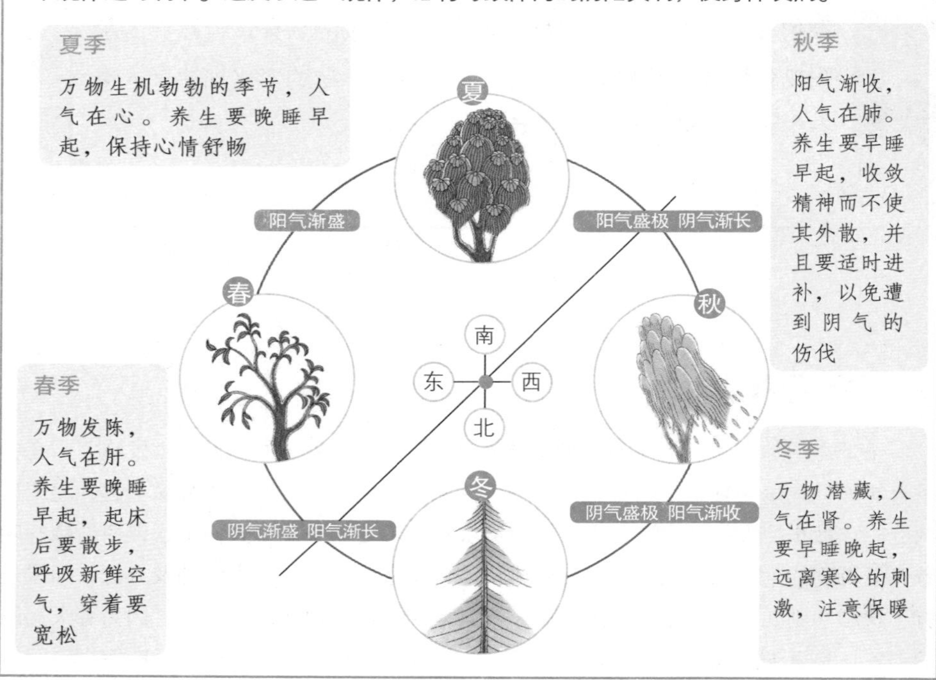

便会出现痿厥一类的病症。

阴阳之道与养生

天气是清净光明的，天的规律含蓄而不显露，运转不息，因此长存不息。如果天气不露光明，则日月失去光辉，邪气乘虚而入，充斥天地之间，酿成灾害。阳气闭塞于上，地气蒙蔽于下，天地阻隔；云雾缭绕，雨露不降；地气不升，天气不降，阴阳升降，交通失常，自然界万物的生命就不能延续。生命不能延续，则高大的树木也要干枯而死。自然界邪气不散，风雨不调，白露不降，则草木枯槁不荣。邪风常起，暴雨常作，天地四时的变化失去了秩序，违背了正常的规律，致使万物的生命未及一半便夭折。圣人却能顺应自然界的这种变化，所以没有疾病。万物不背离养生之道，那么它的生气就不会失去。

违反了春天的气候，少阳之气就不能生发，容易引起肝脏的病变；违背了夏季的夏长之令，则太阳之气不能盛长，就会导致心气虚弱；违背了秋季气候的要求，太阴之气便不会收敛，肺脏焦热胀满；违背了冬季的冬藏之令，则少阴之气不能潜藏，肾气下泻成病。

四时阴阳是自然界万物赖以生长的根本，因此，懂得养生之人在春夏时节保养阳气，秋冬两季养收、养藏，所以能同自然界其他的万物一样，维持着春生、夏长、秋收、冬藏的规律。如果违背了这个基本原则，就会伤伐到人的根本，损坏人的天真之气。所以说四时阴阳的有序变化，是世间万物的终始，是死与生的根本。违背这个根本，就会灾害丛生，顺从它便不会产生疾病，也就是掌握了养生之道。对于养生之道，圣人遵循它，愚昧的人则违背它。

顺从阴阳之道能够健康长寿，违背了它就会生病甚至死亡；顺从它就正常，违背它则必然导致混乱。经常违逆四时阴阳变化的规律，致使体内阴阳之气紊乱，就会使机体与外界环境不相适应而产生“内格”之病。因此，圣人不是等到已经发生了疾病再去治疗，而是强调在没病时就加以防治；不是等到已经产生了动乱再去治理，而是强调在动乱还没有形成之前就加以治理。疾病已经出现了再去治疗，动乱已经形成了再去治理，这就如同口渴了才去挖井，临阵格斗时才去制造武器一样，不是已经太晚了吗？

天地背离与养生

阴阳是自然界的根本规律，人类养生就是要以阴阳为基础。下图所示为天地背离导致阴阳格拒时所出现的情景，能顺应自然的人是懂得养生的人，方可称为“圣人”。

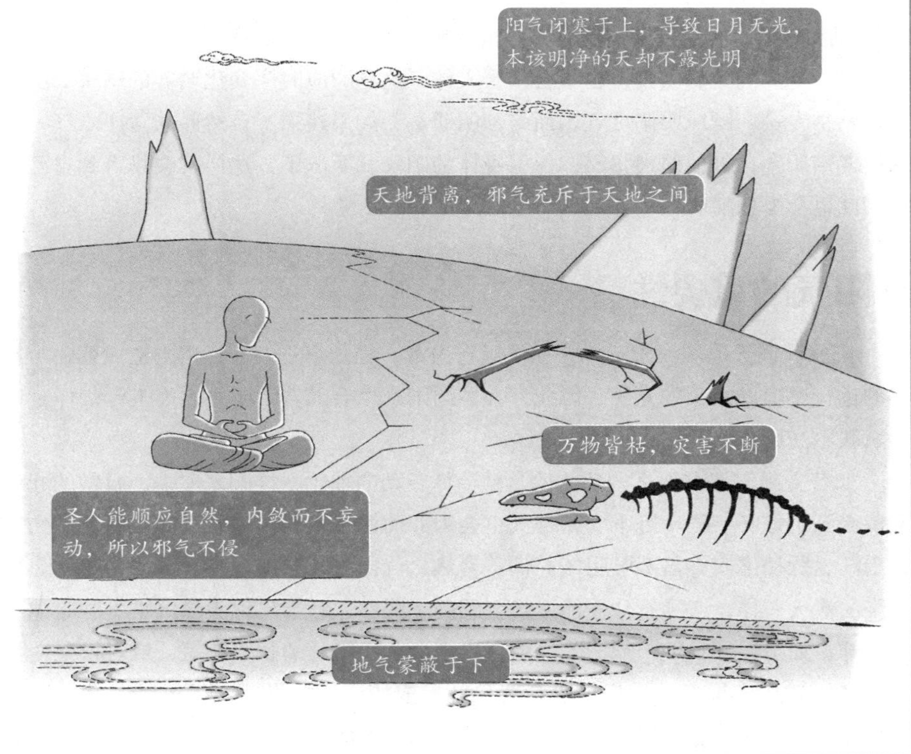

上古天真论篇
四气调神大论篇
生气通天论篇
金匮真言论篇
阴阳应象大论篇
阴阳离合论篇
阴阳别论篇
灵兰秘典论篇
六节藏象论篇
五脏生成论篇

第三 生气通天论篇

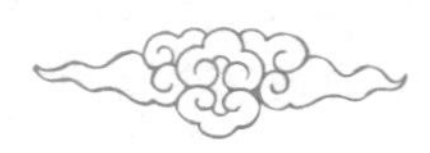

素问

本篇主要从人与自然界相通的角度，论述阴阳平衡在养生中的重要作用。阳气在人身体中具有重要作用，如果阴阳失调，就会危害健康。四季邪气有更替，五味的过食，都会影响到体内阴阳之气的变化。所以，人类要顺应自然界的阴阳变化调养身体。

阴阳平衡是养生的根本

黄帝说：自古以来人类就与自然界息息相关，维持生命活动的根本，就在于把握生命之气与自然相通的规律，而其关键又在于掌握阴阳的变化。大凡天地之间，六合之内，无论是地之九州，还是人体九窍、五脏以及十二肢节，都是与自然界阴阳之气相贯通的。人赖金、木、水、火、土及三阴三阳之气而生存，如若经常违反这些原则，则邪气就会伤及人体，这是寿命减损的根本原因。

风和日丽，人们便神清气爽，心情舒畅。顺应自然界的变化，就能固守阳气，虽然遇到了外界的致病因素，也不会伤害人体，这是顺应时序变化调养的结果。所以圣人能精神专一，顺应阴阳之气，而与神明通达。如果违逆了自然界的清净之气，就会内使九窍闭塞，外使肌肉壅滞，保卫身体的阳气就涣散了，这样就会伤害到自己，阳气因此也会受到削弱。

阳气的重要性

阳气就像天上的太阳一样，如果运行失常，轻则损折寿命，重则造成死亡。自然界的运行是借助太阳的光明，因此，人体的阳气也会随着太阳之出而上浮表体，以保卫肌肤不受风寒。

如若受到寒邪，那么杂乱的欲念就会像转动的轴轮一样翻来覆去，日常的起居就会像受到了惊吓一样坐卧不安，神气也会因此而浮越不固。如果身体被暑邪所伤，就会出汗、躁动不安，甚至喘粗气。倘若暑热之气内攻，会出现多言多语，身体热得像燃烧的炭火一样，必须发汗才能退热。感受了湿邪，就会出现头部沉重、肿胀如物蒙裹一样。如果湿邪长期未能清除，就会出现大、小筋脉的收缩变短，或者松弛变长，收缩变短就形成拘挛的病症，松弛变长就形成痿证。如果感受了风邪，就会导致浮肿。如果上述寒、暑、湿、风四种邪气更替伤害人体，人体的阳气就会出现渐趋衰竭

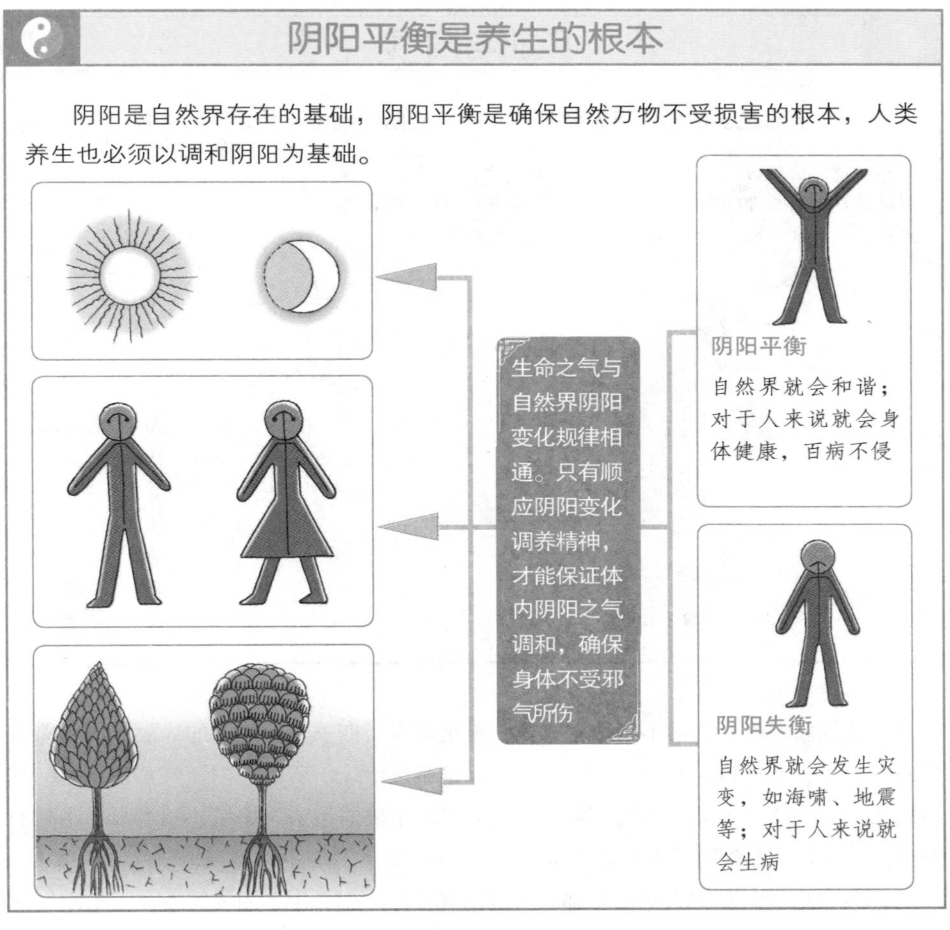

的现象。

疲劳过度，人体阳气便弛张于外，而必然导致阴精衰败于内，再遇到炎热夏暑，更伤人体阴精，阴虚阳浮，于是就形成昏厥病。其症状为：双眼视物不清，双耳闭塞失聪。当其发作时突然昏厥倒地，如江堤崩倒一样来势凶猛，像江水横流一样很难得到控制。

由于大怒，形与气隔绝了，气血瘀滞于上，便会形成突然昏倒的病症；若筋被损伤了，就变得松弛，四肢不灵便；若只有半身出汗，久而久之就形成半身不遂；汗出后，若受到湿邪侵袭，就会形成小的疖肿或汗疹；吃过多肥美精细的食品，就像拿着一个空容器去装东西一样容易生长疔疮；劳累汗出，皮肤受寒，常常会产生粉刺，郁久化热，成为痤疮。

阳气在人体内，它的精微可以养神气，柔和之气可以养筋脉。佝偻不能直立是因为阳气开阖失常，寒邪内传；寒郁陷脉，郁而化热，腐败肌肉腠理，成为鼠瘘病；容易出现恐惧惊骇等病，是因为寒气滞留于肌肉纹理之间，通过腧穴内传而迫及脏腑；营卫运行不顺，逆于肌肉，郁而化热，形成痈肿病；汗出未尽，形体虚弱时，复感风邪，形成风疟。因此，风邪是很多疾病的肇始。当人神清气静的时候，肌肤腠理致密，虽然

风邪与阳气

阴阳调和是人体健康最重要的原则。只有阳气致密于外，阴精才能固守于内。

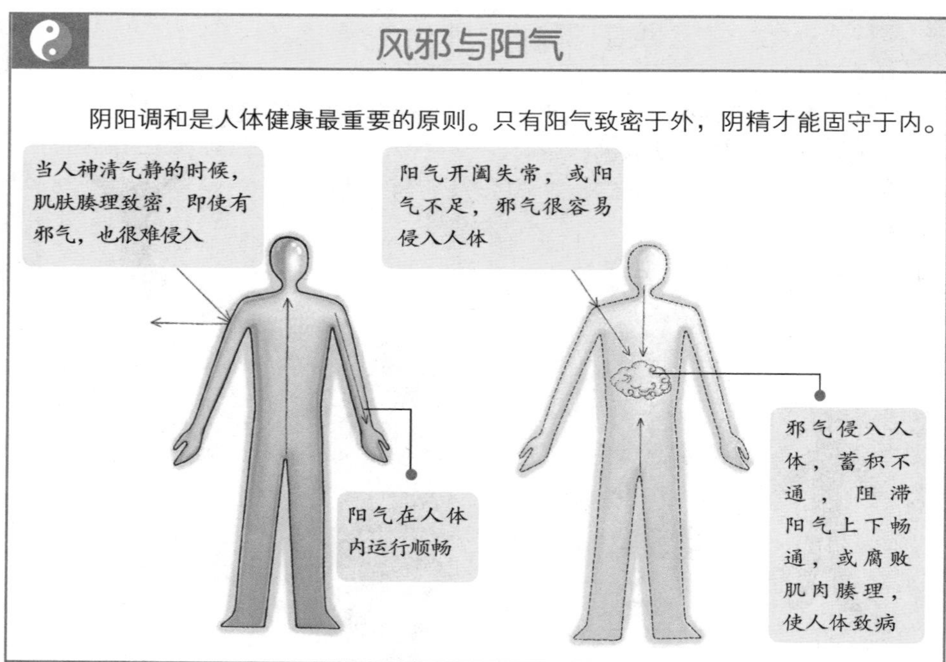

有强烈的致病因素，仍然不能伤害人体，这是顺应了四季变化要求的缘故。病邪滞留的时间长了，上下格拒不通，虽医良法妙，也难以治疗。所以三阳经气蓄积不通，就会病死，阳气格拒不通，当泻其阳，不及时采取正确的治法，如果让技术水平不高的医生治疗，就会贻误病情而出现死亡。

阳气在白天时保护人身的外部。早晨阳气开始产生，中午阳气旺盛，下午阳气开始衰退，汗孔关闭。因为日落以后，人们要休息了，不要过度地扰动筋骨，不要触冒雾露之气。如果不遵循早、中、晚三时阳气活动规律作息，人体就会生病而形体憔悴、消瘦。

岐伯说：人身属阴的脏是藏蓄阴精的，阴精不断地起来与阳气相应；阳气则固密于外，起着护卫肌表的作用。如果阳盛阴虚，于是经脉中的气血流动快速，甚至出现神志狂乱；如果阴盛阳虚，就会使五脏气机不和，九窍功能产生障碍。正因为这样，所以圣人调和阴阳，促使筋脉协调，骨髓坚固强劲，气血流畅。如果能达到这一点，就会内外调和，病邪不能侵害，耳聪目明，气的运行能始终如常，不为邪气所动。

风邪侵袭人体，邪气伤害肝脏，精血也会损耗；暴食伤害肠胃，筋脉解而不属，容易出现泻痢痔疮；饮酒无度伤肺，肺气上逆，这时如果强力入房，肾精受伤，则大骨败坏。

大凡阴阳的关键问题是：阳气致密于外，阴精才能固守于内。如果阴阳失调，就像自然界只有春天没有秋天，只有冬天没有夏天一样，所以调和阴阳是最重要的原则。如果阳气过强，不能致密于外，阴精就要耗损。只有阴阳平和协调，人的精神才会平安正常，如果阴阳分离，人体阴精也会因此而衰竭。

四季邪气的更替

出现恶寒发热的疾病，是因为感受外界风邪。所以春天伤于风邪，邪气滞留不去，到了夏天便出现完谷不化的泄泻；夏季感受暑热邪气，邪气潜藏，秋季便出现疟疾；秋季感受了湿邪，邪气伏藏，冬季肺气上逆而成咳嗽、痿证；冬季感受寒邪，邪气潜伏，第二年春季便出现温病。所以，四季邪气会更替伤害五脏。

过食五味对身体的伤害

酸、苦、甘、辛、咸五味，既能滋补五脏，又能伤害五脏。正因为如此，所以过食酸味的食物，则肝脏津液过盛，会使脾气衰竭；过食咸味食物，腰部的大骨受伤，肌肉萎缩，心气被抑制；过食甜味食物，便出现烦闷不安、喘闷、色黑，肾脏失去平衡；过食苦味食物，脾气失去濡润，胃气壅滞不行；过食辛味食物，筋脉纵弛不收，神气涣散不敛。所以，应当注重调和五味，如此则骨骼强健，筋脉调和，气血畅通，肌肤致密，骨气精纯。因而人们应当谨慎地如法修炼，生命才能长久。

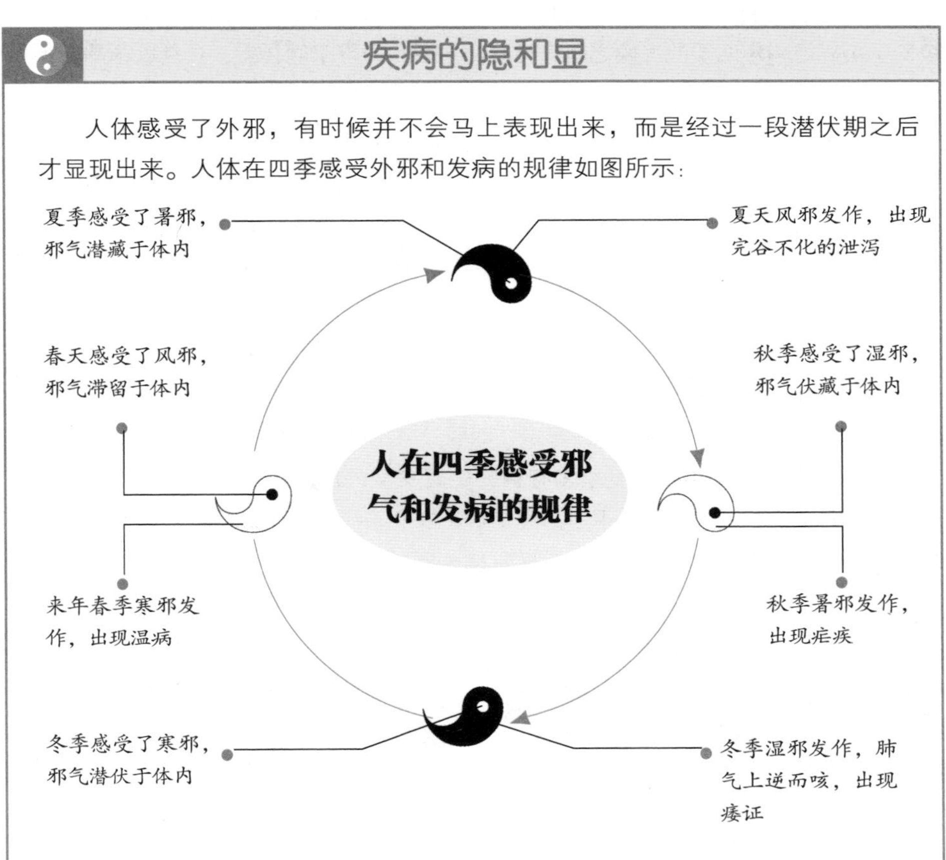

第四 金匮真言论篇

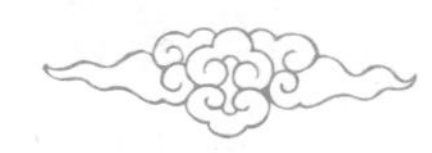

本篇主要论述了三点：四季病变发生的规律，以及根据这一规律人类应该如何养生；阴阳在诊断和治疗疾病中的作用；五脏与自然界四时阴阳的对应，以及如何用这一对关系指导我们养生。

素问

风邪是百病之首

黄帝问：自然界的气候有八风的异常，风邪伤及经脉，内传形成五脏风病，是什么意思呢？

岐伯回答：自然界八方的风邪伤及经脉，再通过经脉进一步深入而触犯五脏，于是发生疾病。一年四季的气候之间有相胜的关系，即春季胜长夏，长夏胜冬季，冬季胜夏季，夏季胜秋季，秋季胜春季。

东风发生于春季，疾病多发生在肝，肝的经气输注于颈项部位；南风发生于夏季，疾病多发生在心，心的经气输注于胸胁部位；西风常发生在秋季，疾病多发生在肺，肺的经气输注于肩背部；北风发生于冬季，疾病多发生在肾。阴与阳是一个相对的概念，它的内涵极其丰富。无论是具体的还是抽象的，大的还是小的，都可以划分出阴与阳。整个宇宙就是阴中有阳，阳中有阴。

肾的经气输注于腰及大腿根部位；中央属土，长夏季节疾病多发生在脾，脾的经气输注于脊背部。所以，春季得病，病多在头部；夏季邪气伤人，病多在心脏；秋季得病，病多在肩背部；冬季得病，病多在四肢。

因而春季容易流鼻血，夏季多有胸胁疾病发生，长夏容易发生脾脏虚寒的腹泻病，秋季容易发生风疟病，冬季多出现寒痹、寒厥等病。所以，在冬季不做过分的活动，做到藏阴潜阳，那春季便不会出现流鼻血及颈项疾病，夏季不会发生胸胁部的疾病，长夏不会出现完谷不化的泄泻及中焦寒冷性疾病，秋季不会发生风疟病，冬季不会发生痹病、厥病、完谷不化的泄泻以及汗出过多等疾病。阴精是人身赖以生存的根本，冬季能保养好阴精，春天就不容易发生温病；炎热夏暑，汗应外出，若汗不外出，暑热内藏，到秋季就会发生风疟。上述这些道理，可以说都是根据四时而诊断疾病的基本法则。

事物的阴和阳

阴与阳是一个相对的概念，它的内涵极其丰富。无论是具体的还是抽象的，大的还是小的，都可以划分出阴与阳。整个宇宙就是阴中有阳，阳中有阴。

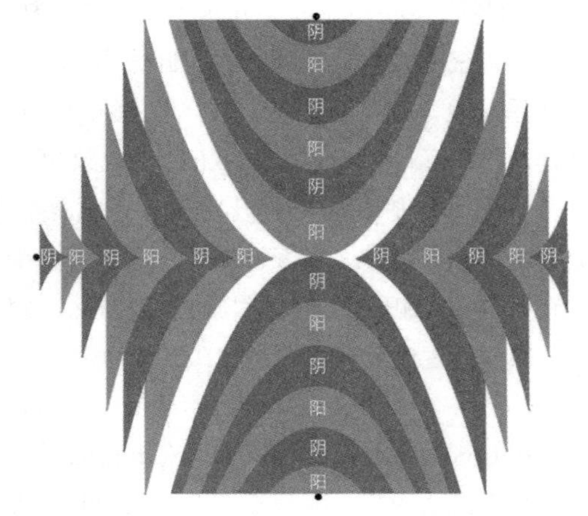

自然界						属性	人体				
天	太阳	白天	上午	明	热	阳	体外	体表	上身	腑	活动
地	月亮	晚上	下午	暗	寒	阴	体内	体内	下身	脏	睡眠

事物的阴和阳

所以说阴阳可以再分，即阴中还有阴，阳中还有阳。白天为阳，从早晨到中午为阳中之阳，从中午到傍晚为阳中之阴。夜晚属阴，从傍晚到鸡鸣属阴，为阴中之阴，从鸡鸣到早晨为阴中之阳。人体和自然界是息息相通的，所以人体的各部分以及内脏，也可以划分阴阳。按内外来划分阴阳，则外部属阳，内部属阴；按前后来划分阴阳，则背部属阳，腹部属阴；按脏腑来划分阴阳，那么脏属阴，腑属阳。也就是肝、心、脾、肺、肾五脏属于阴，胆、胃、大肠、小肠、膀胱、三焦六腑属于阳。为什么要知道阴中有阴、阳中有阳的道理呢？因为冬季多病在肾属阴，夏季多病在心属阳，春季多病在肝属阳，秋季多病在肺属阴，均应根据疾病的阴阳采用针刺或砭石治疗。由此，可将五脏再分阴阳。人身的背部属阳，心为阳中之阳，肺为阳中之阴；腹部属阴，肾为阴中之阴，肝为阴中之阳，脾为阴中之至阴。以上是人体阴阳、表里、内外、雌雄的对应关系，它们与自然界四时昼夜阴阳变化是相一致的。

五脏与四时的对应及其应用

黄帝问：五脏与自然界四时阴阳相对应，都各有所用吗？

岐伯回答：有。东方青色，与肝相应，肝开窍于目，藏着精神意识中的“魂”，肝病则魂不安，多见惊骇。肝在五味为酸，在五行属木，在五畜为鸡，在五谷为麦，在四季与春季相应，在天体中与岁星相应。因此，春季得病多在头部，又因肝主筋，所以病变多累及筋脉。再有，肝在五音为“角”，在五行生成数为“八”，在五气为“燥”。

南方赤色，与心相应，心开窍于耳，藏着精神意识中的“神”，心病可影响到五脏，因为心统率着其他脏腑。心在五味为苦，在五行属火，在五畜为羊，在五谷为黍，在四季与夏季相应，在天体中与荧惑星相应。因心主血脉，故夏季得病多在血脉。再有，心在五音为“徵”，在五行生成数为“七”，在五气为“焦”。

中央黄色，与脾相应。脾开窍于口，藏着精神意识中的“意”，故脾病多反映于舌上。脾在五味为甘，在五行属土，在五畜为牛，在五谷为稷，在四季与长夏季节相应，在天体中与镇星相应。因脾主管肌肉，故病变多在肌肉。再有，脾在五音为“宫”，在五行生成数为“五”，在五气为“香”。

西方白色，与肺脏相应，肺开窍于鼻，藏着精神意识中的“魄”，疾病多表现于背部。肺在五味为辛，在五行属金，在五畜为马，在五谷为稻，在四季与秋季相应，在天体中与太白星相应。因肺主皮毛，故病多在皮毛。再有，肺在五音为“商”，在五行生成数为“九”，在五气为“腥”。

北方黑色，与肾脏相应，肾开窍于前后二阴，藏着精神意识中的“志”，疾病多在四肢关节。肾在五味为咸，在五行属水，在五畜为猪，在五谷为豆，在四季与冬季相应，在天体中与辰星相应，因肾主骨，故病多在骨。再有，肾在五音中为“羽”，在五行生成数为“六”，在五气为“腐”。

总之，善于诊治疾病的医生，能够谨慎地观察五脏六腑的一切变化，以逆顺、阴阳、表里、雌雄为纲领，并将这些精妙的理论藏于心中。对于那些不是真心实意学习，不具备医生应有的高尚品德和才智的人，是不能随便传授的，这才是对医学的正确态度。

五行配象图

古人用五行来解释宇宙间一切问题，用五脏与五行、五色、五味、五音等对应，来解释疾病产生的原因，判断在外界因素的影响下，五脏六腑所出现的变化。

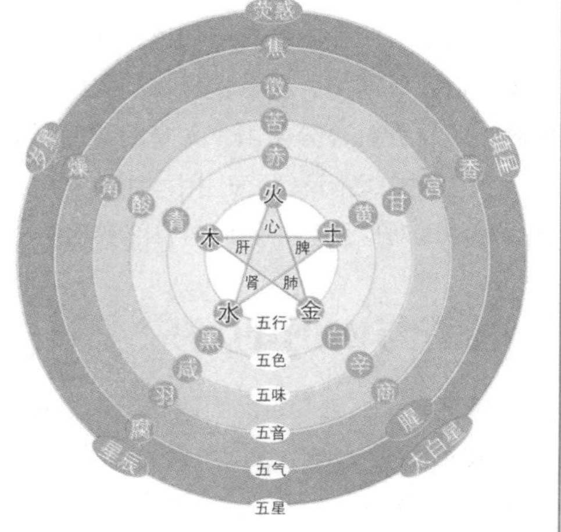

名词解释

长夏

指从立秋到秋分的时段，这是中医学的范畴。

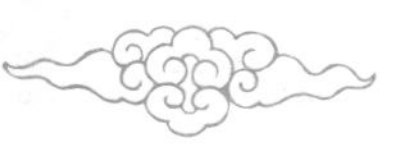

第五 阴阳应象大论篇

本篇讲述了阴阳的特性和相互作用，并从阴阳对立统一的角度，讲述了阴阳变化对人的影响，以及如何用阴阳学说来解释疾病。所以，无论是对疾病的治疗还是人体的养生保健，都应以调和阴阳为原则。

素问

阴阳的相互作用是自然界的一般规律

黄帝说：阴阳，是自然界的一般规律，是万事万物的纲领，是事物变化的起源，也是新生与消亡的根本，自然界的无穷奥秘都在其中，所以诊断和治疗疾病也务必求之于阴阳这一根本。

自然界的轻清之气上升形成天，重浊之气下降成为地。阴性柔和而安静，阳性刚强而躁动；阴阳的相互作用，形成了生、长、收、藏的过程，阳施化清气，阴凝聚成形；寒到了极点就转化成热，热到了极点就转化成寒；寒气凝敛，能生浊阴；热气升散，能生清阳。在人身中，清气不升而滞于下，就产生完谷不化的泄泻；若胃中的浊阴之气堵塞在上而不降，就会产生胃脘胀满类疾病。这就是阴阳运行失常表现出来的一种病理现象。

清阳之气上升蒸腾为天，浊阴之气下降凝聚为地；地面上的水湿之气蒸腾上升成为云，天空中的云雾之气凝聚下降成为雨；雨是由地气上升之云转变而成的，云是由天气下降之雨蒸发而成的。所以，在人体之上，清阳之气上出于眼、耳、口、鼻诸孔窍；而浊阴之气从下窍而出，如大小二便等秽浊之物从前后二阴排出。清阳之气向外开发肌肤腠理，浊阴之气向内归藏于五脏；浊阴之气内走于六腑，饮食水谷中的营养才能被消化吸收，糟粕才能排出体外。

水的性质属阴，火的性质属阳；气的性质属阳，味的性质属阴。药物饮食的五味滋养了形体，而形体又仰求元气的充养；药物饮食之气生成人体的阴精，人体的阴精又依赖气化而产生。五味太过则损伤形体，阳气太过则耗损阴精，阴精能化生人体的元气，药物饮食的五味太过又耗伤人体的元气。

阴性沉下，故味出于下窍；阳性升浮，故气出于上窍。味属阴，味厚者为纯阴，而味薄者为阴中之阳；气属阳，气厚者为纯阳，气薄者为阳中之阴。味厚者能泻下，味薄者则通利；气薄者能宣泄，气厚者则令人发热。热性大的药物耗散正气，气味温和的药物则可使正气壮盛。这是因为大热消耗正气，温和的阳气则能生发正气。气味

阴阳之气调和是人体健康之本

在人的身体中，阳主外，开发肌肤腠理；阴主内，游走于六腑，归藏于五脏，帮助身体吸收营养，排出糟粕。

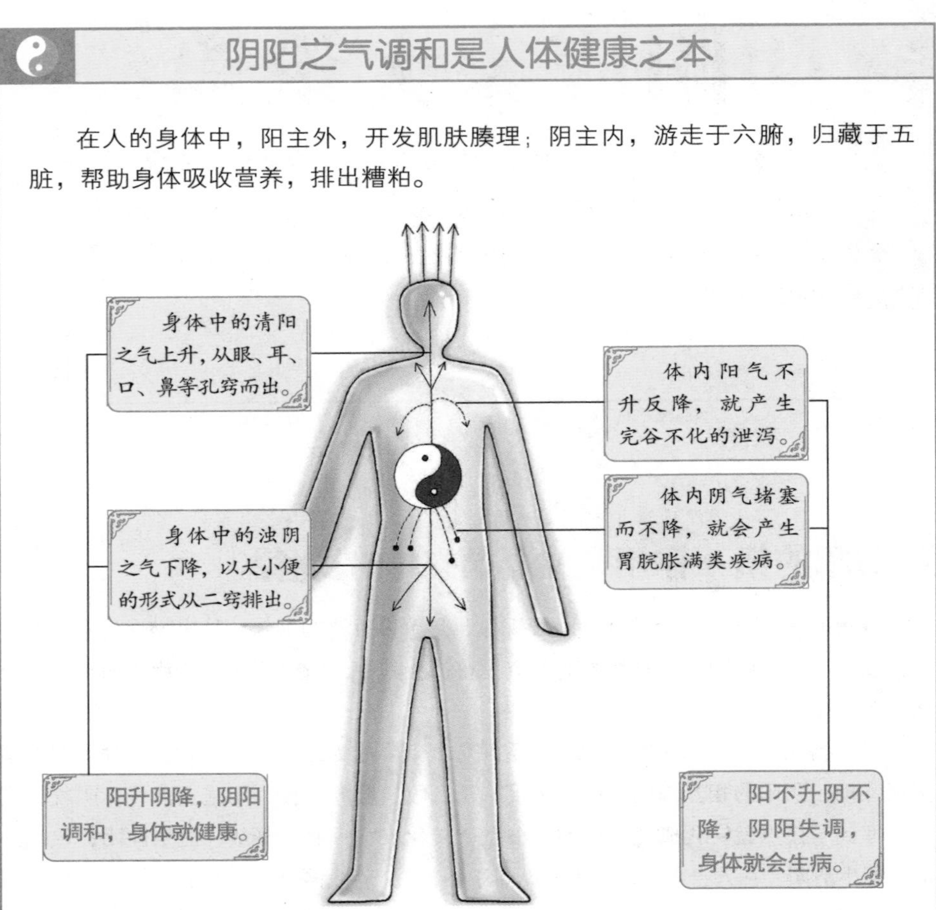

辛甘，具有发散作用的药物属阳；气味酸苦，具有涌吐、泻下作用的药物属阴。

阴气偏胜则伤阳气，阳气偏胜则伤及阴精。阳气偏胜，患者表现出发热；阴气偏胜，患者表现出畏寒。如果寒到极点则出现热的表现，热到极点又会出现寒的表现。寒邪伤人形体，热邪伤人气分；气分受伤则使人感到疼痛，形体受伤则引起肿胀。疾病先出现痛而后出现肿，是先伤于气而后涉及形；先肿而后痛的，是先伤于形而后及于气。风邪偏胜就会引起头晕目眩、肢体痉挛、晃动，热邪偏胜就出现痈肿，燥邪偏胜就出现干枯少津的病症，寒邪偏胜可以导致浮肿，湿邪偏胜就出现泄泻。

自然界四季的交替、五行的演变，形成生、长、收、藏的过程，产生寒、暑、燥、湿、风。人有心、肝、脾、肺、肾五脏，化生心气、肝气、脾气、肺气、肾气，从而产生喜、怒、悲、忧、恐五种感情。所以，喜怒等情绪太过会伤人五脏之气，寒暑等气候太过会伤人形体。暴怒会损伤人的阴气，暴喜会损伤人的阳气。情绪太过，会使气血突然紊乱上冲，充满上部的经络，于是阳气脱离形体，从而出现昏厥甚或死亡。所以对喜怒等七情不加节制，对寒暑变化不加以调摄，生命就不能长久。因物极

阴阳的消长

阴阳不是一成不变的，无论是阴还是阳，都是按照“始微—渐盛—旺盛—盛极—始衰—来复”这样一种模式不断地变化。当阳发展到极点必然会向阴的一面转化；同样，当阴发展到极点，也必然会向阳的一面转化。所以，养生必须善于调节自己的七情六欲，并根据寒暑变化调节自己的养生方式，以维持体内的阴阳调和。

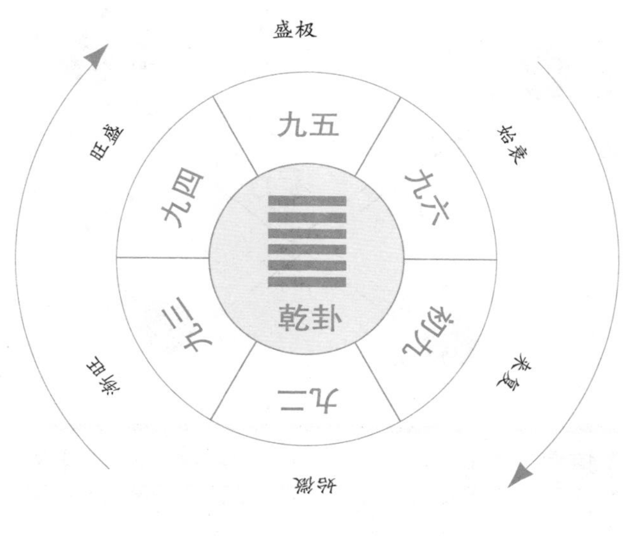

必反，故阴气过盛则转化为阳，阳气过盛则转化为阴。所以说，冬季感受了寒邪，到第二年春季会出现温病；春天感受了风邪，到了夏天就容易发生腹泻；夏季感受了暑邪，到了秋季就易发生疟疾；秋天感受了湿邪，到了冬天就容易发生咳嗽。

四时阴阳对人体的影响

黄帝说：我听说远古时代对医学有很高修养的人，注重讨论人的形体，分别陈述五脏六腑的生理功能；理顺经脉的次序，融会贯通十二经脉的六种表里关系，并分辨各条经脉的走行路线；每条经脉的穴位，都有一定的部位和名称；肌肉交会处及骨骼连接处，都有一定的起止点；络脉、皮部的分布有顺有逆，但各有一定的条理；四时阴阳的变化，有一定的规律；外界环境与人体内部的脏腑经络，相互对应，也都有表里相合的关系。以上这些说法是否都是真的呢？

岐伯回答：东方应春而生风，风和促进草木生长，木气生酸味，酸味滋养肝精，肝精又滋养筋，肝木生心火，肝开窍于目。这种阴阳五行的变化，深远微妙而无穷，在天为无边的宇宙，在人为认识事物的规律，在地为万物的生化。造化生五味，道化

五行的生克乘侮

五行学说认为宇宙由木、火、金、土、水五种最基本的物质构成，并以五行之间的相生相克规律来认识世界，解释和探求自然规律。

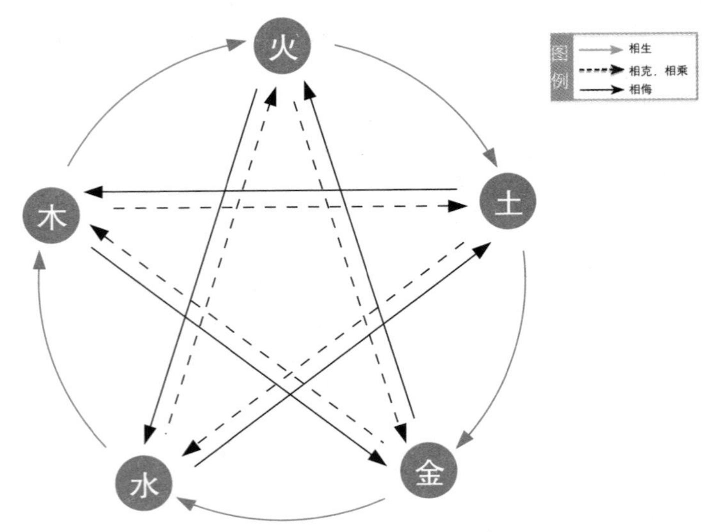

相生	木生火，火生土，土生金，金生水，水生木
相克	木克土，土克水，水克火，火克金，金克木
相乘	（五行中的一行对另一行克制太过） 木乘土，土乘水，水乘火，火乘金，金乘木
相侮	（五行中的一行对克己者反克） 木侮金，金侮火，火侮水，水侮土，土侮木

生才智，幽冥生神明。变化在天为风，在地属木，在五体为筋，在五脏为肝，在五色为青，在五音为角，在声音为呼，在病变为拘急，在孔窍为目，在五味为酸，在五志为怒。根据情志与五脏的相应关系及五行生克的规律，大怒伤肝，悲能抑制怒；风邪易伤筋，燥能抑制风；酸味伤筋，辛味能制约酸味。

南方应夏而生热，热盛生火，火生苦味，苦味滋养心精，心精生养血，心火生脾土，心开窍于舌。在天为暑热之气，在地属火，在五体为脉，在五脏为心，在五色为红色，在五音为徵，在声音为笑，在病变为忧心忡忡，在孔窍为舌，在五味为苦，在五志为喜。根据情志与五脏的相应关系及五行生克的规律，暴喜伤心，恐能抑制喜；热邪伤气，寒能抑制热；苦味伤气，咸味能制约苦味。

中央应长夏而生湿，湿气生土，土生甜味，甜味滋养脾精，脾精生养肌肉，脾土生肺金，脾开窍于口。在天为湿气，在地属土，在五体为肉，在五脏为脾，在五色为

阴阳变化与养生

自然界阴阳之气是在不断变化的，但是这种变化是有规律的：阳气轻清上升，阴气重浊下降。天地的运动就是以阴阳变化为纲领的。所以，明智之人，应顺应这种变化，调养身体。

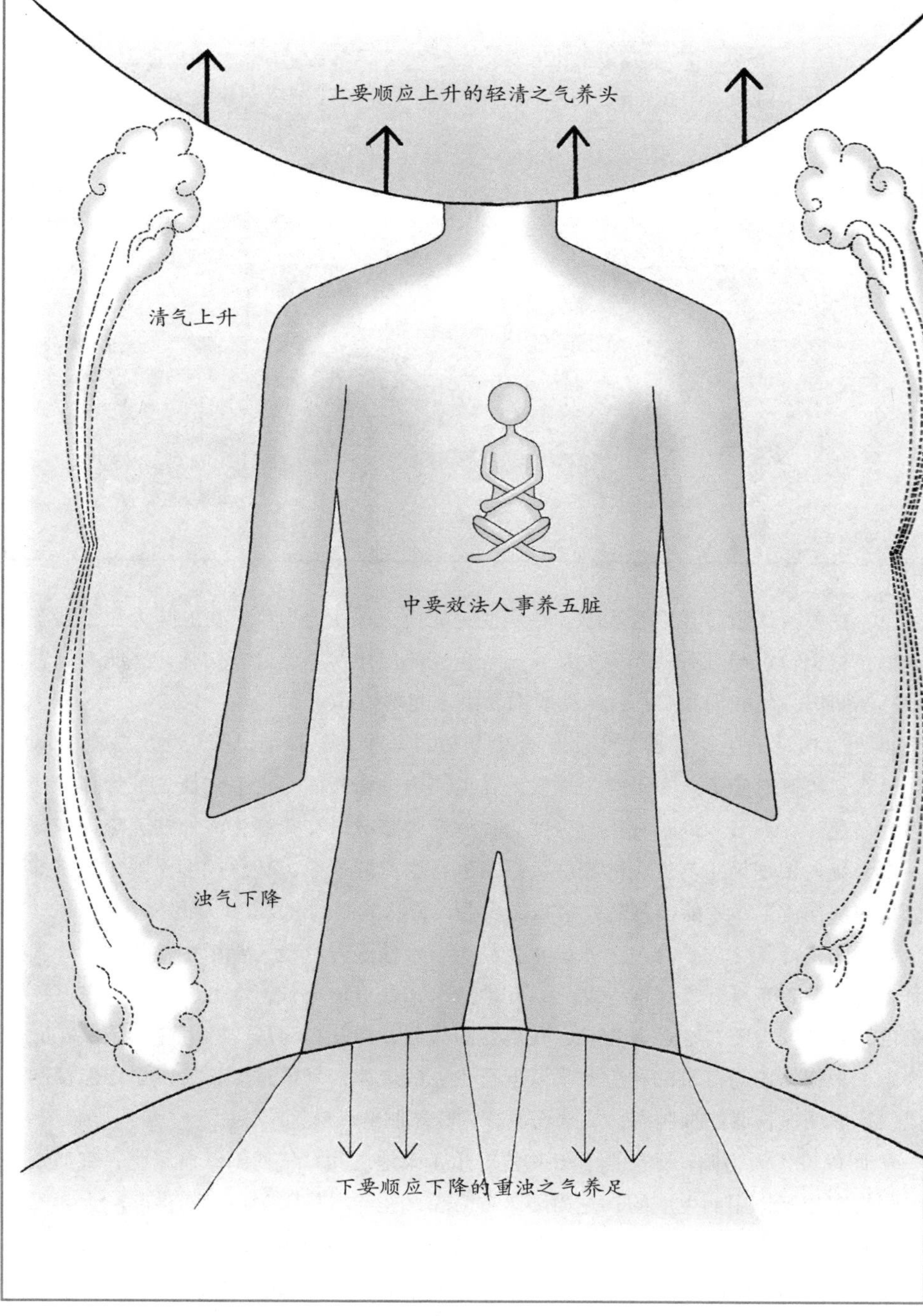

阴阳之气过盛对人体的影响

《内经》中用阴阳属性的原理诠释了人发热和发冷的原理。阳属热，阴属寒，如果阳气太盛，人就会发热；如果腠理闭塞，人又喊而不能出，人就会烦闷。相反，如果人体内阴气太盛，就会恶寒、发冷。

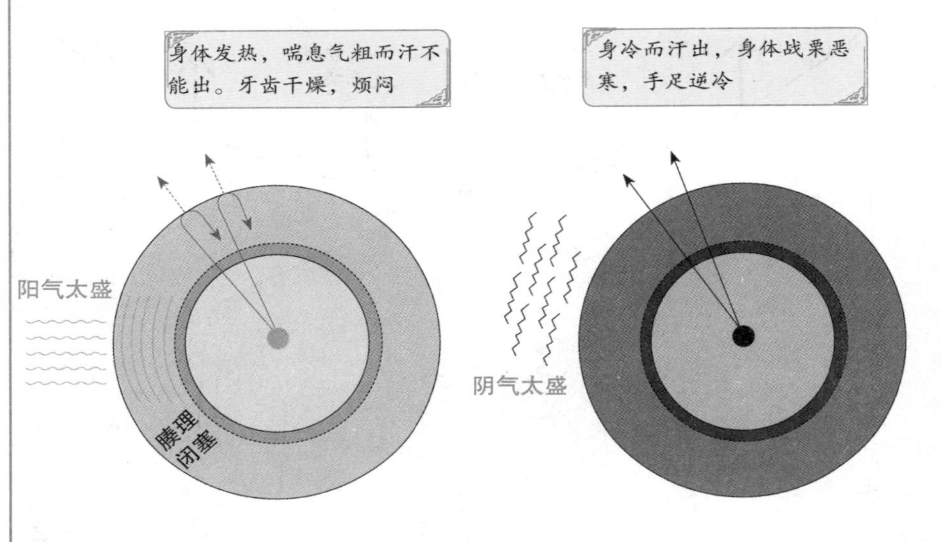

黄色，在五音为宫，在声音为歌，在病变为呃逆，在孔窍为口，在五味为甜，在五志为思。根据情志与五脏的相应关系及五行生克的规律，思虑过度伤脾，怒能抑制思；湿邪伤肌肉，风能抑制湿；甘味伤肌肉，酸味能制约甘味。

西方应秋而生燥，燥气生金，金生辛味，辛味滋养肺精，肺精生养皮毛，肺金生肾水，肺开窍于鼻。在天空为燥气，在地属金，在五体为皮毛，在五脏为肺，在五色为白色，在五音为商，在声音为哭，在病变为咳嗽，在孔窍为鼻，在五味为辛，在五志为忧。根据情志与五脏的相应关系及五行生克的规律，忧愁过度伤肺，喜能抑制忧；热邪伤皮毛，寒能抑制热；辛味伤皮毛，苦味能制约辛味。

北方应冬而生寒，寒气生水，水生咸味，咸味滋养肾精，肾精生养骨髓，肾水生肝木，肾开窍于耳。在天空为寒气，在地属水，在五体为骨，在五脏为肾，在五色为黑色，在五音为羽，在声音为呻，在病变为战栗，在孔窍为耳，在五味为咸，在五志为恐。根据情志与五脏的相应关系及五行生克的规律，恐惧过度伤肾，思虑能抑制恐惧；寒邪伤血，燥能抑制寒；咸味伤血，甘味能制约咸味。

所以说，天为阳，地为阴，万物便产生于天地之间；气属阳，血属阴，气与血是由阴与阳相互作用而生成的；左为阳，右为阴，左与右是阴阳运行的道路；火为阳，水为阴，水与火是阴阳的征象；阴阳是万物的起源。阴阳两者既相互对立，又相互为用，阴气静而藏于内，为阳气所镇守；阳气动而居于外，为阴气所役使。

用阴阳学说解释疾病

黄帝问：如何将阴阳变化的法则运用于医学上呢？

岐伯回答：阳气偏盛，则表现出热象，腠理闭塞，喘息气粗而使身体前俯后仰，汗不出，身体发热，牙齿干燥，烦闷，如果再出现脘腹胀满，那病情就很凶险。这种病冬天还好过，在炎热的夏天就不能耐受了。阴气偏盛，则表现出寒象，身冷汗出，全身常觉发冷，时常战栗恶寒，手足逆冷，如果再有腹满的症状，则病情凶险，这种病夏天还好过，在寒冷的冬天就不能耐受了。这就是阴阳偏盛各自的主要临床表现。

调和阴阳要顺应自然规律

黄帝问：那么应当如何调和阴阳呢？

岐伯回答：如果懂得了七损八益的养生之道，就能调理阴阳；如果不懂得这个道理，阴阳失调，就会过早衰老。一般来说，人到了四十岁时，体内阴精已衰减了一半，起居动作开始衰退；到了五十岁左右，就感觉身体沉重，听力及视力明显减退；到了六十岁左右，阴茎痿废不用，元气大衰，九窍的功能减退，下部虚而上部实，鼻涕眼泪常不自觉地流出来。所以说明白了七损八益的调理方法，身体就强健；不懂得调理的人，身体就容易衰老。本来是同样的身体，却有强与弱的不同。明智的人在身体健康时，就注意调养，愚笨的人在身体衰弱时，才想到要注意。所以愚笨的人常正气不足，明智的人精气有余。精气有余，则耳聪目明，身体轻盈强健，即使年老也身体强壮，而身体壮实的人则更加强壮。所以圣人懂得调和阴阳的重要性，不做对养生不利的事，而能顺乎自然，以安闲清静为最大快乐，心情舒畅而少欲望，因而可以长寿。这就是圣人保养身体的方法。西北方的阳热之气不足，而阴寒之气偏盛，所以属阴，而人的右边耳目也就不如左边的聪明。相反，东南方阴寒之气不足，而阳热之气偏盛，所以属阳，而人的左边手足也就不如右边的灵活。

黄帝问：为什么会是这种样子？

岐伯回答：东方是阳气升起的方位，属阳；人面南而坐，故左为阳，阳有上升的特性，所以人左侧的精气上盛下虚；耳目在上，手足在下，所以左侧耳目比右侧聪明。西方属阴位，故人身右侧为阴，阴有下降的特性，所以人右侧的精气下盛上虚；手足在下，耳目在上，故右侧手足较左侧的灵活。同样，人体的左右两侧，也有上下阴阳盛虚的区别。所以，邪气能够乘虚而入，停留在那里而成为疾病。

天有无形的精气而主生化，地有有形的物质而与天气相配合；天有立春、立夏、立秋、立冬、春分、夏至、秋分、冬至八节气，地有东、南、西、北、中五方位，所以天地阴阳相互交通形成万物。自然界的清阳之气上升于天，浊阴之气下降于地，所以天地的不断运动和相对静止，都是以阴阳为纲领的。因而能促使四时生、长、收、藏变化周而复始，永无穷尽。只有懂得这些道理的人，上顺天的清轻之气以养头，下顺地的浊阴之气以养足，中则效法人事以养五脏。自然界清气与肺相通，地气与咽喉

阴阳对人体的影响

《内经》中用阴阳属性的原理诠释了人体发展的不平衡性：一般人左侧耳目聪明，右侧手足灵活，这是因为体内阴阳之气升降的结果。而聪明的人懂得顺应自然，调和阴阳，所以能虽老而体不衰。

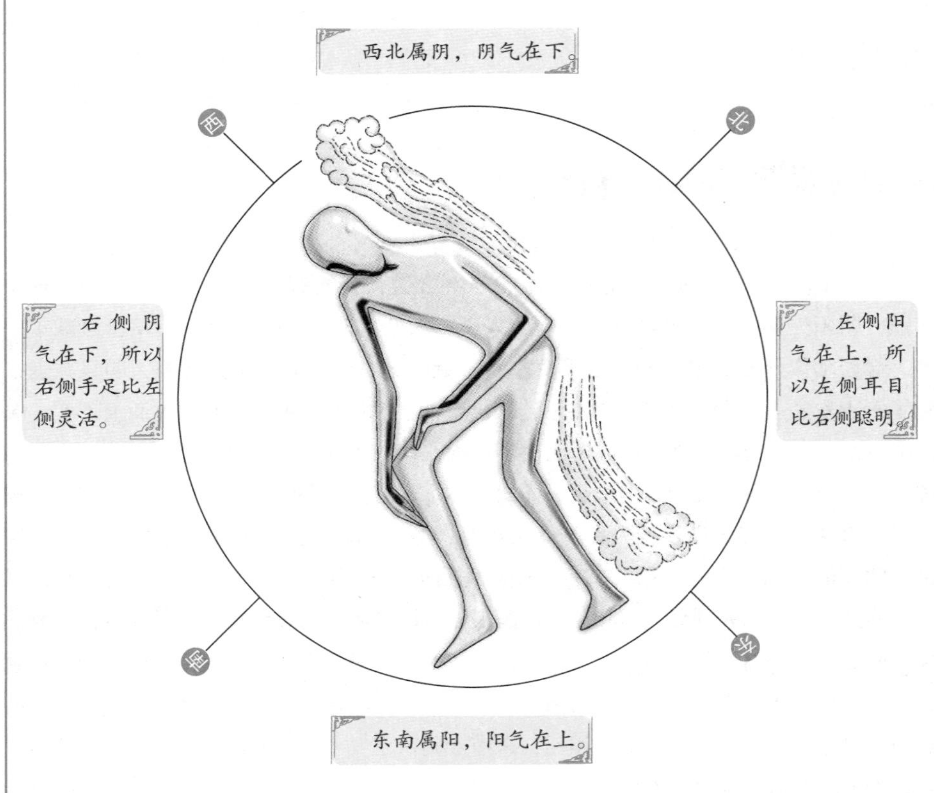

相通，风气与肝相通，火气与心相通，水谷之气与脾相通，雨水之气与肾相通。人身中的三阴、三阳、六经经脉如同河流；肠胃如同海洋，百川归海；水津之气灌注九窍。将天地阴阳来类比人体的阴阳，阳气发泄为汗如同自然界的雨水；阳气发散如同自然界的疾风；怒气暴发如同雷鸣；人的逆气上升像久晴不雨。因此，调养身体，如果不取法于自然规律，不懂得天有不同的节气、地有不同的地理，那么，疾病就要产生了。

疾病的阴阳与疗法

病邪侵犯人体，如同暴风骤雨一般迅速。善于治病的医生，当病邪还在皮毛时就会给予治疗；医术稍差的，当病邪在肌肤时才治疗；更差一些的医生，在病邪深入六腑时才治疗；最差的医生，在病邪深入五脏时才治疗。一般来说，邪气所在部位越浅，越容易治疗，而当病邪深入五脏时再治疗，治愈的可能性就只有一半了。所以，自然界的风、暑、燥、寒、湿邪侵犯人体，易伤及五脏；饮食寒热调配不适当，则易伤害六腑；居住和工作环境的水湿之气侵犯人体，多伤害皮肉筋脉。

善于运用针法的医生，有时病在阳经，可针刺阴经来引导；有时病在阴经，可针刺阳经来引导；有时病在左而取右边的穴位来治疗；有时病在右而取左边的穴位来治疗。根据人们的正常状态来比较患者的病情，根据外在的症状来推测体内的病变，从而判断疾病是属于邪气太过还是正气不足。那么，在疾病初起，症状轻微的时候，就能知道疾病的性质、发展。这样治病就不会有什么差错了。

善于诊断疾病的医生，通过观察患者的颜色变化和切按患者的脉搏，首先辨明疾病的性质是属阴还是属阳。通过审察颜色的清明、晦浊，得知病变所在的部位；观察患者的呼吸，听患者的声音，可以知道患者的痛苦所在；诊察四时的色脉是否正常，可以判断疾病所在的脏腑；通过切寸口脉的浮沉滑涩，可以判断疾病产生的原因。这样在诊断上就不会出什么差错。治疗不出错，归根结底还是由于在诊断上没有错误。

所以说在疾病初起的时候，可以用针刺的方法治愈；当病邪旺盛时，应待邪气稍退的时候再治疗。如果病邪的性质是轻清的，则可以用发散轻扬的方法治疗；病邪性质为重浊的，可以用削减的方法治疗。如果是气血不足的，则用补益的方法治疗；形体羸弱的，用甘温益气的方法治疗；精气不足的，应该用味厚的药来滋补。病邪在上，可用吐法；病邪在下，可用泻法、利法，使它从二便排出；病邪在中焦，胸腹胀满的，可用辛开苦降的方法；病邪在肌表，用煎药熏洗的方法来发汗除邪；病邪在皮肤，用发汗的方法散邪。若起病急暴，应当抑制它使其收敛；邪气盛实的疾病，邪在表用发散法，邪在里用泻下法。判断疾病属阴证、阳证以区分其刚柔，病在阳者可治其阴，病在阴者可治其阳。确定病邪在气、在血，分别予以治疗，血分邪实的，宜破血逐瘀；气虚不足的，当用益气导引的方法治疗。

第六 阴阳离合论篇

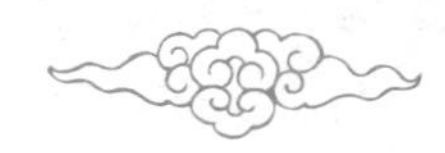

本篇主要从人体与自然界对立的角度，讲述了人体十二经脉分为三阴三阳的道理，并详细阐述了三阴三阳经脉的离合规律。

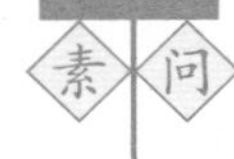

阴阳变化的规律

黄帝问：我听说天属阳，地属阴，日属阳，月属阴。大月、小月合在一起共三百六十十天，形成了一年，人身与它也相应。但是，人体中的经脉，却分为三阴三阳，和天地的一阴一阳并不符合，这是什么缘故呢?

岐伯回答：阴阳可数出数十个，推论出数百个，数出数千个，推论出数万个，万数可就大了，于是便数不胜数。但是，归根结底却不外乎阴阳对立统一的基本道理。天在上覆盖着一切，地在下承载着一切，天气下交，地气上迎，阴阳相互交通，才能产生万物。还未出地面的为阴处，又称为阴中之阴;若已经出了地面，就称为阴中之阳。阳气给万物以生机，阴气使万物成形。所以，万物的发生，因于春季天气的温暖；万物的繁茂，因于夏季天气的炎热;万物的收成，因于秋季天气的清凉；万物的闭藏，因于冬季天气的寒冽。如果四时失序，气候变化无常，那么天地之间，就会阴阳相互阻隔而闭塞不通，生长收藏的变化就会失去正常。这种阴阳变化的规律对人体也一样，人体中的阴阳相互间保持着对立、协调，从而使人体能够正常地生长发育。

三阴三阳经脉的离合

黄帝说：希望听一听三阴三阳经脉离合的有关内容。岐伯回答说：圣人面向南方站立，前面为南方，在自然界，南方为阳，北方为阴，因人与天地相应，所以人前面阳气广大，叫作“广明”；背后为北，属阴，称为“太冲”。太冲脉起始的地方与足少阴肾经相交，足少阴肾经的上面是足太阳膀胱经，足太阳膀胱经起于足小趾外侧的至阴穴，上行结于眼睛。因足太阳经与足少阴经互为表里，所以又把太阳经叫作“阴中之阳”。

在人身之中，上半身叫作“广明”，下半身叫作“太阴”，太阴的前面是“阳明

三阴三阳经脉的走向

人体中的经脉可以分为三阴三阳，即手三阴经、足三阴经、手三阳经和足三阳经。如图所示，手三阴经自胸走手，手三阳经自手走头。足三阳经自头走足，足三阴经自足走腹（胸）。

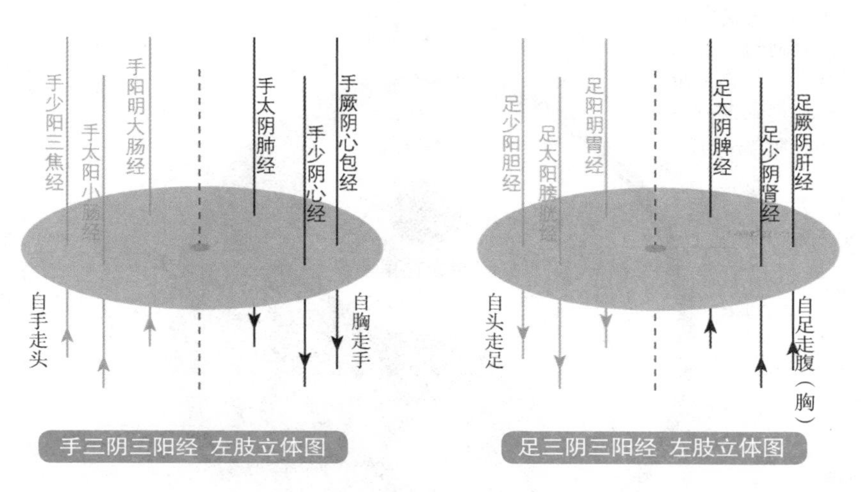

经”。足阳明胃经起于足第二趾末节外侧的厉兑穴，因为足阳明经与足太阴经相合，互为表里，所以足阳明经也是“阴中之阳”。

厥阴经之表为少阳经。足少阳经脉的下端，起始于足第四趾外端的窍阴穴。足少阳经被称为“阴中之少阳”。正因为如此，所以三阳经的离合关系是：太阳经在表为开，阳明经在里为合，少阳经居表里之间为枢。如果在脉象上表现为搏动有力，而又不太浮，就说明三阳经的功能协调统一，这样三阳经合起来成为一体，所以称为“一阳”。

黄帝说：希望听一听三阴经离合的有关内容。

岐伯说：四肢外侧的经脉属于阳经，四肢内侧经脉属于阴经，然而按上下来分阴阳，位于中间（胸腹）的经脉也属阴经。冲脉在下，在冲脉之上为“太阴经”。足太阴脾经的下端，起始于足大趾端内侧的隐白穴，这条经脉又称为“阴中之阴”。太阴经后面的经脉，名叫“少阴经”。足少阴肾经起于足心的涌泉穴，为“阴中之少阴”。少阴经前面的经脉，名叫“厥阴经”。足厥阴肝经的下端，起始于足大趾端外侧的大敦穴。厥阴经有阴而无阳，且又是阴气循行终止的地方，所以又称为“阴之绝阴”。正因为如此，所以三阴经脉的离合关系是：太阴经在表主开，厥阴经在里主合，少阴经在表里之间为枢。三条经脉的作用相互协调，团聚在一起，搏动有力而又不太沉，合于一即为和调的阴气，被称为“一阴”。形与气，相互协调，相互为用。三阴三阳，有离有合，相辅相成，从而保证了人体旺盛的生命力。

三阴三阳经脉的离合

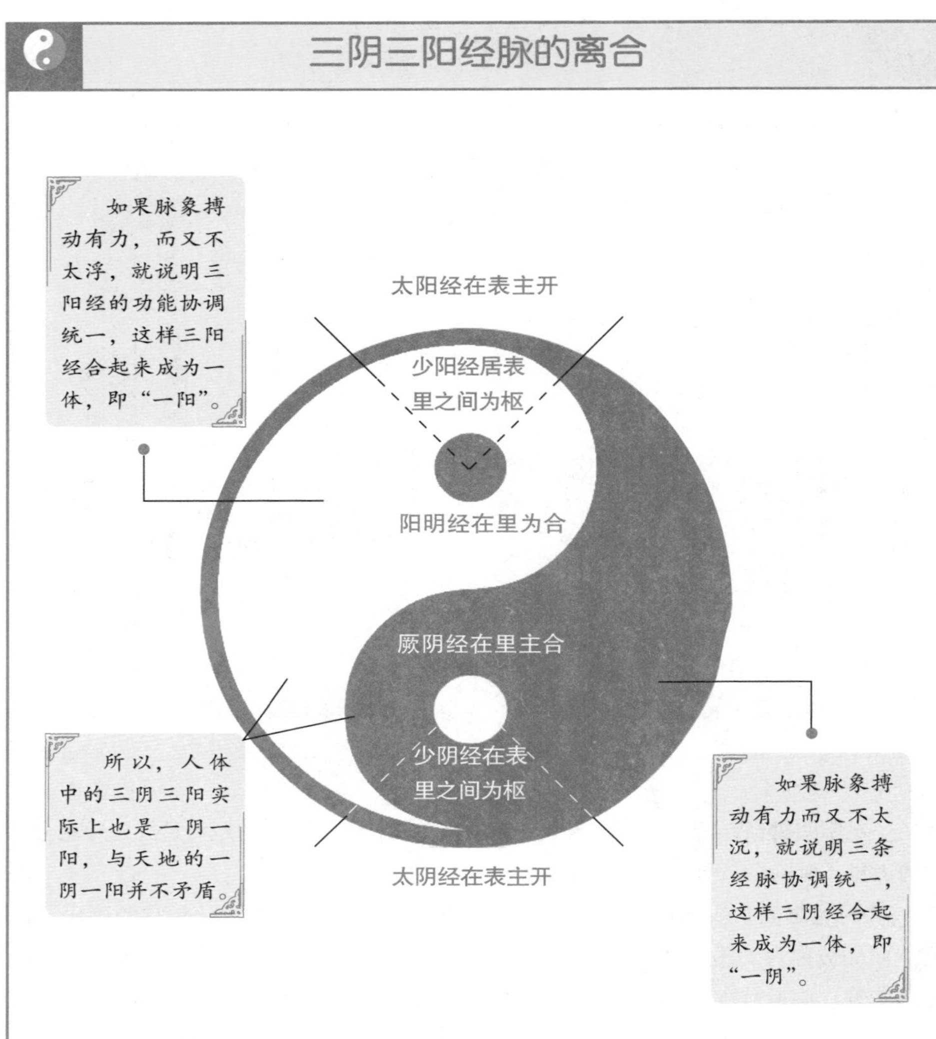
如果脉象搏动有力，而又不太浮，就说明三阳经的功能协调统一，这样三阳经合起来成为一体，即“一阳”。
太阳经在表主开
少阳经居表里之间为枢
阳明经在里为合
厥阴经在里主合
少阴经在表里之间为枢
太阴经在表主开
所以，人体中的三阴三阳实际上也是一阴一阳，与天地的一阴一阳并不矛盾。
如果脉象搏动有力而又不太沉，就说明三条经脉协调统一，这样三阴经合起来成为一体，即“一阴”。

第七 阴阳别论篇

本篇主要通过脉象与四时阴阳的对应关系，讲述了如何从脉象的阴阳变化来诊断疾病，并着重介绍了五种基本脉象。各经脉发病，会通过脉象表现出来，通过切脉，可以诊断疾病，也可以推断患者的死亡日期。

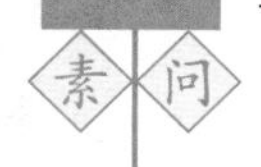

脉象的阴阳

黄帝问：人有四经、十二从，是什么意思？岐伯回答：四经与春、夏、秋、冬四时相对应；十二从与一年十二个月相对应，是指与十二个月相应的十二经脉。脉有阴阳之分，只要知道了什么样的脉象是阳脉，就能知道什么样的脉象是阴脉。同样，只要知道了什么样的脉象是阴脉，就能知道什么样的脉象是阳脉。阳脉有五种，分别为肝、心、脾、肺、肾五脏的正常脉象，而春、夏、长夏、秋、冬五季之中，五脏脉象又都有变化，各有其正常的脉象。五季配合五脏，便有了二十五种脉象，这都属于正常脉象。所谓阴脉，是指没有胃气的“真脏脉”。这种脉象中，丝毫没有柔和的现象。真脏脉出现，表明脏气已败，脏气已败必然死亡。所说的阳脉，是指有胃气的从容柔和的脉象。医生在临床诊断中，发现某一部位的脉象中胃气不足时，便可以根据这一部位与内脏的特定联系，判断出疾病所在的脏腑；在发现某一部位的脉象中出现真脏脉时，就可以按照五行相克的理论，推断出死亡的时间。

颈部的人迎脉可以诊察三阳经的经气盛衰，手腕部的寸口脉可以诊察三阴经的经气盛衰，两种诊脉部位是相互补充的，它们在诊断中的作用也是统一的。能够辨认有胃气的阳和脉象，便能判断疾病轻重变化的时间；能够辨认没有胃气的真脏脉象，便能判断患者的死期。只要谨慎熟练地辨别阴脉和阳脉，诊治时便不至于疑惑不决而去和别人商量了。

脉象的阴阳属性，一般来说，脉沉伏而去的为阴，洪大鼓指而来的属阳；安静的为阴，躁动的属阳；迟缓的为阴，急速的属阳。凡是切到没有胃气的真脏脉象，如肝脉来时胃气断绝，十八天后便会死亡；心脉来时胃气断绝，九天后便会死亡；肺脉来时胃气断绝，十二天后就会死亡；肾脉来时胃气断绝，七天后便会死亡；脾脉来时胃气断绝，四天后便会死亡。

各经脉发病的症状

阳明经发病，容易影响心脾，患者有大小便不通畅的症状，如果是妇女，还会出现闭经。进一步发展会出现形体发热消瘦，或者气逆喘息急促，这时病情就严重，不容易治疗了。

太阳经发生疾病，会出现恶寒发热，或下部发生痈肿，甚至造成肢体痿弱、逆冷、酸痛等。若时间久了，病情进一步发展变化，还会导致皮肤干枯如同鱼鳞，或者引发阴囊肿痛。

少阳经发生疾病，会出现呼吸微弱短促、言语无力、经常咳嗽、腹泻等症状。如果时间久了，病情进一步发展，能引发心中牵掣疼痛，或者导致大小便阻塞不通。

阳明经与厥阴经同时发生疾病，便会出现易惊恐、肩背疼痛、时常嗳气、打哈欠等症状，病名为“风厥”。少阴经和少阳经同时发病，便会出现腹部以及两胁肋处胀满、心闷、时时叹息等症状。太阳经与太阴经同时发生疾病，便会出现半身不遂、肢体痿废不用、四肢失去正常活动功能等症状。

从脉象看体内阴阳的变化

脉的搏动有力，来时旺盛而去时力衰，叫作“钩脉”。这种脉象，反映出阳气正盛。脉的搏动无力，像毛一样轻虚而浮，叫作“毛脉”。这种脉象，反映少阴初生。脉的搏动紧张，如同触按琴弦一般且带有弹性，叫作“弦脉”。这种脉象，反映阳气初生。脉的搏动虽有力，但需重按，轻按则不足，如同石沉水底，叫作“石脉”。这种脉象，反映阳藏而阴盛。脉的搏动滑而和缓，叫作“溜脉”，也就是“滑脉”。这种脉象，反映阴阳和平。

阴气盛于内，阳气扰乱于外，出汗不止，四肢逆冷，浮阳熏蒸肺脏，则使人喘息气粗。阴气之所以能不断生化，在于阴阳调和。正因为这样，如果以阳助阳，就会使阳气过盛而破散消亡，这时阴气不能与阳气相调和，也必随之消亡；反之，如果阴气过盛，使阴阳失调，经脉的气血也会衰败枯竭。

死阴、生阳、重阴和辟阴

属于“死阴”一类的，不过三天便会死亡；凡属于“生阳”一类的病症，不超过四天就会痊愈。所谓生阳，即疾病按照五行相生的顺序发展变化，如肝病传心，肝木生心火；而所谓死阴，就是疾病按五行相克的顺序发展变化，例如心病传肺，心火克肺金，所以这类病便属于死阴。此外，因肺、肾皆属于阴脏，肺病传肾，从阴传阴称之为“重阴”；还有肾属阴，在五行中属水，脾也属阴，在五行中属土，若肾病传脾脏，与五行相克的顺序相反，是水欺侮土，这类病被称为“辟阴”，也是不能治愈的死证。

邪气郁结与疾病

邪气结于阳经，会出现四肢肿胀。邪气结于阴经，会出现大便下血。初结大便下血一

五种基本脉象

按切脉是中医诊断疾病的重要途径，医生就是靠感知脉搏的微小变化来诊断疾病的。根据脉搏动时的形态，可以将脉搏分为以下几种基本脉象：

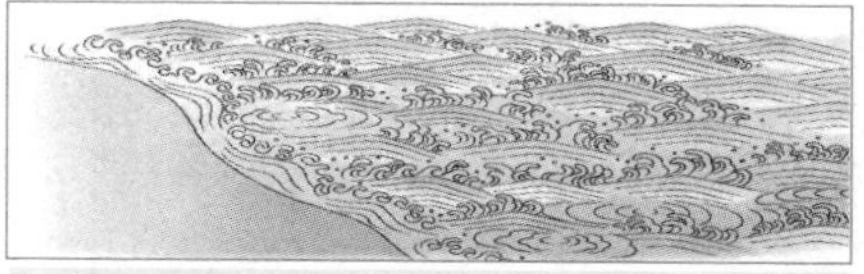

钩脉

脉的搏动有力，就像海浪拍岸，来时力强而去时力衰，又叫洪脉。具有这种脉象的人阳气正盛

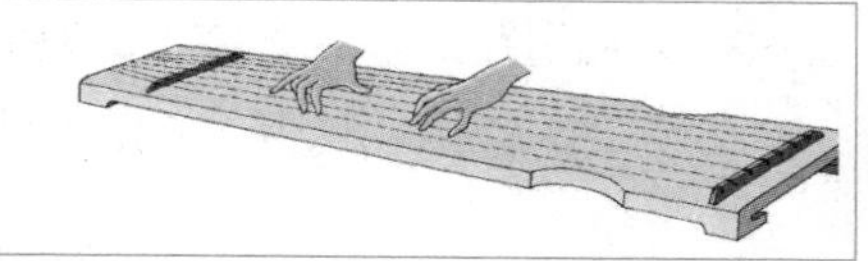

弦脉

脉的搏动紧张，如同触按琴弦一般带有弹性。这种脉象表明人体的阳气初生。“端直以长,故曰弦。”

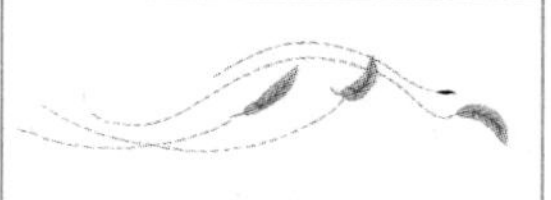

毛脉

脉的搏动无力，轻虚而浮。这种脉象表明人体的少阴初生

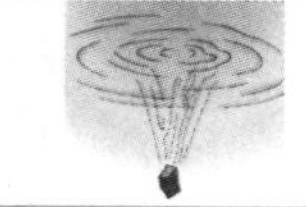

石脉

脉的搏动虽有力，但需重按，轻按则不足，如同石沉水底。这种脉象表明人体内的阳藏而阴盛

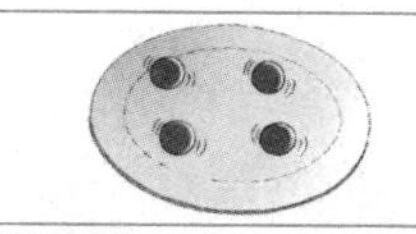

溜脉

脉的搏动滑而和缓。就像光滑的盘中放置的滚珠前后往来，又叫滑脉。这种脉象表明人体内的阴阳平和

升，稍重的大便下血两升，更严重的大便下血三升。阴经阳经都被邪气郁结，而阴经郁结偏重的，就会引发石水病，主要症状是小腹肿胀。邪气郁结于阳明经，便出现消渴；邪气郁结于太阳经，会出现隔塞不通的疾病；邪气郁结于太阴经，就会得水肿病；如果邪气郁结于少阳、厥阴两经，就会得咽喉肿痛的喉痹病。

从脉象推测人的死亡日期

妇女尺部脉搏动有力，但寸部脉搏动有异且脉滑利，是怀孕的脉象；如果阴脉与阳脉都表现出虚弱无力的脉象，且又患有肠澼病的，是治不好的死证；阳性的脉象出现在阴脉部位，为阳盛蒸动阴液，表现为出汗过多；脉象重按时明显不足，轻取时则过于旺盛，此为阴虚阳盛，迫血妄行，在妇女便会发生血崩病。脾脉、肺脉搏动都劲急有力而失柔和，大约在二十天后的半夜死亡；心脉、肾脉搏动都劲急有力而失柔和，大约在十三天后的傍晚死亡；肝脉、心包络脉搏动都劲急有力而失柔和，大约在十天后死亡；膀胱脉、小肠脉搏动都劲急有力而失柔和，大约再过三天就会死亡；脾脉、肺脉、膀胱脉、小肠脉搏动都劲急有力而失柔和，则心腹胀满至极，大小便不通，大约五天后死亡；胃脉、大肠脉搏动都劲急有力而失柔和，且患有温性病的，已经无法治疗，不超过十天就会死亡。

第八 灵兰秘典论篇

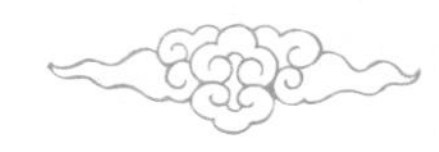

本篇采用拟人的手法，向我们讲述了人体十二脏腑的功能及其相互关系。人体十二脏腑虽然各有分工，但却是一个相互协调的整体。其中，心脏的地位尤其重要。

素问

脏腑的功能

黄帝问：我想听一听人体十二脏腑的各自作用以及它们之间的关系，有没有主次之分呢？

岐伯回答：您问得真详细呀！请让我谈谈吧。心相当于人身体中的君主，主管精神意识思维活动等，有统率协调全身各脏腑功能活动的作用。肺位于心的旁边，像辅佐君主的“宰相”一样，主一身之气，协助心脏调节全身的功能活动。肝相当于人身体中的将军，主管谋略。胆的性格坚毅果敢，刚直不阿，因此可以把它比作是“中正”之官，具有决断力。膻中相当于君主的内臣，传达心的喜乐情绪。

脾和胃相当于管理粮食仓库的官，主管接受和消化饮食，化为营养物质供给人体。大肠相当于传输通道，主管变化水谷，传导糟粕。小肠相当于“受盛”这样的官，主管受盛胃中来的饮食，对饮食进行再消化吸收，并将水液和糟粕分开。肾能藏精，精能生骨髓而滋养骨骼，故肾脏有保持人体精力充沛、强壮矫健的功能，是“作强”之官，主管智力与技巧。三焦相当于“决渎”这样的官，主管疏通水液，使全身水道通畅。膀胱为全身水液汇聚的地方，是“州都”之官，只有通过膀胱的气化作用，才能使多余的水液排出，而成为小便。

以上十二脏腑的功能活动虽各有分工，但不能失去协调。当然，作为君主的心脏尤为重要，只有心的功能活动健全，其余各脏腑的功能活动才正常。这样保养身体，就可以长寿，而且终生不会患上严重的疾病。用同样的道理去治理国家，那么这个国家便会昌盛发达。相反，如果心的功能失常，那么十二脏腑的功能必将发生紊乱，气血运行的道路闭塞不通，脏腑之间失去协调，形体就会受到严重危害。用这种方法养生，定会灾祸不断；如果用这种方法去治理国家，那么他的宗庙社稷便会出现危险，实在值得警惕呀！

高深的道理微妙莫测，其变化也没有穷尽，谁能知道它的根源？玄妙啊！有学问的人勤勤恳恳地探讨研究，可是谁能说自己已经掌握了其中的全部精要呢？那些道

三焦之争

“三焦”是中医学中的一个重要概念，但是对“三焦”的概念至今仍有许多争论。实际上，中医学中的脏腑器官并不是现代解剖学中的脏器概念，而是指一组运动系统。所以，关于“三焦”概念的争论是没有意义的，关键是我们如何利用它来指导临床实践。

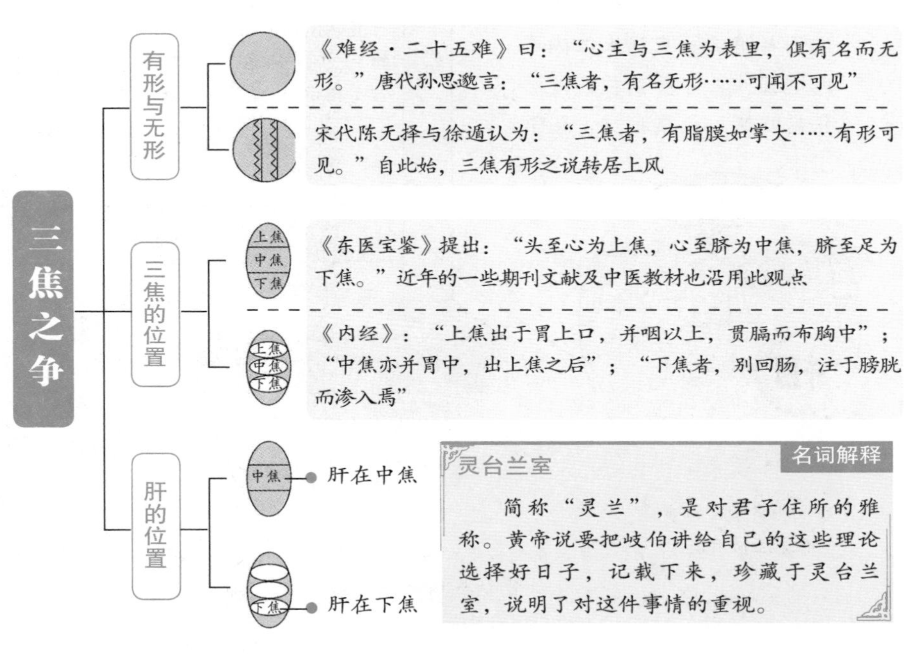

理晦暗难明，哪一个才是最好的呢？极其微小、似有似无的数量，也是从一毫一厘产生的；毫厘虽小，若积少成多，也可以用尺来度，用斗来量，再继续扩大到一定的程度，就会明显得可以被人们认识和掌握。

黄帝说：好啊！我听了你讲授的精粹晓畅的道理，真是安邦定国、养生长寿的根本。对这些宏伟的理论，不先进行斋戒并选择吉日良辰是不敢接受的。于是，黄帝选好了日子，把这些理论记录下来，珍藏在灵台兰室之内，以便流传给后世。

脏腑的功能

人体各脏腑器官之间的关系就像金銮殿上的皇帝与大臣之间的关系一样，互相协调，又各有分工，共同维持着人体的阴阳调和。正是由于各脏腑器官在人体内不停地工作，才使得我们能够正常吃饭，正常睡觉，正常工作。

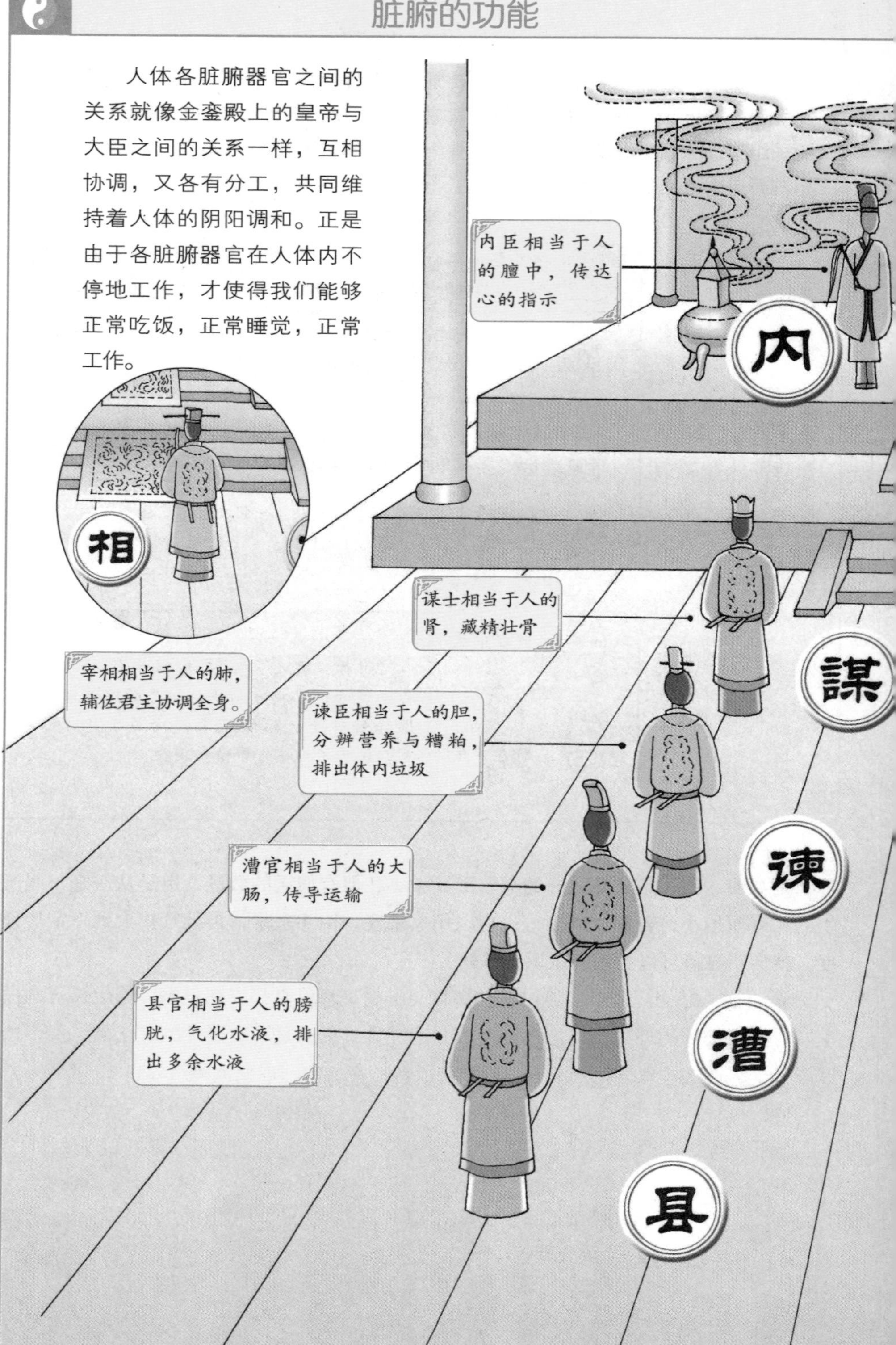

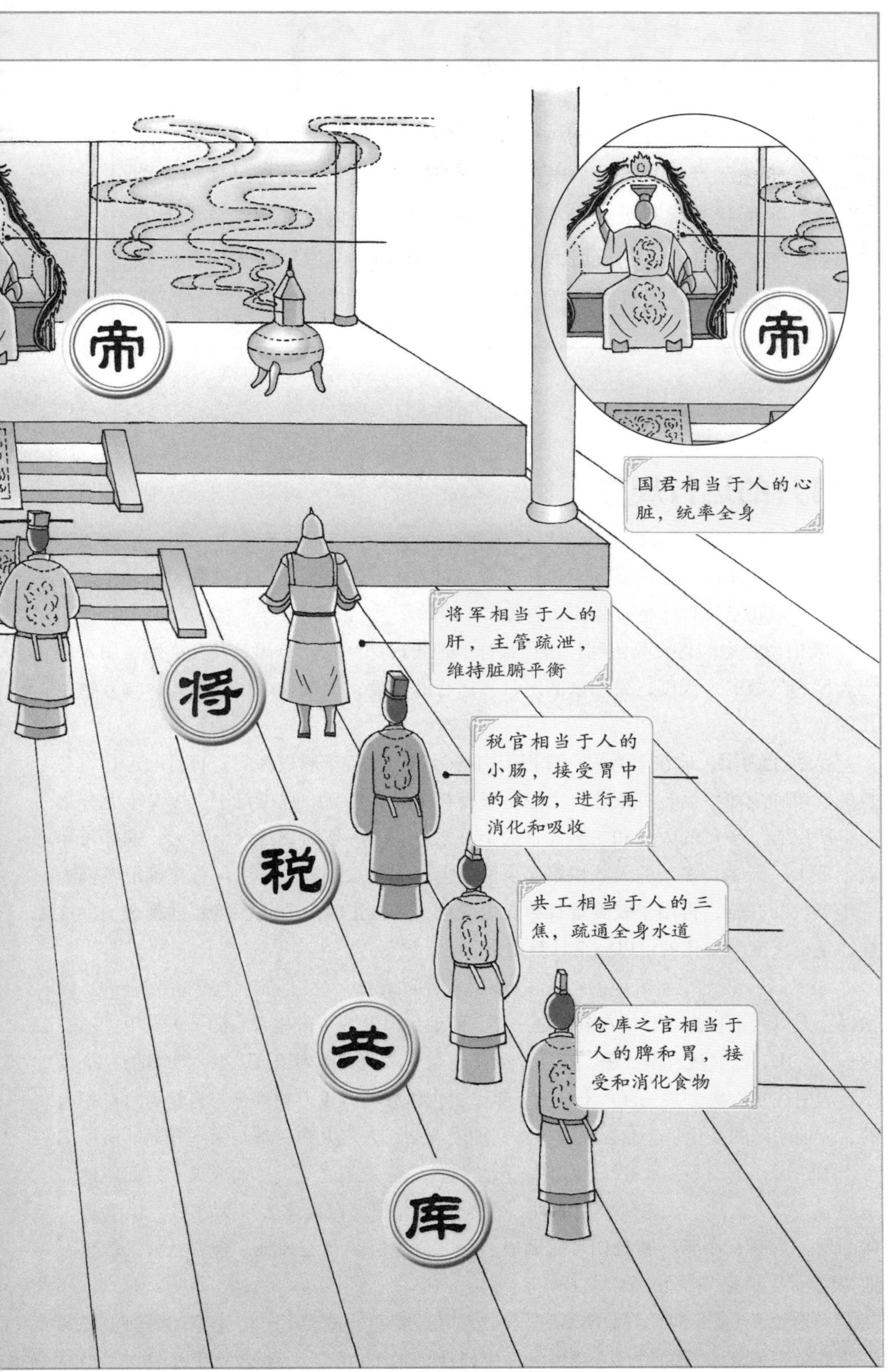
帝
帝
国君相当于人的心脏，统率全身
将
将军相当于人的肝，主管疏泄，维持脏腑平衡
税
税官相当于人的小肠，接受胃中的食物，进行再消化和吸收
共
共工相当于人的三焦，疏通全身水道
库
仓库之官相当于人的脾和胃，接受和消化食物

第九 六节藏象论篇

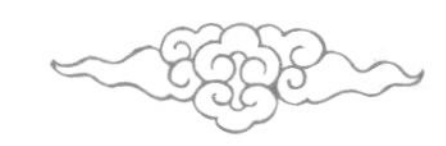

素问

本篇论述日月的运行规律影响了日月节气的划分，节气的变化又产生了五运六气的变化。五运的变化并不总是保持一种平衡状态，有太过、不及和平气，这种变化会影响到自然界万物。同样，人的五脏六腑也会受其影响，通过观察人体外在表现和按切脉搏可以诊断疾病。

日月的运行规律

黄帝说：我听说天以“六六”为节律，六个周甲三百六十天为一年，地和人以“九九”之制来与天相通，同时人体又有三百六十五穴与天相应，这种说法已经流传很久了，但我不知具体是一些什么内容。

岐伯说：您问得真高明啊！请让我详尽地告诉您。六六节律、九九准则是用来确定天度和气数的。天度，是用来测定日月运行的尺度；气数，是用来标记影响万物生长的节气。

天在上为阳，地在下为阴；日行于白昼为阳，月行于黑夜为阴。日月的运行有各自的轨道和规律，循行有条理。太阳一昼夜行一度，月亮一昼夜行十三度又十九分之七，所以有三十日的大月和二十九日的小月之分。因一年为三百六十五天，这样每年就余下十一天多，多余的天数积累起来便产生了闰月。推算的方法：首先确定冬至为一年节气的开始，再用圭表测量日影长短变化，来校正时令节气，然后推算余闰，这样，整个天度的变化就可以完全计算出来了。

黄帝说：我已了解天度的情况了，希望再听你讲讲气数是如何与天度相合的。岐伯说：天以六十日为一节，六节便是一年，而地是以九数与天相联系的。天有甲、乙、丙、丁、戊、己、庚、辛、壬、癸十个天干，与十二地支排列组合，共六十日为一个周甲，周甲往复六次，共三百六十日为一年。自古以来，万事万物都是与自然界息息相通的，天地阴阳的变化是生命存在的根本。地之九州，人之九窍，都与天气相通。所以衍生出木、火、土、金、水五行和三阴三阳之气。三阴三阳之气，三而成天，三而成地，三而成人。天、地、人三气合而为九，在地分为九州，在人体表现为九脏，也就是人体的胃、大肠、小肠、膀胱四形脏及心、肝、脾、肺、肾五神脏，合为九脏，以与天地相应。

黄帝说：我已经听明白“六六”与“九九”相通的道理了，但先生在前面曾提到气的盈余积累起来成为闰月，我想听你说说什么叫作“气”。请启发我的蒙昧，消除

六十甲子纳音五行表

“天干地支”又称为“干支”，是我国古代的一种纪年、纪时方法。天干分为十，分别是：甲、乙、丙、丁、戊、己、庚、辛、壬、癸。地支分为十二，分别是：子、丑、寅、卯、辰、巳、午、未、申、酉、戌、亥。十天干和十二地支依次相配，组成六十个基本单位，相对于天数来说就是一个周甲，六个周甲（即三百六十日）为一年。人们根据天干地支的排列法将自己的出生年月日列好，就可以按图查出自己属命属金、木、水、火、土五行中的哪一种。表中每两年为一行，为一个年命。

年号	年命	年号	年命	年号	年命	年号	年命	年号	年命
甲子	海中金	丙子	涧下水	戊子	霹雷火	庚子	壁上土	壬子	桑松木
乙丑		丁丑		己丑		辛丑		癸丑	
丙寅	炉中火	戊寅	城墙土	庚寅	松柏木	壬寅	金箔金	甲寅	大溪水
丁卯		己卯		辛卯		癸卯		乙卯	
戊辰	大林木	庚辰	白蜡金	壬辰	长流水	甲辰	佛灯火	丙辰	沙中土
己巳		辛巳		癸巳		乙巳		丁巳	
庚午	路旁土	壬午	杨柳木	甲午	沙中金	丙年	天河水	戊午	天上火
辛未		癸未		乙未		丁未		己未	
壬申	剑锋金	甲申	泉中水	丙申	山下火	戊申	大驿土	庚申	石榴木
癸酉		乙酉		丁酉		己酉		辛酉	
甲戌	山头火	丙戌	屋上土	戊戌	平地木	庚戌	钗钏金	壬戌	大海水
乙亥		丁亥		己亥		辛亥		癸亥	

我的疑惑！岐伯回答说：这是远古时代的君王秘藏而不外泄的学问，是我老师传授给我的。黄帝说：请你详细地说一说。岐伯回答：五日为一候，三候为一个节气，六气则为一时（季），四时为一年。一年四时，按着木、火、土、金、水的顺序，各由五运中的一运轮流主管一定的时令，如此循环往复，周而复始。一年分立四时，四时分布节气，节气中再分候，每一候的变化也是这样。因此，如果不知道主气与客气相遇的具体情况，不了解一年中风、寒、暑、湿、燥、火六气的变化，不明白五运之气太过与不及的道理，就不能成为一个高明的医生。

太过、不及与平气

黄帝问：五运的始末既然如环无端，怎么会出现太过与不及呢？岐伯回答说：五运之气更迭主宰时令，各有其所胜，也就是每一运之气都有其旺盛及受克制的季节，从而有五运之气盛衰的变化，这是很正常的。黄帝说：平气是什么样子？岐伯说：没有太过与不及的年份为平气。黄帝说：太过与不及有什么表现？岐伯说：这些内容在文献中都有记载。

黄帝问：什么是相生？岐伯回答说：春胜长夏，即木克土；长夏胜冬，即土克水；冬胜夏，即水克火；夏胜秋，即火克金；秋胜春，即金克木，这就是五行之气所主时令的相生情况。人的五脏就是分别用它所主管的气来命名的。

黄帝说：如何能知道它们之间的相生情况呢？岐伯回答说：推测节气到来的时间，一般以立春为标准。如果时令未到而相应的气候提前到来，就称为太过。某气太过就会反侮它所不胜之气，而加倍克制它所胜之气，这称为“气淫”。相反，如果时令已经到了而相应的气候却迟迟不到，就称为不及。某气不及，则它所胜之气就会缺乏制约而妄行；它所生之气，会因为缺乏资助而困弱；它所不胜之气，更会乘虚而入相侵迫，这称为“气迫”。所说的推求节气到来的时间，是指根据正常气候为标准，衡量某一节气相应气候到来的早晚。因此，只有谨慎地观察时令的变迁及与它相对应的气候变化，才能够准确地了解气至与不至，也就知道了太过与不及。如果气候与时令不符，五运之气的变化无法分辨，势必影响人的健康而疾病内生，那医生也是无能为力的。

黄帝问：五运之气有不相承袭的吗？岐伯说：自然气候不能失掉规律，如果失去规律不相承袭，就是反常的现象，反常就会变而为害。黄帝问：反常变而为害又会怎样呢？岐伯回答说：变而为害则使人生病，假如某一时令出现的反常气候为当旺之气所胜的，则病情轻微。例如秋季出现风气偏盛，秋属金而风为木气，因金克木，故病情较轻微。相反，假如出现的反常气候为当旺之气所不胜的，则病情较重，此时如再感受其他邪气，就会死亡。例如秋季出现暑气，秋属金而暑为火气，因火克金，故病情较严重。所以说，反常气候为当旺之气所胜的，病情就轻；反常气候为当旺之气所不胜的，病情就重。

五运之气、阴阳变化对万物的影响

黄帝说：讲得真好！我听说天地阴阳之气相合，而能产生万物，由于天地之气变化多端，所以万物的形态各异，因而定有各自不同的名称。五运之气、阴阳变化，它们对自然界万物的影响哪些多哪些少，能听你谈谈吗？

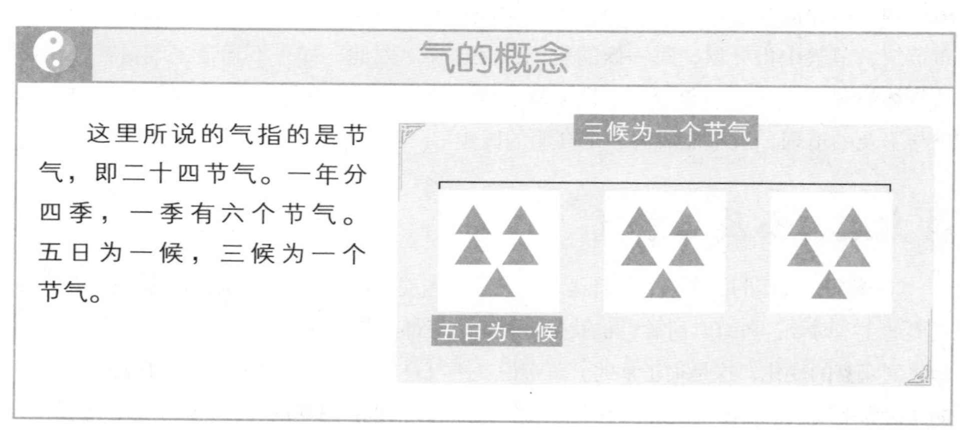

五色、五味、五声

五运之气的阴阳变化，在不断地影响着自然界的万事万物。阴阳变化所生之五色、五味、五声随时都在影响着人身体的健康程度。

五色

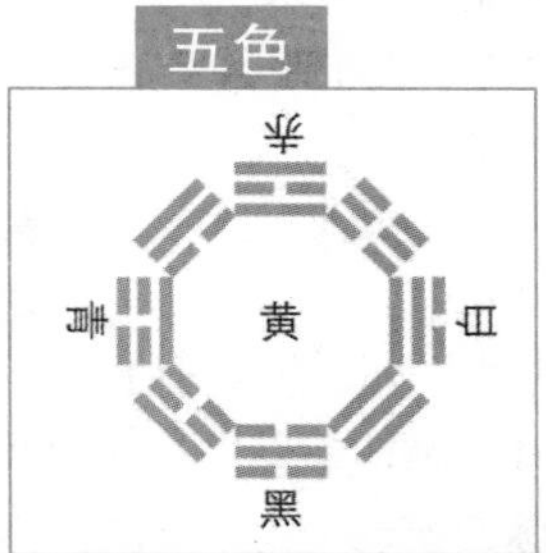

五色即青、赤、黄、白、黑。五色分别与人体内的五脏对应。其中，青色与肝对应，赤色与心对应，黄色与脾对应，白色与肺对应，黑色与肾对应

五味

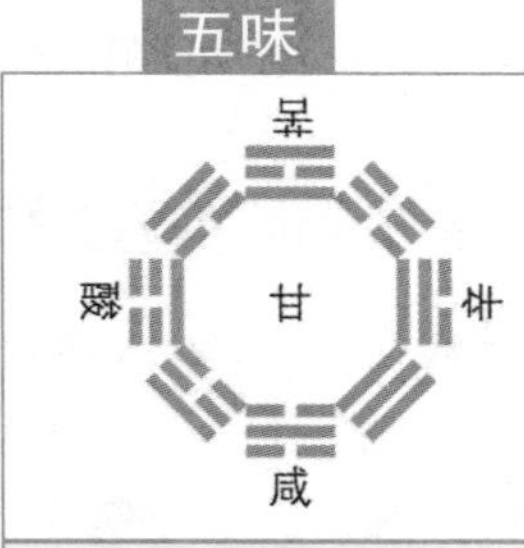

五味即酸、甘、苦、辛、咸。五味可以养五脏，但过食则伤五脏

五声

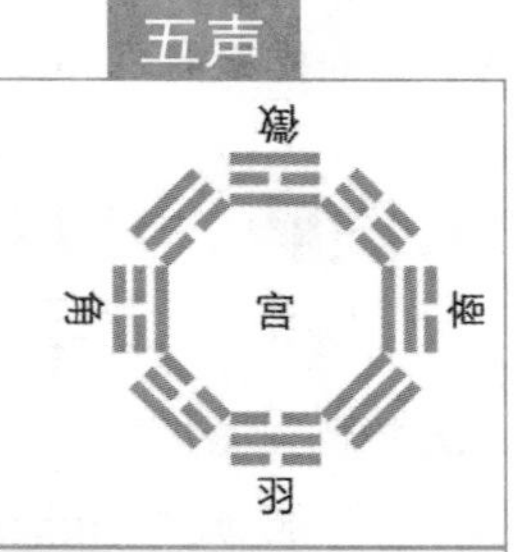

五声即宫、商、角、徵、羽。五声分别对应人体内的五脏。肝对角，心对徵，脾对宫，肺对商，肾对羽

岐伯回答：问得真全面啊！但是，天广阔得无法测度，地博大得无法度量。不过，既然提出了这样一个微妙的问题，我就概括地说说吧。草木生五色，五色的变化目不暇接；草木又生成五味，五味的甘美口不可胜尝。五脏各有不同的喜好，各种声、色、味分别与五脏相通。天赐给人们以五气，地赐给人们以五味。五气从鼻进入人体，首先藏于心、肺，其气上升，使人的面色明润光泽，声音清晰响亮；五味由口进入人体，首先藏于胃、肠，经过消化吸收，用来滋养五脏之气，五脏之气调和，便能生成气血津液，气血津液充足，则精力自然就旺盛。

脏腑功能在体表的反映

黄帝问：藏象有一些什么内容？岐伯回答说：处于人体内脏腑的功能活动情况可以从体表反映出来。具体地说：心是生命的根本，主宰着精神意识。心的荣华反映在面部，其功能是充实和温煦血脉。心气旺盛，则面色荣润。心位于膈上面，为“阳中之太阳”，与阳气最盛的夏季相通。肺是人身之气的根本，是藏魄的地方。肺的荣华反映在须发，其功能是充养皮肤。肺气旺盛，则皮肤须发健康润泽。

肺也位于膈上面，为“阳中之少阴”，与秋季下降的阳气相通。肾是密封和潜藏的根本，是藏精的地方。肾的荣华反映在头发，其功能是充养骨骼。肾气旺盛，则头发光泽，骨骼坚韧。肾位于膈以下的腹腔，为“阴中之太阴”，与阴气最盛而阳气闭藏的冬季相通。肝是人体耐受疲劳的根本，是藏魂的地方。肝的荣华反映在爪甲，其

功能是充养筋膜，能生养血气。肝血充足，则爪甲坚润，筋柔韧有力。肝位于膈下阴位，为“阴中之少阳”，与春季初生的阳气相通。脾为人体饮食的根本，是产生营气的地方。脾的荣华反映在口唇四周，其功能是充养肌肉，其味甘，其色黄。脾处于从阳到阴的位置，为“至阴”，与长夏季节的土气相通。胃、大肠、小肠、三焦、膀胱像人身体中的容器，贮运饮食水谷，也是营气产生的地方。它们能转变糟粕，传输水谷五味，进而排泄糟粕，吸收精华。而十一脏功能的发挥，又都取决于胆的少阳之气。

人迎脉、寸口脉与经脉病变的关系

人迎脉大于寸口脉一倍，为病在少阳经；人迎脉大于寸口脉二倍，为病在太阳经；人迎脉大于寸口脉三倍，为病在阳明经；人迎脉大于寸口脉四倍以上，为阳盛到达极点，不能与阴气相交通，称为“格阳”。手腕处寸口脉的搏动变化，反映人体三阴经的盛衰。寸口脉大于人迎脉一倍，为病在厥阴经；寸口脉大于人迎脉二倍，为病在少阴经；寸口脉大于人迎脉三倍，说明病在太阴；寸口脉大于人迎脉四倍以上，为阴气盛到达极点，不能与阳气相交通，称为“关阴”。人迎脉与寸口脉都大于常人四倍以上的，称“关格”。到极点就必然衰败，脉象上反映出阴与阳各自盛极而不能相交通，与天地阴阳规律相背离，所以见到这种脉象，必死无疑。

人体藏象的对应

藏（同“脏”），是指藏于体内的脏器；象，是指表现于外的生理、病理现象。藏象学说，就是通过对人体生理、病理现象的观察，研究人体各个脏腑的生理功能、病理变化极其相互关系的学说。

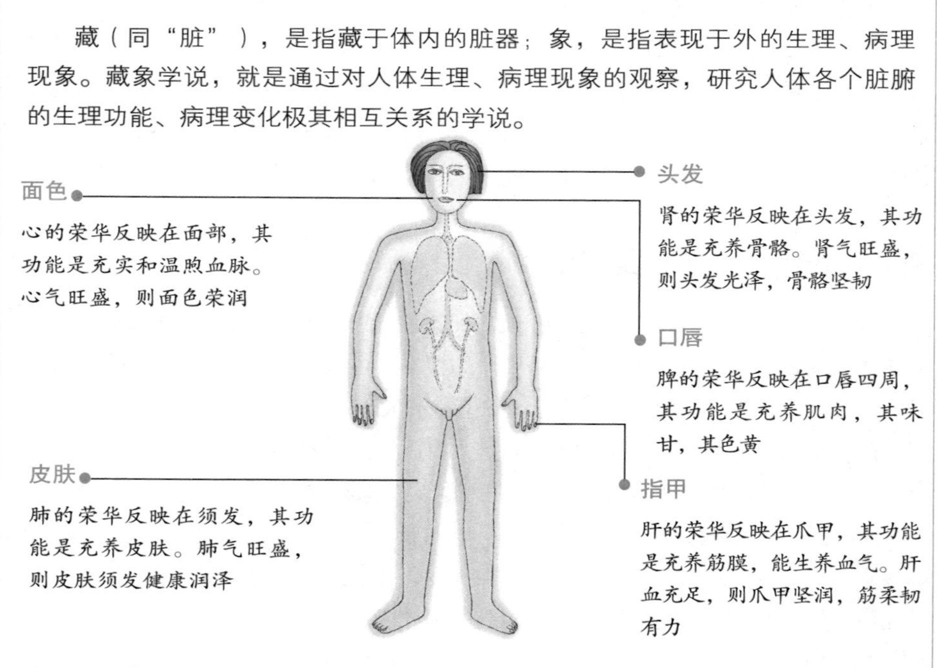

第十 五脏生成论篇

本篇讲述了五脏之间的相互制约关系，五脏、五味、五色三者的对应，以及如何利用这种对应关系通过观察面色来判断五脏的荣枯。气血可以滋养五脏，气血的变化也会影响到人的健康。诊断疾病时，必须将望色与切脉结合起来。

素问

心与脉相应，它的荣华表现在面部的颜色上，制约心火的是肾水；肺与皮肤相应，它的荣华表现在须发上，制约肺金的是心火；肝与筋相应，它的荣华表现在爪甲上，制约肝木的是肺金；脾与肌肉相应，它的荣华表现在口唇上，制约脾土的是肝木；肾与骨骼相应，它的荣华表现在头发上，制约肾水的是脾土。

五脏与五味

咸味属水，过食咸味，会导致血脉凝涩不畅，面色改变；苦味属火，过食苦味，会导致皮肤枯槁，汗毛脱落；辛味属金，过食辛味，会导致筋脉拘急，爪甲枯槁；酸味属木，过食酸味，会导致皮肉粗厚皱缩无弹性，口唇干裂掀起；甘味属土，过食甘味，会导致骨骼疼痛，头发脱落。以上是五味偏嗜所导致的损害。所以，五味与五脏相关，心喜欢苦味，肺喜欢辛味，肝喜欢酸味，脾喜欢甘味，肾喜欢咸味，这是五味与五脏之气相对应的关系。

从面色看五脏的荣枯

五脏的荣枯都表现在面部，如果面部表现出的青色像死草，黄色像枳实，黑色像煤烟，赤色像凝血，白色像枯骨，这些没有光泽的颜色，是五脏之气败竭的反映，为死亡的征兆。

如果面部表现出的青色像那翠鸟的羽毛，青绿有光泽；红色像鸡冠，红而润泽；黄色像熟的螃蟹腹壳，黄而明润；白色像猪油，白而有光泽；黑色像乌鸦的羽毛，黑而透亮，这些有光泽的颜色，是五脏之气有生机的表现，预后较好。

在面部，心脏有生气，则色泽就像用白色的绸子裹着朱砂；肺脏有生气，则色泽就像用白色的绸子裹着红色的东西；肝脏有生气，则色泽就像用白色的绸子裹着绀色的东西；脾脏有生气，则色泽就像用白色的绸子裹着栝楼实；肾脏有生气，则色泽就像用白色的绸子裹着紫色的东西，这是五脏之气充盛的外在表现。

五脏荣枯在面色上的表现

一个人五脏的荣枯会在面色上有所表现。而五色又对应身体的五脏，所以，观察面部颜色的变化可以推测这个人五脏的健康状况。

五脏气败之象
五脏气盛之象
像死草
肝对应青色
像翠鸟的羽毛，青绿有光泽
像枳实
脾对应黄色
像螃蟹的腹壳，黄而明润
像煤烟
肾对应黑色
像乌鸦的羽毛，黑而透亮
像凝血
心对应红色
像鸡冠，红而润泽
像枯骨
肺对应白色
像猪油，白而有光泽

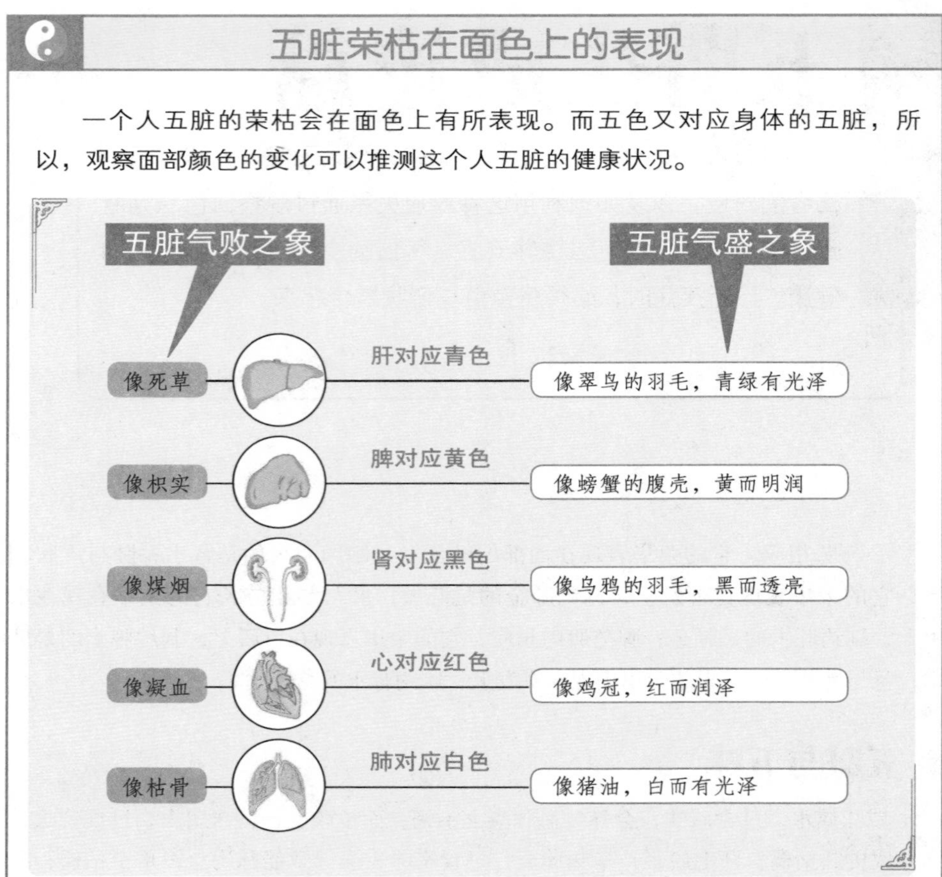

五色、五味、五脏的对应关系

五色、五味与五脏相对应的关系是：白色、辛味与肺相应，红色、苦味与心相应，青色、酸味与肝相应，黄色、甘味与脾相应，黑色、咸味与肾相应。由于五脏分别与筋、骨、脉、肌肉、皮肤相应，所以白色又与皮肤相应，赤色又与脉相应，青色又与筋相应，黄色又与肌肉相应，黑色又与骨相应。

气血与健康

人体内各经脉都汇于目，精髓都上注于脑，筋都连缀着关节，血都灌注于心，气都由肺主管，而且气、血、筋、脉、髓的精气，如同潮汐一般灌注于人身四肢及八大关节。人在睡眠的时候，血归藏于肝脏，肝得血而滋养于眼睛，眼睛就能看见东西；脚得到血的滋养，就能行走；手掌得到血的滋养，就能握住物体；手指得到血的营养，就能拿取物品。如果刚睡醒就外出，被风邪所伤，血液凝滞于肌肤时，就成为痹病；如果凝滞在脉管，就会导致血液涩滞运行不畅；如果凝滞在足部，就会引发下肢厥冷。这三种情况，都是因为气血运行不畅，不能正常回流，因而发生痹、厥等疾

面色、脉象与疾病

面色	脉象	表现	属性	病因
赤	脉象急疾而坚实	气滞于胸，饮食困难	心脉	思虑过度，心气伤，邪气乘虚侵袭人体
白	脉象疾、躁而浮，且上虚下实	易惊恐，胸中邪气压迫肺而致喘息	肺脉	外伤寒热，醉后行房
青	脉象长而有力，左右弹及手指	腰痛、脚冷、头痛等	肝脉	伤于寒湿
黄	脉象大而虚	气滞于腹，自觉腹中有气上逆，常见于女子	脾脉	四肢过度劳累，出汗后受风侵袭
黑	脉象坚实而大	邪气积聚在小腹与前阴的部位	肾脉	用冷水沐浴后入睡，受寒湿之气侵袭

病。在人身上，有大关节十二处，骨节和筋肉交接处的腧穴三百五十四处，另外，脊背处的十二个脏腑腧穴还不包括在其中。它们都是卫气所停留的地方，也是容易受邪气侵袭的地方，因而针刺这些部位，可以支持卫气而驱散病邪。

望色与诊脉结合判断疾病

在开始诊病时，应当以五决作为纲纪。要知道疾病是如何发生的，首先要明确致病原因。所说的五决，是指判断五脏的脉象。头痛等头项部位的疾患，属于下虚上实，病在足少阴、足太阳两经，如果病情进一步发展，就会侵入到肾脏；头晕眼花，视物不清，耳聋，身体晃动，属于下实上虚，病在足少阳、足厥阴两经，如果疾病进一步发展，就会侵入肝脏；腹部胀满，使胸膈和胁肋处有支撑感，属于阴浊之气逆而上犯清阳之气，病在足太阴、足阳明两经；咳嗽气喘，胸中胀满，病在手阳明、手太阴两经；心烦头痛，胸膈不适，病在手太阳、手少阴两经。

脉的大、小、滑、涩、浮、沉，可以凭手指感觉辨别清楚；五脏的生理功能和病理变化，可以类推出来；五脏与五音相关，从患者声音的变化，可以了解到很多；五色的微妙变化，可以通过眼睛进行观察。如果能够将望色与脉诊结合起来，那么对疾病的诊断就不会出现失误了。

面部出现赤色，脉象急疾而坚实，为气积滞于胸中，时常妨碍饮食，病名为“心痹”，病因是思虑过度，伤了心气，导致邪气乘虚侵袭人体。

面部出现白色，脉象疾、躁而浮，且出现上部脉虚、下部脉实的现象，病名为

“肺痹”，表现为易惊恐，胸中邪气压迫肺而致喘息，病因是外伤寒热，醉后行房。

面部出现青色，脉象长而有力，左右弹及手指，病名为“肝痹”，病因是伤于寒湿，与疝气的病理相同，表现出的症状还有腰痛、脚冷、头痛等。

面部出现黄色，脉象大而虚，为气积滞于腹中，患者自觉腹中有气上逆，病名为“厥疝”，女子也会发生这种情况，病因是四肢过度劳累，出汗后受风侵袭。

面部出现黑色，脉象坚实而大，为邪气积聚在小腹与前阴的部位，病名为“肾痹”，病因是用冷水沐浴后就入睡，受寒湿之气侵袭。

一般来说，面色都微带黄色，这是脾土之气的表现。如果面黄目青，或面黄目红，或面黄目白，或面黄目黑，均为不死的征象。如果面青目赤、面赤目白、面青目黑、面黑目白、面赤目青的，为脾胃之气已绝，是死亡的征象。

五脏六腑图

五脏即肝、心、脾、肺、肾；六腑即胆、小肠、胃、大肠、膀胱、三焦。它们之间互为表里，各有所主，并与五行相对应。中医常依据五行生克关系来诊断和治疗疾病。

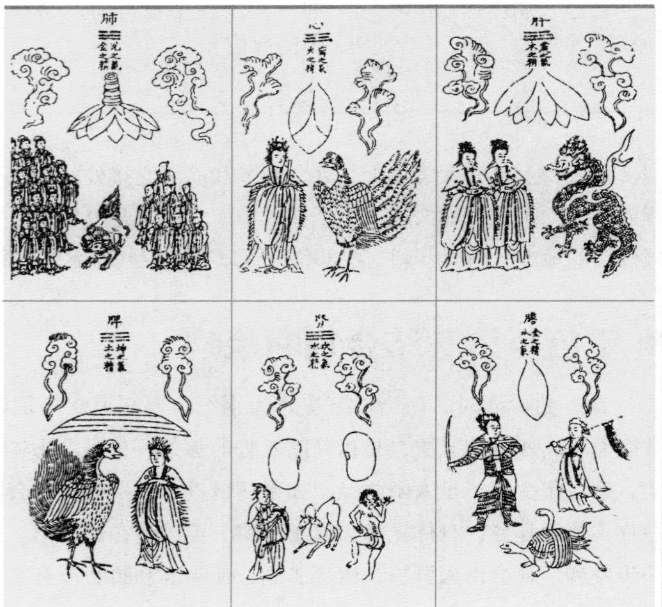

第十一 五脏别论篇

本篇主要论述了两个问题：第一，阐述了关于脏腑的另外两个概念——奇恒之腑和传化之腑，它们与五脏六腑的概念并不矛盾；第二，切寸口脉可以诊断全身疾病的原理。

素问

奇恒之腑和传化之腑

黄帝说：我听一些懂得医学道理的人谈论脏、腑，他们对脏和腑的认识存在着很大的分歧。有的人将脑和髓称为脏，有的人则将肠、胃称为脏，而还有的人却将肠、胃、脑、髓都称为腑。如果有人提出与他们不同的看法，他们都坚持认为自己的才是正确的。我弄不清谁是谁非，希望听你谈谈其中的道理。

岐伯回答说：脑、髓、骨、脉、胆、胞宫，这六者是禀受地气而生。它们以蓄藏阴精为特性，如同大地承载万物一样，宜蓄藏而不妄泻，名叫“奇恒之腑”。胃、大肠、小肠、三焦、膀胱，这五者是禀承天气而生。它们就像天体一样运转不息，所以泻而不藏，以传导排泄为特性，故名为“传化之腑”。食物不能在此过久停留，经分化后，精华及时被转输，糟粕及时被排出。肛门也为五脏行使排泄糟粕的职能，使得水谷糟粕不能长久停留于人体内。

所谓五脏，它们的功能特点是藏精气而不泻，所以只保持精气盈满，而不为水谷所充实。所谓六腑，它们的功能特点是消化食物、传导排泄糟粕，所以它们经常装进食物，但不能像五脏那样保持盈满状态。这是因为食物从口进入胃以后，此时胃是充实的而肠道是空虚的；当食物从胃下行到肠道以后，此时胃是空虚的而肠道却是充实的，所以说：五脏应随时保持精气盈满，而不能容纳食物；六腑应经常有食物充实其间，但不能阻塞不通。

名词解释

胞宫

即女性的子宫，位于小腹中，为定期产生月经和孕育胎儿的器官。

切寸口脉可以诊全身疾病的原理

黄帝说：为什么切寸口的脉象能诊断全身五脏六腑的疾病？岐伯说：胃是受纳饮食的器官，为水谷之海，是五脏六腑营养物质供给的源泉。饮食五味入口，贮藏于胃，转化为营养物质，通过脾的运化以充养五脏。寸口为手太阴肺经所过之处，因手太阴肺经起于中焦，故寸口也与足太阴脾经关联，五脏六腑的精气都来源于胃，所以其变化能从寸口上体现出来。另外，五气由鼻吸入后，贮藏于心肺，如果心或肺有病，鼻的功能减弱，便会出现呼吸不畅或嗅觉失灵。

在治疗疾病的时候，必须问清患者二便的情况；切按寸口脉，了解其脉象；观察患者的精神状态以及与病情有关的一些情况。相信鬼神的患者，无法向他讲述高深的医学理论；厌恶针灸治疗的人，也很难使他相信针灸技术的巧妙；有病却不愿接受治疗的人，他的病是治不好的。即使勉强进行治疗，也收不到好的治疗效果。

第十二 异法方宜论篇

素问

本篇主要论述了由于地理环境不同，气候各异，生活习惯有别，即使表现相同的疾病，采用的治疗方法也不一样。另外，还分别论述了东、南、西、北、中五个地区的气候条件和生活习惯，常见的疾病与成因，以及应该采取的治疗方法。

不同地区疾病的治疗方法

黄帝问：医生治疗疾病，相同的疾病而治疗方法不同，却都能治愈，这是为什么呢？

岐伯回答：这是由于地理环境的不同而使得治疗方法各有所宜。东方地区，具有如同春季万物生发的气象，气候温和，盛产鱼和盐，地处海边而傍水。那里的人们喜欢吃鱼和较咸的食物。他们居处安定，以鱼盐为美食。然而，鱼吃多了会使人体内积热，咸的食物吃多了则易伤血液。所以那里的居民大多皮肤黝黑，肌腠疏松，易发痈疡一类的疾病。痈疡最适宜于用砭石治疗，因此，砭石疗法是从东方传来的。

西方地区，盛产金和玉石，是多沙石的地方，具有如同秋季收敛的气象。那里的人们依山而居。那儿风沙多，水土之性刚强，人们不穿丝、棉之类的衣服，而穿用毛皮做成的衣服，铺的是草席，食用的都是肥美多脂的肉类，所以他们的肌肤致密，外邪不容易侵袭他们的身体。他们的疾病多是从体内而生，这类疾病最适宜于用药物治疗，因此，药物疗法是从西方传来的。

北方地区，具有如同冬季闭藏的气象，那里地理位置高，气候寒冷。那儿的人们过着游牧生活，多食用乳类食物，故当内脏受寒时易得胀满一类的疾病。这类疾病适宜用艾火灸烤来治疗。因此，艾灸疗法是从北方传来的。

南方地区，具有如同夏季长养万物的气象，那里阳气旺盛，地势低凹潮湿，水土性质薄弱，尤多雾露。那儿的人们喜爱吃酸味及发酵食品，故他们的腠理致密而带红色，多发生筋脉拘急、肢体麻痹一类疾病。这类疾病宜用小针微刺，疏通经络。因此，用九针治病的方法是从南方传来的。

中央地区，地势平坦湿润，适合许多生物生长，物产丰富。这里的人们可以吃到许多不同种类的食物，生活比较安逸，故多患四肢痿弱、厥逆、寒热一类疾病。治疗这类疾病宜用导引按摩的方法，活动肢体，使气血流畅。因此，导引按摩的治疗方法来自中央地区。

地理环境不同，治病方法也不同

不同地区的人，由于其生活习惯不同，所处环境不同，引起疾病的原因也是不同的，必须区别对待，采取不同的方法进行治疗。

南方阳气旺盛，地势低凹潮湿。人们喜吃酸味及发酵食品，腠理致密而带红色，多发生筋脉拘急、肢体麻痹疾病，宜用小针微刺（九针疗法）

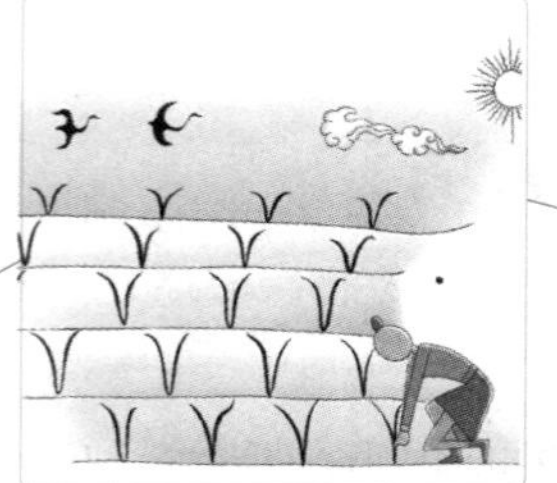

东方气候温和，人们生活安定，以鱼盐为美食，肌腠疏松。易发痈疡一类的疾病，宜用砭石疗法

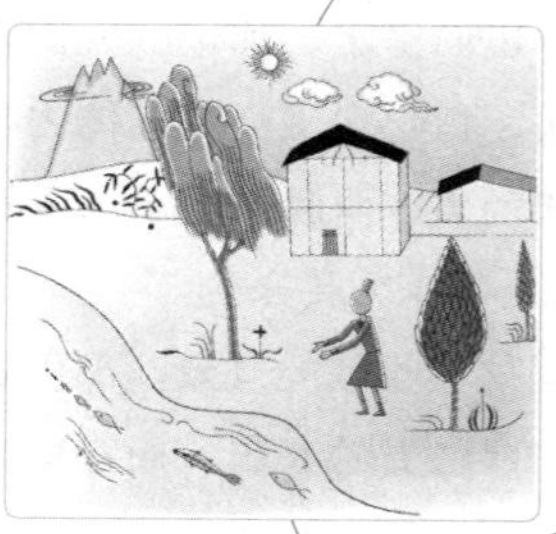

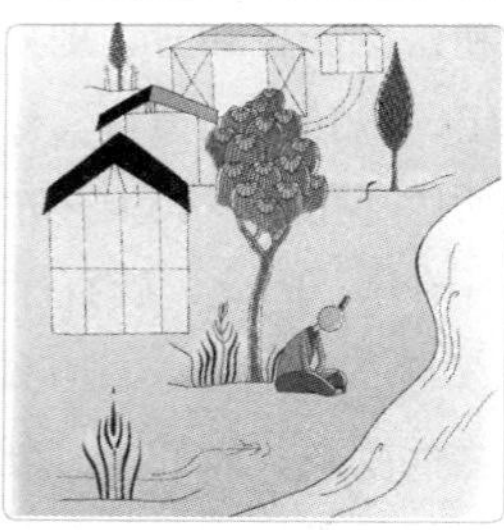

西方多沙石，风沙多，水土之性刚强，人们食的是肥美多脂的肉类，他们肌肤致密，疾病多是从体内而生，宜用药物治疗

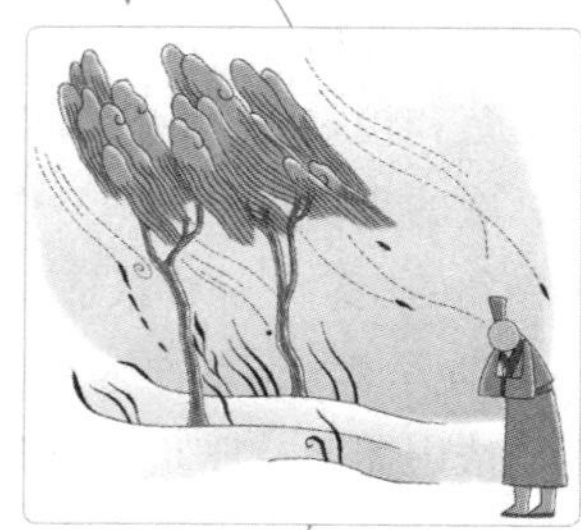

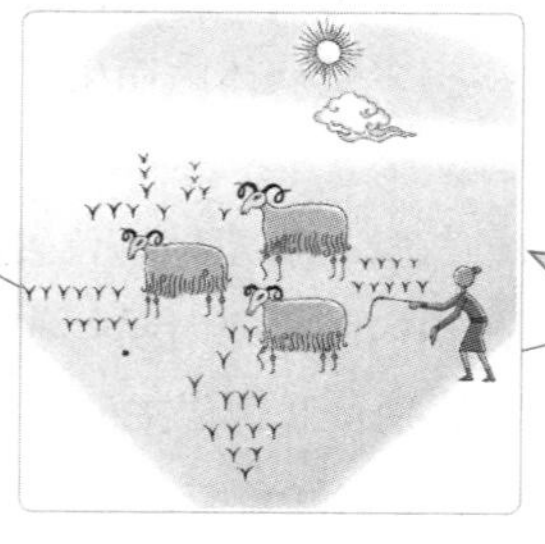

中部地区地势平坦、气候湿润，物产丰富，生活比较安逸，多患四肢痿弱、厥逆、寒热一类疾病。宜用导引按摩的方法，活动肢体，使气血流畅

北方地理位置高，气候寒冷，人们多食用乳类食物，故当内脏受寒时易得胀满一类的疾病，这类疾病适宜用艾火灸烤来治疗

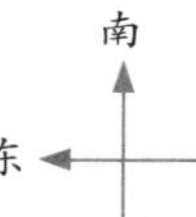

注：古代的方位图和我们现在的地图坐标是相反的

所以，高明的医生常常依据具体情况，灵活地运用各种方法治疗疾病。尽管治疗方法不同，但都能使疾病痊愈，就是因为医生掌握了病情，并知道治疗原则的缘故。

第十三 移精变气论篇

素问

本篇主要讲述了远古、中古和近代，由于生活环境不同，人们对待生活的态度不同，治疗疾病时所采取的方法和取得的疗效也不一样。诊察疾病要用色脉相结合的方法，治疗疾病要顺应自然界阴阳的变化，通过“得神”或“失神”来判断患者的预后。

不同时期疾病的治疗方法

黄帝问：我听说古代治病，只用改变患者的情绪和精神，变化脏气，即用祝由的方法就能治好疾病了。而现在治病，不仅能用药物内服从体内治疗，又可以用针刺、砭石通过经络、肌肉、皮肤从外部治疗，但疾病还是有的能治好，而有的治不好，这是什么缘故呢？

岐伯回答：远古时候的人们居住在野外，与禽兽为邻，天冷的时候，通过活动身体来驱逐寒气；天热的时候，就到阴凉的地方避开暑邪的侵袭。他们没有过多的眷恋和爱慕之情，又没有追名逐利的欲望和行动。人们生活在这样一种恬淡清静的时代，自然精力充沛，气血坚实，外邪是不容易侵入体内的。因而那时既不必用药物从内治疗，也不必用针刺、砭石从外疗治，只要改变患者的情绪和精神，用祝由的方法就能治愈疾病了。而现在的人们就不像古时那样了，现在的人们患得患失，心里常被忧愁思虑所累，形体又常被艰苦的劳役所伤，再加上生活作息既违背了四时变化，又违逆了寒暑季节的变化，因此，人们一旦被邪气所中，邪气很快就会内传至五脏、骨髓，向外则损伤腧穴、肌肉和皮肤。所以，小病就发展成重病，而重病就难免死亡。这样，用祝由的方法是治不好他们的。

色脉诊察法

黄帝说：很好。我想在诊断疾病的时候，能准确地判断疾病预后的好坏，辨清疾病的疑惑之处，做到心中像日月光辉照耀一样清楚明白，你能把这样的诊断方法说给我听吗？

岐伯回答：色诊和脉诊的方法，是远古帝王非常重视的，这些方法是我的老师传授给我的。在远古的时候，有位名医叫作僦贷季，帝王委托他研究望色和切脉的原理。僦贷季便将其与五行、四时、八风、六合联系起来，从它们的变化中观察其中的奥妙，进而掌握其要领。所以，要想预测疾病的发生，辨别病情的疑似，就必须研究

病情与疗法

不同时期，由于人们的欲望不同，生活节奏不同，所产生的疾病轻重也有别，对于不同的疾病，所采取的治疗方法和取得的治疗效果也不一样。

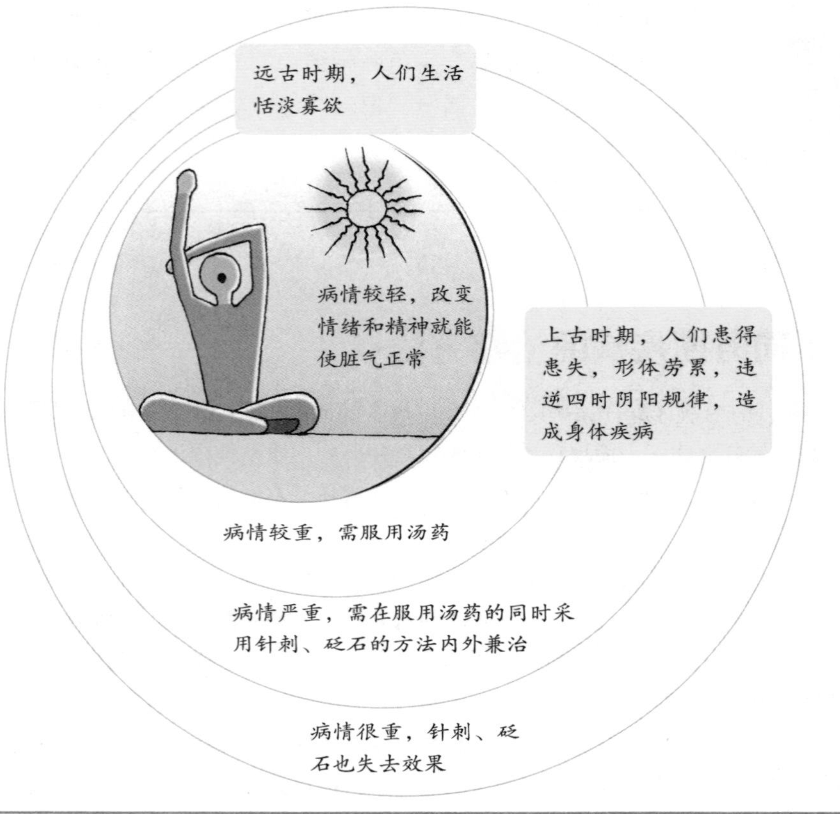

色、脉的理论。气色的明暗与日的阴晴相应，脉象的虚实与月的盈亏相应。经常探求色、脉的变化，掌握其要领，正是诊断疾病的关键。气色的变化与四季的脉象是相应的，这些内容是远古时候的帝王十分重视的，是顺从自然规律的，所以可以远离死亡，用来指导养生，使人们健康长寿。因而，远古帝王被推崇为“圣王”。

中古时候的医生治病，当疾病发生以后才进行治疗，先服五谷制成的清酒一类的汤液，服用十天，用来治疗“八风”“五痹”等病邪。如果十天病还没好，再用草药来治疗。因医生能掌握病情，处理得当，所以，病也会痊愈。

后来的医生治病就不是这样了，他们诊断和治疗疾病，不根据四时的阴阳消长，不掌握自然的寒温、月亮的盈亏对疾病的影响，又不懂得早期治疗的重要性，等到疾病已经发展到严重的程度，才想到用针刺的方法从外治疗，用口服汤液的方法从内治疗。医术浅薄、粗心的医生常莽撞行事，盲目使用攻邪的方法治疗，结果旧病没好，又添新病。

诊治疾病的要领

黄帝说：我希望听听诊治疾病的要领。岐伯回答：治疗的要领，在于不要忘记色诊、脉诊，弄清了色诊、脉诊的内容，在诊断疾病时，才不会产生迷惑，这是治病的重要原则。若不遵循这个法则，在诊断疾病时，不审察顺逆，那对疾病的治疗也必然与病情不符。像这样倒行逆施，必然会引起死亡。只有去除粗浅的认识，不断积累新的知识，才会像远古的医家一样达到很高的水平。

黄帝说：我从你这里听到了诊病的关键，你的言谈总是不离望色和切脉，这一点我现在明白了。岐伯说：治病的要领归根结底只有一个。黄帝问：是哪一个？岐伯说：就是指神，通过问诊掌握患者是“得神”还是“失神”。

黄帝问：应当如何问？岐伯说：关好门窗，保持安静的环境，医生精神集中，细致地询问与疾病有关的一切情况。另外，在问诊时务使患者没有顾虑，顺从患者的心意，让他们尽情畅谈，而不要强硬地制止，也不能加以诱导，同时观察患者的气色。经过问诊以后，再结合气色和脉象，如果患者能清楚准确地诉说病情，面色润泽，脉象和平，这是得神，病情轻，患者预后良好；如果患者语无伦次，甚至答非所问，不能诉说病情，面色枯暗没有光泽，脉象与四时不协调，这就是失神，病情重，患者预后不佳。黄帝说：说得真好！

阴阳是自然界的根本

《内经》认为，阴阳是自然界的基本规律，它与天地、人体、疾病的关系非常密切。只有阴阳平衡，事物才能正常发展。所以，养生要顺应春生、夏长、秋收、冬藏的规律。医生在面对患者时，必须根据四时阴阳消长，考虑疾病产生的原因，进行辨证施治。

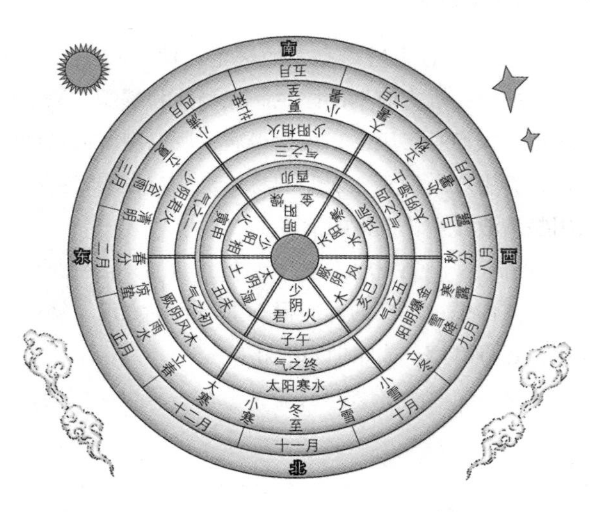

第十四 汤液醪醴论篇

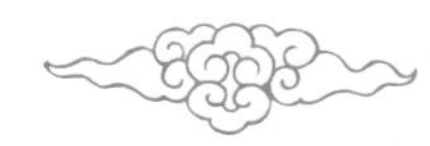

素问

本篇论述日月的运行规律影响了日月节气的划分，节气的变化又产生了五运六气的变化。五运的变化并不总是保持一种平衡状态，有太过、不及和平气，这种变化会影响到自然界万物。同样，人的五脏六腑也会受其影响，通过观察人体外在表现和按切脉搏可以诊断疾病。

汤液醪醴的制作方法

黄帝问：如何用五谷来做汤液醪醴呢？**岐伯回答：最好是用稻米做原料，用稻草做燃料。因为稻米之气最完备，稻草的性质最坚实。**黄帝问：为什么稻米之气完备，稻草性质坚实？**岐伯说：因为稻得了天地四时的平和之气，又生长在高低适宜的地方，上能接受天之阳气，下能得到水之阴气，所以稻米之气最完备。稻草在秋天收割，得秋气之坚韧，所以稻草的性质坚实。**

不同时期疾病的治疗方法

黄帝问：远古时候高明的医生，他们制作汤液醪醴，但很少使用，这是为什么呢？**岐伯说：远古时期的医生制成汤液和醪醴，只不过是有备无患。因那时很重视养生之道，人们身心康泰，很少得病，所以制好的汤液醪醴，只是放着备用。到了中古时代，养生之道稍衰，人们的身体也相对衰弱，有时会受到邪气侵袭而生病，但只要服用些汤液醪醴，也就能治好了。**

黄帝问：现在的人们病了，虽然也服用汤液醪醴，但不一定都能治愈，这是为什么呢？**岐伯说：现在的人们很不重视养生之道，病情复杂，所以必须内服药物，外用针灸、砭石治疗，才能把病治好。**

黄帝说：当病情发展到形体衰败、气血枯竭的地步时，用尽各种治疗方法也不能

名词解释

汤液、醪醴

用五谷作为原料，经过酿制而成，可以用来做药治疗疾病。古代用五谷熬煮成的清液，作为五脏的滋养剂，即为汤液；用五谷熬煮，再经发酵酿造，作为五脏病的治疗剂，即为醪醴。两者虽然同为一种原料，但古人对其制作却是相当讲究的，古人的这种制作汤液醪醴的方法，对后世方剂学的发展产生了很深的影响。

五脏阳气被遏所引起的疾病与治疗

人体五脏阳气被遏制，会使体内阴精孤立，水液充斥于皮下，这种情形就像河水上游被闸门阻断不断上溢。解决办法也类似，以排除体内积水为目标。

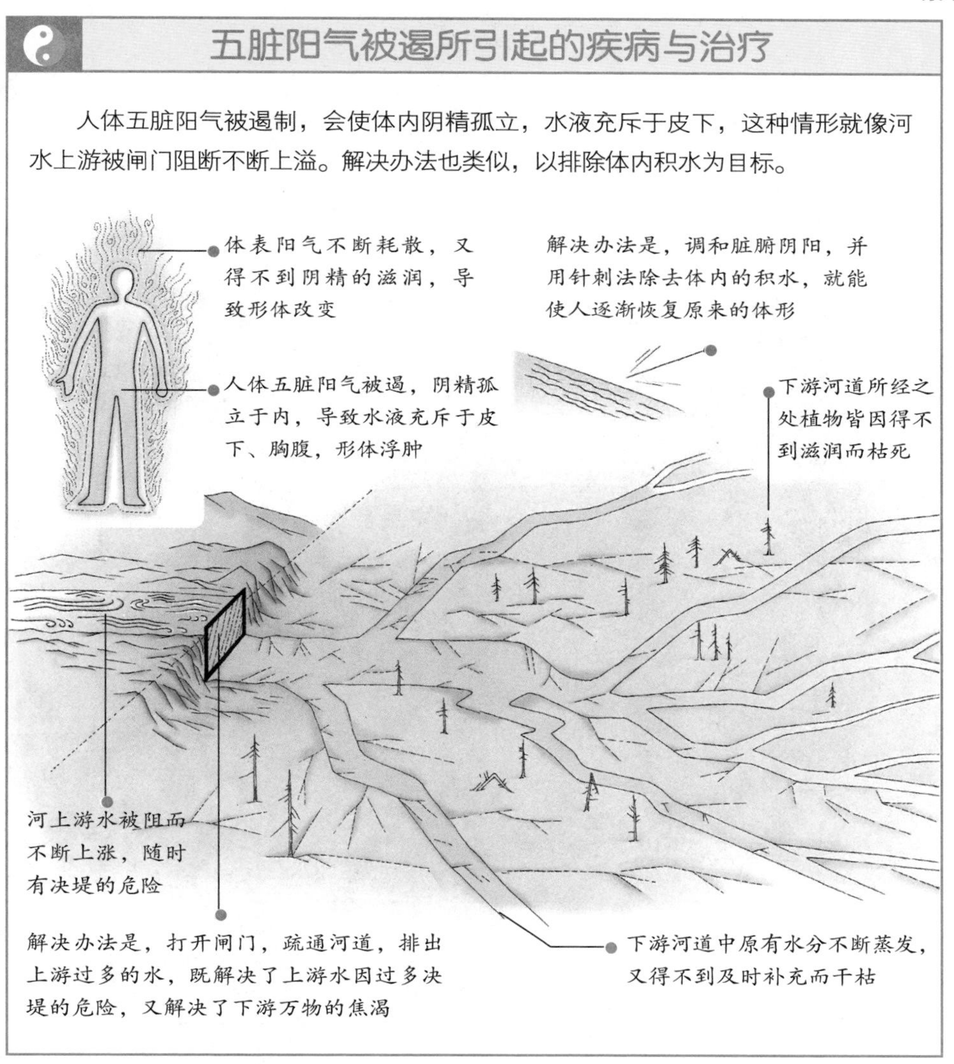

治愈疾病，这是什么道理呢？**岐伯回答：这是由于人体的神失去了支配的作用。**黄帝问：什么叫作人体的神失去了支配作用？**岐伯回答：指神气对砭石、针刺、药物等治疗方法不能做出反应，患者精神衰败，意志散乱，所以疾病难以治愈。**黄帝问：为什么现在的人会严重到精神败坏，神气涣散，营、卫之气散而不能再收的地步？**岐伯回答：这是因为人们不重视调养精神，却有着无穷无尽的欲望和嗜好，有着无休无止的忧虑与苦闷，以至于使精气衰败，营血枯涩，卫气消亡，神气全部丧失，所以虽经治疗，也没有效果。**

黄帝问：当疾病初起的时候，病情多轻微而又单一，那是因为大凡病邪侵袭人体，必先侵袭于皮肤等体表部位。可是现在常有这种情况，医生看到患者的时候，说疾病已经很严重了，即使用针刺、砭石也不能治愈，再好的药物也无济于事了。按理说，现在的医生大多掌握了治病的原则，能遵循医治的规律，患者的亲朋好友每天都

欲望使人的养生观念发生变化

欲望的变化影响了不同时期人们的养生观念，这不仅给医生带来了困难，也给自身健康造成了很大的伤害。

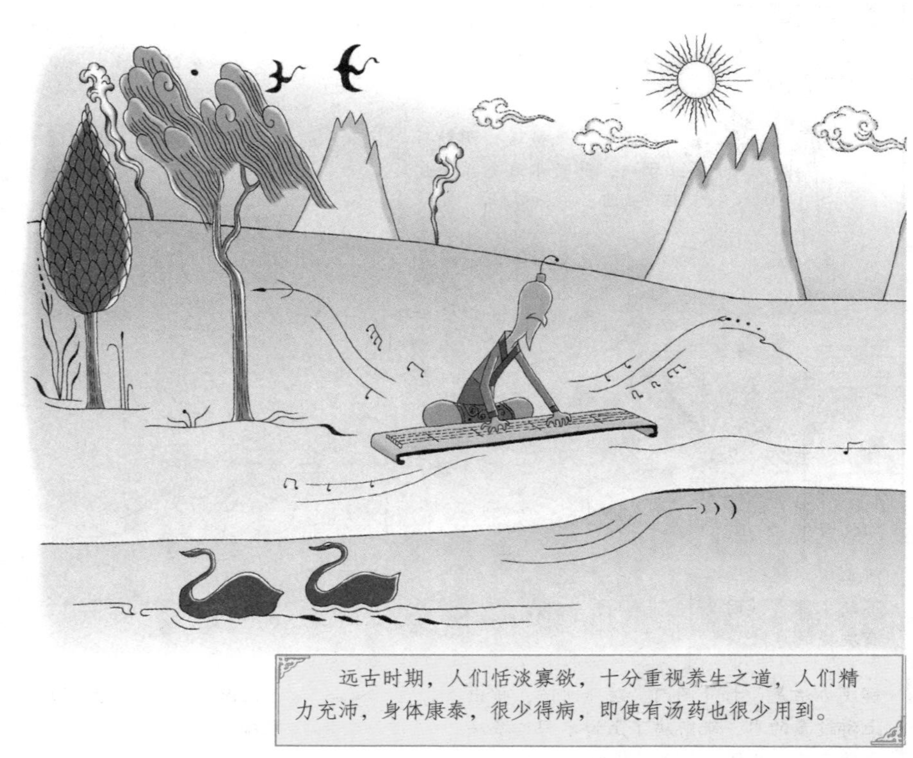

远古时期，人们恬淡寡欲，十分重视养生之道，人们精力充沛，身体康泰，很少得病，即使有汤药也很少用到。

与患者接触，天天都能听到患者的声音，看到患者的气色，但却不能及早治疗，这是为何？岐伯说：疾病的性质以及患者的精神心理是“本”，而医生的技术与药物是“标”。如果患者讳疾忌医，或不与医生配合，那疾病就难以治愈。

五脏阳气被遏所引起的疾病与治疗

黄帝问：有的疾病不是由邪气从外侵袭体表所产生，而是五脏阳气被阻遏所致。五脏阳气被遏，阳不化津，以致水液充斥于皮下、胸腹，肺失去正常功能，阴精孤立于内，正气耗散于外，形体浮肿，使得原来的衣服不合身，四肢肿胀，喘息心悸，水气阻隔于内，形体改变于外。应当如何治疗呢？

岐伯回答：治疗时要权衡病情的轻重缓急，调和脏腑阴阳，除去体内的积水，还要让患者轻微地运动肢体，以促进体内阳气的运行。同时要注意保暖，帮助体内阳气

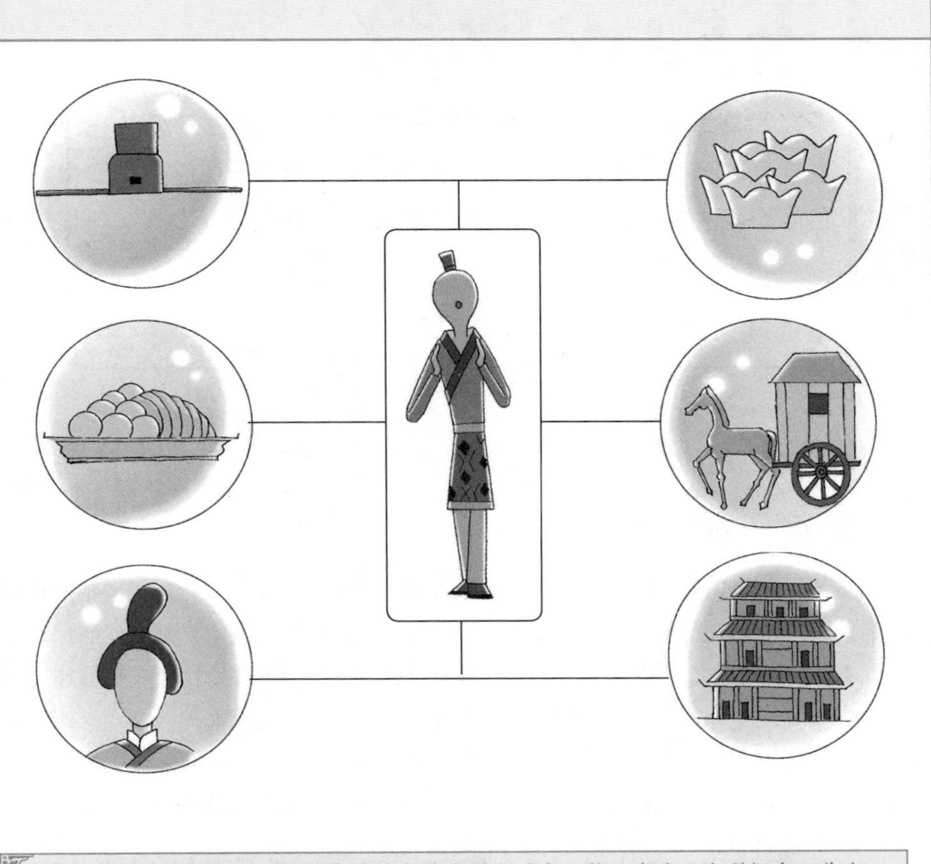

随着时间的推移，人们越来越被各种名利所诱惑，整天奔波于名利场中，养生越来越不被重视。人们的身体也越来越衰弱，受到各种邪气侵袭而生病。医药的作用对他们疾病的效果越来越弱。

恢复。然后用缪刺法，放出体内的水，使其恢复原来的形体；用发汗和利小便的方法驱逐水邪。水邪既除，就利于津液的产生与布散；五脏阳气的恢复，又会涤除淤积在体内的水液。像这样治疗，精气自然会生成，形体自然会强壮，筋骨肌肉也会保持正常状态，人体的正气也就平和顺畅了。黄帝说：很好。

第十五 玉版论要篇

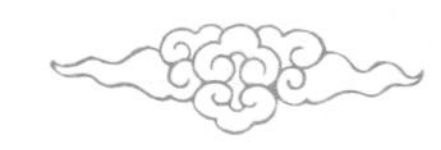

本篇主要向我们介绍了现在已经失传的两部古代医书：《揆度》和《奇恒》。还介绍了这两部医书中关于病色在面部的表现和逆顺变化；各种脉象所主的疾病与预后。

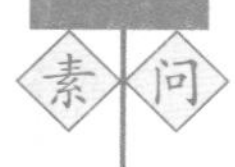

《揆度》和《奇恒》

黄帝问：我听说《揆度》和《奇恒》中诊察疾病的方法不完全相同，所指的内容也各不相同，那么该如何运用它们呢？岐伯回答：《揆度》记载的是判断疾病深浅的内容，《奇恒》讲的是异乎寻常的疾病的鉴别。诊断疾病的重要原则是要把握住五色和脉象的变化。而《揆度》和《奇恒》的关键都在于色脉之间有无神气。人身血气总是顺着一定方向循环往复而不逆行，因为如果逆行就不能正常运转而失去了生机。五色的变化比较浅显且易于掌握，而神的变化却是微妙的。所以把这些内容镌刻在玉版上，可以与《玉机真脏论》合参。

病色在面部的表现

病色在面部的表现，呈现在上下左右不同的部位，应注意观察部位的不同和颜色的深浅。颜色浅的，说明病情比较轻，可用五谷汤液调理，十天就能好；颜色深的，说明病情重些，要服用汤剂来治疗，约二十一天可以治好；颜色特别深的，病情已经很严重了，必须要用药酒来治疗，一百天左右能治好；颜色枯槁没有光泽，且面部肌肉消瘦的，就治不好了，一百天就会死亡。如果患者脉搏微弱，真气将绝则必死；温热病，阴血特别虚的也必死。

病色在面部的上下左右不同部位呈现，应当注意观察。病色向上移的，说明病情日益严重，为逆；病色向下移的，说明病情逐渐减轻，为顺。女子病色表现在面部右方的为逆，表现在面部左方的为顺；男子病色表现在面部左方的为逆，表现在面部右方的为顺。如果病色变更，倒顺为逆，那就是重阳、重阴，为死亡的征兆。如果阴阳反常，应当权衡虚实轻重，使之恢复平衡，这就是《奇恒》《揆度》的诊病方法。

天气、地气、人气与养生要点

时间	天地之气	人气与养生要点
一月、二月	天气生发，地气萌发	气在肝，要保持心情舒畅
三月、四月	天气转盛，地气上升	气在脾，饮食以清淡为主
五月、六月	天气生发，地气萌发	气在头，饮食要清淡
七月、八月	阴气上升	气在肺，少食燥热食物
九月、十月	阴气转盛，地气避藏	气在心，注意保暖
十一月、十二月	阴气盛极，阳气伏藏，地气闭合	气在肾，注意节欲

脉象与疾病

脉有力搏击指下，是邪气过盛而正气不足的表现，或是痹病，或是痿躄病，是由寒热邪气交合侵犯人体所引起的；脉象有阳无阴，洪大至极，为孤阳脉，是阳气太盛而阴气受到损耗的表现；脉象有阴无阳，极为微弱，为孤阴脉，是阴寒太盛而阳气受到削弱的表现。孤阳脉与孤阴脉的出现，说明阴精与阳气受到了严重的消耗，为逆，是死亡的征兆。如果说仅仅是脉象虚弱，正气不足，还可以用补法来治疗，称为“从”。

诊断脉搏时用《奇恒》的方法，应当从切手太阴肺经的寸口脉开始。如脉搏相对四时、五行来说，受到制约，属于“所不胜”的，为逆，预后不佳；脉搏不受制约，属于“所胜”的，为从，预后良好。自然界八方之风，四时之气相生，像圆环一样没有端末，周而复始。如果八方之风失宜，四时之气失常，就不能按常理推论。到此《揆度》《奇恒》的主要内容就讲完了。

第十六 诊要经终论篇

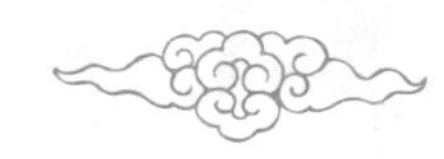

素问

本篇论述了诊断和治疗疾病时要掌握天、地、人之间的相互关系。外界环境的变化会导致人体内阴阳之气的变化，导致人体气血的变化。所以治疗疾病时，要根据季节的不同，选用不同的针刺方法。本篇着重讲述四季误刺不同部位所导致的后果，以及导致这种后果的原因，并向我们介绍了十二经脉气败竭的症状。

诊断疾病的关键

黄帝问：诊断疾病的关键是什么？

岐伯回答：关键在于掌握天、地、人三者的相互关系。正月、二月的天气开始生发，地气开始萌发，这时与之相应的是肝脏之气。三月、四月的天气正盛，地气上升，这时与之相应的是脾脏之气。五月、六月阳气旺盛，地气上升到极点，这时与之相应的是头脑之气。七月、八月阴气开始上升，呈现肃杀的现象，这时与之相应的是肺脏之气。九月、十月阴气慢慢转盛，地气闭藏，这时与之相应的是心脏之气。十一月、十二月的阴气盛极，阳气伏藏，地气闭合，这时与之相应的是肾脏之气。

因为人体之气与天地之气的升降相应，所以在进行针刺治疗的时候，春季应针刺散布在各经的腧穴，需深达肌肉腠理，出血后停针。病情较重的话，留针的时间应当久些，等到经气传布后，再将针拔出。病情较轻的话，针刺之后留针时间相对较短，经气在体内循环一周就可拔针。夏季应针刺各络脉的腧穴，看到有血渗出就拔针，等到邪气散尽后用手按压住腧穴的针孔处，等到经气循环一周后，病痛也就消失了。秋季应当用浅刺，针刺皮肤，顺着肌肉的纹理针刺，手、足经都采用这样的方法，等到患者的神色有变化就应停止。冬季刺腧穴应深达肌肉腠理。病重的，可以深刺直入，病较轻的，可向上、下、左、右散刺，且进针要稍缓慢些。

四季误刺导致的后果

春、夏、秋、冬四个季节各有相应的针刺方法，也各有一定的针刺部位。春季误刺了夏季应刺的部位，损伤了心气，就会引起脉象混乱而使心气微弱，邪气反而进一步深入骨髓，疾病便不能痊愈。同时，心为火脏，脾为土脏，心火微弱，火不生土，还会导致脾虚，出现不想吃饭、气少无力的症状。春季误刺了秋季应刺的部位，损伤了肺气，便会出现筋脉挛急，气逆环周于肺，则引起咳嗽，原先的疾病不但不能痊愈，反而会出现惊骇、哭泣的症状。春季误刺了冬季应刺的部位，损伤了肾气，邪气深藏于肾，出现

针刺的角度和方向

针刺是中医中治病过程的一项重要内容。针刺的角度有直刺、斜刺和横刺，三种角度分别用于针刺不同的部位和达到不同的效果。随气和迎气就是横刺的具体应用。

直刺	斜刺	横刺	随气	迎气
针体与皮肤呈90°角刺入。全身多数腧穴都可以直刺	针体与皮肤呈45°角左右刺入。用于某些肌肉较薄，或深部有重要脏器的腧穴	又名“平刺”。针体与皮肤呈15°角左右刺入。用于肌肤浅薄的腧穴。一般以有针感而又不伤及重要脏器为原则	针体顺着经气运行方向刺入，用于补气	针体逆着经气运行方向刺入，用于泻气

肿胀的症状，疾病不但不能痊愈，还因肾脏受伤，水不涵木，肝木失养，出现喜欢多说话的症状。

夏季误刺了春季应刺的部位，损伤了肝气，疾病非但不愈，反而使人全身倦怠无力。夏季误刺了秋季应刺的部位，损伤了肺气，原先的疾病没有治愈，反而使人肺气伤而不想说话，又因金不生水，肾脏得不到肺母的滋养，使人惊恐不安，总像是有人要抓他一样。夏季误刺了冬季应刺的部位，损伤了肾气，不但原先的疾病不能治愈，反而使人气少无力，又因水不滋木，肝木得不到滋养，使人常想发脾气。

秋季误刺了春季应刺的部位，损伤了肝气，原先疾病非但不愈，还使人惕厉不安，又因木不生火，心得不到肝木的滋养，使人健忘。秋季误刺了夏季应刺的部位，损伤了心气，原先的疾病不但不能痊愈，反而使人嗜睡，并且多梦。秋季误刺了冬季应刺的部位，损伤了肾气，不仅原有的疾病不能痊愈，还因肾不闭藏而使人时时发冷。

冬季误刺了春季应刺的部位，损伤了肝气，不但原先的疾病没能痊愈，反而使人困倦但又不得安睡，即便入睡，也会梦见奇怪、可怕的事物。冬季误刺了夏季应刺的部位，损伤了心气，不但原先的疾病没能痊愈，反而因正气外泄，邪气侵入经脉，而引发各种痹病。冬季误刺了秋季应刺的部位，损伤了肺气，不但原先的疾病没能痊愈，反而因为肺不能宣化津液而常常口渴。

针刺的一般原则

凡是针刺胸、腹部位的穴位，一定要避开五脏。如果误刺心脏，很快就会死亡；误刺脾脏，五天会死亡；误刺肾脏，七天会死亡；误刺肺脏，五天会死亡；误刺膈膜，叫作伤中，即使病情暂时好转，但是不到一年会死亡。

针刺要避开五脏，一定要知道逆从。所谓从，就是了解膈膜、脾、肾等内脏的位置，在针刺时避开。如果不了解膈膜、脾、肾等内脏的位置，不能避开，难免会刺伤内脏，那就是逆。为避免刺伤内脏，用针刺胸、腹时，要先用布缠裹胸、腹部位，然后再从布上刺针，如果针刺一次疾病不能痊愈，再刺一次。针刺时必须要肃静。针刺痈肿时可以摇动针柄，以出邪气；刺经脉时不要摇针，以免伤及经脉之气，这是针刺的原则。

十二经脉经气败竭时身体的反应

黄帝说：希望听你讲讲十二经脉经气败竭时是什么样的情况。

岐伯回答：太阳经经气败竭时会出现两眼上翻，身体向后反折，四肢抽搐，面色苍白，汗珠暴出而不流，如果看到这样出汗便是要死亡。

少阳经脉经气败竭时会出现耳聋，全身许多关节纵弛不收，双眼直视睁大，如受惊的样子，眼珠不转，一天半就会死亡，死前脸上出现青色，后脸色变白而死亡。

阳明经脉经气败竭时会出现口、眼颤动的症状，多呈惊愕状，胡言乱语，面色发黄。上部的人迎脉和下部的跗阳脉都表现出躁动盛大，由盛躁发展到肌肉不知疼痛的时候，就要死亡了。

少阴经脉经气败竭时，患者面色发黑，牙齿仿佛变长且满是牙垢，腹部肿胀闭塞，上下不畅通，就死亡了。

太阴经脉经气败竭时，患者腹部肿胀闭塞，呼吸不顺畅，嗳气，想呕吐，呕吐后气上逆而面色发红，如果气不上逆，那么就是上下不通，上下不通则面色发黑，皮肤和毛发焦枯，就死了。

厥阴经脉败竭时，患者胸中发热，咽喉干燥，小便多，心烦躁，如出现舌头卷曲睾丸上缩的现象，那就要死了。以上就是手足十二经脉经气败竭时的症状。

十二经脉气血循环

如图所示，十二经脉气血是按照肺经→大肠经→胃经→脾经→心经→小肠经→膀胱经→肾经→心包经→三焦经→胆经→肝经→肺经……依次流行不止、环周不休的。《内经》认为，当经脉脏腑发生病变时，正气常借该脏腑气血旺盛之时与邪气交争，正邪交争而病作，疾病在不同部位发作会有不同表现。

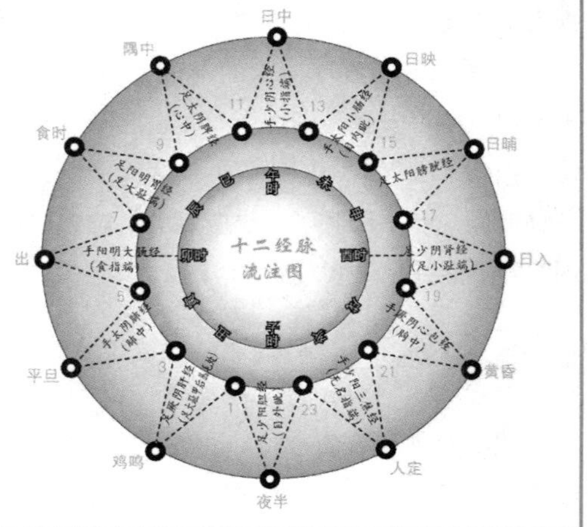

第十七 脉要精微论篇

素问

本篇主要是对脉诊的论述。诊脉时要注意时间的选择，注意与察色相结合。脉象与天体运转相适应，所以四时阴阳变化会在脉象上表现出来，人体内阴阳之气的变化也会反映到梦境中。本篇还讲述了疾病的形成与演变、对于疾病新旧的判断、诊脉的方法，以及各种脉象与所主疾病。

诊脉的要点

黄帝问：怎样进行脉诊呢？

岐伯回答：在早晨进行脉诊最好。因为在早晨，人还没有活动，阴气还没有被扰动，阳气也没有耗散，也还没有进食，经脉中气血还不盛，脉络的气血调和均匀，全身的气血没有被扰乱，因此才容易诊断出病脉。诊脉时，不但要观察脉搏的动静变化，还要观察患者眼中神气的盛衰，面部五色的变化，五脏之气是有余还是不足，六腑功能是强还是弱，形体是强壮还是衰败。综合考察这几个方面，以此来判断病情是轻还是重，以及预后的好坏。

经脉是血液汇聚的地方。脉长表明气血调和，气的活动正常；脉短表明有病，气不足。脉快为体内有热邪。脉大表明邪气盛，病情正在发展。身体上部脉盛，表明邪气壅滞于上部，可见喘息的症状；身体下部脉盛，表明邪气壅滞于下部，可见腹胀等症状。代脉表明正气衰弱；细脉表明气血虚少；涩脉表明气滞血瘀，出现心痛。脉来时汹涌而急速如涌泉，表明病情在加重，并且很危险，气色不好；脉似有似无，或去如断弦一般摸不到，命不久矣。

从神色与面色看五脏精气

眼睛的神采和面部的五色，是五脏的精气在外部所表现出来的光华。面部的五色，赤色应像用白色缎子裹着朱砂一样鲜艳明润，而不应像赭石那样虽然色红，但却枯槁；白色应像白而有光泽的鹅毛，而不应像白而灰暗的食盐；青色应像青而莹润的碧玉，而不应像青而沉暗的靛青；黄色应像用丝绸包裹的雄黄那样黄而明润，而不应像黄而焦枯无华的黄土；黑色应像黑而光润的重漆，不应像黑而枯暗的炭。如果五脏真色暴露于外，且无光泽，那是五脏真气外脱的表现，人的寿命也就不长了。人的眼睛是用来观看万事万物、辨别各种颜色、审察物体长短的。如果长短不分、黑白颠

脉诊的要点

诊脉是中医治疗疾病过程中一项重要内容。古人对脉诊的时间选择很重视，并且诊脉要与望色、观察人的外在形体等结合起来综合考察，以确保对疾病做出正确的判断。

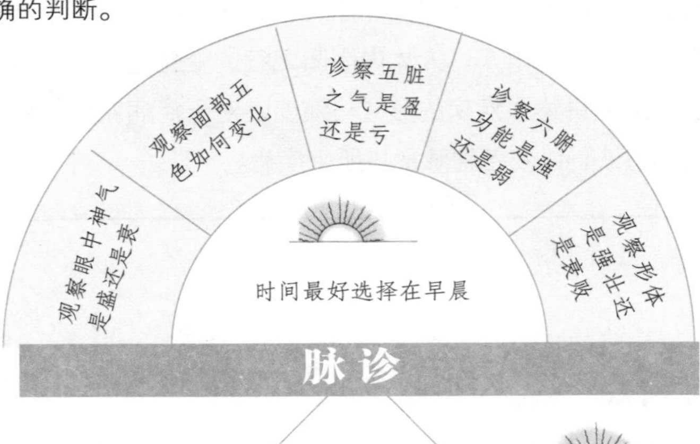

诊脉时必须综合考察以上几个方面，确保准确判断病情的轻重和治疗的效果，以更好地控制病情的发展

倒，这就表明五脏精气已经完全衰败了。

五脏的功能是藏精守内，使精气不外泄。出现腹脘胀满、气盛而喘、容易恐惧、说话声音重而混浊，就像从密室中发出的一样，这是由于脾胃中有湿邪之气滞留。说话声音微弱，总是重复，或说话断断续续，这是中气虚弱的表现，说明肺脏的功能失常。不知收拾衣被，言语不分好坏，不避亲疏远近的，是心神错乱的表现，说明心脏的功能失常。脾胃不能贮藏水谷，腹泻不止，是肛门不能约束之故，说明肾脏的功能失常。小便失禁，是由于膀胱不能藏津液，失去了约束。总之，五脏精气强盛并能内守的为生；五脏精气衰弱而不能内守的则死。

五脏精气充足，是身体强健的根本。头是精气神明会聚的地方，如果低垂着头不能抬举，两眼凹陷无光，就说明精神即将衰败。背，称为胸中之腑，一旦背弯曲，两肩下垂，则表明胸中脏气将要衰败。肾脏附于腰部，一旦腰部不能随意左右转动，则说明肾脏的精气将要衰败。膝部是筋会聚的地方，一旦膝关节不能屈伸自如，行走时

名词解释

代脉

是一种间歇脉，其停止有一定规律。“止有常数，不能自还，良久乃动。”（《诊家正眼》），为心气失和，多见于心脏疾患、惊恐、跌打重症。

又躬腰俯身，还要拄着拐杖行走，则表明筋将要衰败了。骨藏髓，为髓之府，一旦不能长久站立，行走时摇摇晃晃，则表明骨骼将要衰败。五脏的精气没有衰败，则疾病预后良好；五脏的精气如果衰败，就会死亡。

阴阳变化在脉象上的表现

岐伯说：见到脉象变化与四时阴阳的变化相反的，如脉象原本应不足，却表现得有余，就是邪气过盛；如脉象原本应盛大，却表现得不足，就是正气虚损。本该表现出洪大的脉象却出现不足的，是由于阳邪极盛，闭阻了气血；本该表现出微弱沉细的脉象却出现洪大的，是由于正气虚损而浮散于外。这种脉象与四时阴阳相反，脉象与病症相反，邪正不相适应的疾病，叫作“关格”。

黄帝问：依四时的变化，脉搏有怎样的变动？怎样从脉象上判断疾病所在的部

阴阳变化在脉象上的表现

阴阳之气随四时而上下，人的脉象也与之相应，呈现春规、夏矩、秋衡、冬权的浮沉变化，如图所示：

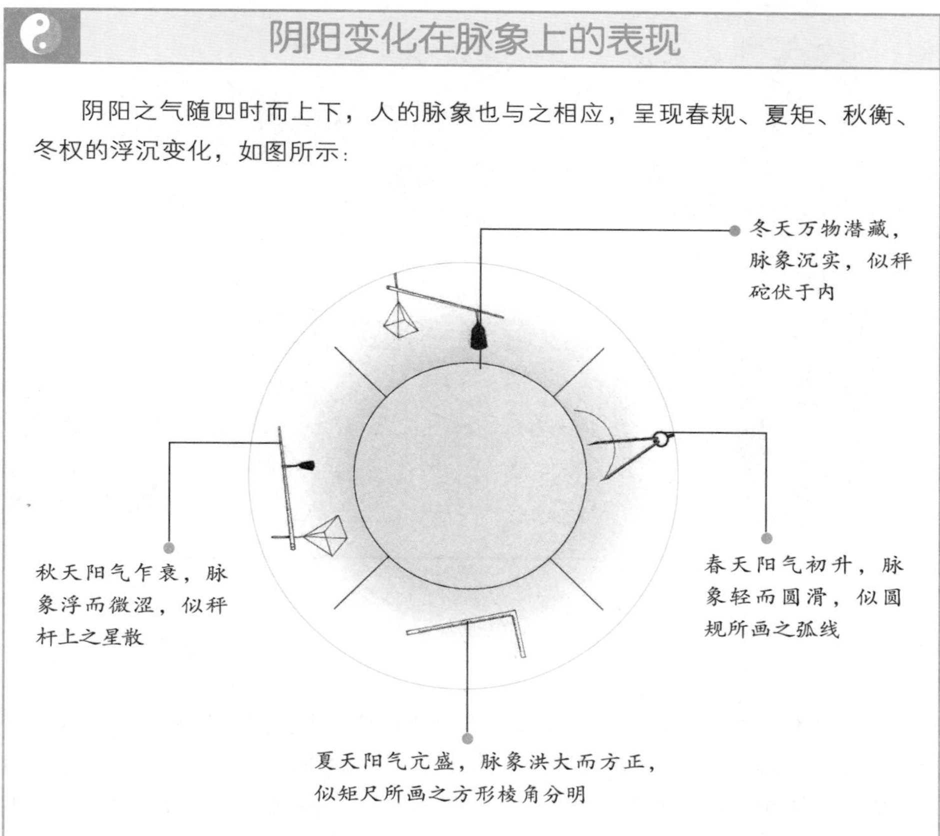

名词解释

滑数

既有滑脉的表现，又有数脉的表现。滑脉指脉象圆滑，如盘中走珠；数脉指脉象急促，每分钟90次以上，是热病的主脉。可见于孕妇脉象。

梦与阴阳

中医认为，人体阴阳之气的变化会在梦境中有所体现，通过分析梦境可以了解自己的身体状况。下图所示为身体的不同变化导致的不同梦境。

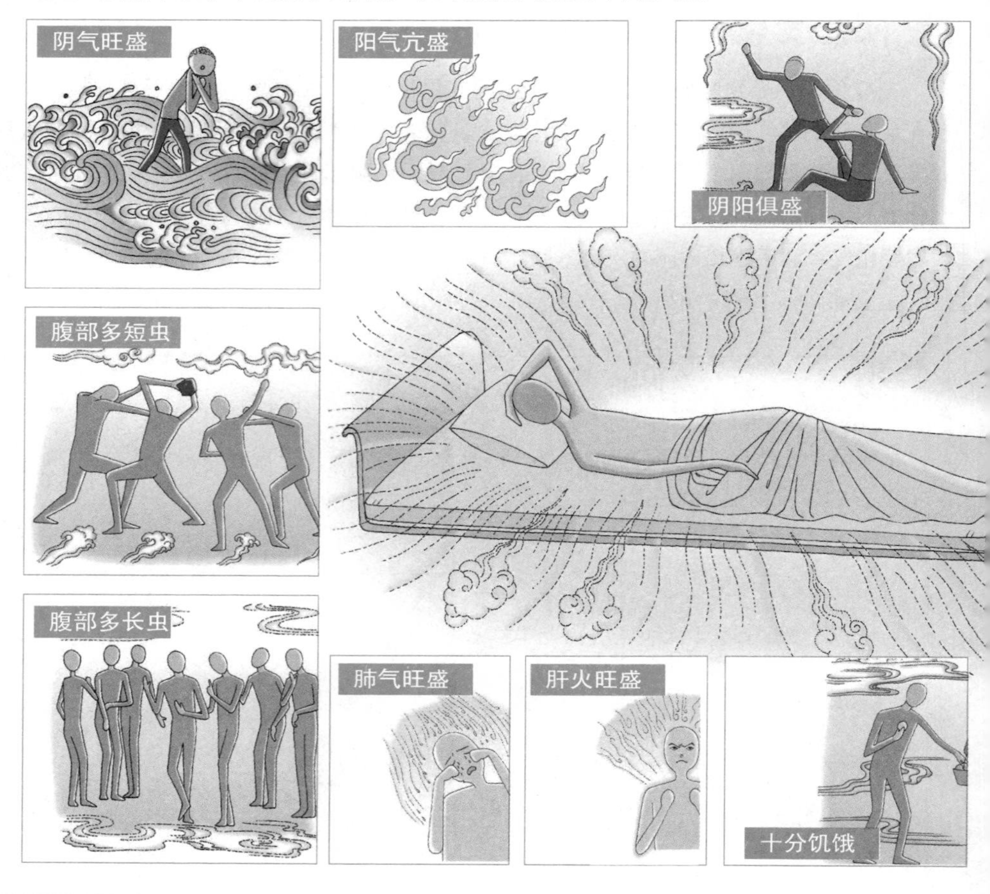

位？怎样从脉象上判断病情的变化？怎样从脉象上判断疾病发生在内？怎样从脉象上判断疾病发生在外？请你谈谈这五个问题。

岐伯回答：我先说说脉象变化与天体运转相适应的情况吧！世界上的万事万物，四方上下六合以内，天地之间所有的变化，都是与阴阳的变化相适应的。比如一年之内，从春的温暖到夏的炎热，从秋的凉风劲疾到冬的寒风呼啸，这种四时阴阳的变化，使得脉搏也随之发生变化。例如在春季，脉象轻而圆滑，就像用圆规所画的弧线那样；在夏季，脉象显得洪大而滑数，就像用矩所画的有棱角的方形那样；在秋季，脉象浮而微涩兼散；在冬季，脉象就沉而兼滑。

因此到了冬至四十五日，阳气稍稍有所上升，阴气就会稍稍有所下降；而到了夏至四十五日，阴气会稍稍有所上升，阳气就稍稍有所下降。阴阳变化是有一定规

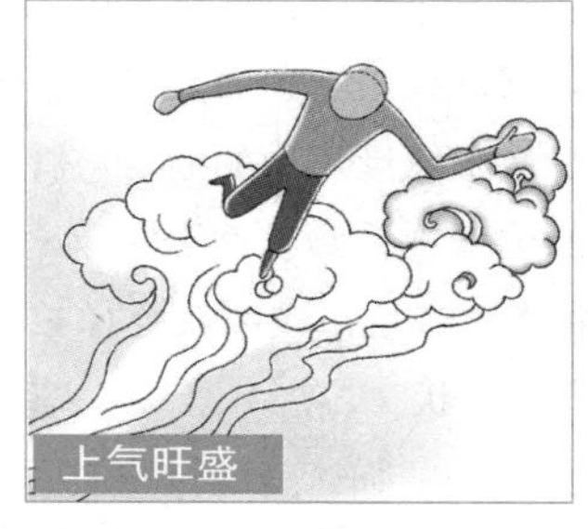

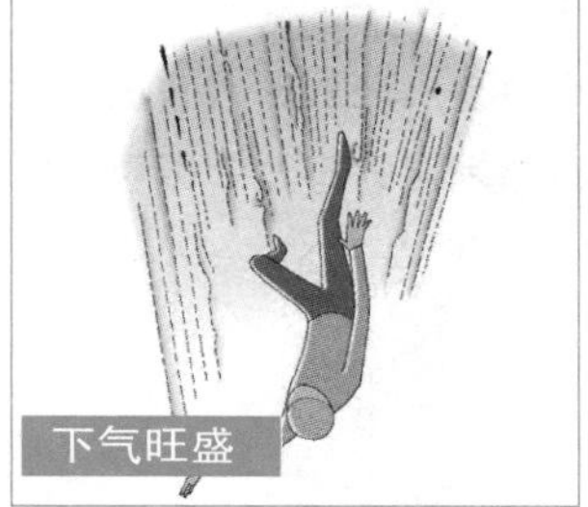

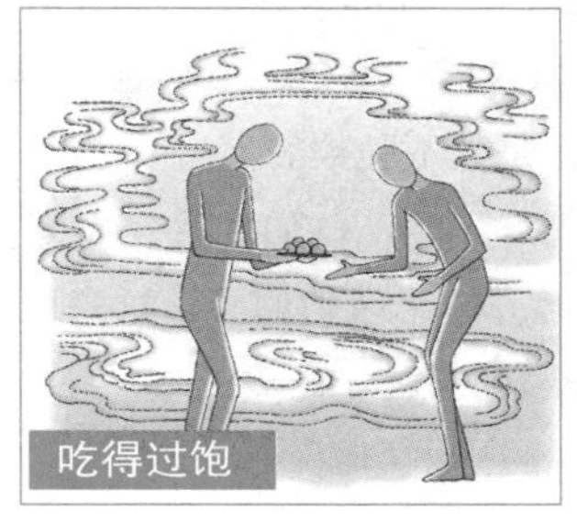

律的，这与脉搏的变化也相一致。如果脉搏的变化与四时阴阳的变化不相一致，便可从脉象上推断是哪一脏发生了病变，由此可判断出患者死亡的时间。四时阴阳的变化微妙地反映在脉象上，因此要认真地审察脉象，审察脉象是有规律的。阴阳的升降是有源头的，是按照五行相生的顺序产生的，五行相生也有规律，并与四时的变化相适应，对补法和泻法的应用应当正确，并与自然界阴阳变化相统一，掌握了人身阴阳盛衰与自然界阴阳相互统一的关系，就可以了解死与生了。因为，人的声音与宫、商、角、徵、羽这五个音相应和，青、黄、赤、白、黑这五种颜色与五行相应和，而脉搏的变化与四时阴阳的变化相应和。

从梦看人阴阳之气的变化

于是就了解到，人的阴气旺盛，就有梦涉大水的恐惧；阳气亢盛，就会梦见大火焚烧；阴阳都旺盛，就会梦见斗殴杀伤；上气旺盛，就会梦到飞行；下气旺盛，就会梦到坠落；吃得过饱，就会梦到给别人东西吃；而十分饥饿，就会梦到拿别人的东西吃；肝火旺盛，就会梦见发怒；肺气旺盛，就会梦见哭泣；腹部若有很多短虫，就会梦见很多人聚集在一起；腹部若有很多长虫，就会梦见相互斗殴致伤。

诊脉的原理

诊脉有一诀窍，那就是作为医生首先应心平气和。春季的脉象应浮一些，犹如鱼游在水面；而在夏季，脉象充盈在皮下，浮泛而大，犹如万事万物有余；在秋天，脉象沉于皮肤之下，犹如蛰虫即将潜伏；在冬季，脉象沉于骨下，犹如蛰虫潜藏得很深，或像人们居于密室之中。因此说，想要了解内脏精气是旺是衰，必须通过切脉得其要领；要想了解外界气象的演变，就必须掌握四时阴阳之始终。这正是春、夏、秋、冬、内、外六点的诊脉大法。

心脉搏击有力而长，会出现舌上卷、不能说话等症状；如果心脉软弱散漫，会出现正气消散，当经气再循环一周，病就会自己好了。肺脉搏击有力而长，会出现咳唾血液等症状；如果肺脉软弱散漫，会出现出汗较多、身体不容易恢复等症状。肝脉搏击有力而长，面部颜色当青而不青，属于坠伤或击伤，瘀血积在胁下，会使人出现咳喘气逆等症状；如果肝脉软弱散漫，颜色鲜明亮泽，这是溢饮病，此病是由于突然饮水过多，水液泛溢于肠胃之外和肌肤之中所引起的。胃脉搏击有力而长，颜色鲜红，大腿就像被折断了一样；胃脉软弱散漫，会出现食后腹部胀满不通的症状。脾脉搏击有力而长，颜色是黄的，会出现少气的症状；脾脉软弱散漫，颜色就不润泽，并出现双足胫水肿的症状。肾脉搏击有力而长，颜色黄中透着红色，腰部就会像被折断一样；肾脉软弱散漫，会出现血少的症状，而不容易恢复原状。

黄帝问：如果诊出心脉急促，是什么病？会有什么样的临床表现？岐伯回答：这病名叫“心疝”，小腹部会出现有形的肿块。黄帝说：怎么会这样？岐伯回答：心脏为阳脏，小肠与心为表里，小肠位于小腹部，因此小腹会出现有形的肿块。黄帝问：如果诊得胃脉有病，会有一些什么症状？岐伯回答：如果胃脉实就会出现脘腹胀满，如果胃脉虚就会出现腹泻。

疾病的形成与演变

黄帝问：疾病的病因及其演变是怎样的？岐伯回答：风邪形成寒热病；脾胃湿热形成消中病；气厥逆而上会产生头顶部的疾病；肝风久留，就会成为飧泄；如果诊断出风邪过盛，就会是麻风病。疾病的变化多种多样，是数不胜数的。

黄帝问：痈肿、筋挛、骨痛这三种病是由什么引起的？岐伯回答：是寒邪的聚集、八方风邪伤害人体所导致的。黄帝说：该怎样治疗呢？岐伯回答：这是四时邪气伤害人体所致，可按照五行相生的规律治疗，就能治好。

新病旧病辨别法

通过观察面色的变化和感受脉象的变化可以辨别患者所患疾病是新病还是旧病。具体方法为：

诊断要点	状态			
脉象	变	不变	变	不变
面色	不变	变	变	不变
病程	新病	旧病	旧病	新病

六部定位脉诊法

《黄帝内经》中将腕至肘的皮肤分为三部分，内侧和外侧，左手和右手，共六部分。这六部分分别对应体内不同的位置，通过切这六部分的脉可以诊断疾病所在的部位。

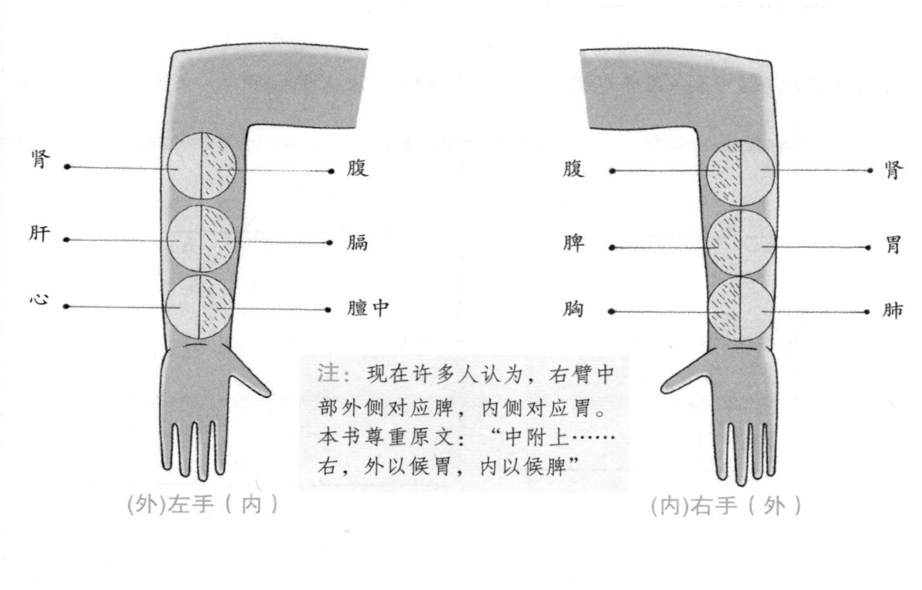

旧病和新病的判断

黄帝问：人有旧疾，五脏变动，触动了新的邪气，影响了色脉，那么怎样从颜色、脉象的变化上来判断旧病和新病呢？岐伯回答：您问得好详细啊！如果只是诊察到脉象小，而颜色没有发生变化，就是新病；但是诊察到脉象没有发生变化，而颜色发生了变化，就是久病；同时诊察到脉象与颜色都发生了变化，这也是久病；如果诊察到脉象五色均没有发生变化，这就是新病。如果肝脏和肾脏的弦脉、沉脉同时出现，并出现青红的颜色，这是由于击伤但没有出血，如果已出血，就会像湿邪之气引起的水肿一样。

尺肤诊脉法

前臂从腕至肘这段皮肤叫尺肤。尺肤分为三段，且有左、右手的不同，还分为外侧和内侧。在接近肘部的下段，主要是掌管两侧胁肋部，外侧是诊断肾脏疾病，内侧是诊断腹部疾病的。尺肤的中段，左手外侧是诊断肝脏疾病，内侧是诊断膈肌疾病

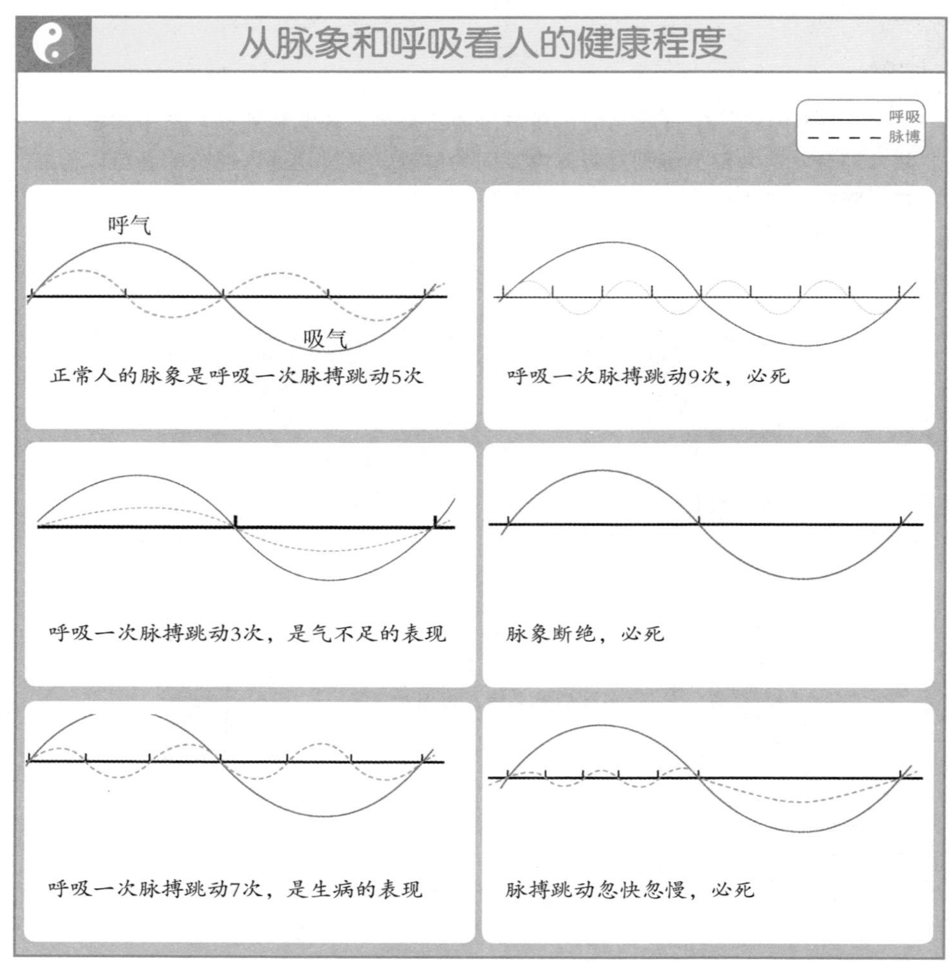

的；右手外侧是诊断胃部疾病，内侧是诊断脾脏疾病的。接近腕部的上段，右手外侧是诊断肺脏疾病，内侧是诊断胸部疾病的；左手寸脉的外侧是诊断心脏疾病，内侧是诊断膻中疾病的。总体上，尺肤部的前面，是诊断身体前面疾病的；尺肤部的后面，是诊断身体后面疾病的；上部超过腕横纹接近鱼际的部位，是诊断胸部和咽喉疾病的；下部接近肘横纹的部位，是诊断小腹、腰股及膝胫部疾病的。

脉象与疾病

脉象洪大的，大部分是由于阴精不足而阳气有余，是内里有热。脉象来时迅疾，去时徐缓，大部分是由于上部邪实，下部正虚，容易得癫仆一类的疾病。脉象来时徐缓，去时迅疾，大部分是由于上部正虚，下部邪实，容易得恶风一类的疾病。因此感染风邪，伤害的是人身的阳气。

脉象都表现为沉细而数的，大部分是因为肾脏中虚火上逆；脉象表现为沉细而散漫的，大部分是寒热的病变；脉象表现为浮而散漫的，大部分会出现眩晕而仆倒。各种浮脉的主病在阳分。如果脉象浮但是不躁动，那么病因在足三阳经，常常会表现出发热的症状；如果脉象表现为浮而躁动的，那么病因在手三阳经。如果脉象沉而且细，那么病因在阴分，常常出现骨头痛。如果脉象沉细而躁动，那么病因在手三阴经；如果脉象沉细而且静，那么病因在足三阴经。如果脉数停止一次又重复出现，那么病因在阳脉，常常会出现腹泻和便脓血的症状。诊察脉涩是阳气过盛，脉滑是阴气过盛。阳气过盛时身体常常会出现发热或是无汗等症状；阴气过盛时常常会出现汗多、身凉等症状；阴阳都过盛时常常会出现无汗、身寒等症状。

推求浮脉时，脉象不浮却沉，是因为腹中有积滞；推求沉脉时，脉象不沉却浮，是因为身体发热；推求寸部脉时，寸部脉大而尺部脉弱，是因为腰脚清冷；推求尺部脉时，尺部脉大而寸部脉弱，是因为头和后颈疼痛。如果脉重，按到骨头上时脉象弱而小，是因为腰脊疼痛并且得了痹病。

第十八 平人气象论篇

素问

本篇主要从脉象的角度论述了一般人的表现。讲述了如何通过脉象与呼吸的对比，判断人的健康程度；如何从四季脉象中了解胃气的变化；从寸口脉的表现判断疾病；五脏出现真脏脉时的死亡日期规律；与四时相逆脉象的表现；五脏常脉、病脉和死脉的表现。

从脉象和呼吸看人的健康程度

黄帝问：正常人的脉象是什么样的？**岐伯回答：人呼气时脉搏跳动两次，吸气时脉搏跳动两次，呼气与吸气之间脉搏跳动一次，这样呼吸时脉搏一共跳动五次，这就叫正常人。正常人是指没有疾病的人。常常调整没病的人的呼吸去测患者的脉搏，因此，没病的医生调匀自己的呼吸，去测患者的脉搏。**

人呼气时，脉搏跳动一次，吸气时，脉搏也跳动一次，是因为气不足。人呼气时，脉搏跳动三次，吸气时脉搏也跳动三次，并且躁动、上肢的内侧发热，这种是温热性疾病。如果上肢的内侧不发热，脉象滑是风病，脉象涩是痹病。人呼气时，如果脉搏跳动四次以上就会死亡，如果脉象断绝并没有了迹象也会死亡，如果脉搏忽快忽慢也会死亡。

脉象与胃气的关系

健康人的脉气来自于胃。如果胃气的功能表现正常，这是人体健康的根本。如果人没有了胃气就叫作不顺，同时就会导致死亡。

春季时，脉搏应当从容、柔和、滑利中又有弦象，这是胃气正常的脉象；如果弦象比较突出，从容、柔和、滑利之象不充足，是因为肝脏发生了病变；如果弦象强劲、急促，并且没有从容、滑利、柔和的现象，就是"没有胃气的脉象"，这样就会死亡。春季的脉搏从容、柔和、滑利，并且微弦中又有轻浮之象，到了秋季就容易生病；如果轻浮之象特别突出，不到秋季就会生病。春季时，脏腑的真元之气会散布到肝脏，以滋养肝脏所主管的筋膜。

名词解释

胃气

脉学名词。指脾胃功能在脉象的反映。即和缓流利的脉象。

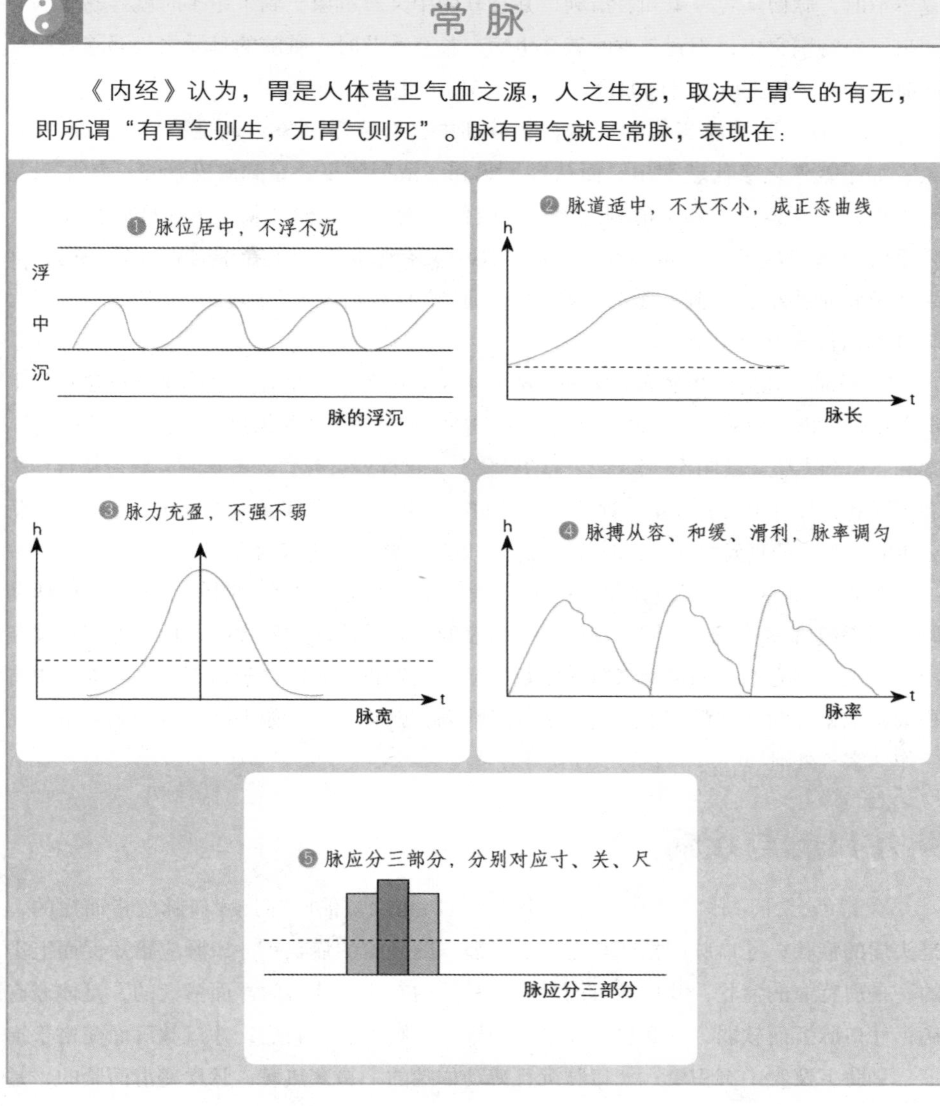

夏季时，脉搏应当从容、柔和、滑利中又有洪象，这是有胃气的正常脉象；如果洪象比较突出，而从容、柔和、滑利之象不明显，是心脏有病变；如果洪而急促，却失去从容、柔和、滑利之象，就是“没有胃气的脉象”，这样就会死亡。夏季时，脉搏从容、柔和、滑利，同时洪中又有沉象，到了冬季时就很容易生病，如果沉象特别突出，不到冬季就会生病。夏季时，脏腑的真元之气通达到心脏，以滋养心脏所主管的血脉。

长夏季节时，脉搏应当从容、柔和、滑利而又平缓，这是有胃气的正常脉象；如果软弱之象比较突出，而从容、柔和、滑利之象不明显，是脾脏有病变；如果特别软弱甚至失去了从容、柔和、滑利之象，就是“没有胃气的脉象”，这样就会死亡。长夏季节时，脉搏从容、柔和、滑利，并且软弱中又有沉象，到了冬季时就容易生病，如果沉象特别突出，不到冬季时就会生病。长夏季节时，脏腑的真元之气润养脾脏，同时也滋养了脾脏所主管的肌肉。

秋季时，脉搏应当从容、柔和、滑利中又有轻浮之象，这是有胃气的正常脉象；如果轻浮之象比较突出，而从容、柔和、滑利不足，是肺脏有病变；如果只是轻浮而失去从容、柔和、滑利之象，就叫作“没有胃气的脉象”，这样就会死亡。秋季时，脉搏从容、柔和、滑利，且轻浮中又有弦象，到了春季时就容易生病；如果弦象特别突出，不到春季时就会发病。脏腑的真元之气在肺脏时位置最高，因为肺脏能运行营卫阴阳之气。

冬季时，脉搏应当从容、柔和、滑利中又有沉象，这是有胃气的正常脉象；如果沉象比较突出，而从容、柔和、滑利不足，是肾脏有病变；如果只见沉，但失去从容、柔和、滑利之象，就叫作“没有胃气的脉象”，这样就会死亡。冬季时，脉搏从容、柔和、滑利，且沉中又有洪象，到了夏季时就容易生病；如果洪象非常突出，不到夏季就会生病。脏腑的真元之气在肾时位置最低，以滋养肾脏所主管的骨髓。

胃的大络脉，贯穿横膈膜，络于肺脏，外出于左乳之下，叫作“虚里”。搏动时，用手微可感觉到，是用来诊断宗气盛衰的。如果搏动的好像喘一样，急促而又断绝的，是膻中有病。如果脉来时无常数，又时而停止，并横格于指下，是因为胃中有积聚；如果脉断绝并没有了迹象，宗气又败竭，就会死亡；如果脉搏鼓动了衣服，就叫作“宗气外泄”。

寸口脉与疾病

黄帝问：寸口脉太过或不及会引起什么疾病？岐伯回答：寸口脉应指而短的，是头痛的症状；寸口脉应指而长的，是足痛、腿胫痛的症状；寸口脉应指短促而上击的，是肩背痛的症状；寸口脉沉而紧的，是体内有病；寸口脉浮而盛大的，是体表有病；寸口脉沉而软弱，是寒热、疝气、积聚、小腹疼痛等病症；寸口脉沉而横格于指下，是胁下及腹中有积聚；寸口脉沉且搏动如喘的，是寒热病；脉象盛滑而紧的，是体外有病；脉小实而紧的，是体内有病；脉小弱而涩的，是得病时间较长了；脉浮滑而快的，是刚刚得病；脉沉而紧急，是疝气、积聚、小腹疼痛等病；脉滑是风病；脉涩是脾脏有病；脉弛缓而滑，是体内有热；脉盛而紧，是腹胀。

如果脉搏变化与阴阳变化相一致，疾病容易治愈；如果脉搏变化与阴阳变化相反，疾病就难以治愈。如果脉搏变化与四季之气相一致，病就不会太重；如果脉搏变化与四季之气相违逆及相克之脏传变，疾病就很难治愈。

如果上肢内侧腕关节到肘关节的部位多青脉，是失血的征象；如果尺肤肌肉弛缓且脉涩，是肢体疲倦、少气懒言的疾病；如果喜卧，脉盛且大，是火热炽盛的征象，火热逼迫血液，导致出血；如果尺肤部皮肤粗糙滞涩且脉滑，是出汗过多津液流失；如果尺肤寒凉且脉细，是腹泻；如果尺肤粗且脉显热象，是体内有热。

尺肤的八纲诊断法

脉象	病症	病因
尺肤缓	其征主热、气虚，多见于温热病及久病虚损	热性开泄，气虚不能充养肌肤
尺肤急	其征主寒、主痛，属实，多见于外感风寒及寒痹、诸痛	寒性收引、凝涩，寒束于肌肤与经脉，则尺肤拘紧；寒凝血脉，不通则痛
尺肤滑	其征属阳，主阳气绰泽，多见于风病，亦多为正常之象	阳气充盛则外泽温煦肌肤，以使尺肤润泽而滑；风为阳邪，外风袭于肌表，卫气为之激荡，而可使尺肤洋溢光泽，亦显滑利
尺肤枯	其征属阴，主阴血亏虚或气血瘀阻，多见于血痹、虚痨之病	阴血不足，肌肤失于濡养滋润，或气血凝滞，经脉失畅，肌肤供养失调，以致尺肤部之肌肤失荣而枯涩、粗糙，严重者则出现肌肤甲错
尺肤浮	其征主表，属实，多见于诸病初起，外感风湿、湿温病等	邪气入侵肌腠，正气奋起抗御，正邪斗争，故为实证、表证
尺肤沉	其征主气血亏虚，津液耗损，多见于久病、虚劳，以及大吐大泻	肌肤失于充养及濡润，以致尺肤形损而减，肌肤不丰
尺肤冷	其征主寒，主阳虚，多见于外感、虚劳	风寒袭于肌表，或寒邪直中太阴，或阳气亏虚，以致肌肤为寒邪所束，阳气不能达外，或阳气不足，失于温养，则出现尺肤冷感或触之有不温发凉之感
尺肤热	其征主热，主阳盛阴虚，多见于外感热病、中暑、肺热咳嗽等病	阳明实热内盛，或暑热外袭，或热邪蕴肺等，均可使肌肤炎灼，而出现尺肤部灼热烫手，或自觉温热难受

名词解释

真脏脉

在疾病危重期出现的无胃、无神、无根的脉象。是病邪深重、元气衰竭、胃气已败的征象，故又称“败脉”“绝脉”“死脉”“怪脉”。

真脏脉的死亡日期规律

如果肝脏真脏脉出现，到了庚日、辛日就会死亡；如果心脏真脏脉出现，到了壬日、癸日就会死亡；如果脾脏真脏脉出现，到了甲日、乙日就会死亡；如果肺脏真脏脉出现，到了丙日、丁日就会死亡；如果肾脏真脏脉出现，到了戊日、己日就会死亡。这就是常说的真脏脉出现会死亡的相关内容。

如果颈部脉搏动明显而且出现喘气、咳嗽的症状，是水肿病。如果眼睑浮肿，像蚕横卧一样，也是水肿病。如果尿液发黄且红，又嗜睡的，是黄疸病。如果吃饭后不久腹中又有饥饿感，是胃中有热。如果面部浮肿的，是风病。如果足胫肿的，是水肿病。如果眼睛黄的，是黄疸病。如果妇女手少阴心脉搏动有力的，是怀孕了。

逆四时的脉象

脉象有与四时相逆的，也就是在应当出现某种脉象的季节里，反而见不到应当出现的脉象。如春季、夏季本应出现浮大脉，却反见瘦小脉；而秋季、冬季本应出现沉细脉，却反见浮大脉，就叫作“脉逆四时”。得热病时，脉应躁却反而静；腹泻、脱血时，脉应虚却反而实。如果病在体内，脉应实却反而虚；病在体表，脉应浮滑却反而涩紧的，都是难治之症，叫作“脉反四时”。

人的生命是以饮食为根本的。所以，一个人如果不进食就会死亡，脉象表现为没有胃气，也会死亡。上面所提到的脉象无胃气，是只有真脏脉，而没有从容、柔和、滑利的脉象。如果是肝脉，就失去了弦象，肾脉，就失去了沉象。

太阳脉搏动时，脉象洪大而脉体长；少阳脉搏动时，忽快忽慢，忽短忽长；阳明脉搏动时，脉象浮大而脉体短。

五脏的常脉、病脉和死脉

正常的心脏脉象，就像一颗颗连续不断滚动的圆珠，圆滑往来，如同抚摸琅玕一样，这就说明心脏功能是正常的。夏季是以胃气为根本的，心脏的病脉，脉搏急促相连，就像喘气一样，并有微曲之象，这是心脏有病变。心脏的死脉，脉搏前曲后居，如同手持带钩一样，这是心脏死亡之象。

肺脏的正常脉象，脉搏轻虚而浮，就像榆叶飘落一样，这说明肺脏的功能是正常的。秋季是以胃气为根本的，肺脏的病脉，脉搏不上不下，就像鸡的羽毛一样，中间是空的两边是实的，这说明肺脏有病变。肺脏的死脉，脉搏轻浮，就像风吹细毛一样，这是肺脏死亡之象。

肝脏的正常脉象，就像手握长竿的末梢，软弱而长，这说明肝脏的功能很正常。春季是以胃气为根本的，肝脏的病脉，脉搏充盈滑利，就像高举一根长竹竿的末梢，这是肝脏发生病变。肝脏的死脉，脉搏弦硬劲急，就像张开的弓弦，这是肝脏死亡之象。

四时五脏脉象常异的对照

人体脉象会随着不同季节气候冷暖的变化而变化，所以，每个季节都有其对应的常脉，与之不相应的脉则是病脉或死脉。

夏季：气在心

❶ 常脉　像滚动的圆珠，圆滑往来

❷ 病脉　脉搏急促相连，就像喘气一样，并有微曲之象

❸ 死脉　脉搏前曲后居，如同手持带钩

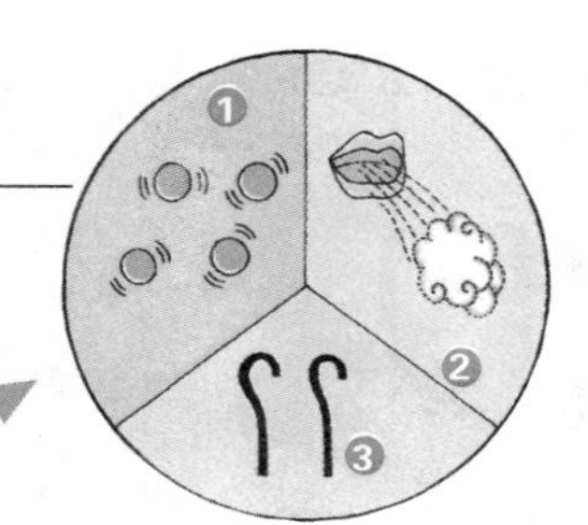

秋季：气在肺

❶ 常脉　脉搏轻虚而浮，像榆叶飘落

❷ 病脉　脉搏不上不下，就像鸡的羽毛一样，中间空而两边是实的

❸ 死脉　脉搏轻浮，就像风吹细毛一样

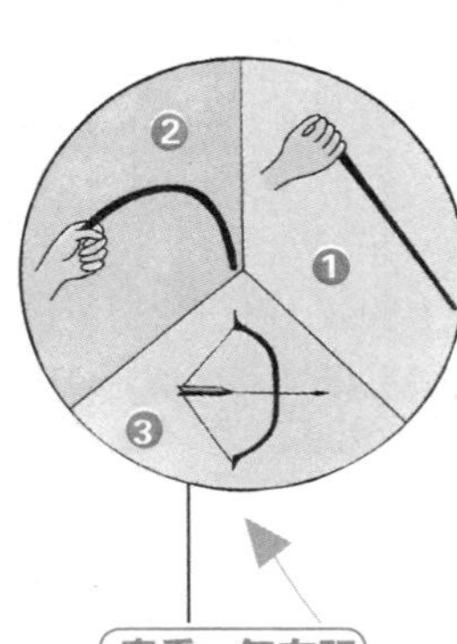

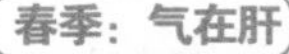

长夏：气在脾

❶ 常脉　脉搏从容、和缓、均匀，像鸡脚踏地

❷ 病脉　脉搏坚实、充实且急促，就像鸡迅速地提脚

❸ 死脉　脉搏尖锐而硬，就像乌鸦的嘴，像鸟的爪子，像屋漏时水滴落，像水流逝

春季：气在肝

❶ 常脉　像手握长竹竿的末梢，软弱而长

❷ 病脉　脉搏充盈滑利，就像高举一根长竹竿的末梢

❸ 死脉　脉搏弦硬劲急，就像张开的弓弦

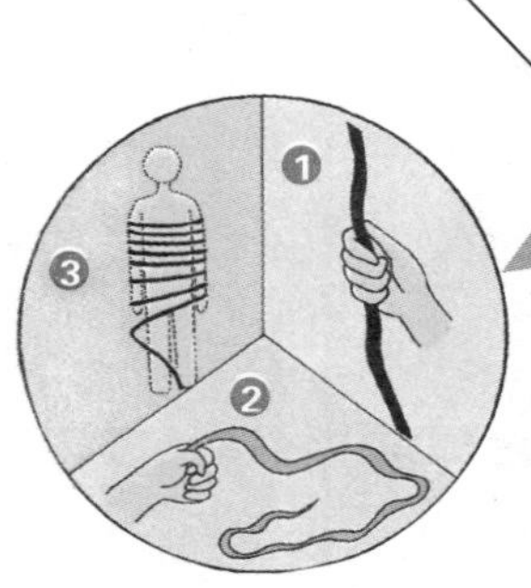

冬季：气在肾

❶ 常脉　脉搏圆滑流利又有回曲之象，按时有种坚实之感

❷ 病脉　脉搏像牵引葛藤一样，脉体坚硬

❸ 死脉　脉搏如绳索突然脱落或如手指弹石那样坚硬

正常的脾脏脉象，脉搏从容、和缓、均匀，像鸡脚踏地，这说明脾脏功能很正常。长夏季节是以胃气为根本的，脾脏的病脉，脉搏坚实、充实且急促，就像鸡迅速地提脚，这是脾脏发生病变。脾脏的死脉，脉搏尖锐而硬，就像乌鸦的嘴，像鸟的爪子，像屋漏时水滴落，像水流逝，这是脾脏死亡。

肾脏的正常脉象，脉搏圆滑流利又有回曲之象，按时有种坚实之感，这说明肾脏的功能是正常的。冬季是以胃气为根本的，肾脏的病脉，脉搏就像牵引葛藤，脉体坚硬，这是肾脏发生了病变。肾脏的死脉，脉搏如绳索突然脱落或如手指弹石那样坚硬，这是肾脏死亡之象。

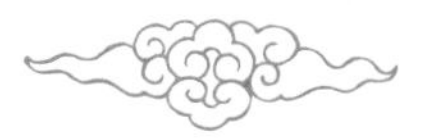

第十九 玉机真脏论篇

素问

本篇主要论述了春、夏、秋、冬四季脉象的表现。病邪在五脏的传播是有规律的，治疗疾病必须了解这点。如果五脏的真脏脉出现，人就必死无疑。如果脉象与四时相逆，人体出现五实、五虚的情况，就难以治疗。

四季的脉象

黄帝问：春季的脉象像弦一样，什么样的脉是弦脉呢？岐伯回答：春季的脉属于肝脉，肝脏与东方木气相应，这是自然界万物发生的本源，所以肝脉来时，脉象濡润、柔弱、虚软而滑、端直而长，就称为“弦脉”。与此相反的就是“病脉”。黄帝问：怎样算是相反呢？岐伯回答：如果脉气来时充实、强劲、有力，这是脉气太过，是病在外；如果脉气来时，不充实且软弱无力，这是不及，是病在里。黄帝问：春季脉象太过或脉象不及，会引起什么疾病？岐伯回答：春季脉象太过时，人会出现健忘，眼睛看物体模糊，眩晕，出现头部疾病等病症；春季脉象不及时，人会出现胸部疼痛，疼痛直至背下，两胁胀满的症状。

黄帝问：说得真好。夏季的脉象像钩一样，什么是钩脉呢？岐伯回答：夏季的脉属于心脉，心脏与南方火气相应，这是自然界万物繁盛成长的本源，所以心的脉气出现时很充盛，去时反衰，就称为“钩脉”。与此相反的就是“病脉”。黄帝问：怎样算是相反呢？岐伯回答：如果脉气来时充盛，去时也充盛，这是脉气太过，是病在外；如果脉气来时不充盛，去时反而充盛，这是不及，是病在里。黄帝问：夏季脉象太过与脉象不及，会引起什么疾病？岐伯回答：若夏季脉象太过，人会出现身体发热，肌肤疼痛，或患浸淫疮；若夏季脉象不及时，人会出现心烦，引起上咳嗽吐痰，下放屁。

黄帝问：说得很好。秋季的脉象就像水浮物，什么是浮脉呢？岐伯回答：秋季的脉属于肺脉，肺脏与西方金气相应，因为秋季是自然界万物收获的季节，所以肺的脉气来时轻虚而浮，脉来时急，去时散漫，就称为“浮脉”。与此相反的就是“病脉”。黄帝问：怎样算是相反呢？岐伯回答：如果脉气来时轻虚而浮，中部坚实而两旁空虚，这是脉气太过，是病在外；如果脉气来时轻虚而浮且微弱，这是脉气不及，是病在里。黄帝问：秋季脉象太过与脉象不及，会引起什么病？岐伯回答：秋季脉象太过时，人会出现气上逆、背痛、郁闷不畅的病症；秋季脉象不及时，人会出现气

四时脉象太过与不及的表现

正常的四季脉象应为春弦、夏钩、秋毛、冬石。但是有时候也会出现太过与不及的情况，太过会表现为体表的疾病，不及会表现为体内的疾病。

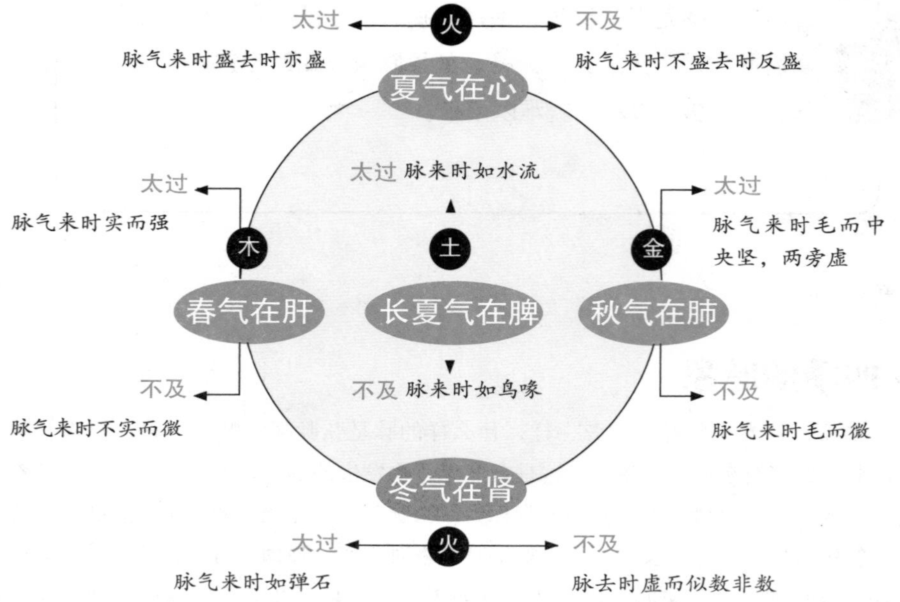

太过 ← 火 → 不及

脉气来时盛去时亦盛　　脉气来时不盛去时反盛

夏气在心

太过 脉来时如水流

太过　脉气来时实而强

太过　脉气来时毛而中央坚，两旁虚

木　土　金

春气在肝　长夏气在脾　秋气在肺

不及 脉来时如鸟喙

不及　脉气来时不实而微

不及　脉气来时毛而微

冬气在肾

太过 ← 火 → 不及

脉气来时如弹石　　脉去时虚而似数非数

喘、呼吸少气、咳嗽、咳血，喘息时肺中有声。

黄帝问：讲得很好。冬季的脉象就像石头沉落，什么是石脉呢？岐伯回答：冬季的脉属于肾脉，肾脏与北方水气相应，这是自然界万物收藏的本源，所以肾的脉气来时，沉而搏指，就称为“石脉”。与此相反就是“病脉”。黄帝问：怎样算是相反呢？岐伯回答：如果脉气来时像用手弹石，这是脉气太过，是病在外；如果脉去时虚软，似数非数的，这是脉气不及，是病在里。黄帝问：冬季脉象太过与脉象不及，会引起什么疾病？岐伯回答：冬季脉象太过时，人会出现肢体倦怠、少气懒言、脊背疼痛；冬季脉象不及时，人会出现心中空悬、饥饿、季肋空软处清冷、脊中疼痛、小腹胀满、小便改变。黄帝说：讲得好。

脾脉的脉象

黄帝问：四季顺序的变迁，引起脉象变异，那么脾脉与哪个季节相关？岐伯回答：与中央的土气相应，是一个独立脏器，位于中央，转化精气灌溉四方。黄帝问：既然这样，那么脾脏是否正常看得出来吗？岐伯回答：脾脏正常时看不出来，但脾脏异常时可以表现出来。黄帝问：脾脏的异常是怎样表现出来的？岐伯回答：如果脉来时，像水流一样，这是太过，是病在外；如像鸟嘴，这是不及，是病在里。黄帝问：先生说脾脏是独立的脏器，位于中央，属土，灌溉四方，脾脏脉象太过与脉象不及会

四时脉象太过与不及导致的疾病

四时脉象太过与不及都会导致身体发生疾病：太过，疾病会表现在外；不及，疾病会表现在内。

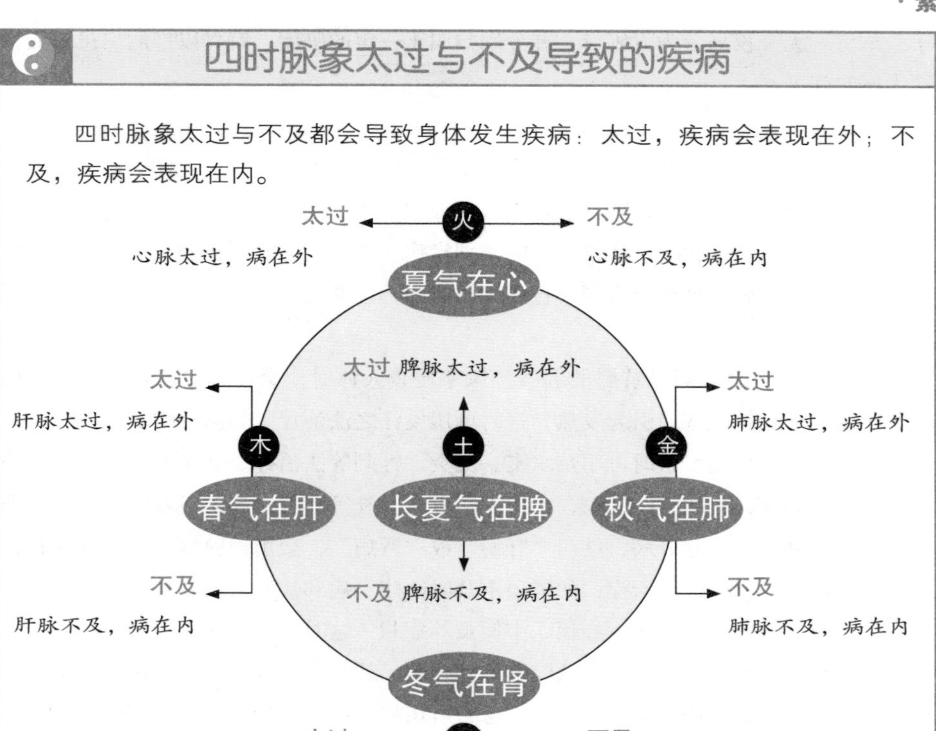

导致什么疾病？岐伯回答：脾脉太过，会使人四肢不能抬举；脾脉不及，会使人九窍不通畅，身重不能活动自如。

黄帝惊异地站了起来，接连两次跪拜叩头说：很好，我已了解诊脉的要领了，这是天下最重要的道理。推测五色、脉象的正常与变异，关键在于神的运转，总是向前而不回返。如果神回返就不向前运转了，于是就失去了生机。重要的理论，都是极微妙的，将其记录在玉版上，藏在府库里，每天早晨诵读，就叫作“玉机”！

病邪在五脏中的传播

五脏中的每一脏器，都是从其所生处接受病气，后又传给其所克的脏器，并将病邪留在生己的脏器，死于克己的脏器。当病到要死的时候，必须要等到邪气传到生其的脏器，患者才会死亡。这就是所说的病邪逆传，从而引起死亡。例如，肝脏从心脏处接受病气，又将病气传于脾脏，停留在肾脏，当邪气传到肺脏时，患者就要死亡了。心脏从脾脏处接受病气，又将邪气传于肺脏，停留在肝脏，当邪气传到肾脏时，患者就要死亡了。脾脏从肺脏处接受病气，又将病气传到肾脏，停留在心脏，当邪气传到肝脏时，患者就要死亡了。肺脏从肾脏处接受病气，又将病气传到肝脏，停留在脾脏，当邪气传到心脏时，患者就要死亡了。肾脏从肝脏处接受病气，又将病气传到心脏，停留在肺脏，当邪气传到脾脏时，患者就要死亡了。这都是病邪逆传而死的例子，如将一天一夜划分为五等份，并分别归属于一定的脏腑，就可以推测出患者死亡的大概时间了。

黄帝说：人体内的五脏之气是相互贯通的，五脏病气的转变也有一定规律，五脏病气的转变是按照五脏相克的规律进行转变的。如果不及时治疗，时间长的话或三个月内，或六个月内，短的话或三天内，或六天内，当传遍五脏时，患者就会死亡，这是病在五脏内顺传的次序。所以说，能辨别疾病在表，就能判断疾病是从哪来的；能辨别疾病在里，就能推测出患者死亡的大概时间，也就是说，到了不胜的日子时就要死了。

风是造成很多疾病最首要的邪气。风寒侵袭人体时，会使人的汗毛竖直，皮肤毛孔闭塞，阳气被阻塞而引起发热，这时可用发汗之法治疗。如出现痹证，肌肤麻木不仁，形体浮肿疼痛，这时可用热水熨、艾灸、针刺等法治疗。如果不及时治疗，病邪向里传到肺脏，就叫“肺痹”，会出现咳嗽、上气等症状；如果不及时治疗，病邪从肺脏传到肝脏，引起肝病，就叫“肝痹”或“厥病”，会出现胁痛及呕吐等症状，这时可用按摩或针刺之法治疗；如果还不及时治疗，病邪从肝脏传到脾脏，就叫“脾风”，出现黄疸、腹中发热、心烦、小便黄等症状，这时可用按摩、药物、汤浴等法治疗；如果还不及时治疗，病邪从脾脏传到肾脏，就叫“疝瘕”，会出现小腹烦热疼痛，小便白浊，这个病又叫“蛊病”，这时可用按摩或药物治疗；如果照样不及时治疗，病邪从肾脏传到心脏，出现筋脉牵引拘急，就叫“瘛症”，这时可用艾灸或药物治疗；如果继续不及时治疗，病满十天，患者就会死亡。肾脏将病邪传给心脏，心脏又将邪气传给肺脏，便会出现恶寒、发热的症状，这样三年就会死亡，这就是疾病按五脏相生规律转变的次序。

疾病的乘传

对一些突发性的疾病，就不必依照这种转变规律来治疗。有些疾病的转变也不是完全依照这种次序转变的，如由忧、恐、悲、喜、怒五种情志因素引起的疾病。由于过喜伤心，心气虚，导致肾气乘心；大怒伤肝，导致肺气乘肝；过思伤脾，导致肝气乘脾；大恐伤肾，导致脾气乘肾；过忧伤肺，导致心气乘肺，这都是疾病不按这种规律转变的例子。因此，每个脏器各有五种疾病，进而疾病的转变会有五五二十五种变化。这就是所谓“传”，即“乘”的意思。

五脏的真脏脉

大骨头枯槁，大肌肉萎缩，胸中满是胀气，呼吸不顺畅，身体颤动，这样的话，大概六个月就要死亡了。要是真脏脉出现了，就能判断出死亡的日期。大骨头枯槁，大肌肉萎缩，胸中满是胀气，呼吸不顺畅，心中疼痛，疼痛牵引肩背和后颈，大概一个月就要死亡了。要是真脏脉出现了，就能判断出死亡的日期。大骨头枯槁，大肌肉萎缩，胸中满是胀气，呼吸不顺畅，心中疼痛，疼痛牵引肩背和后颈，肌肉瘦削，身体发热，

病邪在五脏中的传播

病邪的发生并不会马上导致人的死亡，而是先按照一定的路径传播，当传到相应的脏器时，这人也就要死了，具体传播路径如下：

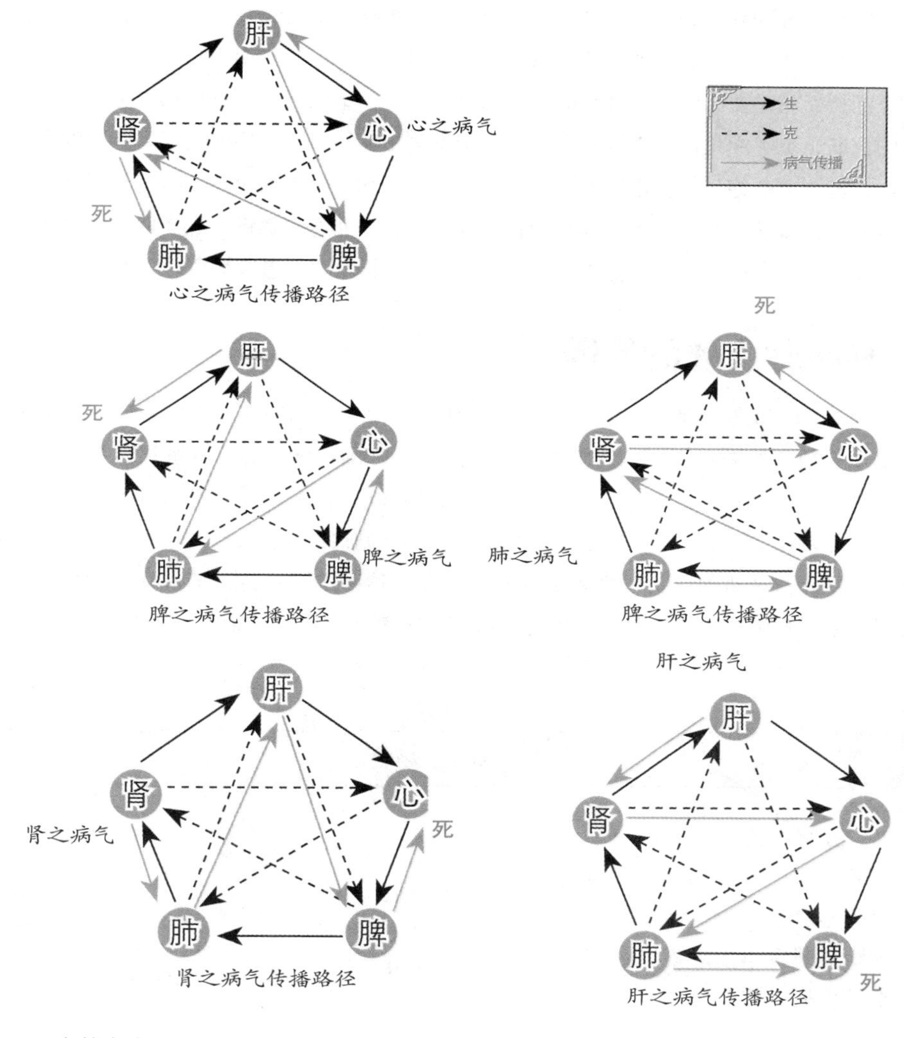

身体有病时必须及时治疗，否则，等病气传遍五脏时，人也就没救了。

肘、膝后的肌肉溃破，要是真脏脉出现了，十个月内就会死亡。大骨头枯槁，大肌肉萎缩，两肩下垂，肌肉消瘦，动作迟缓，真脏脉出现，一年内就会死亡，要是真脏脉出现了，就能判断出死亡的日期。大骨头枯槁，大肌肉萎缩，胸中满是胀气，腹中疼痛，心中不安宁，周身发热，肘、膝后肌肉溃破，全身肌肉瘦削，眼眶凹陷，要是真脏脉出现，眼睛看不见人，立刻就会死亡；既使能看见人，到了病脏所不能胜过的时日，也会死亡。

正气暴虚，又突然感受外邪，五脏气机阻闭，脉道不通，正气不能往来流行，犹如无意中掉到深渊，这种突发性疾病，不易预测死亡的日期。如果脉搏断绝不来或脉搏呼吸间搏动五六次的，形体肌肉虽然不瘦脱，真脏脉也没出现，但还是会死亡的。

肝脏的真脏脉象，浮取和沉取都劲急有力，就像摸刀口一样硬而锐利可怕或像按绷得很紧的琴瑟弦，患者面色青白无光泽，须发焦枯断折，就是要死亡了。心脏的真脏脉象，坚硬而搏指有力，就像按薏苡子一样圆滑，患者面色红中带暗黑且无光泽，须发枯焦断折，就是要死亡了。肺脏的真脏脉象，脉大而虚软无力，就像用羽毛轻轻地触摸人的皮肤，患者面色白中带红且无光泽，须发焦枯断折，就是要死亡了。肾脏的真脏脉象，搏击而欲断绝，像是用手弹石块一样坚硬不柔和，患者面色黑中带黄且无光泽，须发焦枯断折，就是要死亡了。脾脏的真脏脉象，软弱而忽快忽慢，患者面色黄中带青且无光泽，须发焦枯断折，就是要死亡了。一旦真脏脉出现，患者都会死，不容易治好。

真脏脉主死的原因

黄帝问：出现真脏脉就要死亡，这是什么原因？岐伯回答：人的五脏要从胃脏里获得水谷精气的滋养，因此胃脏是五脏精气衰、旺的根本。五脏的脏气自身不能到达手太阴肺经的脉口，要到达就必须依靠胃气，所以五脏之气分别于其所主的时令，在胃气的作用下，到达手太阴肺经，并呈现出相应的脉象。因此邪气胜的，脏的精气就衰弱，在疾病严重时，胃气就不能与脏气一并到达手太阴肺经，于是真脏脉气单独地表现出来，真脏脉独现，是病气胜过了脏气，人就会死亡。黄帝说：很好。

疾病的乘传

五脏中的任何一脏感受了邪气都可能会传给其他脏器，根据传播的距离长短可以表现出五种疾病。除此之外，忧、恐、悲、喜、怒五种情志因素也会引起五脏气虚，其中一个脏器因为情志影响而气虚，相克的脏气会乘其虚。所以疾病的转变一共有五五二十五种变化。

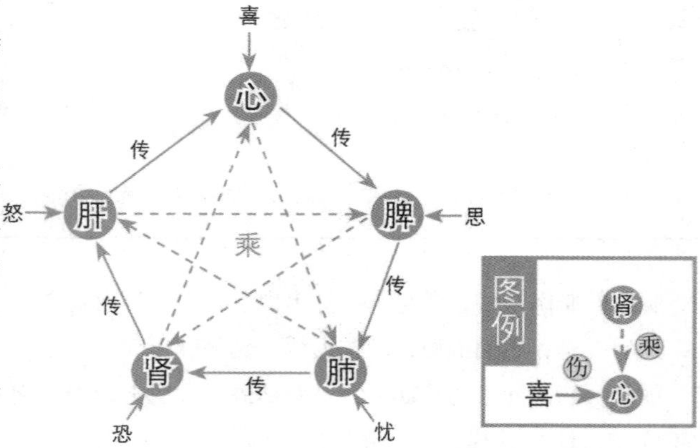

胃是五脏精气衰、旺的根本

人体要靠五脏之气营养全身，但五脏之气必须依靠胃气才能运营。否则，如果胃气不能与脏气一并运行，呈现出真脏脉，人就会死亡。

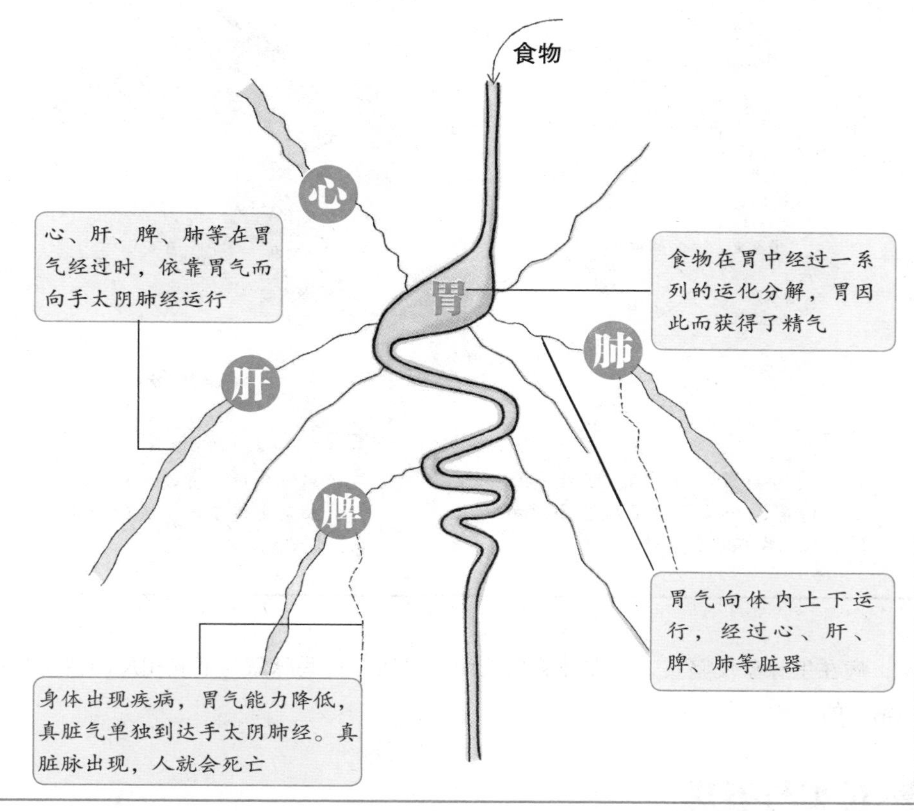

脉象逆四时

黄帝说：凡是诊治疾病，必须要观察患者的形体、神气、色的枯荣、脉搏的盛衰、病的新久，要及时地治疗，不要延误时机。形体与神气表现相一致时，就可治疗；颜色显润泽，就容易治好；脉搏变化与四时阴阳变化相一致，这样也能治疗；脉象从容、柔和、滑利，是脉有胃气，就容易治疗。所有这些都应及时治疗。形体与神气表现不一致时，就难治；颜色枯槁不润泽，就难治好，脉象坚硬劲急，表明病情加重；脉搏的变化与四时阴阳变化不一致时，就不可治疗。诊察疾病时必须要观察以上四种难治的情况，明确地告诉患者。脉搏变化与四时阴阳变化不相一致的情况是指春季诊得肺脉，夏季诊得肾脉，秋季诊得心脉，冬季诊得脾脉。且脉象均表现为浮悬而欲断绝或沉而涩，这是脉搏变化与四时阴阳变化不一致。脉搏形态没隐藏，如在春、夏季节脉象沉涩，秋、冬季节脉象浮大，这也是脉搏变化与四时阴阳变化不一致。得热性病脉象反安静，得泄泻脉象反大，大失血的患者脉象反坚

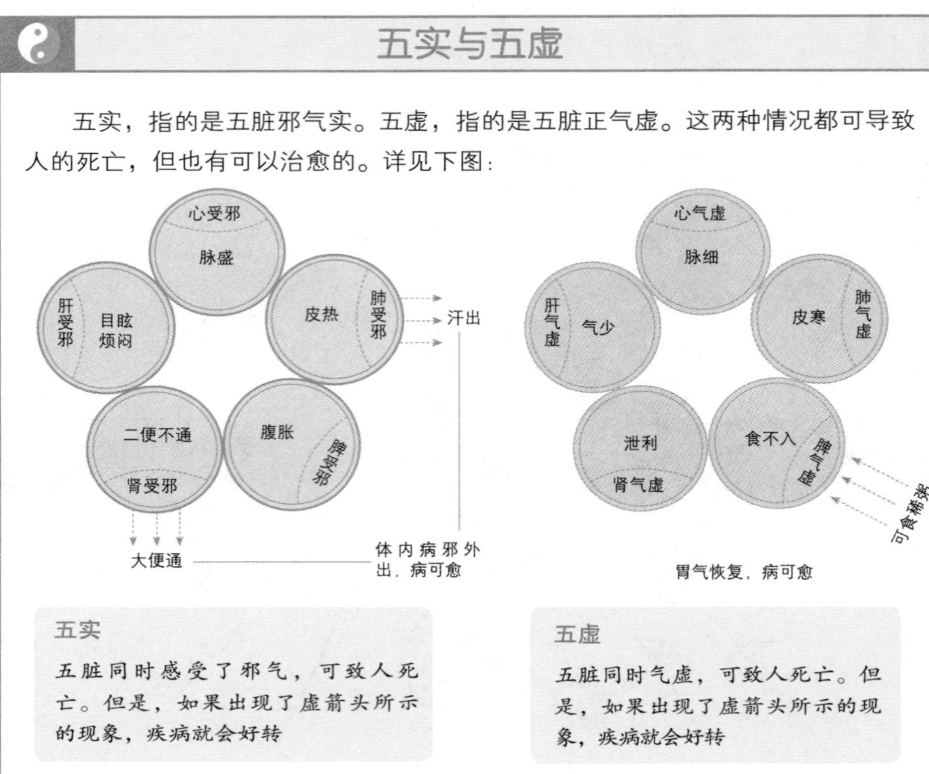

实，病在里脉象反坚实，病在外脉象反而不坚实，这些脉象与证候相反的情况是难以治疗的。

五实与五虚

黄帝问：我听说根据虚实可判别是死是生，想听听这方面的情况。岐伯回答：有五种实情可致死，有五种虚情也可致死。黄帝说：想听听这五实五虚。岐伯说：脉象盛大，皮肤发热，腹部胀大，大小便不通，目眩烦闷，就是五实证；脉搏细弱，皮肤寒冷，少气不够喘息，大小便泄利，不能进饮食，就是五虚证。黄帝说：五实证、五虚证有时能被治愈，这其中的道理是什么呢？岐伯回答：如患者喝了稀粥，大小便泄泻停止了，表明胃气渐渐恢复，这就是五虚证也有痊愈的可能；如患者身上汗出，大便通利泻，表明病邪外出，所以五实证也有痊愈的可能。这是五实证和五虚证的表现。

第二十 三部九候论篇

本篇再次从天、地、人相互联系的角度讲述对疾病的诊断，向我们介绍了一种诊断疾病的方法——三部九候诊断法。另外，本篇还讲述了用这种诊脉法诊断疾病时的一般原则，并阐述了脉象的冬阴夏阳以及在临床上的应用。

素问

三部九候

黄帝说：从先生那听到有关九候的理论，确实既多又广博，很难详细说明，我希望听您讲一讲这其中最重要的道理，以嘱咐子孙，要他们传给后世，并铭刻于骨髓，藏于心中，我发誓接受这些理论，并不随意外泄。与天体运行规律相合，有始有终，上与日月星辰节气相应，下与四时变迁、五行的运转相结合，盛衰交互，冬夏阴阳的变化，人怎样与变化相应，希望听你讲一讲具体的方法。岐伯回答：您这个问题问得真妙！这是天地间一种很深奥的道理。

黄帝问：希望听你说一说这种深奥的道理，从而使其与人的形体相结合，血气通畅，以此来定人的生死，怎样才能达到目的？岐伯回答：天地间的大数，从一始到九终。一属阳为天，二属阴为地，人居天地之间，三为人。天地人合而为三，三三为九，从而与地之九野之数相应。因此人体诊脉的部位有上、中、下三部，每一部又各有天地人三候，凭借这三部九候的脉象，判断人的生死，诊断疾病，调理虚实盛衰，进而去除病邪。

黄帝问：什么是三部呢？岐伯回答：有上、中、下三部，并且每部又各有三候。所谓三候，是天、地、人，这些必须有老师的指导才能搞清楚。上部的天，指额两旁动脉搏动处；上部的地，指鼻孔下两旁动脉搏动处；上部的人，指两耳前凹陷中动脉搏动处。中部的天，指手太阴肺经经渠穴动脉搏动处；中部的地，指手阳明大肠经合谷穴动脉搏动处；中部的人，指手少阴心经神门穴动脉搏动处。下部的天，指足厥阴经五里穴动脉搏动处，女子取太冲穴；下部的地，指足少阴经太溪穴动脉搏动处；下

名词解释

九野

天的中央和天的八方。《吕氏春秋·有始》：“天有九野，地有九州。”可见，天之九野与地之九州是对应的。

部的人，指足太阴经箕门穴动脉搏动处，足背上的冲阳穴候胃气。所以，下部的天可诊断肝脏经气的盛衰，下部的地可诊断肾脏经气的盛衰，下部的人可诊断脾胃经气的盛衰。

黄帝问：中部之候又是怎样的？岐伯回答：中部也有天、地、人。中部天可诊断肺脏经气盛衰，中部地可诊断胸中气血旺衰，中部人可诊断心脏经气盛衰。

黄帝问：上部拿什么来诊断？岐伯回答：上部同样也有天、地、人。上部天可诊断头部位气血的盛衰，上部地可诊断口齿部位气血的盛衰，上部人可诊断耳目部位气血的盛衰。三部中每一部分别都有天、地、人，因而三部中分别有三个天候、地候、人候，共有九候。九候与九野相应，九野与人身九脏相合。所以人体中有藏神的脏五个，有形脏四个，一共是九个。五神脏的精气败竭，于是患者的面色必然晦暗枯槁，颜色晦暗枯槁，就一定会死亡。

三部九候的诊断方法

黄帝问：怎么诊断呢？岐伯回答：必须先观察患者的胖瘦，然后调理患者气的虚实，气实则泻其有余，气虚则补其不足，但必先除去血脉中的瘀滞，然后再调理，无论是什么病，目的是使脏腑达到协调。

黄帝问：怎样判断疾病治愈后的好坏？岐伯回答：体形充实，但脉细，气少，满足不了呼吸的病症就较危险。体形消瘦，脉反而大，胸中的气很多，这样的病症多数会死亡。形体与神气协调一致，这样愈后就较好。脉搏参差不齐地跳动，大多数是因为有病。三部九候的脉象不相协调，大多数是死证。三部九候中上下左右脉相应，鼓指明显，像舂捣谷物，说明病情较重，上下左右脉不相协调，快却数不清，大多数是死证。中部的脉象虽单独调和，但是上部、下部多脏之脉已经失调，大多数会死亡。中部脉象衰减，并与上部下部脉不相协调，大多数是死证。两眼内陷，也会死亡。

黄帝问：如何判断患有疾病呢？岐伯回答：诊察九候的异常，就能知道。如果九候中有一脉独小的，九候中有一脉独大的，九候中有一脉独快的，九候中有一脉独慢的，九候中有一脉独滑的，九候中有一脉独涩的，九候中有一脉独沉陷的，这些均是有病。医生用左手指轻轻按在内踝上五寸处，再用右手指轻轻弹患者内踝，如果震动超过五寸以上且震动软滑均匀，就没有病；如果震动混乱不清，就是有病；如果震动缓慢而小，也是有病；如果震动不到五寸，或弹后根本没反应，就是死证。如果全身肌肉消瘦，行动不便，也是死证。中部的脉忽慢忽快，也会死亡。上部的脉大而钩的，是络脉有病。三部九候的脉象，应相互协调、上下一致、不失和。如其中一候不相应，就是出现了病变；如果有两候不相应，就是病重；如果三候不相应，就是病危了。不相应是指上、中、下三部脉象不一致，在脏、腑审察疾病，是判断生死的。必须先了解四时五脏的正常脉象，才能分辨出病脉。真脏脉出现了，而且病症很重，就会死亡。足太阳经脉经气败竭，患者下肢屈伸不利，就接近死亡了，这时两眼向上翻，眼珠不能转动。

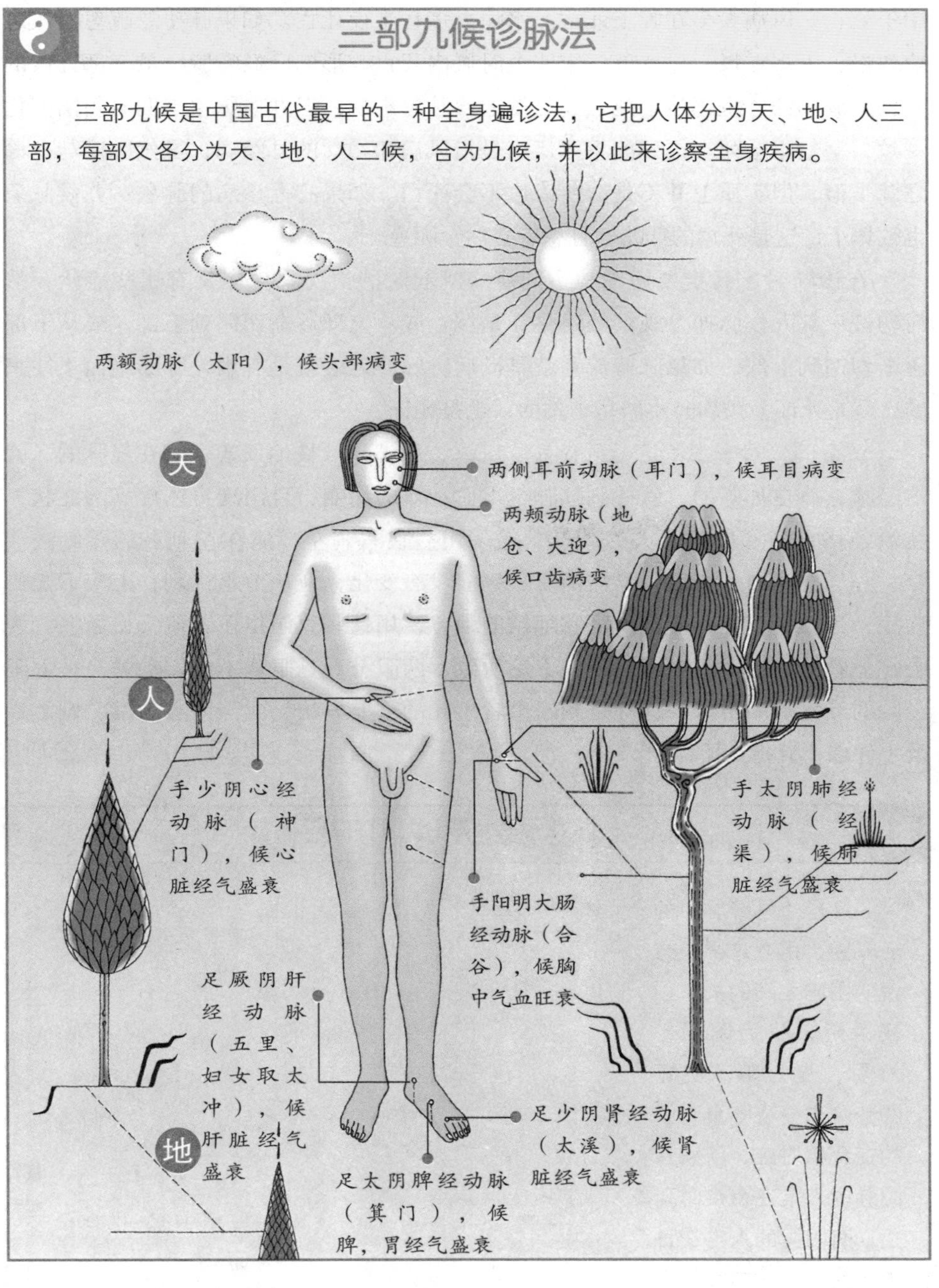

脉象的冬阴夏阳

黄帝问：冬阴夏阳从脉象上怎样区分？岐伯回答：三部九候的脉象都表现为沉细弦绝，属阴，与冬季相应，因此患者大多在夜半死亡；如果三部九候的脉象，躁动如喘且疾数，属阳，与夏季相应，因而患者大多在日中死亡。因此，如果患者表现为既恶寒又发热，大多在早晨死亡。体内有热或得了热性病，大多在中午死亡。风病大多在晚上死亡。水病大多在半夜死亡。如果脉搏忽疏忽密或忽快忽慢，大多在辰、戌、丑、未四个时辰内死亡。形肉已经瘦脱，虽三部九候的脉象是调和的，也仍然会死亡。虽然七诊脉象出现，但九候脉象与四时阴阳变化一致，一般不会死。提到的不死疾病是指风病和妇女的月经病，虽然脉搏与七诊之脉类似，但实质上并不是，所以也不会死亡。如果有七诊病的脉象，九候脉象也败坏了，这是死亡的征兆，且患者必然会呃逆。

在诊断时，一定要详细地审问疾病刚起时的情况，现在又有哪些症状，然后切按三部九候脉搏，观察经络是浮是沉，或从上部逐渐切循到下部，或从下部逐渐切循到上部。如果脉搏流利就是没病，脉搏迟缓就是有病，脉断绝而不往来的，就是死证，久病时皮肤是干枯的，也是死证。

黄帝问：对于那些可治的疾病，又该怎样治疗？岐伯回答：病在经脉的，就治经脉；病在孙脉的，就针刺孙脉至出血；血的病变，且出现身体疼痛的症状，就治经络；病邪停留在大的络脉，就采用病在右刺左，病在左刺右的缪刺法治疗；邪气在体内久留后，形体消瘦，病症没有变化，应该节量针刺；上实下虚的病症，当切循其脉，诊察出经脉郁结的地方，用针刺直至出血，使气血通畅。两眼往上看的，是太阳经脉的经气不足所致，两眼上看且眼珠不能转动的，是太阳经脉的经气败竭所致。这都是判断患者生死的重要方法，应当留心观察。刺手指及手外踝上五指，留针。

《内经》天地门户图

这是《易经》中的一幅图，用在这里是想说明阴阳之间的关系：夜为阴，昼为阳；冬为阴，夏为阳。脉象的变化与昼夜冬夏时间的变化相对应，所以有阴脉的人常在夜半时死亡，有阳脉的人常在日中时死亡。《内经》中的“冬阴夏阳”即是此意，中医大夫常由此根据患者的脉象来推断患者的死亡时间。

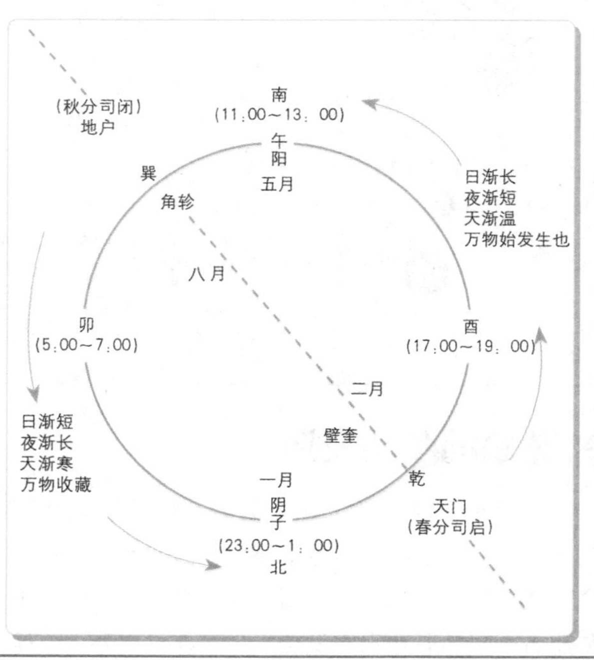

第二十一 经脉别论篇

素问

本篇论述了居住环境、情绪变化、饮食等因素在疾病形成过程中的影响。讲述了食物在体内的运化规律，这种规律与自然界和五脏的运行规律一致，是经脉的正常现象。三阴三阳经脉如果气逆，就会产生一些病症，必须采取相应的治疗方法。

各种因素对疾病形成的影响

黄帝问：人因居住环境、劳累程度、勇敢或怯弱等因素的不同，其经脉中的血气也会随着发生变化吗？岐伯回答：多数情况下，人在惊恐、恼怒、劳累或安逸过度等情况下，其经脉中的血气是会发生变化的。因此夜晚行走时，喘息发自肾脏，淫乱之气侵及肺脏而引起肺病。坠堕恐惧时，喘息发自肝脏，淫乱之气会伤及脾脏。大惊猝恐时，喘息发自肺脏，淫乱之气会伤害心脏。涉水跌倒时，喘息发自肾脏与骨髓。这些情况下，神气壮盛的人，一般气血通顺，病邪就能除去并不会产生疾病；神气怯弱的人，病邪就会停留在人体而产生疾病。所以说，原则上诊察疾病，应观察患者的勇怯、骨骼、肌肉以及皮肤的有关情况，以掌握病情。这些都是诊断疾病的方法。

饮食过饱时，汗液自胃中发出；大惊会伤损心精，使汗液从心脏发出；负着重物，长途跋涉时，汗液会从肾脏发出；快速行走又感恐惧时，汗液会从肝脏发出；过度劳累时，身体不断摇动，汗液会从脾脏发出。因此，春夏秋冬四时阴阳变化适度，由于身体劳损过度会形成疾病，这是常理。

食物在体内的运化

饮食进入胃中，经过消化，将一部分营养物质散布到肝脏，然后再将精气扩散到筋。食物进入胃中，经过消化，部分营养物质转输到心脏，后又将精气输入脉中。精气沿着经脉运行，归于肺脏中，这时百脉汇聚于肺脏，脉与皮毛相应，精气就输送到皮毛。皮毛与经脉、精气相合，精气流于经脉中，经脉中精气旺盛，精神的活动正常，精气均匀地散布到心、肝、脾、肺四脏，于是精气在全身分布平衡，寸口就具备了诊断疾病的条件，凭借其判断是生是死。

五脏与五体

中医将皮毛、血脉、肌肉、筋、骨称为五体，并认为五脏与五体有着一一对应的关系，五体的表现能反映五脏的病变。

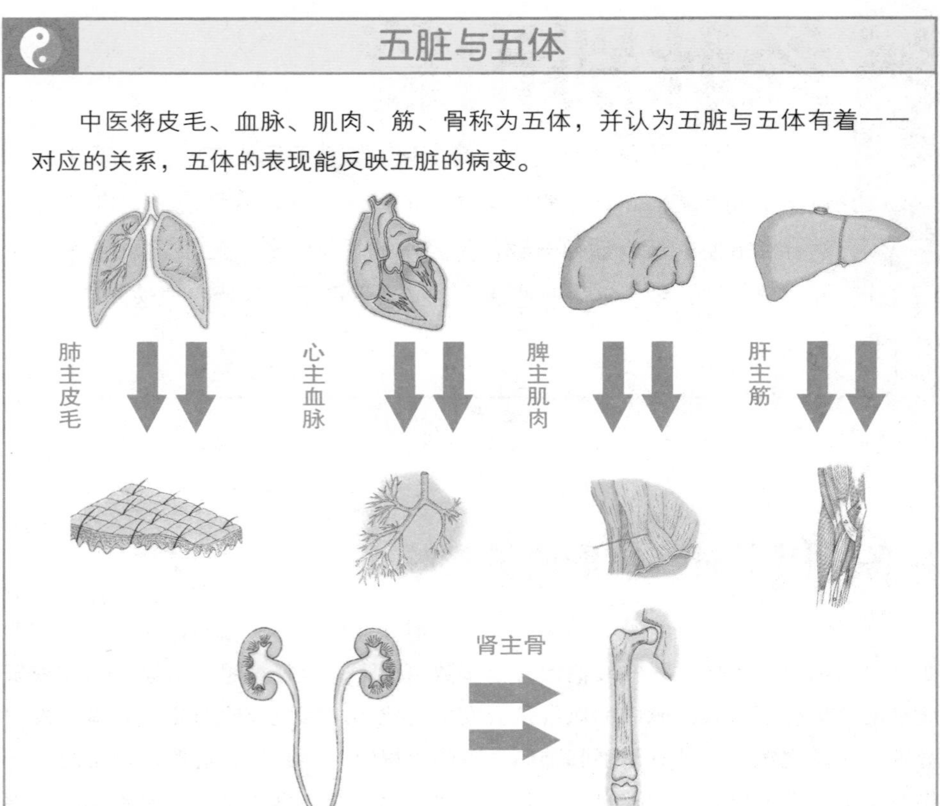

食物进入胃中，经消化后，分离其中的精气，再输送到脾脏，脾脏布散精气向上到达肺脏，肺脏调通水液运行的道路，向下输送至膀胱。这样水精散布于全身，与五脏经脉并行，且运行规律与四季及五脏的阴阳变化相应。推测其中变化规律，应属于正常生理现象。

六经气逆产生的疾病与治疗方法

太阳经脉偏盛，于是出现厥逆、气喘、气上逆的症状，这是肾脏不足、膀胱腑有余所引起的，应用泻法治疗表里两经，取两经下部的腧穴。阳明经脉偏盛时，由于阳经的气合并于阳明所致，治疗时应泻阳明经，补太阴经，取两经下部的腧穴。少阳经脉偏盛时，会出现厥气上逆，外踝前的足少阳脉胀大，治疗时应取少阳经下部的腧穴。少阳经脉单独偏盛时，说明少阳经太过。太阴经脉偏盛时，应留心审察确切，五脏脉气都少时，是胃气不和，太阴经的病变，治疗时应补阳明经，泻太阴经，取两经下部的穴位。少阳经脉偏盛时，是少阳经气厥逆，肾气不足而致心脏、肝脏、脾脏、肺脏之气争张于外，且阳气并于上，治疗时，用经络腧穴，泻太阳经，补少阴经。厥阴经脉偏盛时，是厥阴经所主持，出现真气虚，心中酸痛，厥气停留和正气相搏击，常常出汗。应采用饮食调养和药物治疗，在针刺的时候，取厥阴经下部的腧穴。

孙思邈仰人明堂图

唐代以前传统的明堂图主要指全身腧穴总图，一般为正人、伏人、侧人明堂图，故这一时期的明堂图也称作“偃侧图”。

和以前明堂图不同的是，孙思邈所绘图系彩绘，而且所用色彩与相应经脉的五行属性相对应。绘图的尺寸采用正常人大小的一半高度按比例绘制。从图中可以很清楚地看出三阴三阳经脉的走行以及沿途的穴位。

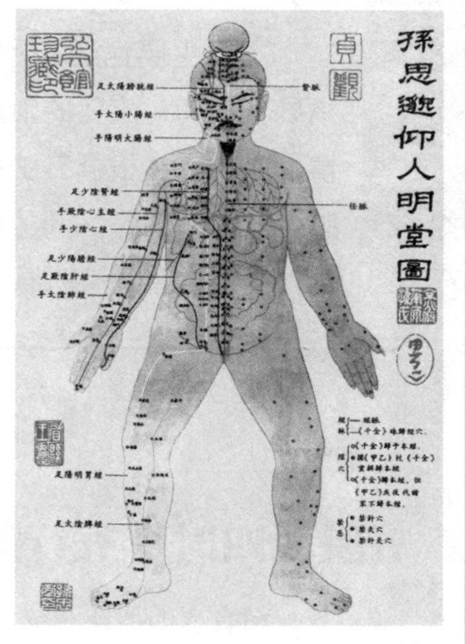

黄帝问：太阳经的脉象是什么样的？岐伯回答：好像三阳经的气血浮而盛大。黄帝问：少阳经的脉象是什么样的？岐伯回答：像一阳的初生之气，圆滑但不盛实。黄帝问：阳明经的脉象是什么样的？岐伯回答：像心脉一样大且浮。太阴经的脉象搏动沉伏鼓指；少阴经脉搏动，为肾脉沉且不浮的脉象。

第二十二 脏气法时论篇

本篇主要论述了利用五脏与四时、五行的对应关系，来指导养生和对疾病的治疗。我们可以根据这种对应推测患者病情的变化，并根据五脏病变在时间上的变化选择用药。根据五脏、五色、五味之间的对应关系，根据患者的具体情况调节饮食，制定患者的用药原则。

素问

五脏和四时、五行的关系

黄帝说：结合人的形体并按照四时五行的变化来治疗疾病，怎样做才是顺从了自然界的规律？什么是逆？什么是得？什么是失？希望听你讲讲这方面的情况。岐伯回答：五行是指金、木、水、火、土。患者的生死是据根五行的旺衰推测的，并确定治疗是否成功，以确定五脏之气的盛衰、疾病减轻或加重的时间、死生的日期。

黄帝说：希望你全面地讲讲。岐伯回答：肝脏属木，旺于春季，在经是足厥阴肝经和足少阳胆经，旺日是甲日、乙日，肝最怕拘急，当肝筋拘急时，要立刻服用甘味的药缓和拘急。心脏属火，旺于夏季，在经是手少阴心经和手太阳小肠经，旺日是丙日、丁日，心气最怕弛缓，当心气涣散时，要立刻服用酸味药收敛涣散。脾脏属土，旺于长夏季节，在经是足太阴经和足阳明经，旺日是戊日、己日，脾最怕湿气，当脾为湿困时，要立刻服用苦味药祛除湿气。肺脏属金，旺于秋季，在经是手太阴经和手阳明经，旺日是庚日、辛日，肺最怕气机上逆，当气机上逆时，要立刻服用苦味药泄其气。肾脏属水，旺于冬季，在经是足少阴经和足太阳经，旺日是壬日、癸日，肾脏最怕干燥，当肾干燥时，要立刻服用辛味药濡润，因为辛味能宣通肌肤腠理，畅达气血并能促使津液产生。

五脏病变在时间上的变化

肝脏的病变，一般到夏季就能痊愈，如果夏季不能痊愈，到了秋季就会加重，如果秋季不死，冬季疾病会处于相持阶段，到了第二年春季才有起色。肝病要防止再感受风邪。肝脏疾病遇到丙日、丁日就可痊愈，如果丙日、丁日没有痊愈，到了庚日、辛日时就会加重，如果庚日、辛日没有死亡，壬日、癸日时处于相持阶段，到了下一甲日、乙日时病情才会有起色。肝脏病变一般在早晨时轻爽，日西时加重，夜半时平静。肝气喜散，应立即服用辛味药物促其散，用辛味药补，用酸味药泻。

王叔和六甲旺脉图

王叔和，魏晋年间著名医学家，精研医学，对脉诊尤为重视。其所著的《脉经》十卷，是现存最早的脉学专书。该图就是他创作的六甲旺脉图，从这幅图可以看出，人体每个月都有一旺脉，所以，脉象的表现在每个时段也不一样，我们可以以此作为诊断和治疗疾病的依据。

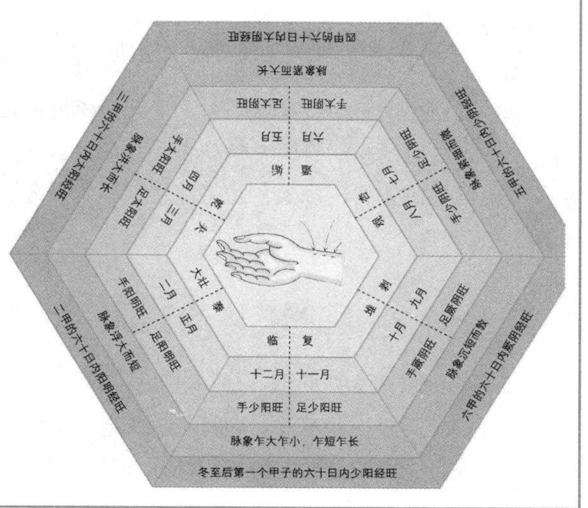

心脏的病变，一般到长夏季节就能痊愈，如果长夏季节不能痊愈，到冬季就会加重，如果冬季不死，第二年春季时疾病会处于相持阶段，到了夏季才有起色。心病禁温热饮食和穿过厚衣服。心脏疾病一般遇到戊日、己日时就能痊愈，如果戊日、己日不愈，到壬日、癸日就会加重，倘若壬日、癸日不死，甲日、乙日就处于相持阶段，到了丙日、丁日疾病就会有起色。心病一般在中午轻爽，夜半加重，早晨平静。心适宜软，应立即服咸味药使其软，用咸味药补，用甜味药泻。

脾脏的病变，一般到秋季就能痊愈，如果秋季不能痊愈，到第二年春季就会加重，如果春季不死，到夏季便处于相持阶段，到了长夏季节才有起色。脾脏病要忌温热饮食，不能吃得过饱，也不能生活在水湿之地、穿湿衣服。脾脏病一般遇到庚日、辛日就能痊愈，如果庚日、辛日不能痊愈，到甲日、乙日就会加重，如果甲日、乙日不死，丙日、丁日会处于相持阶段，到了戊日、己日疾病就有起色。脾脏病下午轻爽，日出时加重，日西时平静。脾喜弛缓，应立即服甜味药使其缓，用苦味药泻，用甜味药补。

肺脏病变，一般到冬季就可痊愈，如果冬季不能痊愈，到第二年夏季就会加重，如果夏季不死，长夏季节疾病会处于相持阶段，到了秋季疾病才有起色。肺病忌寒冷饮食、衣服穿得过薄。肺脏病一般遇到壬日、癸日疾病可痊愈，壬日、癸日不愈，到丙日、丁日就加重，如果丙日、丁日不死，戊日、己日处于相持阶段，到了庚日、辛日疾病就有起色。肺病日西时轻爽，日中时加重，夜半平静。肺喜收敛，要立即服酸味药使其收。用酸味药补，用辛味药泻。

肾脏病变，一般到春季能痊愈，如果春季不能痊愈，到长夏季节就会加重，倘若长夏季节不死，秋季就处于相持阶段，到了冬季疾病才有起色。肾脏病忌吃煎炸的热食物、穿过暖的衣服。肾脏病一般遇到甲日、乙日疾病就能痊愈，如果甲日、乙日不愈，到戊日、己日就加重，如果戊日、己日不死，庚日、辛日就处于相持阶段，到壬日、癸日疾病有起色。肾脏病半夜轻，一日中辰、戌、丑、未四个时辰病情加重，日西时平静。肾喜坚实，应立刻服苦味药使其坚实，用苦味药补，用咸味药泻。

邪气侵袭人体时，总是按照五行相克的规律伤害人体。每脏的疾病，当遇到所生己的那一脏所主时日时，病就痊愈，遇到所不胜的那一脏所主时日时，病就加重；遇到生己的那一脏所主时日时，病处于相持阶段；遇到本脏所主时日时，病就有起色。必须先熟悉五脏正常的脉象，才可能根据异常脉象，判断疾病加重、减轻、生或死的日期。

五脏病变的症状与治疗

肝脏病的表现为两胁下疼痛，甚至疼痛牵引小腹部，患者常常易发脾气，这是肝实证。肝虚：两眼视物不清，两耳听觉失聪，非常害怕，总是疑心有人要抓他，取足厥阴肝经或足少阳胆经的穴位进行治疗。如气机上逆，出现头痛，耳聋听不清声音，两颊部肿大，针刺厥阴经和少阳经的穴位出血。

心脏病的表现为胸中疼痛，两胁下支撑胀满、疼痛，胸背部、肩胛间、两臂内侧疼痛，这是心实证。虚证：胸腹胀大，胁下与腰部牵引疼痛。取手少阴心经及手太阳

五味与五脏疾病的治疗

中医认为，五脏与五味有一一对应的关系，当某一脏发生病变时，就是根据五脏所喜之味采取或补或泻的方法。

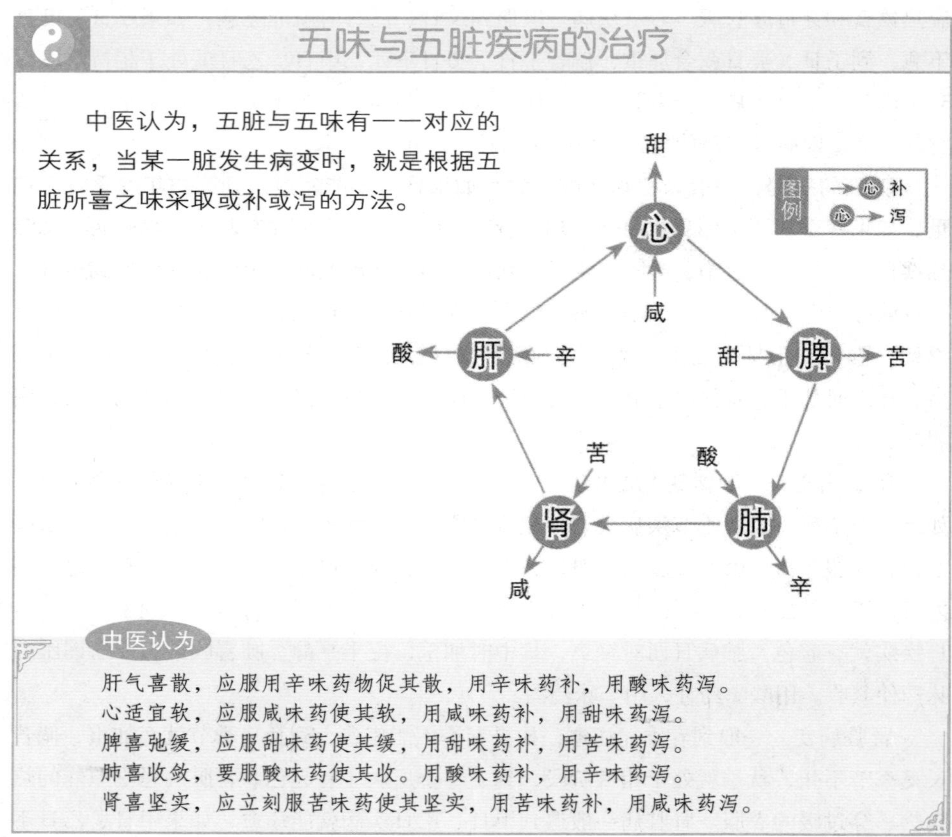

中医认为

肝气喜散，应服用辛味药物促其散，用辛味药补，用酸味药泻。
心适宜软，应服咸味药使其软，用咸味药补，用甜味药泻。
脾喜弛缓，应服甜味药使其缓，用甜味药补，用苦味药泻。
肺喜收敛，要服酸味药使其收。用酸味药补，用辛味药泻。
肾喜坚实，应立刻服苦味药使其坚实，用苦味药补，用咸味药泻。

五脏与五味、经脉的对应关系

五脏	肝	心	脾	肺	肾
对应季节	春	夏	长夏	秋	冬
对应经脉	足厥阴、足少阳经	手少阴、手太阳经	足太阳、足阳明经	手太阴、手阳明经	足少阴、足太阳经
对应五味	酸	苦	甘	辛	咸
适宜食物	粳米、牛肉、大枣	赤小豆、狗肉、李子	大豆、猪肉、栗子	小麦、羊肉、杏、薤	鸡肉、桃子、黄黍

小肠经穴位针刺，并针刺舌下出血；如疾病发生变化，取委中穴针刺出血。

脾脏病的表现为身体沉重，常感饥饿，肌肉萎缩，两足弛缓不收，走路时脚抽筋，脚底疼痛，这是脾实证。虚证：腹部胀满，肠鸣，不容易消化，腹泻，夹有未消化食物。取足太阴脾经及足阳明胃经穴位针刺，刺足少阴肾经的穴位出血。

肺脏病的表现为喘息，咳嗽，气上逆，肩背疼痛，出汗，尾椎部、大腿内侧、大腿外侧上部、膝、小腿前后、脚等处痛，这是肺实证。虚证：气少不够喘，耳聋，咽喉干燥。取手太阴肺经的穴位针刺，刺足太阳经外侧，足厥阴经内侧即少阴经穴位出血。

肾脏病的表现为腹部胀大，足胫肿，喘息，咳嗽，身体沉重，睡眠出汗，怕风，这是肾实证。虚证：胸中疼痛，小腹部疼痛，脚冷，心中不乐。取足少阴经和足太阳经穴位针刺出血。

五脏、五色、五味

肝与青色相合，肝病宜吃甜食，粳米、牛肉、大枣、葵菜都是甜的。心与红色相合，心病宜吃酸物，赤小豆、狗肉、李子、韭菜都是酸的。肺与白色相合，肺病宜吃苦食，小麦、羊肉、杏、薤都是苦味的。脾与黄色相合，脾病宜吃咸食，大豆、猪肉、板栗、藿都是咸味的。肾与黑色相合，肾病宜吃辛食，黄黍、鸡肉、桃子、葱都是辛味的。

辛味有发散作用，酸味有收敛作用，甘味有弛缓作用，苦味有坚燥作用，咸味有软坚作用。用毒药攻伐邪气，以五谷为滋养，五果为辅助，五畜肉为补益，五菜为补充。用谷肉果菜气味调和服食，可以补益精气。五谷、五肉、五果、五菜，都有辛酸甘苦咸味，五味各有作用，有的可发散，有的可收敛，有的可松缓，有的可坚燥，有的可软坚，治病时根据四时五脏的具体情况，适当选用五味。

第二十三 宣明五气论篇

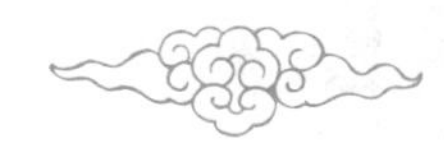

本篇是对五行的归纳小结，讲述了五行之气对人的影响，其影响包括：五味所入、五气所病、五精所并、五脏所恶、五脏化液、五味所禁、五劳所伤，以及五脏脉象等。

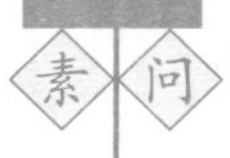

五气对人的影响

五味入胃后，先入所喜脏腑，酸味入肝脏，辛味入肺脏，苦味入心脏，咸味入肾脏，甜味入脾脏，这就是五味所入。

五脏气的病症，心气失常会出现嗳气，肺气失常会出现咳嗽，肝气失常会出现多言，脾气失常会出现吞酸，肾气失常会出现哈欠、喷嚏，胃气失常时气机上逆，出现呕吐或恐惧，大肠、小肠功能失常泄泻，下焦水气泛溢形成水肿病，膀胱气化不利，小便不通，膀胱失去约束，遗尿，胆气失常出现发火，这些就是五病。

五脏精气相并所形成的疾病是：精气并于心就喜，精气并于肺就悲，精气并于肝就忧，精气并于脾就畏惧，精气并于肾就恐，这些就是五并。脏气乘虚就相并。

五脏各有厌恶：心恶热，肺恶寒，肝恶风，脾恶湿，肾恶燥，这是五恶。

五脏化生五液：心脏津液为汗，肺脏津液为涕，肝脏津液为泪，脾脏津液为涎，肾脏津液为唾，这是五液。

五味各有所禁：辛味走气，不要多吃辛味食物；咸味走血，不要多吃过咸的食物；苦味走骨，不要多吃苦味食物；甜味走肉，不要多吃甜味食物；酸味走筋，不要多吃酸味食物，这些是五禁，让患者不要吃得过多。

五种疾病发生：阴病发于骨，阳病发于血，阴病发于肉，阳病发于冬，阴病发于夏，这些是五病所发。

五邪伤人的病症是：邪气入于阳分出现狂证，邪气入于阴分出现痹证，邪气内搏阳分出现巅顶疾病，邪气内搏阴分出现声音嘶哑，邪气由阳分进入阴分患者安静，邪气由阴分出于阳分患者多怒，这些是五乱。

五邪所见的脉象分别是：春季见秋季脉象，夏季见冬季脉象，长夏见春季脉象，秋季见夏季脉象，冬季见长夏季节脉象，这些是五邪脉，都是不治之症。

五脏各有所藏：心藏神，肺藏魄，肝藏魂，脾藏意，肾藏志，这是五脏所藏。

五脏各有主宰：心血脉，肺皮毛，肝筋膜，脾肌肉，肾骨髓，这些是五脏所主。

五行合身图

中国古代医学先驱一开始就将五行学说引入了医学领域，以此与人体的五脏、人的五神、社会的五常、自然界的五声等一一对应，并以此来解释医学中的一些现象，并根据五行相生相克的原理来寻找治疗疾病的方法。

水金土火木
智义信礼仁
精魄意神魂
声味形色臭
肾肺脾心肝
骨 皮 合内 脉 筋
发 毛 荣唇 色 爪
唾 涕 液涎 汗 泪
耳 鼻 窍口 舌 目
呻 哭 声歌 言 呼
腐 腥 臭香 焦 臊
咸 辛 味甘 苦 酸
恐 忧 志思 喜 怒

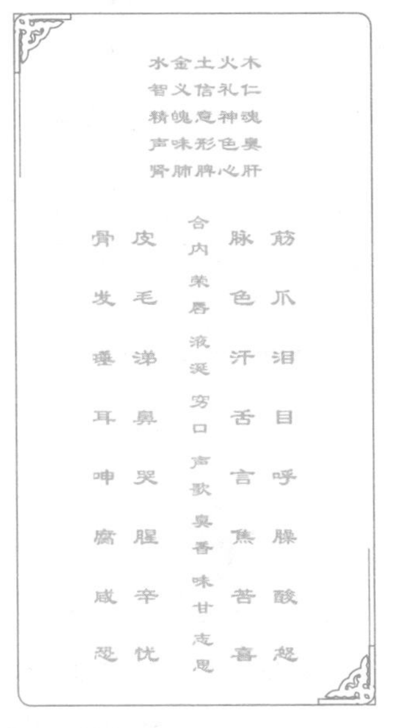

五种过度劳累有所伤：过久视物伤血，过久躺卧伤气，过久坐伤肉，过久站立伤骨，过久行走伤筋，这些是五劳所伤。

五脏脉与四时的对应关系：肝脉与春季相应是弦脉，心脉与夏季相应是钩脉，脾脉与长夏相应是代脉，肺脉与秋季相应是毛脉，肾脉与冬季相应是石脉。这些是五脏正常的脉象。

第二十四 血气形志论篇

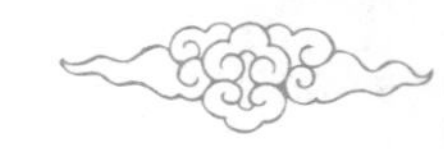

本篇主要讲述了三阴三阳经脉中的气血分布，经脉的表里关系，介绍了五脏腧穴的位置与取穴方法，形志疾病的治疗方法与注意事项。

素问

三阴三阳经脉的气血分布和表里关系

人体各经脉气血多少，是有定数的。太阳经脉常是多血少气，少阳经脉常是少血多气，阳明经脉常是多气多血，少阴经脉常是少血多气，厥阴经脉常是多血少气，太阴经脉常是多气少血，这是人体中的自然常数。

足三阴经与三阳经的表里关系是：足太阳膀胱经和足少阴肾经是表里，足少阳胆经和足厥阴肝经是表里，足阳明胃经和足太阴脾经是表里。手三阴经与三阳经的表里关系是：手太阳小肠经和手少阴心经是表里，手少阳三焦经和手厥阴心包经是表里，手阳明大肠经和手太阴肺经是表里。治疗疾病要先在病变经脉上气血壅滞的地方针刺出血，才能除去患者痛苦。再根据疾病虚实泻其有余，补其不足。

五脏腧穴的位置

想弄清背部五脏腧穴的具体位置，先找根草，取与两乳房之间距离相等的一段，从正中折弯，再取与前草四分之一相等长的草，来支撑前草的两端，形成一等腰三角形，作为量具。将顶角与大椎穴放齐，下边两个角所在位置是肺俞穴，做记号；再将三角形平行下移，使顶角置于两肺俞穴连线的中点，三角形两下角位置是心俞穴，做记号；和前面的方法一样继续向下移量，三角形两下角中右角的位置是脾俞穴，左角位置是肝俞穴；和前面的方法一样再向下移量，三角形两下角位置是肾俞穴。这就是五脏俞穴，也是灸刺取穴的准则。

形志疾病与针刺

形体安逸但精神苦闷的人，易产生经络病变，采用艾灸或针刺的方法治疗；形体安逸精神舒畅的人，易产生肌肉病变，采用针刺或砭石治疗；形体劳累但心情舒畅的人，易产生筋的病变，采用熨法或气功治疗；形体劳累心情也苦闷的人，易产生咽喉

五脏腧穴

脏腑腧穴的取穴方法可以按照文中的方法用稻草做量具，也可以采用数胸椎的方法，如肺俞在背部第三胸椎棘突下旁开1.5寸。

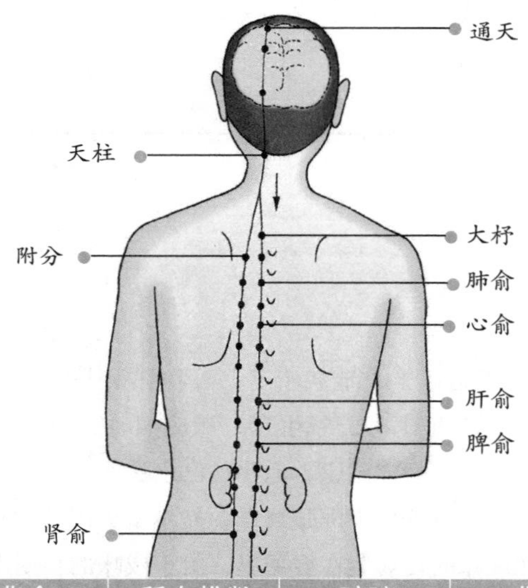

脏腑	背俞	所在椎数	脏腑	背俞	所在椎数
肺	肺俞	胸3	胃	胃俞	胸12
心包	厥阴俞	胸4	三焦	三焦俞	腰1
心	心俞	胸5	肾	肾俞	腰2
肝	肝俞	胸9	大肠	大肠俞	腰4
胆	胆俞	胸10	小肠	小肠俞	骶1
脾	脾俞	胸11	膀胱	膀胱俞	骶2

疾病，采用甜味的药物治疗；身形经常受到惊恐，经脉气血不通，易产生肌肉麻痹的病变，采用按摩或药酒治疗。这些就是五种形志方面的疾病。

针刺阳明经既出血又伤气，针刺太阳经只宜出血不宜伤气，针刺少阳经伤气不宜出血，针刺太阴经伤气不宜出血，针刺少阴经伤气但不宜出血，针刺厥阴经宜出血但不宜伤气。

第二十五 宝命全形论篇

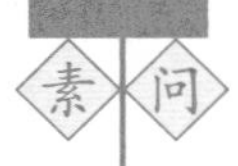

本篇阐述了治病之道在于，适应四时阴阳变化，使天人相应。本篇论述了利用针刺治病时的五个要领和针刺在虚实补泻中的运用，说明了医生在治疗中精神专注、根据疾病辨证治疗的重要性。

治病之道

黄帝问：自然界，天盖于上，地载于下，万物都很齐全，但没什么比人更宝贵的。人凭借天空中的清气与地上的五谷生存，顺应四时、阴阳、寒暑，有规律地生活。上至君王，下到百姓都想身体健康，但往往已患疾病，还没觉察到，日积月累，最后病邪深藏于骨髓中。我对这件事深感忧虑，并希望运用针刺除掉疾病，该怎样去做呢？**岐伯回答：例如咸味的食盐装在容器里，由于咸味的长期作用，汁液会从容器里泄漏出来；弹琴时，琴弦要断绝时，会发出嘶哑的声音；内部腐败的树木，树叶就枯萎飘落；疾病深重时，患者会出现呃逆。人出现类似这些情况，表明脏腑已败坏，用药治不好，用针刺也治不好，这些都是由皮肤损伤、肌肉败坏、血气交争造成的。**

黄帝问：我很同情患者，但心里很矛盾，如治疗不好，反会使患者病情加重，又不能代替患者受痛苦，百姓听了，可能认为我很残忍，那么怎样做才好？**岐伯回答：人的身形虽得地气而生，但性命必须靠天气维系，天地相合，维持生命活动。如果人能适应四时阴阳变化，那么自然界的一切就是他生命的源泉。如果能掌握自然万物的本性，人们就称他是上天之子。天有阴阳，人身有十二骨节；天有寒暑变迁，人有虚实病变。人能顺应天地阴阳的变化，就违背不了四时，了解十二骨节的生理，这样的话，即使是大圣大智之人也超越不了他。人能掌握八方之风的变动，五行之气的旺衰，明达虚实变化规律，能独立自主分析、处理各种问题，哪怕是像秋毫那样极其细微的病情变化，也逃不过他的眼睛。**

针刺的五个要领

黄帝问：人生有形体，但离不开阴阳两个方面。天气、地气相合，在地面上分别是九野，气候分为春、夏、秋、冬四季，月份有大月、小月，白天有短有长，万物同时形成，真是数不尽。对于微小的病情变化，用什么方法治疗？**岐伯回答：木遇金**

脏腑明堂图

“明堂图”是古代绘制的用于针灸取穴的挂图。传说雷公问人之经络血脉，黄帝坐明堂以授之，故后世医家称表明人体经络、针灸穴位之图为明堂图。这幅脏腑明堂图就是传统明堂图中关于五脏六腑针灸穴位的图。

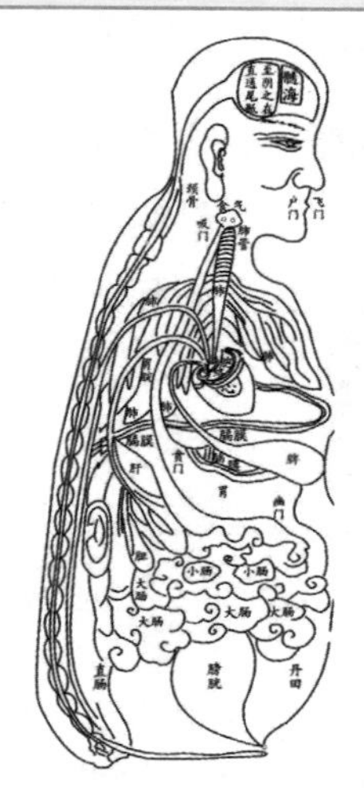

属伤伐，火遇水熄灭，土遇木损伤，金遇火熔化，水遇土就能遏止。世间万物的变化都是这样，也是不可胜举。因此针刺的五大原则早已公布天下，但百姓只知饱食终日，对这一概不知。所谓针刺的五大原则是：第一，针刺时，医生必须精神专注，不妄动；第二，要修养形体；第三，要掌握药物的性味功能；第四，依据病情准备好大小适宜的砭石；第五，要掌握脏腑气血的诊断方法。这五项都具备后再根据患者的具体情况加以选用。现在的针刺方法：虚证用补法，实证用泻法，这是所有医生都知道的。如果依照天地阴阳的道理，随其变化进行针刺，就能达到如响应声、立竿见影的治疗效果。实质上并没有鬼神帮助，掌握这些道理，就能运用自如了。

黄帝说：我希望你谈谈针刺的理论。岐伯回答：针刺的关键，首先一定要聚精会神，待弄清五脏虚实，九候脉诊已明，再针刺。虽有众人在旁，但视而不见；虽有众人喧哗，但充耳不闻。要内外协调一致，不能只凭患者的外在表现做出诊断。熟练掌握针刺技巧，才能对人施针。人的疾病，有虚证有实证，对五虚证，不要随便用泻法，而对五实证，不要轻易放弃针刺，要抓住针刺时机，不可错过瞬息变化的机会。选针具时，针体要光亮匀称，运针时，心专一，平心静气观察呼吸变化，针刺得气后形体改变，这些无形的变化，几乎是没有迹象的，好像众鸟鸣叫飞来飞去，分辨不清谁是谁，就像张开的弓箭待射一样，也像启动机钮一样，快捷迅速。

黄帝问：怎么治疗虚证、实证？岐伯回答：针刺虚证要用补法，针刺实证要用泻法，针刺得气后要谨慎守持，不可以随便改变手法。针刺深浅，取穴的远近，道理都一样。就像站在深潭的旁边那样小心谨慎，像手抓老虎那样专心致志，集中精神，不受外界事物干扰。

第二十六 八正神明论篇

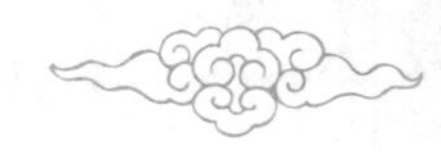

素问

本篇论述了天地日月、四时八风八正之气对人体气血的影响，提出了针刺时必须遵循天地阴阳变化的规律，讲述了针刺补泻的原则和方法，指出对于疾病要早诊断，早发现，早治疗。

针刺的方法和原则

黄帝问：用针刺治病，必然有一定的方法和原则，是什么样的方法和原则呢？岐伯回答：以天地阴阳变化、日月星辰运行规律为准则。黄帝说：希望你详尽地谈一谈。岐伯回答：针刺的方法，必须观察日月星辰的运行、四时八正之气的变化，只有当人体血气安定时，才能进行针刺。正是这样，所以当气候温和、日光明朗时，人身血气像潮水一样上涨，卫气浮动，血液运行通畅；当天气寒冷，日光阴暗时，人身血气凝涩而流行不畅，卫气沉潜；月亮初生时，人身血气开始充盈，卫气也随之畅行；月亮圆时，人身血气旺盛，肌肉坚实；月亮完全无光时，人身肌肉衰减，经络空虚，卫气也空虚，唯有形体独存。所以，要顺应天时的变化调养血气。天气太寒冷，不要进行针刺；天气太热，不要运用灸法。月亮初生时，不要用泻法；月亮圆时，不要用补法；月亮完全无光时，要停止治疗。这就是顺应天时调治。依照天序演变和人体血气盛衰，随时间推移，聚精会神地等待治疗时机。月亮初生时用泻法，这是重虚；月圆时用补法，血气充溢，滞留于经络，这是重实；月亮完全无光时用针刺治疗，这是扰乱经气。阴阳错乱，正气邪气分辨不清，邪气停留在体内，络脉虚于外，经脉乱于内，于是病邪便随之而起。

黄帝问：用星辰、八正来考察什么？岐伯回答：根据各种星辰所在的位置，可考察日月运行规律；根据八正之气强弱，可考察来自八方的邪气；根据四时之气的变迁，可考察春、秋、冬、夏四季之气的存在。按照不同的时序，调治来自八方的邪气，避开邪气免于受侵犯。身体虚弱，自然界致病的虚邪之风侵入身体，这两虚相互感应，邪气到达骨髓，内入则伤及五脏。如果医生能挽救，就不会伤及内脏。所以说，人应该知道避开自然界的恶劣气候。

黄帝说：讲得很好！关于效法星辰的问题我已知道。希望谈谈怎样效法前人。岐伯回答：想要效法前人，就必须要先懂得《针经》；想要使古人的经验在今天得到验证，先要知道太阳的寒温、月亮的盈亏，来判断人体卫气的浮沉，再适当地调理身体，观察效果。所说的“观于冥冥”，就是说人体血气荣卫变化虽然不露于外，但医生却能知道。这就是根据太阳的寒温、月亮的盈亏，以及四时之气的浮沉，综合分析所得出的结果，因而病情虽然未完全显露于外，但医生却能先觉察到。医生能够通晓无穷的变化，他的经验就可传于后世，这是医生不同于一般人的原因。病形没有显露于外，所以不能被发现，看起来没什么形象，尝起来没什么味道，因而叫作“冥冥”，就仿佛虚幻的一样。

虚邪和正邪

所谓虚邪是指来自八方的致病邪气；所谓正邪是指人体在用力时出汗，肌肤腠理

阴阳与针刺

人体内阴阳之气的盛衰会影响到针刺时的效果，所以有的时候适合针刺，有的时候忌讳针刺，如图所示：

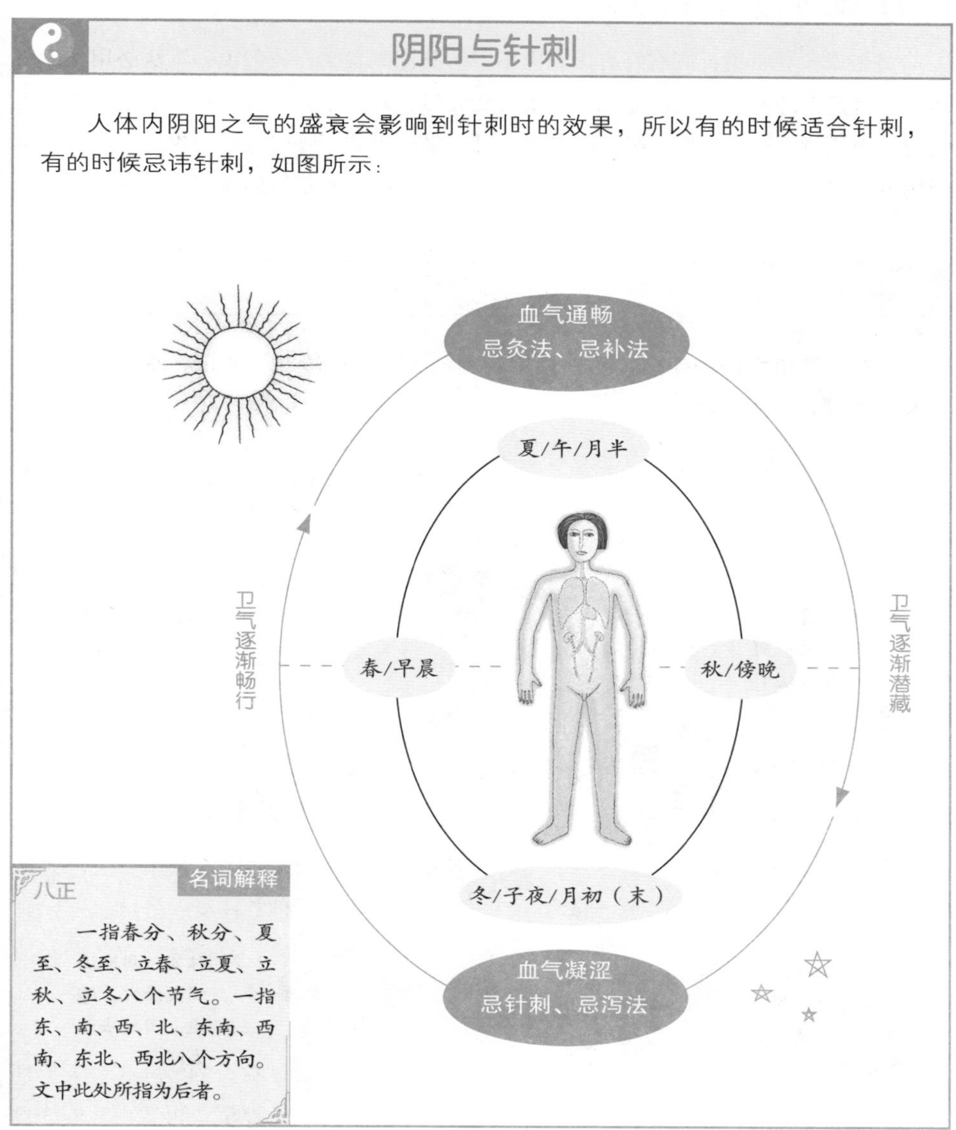

八正 名词解释

一指春分、秋分、夏至、冬至、立春、立夏、立秋、立冬八个节气。一指东、南、西、北、东南、西南、东北、西北八个方向。文中此处所指为后者。

张开，这样就会遭到虚邪之风的侵袭。

正邪伤人轻微，所以一般的医生不知道病情，也观察不到疾病的现象。好的医生在疾病初生的时候就给予治疗，当三部九候之气还正常，没出现败象时进行调治，就容易治好疾病，这才叫作高明的医生。而医术差的医生，疾病已形成后才进行治疗，甚至已出现败象才治疗。所说的“救其已成”是指医生不了解三部九候脉象的败乱是由疾病所造成的。他所谓知道疾病的所在，是指知道三部九候病脉的所在部位，并根据病脉进行调治而已。所以说这是“守其门户”，就是说只见到邪气伤人，而不知其病情。

针刺的补法和泻法

黄帝说：我听说针刺有补有泻，但不了解其深刻含义。岐伯说：泻法必用方。所谓方，就是正的意思。具体地说，是指气正旺盛、月正圆满、日正温和、身体血气正安定，吸气时进针，等待再吸气的时候捻针，最后等到正呼气时慢慢出针，所以说泻当用方，以除邪气，促正气运行。补必用圆。所谓圆，就是行的意思。行就是引导正

五输穴的补泻法

对于五脏六腑的疾病，可以采用针刺的方法。一般对于实证，采用泻法，对于虚证，采用补法。

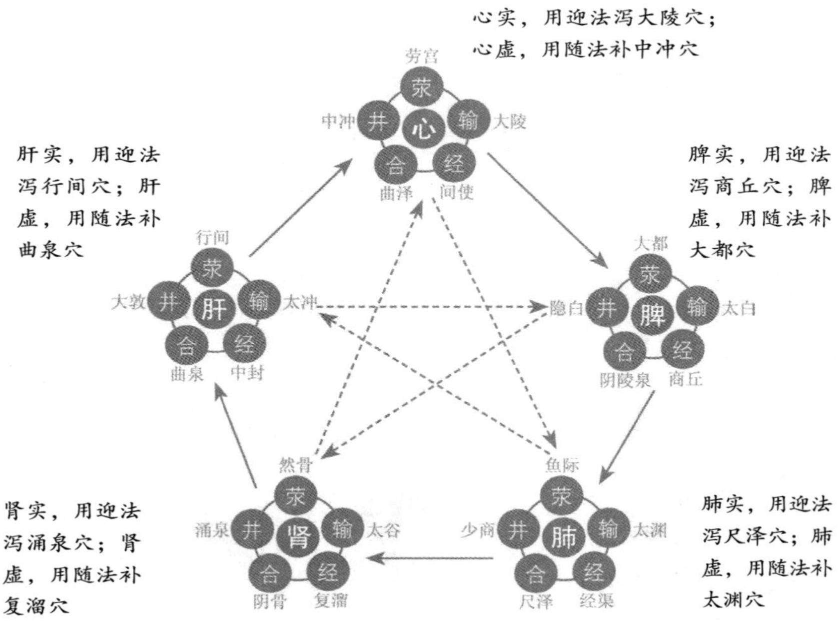

气移行到病位。针刺必深达营血，待患者吸气时出针。所以说“方”“圆”不是指针的形状，而是指针刺的方法。善于调养精神的人，必然首先观察患者形体的肥瘦、荣卫血气的充盛衰败情况。人体精神的物质基础是血与气，要谨慎地加以调养。

形和神

黄帝说：您的论述真精彩！将人的形体、血气虚实与四时阴阳结合起来看问题，这些微妙得难以觉察到的变化，除了先生，无人能通晓！先生常提到形与神的问题，请问什么是形和神？希望你详尽地谈谈。岐伯回答：我先谈形。所谓形，是说眼睛还没有看清楚疾病，但摸到疼痛的部位，再从经脉考察，但有时病情突然现于眼前，但按寻不到，又不知病情，所以叫“形”。黄帝说：什么是神？岐伯回答：我再来谈谈神。所谓神，是指耳朵虽未听到，眼睛也虽未看到，但内心却很清楚地领悟到了，不能用口表达出来。虽有很多人在观察，却只有我一人见到了，原来还很模糊，现在突然变得很清楚了，就好像风吹浮云一样，所以叫作“神”。以三部九候诊法为本源，能够领悟出神的妙用，《九针》的理论不必拘守。

第二十七 离合真邪论篇

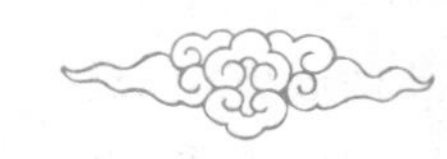

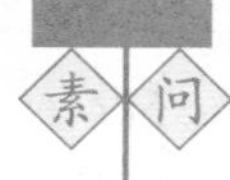

本篇论述了自然气候的变化会对人体经脉气血产生影响，这一理论可以用于指导针刺补泻和候气。讲述了三部九候诊法的意义。

自然气候对人体经脉气血的影响

黄帝问：我听说过有关《九针》的九篇文章，先生根据这九篇文章的内容，推演而成九九八十一篇，我已全面掌握了其中的内容。经中所说气有盛有衰，左右偏移不同。取上部穴位以调整下部病变，取左部穴位以调整右部病变。取荥穴、输穴补不足，泻有余，这些道理我都知道。这是营卫之气的盛衰，或血气的虚实所造成的，而不是邪气从外界侵袭经络所造成的。我想了解邪气从外界侵入经脉时，患者的情况是什么样的？又该怎样治疗？

岐伯回答：圣人所制定的法则，一定是与自然相应和的。所以天有二十八宿、三百六十五度，地有十二经水，人有十二经脉。天地温和时，十二经水就安静；天寒地冻时，十二经水就冻结；天暑地热时，十二经水就满溢；狂风暴起时，十二经水如波涛汹涌。当邪气进入经脉时，如果是寒邪，血气就会凝滞不畅；是暑热邪气，血气就润泽流畅；风邪入于经脉，就像经水受到暴风的袭击，经脉搏动明显，血气隆起。血气在经脉中流动，也有一定次序，到达寸口时，鼓指的感觉有时大有时小，大表示邪气充盛，小表示邪气平静。邪气在体内流行，无固定的停留之处，有时在阳，有时在阴，不易猜测，必须依据三部九候诊法进行考察，一旦抓住了病邪，就应当阻止其发展。当患者吸气时进针，不要让气机逆乱，稍微留针长久一点，静静地观察，不要让邪气扩散。吸气的时候捻针，以得气为准则。等到患者呼气时出针，呼气终了针应当完全取出来，这样邪气就被完全排出，所以叫“泻法”。

针刺补泻和候气

黄帝问：正气不足的病症，怎样运用补法？岐伯回答：医生应用手沿着经脉按摩穴位，使经气舒缓；再用手指按压穴位，使经脉宣散；然后用手指揉按穴位周围的皮肤，使皮肤弛缓，最后用手指弹穴位，使气血充盈。在这些准备工作的基础上，看准

自然气候对人体经脉气血的影响

古人非常重视人体与自然界的对应，并且很早就总结出，人体的经脉气血变化与自然气候的变化有一定的关系；入侵人体的邪气性质也影响气血的变化。

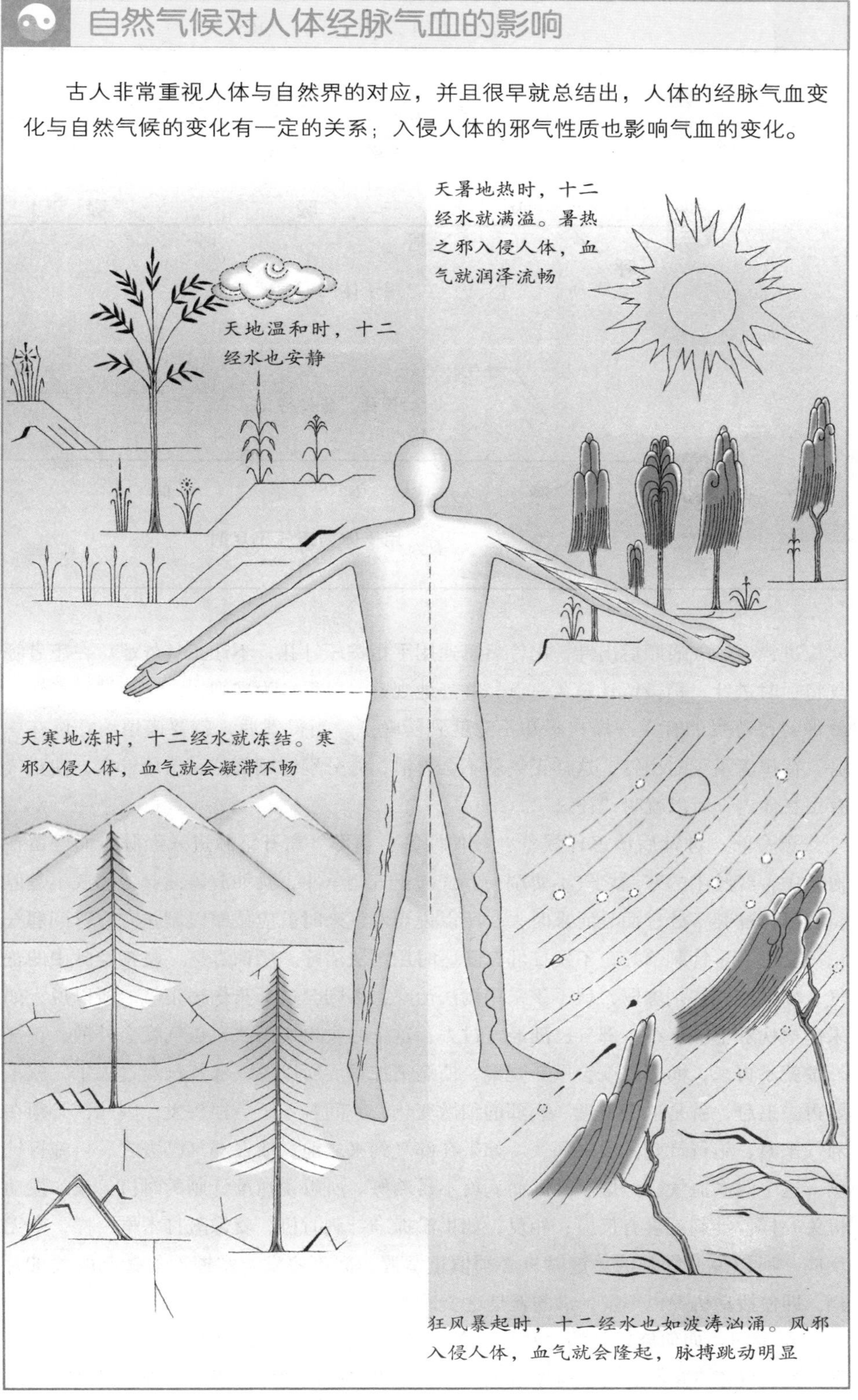

呼吸与针刺时的补泻

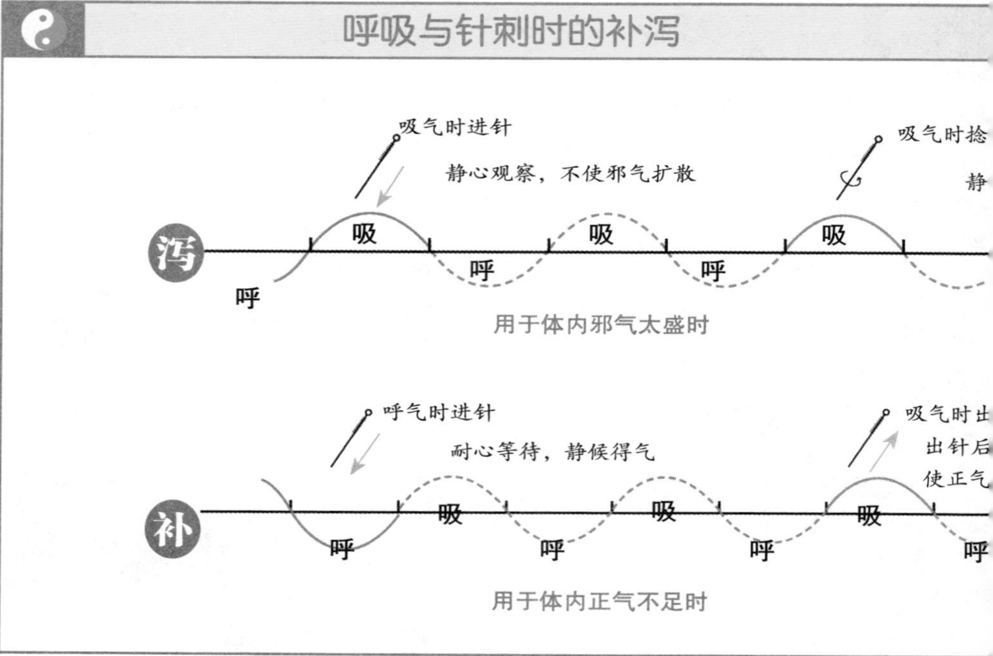

穴位进针，经气通顺后出针，出针后迅速用手指按压针孔，不让正气外泄。在患者呼气将尽时进针，稍微留针长久一点，静静地观察，以得气为准则，一定要精神专注，就像对待尊贵的客人一样，不知不觉就到傍晚了。当得气后，就要谨慎地守候在一旁。待患者吸气时出针，这样正气就不会外泄，并分别针刺部位，按压针穴，使正气存留在体内，所以就叫“补法”。

黄帝问：进针后该怎样候气？岐伯回答：当邪气离开络脉进入经脉，而停留在血脉中，经脉中的寒温之气不协调，邪气与正气相争斗，犹如波涛涌起，邪气不是停留在身体的某一处，而是时来时去。所以说当邪气来时就应按摩以制止它，等到邪气稍微衰退，再针刺治疗，不要在邪气旺盛时用泻法治疗。所谓真气，是指经脉中的正气，如果经气特别虚弱，就不该采用泻法治疗，否则会进一步伤损正气。所以说，如果诊察病邪不够仔细，邪气已随经气过去，这个时候再用泻法，正气就会外散，正气外散就不再来，而邪气就会重新凝聚，使病情加重。所以说，邪气已经过去了，就不要再去追赶，就是这个道理。病邪的细微变化，其间容不下一根头发，因此，必须在邪气来时，施行针刺，泄去邪气。如果在邪气到来之前，或在邪气已去之后再施行针刺，这个时候血气已经虚了，因而病就不易治好。所以说抓准针刺的时机，就如拨动机关一样，针刺就会有反应；相反，如果没抓准针刺时机，就像敲打木椎一样，毫无反应。所以说，针刺的关键时机必须慎重掌握，间不容发。掌握不住针刺的关键时刻，即使拨动机关也不发，讲的就是这个道理。

黄帝问：如何施行补泻之法？岐伯回答：首先应当攻泻邪气，迅速放出过盛血气，使正气正常运行，邪气刚刚进入人体，还没有固定地停留于某一处，推之邪气向

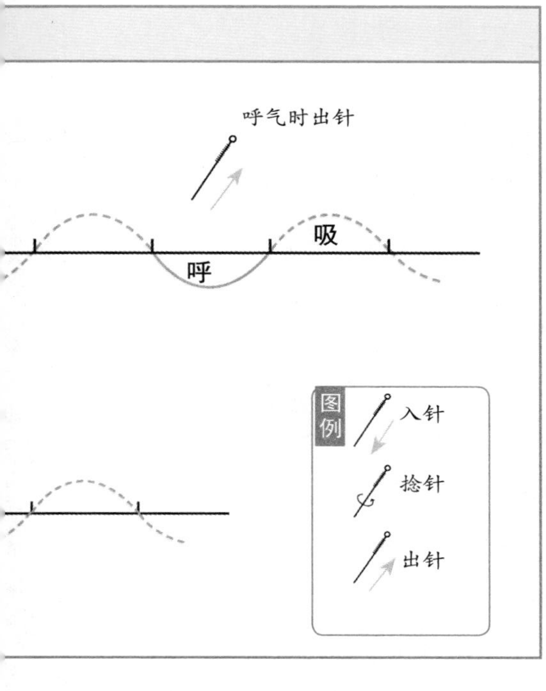

前，引之邪气向后。迎经气针刺，泻出温邪，针刺后出血，疾病就会好。

三部九候诊察疾病

黄帝说：很好！如果邪气与真气已相合，但还没出现剧烈的病情变化，那么怎样进行诊察呢？岐伯回答：这时要认真地审察，按三部九候的脉象，根据虚实情况进行调理。认真地审察三部九候中左、右、上、下各部脉象，考察有没有不协调或减弱的情况，来判断病变的脏腑。不了解三部九候的诊脉方法，就不能辨别阴阳，不能分辨天地。以地候下部病变、天候上部病变、人候中部病变，并根据胃气盛衰，来判断病变的具体部位。所以说，针刺时不知道三部九候病脉的部位，虽有大病邪将至，医生也不能阻止。治疗时不明病情，会伤了没病的部位，这叫"大惑"，反而使脏腑经脉之气逆乱，正气不能恢复。如将实证误为虚证，把邪气当正气，那么针刺就没准则，反会助长邪气，伤人体正气。如果把顺证当作逆证，会使营卫之气散乱，正气耗伤，邪气独留于体内，这样会断送人的性命，给患者带来祸害。不知道三部九候的庸医，是不能长期做医生的，因为他不知道人体疾病与四时五行相生相克盛衰的道理，不理会邪

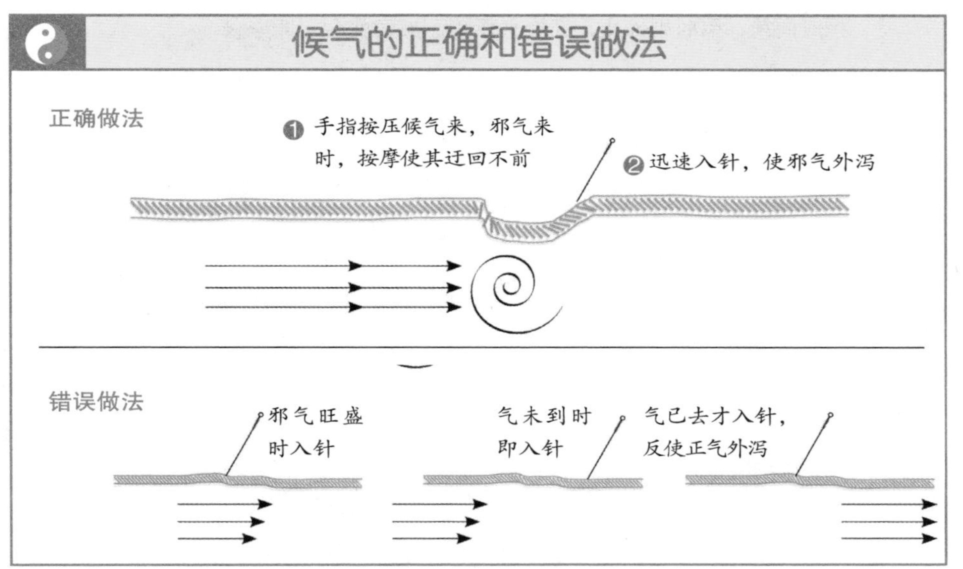

先天八卦与针刺补泻

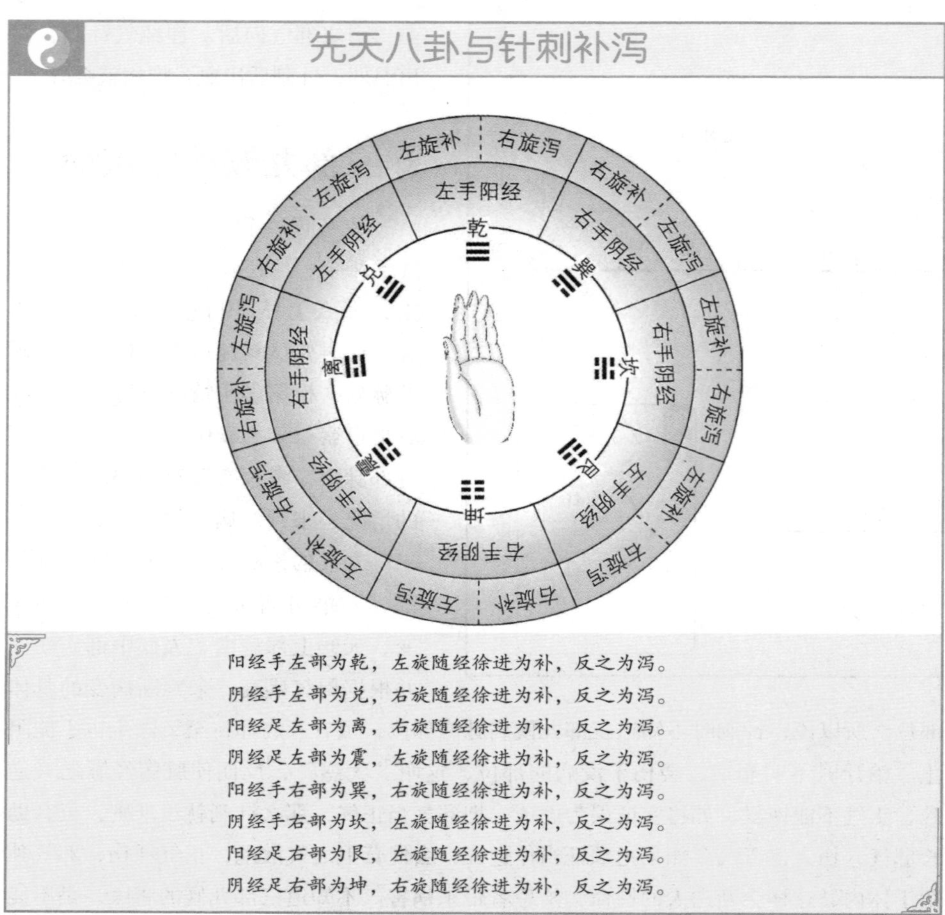

阳经手左部为乾，左旋随经徐进为补，反之为泻。
阴经手左部为兑，右旋随经徐进为补，反之为泻。
阳经足左部为离，右旋随经徐进为补，反之为泻。
阴经足左部为震，左旋随经徐进为补，反之为泻。
阳经手右部为巽，右旋随经徐进为补，反之为泻。
阴经手右部为坎，左旋随经徐进为补，反之为泻。
阳经足右部为艮，左旋随经徐进为补，反之为泻。
阴经足右部为坤，右旋随经徐进为补，反之为泻。

气，反去攻伐人体正气而导致患者寿命的损折。病邪刚刚侵袭人体时，没有固定的停留部位，推时向前，引时则停止，迎经气而泻，疾病就会立即痊愈。

第二十八 通评虚实论篇

素问

本篇主要是概述疾病的虚实，阐述了虚、实、重实、重虚的含义——介绍了判断疾病预后好坏的原则：“从则生，逆则死。”治疗疾病时，要根据四时阴阳变化选取相应的穴位。

气的虚实

黄帝问：什么是虚实？岐伯回答：邪气盛为实，正气不足为虚。黄帝问：虚和实各有怎样的特点？岐伯回答：一身之气由肺主，所以气虚就是肺虚，气机上逆，足寒。如果不出现在相克的季节，预后就好，出现在相克的季节，预后就差，其余各脏都和这一样。

黄帝问：什么是重实？岐伯回答：所说的重实，是指大热患者，邪热亢盛，脉搏盛满，这就是重实。

黄帝问：经脉、络脉均实又是什么样？应怎样治疗？岐伯回答：经脉、络脉均实的表现是，寸口脉急，尺肤弛缓，如果经脉、络脉均实应治疗。所以说，只要是滑利的就是顺，滞涩的就是逆，所有的虚实现象都和这一样，所以五脏骨肉滑利，生命就可以长久。

黄帝问：络气不足，经气有余又是怎样的？岐伯回答：络气不足，经气有余的表现是，寸口脉出现热象，尺肤寒冷，这种现象如出现在秋、冬季为逆，出现在春、夏季为顺，应治疗其主要病症。

黄帝问：经脉虚、络脉满又是怎样的？岐伯回答：经脉虚、络脉满的表现是，尺肤发热，寸口脉出现寒象。这种现象如出现在春、夏季，预后差，出现在秋、冬季，预后就好。黄帝说：这种情况该怎样治疗？岐伯回答：络脉满、经脉虚，就灸阴部针刺阳部；经脉满、络脉虚，就灸阳部针刺阴部。

黄帝问：什么是重虚？岐伯回答：脉虚、气虚、尺虚，是重虚。黄帝说：怎样治疗？岐伯回答：所说的气虚，就表现出声音低微，语言不能接续的症状。尺虚的表现是行步怯弱无力；脉虚的表现是气血虚弱，阴阳不相应。像这样一类的，脉象滑利预后就好，脉象滞涩预后就差。

虚实病症的表现与治疗原则

人体内阴阳平衡被打乱会出现或寒或热的症状，热证又分为实热和虚热，寒证又分为阴虚和阳盛阴虚。如图所示：

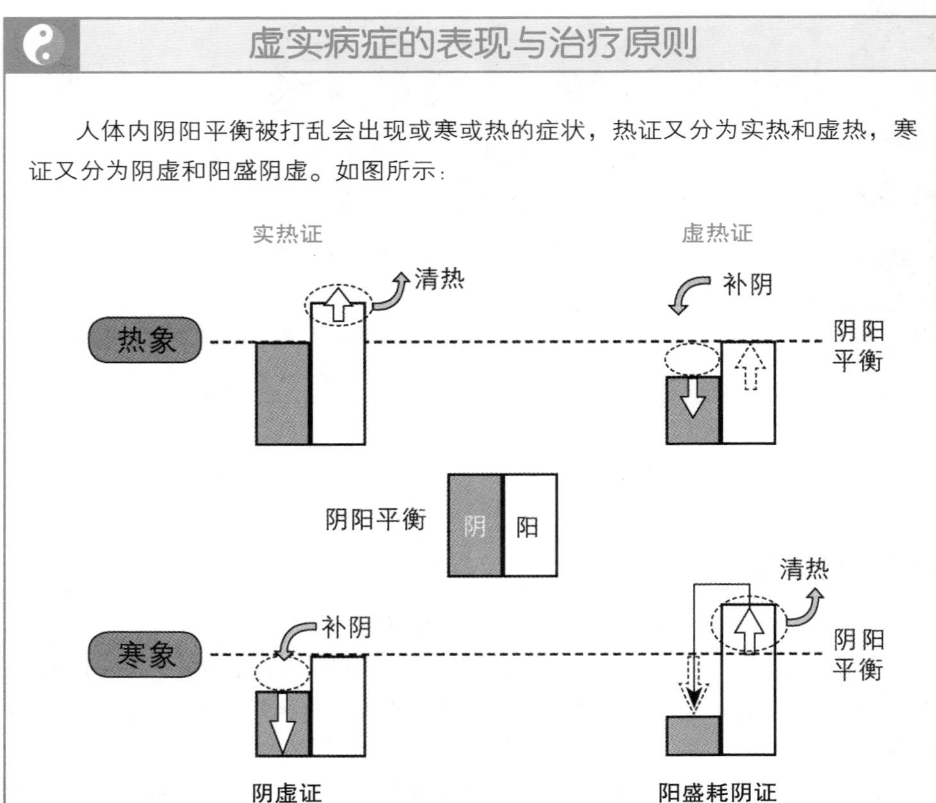

疾病与预后

黄帝问：阴寒邪气突然上逆，脉气盛满而实的，会怎样？岐伯回答：脉气盛满、充实、滑利，为顺，预后较好；脉气盛满、充实、滞涩，为逆，预后较差。黄帝问：脉气充实盛满，手足寒冷，头热，预后会怎样？岐伯回答：如果这种情况发生在春、秋季，预后就好；如果发生在冬、夏季，预后就差。脉浮且涩滞，脉涩且身又发热，预后也差。

黄帝问：患者形体虚浮胀满会怎么样？岐伯回答：患者形体虚浮胀满，脉急、大而且坚，但尺肤枯涩与脉象不相应。如果这种情况出现，顺则预后好，逆则预后差。

黄帝问：什么是从则生、逆则死？岐伯回答：所谓从则生，是指手足温暖；所谓逆则死，是指手足寒凉。

黄帝问：产妇患热病，脉悬而小会怎么样？岐伯回答：如果手脚温暖预后就好，手脚寒凉预后就差。黄帝问：产妇患中风病，证见发热，喘息有声，张口抬肩呼吸，那么其脉象又会是什么样的？岐伯回答：喘息有声，呼吸张口抬肩，脉搏充实而大，兼缓者预后较好，兼急者预后较差。

黄帝问：肠澼病，大便出血会怎样？岐伯回答：如果身体发热，那么预后就差，身体凉爽，那么预后就好。黄帝问：肠澼病，便中有白色泡沫会怎样？岐伯回答：脉

四时治病的原则

季节	治疗方法	原理
春	取络脉穴	阳气渐升，取络脉，使筋度和
夏	取经脉腧穴	血气畅通，卫气浮于表，取肌腠，使脉度和
秋	取六腑穴	阳气渐收，气藏于内，取六腑，使形度和
冬	多用药而少用针石	气潜藏于内，肌腠闭塞，宜内服药物调治，使骨度和

如果沉，那么预后就好；脉浮，那么预后就差。黄帝问：肠澼病，大便中有脓血会怎样？岐伯回答：脉如果悬而欲绝，那么预后就差；脉滑而大，那么预后就好。黄帝问：患肠澼之类的疾病，身体发热，脉不悬绝会怎样？岐伯回答：脉如果滑而大，预后就好，脉悬而涩滞，预后就差。只要遇到相克胜的时日，就是死亡的日期。

黄帝说问：患癫疾怎样？岐伯回答：脉搏如果大而滑利，经过一段时间自然会痊愈，脉搏小而紧急，为不治之症。黄帝说：癫疾的脉象虚实情况是怎样的？岐伯回答：脉象如果虚缓就可以治愈，如果坚实则会死。

黄帝问：消瘅病的虚实情况又是怎样的？岐伯回答：脉搏如果大而坚实，病虽久犹可治愈，脉悬而小且紧，病程过久就难治。

疾病的治疗

黄帝说：春季应取络脉的穴位治疗。夏季应取经脉的腧穴治疗。秋季应取六腑的穴位治疗。冬季是封藏闭塞的季节，肌肤腠理闭塞，所以治疗时多用药物而少用针石。所说的少用针石，并不是指痈疽一类的病，痈疽类的病变化很快，不能犹豫不决，错过治疗时机。痈疽病初起，掌握不住病变部位，用手又按不着，时痛时不痛，疼痛处没有固定部位。治疗时可在手太阴经旁刺三次，颈部两侧各刺两次。腋下生痈，患者全身大热，治疗时应针刺足少阳五次，针刺以后热不退，再针刺手厥阴经三次，同时针刺手太阴经的络穴及肩贞穴各三次。暴发痈肿，经脉拘急，随着痈肿部位肌肉出现疼痛，汗出不止，膀胱经气不足，取膀胱经的穴位治疗。

腹部突然出现胀满疼痛的症状，以手按压胀痛不减轻，治疗时取手太阳经的络

名词解释

痈疽

发生于体表的外科疾患。痈是感染毒邪、气血壅塞不通而致的局部化脓性疾病，其特点是发病迅速，易脓，易溃，易敛。疽是毒邪阻滞而致的化脓性疾病，其特征是初起如粟，不发热胀痛，易向四周扩大。溃烂之后，状如蜂窝，多发于项后及背部。

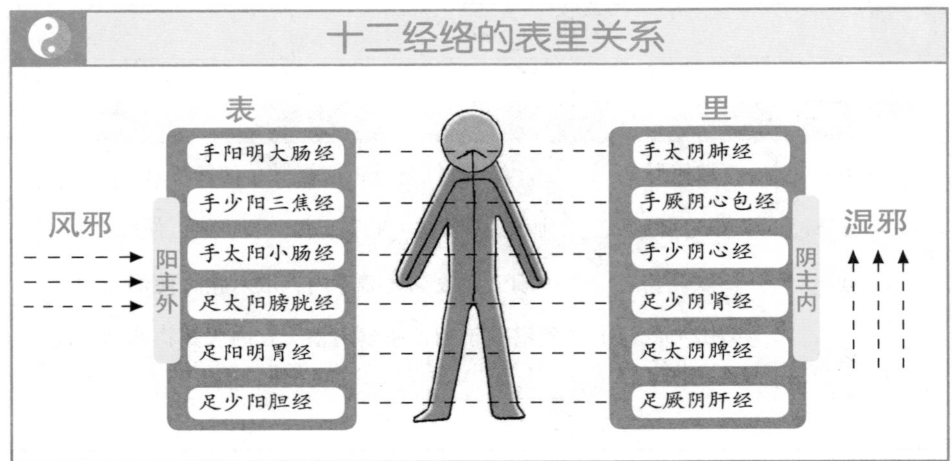

穴，胃的募腧穴，并用圆利针刺肾俞外离开脊柱三寸的志室穴五次。霍乱病，治疗时针刺肾俞两旁的志室穴五次，并刺足阳明经的胃俞，足少阴肾俞两旁的胃仓穴三次。针刺惊痫的方法有五种：一是针刺手太阳经鱼际穴五次，二是针刺足太阳经的承山穴五次，三是针刺手少阴经络旁的支正穴一次，四是针刺足阳明经解溪穴一次，五是针刺足少阳经的光明穴三次。只要是患消瘅、突然仆倒、偏枯、痿厥、气逆、中满等病的，多是富贵之人，是食多了肥腻美味所致。气机闭塞不行，上下阻隔不通，都是忧愁过度所致。突然气机上逆、耳聋、大小便不通，是内气突然上迫所致。疾病不是从内部产生，而是外伤风寒之邪所致，邪气久留于体内，肌肉就会出现明显消瘦。走路出现偏跛，是外伤寒邪或风湿邪气所致。

黄帝说：黄疸、突发性疼痛、癫疾、狂病、气逆等，是经络气机持续上逆形成的；五脏气机不和，是六腑闭塞形成的；头痛、耳鸣、九窍不通畅，是肠胃功能障碍形成的。

第二十九 太阴阳明论篇

本篇主要论述了太阴、阳明两条互为表里的经脉所发生疾病不同的道理，根本原因在于脾、胃的不同作用。人体四肢都受胃气的影响，而脾则专司传输布达胃中的水谷精气，所以，脾的作用不可忽视。

素问

太阴经和阳明经的循行路线对疾病的影响

黄帝问：足太阴脾经与足阳明胃经互为表里，但所引起的疾病各不相同，这是什么原因？岐伯回答：脾经属阴，胃经属阳，循行的线路不同，或虚或实，或顺或逆。其病或从内生，或从外来。因为有这些不同，所以产生的疾病也就各不相同。

黄帝说：希望听你谈一谈不同的情况。岐伯回答：阳气相当于天气，主护卫于外，阴气相当于地气，主营养于内。阳气性刚强多实，主外；阴气性柔弱多虚，主内。所以外界邪气伤人，首先侵袭阳分；饮食不节制，起居作息无常，首先伤及阴分。阳分受伤内传六腑，阴分受伤累及五脏。邪气侵袭六腑则全身发热，不能安卧，气喘；邪气侵入五脏则腹部胀满，泄泻，病久形成肠澼。喉主管呼吸自然界的清气，咽主管吞咽饮食物。所以阳经易受风邪之气，阴经易受湿邪之气。足三阴经从脚上行到头部，手三阴经从胸沿上肢下行到手指指端；手三阳经从手指指端上行到头部，足三阳经从头部下行到脚。因此，阳经的病先向上行，行到极点转向下行，阴经的病先向下行，行到极点转向上行。因此，感受风邪之气，首先伤及人体上部；感受湿邪之气，首先伤及人体下部。

脾的作用

黄帝问：脾发生了病变，四肢功能会失常，这是什么原因？岐伯回答：四肢功能正常必须依赖胃中水谷精气的滋养，但胃脏中水谷精气必须靠脾脏的传输才能到达四肢。现在脾脏发生了病变，不能替胃传输水谷精气，四肢得不到水谷精气的滋养，经气日渐衰弱，脉道不畅，筋骨肌肉都得不到滋养，久而久之四肢便失去了正常的功能。

黄帝问：脾脏不主管具体的时令，这是什么原因？岐伯回答：进入胃中的食物被腐熟，然后由脾将胃中的水谷精气运送到五脏六腑，这是五脏六腑的营养来源。

脾脏在五行属土，位于四方的中央，分别于四时以长养四脏，即通过其他四脏来实现其主管时令的功能，这在每个季节的后十八天最为明显，因而脾脏不单独地主管某个

脾的运化与升清

进入胃中的食物被腐熟，然后由脾将胃中的水谷精气运送到五脏六腑，这是五脏六腑的营养来源。

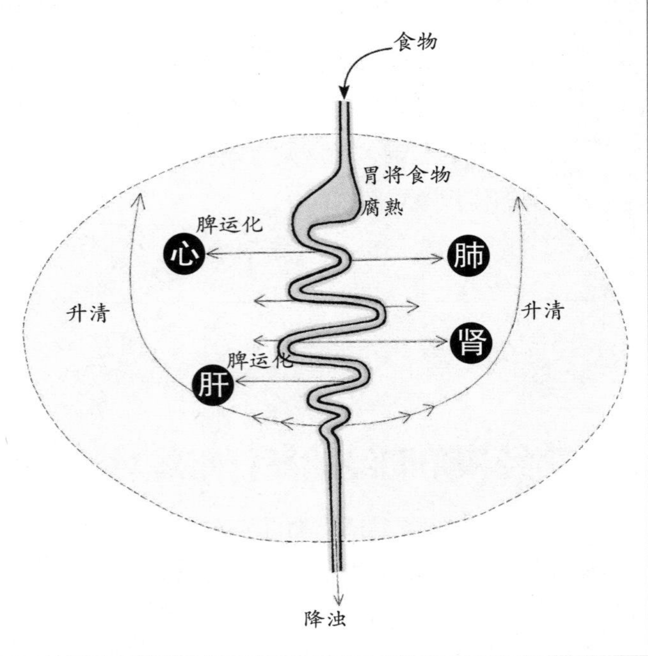

具体的季节。脾脏为胃传输散布水谷精气，在身体中的作用犹如天地生养万物，传输精气到全身各处，无时不可缺少，因而不能主管某个具体时令。

黄帝问：脾与胃仅以一膜相连，为什么脾能替胃传输散布水谷精微呢？岐伯回答：足太阴脾经属三阴，贯穿于胃，隶属于脾，上络于咽喉，所以足太阴经能替胃将水谷精微传输到手足三阴经。足阳明胃经与足太阴脾经互为表里，是五脏六腑营养的来源，能够将脾经之气传输到手足三阳经。五脏六腑都依靠脾经的输送以获得胃的水谷精微，所以脾能替胃输送水谷精微。如果脾脏病了，四肢得不到水谷精微的滋养，经气日渐衰弱，脉道不畅，筋骨肌肉都得不到滋养，时间久了，四肢便失去了正常的功能。

第三十 阳明脉解篇

本篇主要论述了足阳明经脉发生病变时患者的各种表现，以及产生各种不同症状的原因。

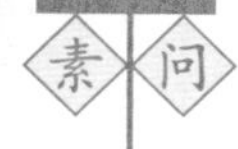

阳明经脉的几种病变

黄帝说：足阳明经脉发生病变，患者怕见到人和火，听到木器的声音时心里就感到紧张害怕，但对钟鼓之类的声音却不感到惊恐，这是什么原因？希望你讲讲其中的原由。**岐伯回答：足阳明经是胃的经脉，在五行中，胃属土，因木克土，所以患者听到木器的声音，心里就会感到紧张惊恐。**

黄帝问：讲得很好，那么患者害怕火又是为什么？**岐伯回答：阳明经主肌肉，是多血多气的经脉，邪气侵袭阳明经则会出现发热，如热势过盛，患者就会害怕火。**

黄帝问：患者为什么又会怕人？**岐伯回答：阳明经的经气上逆，就会出现呼吸急促，心中烦闷，因患者心中烦闷，所以不喜欢见人。**

黄帝问：有的患者阳明经气机厥逆，呼吸急促而死，但有的患者阳明经气机厥逆，出现呼吸急促而不死，这又是什么原因？**岐伯回答：如果厥逆伤及内脏，则因病情严重而死亡；如果厥逆只累及经脉，病情不重则不会死亡。**

黄帝说：讲得很好。有的患者病情很重，会脱掉衣服四处奔跑，上到高处唱歌，甚至几天不吃饭，还能翻墙上屋，所到之处都是平时不能到达的，患病了以后反而能够到达，这是什么原因？**岐伯回答：四肢是阳气之根本，阳气亢盛，四肢就充实，四肢充实，就能够做到这些。**

黄帝说：脱掉衣服四处奔跑又是什么原因？**岐伯回答：热邪充斥周身，所以脱掉衣服四处奔跑。**

黄帝说：患者胡言乱语，大声斥骂，不避亲疏，纵情歌唱，这又是为什么？**岐伯回答：因为阳气亢盛而扰乱心神，致使患者神志失常，所以胡言乱语，斥骂别人，不避亲疏，不想进食，四处乱走。**

第三十一 热论篇

本篇论述了由外邪引起热性疾病的发病形式，实际都属于伤寒。详细讲述了伤寒在六经的传变、表现与伤寒病的治疗，介绍了表里两经脉同时受寒邪所出现的症状。

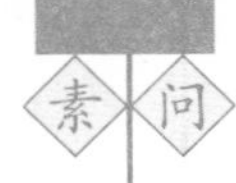

黄帝说：凡是外感发热性疾病，都属于伤寒一类疾病，但是有的可以痊愈，有的却死亡，死亡大都在起病后的六七日之内，而痊愈的多数都要到起病的十天以后。这是为什么呢？我不知道其中的缘故，希望听你谈一谈。**岐伯回答：足太阳膀胱经统属各阳经，它的经脉与风府穴相连，通过风府穴与督脉、阳维脉相会，循行于人体背部，所以统率一身的阳气。人受了寒邪后，阳气会与外邪相争，就会出现发热症状。一般情况下，热度虽然很高，但不会引起死亡。但如果是表里两条经脉同时受寒邪而发热，就容易导致死亡。**

伤寒在六经的传变

黄帝说：我想听你讲一讲伤寒的临床表现。**岐伯说：人体被寒邪伤害，第一天是太阳经受邪气侵袭而发病，症状为头颈部疼痛，腰背僵硬不舒服。第二天，病邪从太阳经传入阳明经，阳明经主管全身肌肉，它的经脉挟鼻，络于目。阳明经气不利，患者出现身体发热、眼睛疼痛、鼻孔干燥、不能安睡等症状。第三天病邪由阳明经传入少阳经，少阳主骨，它的经脉沿着两胁行走，向上络于耳。邪气沿着经脉向上侵袭就会出现胸胁疼痛、耳聋等症状。三阳经脉均受到病邪的侵袭，但邪气还没有内传至脏腑时，可以用发汗的方法治疗。第四天病邪由少阳经传入太阴经，太阴经脉分布在胃中，向上与咽喉部位相连。太阴经病变会出现腹中胀满、咽喉干燥等症状。第五天，病邪由太阴经传入少阴经，少阴经贯通肾脏，络于肺，向上连属舌根部。少阴经病变，患者会有口舌干燥、口渴等症状。需要注意的是，如果疾病刚有好转就开始进食难消化的食物，就会在体内郁积生热，两热相交，造成余热不退的现象。第六天病邪由少阴经传入厥阴经，厥阴经脉环绕阴器，络于肝。厥阴经病变，患者会出现烦闷不安、阴囊收缩等症状。如果三阴经、三阳经以及五脏六腑均受到邪气的侵袭，致使全身营卫气血不能正常运行，五脏精气闭阻不通，便会死亡。如果不是表里两条经脉同时感受寒邪而发病，那么到第七天，太阳经脉的病邪开始衰退，头痛症状就会稍微减**

伤寒病的发展与治疗

寒邪在体内的传播有一定顺序和规律，如图所示。需要注意的是，如果疾病刚有好转就开始进食难消化的食物，就会在体内郁积生热，两热相交，造成余热不退的现象。

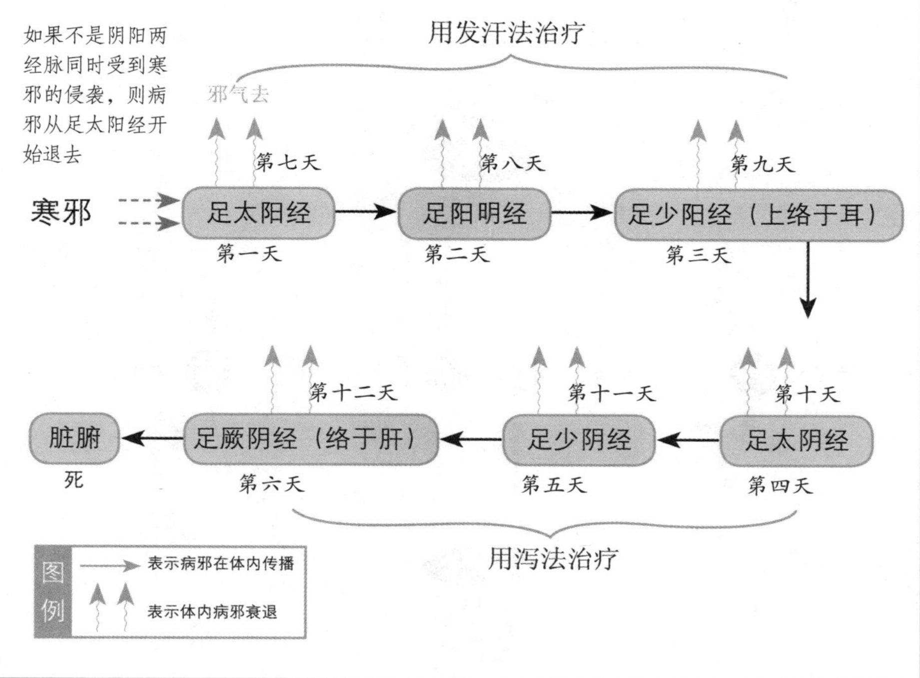

轻。到第八天阳明经的病邪减退，身体热度逐渐退下来。到第九天，少阳经脉的病邪开始衰退，听力渐渐恢复。到第十天，太阴经脉的病邪开始衰退，腹部胀满症状逐渐减轻，食欲好转。到第十一天，少阴经的病邪开始衰退，口不渴了，舌不干了，打着喷嚏。到第十二天，厥阴经脉的病邪开始衰退，阴囊舒缓，小腹也微微弛松。邪气消退，疾病便一天天好转。

伤寒的治疗

黄帝问：该如何治疗呢？岐伯回答：治疗时要根据症状判断病邪所在的经脉，分别给予治疗，疾病便会一天天衰退。一般发病不超过三天的，可以用发汗法治疗；发病时间已超过三天的，病邪已入里，可以用泻法治疗。

黄帝问：有时热病已经基本上好了，但常常有余热难退的现象，这是为什么呢？岐伯回答：凡是余热难退的患者，大多是由于患者在发热严重时强进饮食。像这样的情况，都是由于病势虽已减轻，但余邪未尽，不消化的食物在体内郁积生热，与余邪

脏腑气机的升降

气的运动称为“气机”，人体的气流行于全身各脏腑、经络等组织器官，时刻推动和激发着人体的各种生理活动。气运动的基本形式可以概括为升、降、出、入四个方面（如图所示）。气机调畅是生理活动正常的基础，气机不畅（如气滞、气逆等）是身体出现疾病时的表现。

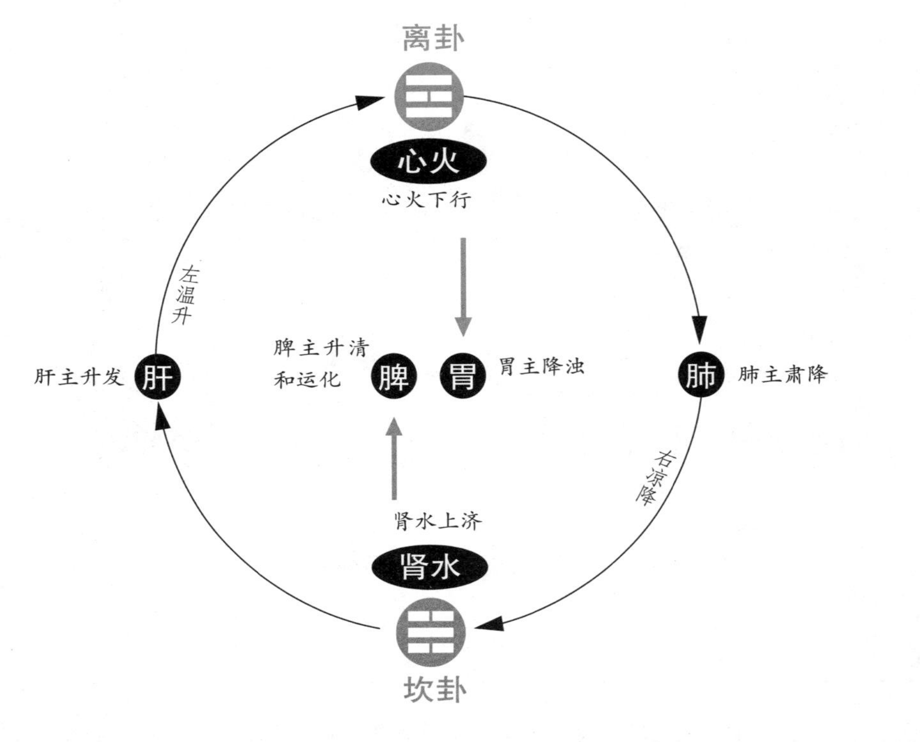

交结，两热相合，造成余热不退。黄帝问：很好，那又该如何治疗余热不退呢？岐伯说：要观察疾病的虚实，调其顺逆，就能治愈。黄帝问：热病有什么应当禁忌的吗？岐伯说：在热病稍有好转时，食用肉类会导致热病复发，过量饮食会造成余热难退，这些都是热病应当禁忌的。

表里经脉同时受寒邪的症状

黄帝问：如果互为表里的两条经脉同时受寒邪侵袭而发病，又会出现什么症状呢？岐伯说：两经同时受寒邪侵袭，第一天是太阳和少阴两经同时发病，所以不仅有太阳病的头痛症状，还有少阴病的口干、烦闷症状。第二天是阳明经和太阴经同时发病，所以不仅有太阴病的腹部胀满、不想吃东西等症状，还有阳明病的身体发热、神志昏迷、说胡话等症状。第三天是少阳和厥阴两经同时发病，所以不仅有少阳病的耳聋症状，还有厥阴病的阴囊收缩和手足冰冷等症状。此时，病情已经很严重了。如果继续发展到水浆不能下咽、神志不清的程度，这样到第六天就会死亡。

黄帝问：疾病发展到五脏均受到损伤、六腑气机不通、营卫血气运行不流畅的地步，像这样三天以后才死亡，这是什么原因呢？岐伯说：阳明经为十二经脉之长，气血最盛，虽然病邪已经传遍三阳三阴六经，又出现水浆不下、神志昏迷的症状，但阳明经尚存的气血还能维持一段时间，三天以后阳明经经气尽竭，所以患者便死亡。

大凡受寒邪侵袭而得的温热病，在夏至日以前发病的，称为“温病”；在夏至日以后发病的，称为“暑病”。在治疗暑病的初期，应当运用发汗的方法，使暑热邪气随同汗液一同外泄，而不应当运用收敛止汗的方法进行治疗。

第三十二 刺热篇

素问

本篇详细讲述了人体五脏出现热病时的临床表现与变化，介绍了治疗热病的原则与机理，以及治疗热病时的针刺穴位。

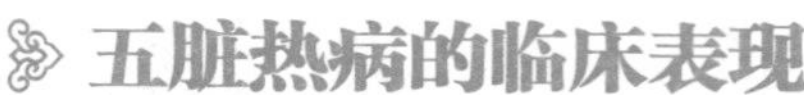

五脏热病的临床表现

肝脏热病的临床表现为，先是小便黄，腹部疼痛，想睡，身体发热；如果热邪亢盛，病情加重，就可能出现神志不清、语言错乱、惊恐不安、胁部发胀疼痛、手足躁动、不能安卧等症状。每逢庚辛日，病情加重，甲乙日便出大汗，如果气机逆乱，那么庚辛日患者就要死亡。治疗时应当针刺足厥阴肝经及足少阳胆经的穴位。若肝气上逆，可见头痛眩晕等症状，这是热邪沿肝经上至头部所致。

心脏热病的临床表现为，患者首先是心里不高兴，数日后才会身体发热、热邪亢盛，且心中突然疼痛、烦闷、呕吐、头痛、面部红赤、无汗。心脏在五行中属火，受水的克制，所以在壬癸日（属水）病情会加重。丙丁日出大汗，如果气机逆乱，那么壬癸日患者就要死亡。可以针刺手少阴心经和手太阳小肠经的穴位进行治疗。

脾脏热病的临床表现为，患者首先感觉头重，面颊疼痛，心烦，颜面色青，总想呕吐，身体发热。如果热邪亢盛，病情加重，可能出现腰痛不能俯仰、腹部发胀、腹泻、下颌两侧疼痛等症状。每逢甲乙日病情加重，戊己日出大汗，如果气机逆乱，那么甲乙日患者就会死亡。可以针刺足太阴脾经和足阳明胃经的穴位进行治疗。

肺脏有由热邪引起的疾病，患者首先出现感觉寒冷、须发竖起、怕风、舌苔发黄、身体发热等症状。热邪亢盛，便会气喘咳嗽，胸背部疼痛，不能深呼吸，头痛非常厉害，汗出而冷。如果病邪特别严重，患者的正气又非常虚弱，不能支持，那么在丙丁日就会死亡。治疗时应当针刺手太阴肺经和手阳明大肠经两条经脉，络脉胀起的部位出血，热势立即可退。

肾脏热病的临床表现为，患者会有腰痛、小腿发酸、口渴、身体发热等症状，如果气机逆乱，那么便会感觉后项疼痛，头晕心慌。每逢戊己日病情加重，壬癸日出大汗，如果气机逆乱，戊己日患者就要死亡。可以针刺足少阴经和足太阳经的穴位进行治疗。

肝脏热病，左侧面颊先出现红色；心脏有热病的患者，在其额上先出现红色；脾脏热病，鼻部先出现红色；肺脏有热病的人，在其右颊部先出现红色；肾脏热病，颐

人体全息图

根据人体经络运行规律，体内任何一脏腑发生病变，都会在其运行经路的体表表现出来，通过观察身体不同部位的变化可以诊断身体的病变，同样，治疗时只要诊治脏腑所经穴位也可以治愈疾病。

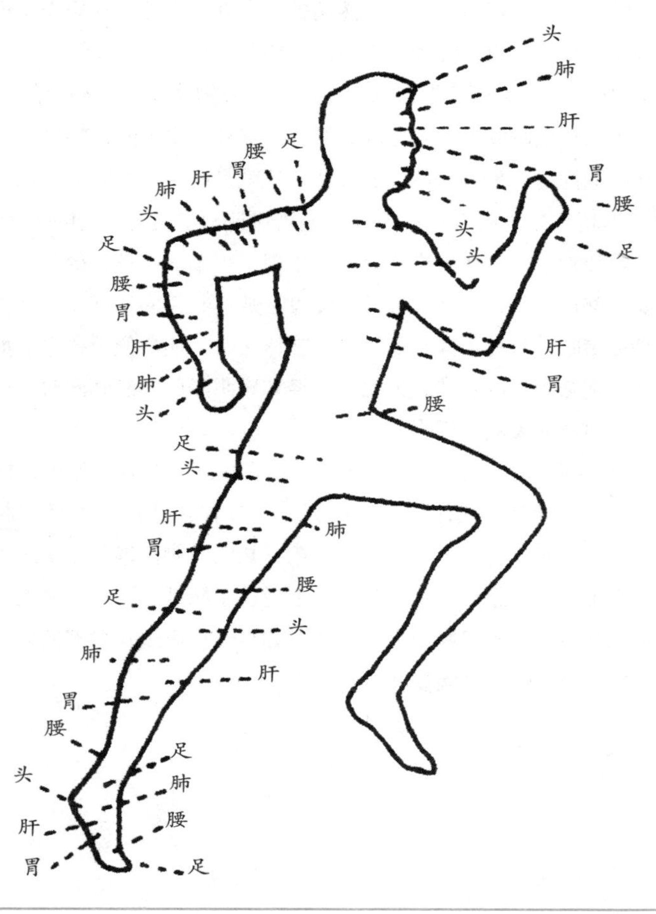

部先出现红色。虽然热病还没发作，但在面部已经出现了红色，这是发病的征兆。五脏热病，在各脏相应部位出现红色时，只要及时治疗，到了本脏所旺之日，疾病就能痊愈。如果针刺治疗失误，疾病的病程就会延长，要等到生病之脏的第三个脏气旺盛的日期，病才可能治愈。各脏热病汗出，均是遇到本脏的旺日便出大汗。

热病的针刺方法

凡是治疗热病，应有适当的护理，要先给患者喝一些清凉的水，然后再进行针刺治疗。患者的衣服应当单薄一些，居处凉爽一些，身体转凉，疾病便好了。

患热病的患者，如果先出现胸胁疼痛、手足躁动不安的症状，应该针刺足少阳胆经的穴位，用泻法；如果病情特别严重，就采用五十九刺的针刺治疗方法。如果热病从手臂开始疼痛，应该针刺手阳明大肠经和手太阴肺经的穴位，使患者出汗，发热停止则病愈；热病自头部首先发病的，当针刺足太阳膀胱经后项部位的穴位，汗出则热停止。如果热病从足和小腿部首先发病，应该针刺足阳明胃经的穴位，患者汗出热退则疾病治愈。热病先出现身体沉重、骨节疼痛、耳聋、喜睡等症状，应当针刺足少阴肾经的穴位。如果是病情严重的，可以针刺治疗热病的五十九个穴位。热病先出现头晕眼花、发热、胸胁胀满等症状的，应当针刺足少阴肾经和足少阳胆经的穴位。

足太阳经有一条分支和颧骨部位相连，所以太阳经发生热病，红色出现于两颧部位。如果颜色尚未枯槁晦暗，只要出汗，等待经气旺盛之日时，疾病便可痊愈。如果在出现太阳经症状的同时又见到少阴经的症状，这就是两条经脉同时受病邪侵袭的“两感病”。那样，不超过三天患者就会死亡。倘若厥阴经脉之气色同时出现在两颧部，患者在三天内一定死亡。由于热气内连肾脏，出现了少阳的脉色。少阳经发生热病，红色显现在两颊前的部位，如果患者面部的色泽没有败坏，说明病邪还在人体浅表部位。如果颜色尚未枯槁晦暗，只要出汗，等待经气旺盛之日，疾病便可痊愈。如果出现少阳经症状的同时又出现厥阴经的症状，说明少阳经和厥阴经两条经脉同时受病邪侵袭，也是“两感病”，不超过三天就会死亡。

治疗热病的针刺穴位：针刺第三脊椎骨的下方，可以清泻肺热；针刺第四椎的下方，可以清泻心热；针刺第五脊椎骨的下方，可以清泻肝热；针刺第六椎的下方，可以清泻脾热；针刺第七脊椎骨的下方，可以清泻肾热，应刺尾椎骨处。颈项第七椎以下凹陷的中央，是大椎穴。如果红色从面颊下部上逆连于颧部，主痢疾之类的疾病；如果红色向下到了颊车部位，是患了腹部发胀的病；如果红色出现在颧部的后方，主胁痛；如果红色出现在颊上的部位，则病变在膈上。

第三十三 评热病论篇

本篇主要评述了一些热性病，阐述了热病中的阴阳交，以及风厥、劳风、肾风、风水等病的机理、临床表现与治疗方法等。

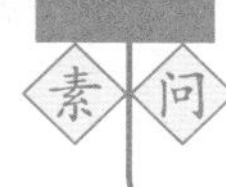

阴阳交

黄帝问：有些患温热病的人，出汗以后又常常出现身体发热，脉搏躁动并不因为出汗而减弱，胡言乱语，不能吃东西，这是什么病呢？岐伯回答：这种病叫“阴阳交”，患这种病的人一定会死。

黄帝说：我想听你说说它的道理。岐伯说：人能够出汗的原因，是食物进入胃中以后，化为水谷精微，精气旺盛，才能出汗。热病后期人体的精气与病邪互相抗争而出汗，说明患者的精气战胜了病邪。现在出汗以后又发热，是邪气亢盛的缘故，不能吃东西，则精气得不到补充，倘若热邪长期停留于体内，患者的寿命便不会长久。而且《灵枢·热病》中已经说过，出汗后脉象仍然盛大、躁动不安的患者，难免会死。现在脉象的变化不因为出汗而平静，这是由于精气不能胜过邪气的缘故，所以患者会死，这是很明显的。语言狂乱，表明神志失常，神志失常也是死亡的征兆。现在见到三种死亡的征兆，而看不到一点生机，所以，虽然在出汗后热度稍有下降，但最后仍然难免会死。

风厥

黄帝问：有一种疾病，患者表现为身体发热、出汗、烦闷，而且烦闷不因为出汗而减轻，这是什么病呢？岐伯说：出汗后发热不退是风邪侵犯造成的，出汗后烦闷不减则是由于下气向上逆行引起的。这种病叫“风厥”。黄帝说：希望听您详尽地谈一谈。岐伯说：太阳经主管全身的阳气，守卫在人体外表，所以，外部来的病邪侵犯人体，太阳经首先感受邪气而发病。足少阴肾经与足太阳膀胱经互为表里，足太阳膀胱经的热邪影响到足少阴肾经，于是足少阴肾经的气机逆而上冲，便成为厥。黄帝问：如何治疗呢？岐伯回答：应当针刺足太阳膀胱经和足少阴肾经的穴位，并服用汤药。

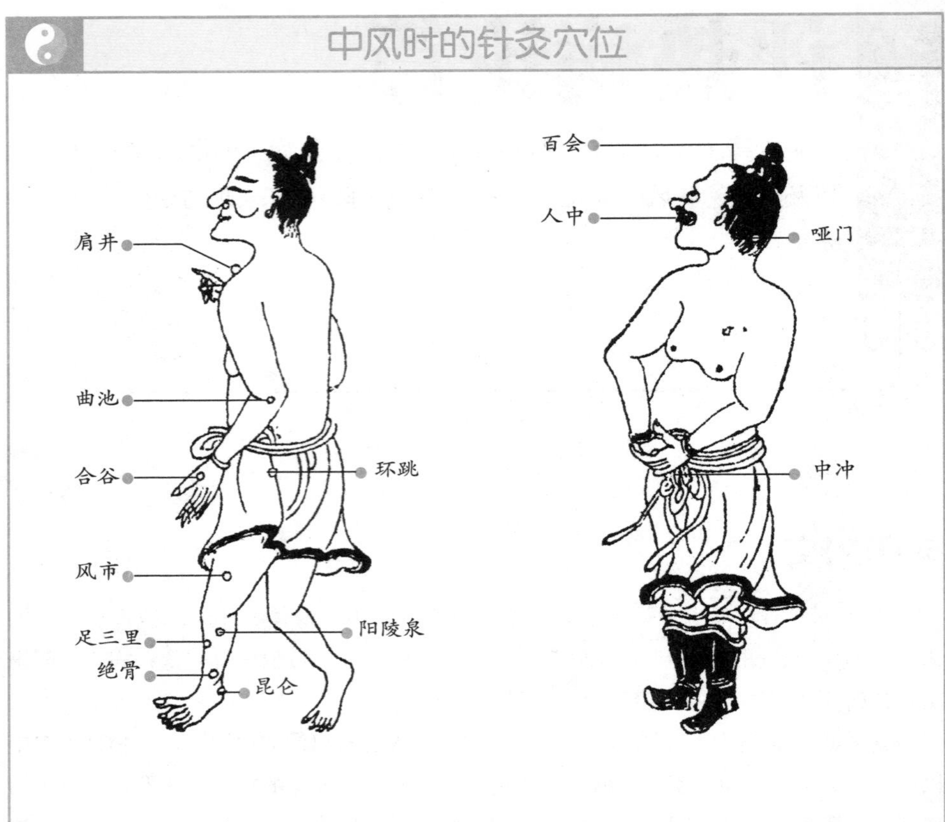

劳风

黄帝问：劳风这种病，有哪些症状？岐伯回答：劳风病发生在肺的下边，其临床表现为：头项强直，视物不清，吐出像鼻涕一样的黏痰，怕风，打寒战，这就称为“劳风病”。黄帝问：怎样治疗呢？岐伯回答：首先要注意休息，通利肺气，其次针刺足太阳经以引肾之精气，一般三天即可痊愈；如果患者是中年人，精力较弱的，一般五天可以治愈；精气不足的七日即可痊愈。劳风患者咳出的痰，是青黄色的浓痰，如脓一般，质地黏稠，凝结成块，如同弹丸大小，从口腔或鼻腔排出。如果痰液不能排出，积存在肺中就会损伤肺脏，肺脏损伤会导致死亡。

肾风

黄帝问：有一种名叫“肾风”的病，患者面部、足背浮肿，语言不流利，能够用针刺治疗吗？岐伯说：虚证就不能用刺法。如果不应针刺而误用刺法，就会使正气更加虚弱，五日后邪气就一定向内传入肾，加重病情。黄帝问：邪气到来时是什么样子呢？岐伯说：会引起气短，时常发热，热从胸背部向上行走到头，出汗，手心发热，口干，小便颜色发黄，眼睑浮肿，肠中鸣响，感到身体沉重，行动困难，月经停闭，心烦，不能吃东西，不能仰卧，一仰卧便出现咳嗽，病名又叫“风水”。详细的论述，在《刺法篇》中。

黄帝说：我希望听你讲一讲其中的道理。岐伯说：邪气之所以能侵犯人体造成疾病，根本原因是人体的正气虚弱。由于小腹部有热邪，所以小便黄赤；由于胃气不和，所以不能仰面而卧；仰卧时咳嗽加重，是由于仰面平卧后水气向上压迫肺。大凡水气病患者，眼睛下部总是首先出现轻微浮肿。黄帝问：为什么会这样呢？岐伯回答：水的性质属阴，眼睛的下部也属阴，腹部又是至阴之气所在的地方，所以腹中有水气，眼睛下方必然首先出现浮肿。水邪犯心，心火上逆，所以患者会感觉口苦，舌干，不能仰卧，仰卧便咳吐清水。凡是水肿病，大都不能仰卧，因为仰卧会使患者感到惊悸不安，惊悸不安会使咳嗽加重。腹中肠鸣的根本原因在胃，这是水液流入胃肠造成的。腹中鸣响，是肠胃中水气相击所致。如果食物不能正常下咽，是胃脘阻隔不通所致；身体沉重，行走艰难，是因为胃的经脉在足部。因为胞脉属于心脏，向下连胞宫，水肿患者湿邪之气向上逆行逼迫肺脏，使心气不能向下通达，因此月经不来潮。黄帝说：讲得很有道理。

人眼全息图

太极八卦可以对应人体，也可以对应人的眼睛。眼睛的不同部位按照阴阳八卦关系与身体的其他部位对应。身体其他部位发生疾病会在眼睛处有所表现，例如，根据八卦图，眼睛下部对应肾，对应水，属阴，人的腹部是阴气所聚，所以腹部有水气，眼睛下方就会出现浮肿。

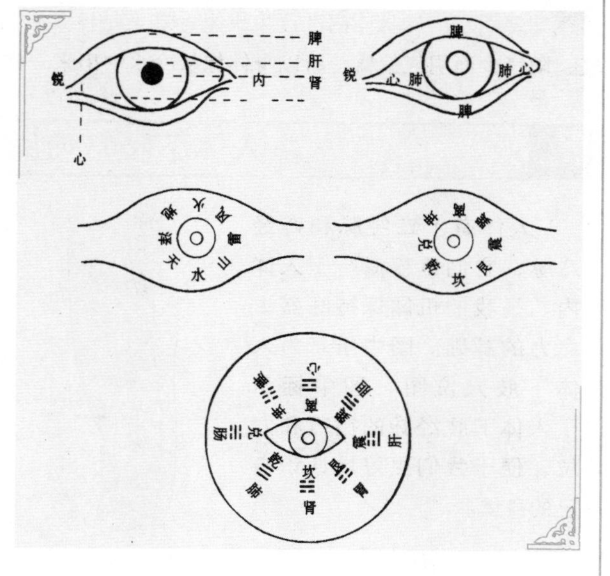

第三十四 逆调论篇

素问

本篇主要论述了体内阴阳之气失调所引起的一些疾病，包括热病、寒病、心肾不交所致的骨痹、气逆病影响睡卧等，并分析了各种病症的致病机理，强调了调和阴阳在养生中的重要性。

从症状看疾病

黄帝问：有的患者身体发热，而且感到烦闷，不是穿衣服过多造成的，这是什么原因？**岐伯回答：这是因为人体阴气虚少而阳气偏盛，所以患者感到身体发热，烦闷。**

黄帝问：有的患者身体发冷，不是因为衣服穿得单薄，也不是由于体内有寒邪停留，却感到寒冷从身体内部产生出来，这又是什么原因？**岐伯回答：这种人体内多痹气，阳气少而阴气偏盛，所以身体像从冷水中出来一样寒冷。**

人体下肢穴位图

人体有十二经脉和奇经八脉，它们日夜循行于人体内，是我们机体保持旺盛生命力的基础。图中所示为人体下肢穴位图，图中标示了人体下肢经脉的循行和穴位，便于我们更好地认识自己的身体。

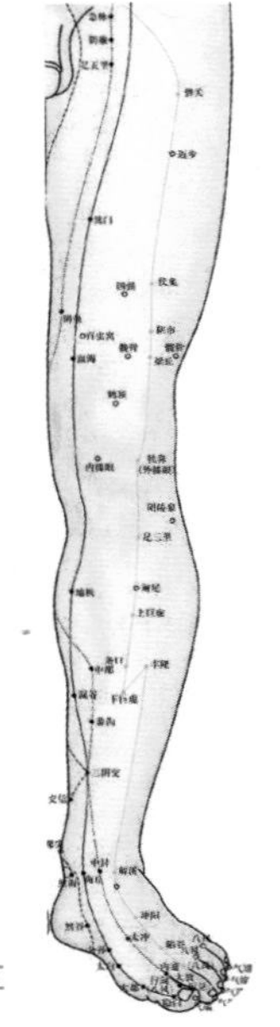

人体下肢前部穴位

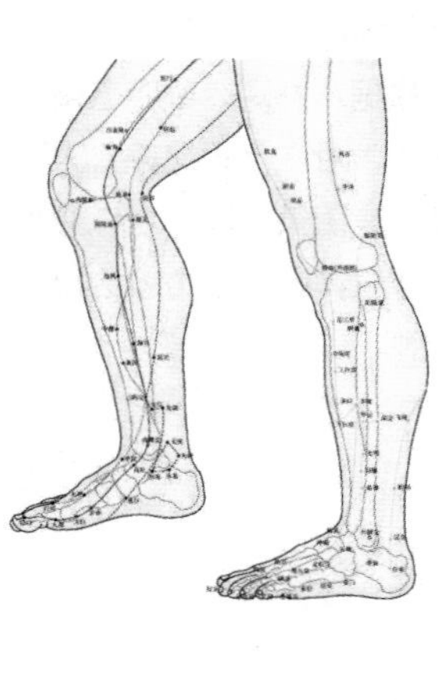

人体下肢侧面穴位

心肾不交

心属火，藏神；肾属水，藏精。正常情况下，心火与肾水互相作用，互相制约，以维持正常的生理活动。肾中真阳上升，能温养心火；心火能制肾水泛滥而助真阳；肾水又能制心火，使不致过亢而益心阴。如果肾阴不足或心火扰动，两者失去协调关系，称为心肾不交。主要表现为：心烦，失眠，多梦，怔忡，心悸，遗精等。

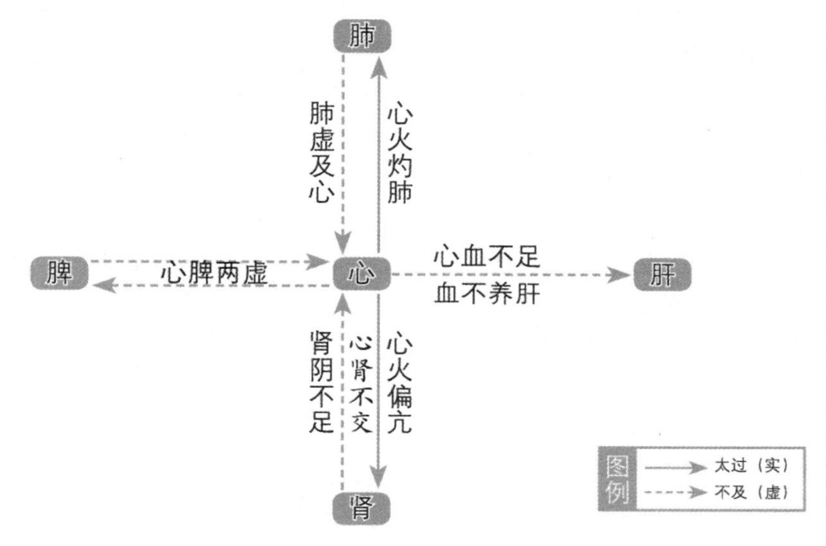

黄帝问：有人四肢发热，遇到了风寒就如同在火中烧烤一样，这是为什么呢？岐伯回答：这类人体内阴气虚阳气盛，四肢属阳，两阳相合，阴气愈加亏少，水少就不能灭掉亢盛的火邪，因而阳气独旺。阳气独旺，有阳无阴，生机不全，因而一遇到风，四肢就像在火中炙烤一样。这样的人，肌肉也会慢慢消瘦。

黄帝问：有的患者全身发冷，即使用热水温暖或是烤火，也不能使他感到热，穿再厚的衣服，身体也不温暖，然而患者并没有冻得战栗发抖，这是一种什么病呢？岐伯说：这种人从体质上看是肾气偏盛，但长期接触潮湿的环境，使太阳经气虚衰，肾中的阴精得不到阳气的温暖而枯竭不长，肾为水脏，肾藏精生骨髓，但肾不能生养骨髓，骨髓空虚，所以寒冷深达骨髓。患者并不表现出冻得战栗发抖的原因是，肝是一阳为少阳相火，心是二阳为厥阴君火，肾是孤脏为太阳寒水，一个属水的肾脏无法制约两个属火的脏腑，所以，这种患者虽然寒冷，但不发抖。这种病叫作“骨痹”，还应见到关节拘挛的症状。

黄帝问：有一种疾病，患者肌肤麻木，虽然穿上衣服，盖上被子，还是没有减轻症状，这是一种什么病呢？岐伯说：这是营卫之气虚弱造成的。营气虚弱就会使皮肤麻木；卫气虚弱身体便失去正常功能活动；如果营卫都虚了，则既表现出肌肉麻木，又表现出肢体失去正常活动能力。如果病情发展到人的意识不能支配肢体活动，身体

热论篇
刺热篇
评热病论篇
逆调论篇
疟论篇
刺疟篇
气厥论篇
咳论篇
举痛论篇
腹中论篇

上的刺激也无法引起人的意识上的反应，身体和神志不相配合适应，人就要死亡了。

气逆的表现和成因

黄帝问：患气逆病的人有不同的表现，有的不能平卧，呼吸有声音；有的不能平卧而呼吸无声；有起居正常而呼吸有声的；有能够平卧但行走即出现气喘的；有不能平卧不能行走且气喘的；有不能平卧，平卧即气喘的。这些表现都是哪些脏腑的病变引起的？我希望了解其中的原因。岐伯回答：不能平卧而呼吸有声音的，是足阳明经气上逆所致，足三阳经脉之气以下行为顺，现在反逆而上行，所以呼吸有声音。足阳明经是胃的经脉，胃是五脏六腑气血的来源，胃气下行是其正常生理功能的表现，现在患者胃气上逆，不沿着正常的通道运行，所以患者不能平卧。《下经》说，胃气不和就睡不安稳，说的就是这种情况。如果患者生活起居正常，但呼吸有声音，这是由于肺的络脉不通，络脉之气不能跟随经脉之气正常上下运行，因而留滞于经脉而不行。络脉的病变轻微，所以起居有常而呼吸有声音。如果患者不能平卧，平卧则喘，是由于水湿停留于体内，向上压迫肺造成的。水液是随着津液的流行而流行的，肾是主水的脏器，主管人身津液，又主管睡卧和气喘。黄帝说：讲得好。

肾的功能

肾藏精纳气，主管人体内的津液，以其阴制约心火，并通过气化作用将体内多余的水分排出体表，肾阴肾阳在体内相互制约，相互依存，共同维持着人体的生理平衡。如果这一平衡状态被打破，人体就会发生疾病，如当人的肾精大虚时，就会出现气喘、不能平卧的现象。

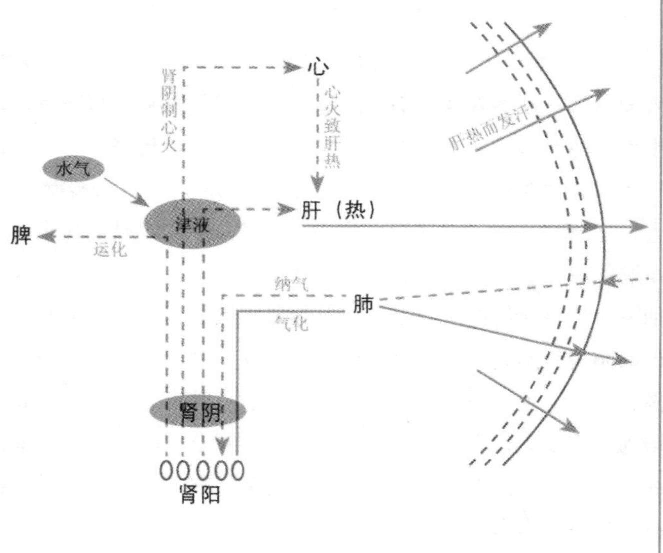

第三十五 疟论篇

素问

本篇主要是关于疟疾的论述。疟疾是由风邪入侵，导致体内阴阳之气失调所致。疟疾呈周期性发作，这是由体内阴阳之气在体内的运行规律所决定的。疟邪的发作形式有寒疟、温疟和瘅疟，对疟疾的治疗要根据其运行周期把握针刺的时机。

疟疾的成因

黄帝问：疟疾都是由于受风邪引起的，病的发作和停止都有一定的时间，这是什么原因？岐伯回答：疟疾开始发作的时候，首先是汗毛竖起，四肢伸展，频频打哈欠，恶寒战栗，两颔鼓动，上下牙相撞击，腰与脊背都疼痛。等这些怕冷的症状过去后，身体又开始发热，并出现头痛得像要裂开一样、口渴、想喝冷水等症状。

黄帝说：这是什么邪气所引起的呢？希望听你谈一谈其中的道理。岐伯：这是阴阳之气上下相争，互相转移合并，虚实交替造成的。阳气合并到阴中，于是阴偏实而阳偏虚，阳明气虚，便出现鼓颔、寒战等症状；太阳气虚，便出现腰背、头项疼痛等症状；如果三条阳经经气都虚，则阴气就过于亢盛。阴气过于亢盛会感到寒冷彻骨，而且疼痛。寒邪从内部产生，所以患者里外都感觉寒冷。阳气偏盛时，体表发热；阴气虚少时，体内发热。内外均热，便出现呼吸急促、口渴、总想喝冷水等症状。

这种病症是因为夏天被暑气所伤，热邪伏于皮肤之内肠胃之外，即营气停留的地方。暑热使人出汗，肌肉疏松，肌腠开。到了秋季再遇着秋凉之气，如出汗的时候受风邪侵袭，或在水中洗浴，于是风邪和水气停留于皮肤之内，与卫气相并合。人体的卫气白天在三阳经运行，夜晚在三阴经运行。风邪和水气随卫气行于阳则外出，行于阴则进于内，像这样内外相迫，以致疟疾每日发作。黄帝问：疟疾每隔一日发作一次，这是为什么呢？岐伯回答：这是由于疟邪停留的部位很深，内近于阴分，阳气独发于外，阴邪停留于内，阴阳相争，邪气不能外出，因此，邪疾隔日发作一次。

疟疾发作呈周期性的原因

黄帝说：讲得很好。有的疟疾发作时间一天天推迟，有的提前，这又是为什么呢？岐伯说：这是因为人体的卫气每昼夜会于风府穴一次，每当卫气运行到风府穴时则肌肤腠理开，如果此时邪气入内，则疟病发作。邪气侵犯风府穴，顺着脊柱下移，每天下移一个骨节，卫气与邪气交会的时间也就逐渐推迟，所以疟疾的发作逐日就要晚一点。邪气从风府穴开始每天向下移动一节，经过二十五天，到达骶骨，第二十六天开始又进入脊椎沿冲脉向上，经过九天到达缺盆。由于疟邪逐日向上行走，所以发作的时间就一天比一天早。至于隔日发作一次，是因为邪气内迫五脏，横连于膜原（皮肉与内脏间的部位），距离体表较远，邪气深入，运行缓慢，不能与卫气并行，邪气与卫气不能同时到达体表，所以隔日发作一次。

黄帝问：先生说卫气每到达风府穴的时候肌肤腠理开，肌肤腠理开，邪气便进入体内，邪气进入体内，于是疟疾便发作。可是你又说因为卫气和邪气相遇的地方每日下移一节，那么，当疾病发作的时候，邪气并不在风府穴，疾病仍然是每日发作一次，这是什么道理？岐伯回答：上述情况是指邪气客于头项，然后沿脊柱下行。人的体质有虚实不同，邪气所伤的部位各不相同，所以虽然不在风府穴，也可以发病。例如邪气侵袭头顶，当卫气运行到头顶时邪气就与卫气相抗争而发病；邪气中于腰脊，卫气行于腰脊与邪气相合便发病；邪气侵袭背部，则卫气运行到背部时，邪气与卫气相抗争而发病；邪气中于手足，卫气行于手足时与邪气相合便发病。总之，不论人体何处，只要是卫气

邪气的运行影响疟疾发作时间

正常情况下，体内卫气白天在三阳经运行，晚上在三阴经运行。风邪和水气随卫气行于阳则外出，行于阴则进于内，这样内外相迫，以致疟疾每日发作。但是有时候疟疾的发作规律也会改变。如图所示：

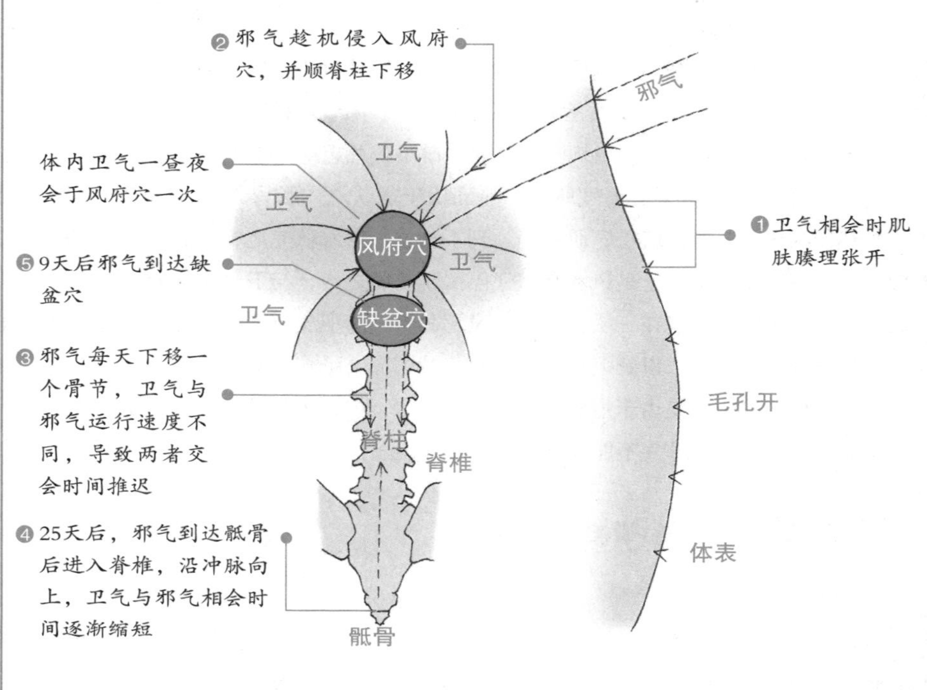

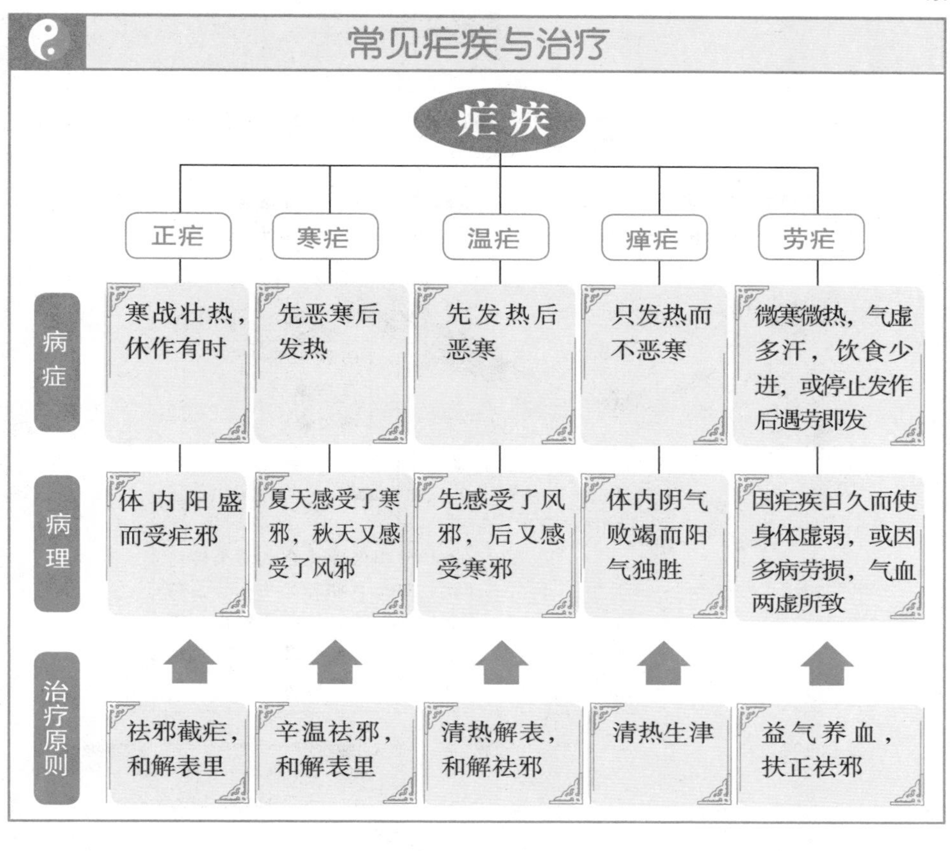

与邪气相合，互相抗争就会发病，所以风邪伤人没有一定的固定部位。卫气运行到邪气停留的地方，两者合并，互相抗争，就会使腠理开而疾病发作。

风病和疟疾

黄帝说：很好！风病和疟疾都属于同一类疾病。风病没有间歇，而疟疾的发作却时有休止，这是为什么呢？岐伯说：引起风病的病邪相对稳定地停留在侵入部位，所以症状持续存在；而引起疟疾的病邪随着经脉和络脉中的气血行走，时而深入体内，时而出于体表，必须与卫气相合，两者互相抗争时才发病。

寒疟、温疟和瘅疟

黄帝问：疟疾的发作，先恶寒而后发热，这是为什么呢？岐伯说：夏天感受了严重的暑热，出汗多，汗孔张开，如果此时洗浴或乘凉，寒气就乘机侵入藏伏在汗孔皮肤里，到秋天再受到风邪的侵袭，就会形成疟疾。寒是属阴的邪气，风是属阳的邪气。由于是先受了寒邪，后受了风邪，所以发作时先恶寒而后发热。这种病的发作有固定时间，病名叫“寒疟”。黄帝问：疟疾的发作，先发热而后恶寒，这是为什么呢？岐伯

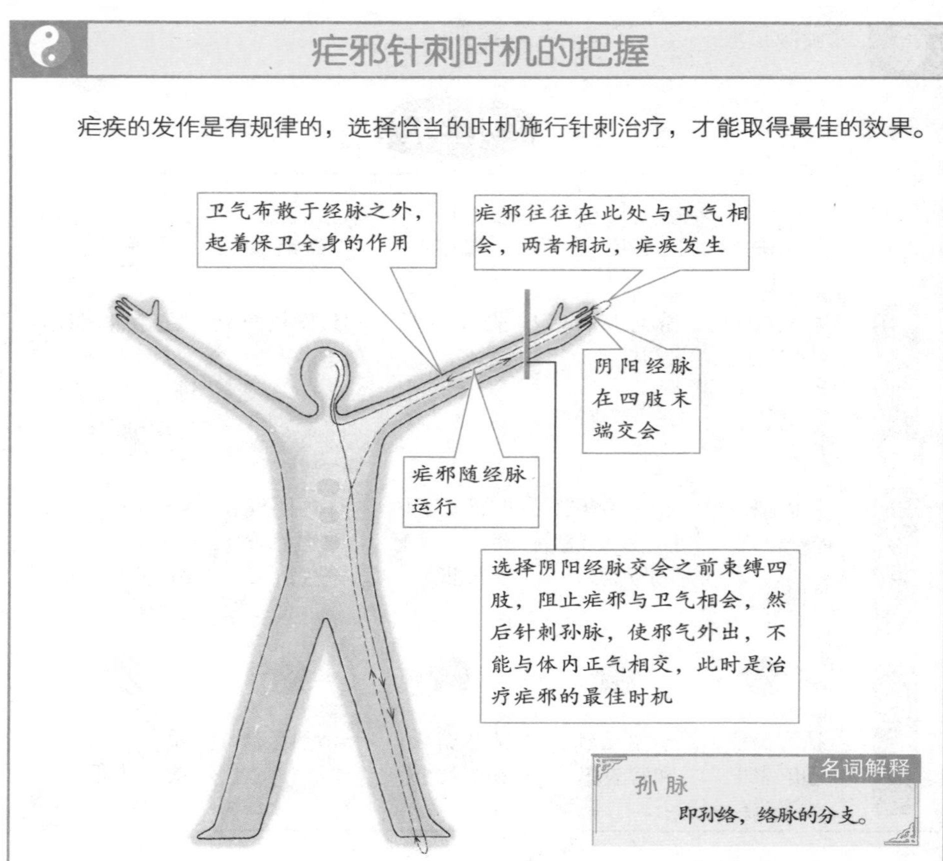

说：这种患者先被风邪侵袭，而后才被寒邪侵袭，所以表现出先热后寒的症状。疾病的发作也是有一定时间的，病名叫“温疟”。如果只出现发热而不见恶寒的，是因为阴气先败竭，阳气独旺，患者还表现出气不足、烦闷、手脚发热、总想呕吐的症状，病名叫“瘅疟”。

疟邪针刺时机的把握

黄帝问：经书上说，疾病表现为有余的，就用泻法治疗；疾病表现为不足的，就用补法治疗。现在患者出现了热有余而寒不足的症状，假如说疟疾发病是有余的实证，寒冷是不足的虚证，那为什么对这种寒冷即便用热水温熨和烤火的办法也不能使患者感到温暖？当发热时，虽然用冷水洗浴，也不能使患者身体转凉。这种寒热都属于虚实一类的病。但当发冷、发热时，即使是良医也没有办法制止，而必须等到症状减轻之后，才用针刺疗法进行调整治疗，是什么缘故？想听您给我解释一下。

岐伯回答：当患者高热的时候不要进行针刺，当脉搏跳动混乱时不要进行针刺，当患者大汗淋漓时不要进行针刺。这是因为邪气亢盛时，应避其锋芒，不能逆着病势勉强治疗。疟疾刚开始发作的时候，阳气与疟邪并居于阴分，这时在内的阴气偏盛，在表的阳气虚少，所以首先出现寒冷发抖的症状。阴气逆乱达到极点，阴气外出到达阳分，阴阳并居于外，于是阴气偏虚而阳气偏实，所以患者先出现发热、口渴等症状。疟邪与阳气并居于阳分的时候，阳气偏盛，疟邪与阴气并居于阴分的时候，阴气偏盛。引起疟疾的邪气和阳气相并则阳气盛，邪气进入体内和阴气相合则阴气盛。阳气盛就出现发热，阴气盛就产生寒冷。疟疾是风寒之气所引起的，阴寒达到极点便产生阳气，阳热达到极点便产生阴气。疟疾的发作往往来势汹汹，发热时像火一样热，寒冷时又冷得像急风暴雨一样猛烈，无法抵挡。所以经书上说，当疟邪正旺的时候，就不要泻邪伤正。等到邪气衰退的时候，再抓住时机进行针刺，就可取得较好的治疗效果，就是这个意思。

疟疾尚未发作的时候，阴气还未同阳气并居于阳分，阳气还未同阴气并居于阴分，此时进行调理，正气得到安定，邪气才能除去。所以医生不能在疟疾发作时进行治疗，就是因为这时正气与邪气逆乱的缘故。

黄帝说：讲得很好！那么如何治疗呢？怎样掌握时间的早晚呢？岐伯回答：疟疾将要发作的时候，阴阳相互移并，这是从四肢的末端开始的，因为人体阴阳经的交接处在四肢末端。所以在阴阳尚未并居的时候，应当紧紧束缚四肢末端，从而使邪气不能入

疟邪的发作规律与针刺

疟邪总是随着经脉的运行而运行，与阳气并居和与阴气并居的表现是不同的，并且，疟疾的发作与经脉的运行有关。治疗时，必须把握这一点。

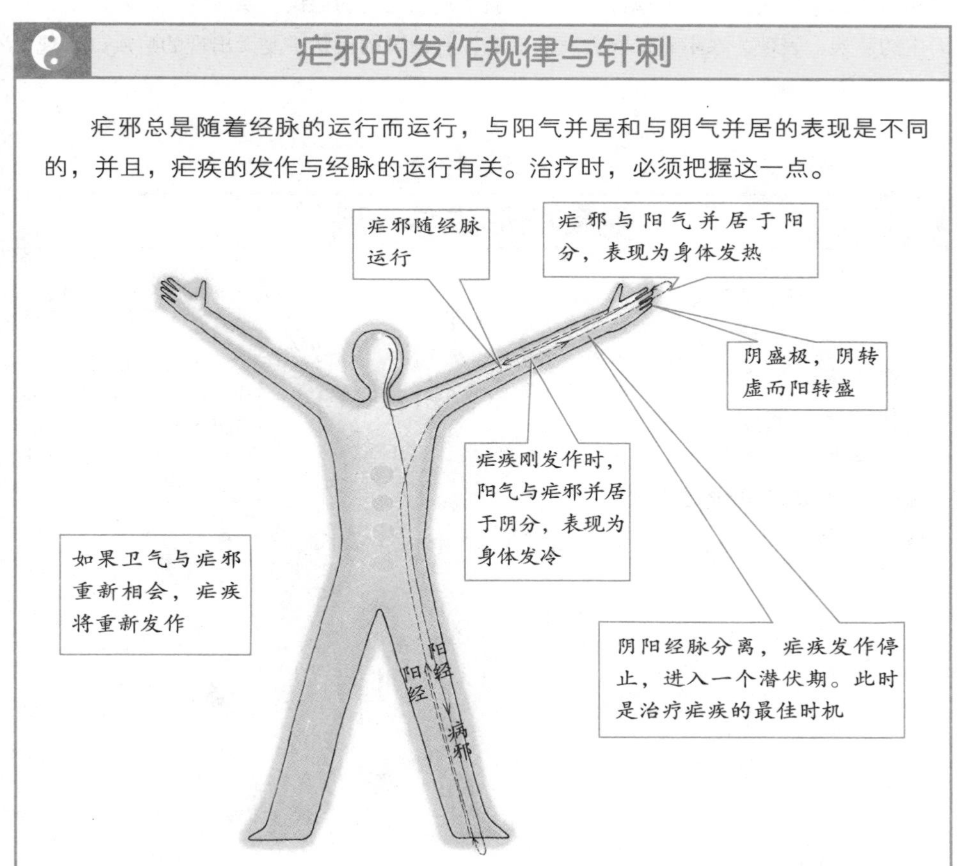

内，阴气不能出外，细心审察，在孙脉盛满的地方针刺出血，这样可以祛除邪气，使其不能和体内的正气相合并。

黄帝问：疟疾不发作的时候，情况又当如何呢？岐伯说：疟疾在人体中，使人体的阴阳之气发生虚实交替的变化。随着邪气所在的部位而发病，病邪在阳分的时候，身体发热，脉象躁急；邪气在阴分，患者就会发冷而脉搏平静。疟疾发展达到极点时，阴阳之气均已衰退，卫气与邪气分离，所以疟疾停止发作。如果卫气与邪气重新聚合，疟疾又重新发作。黄帝问：有的疟疾隔两天或几天才发作一次，患者有的口渴有的不渴，是什么原因？岐伯回答：疟邪与卫气会于风府穴，疟疾才能发作，但有时候疟邪与卫气又不能会于风府穴，所以有时间隔二日或间隔数日发作一次。疟疾发病过程中，出现阴阳虚实交替变化的情况。阳气盛而阴气衰，则出现口渴；阴气盛而阳气衰，口就不渴。

四季疟邪

黄帝问：医经上说，夏天受了暑邪，到了秋天就一定会产生疟疾，然而有些疟疾的产生并不完全是这样，又是为什么呢？岐伯说：医经上所说夏天为暑所伤，秋天必发疟疾，这是指与四时发病规律相顺应而言的。如果疟疾的脉象不同，则是与四时发病规律相违背的。疟疾在一年四季都可发病，通常在秋天发的疟疾，寒冷的症状较严重；冬天生的疟疾，表现为寒不重；春天发的疟疾，有怕风的症状；夏天出现的疟疾，表现为汗多。

温疟的形成与表现

温疟的形成不是一朝一夕的事情，邪气侵入人体后总是先潜伏起来，遇到合适的条件时才会发作。温疟的形成和发作过程如图所示：

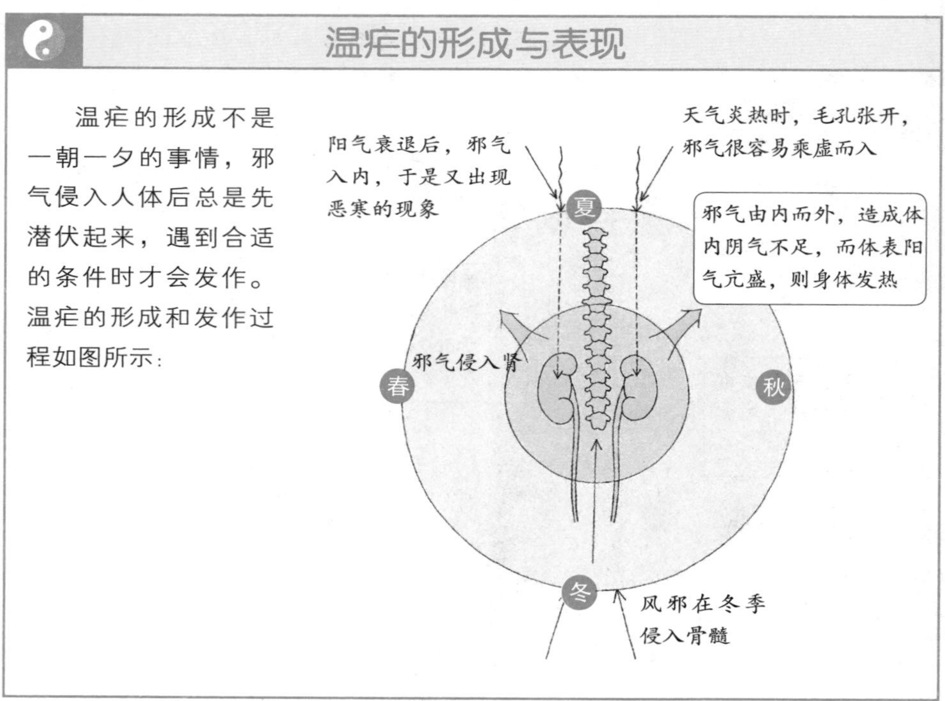

黄帝问：温疟与寒疟，疟邪藏于何处？是在哪一脏？岐伯回答：温疟的形成是因为冬季受了风邪，风寒邪气藏于骨髓之中。到了第二年春天，阳气发生，邪气仍不能自行排出。到夏天暑热的时候，如果天气过于炎热，暑热熏蒸，消耗脑髓中的阴气，使人头昏脑涨，精神不振，肌肉消瘦，汗出毛孔张开，此时再劳累过度，邪气就乘虚与汗一起外出而引起疾病的发作。这种病是病邪先潜伏在肾脏，病邪从内出于外，这样就造成了体内阴气不足，而体表阳气亢盛，阳气盛则产生发热的症状。当阳气衰退的时候，邪气又进入内，邪气入内那么阳气就偏虚，阳气偏虚，于是便出现恶寒，所以患者表现出先热后寒的症状，叫“温疟”。

黄帝问：瘅疟的情况怎么样呢？岐伯说：得了瘅疟的患者，肺脏本来就有热邪。肺气旺盛，气机逆而上冲，气充实而不外泄，加之用力过度，肌肤腠理开，风寒之邪侵袭人体，遂停留于皮肤之内，肌肉之间，于是发病。病发则阳气偏盛，阳气偏盛而不衰退，便会发热，由于病邪没有伤及阴分，所以只见发热而不出现恶寒。这种病的邪气在内藏于血脉中，在外停留于肌肉之间。由于阳气亢盛，发热严重，耗损了人体中的水液，使人肌肉消瘦，所以将这种病叫作“瘅疟”。黄帝说：讲得很好！

第三十六 刺疟篇

素问

本篇论述了六经疟疾、脏腑疟疾的表现与治疗方法。疟疾在不同的发作时期应采取不同的治疗方法，或药物治疗，或针刺。并且，表现不同，所针刺的部位也不同。一般情况下，要先就疾病发作时最先有感觉之处进行针刺。

六经疟疾

足太阳经的疟疾，会使患者出现腰痛头重、背部寒冷、先寒后热、发热时热势亢盛、热退时出汗等症状。治疗时可以针刺委中穴出血。足少阳经的疟疾，使人身体困倦异常，恶寒发热都不太重，害怕见人，见到人心里就感到恐惧，发热的时间较长，出汗很厉害。可以针刺足少阳经的侠溪穴。足阳明经的疟疾，使人先寒冷，冷得很厉害，长时间地怕冷过后就出现发热，发热停止后就出汗，喜欢看见日月火光，看到了就感到心中很舒服。治疗时可以针刺脚背上的足阳明经冲阳穴。足太阴经的疟疾，患者闷闷不乐，经常叹气，没有食欲，寒冷与发热的症状都比较多，出汗也多，疾病发作时患者频繁呕吐，呕吐后症状减轻。治疗时可以针刺足太阴经的公孙穴。足少阴经的疟疾，患者呕吐得很厉害，多寒热，热多寒少，总想关着门窗，这种病较难治愈，可以针刺足少阴经的太溪穴。足厥阴经的疟疾，使人腰部疼痛，小腹部胀满，小便不通利，很像尿闭的样子，但又不是尿闭，经常嗳气，害怕，气少，腹中不舒畅。可以针刺足厥阴经的太冲穴。

五脏疟疾

肺脏的疟疾，使人心中感觉寒冷，寒冷达到极点就转为发热，发热的时候出现惊恐，像看见什么东西一样。治疗方法是，针刺手太阴经的列缺穴和手阳明经的合谷穴。心疟，使患者心烦不安，想喝凉水，因阳气热邪郁结于内，阴气被排挤于外，所以寒象多，不太发热，治疗方法是针刺手少阴经的神门穴。肝脏的疟疾，使人面色发青，常叹气，就像死人一样。治疗时可以针刺足厥阴肝经的中封穴出血。脾脏的疟疾，使人怕冷，腹中疼痛，发热时则出现肠鸣，肠鸣停止了又会出汗。治疗时可以针刺足太阴脾经的商丘穴。肾疟，患者表现出怕冷的样子，腰脊疼痛，大便困难，两眼视物不清，手足寒冷。治疗方法是，针刺足太阳的委中和足少阴的太溪两穴。胃腑的疟疾，发病的时候，患者腹中感到饥饿，但又不能吃东西，吃了东西后，患者就感到腹部胀满肿大。治疗方法是，先针刺足阳明经的厉兑、三里、解溪三个穴位，然后再刺足太阴经的孙络脉出血。

疟疾的针刺原则

疟疾发作，身体刚发热的时候，当针刺脚背上足阳明经的穴位，并开大针孔，放出少量血液，身体立即转凉。在疟疾就要出现寒冷症状时，可以针刺手阳明经的商阳穴和三间穴、手太阴经的少商穴和太渊穴、足阳明经的厉兑穴和陷谷穴、足太阴经的隐白穴和太白穴。疟疾病脉满大时，急针刺背腧穴，用中等针，在靠胁部的五个穴位（魄户、神堂、魂门、意舍、志室）上各刺一次，根据患者的胖瘦来掌握针刺的出血量。如患者脉小实而急，可以用艾灸腿胫上足少阴肾经的复溜穴，并针刺足太阳膀胱经的井穴即至阴穴。如患者脉缓大而虚，应用药物进行治疗，而不适宜用针刺治疗。

大凡治疗疟疾，应当在疟疾发作前约一餐饭的时间内进行治疗，错过了这段时间，便失去了治疗的时机。各种疟疾，如果患者脉象沉伏不见的，可以针刺十指间的穴位出血，放出血后病就会好了。并可先仔细观察，身上如见像赤小豆一样的红点，一并进行针刺。上述的十二种疟疾，它们发作的时间各不相同，应当仔细观察它们的各种表现，从而判断是哪一经脉的病变。在它们发作前约一餐饭的时间内进行针刺。

疟原虫的生活史

随着科学技术的发展，人们越来越认识到，疟疾的发作与按蚊携带的疟原虫有关。疟原虫的生活史是有规律的，所以人体疟疾的发作也是有规律的。下图所示为疟原虫的生活史。

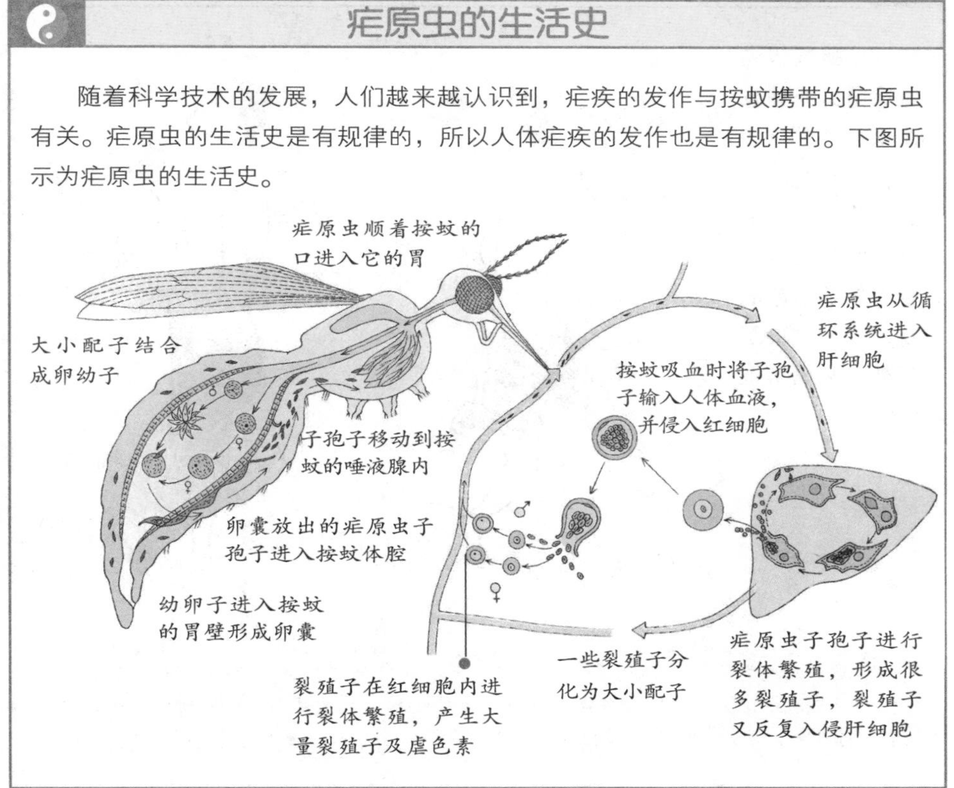

针刺一次，病邪即会衰退；针刺二次，疾病可见明显好转；针刺三次，疾病即可痊愈。如果仍然不愈，可以针刺舌底下两条经脉出血。如还不见病愈，可刺委中盛经出血，并刺后颈以下夹着脊柱的穴位，这样治疗，一定会治好的。舌下两脉是指足少阴经的廉泉穴。

针刺疟疾，必须问清患者最先感觉不舒适的部位，先进行针刺。如果患者先出现头痛头重的症状，就先刺头上的上星穴、百会穴，两额部位的悬颅穴，两眉之间的攒竹穴，要刺出血。如果先出现后项痛、背部痛的症状，就应当先直刺后项以及背部。如果先出现腰痛，当先针刺委中穴出血。先出现手臂痛的，就应当先针刺手少阴、手阳明以及十指之间的穴位。如果患者先出现足和小腿部酸痛，就应当先针刺足阳明经以及十个脚趾间的穴位出血。

风疟，发作时便出现出汗、恶风等症状，在风疟发作时，就刺太阳经在背部的腧穴，使之出血。小腿酸痛得很厉害，不能按压的，名叫“附髓病”，治疗时针刺绝骨穴出血，马上就好。如果患者身体有轻微疼痛，可以针刺各条阴经的井穴，但不要出血，隔日刺一次。疟疾而口不渴，隔日发作一次，治疗时可针刺足太阳经的穴位；如果口渴，隔日发作一次，治疗时可针刺足少阳经的穴位；如果是温疟，但患者不出汗，可以针刺治疗热病的五十九个穴位。

肾厥头痛的治疗穴位

脏腑气机逆乱会导致身体发生疾病。邪气传至任何一脏腑都会发生一定的症状，我们可以根据身体症状的表现判断邪气传至何处，从而辨证治疗。

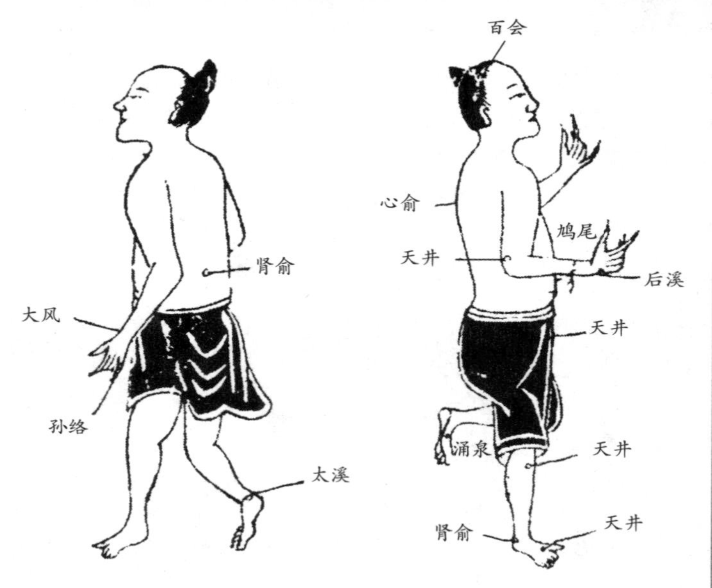

图中所说的肾厥头痛就是由于下虚上实、肾气厥逆所致。症状为头顶痛不可忍，四肢逆冷，胸脘痞闷，多痰，脉弦。出现这种症状可针刺下图中所示穴位，需要注意的是，针刺的深浅要因人而异。

第三十七 气厥论篇

素问

本篇主要介绍了在五脏六腑之间，寒邪和热邪相互转移所出现的病变和表现。

寒邪在五脏的转移产生的病变

黄帝问：五脏六腑的寒热相互转移有什么表现？岐伯回答：肾脏的寒邪转移到脾，会出现浮肿、气虚等病变。脾脏的寒邪转移到肝，会出现痈肿和筋脉挛急的病变。肝脏的寒邪转移到心，就可能出现精神错乱、脾胃阻塞而饮食不能下行等病变。心脏将寒邪转移到肺脏，就会成为肺消病。肺消病的主要症状是，饮一份的水，尿出两份小便，这种疾病是治不好的。肺脏将寒邪转移到肾脏，就会成为涌水病，这种疾病的症状是，患者腹部胀满，但按上去并不硬。由于水气停留在大肠中，所以在行走时能听到腹中肠鸣，好像皮口袋里装着水一样，这是水邪造成的。

热邪在五脏转移产生的病变

脾脏将热邪转移到肝脏，就会出现惊恐和鼻孔出血的病变。肝脏的热邪转移到心，就可能造成死亡。心脏将热邪转移到肺脏，就会成为鬲消病。肺脏的热邪转移到肾，就会转变为柔痉病。肾脏将热邪转移到脾脏，就会成为痢疾，这种病不容易治疗。

胞宫和精室的热邪转移到膀胱，则出现小便不通或尿中带血等症状。膀胱将热邪转移到小肠，就会出现大便不通和口中糜烂的症状。小肠将热邪转移到大肠，就成为伏瘕和痔疮病。大肠的热邪转移到胃，胃中有热，食欲旺盛，虽然吃得很多，但身体仍然消瘦。这种病叫作“食亦”。胃将热邪转移到胆，也会得食亦病。胆将热邪转移到脑，就成为鼻中常感辛辣的鼻渊病，鼻渊病的主要症状是常流浓浊的鼻涕。病情进一步恶化，还会出现鼻中流血、目暗不明等症状。以上各种症状，都是由于脏腑之气运行逆乱造成的。

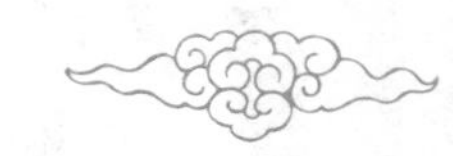

第三十八 咳论篇

素问

本篇主要论述五脏六腑病变引起人的咳嗽。脏腑在其各自所主的时令感受外界寒邪，又将这种邪气传给肺，引起人的咳嗽。不同的脏腑器官发病引起的咳嗽表现不同。治疗五脏咳时，要取腧穴；治疗六腑咳时，要取合穴；由咳而导致的浮肿，要取经穴。

五脏咳

黄帝问：肺脏的病变能使人产生咳嗽，这是为什么呢？岐伯回答：五脏六腑有病都会使人产生咳嗽，不单是肺脏如此。黄帝说：希望听你谈一谈各种咳嗽的有关情况。岐伯说：人体的皮肤须发和肺脏有特殊的联系，所以肺与皮毛是内外互相配合的。如果皮毛受了外界的寒邪，便会向内传到肺部。吃了寒冷的食物，寒邪通过肺的经脉向上侵袭到肺，形成肺寒。这样内外寒邪相合，于是寒邪停留于肺脏，肺气上逆，就形成了肺咳。至于五脏的咳嗽，是由于五脏各自在所主管的季节受邪气侵袭，发病而产生咳嗽。因此，如果不是在肺脏所主管的秋季发生咳嗽，则是其他脏腑受邪气而转移到肺部，引起咳嗽。人体与自然界息息相关，所以五脏分别在它所主的时令感受寒邪而发病，轻微的，寒邪侵入肺脏而成为咳嗽;严重的，寒邪人里而导致腹泻和疼痛。一般来说，在

寒邪在脏腑的传变引起的不同咳嗽

五脏六腑的病变都会引起咳嗽，所以对于貌似表现一致的咳嗽必须认真审察，区别对待，以免贻误病情，造成不必要的麻烦。

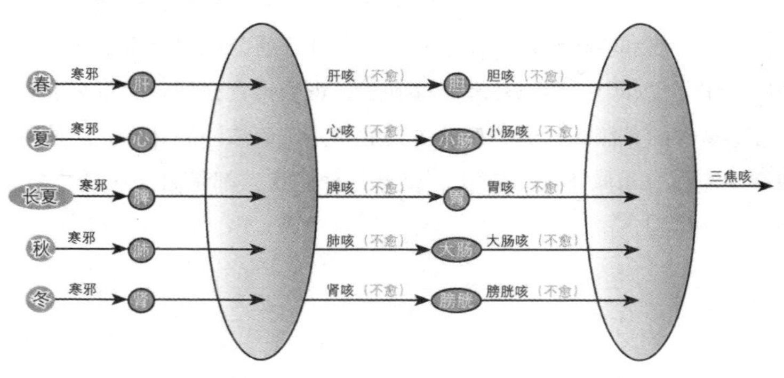

六腑合穴

六腑合穴又称"六腑下合穴"，针刺六腑的合穴，可以治疗六腑的咳。同样，针刺五脏的腧穴，可以治疗五脏的咳（具体穴位详见《刺热篇第三十二》）。

六 腑	所在经脉	下合穴
小肠	手太阳	下巨虚
三焦	手少阳	委阳
大肠	手阳明	上巨虚
膀胱	足太阳	委中
胆	足少阳	阳陵泉
胃	足阳明	足三里

秋天感寒，肺先受邪；在春天肝脏先感受邪气，然后再影响到肺，产生咳嗽；在夏天感寒，心先受邪；在长夏感寒，脾先受邪；在冬天肾脏先感受邪气，然后再影响到肺，产生咳嗽。

黄帝问：怎样区别这些咳嗽呢？岐伯说：肺咳的表现为，在咳嗽的同时气喘、呼吸有声，病情严重时还会咳血。心咳的表现为，咳嗽时心痛，咽喉中像有东西梗塞一样，严重时，咽喉肿而闭塞。肝咳的表现为，咳嗽时感到两胁疼痛，严重时痛得不能转动身体，转动则两胁下胀满。脾咳的表现为，咳嗽时右胁下疼痛，并牵引肩背隐隐作痛，严重时，不能活动，一活动咳嗽就加重。肾咳的表现为，咳嗽时腰部和背部互相牵引作痛，严重时可能咳出涎水。

六腑咳

黄帝问：六腑的咳嗽是什么样子呢？是如何发病的？岐伯回答：五脏咳嗽长久不愈，就要传给六腑。如果脾咳长久不愈，胃就会受到影响而发病。胃咳的表现为，咳嗽时呕吐，严重时会吐出蛔虫。肝咳长期不愈，就要传给胆，形成胆咳。胆咳的表现为，咳嗽时呕吐胆汁。肺咳长期不愈，就要传给大肠形成大肠咳。大肠咳的表现为，咳嗽时大便失禁。心咳长久不愈，小肠就会受到影响而发病。小肠咳的症状是，咳嗽时多放屁，且往往是咳嗽的同时放屁。肾咳长久不愈，膀胱就会受到影响而发病。膀胱咳的症状是，咳嗽时小便失禁。以上各种咳嗽长期不愈，就要传给三焦形成三焦咳。三焦咳的表现为咳嗽时腹部胀满，不想饮食。以上这些咳嗽，均会最终影响到脾胃，并影响到肺，出现咳嗽气逆、流鼻涕、痰液多、面部浮肿等症状。

黄帝问：如何治疗呢？岐伯说：治疗五脏咳，多针刺各脏的腧穴；治疗六腑咳，则针刺各腑的合穴；凡咳嗽所引起的浮肿，治疗时要针刺各经的经穴。黄帝说：讲得很好。

第三十九 举痛论篇

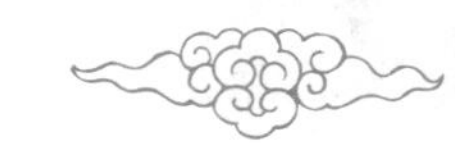

素问

本篇主要论述各种疼痛的表现与产生原因。疼痛的产生是由于寒邪侵犯人体经脉，引起气血不畅所致。寒邪侵犯人体不同的部位、不同的经脉，会产生不同的表现，对于这些，可以通过问诊、观察面色、按摩来了解患者的病情。本篇还介绍了由于人的情绪变化导致气机逆乱而引起的疾病。

各种疼痛的区分

黄帝问：我听说善于研究天地阴阳变化的人，他所讲的道理必须要在人身上得到验证。善于谈论古代经验理论的人，必定要结合当代的实际情况；善于谈论他人的事情，必须联系自己的实际。像这样，才算把握住了事物的运行规律而不至于迷惑，对事理了解得明白透彻，这样就称得上是明达事理的人。现在我想请教先生，你是怎样用问诊、望诊、切诊来了解和掌握病情的，让我有所体验，以便拨开蒙蔽，解除疑惑，能够听你谈一谈吗？

岐伯连续两次跪拜磕头回答：你希望我讲哪方面的道理呢？黄帝说：我想听听人的五脏突然发生疼痛，是感受了什么邪气？岐伯回答：经脉中的血气流行不止，往复周流不息。如果寒邪侵入经脉，经脉中血气运行迟缓，甚至凝滞不行，所以寒邪停留于经脉外时，运行于经脉中的血就减少；如果寒邪侵入到经脉中，由于寒性凝滞，会使气血阻滞不通，这两种情况都可能导致身体疼痛。

黄帝说：有疼痛突然停止的，有疼痛剧烈而持续的，有疼痛很厉害不能按摩的，有疼痛触按后就会停止的，有疼痛按摩没有作用的，有疼痛触按时跳动应手的，有心与背相牵引而痛的，有胁肋与小腹部相牵引而痛的，有腹痛牵引大腿内侧的，有疼痛日久而成积聚的，有突然发生疼痛而昏迷不醒，过一会儿又苏醒过来的，有疼痛时伴有呕吐的，有腹痛而随之腹泻的，有疼痛而大便不通的。所有这些疼痛，症状表现不同，应该怎样区别呢？

岐伯回答：寒邪停留于脉外，则经脉受寒，经脉受寒则引起经脉收缩而不伸展，如此则经脉拘急，经脉拘急便牵引外部的小络脉，所以突然出现疼痛。但只要得到温暖，经脉就会舒张开，气血运行通畅，疼痛就立即停止。若反复受了寒邪，则会经久不愈。寒邪停留于经脉之中，与人体热气相搏，于是经脉盛满，脉中邪气充实，所以疼痛剧烈，不可触按。寒邪停留于肠胃之间，膜原之下，血气凝聚而不散，小的络脉拘急牵引，因而出现疼痛，用手按压时血气得以散开，所以按压时疼痛可以停止。如果寒邪处于督脉，那就按压不到。如果寒邪侵入冲脉，冲脉是从关元穴起，随腹直上，如果寒邪侵入，使冲脉中的气血运行不能畅通，由于冲脉多气血，热气郁结日久向上逆行，所以患者腹痛，按压时能感觉到跳动应手。寒邪停留于背腧经脉，血气凝塞而不畅流，血气凝塞则血虚，血虚于是感觉疼痛，背腧与心相连，所以心与背牵引而痛，用手按压时热气可以到达病所，热气到达病处，因而疼痛停止。如果寒邪侵入厥阴经脉，此脉下连阴器上连于肝，寒邪进入其中，于是血脉凝涩，经脉拘急，致使胁肋与小腹部牵引疼痛。如果寒邪停留于大腿内侧，血气上逆于小腹，血脉凝塞，上下牵引，所以腹痛向下牵引大腿内侧。如果寒邪停留于小肠膜原之间，络脉之中的血液凝塞，不能注入大的经脉，血气停留而不能畅行，时间久了就会成为积聚。如果寒邪侵入五脏，逼迫五脏阳气上逆，使阴气阻绝不通，阴阳之气不能正常衔接，会出现突然疼痛、昏迷不醒的症状。如果阳气复返即可苏醒。寒气停留于肠胃，胃气厥逆上行，所以疼痛而兼呕吐。寒邪停留于小肠，小肠功能失常，水谷不能久留，所以腹痛而兼腹泻。而热邪会耗损肠中的水液，使患者口干舌燥，大便坚硬难出，出现腹痛而且便秘的症状。

黄帝问：以上病情，是通过问诊可以了解的。那么如何用望诊来了解病情呢？岐伯回答：五脏六腑在面部均有所属的部位，可通过观察五色在面部的表现来诊断疾病。例如，面部呈现黄色和红色，表示身体有热；面部呈现白色，表示有寒；青色和

冲脉

冲脉属于人体奇经八脉之一，起于胞中，下出会阴，并在此分为三支：一支沿腹腔前壁，挟脐上行，与足少阴经相并，散布于胸中，再向上行，经咽喉，环绕口唇；一支沿腹腔后壁，上行于脊柱内；一支出会阴，分别沿股内侧下行到足大趾间。冲脉能调节十二经气血，故称为“十二经脉之海”。与生殖机能关系密切，冲、任脉盛，月经才能正常排泄，故又称“血海”。

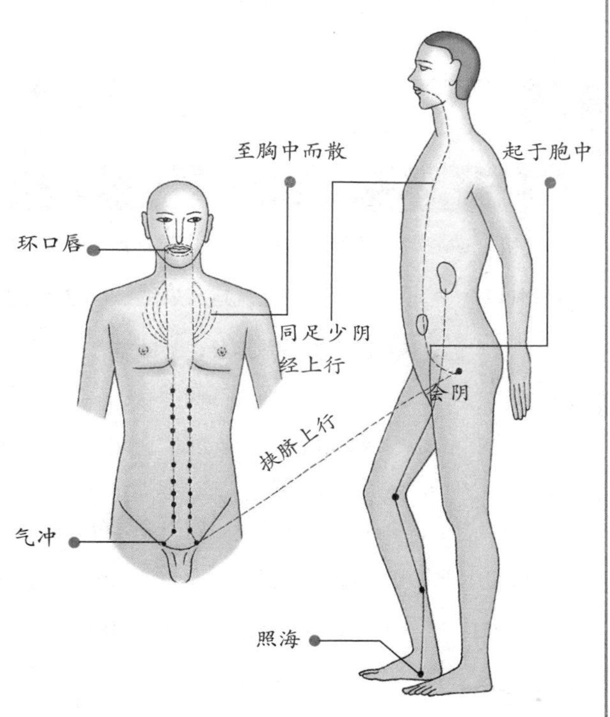

黑色为痛，这些是通过目视就可以见到的。黄帝问：如何通过切诊掌握病情呢？岐伯说：这要看患者主病的脉象，坚硬而实的脉象为实证。如果络脉充血隆起，表示血液停留在局部不得布散。这些是通过切诊可以掌握的。

气机变化对身体的影响

黄帝说：讲得很好。我已经知道许多疾病的发生都和气的变化有关。暴怒则气上逆，大喜则气弛缓，过悲则气消散，突然惊恐则气下陷，逢寒则气收聚，遇热则气外泄，突惊则气机紊乱，劳累过度则气耗散，久思则气郁结。这九种气的变化不同，在临床上会有什么表现呢？

岐伯回答：暴怒则气机上逆，严重时出现呕血以及泻下没有消化的食物的症状，所以说是“气机上逆”。人在心情高兴时，营卫之气运行通畅，但过度喜悦可以使心气涣散，所以说“喜则气缓”。过悲则心系拘急，肺叶伸展上举，上焦阻塞不通，营卫之气不能布散，郁而化热，热留于内，正气耗散，所以说是“气消”。过度恐惧会损伤肾脏，肾脏所贮藏的精气也会被损伤。肾的功能受损，使人体上部闭塞不通，下部的气无法上行，停留于下，使人体下部胀满，所以说“恐则气下”。逢寒则肌肤腠理闭塞，营卫之气不能畅流，所以说是“气收”。人体遇热后汗孔舒张开，营卫之气也随着汗液被排出，所以说“热则气泄”。突惊则心无依附，心神无归宿，心中疑虑不定，所以说是“气乱”。过度疲劳使人气喘出汗，气喘耗损体内的气，出汗则损耗体表的气，所以说“劳则气耗”。久思则心气凝聚，心神归于一处，正气瘀滞而运行不畅，所以说是“气结”。

气机变化对人体的影响

气机变化	对人体的影响
气机上逆	暴怒时气机上逆，严重者会呕血及泻下没有消化的食物
气缓	喜则营卫之气运行通畅，但过喜可使心气涣散
气消	过悲则心系拘急，肺叶举，上焦不通，营卫之气不散，热留于内而正气耗于外
气下	大恐伤肾，肾精受损。上闭塞不通，下气无法上行，致使下部胀满
气收、气泄	逢寒则肌肤腠理闭塞，营卫之气不能畅流，是为气收；受热则汗孔开，营卫之气随汗液而出，是为气泄
气乱	大惊则心无依附，心神无归宿，心中疑虑不定
气耗	过劳则气喘出汗，耗损体内和体表之气
气结	久思则心气凝聚，心神归于一处，正气瘀滞而运行不畅

第四十 腹中论篇

本篇主要论述腹中各种疾病的特征与治疗方法，包括鼓胀、血枯、伏梁、热中、消中、厥逆、热病等。

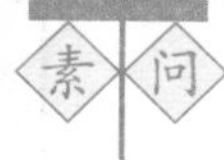

鼓胀及其治疗方法

黄帝问：有的患者胸腹部肿胀发闷，早晨病情较轻还可以吃东西，但到晚上病情较重，就不能吃东西了。这是什么病？**岐伯回答：这种病叫“鼓胀”。**黄帝问：怎样治疗呢？**岐伯回答：用鸡屎醴进行治疗，只要将这个药服一剂患者就有感觉，服两剂病就会好。**黄帝问：有的患者在治愈之后，病又复发，是什么原因？**岐伯回答：这是由于患者饮食没有节制，所以有时会复发。此病经过治疗，可以取得不错的疗效，但由于病邪残留在腹中，病根未除，时间长了，病邪又聚合在腹中，再加上饮食不节制，所以病会复发。**

血枯及其治疗方法

黄帝问：有一种胸胁部胀满的疾病，患者不能进食，疾病发作的时候先闻到一股腥臊味，流清鼻涕，先吐血，四肢清冷，头晕目眩，大小便经常出血。这是什么病？为什么会得这个病？**岐伯回答：这个病叫“血枯”。它的产生是患者小时候曾经患过大失血，或喝醉酒后行房，从而使精气衰竭，肝脏受到损伤，所以患者的月经减少，甚至闭经。**黄帝说：怎样治疗呢？用什么方法恢复患者的精气呢？**岐伯回答：用四分海螵蛸一分茜草，二味合并研细，再用雀蛋调和，做成如小豆大的药丸，每次饭前取五丸，用鲍鱼汁送下，这样有利于肠道，并能补益肝脏。**

伏梁及其治疗方法

黄帝问：有一种病，患者小腹部坚硬胀满，局部病灶较深，并与上下左右的组织有粘连，这是什么病？是否能治？**岐伯回答：这个病叫“伏梁”。**黄帝问：伏梁病是什么原因引起的？**岐伯回答：是由于小腹部包裹着大量的脓血，但处于肠胃之外，这个病不容易治疗，如果用手重按，有时甚至会造成死亡。**黄帝说：为什么会这样？岐伯

内经图

《内经图》，又名《内景图》，描绘了在人身之内，内练“精气神”的途径；以不同的人物进行各式的动作，喻示人体不同部位的奥秘及其相互之间的作用；以流水代表人体“精气”运化的渠道，以“城门、桥梁、重楼”代表精气之关窍。总之，《内经图》借鉴了《黄帝内经》关于养生方法的图示，而《内经图》之命名，可能包含着“内丹修炼”经典之意。

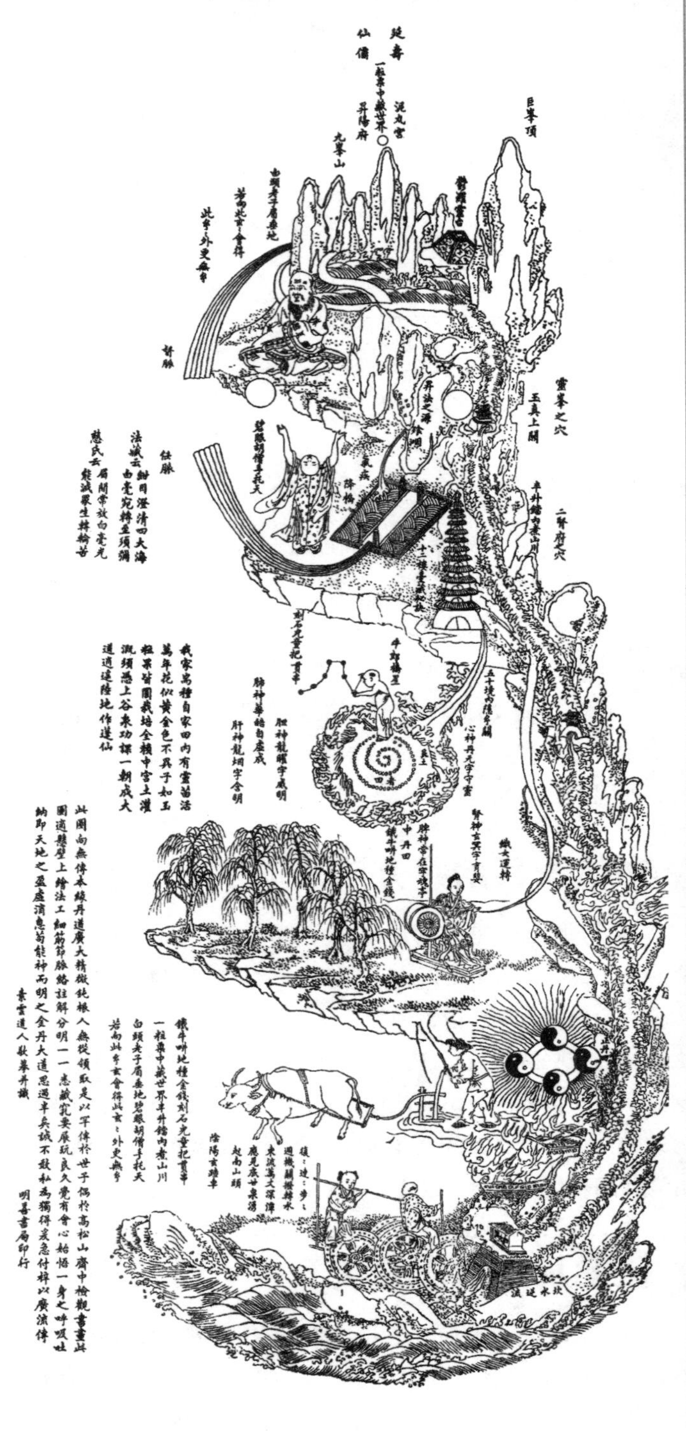

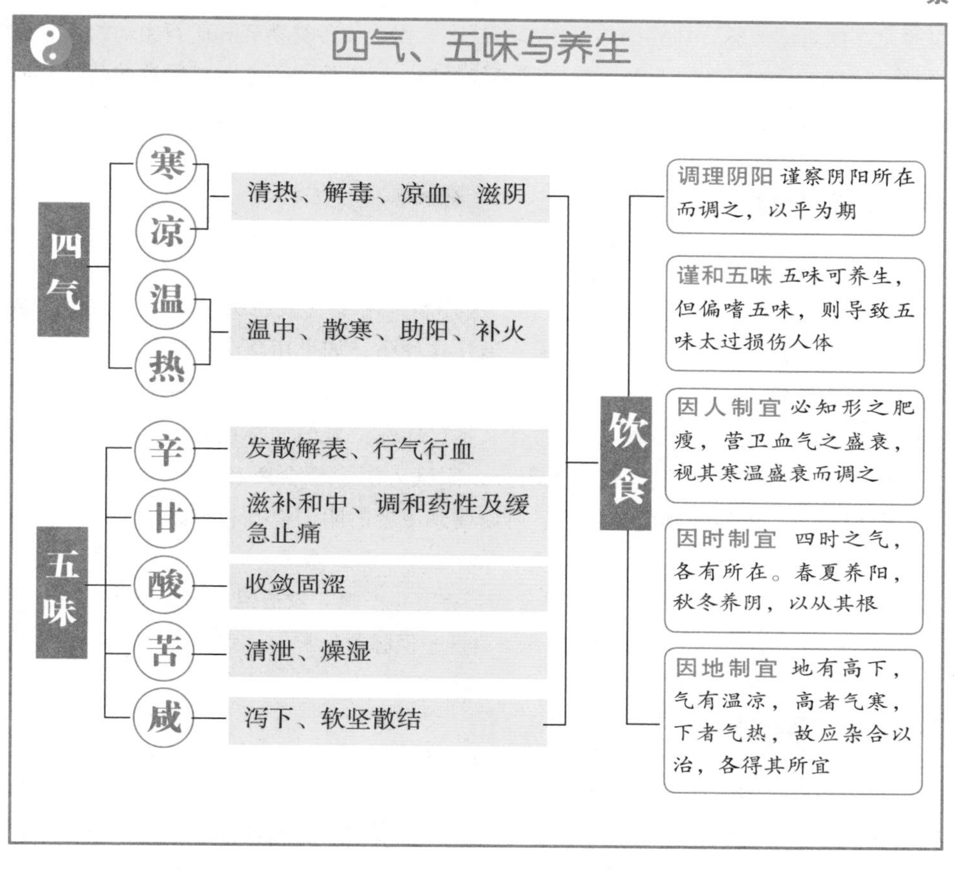

说：如果这种病在下腹部，接近肛门和尿道，会出现下流脓血的症状；如果这种病在上腹部，接近胃和横膈膜，会引起胃和横膈膜之间产生内痈，这是一种根深蒂固的病，很难治疗。伏梁病部位在脐以上的严重，部位在脐以下的就稍微轻些。不要太多地用攻下的方法治疗，详细内容，记录在《刺法》这篇文章中。

黄帝问：有的患者大腿和小腿部位都发生肿痛，且有环绕脐部疼痛的症状，这是什么病？岐伯回答：这也叫“伏梁病”，是以往感受了风寒之邪所造成的。风寒邪气充斥于大肠，停留在大肠外的脂膜上，而大肠外脂膜的根在肚脐下，所以出现绕脐而痛的症状。这种病不能重按患处，也不能用猛药泄下，否则会引起小便涩滞不畅的病变。

黄帝说：先生多次说，热中、消中这两种疾病，不适宜多食膏粱厚味，也不适宜过多服用芳草石类药物。因为矿石类药物会使人发生癫疾，芳香的草药会使人发狂。一般来说，热中、消中这两种疾病都是富贵人容易患的病，现在要他禁食膏粱厚味，这不符合他的心愿，禁用芳草石类药，又不能治愈他的病，希望听你谈一谈其中的道理。岐伯说：芳香的草药多数性质是辛热的，矿石类药物多数性质是猛烈的，这两种药物都有燥热、刚劲的性质，所以如果不是阴阳平衡、性情和缓的人，是不能服用这两类药的。黄帝说：为什么不能服用这两类药呢？岐伯说：因为得了热中和消中的患者平常多吃膏粱厚味，体内的热气本来已经很亢盛，而芳香草药和矿石类药物多数也燥热，这两者合在一起，恐怕会使脾脏正气受损。脾脏属土而恶木，服这些药时若遇到甲日、乙日，病情就会加重。

厥逆及其治疗方法

黄帝问：讲得好！有一种病的表现为胸部肿，颈部疼痛，胸部闷满，腹胀，这叫什么病？是如何产生的？岐伯说：这种病是由于气上逆所引起的，叫作“厥逆”。黄帝问：如何治疗呢？岐伯说：治疗这种病，如果用灸法，就可能会失音；如果用砭石治疗，会使患者产生发狂的症状。所以，要等患者的阴气和阳气互相合并的时候，才可以治疗。黄帝问：为什么是这样呢？岐伯回答：阳气上逆，上部之气有余，如果用艾灸，阳气就进入阴分，阳气入阴，就会声音嘶哑；若用砭石治疗，阳气外越，阳气外越就会发狂。所以要到患者的阴阳之气相合时给予治疗，才可能治愈疾病。黄帝说：讲得好！

黄帝问：如何才能知道女人怀孕了而且将要生产呢？岐伯说：妇女身体不适，并见闭经、呕吐、食欲不好等症状，好像是有病，但脉象正常。

热病疼痛时用脉象定病位

黄帝问：有的患者发热且身上有疼痛的感觉，这是为什么呢？岐伯说：发热多数是阳经的病变。根据三阳经脉搏动情况，如果人迎脉盛过寸口脉一倍，病在少阳；人迎脉盛过寸口脉二倍，是病在太阳；人迎脉盛过寸口脉三倍，病在阳明；如果病邪由阳经蔓延到阴经，则阳经和阴经同时有病，所以同时见到头痛和腹胀的症状。黄帝说：讲得好！

第四十一 刺腰痛篇

本篇主要论述了各种腰痛的产生与相应的针刺方法，阐述了根据症状依经脉取穴针刺的原则。足三阳经、足三阴经以及其他各经脉发生病变都会引起人的腰痛。

素 问

六经病变引起的腰痛与针刺方法

足太阳膀胱经脉发生病变后所产生的腰痛牵拉后项、脊背、尾椎等处，如同背负重物。治疗时应针刺足太阳经的委中穴，使之出血。如果在春季，就不要刺出血。足少阳胆经发生病变后所产生的腰痛，就像用针扎皮肤一样疼痛，并逐渐加重，身体不能俯仰，也不能转头看东西。治疗时应针刺足少阳经的阳陵泉穴，使之出血。如果在夏季，就不要刺出血。足阳明胃经发生病变后所产生的腰痛，疼痛时不能转头看东西，一转头就像看见怪异之物一样，时常悲伤不止。治疗时应针刺阳明经的足三里穴三次，要刺出血，使上下气血协调平和。如果是在秋季，就不要刺出血。

足少阴经的病变所引起的腰痛，疼痛牵连着脊柱。治疗时可针刺足少阴经的复溜穴两次，如果是在春季，就不要针刺出血，如果出血太多，血气就不容易恢复。足厥阴经的病变所引起的腰痛，疼痛时患者身体痉挛拘急，像弓弦张开一样。治疗时可以针刺厥阴经脉，在小腿肚与足跟之间鱼腹穴外侧，以手触摸有如串珠的地方针刺。这种病常使人沉默少语，精神不振，要针刺三次。

各脉病变引起的腰痛与针刺方法

解脉发生病变所产生的腰痛，疼痛时牵拉肩部，眼睛视物不清，经常遗尿。治疗时应针刺解脉，在膝后筋肉分间处，委中穴外侧的横脉，使之出血，待血色由紫黑变成红色时即停止。解脉发生病变所产生的腰痛，疼痛时腰部像要裂开一样，平常腰痛就像腰部要折断一样，时常有恐惧的感觉。治疗时应针刺解脉在膝弯处的委中穴，患者的委中穴处常有络脉结成像小米一样的块状物，针刺时会流出紫黑色的血液，针刺直到血变成红色时停止。

同阴脉发生病变所产生的腰痛，疼痛时像有一把小锤子在腰里一样胀闷疼痛，病位肿胀。治疗时应针刺同阴脉在足踝上端绝骨尽处的阳辅穴，要针刺三次才行。

阳维脉发生病变所产生的腰痛，疼痛的部位突然出现肿胀。阳维脉与足太阳经交合在足和小腿肚之间，大约离地面一尺的地方。

衡络脉发生病变所产生的腰痛，疼痛时身体不能俯仰，后仰时担心跌倒。这种病主要是举重物损伤了腰部，使衡络脉被瘀血阻滞不通。治疗时可针刺离臀下横纹数寸的委阳、殷门二穴，针刺两次出血。

会阴脉病变所引起的腰痛，疼痛时不断出汗，汗止后患者就想喝水，喝了水患者又坐卧不安。治疗时可以针刺直阳脉三次，位置在阳跻脉上、委中穴下的承筋穴处，注意在有络脉横居、血络盛满处针刺出血。

飞阳脉病变所引起的腰痛，疼痛处经脉发生肿胀，疼痛剧烈时患者感到悲伤和恐惧。治疗时可以针刺飞阳脉，部位在内踝上五寸，足少阴经之前与阴维脉相会处。

昌阳脉病变所引起的腰痛，疼痛时牵连到胸部，两眼视物模糊不清，病情严重的腰背向后反折，不能向前弯，舌头卷缩，不能说话。治疗时可以针刺筋内侧的复溜穴两次，穴位在内踝大筋的前面，太阴经的后面，内踝上二寸的地方。

散脉病变所引起的腰痛，疼痛时伴有发热的症状，严重时患者会烦躁不安，感觉腰的下面像有一根横木在里面，甚至出现遗尿的症状。治疗时可以针刺散脉三次，部位在膝关节前骨肉的间隙，外侧的小脉上。

肉里脉病变所引起的腰痛，疼痛时不敢咳嗽，如果咳嗽会使筋脉痉挛拘急。治疗时可以针刺肉里脉两次，部位在太阳经的外侧，少阳绝骨的后方。

有的腰痛牵连到脊背，一直疼到头顶，颈部僵硬，两眼视物不清，走路不稳，好像要跌倒。治疗时可针刺太阳经的委中穴出血。有的腰痛病，痛处发冷，治疗时应针刺足太阳经和足阳明经；如果痛处发热，应当针刺足厥阴经；如果伴有身体不能俯仰，应当针刺足少阳经；如果腰痛伴有体内有热而气喘，治疗时应针刺足少阴经，并针刺足太阳经的委中穴出血。

腰痛，上部寒冷，不能回头看东西，治疗时当针刺足阳明经；腰痛伴有燥热症状的，治疗时应针刺足太阴经；如果腰痛兼有里热而且气喘的，当针刺足少阴经；腰痛兼见便秘的，治疗时应针刺足少阴经；如果腰痛兼有小腹胀满，当针刺足厥阴经；如果腰痛剧烈，腰部就像要折断一样，身体不能俯仰屈伸，四肢举动不便，治疗时应针刺足太阳经；如果疼痛牵引脊柱内侧，当针刺足少阴经；有的腰痛牵连到小腹和胁下，患者不能伸腰，治疗时应针刺骶骨部位的下髎穴。穴位在腰下两旁胯骨上坚肉处，以月亮的圆缺决定针刺的次数，针刺后即可见效，并采用左边腰痛则针刺右边，右边腰痛则针刺左边的方法。

第四十二 风论篇

素问

本篇主要论述了风邪侵袭人体所形成的各种病症，阐述了风邪伤人的机理。介绍了人体感受风邪会出现的各种风病及临床表现，对于五脏风病可以通过望色来诊断。

风邪引起的疾病

黄帝说：风邪侵入人体之后，引起多种病变，或成为寒热病，或成为热中病，或成为寒中病，或成为疠风病，或成为偏枯病，或成为其他风病。它们表现出的症状各不相同，病的名称也不一样，有时甚至还向内侵入到人体五脏六腑，我不明白其中的原因，希望听你讲讲这个道理。

岐伯回答：风邪侵入人体，潜藏于肌肤之间，阻塞毛孔，既不能通行于体内，又不能外泄于体外。但风邪善于流通又变化多端。当毛孔张开的时候，患者感觉浑身发冷，当毛孔闭合时，患者感到浑身发热且心中烦闷。当身体发冷的时候，饮食量就会减少；当身体发热时，肌肉就会消瘦，由此导致患者毫无食欲，不想吃东西，这种病叫作“寒热”。风邪通过阳明经侵入胃中，沿着足阳明胃经上窜至眼睛内侧。如果患者体形较胖，风邪不能外泄于体外，即为热中病，使人眼睛发黄；如果患者体形较瘦，阳气易于外泄而体内发寒，即为寒中病，使人易流眼泪。风邪通过太阳经侵入人体，窜行于体内各经的腧穴，散布于肌肉之间，与卫气相抗争，使经脉阻滞不通，导致肌肉肿胀，以致形成疮疡。卫气受阻凝滞，无法运行，致使肌肉麻木而无知觉。疠风病的发生，是由于风邪入侵，邪气与营气互相抗争而使血气不清，甚至出现鼻梁损伤，气色败坏，肌肤发生溃烂的状况。此病是由于风寒邪气长期滞留于经脉之中而形成的，叫作“疠风”，或者又称为“寒热”。

在春季或甲乙日受风邪，所得的病叫作“肝风”；在夏季或丙丁日受风邪，所得的病叫作“心风”；在长夏或戊己日受风邪，所得的病叫作“脾风”；在秋季或庚辛日受风邪，所得的病叫作“肺风”；在冬季或壬癸日受风邪，所得的病叫作“肾风”。

风邪侵袭体内五脏六腑的腧穴，传入内部，形成五脏的风病。腧穴是机体与外界相通的门户，如果风邪侵袭了身体一侧脏腑的腧穴，造成一侧身体无法正常活动，为“偏风”；若风邪通过风府穴侵入至人体脑部，为“脑风”；若风邪侵至人体头部，

风邪对人体的伤害

风邪对人体的伤害是六淫之中最厉害的，它们侵入人体，阻塞毛孔，在身体中上下窜行，导致人体经脉不通，使人发冷或发热。

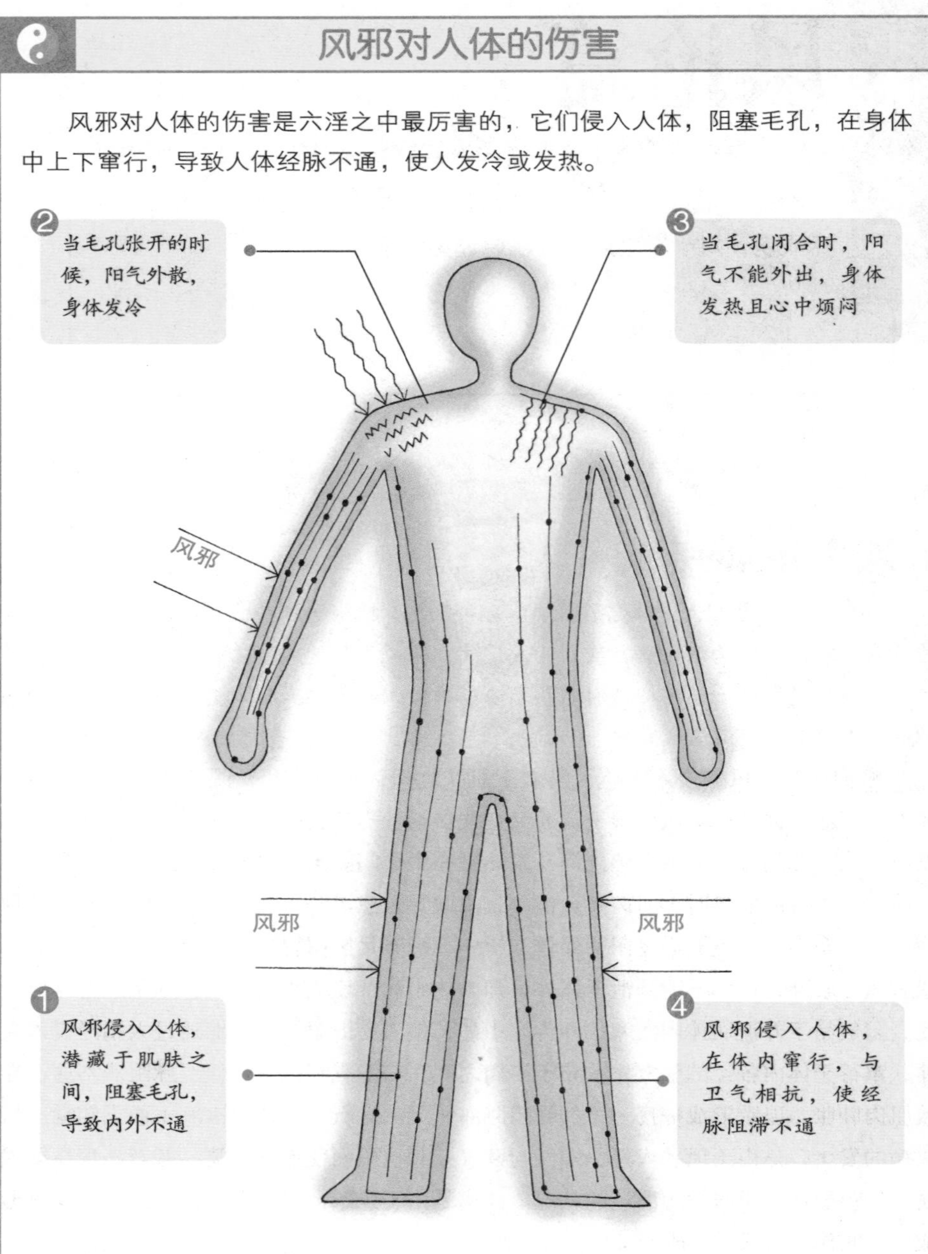

出现眼睛疼痛、怕冷等症状，为“目风”；若饮酒之后，风邪趁毛孔舒张侵入人体，为“漏风”；若行房事时出汗而受风邪，为“内风”；若因刚洗完头而受了风邪，为“首风”；若风邪侵入体内滞留时间过久，进入肠中则形成“肠风、飧泄”；风邪停留于肌肤腠理之间，为“泄风”。所以说，风邪是引发诸多疾病的首要因素，当风邪侵入人体之后发生各种变化，转化为其他疾病，这些变化没有固定规律可循，但引发疾病的根源都是由于风邪的侵入。

面诊图

面部色泽、斑点等的变化都是五脏六腑健康状况的外在表现。通过观察自己面部不同部位的变化，可以把握自身的健康状况，做到对疾病早发现、早治疗。

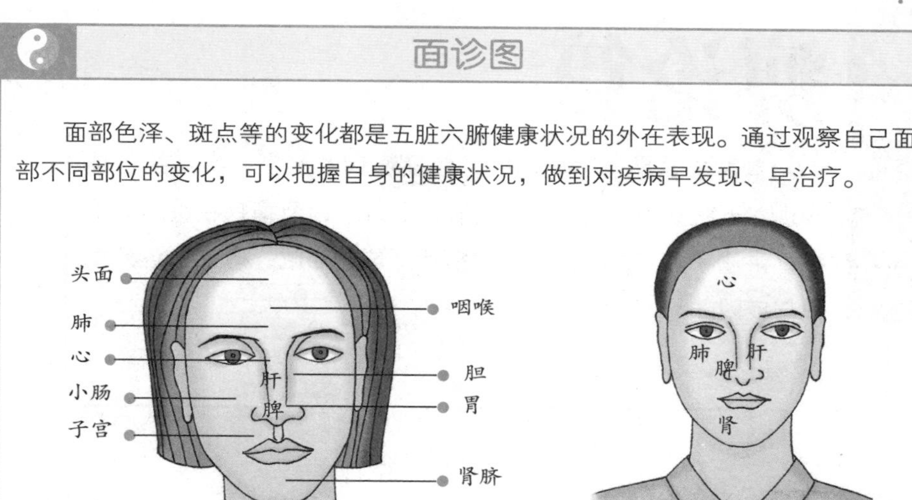

风病的诊断

黄帝说：五脏之风病的症状表现为什么都不相同呢？很想听你讲讲五脏风病如何诊断以及临床表现。岐伯回答：肺风的症状是多汗怕风，面色苍白，时常咳嗽且气短，白天稍有好转，到傍晚就会加重。诊断的重点是留意观察两眉之间的上部，出现白色即为“肺风”。心风的症状是多汗且怕风，唇舌发干，易发怒，面色红赤，病情严重的会出现说话不流利。诊断的重点是留心观察患者的口舌，颜色发红的即为“心风”。肝风的症状是多汗怕风，容易悲伤，面色微青，咽喉干燥且易怒，时常对女子产生反感。诊断的重点是留心观察患者的眼睛下方，出现青色即为“肝风”。脾风的症状是多汗且怕风，身体倦怠，四肢无力而不想动弹，面色微微发黄，厌食。诊断的重点是留心观察患者的鼻子，出现黄色即为“脾风”。肾风的症状是多汗且怕风，面部浮肿，脊背疼痛以至于不能直立，面色灰黑，小便不通畅。诊断的重点是留心观察患者的面颊，出现黑色即为“肾风”。胃风的症状是颈部多汗且怕风，吃东西吞咽困难，膈下阻塞不通畅，腹部容易发胀，衣服穿得少时腹胀尤甚，吃了寒凉的食物就会出现腹泻。诊断的重点是留心观察患者的腹部，腹部胀大且形体消瘦的即为“胃风”。

首风的症状是头面多汗怕风，在起风的前一天，头痛加重至不能到室外活动的程度，起风后，病情反而会稍微有所减轻。漏风的症状是多汗，衣服不能穿得太少，吃饭时出汗，严重时自汗，气喘怕风，衣服经常被汗浸湿，口舌发干而易渴，体质下降，不耐劳累。泄风的症状是多汗，致使衣服浸湿，口舌发干，上半身汗多。泄风患者的体质下降，不耐劳累且周身疼痛怕冷。黄帝说：讲得真好。

第四十三 痹论篇

素问

本篇主要是论述痹病的，包括痹病的产生、痹病的各种表现、五脏六腑痹病的产生与临床表现，以及痹病在脏腑的传播。讲述了营卫之气的运行对痹病形成的影响、痹病的各种表现与成因。

痹病的产生和分类

黄帝问：痹病是怎样产生的呢？岐伯回答：风邪、寒邪、湿邪三种邪气错杂在一起同时侵袭人体就会形成痹病。这当中，风邪占主导地位的就形成行痹，寒邪占主导地位的就形成痛痹，湿邪占主导地位的就形成著痹。

黄帝问：痹病为何又分为五种呢？岐伯回答：在冬季受了风、寒、湿三种邪气所形成的痹病叫作“骨痹”，在春季受了风、寒、湿三种邪气所形成的痹病叫作“筋痹”，在夏季受了风、寒、湿三种邪气所形成的痹病叫作“脉痹”，在长夏季节受了风、寒、湿三种邪气所形成的痹病叫作“肌痹”，在秋季受了风、寒、湿三种邪气所形成的痹病叫作“皮痹”。

五脏六腑的痹病

黄帝问：痹病侵入内部潜藏于人体的五脏六腑，这是为什么呢？岐伯回答：人体五脏与皮、肉、筋、骨、脉是表里相合的，如果病邪长期滞留在体表而不离去，就会内传侵入相应的脏腑。所以说患骨痹长久而不愈，再次感受病邪，邪气就会内藏于肾；筋痹长久而不愈，再次感受病邪，邪气就会内藏于肝；脉痹长久而不愈，再次感受病邪，邪气就会内藏于心；肌痹长久而不愈，再次感受病邪，邪气就会内藏于脾；皮痹长久而不愈，再次感受病邪，邪气就会内藏于肺。所谓五脏痹病，是五脏在各自所主的季节里，再次受风、寒、湿三种邪气侵入所形成的。

痹病侵入五脏，其症状各异。肺痹表现为烦闷，气喘，呕吐。心痹表现为血脉不通畅，心烦时心跳如敲鼓一般，喘息上气，咽喉发干，容易嗳气，气逆上冲时，患者会产生恐惧之感。肝痹表现为晚上睡觉时容易惊醒，饮水多，小便次数频繁，腹部胀满，如怀孕一般。肾痹表现为腹胀，身体软弱无力不能行走，以尾骶骨代脚而行，身体蜷曲，脊背比头还高。脾痹表现为四肢无力，咳嗽，呕吐清水，胸部胀满而闭塞。

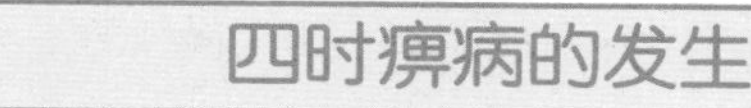

四时痹病的发生

痹病是由于外邪入侵所致，它们在不同季节侵入人体的皮毛、血脉、肉、筋、骨等不同部位，引起不同部位发生痹病。

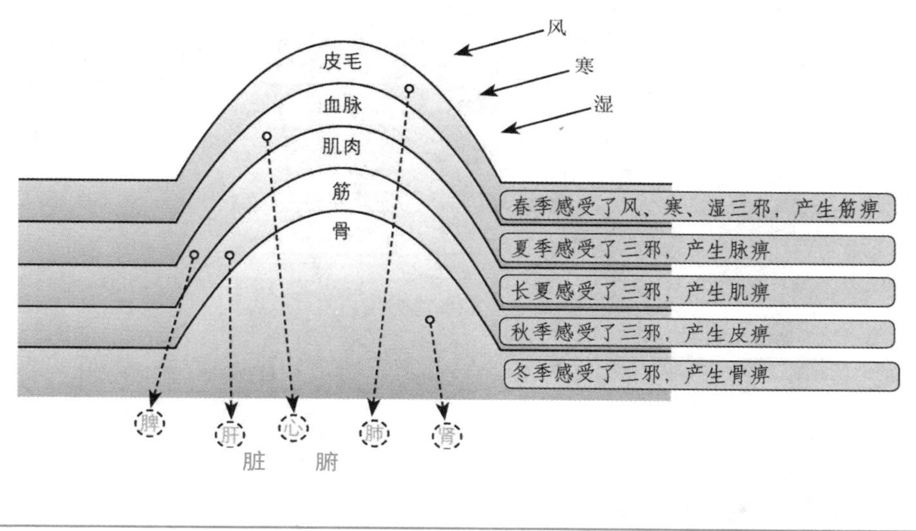

肠痹表现为经常喝水但小便不畅，腹中肠鸣，经常会泻下未消化的食物。膀胱痹表现为以手指按压小腹有疼痛感，小腹有灼热感，就像用热水浇灌一样，小便阻塞不畅，且流清鼻涕。

五脏之气，平静则精神安定，躁动则精神耗散。若经常吃得太饱，肠胃就容易受到损伤。邪气侵袭导致呼吸喘促，是痹气聚集在肺；邪气侵袭导致忧愁思虑，是痹气聚集在心；邪气侵袭导致遗尿，是痹气聚集在肾；邪气侵袭导致疲乏口渴，是痹气聚集在肝；邪气侵袭导致肌肉萎缩，是痹气聚集在脾。各种痹病长期不愈，便逐渐加重而侵犯身体内部。如果是风邪占主导地位的痹病就比较容易治疗。

黄帝问：痹病有时会使人死亡，有时会使人长期疼痛，有时又容易治好，这是什么原因呢？岐伯回答：如果痹病侵入人体内脏，就会导致死亡；痹病长期滞留在人体筋骨之间，则疼痛长期不愈；痹病滞留于人体皮肤，则容易治愈。黄帝问：痹病的邪气侵袭至人体六腑，情况又是怎样的呢？岐伯回答：饮食无规律，住处失宜，为六腑发生痹病的根本原因。六腑在背部各有腧穴，若风、寒、湿三气侵入六腑相应腧穴，加上饮食不调，邪气顺着腧穴进入并停留于人体相应的腑中。黄帝问：怎样用针刺进行治疗呢？岐伯回答：五脏各有相应的腧穴，六腑各有相应的合穴，依据五脏六腑经脉的分布，找出发病部位，分别针刺与其相关的腧穴或合穴，痹病就可治愈了。

疾病的发展与治疗

痹病的发展都是由体表向体内扩展，发现越早越容易治疗。如果等到疾病发展到骨髓再求医，即使神仙也无能为力了。

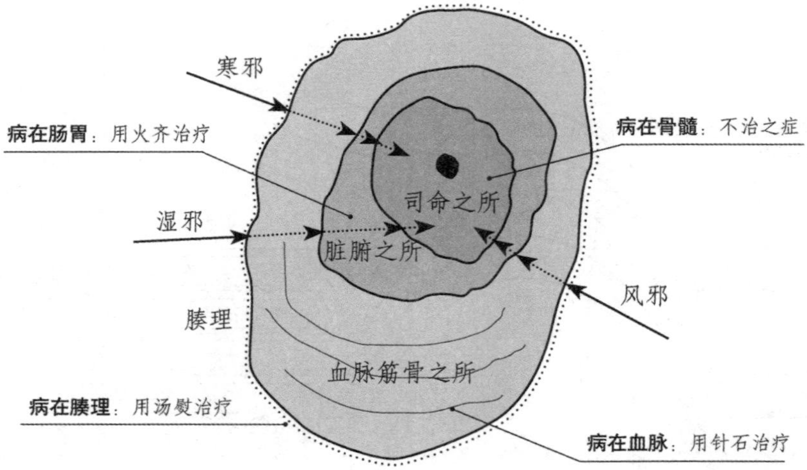

寒邪
湿邪
风邪
司命之所
脏腑之所
腠理
血脉筋骨之所
病在肠胃：用火齐治疗
病在骨髓：不治之症
病在腠理：用汤熨治疗
病在血脉：用针石治疗

营气、卫气与痹病

黄帝问：营气和卫气与痹病的形成也有关系吗？**岐伯回答：营气是水谷的精气，它调和散布于五脏六腑中，然后才运行至血脉之中，再沿着经脉运行至身体上下，贯穿五脏，联络着六腑。卫气是水谷的剽悍之气，它运行迅疾，不能进入到人体经脉之中，只能运行于皮肤表层、肌肉之间，熏蒸于人体筋膜之间，布散于人体胸腹之内。如果营气和卫气运行失常，人体就会产生疾病，营气和卫气运行正常，人体就不会产生疾病。营气和卫气运行正常，人体经气不与风、寒、湿三种邪气相纠结，就不会形成痹病。**黄帝说：讲得好。

痹病的各种表现及成因

黄帝问：人产生痹病，有的疼痛，有的不痛，有的麻木无感觉，有的发寒，有的发热，有的表现为皮肤干燥，有的表现为皮肤潮湿，这是什么原因呢？**岐伯回答：痹病觉得疼痛是受寒邪偏多，因为寒邪使气血运行缓慢，经络阻滞，所以表现为疼痛。痹病麻木无感觉是因为患病太久，病邪内侵较深，营气和卫气运行滞涩不畅，使经络血气空虚，所以无疼痛感，肌肤失去血气的滋养，所以表现为麻木无感觉。痹病觉得寒冷是因为患者平常阳气虚而阴气盛，风、寒、湿三种邪气与阴邪相增益，所以感到寒冷。痹病发热是因为患者平常阳气有余而阴气不足，风、寒、湿三种邪气与阳气相合，虚弱的阴气抵挡不了亢盛的阳热，所以患者感觉发热。痹病多汗而皮肤湿润则是**

营气、卫气与麻痹

麻痹的出现与营卫之气运行失调有关，而营卫失调又是由于邪气的入侵，所以解决办法最好是泻去体内的邪气。

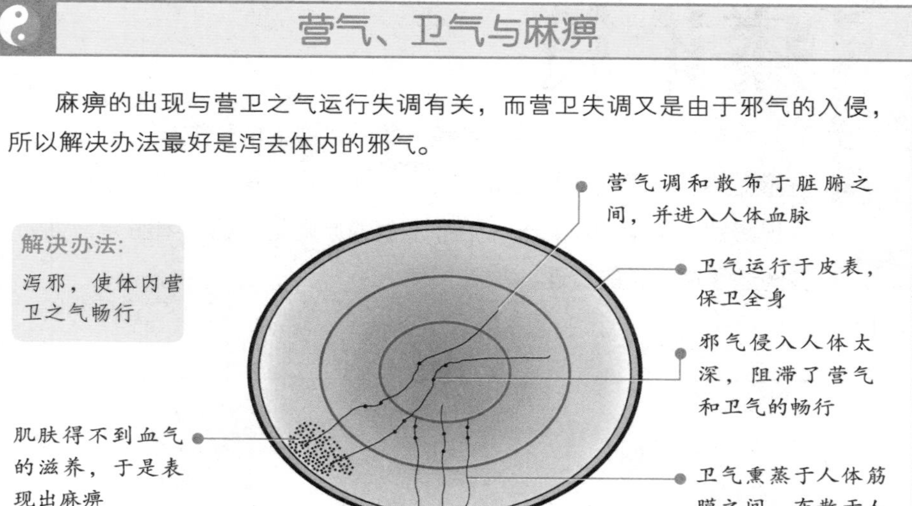

由于人体受的湿邪过多，阳气弱而阴气盛，阴气与湿邪相结合，所以表现为汗多且皮肤湿润。

黄帝问：人患痹病，有时并不感到疼痛，这是什么原因呢？岐伯回答：痹病发生在骨，表现为身体沉重；痹病发生在脉，表现为血脉滞塞，运行不畅；痹病发生在筋，表现为人体关节不能屈伸自如；痹病发生在肌肉，表现为肌肉麻木无知觉；痹病发生在皮肤，表现为身体寒冷。凡是具有这五种症状的，都不会出现疼痛。凡是痹病，遇到寒气病情就会加重，遇到热气病情就会减轻。黄帝说：讲得很好。

刺腰痛篇
风论篇
痹论篇
痿论篇
厥论篇
病能论篇
奇病论篇
大奇论篇
脉解篇
刺要论篇

第四十四 痿论篇

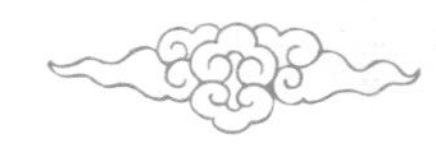

本篇主要分三部分论述痿病：第一，痿病的形成是由于五脏感受热邪，表现在与五脏对应的外在部位；第二，通过外在表现辨别各种痿病；第三，治疗痿病的原则是“独取阳明”，并阐述了这样做的道理。

素问

五脏与痿病的形成

黄帝问：五脏的病变都能使人得痿病，这是什么原因呢？岐伯回答：肺主全身皮毛，心主全身血脉，肝主全身筋膜，脾主全身肌肉，肾主骨髓。所以肺脏感染热邪，就会使肺叶焦枯，皮毛变得虚弱、干枯而不润，严重的就形成痿躄。心脏感染热邪，下肢经脉的血气向上逆行，致使下肢经脉的血气空虚，便形成了脉痿，关节如同被折断，脚和小腿的肌肉软弱无力而不能行走。肝脏感染热邪，则胆气外泄而使口中发苦，筋脉受损干燥，筋脉拘急，从而形成筋痿。脾脏感染热邪，则胃中津液干枯而且口渴，肌肉麻痹没有知觉，形成肉痿。肾脏感染热邪，肾精耗竭，骨髓减少，腰脊不能屈伸，形成骨痿。

黄帝问：痿病是如何形成的呢？岐伯回答：肺脏在五脏之中的作用最重要，位置在心脏之上，是各脏之长。若精神空虚，欲望又得不到满足，就会使肺脏之中的气血运行不畅而演化成其他疾病，进而产生肺热使肺叶焦枯，所以说，五脏均是由于肺脏感染热邪，肺叶焦枯而产生痿躄的。悲哀过甚，胞络经脉受损，阳气不能发泄而迫使血液从下部溢出脉外，于是心气下崩，经常尿血。所以《本病》篇说，大的经脉空虚，会使人发生肌痹，进而发展为脉痿。心中欲望过多，而实现的太少，情绪不定，或行房事的次数过于频繁，导致宗筋弛纵，逐渐成为筋痿，以致遗精或白带。所以《下经》篇说，筋痿发生在肝脏，是由于行房事过度而引起的。经常被水浸湿，例如长期从事水上作业，水湿长期停留于体内，或居住在潮湿的环境中，水湿浸渍肌肉，导致肌肉麻痹没有感觉，就会形成肉痿。所以《下经》篇说，肉痿是长期居于潮湿的环境中所造成的。长途远行疲劳，又遇上气候炎热，热则口舌发干，口渴则损耗阴气，阳气盛，阳盛则热邪生，热邪停留于肾脏，肾脏本为五脏中的主水之脏，但是现在肾水不能胜火，就会导致骨枯，骨髓空虚，双脚无法支撑身体，形成骨痿。所以《下经》篇说，骨痿是由于热邪亢盛所形成的。

肺对脏腑的影响

肺在人体中具有重要作用，全身气血都由它来分配，所以，如果肺感受邪气，不仅自身会发生病变，其所主的皮毛也会发生病变，还会将这种邪气传到身体其他脏腑。

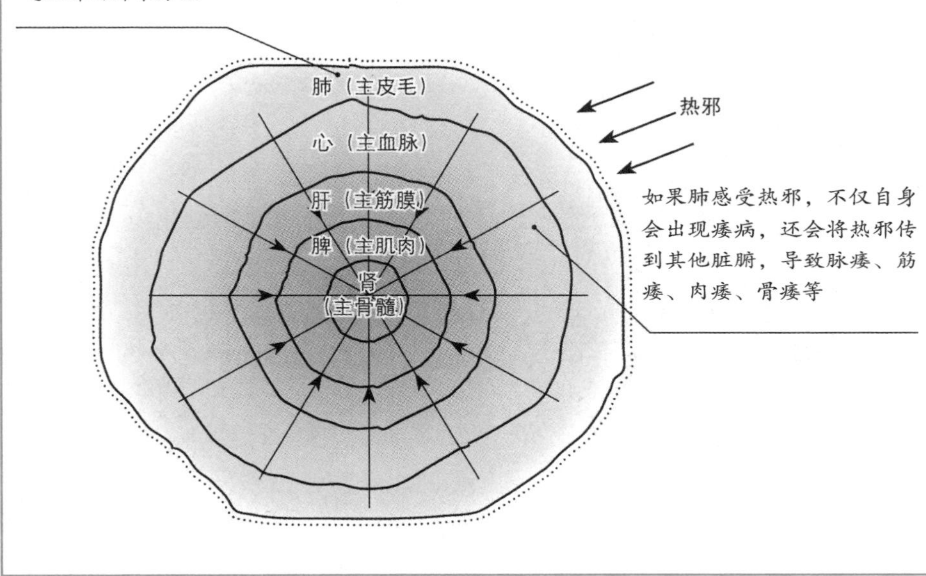

各种痿病的辨别

黄帝问：如何区别各种痿病呢？岐伯回答：肺脏感染热邪，则面色发白，皮毛焦枯；心脏感染热邪，则面色发红，络脉充血；肝脏感染热邪，则面色发青，指甲或趾甲枯槁；脾脏感染热邪，则面色发黄，肌肉软弱；肾脏感染热邪，则面色发黑，牙齿枯槁松动。

治疗痿病应“独取阳明”

黄帝说：先生所讲述的关于痿病的内容已经很全面了，但是在古代医论上说，治疗痿病应“独取阳明”，这是什么原因呢？岐伯回答：阳明经，是人体五脏六腑营养的源泉，其中的营养物质又滋养着主管约束骨骼、使关节运动自如的宗筋。冲脉为人体十二经脉之海，能够将营养物质渗透至全身的肌肉腠理之间，并与阳明经在宗筋中会合。阴阳经脉都会合于宗筋，又会合于气街处，阳明经是体内所有经脉的统领，它们全都属于带脉，还联络着督脉。如果阳明经虚弱，宗筋得不到营养就会松弛，同时带脉不能收

带脉

带脉是人体奇经八脉之一。约束纵行之脉以加强经脉之间的联系，如足之三阴、三阳以及阴阳二跻脉。带脉还有固护胎儿和主司妇女带下的作用。带脉循行起于季胁，斜向下行到带脉穴，绕身一周。并于带脉穴处再向前下方沿髋骨上缘斜行到少腹。本经脉交会穴为带脉、五枢、维道（足少阳经）共3穴，左右合6穴。

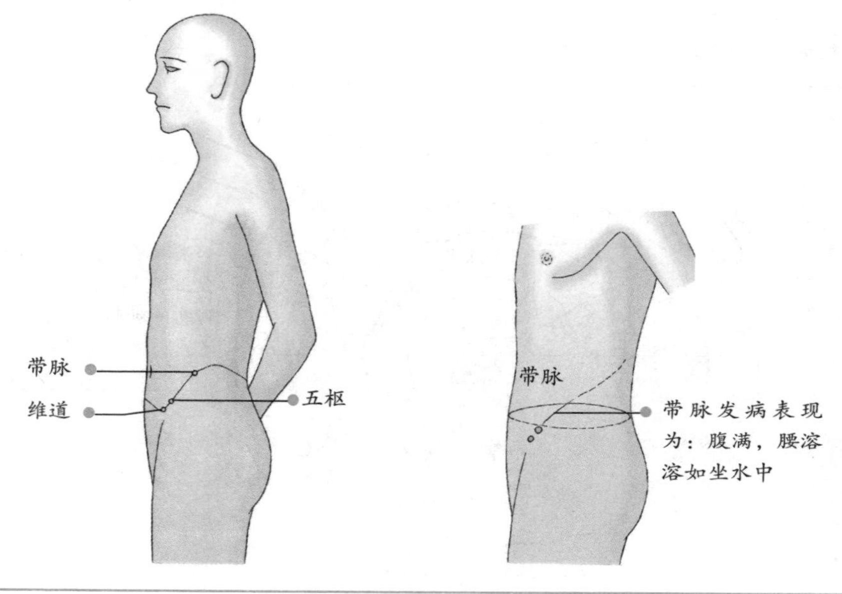

引，所以导致肢体痿弱无力，失去正常的运动功能。黄帝问：如何治疗痿病呢？岐伯回答：针刺病变的经脉，调补发病经脉的荥穴，疏通各经的腧穴，调整虚实以及病情的逆顺。无论是筋、脉、骨、肉病中的哪一种，根据相应的脏腑之气偏旺的月份进行针刺，病就容易治愈。黄帝说：讲得好。

第四十五 厥论篇

本篇主要是对厥病的论述，厥病有寒厥、热厥之分，并分析了寒厥病、热厥病的形成过程。人体内阴阳之气的逆乱会产生厥病。本篇还介绍了六经厥病的临床表现与治疗、取穴原则。

素问

寒厥、热厥

黄帝问：厥病又分为寒厥、热厥，这是为什么呢？**岐伯回答：下部的阳气不足，就会形成寒厥病；下部的阴气不足，就会形成热厥病。**黄帝问：热厥病的发热，一定从脚下先开始，这是什么原因呢？**岐伯回答：阳经之气起始于脚五趾的外侧，脚的阴经之气聚集于脚心，若阳经之气偏盛，阴经之气不足，阳经之气占据阴经之气的位置，因而脚下发热。**黄帝问：寒厥病的发冷，一定从脚五趾开始，再上升到膝关节，这是什么原因呢？**岐伯回答：阴经之气起始于脚五趾的里侧，集中于膝下而聚集于膝上。阴经之气偏盛，阳经之气不足时，寒冷从脚五趾开始，上升至膝关节。这种寒冷不是由于外邪入侵所致，而是由于体内阳气空虚所形成的。**

黄帝问：寒厥病是怎样形成的呢？**岐伯回答：前阴是宗筋聚合之处，也是足太阴经与足阳明经会合之地。在春季和夏季人体中的阳气多而阴气少，而在秋季和冬季人体中的阴气盛而阳气虚。如果有人自恃体质强壮，在秋季和冬季仍然过度劳累，纵欲无度，肾阳伤损而求助于脾胃的补给，即使如此，肾阳仍不能恢复到正常状态。精气下泄，阴寒之气向上逆行，停留在中部脾胃，脾胃阳气受损，无法将营养物质渗透灌注到全身经络，阳气衰弱。阳气逐日受损，阴气偏盛，四肢得不到阳气的温煦，所以形成了手脚寒冷的寒厥病。**

黄帝问：热厥病是如何形成的呢？**岐伯回答：所饮之酒进入胃中以后，由于酒气性热，致使体表络脉充满而经脉空虚，损伤了帮助胃输送津液至全身的脾脏，于是阴气虚弱，阳气乘虚而入，阳气侵入则导致胃不平和，胃气不和则进一步引起水谷精气衰竭，精气衰竭则人体四肢便得不到足够的营养。这样的人，一定是经常醉酒，或是吃饱后行房事，造成酒和食物停留在胃中无法消化，郁结成热，中焦热邪过盛，热布散于全身，出现小便黄赤等症状。酒性热而剽悍，肾阴必定受损而衰弱，阳气亢盛，所以形成了手脚发热的热厥病。**

厥病的发生

厥病有寒厥和热厥之分，寒厥病总是起于脚趾，热厥病总是起于脚心，这与阴阳之气在脚部的运行和交汇有关。

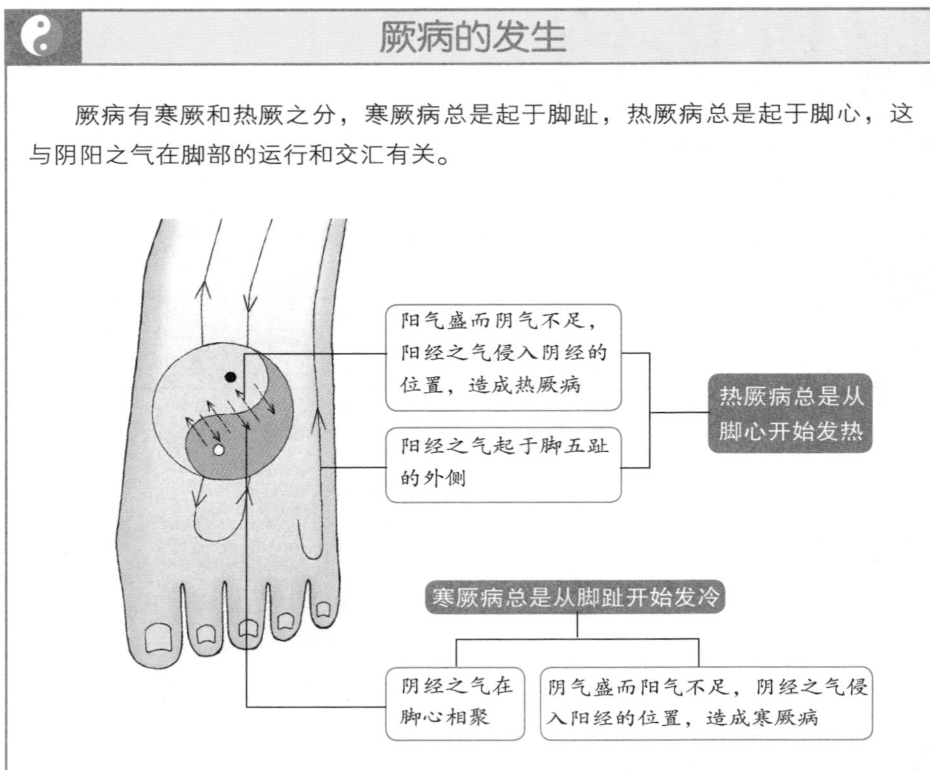

黄帝问：厥病，有的使人腹部发胀，有的使人突然不省人事，要过半天或一天才能慢慢清醒过来，这是什么原因呢？岐伯回答：人体上部的阴气偏盛，下部就偏虚，于是造成腹部胀满；人体上部阳气偏盛，那么下部之气向上逆行，逆行之气如邪气一般扰乱阳气，阳气也随之逆乱，所以出现突然昏倒、不省人事的情况。

六经厥病

黄帝说：讲得好。希望再听你讲讲六经发生厥病时出现的症状。岐伯回答：足太阳经发生厥病，表现为头脚沉重，双脚不能前行，伴有眩晕仆倒的症状。足阳明经发生厥病，出现癫狂症状，奔跑呼叫，腹部发胀，睡卧困难，面部红赤发热，精神失常，胡言乱语。足少阳经发生厥病，表现为突然耳聋，面颊发肿、发热，胁肋疼痛，下肢不能运动。足太阴经发生厥病，表现为腹部胀满，便秘，厌食，一吃东西就会呕吐，不能安卧。足少阴经发生厥病，表现为口干舌燥，小便红赤，腹部胀满，心痛。足厥阴经发生厥病，表现为小腹肿痛，腹部胀满，小便不畅，喜欢屈膝而睡，并有阴囊收缩、下肢内侧发热的症状。对这些厥病的治疗，邪气盛的就用泻法，正气虚的就用补法。对于不实不虚的，就在病变的经脉上取穴治疗。

足太阴经发生厥逆，伴有小腿蜷曲不能伸开，心痛牵连腹部的症状，应当在患病经脉上取穴治疗。足少阴经发生厥逆，有腹部虚胀、呕吐、下泻清水的症状，应当在患

阑尾

肠痈是一种发生在肠的痈肿，即急性阑尾炎及其并发症，有大肠痈和小肠痈。古人认为，肠痈很难治疗，会致人死亡。但是随着现代医学的发展，阑尾炎早就有了解决的办法，可以通过手术将阑尾切除达到预防和治疗疾病的效果。

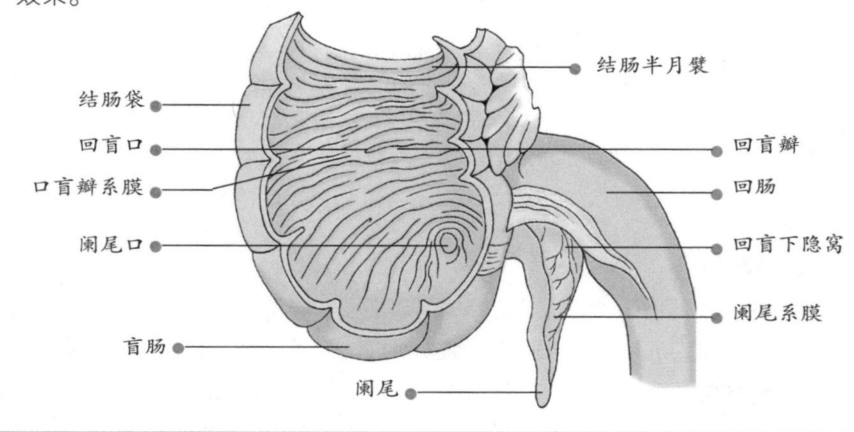

病的经脉上取穴治疗。足厥阴经发生厥逆，则筋脉拘急，腰痛，腹部虚胀，小便不通，胡言乱语，应当在患病的经脉上取穴治疗。足太阴、足少阴、足厥阴三阴经脉都发生厥逆，则有患者大小便不通，手脚寒冷，病情持续三天就会死亡。足太阳经发生厥逆，则患者有身体僵硬仆倒、呕吐带血、鼻孔出血的现象，应当在患病的经脉上取穴治疗。足少阳经发生厥逆，关节屈伸不自如，腰部不能活动，颈项发僵不能后顾。如果在这种情况下，又发生肠痈就不能治疗，患者出现惊惧就可能死亡。足阳明经的厥逆，表现为喘气、咳嗽、身体发热、容易受惊、常流鼻血或呕吐出血等。

手太阴经的厥逆，出现胸部虚胀、咳嗽、呕吐白沫的症状，应当在患病的经脉上取穴治疗。手厥阴经和手少阴经的厥逆，出现胸部疼痛牵连喉部、身体发热的症状，很难治愈，可能会死亡。手太阳经的厥逆，出现耳聋、流眼泪、颈部发僵不能回顾、腰部活动不便，应当在患病的经脉上取穴治疗。手阳明经和手少阳经的厥逆，出现喉痹、咽部发肿、颈项强直的症状，应当在患病的经脉上取穴治疗。

第四十六 病能论篇

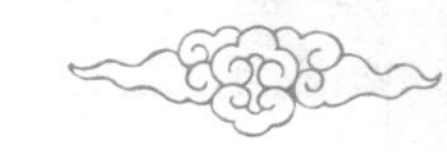

本篇主要论述了几种疾病的诊断与病机，包括胃脘痛、睡卧不安、腰痛、阳厥、酒风等，分析了其症状，指出了治疗的方法，并介绍了几种脉象的特点和几本古医书的基本内容。

素问

黄帝问：人患了胃脘痈这种病，应当如何诊断呢？岐伯回答：诊断这个病，应首先切诊胃脉，胃脉应当沉且细，胃脉沉且细表明胃气上逆，胃气上逆，则人迎脉跳动尤其旺盛，人迎脉跳动旺盛表明体内有热邪，人迎是胃脉经过的地方，胃气上逆，人迎脉跳动过于旺盛，热邪聚集于胃口而不散，所以胃脘部出现痈肿的现象。

黄帝问：有的人睡卧不安，这是什么原因呢？岐伯回答：这是由于人体五脏有所损伤，或是人心中挂念着某件事情。如果这两方面的因素不解除，是不能安宁入睡的。所以很难猜测其得的是什么病。

黄帝说：有的人不能仰卧，这是什么原因呢？岐伯回答：肺在五脏中居于最高的位置，就如同脏腑的盖，若肺脏中邪气充盛，那么络脉就会胀大，络脉胀大便不能仰卧。在《奇恒》《阴阳》中，这方面的论述比较清楚。

黄帝问：患厥病的患者，诊察其右手经脉，脉象沉且紧，左手脉象浮且迟，不知病变在哪里？岐伯回答：在冬天切脉时，右手脉象本来就应当沉且紧，这表明脉象的变化是与四时阴阳变化相应合的。如果左手的脉象浮且迟，这表明脉象的变化是与四时阴阳变化相违背的。浮且迟的脉象出现在左手，那么病变的部位应当在肾，并与肺脏有很大关系，患者腰部会出现疼痛。黄帝问：为什么这样说呢？岐伯回答说：足少阴肾经向下贯穿肾脏，向上连于肺脏中，现在诊得浮且迟的肺脉，说明肾气不足，是肾脏发生了病变，腰为肾腑，所以有腰痛之症。

黄帝说：讲得好。患颈痈病的人，有的医生采用砭石方法治疗，有的医生采用针灸方法治疗，皆能治愈，这是什么道理呢？岐伯回答：这些病的名称虽然相同，但类型却不同。如果颈痈因气郁停滞而致，则适宜采用针灸方法治疗，以清除其病邪；如果颈痈因邪气亢盛，血液停聚于局部而致，则适宜采用砭石方法治疗，以除其邪气。这就是所谓的同病异治。

黄帝问：有的患者会出现发怒狂躁的症状，此病是如何产生的呢？岐伯回答：此病是由于阳气逆乱而造成的。黄帝说：阳气逆乱为什么会使人狂怒呢？岐伯回答：患

脉变

脉有轻重之别，有阴阳虚实之异。医生在诊脉时必须学会辨证治疗，脉象的不同，预示病变的部位也不一样。

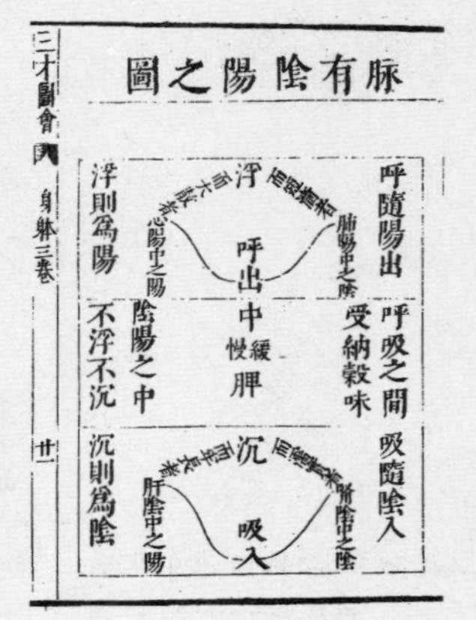

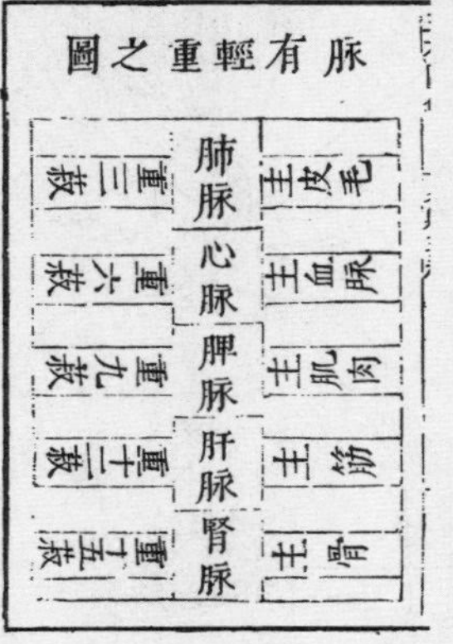

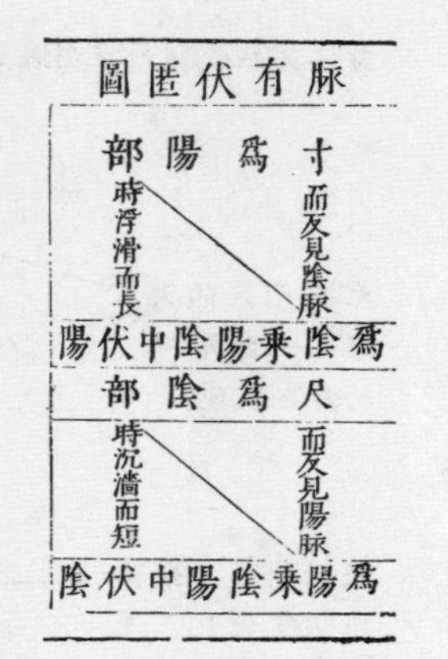

者突然受到严重的刺激，而不能宣泄，所以容易发怒，病名叫作“阳厥”。黄帝问：怎样才能知道要发生阳厥病呢？岐伯回答：在正常情况下，阳明经上某些部位跳动明显，而太阳、少阳经脉跳动不明显，应该跳动不明显的经脉，突然跳动得特别厉害，这就是阳厥病即将发生的征兆。黄帝又问：这种病应如何治疗呢？岐伯回答：减少患者的饮食量，狂怒就会停止，因为饮食进入胃中，经消化吸收，就会助长人身之阳气，因此减少患者的饮食量，就会痊愈。另外再给患者服用“生铁洛”，因为生铁洛具有降气的作用。

黄帝说：讲得好。有的患者全身发热，困倦，出汗多，如刚洗过一样，怕风且呼吸微弱短促、言语无力，这是什么病呢？岐伯回答：此病名叫酒风。黄帝又问：该如何进行治疗呢？岐伯回答：可以用泽泻和白术各十分、麋衔五分，混合之后研成细末，每次在饭前服三指撮。

所谓深按得到细且小的脉象，脉搏在指下细小如针，如果使用按摩和推拿的手法，脉气仍聚集而不散，这叫“坚脉”。脉象搏动有力的为“大脉”。《上经》这部书是论述人体生理与自然界关系的。《下经》这部书是论述疾病发展变化的。《金匮》这部书是论述如何诊断疾病，判断生死的。《揆度》这部书是论述切脉以推断病情的。《奇恒》这部书是论述奇病的。所谓“奇病”，是指不受四时变化的影响而死

名词解释

生铁洛

“洛”同“落”。即炉冶间锤落之铁屑，有降气的作用。对治狂怒有疗效，现临床亦常用。

阳厥病的发生

阳厥即由于体内阳气逆乱而表现出的厥病，其形成和表现为：

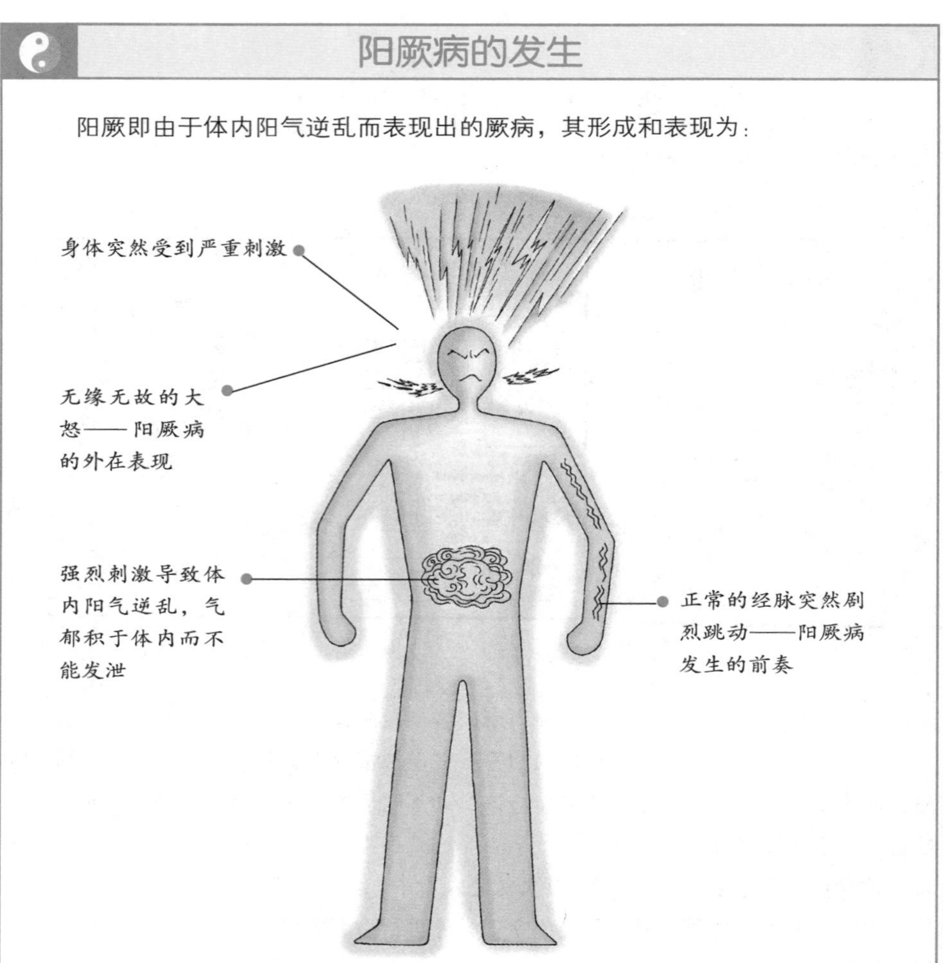

亡的；所谓“恒病”，是指依照四时变化而死亡的。所谓“揆”，是指切按脉搏，以推求病变部位；所谓“度”，是指从脉象推测所得到的病位，再结合四时气候对人体的影响来判断病情的轻重。

第四十七 奇病论篇

素问

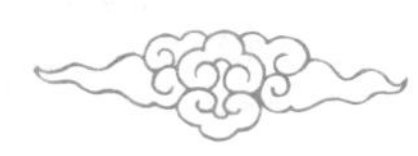

本篇主要论述了一些与众不同的疾病，包括孕妇不能发出声音、息积、伏梁病、疹筋、脾瘅、胆瘅等。分析了其病因、病机和症状，并指出了治疗的方法。

黄帝问：有的孕妇到第九个月时，说话发不出声音，这是什么原因呢？岐伯回答：这是由于子宫中的络脉被胎儿压迫，气血受到阻塞所引起的。黄帝说：为什么这样说呢？岐伯回答：子宫中的络脉连着肾脏，足少阴肾脉内贯通肾脏，上连到舌根部，而子宫中络脉受阻，使肾脏的气血无法通行至舌根，所以说话发不出声音。黄帝问：如何对此进行治疗呢？岐伯回答：不用治疗，等到第十个月分娩后，自然就可以恢复正常。《刺法》这部医书上说，不要损伤不足的，不要补益有余的，不要因误治造成新的疾病，然后再治疗。所谓不要损伤不足的，是指在妊娠的第九个月，孕妇身体消瘦，不应用针刺、砭石方法进行治疗；所谓不要补益有余的，是说邪气滞留腹中造成肿块，不能用补益方法进行治疗，补益后虽然精神有所好转，但却使肿块牢靠地停聚在腹中，所以说盲目采取治疗方法会导致其他疾病的产生。

黄帝问：有的患者胁下胀满，气机上逆，两三年不愈，这是什么病呢？岐伯回答：此病名叫“息积”，这种病不妨碍患者的饮食，不能用艾灸或针刺方法进行治疗，应当长期运用导引法再结合药物进行治疗，仅靠单纯服药是治疗不好的。

黄帝问：有的患者身体的大腿、股部、小腿部位都肿胀，并有绕肚脐疼痛的症状，这是什么病呢？岐伯回答：这种病叫作“伏梁病”，是因受了风寒之邪所造成的。风寒邪气充斥于大肠内外，停留于肓膜，而大肠外肓膜的根在肚脐下，所以出现绕肚脐而痛的症状。治疗此病，不能采用按摩的方法进行治疗，否则会出现小便滞涩。

黄帝问：有的患者，尺脉跳动得特别快，筋脉拘急明显可见，这是什么病呢？岐伯回答：这种病叫作“疹筋”，患者的腹部肌肉一定拘急，如果其面部呈现出白色或黑色，那么就说明病情很严重了。

黄帝问：有的患者患头痛多年不愈，这是怎么得的？又叫什么病呢？岐伯回答：患者一定是感染了强烈的寒邪，寒邪之气向内侵入骨髓，脑又为骨髓之海，寒邪向上逆行于头部，所以使患者头痛，牙齿也跟着疼痛，此病名叫“厥逆”。

陈希夷二十四节气导引坐功图（部分）

人体经脉气血会随着一年十二个月的寒温变化而有盛有衰，古人注重养生，根据不同月份发明了不同的运动方式来导引人体十二经脉。下图所示为《三才图会》中关于各个月份导引的部分图。

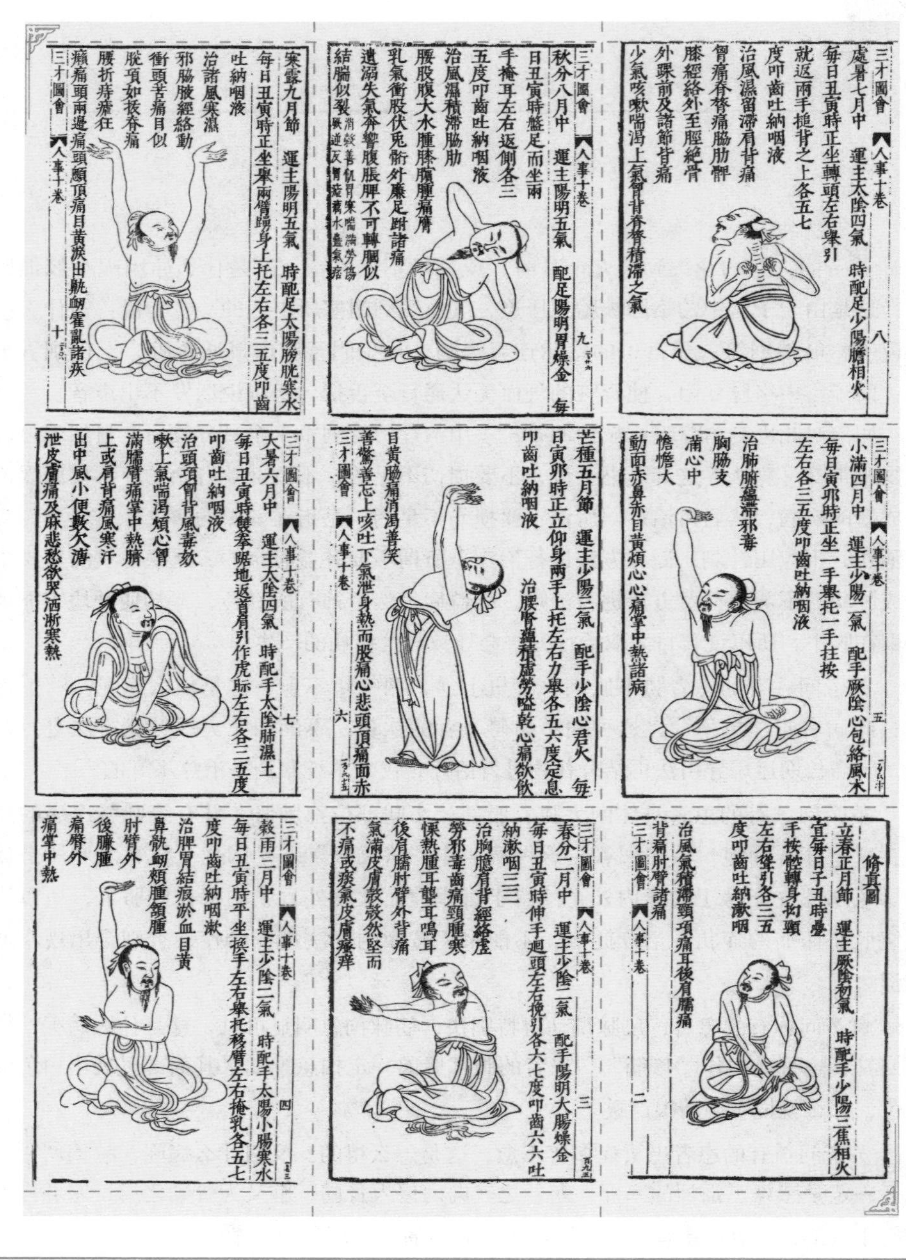

修真圖

立春正月節　運主厥陰初氣　時配手少陽三焦相火
宜每日子丑時疊手按髀轉身拗頸左右聳引各三五度叩齒吐納漱咽
治風氣積滯頸項痛耳後肩臑痛背痛肘臂諸痛
三才圖會　人事十卷　二

春分二月中　運主少陰二氣　配手陽明大腸燥金
每日丑寅時伸手迴頭左右挽引各六七度叩齒六六吐納漱咽三三
治胸臆肩背經絡虛勞邪毒齒痛頸腫寒慄熱腫耳聾耳鳴耳後肩臑肘臂外背痛氣滿皮膚殼殼然堅而不痛或瘙氣皮膚瘙痒
三才圖會　人事十卷　三

穀雨三月中　運主少陰二氣　時配手太陽小腸寒水
每日丑寅時平坐換手左右舉托移臂左右掩乳各五七度叩齒吐納咽漱
治脾胃結瘕淤血目黃鼻鼽衄頰腫頷腫肘臂外後廉腫痛臂外痛掌中熱
三才圖會　人事十卷　四

小滿四月中　運主少陽三氣　配手厥陰心包絡風木
每日寅卯時正坐一手舉托一手拄按左右各三五度叩齒吐納咽液
治肺腑蘊滯邪毒胸脇支滿心中憺憺大動面赤鼻赤目黃煩心心痛掌中熱諸病
三才圖會　人事十卷　五

芒種五月節　運主少陽三氣　配手少陰心君火　每日寅卯時正立仰身兩手上托左右力舉各五六度定息叩齒吐納咽液
治腰腎蘊積虛勞嗌乾心痛欲飲目黃脇痛消渴善笑善驚善忘上咳吐下氣泄身熱而股痛心悲頭頂痛面赤
三才圖會　人事十卷　六

大暑六月中　運主太陰四氣　時配手太陰肺濕土
每日丑寅時雙拳踞地返首肩引作虎視左右各三五度叩齒吐納咽液
治頭項胸背風毒欬嗽上氣喘渴煩心胸滿臑臂痛掌中熱臍上或肩背痛風寒汗出中風小便數欠溏泄皮膚痛及麻悲愁欲哭洒淅寒熱
三才圖會　人事十卷　七

處暑七月中　運主太陰四氣　時配足少陽膽相火
每日丑寅時正坐轉頭左右舉引就返兩手搥背之上各五七度叩齒吐納咽液
治風濕留滯肩背痛胸痛脊膂痛脇肋髀膝經絡外至脛絕骨外踝前及諸節皆痛少氣咳嗽喘渴上氣胸背脊膂積滯之氣
三才圖會　人事十卷　八

秋分八月中　運主陽明五氣　配足陽明胃燥金　每日丑寅時盤足而坐兩手掩耳左右返側各三五度叩齒吐納咽液
治風濕積滯脇肋腰股腹大水腫膝臏腫痛膺乳氣衝股伏兎骭外廉足跗諸痛遺溺失氣奔響腹脹脾不可轉膕似結腨似裂消穀善飢胃寒喘滿勞傷厥逆反胃疸積水蠱氣痞
三才圖會　人事十卷　九

寒露九月節　運主陽明五氣　時配足太陽膀胱寒水
每日丑寅時正坐舉兩臂踴身上托左右各三五度叩齒吐納咽液
治諸風寒濕邪脇腋經絡動衝頭痛目似脫項如拔脊痛腰折痔瘧狂癲痛頭兩邊痛頭顖頂痛目黃淚出鼽衄霍亂諸疾
三才圖會　人事十卷　十

黄帝问：有的患者口中发甜，这是什么病呢？是因何而染的？岐伯回答：这是由于所饮食物的精气上溢而形成的，病名叫作“脾瘅”。水谷精气进入口中，藏于胃中，脾脏为胃输送水谷精气，水谷精气如果停留于脾脏之中，就会向上泛溢于口，所以患者出现口中发甜的症状。得这个病，往往是由于肥甘美味的诱惑，患者一定是经常食用甜美、肥腻的食物。食用过多的肥腻食物使人身体产生大量内热。过多的甜美食物使人腹部闷胀，所饮食物精气上溢而使人感到口中发甜，长久如此就会进一步转化为消渴病。治疗此病可用兰草类药物，因为其气味芳香，可以排除体内积聚的陈腐之气。

孕妇行为对胎儿的影响

孕妇的行为会影响到胎儿出生后的状况，这是有的人患有先天性疾病最主要的原因。下图所示为孕妇在孕期的不同行为可能会对胎儿造成不同的影响。

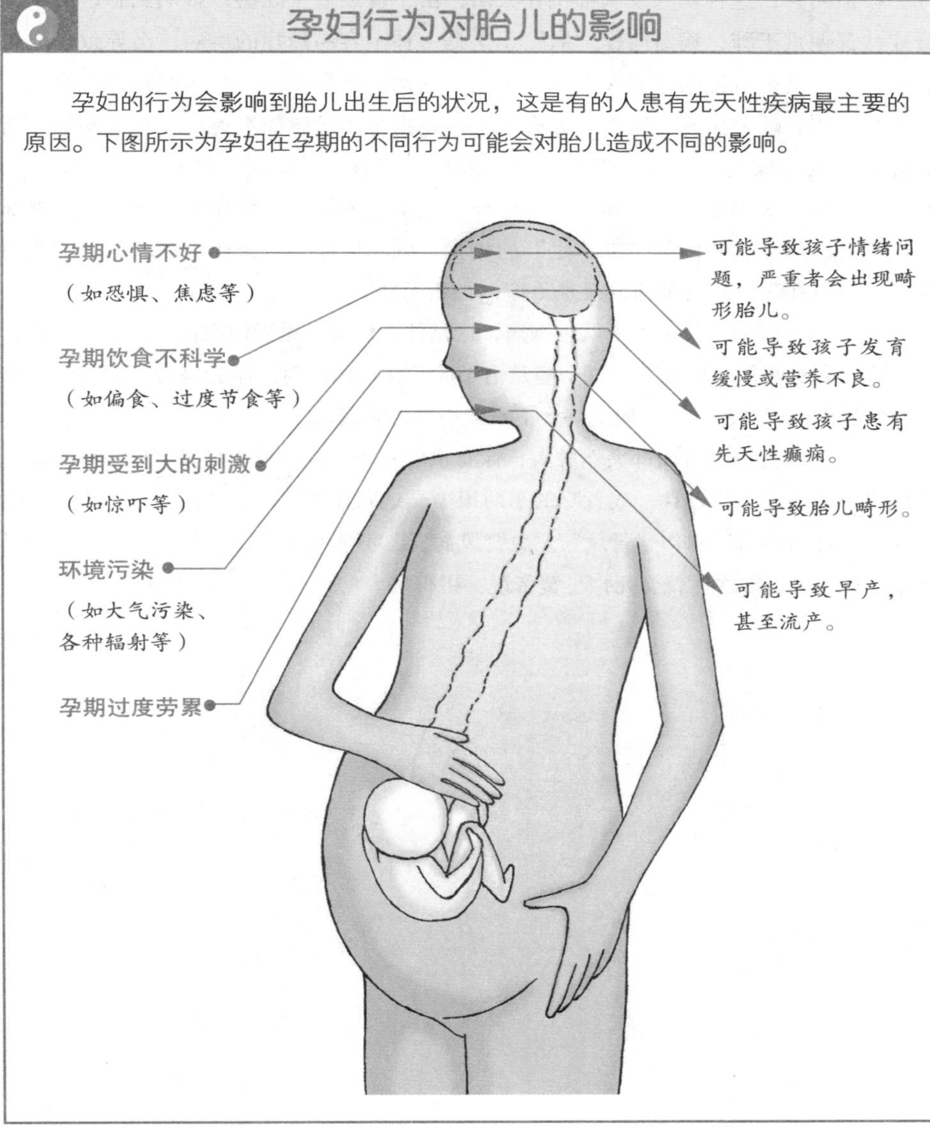

黄帝问：有的患者口中发苦，这是什么病呢？又是怎么得的呢？岐伯回答：这种病名叫“胆瘅”。人的肝脏为人体之将军，主管谋划，但必须在胆那里做出决断，咽部为肝脏的外使，得这种病的人一定是经常多筹划而少决断，造成胆气虚弱，胆汁上溢于口而出现口中发苦之症状。治疗时，应针刺胆经的募穴和腧穴。具体治疗方法可参照《阴阳十二官相使》这部医书。

黄帝问：有的患者患小便不利之病，一天中小便的次数可达数十次之多，这是正气不足的表现。身体发热如炭火烧一样，颈项与胸部之间阻塞不通，如隔断一样，人迎脉跳动躁盛，气喘，气机上逆，这都是邪气有余的表现。寸口脉细如发丝，这同样也是人体正气不足的征象。这种病的发病部位在哪里？病名又叫什么呢？岐伯回答：这种病的发病部位在太阴，由于胃热过于旺盛，影响到肺，所以部分症状都偏重于肺，病名叫作“厥”，这是一种不容易治疗的疾病，会导致多数患者死亡。这就是所谓的“五有余、二不足”的病症。黄帝问：什么叫作“五有余、二不足”呢？岐伯回答：所谓“五有余”，是指身体发热如炭火烧、颈与胸如隔断一样、人迎脉躁盛、气喘、气机上逆这五种病气有余的情况；所谓“二不足”，是指一日数十次小便、脉细如发丝这两种正气不足的情况。现在患者同时兼具外部“五有余”的症状和内部“二不足”的症状，既不能因为有余而用泻法，也不能因为不足而用补法，补泻难施，很难治疗，必死无疑。

黄帝问：有的人一生下来就患癫痫，这是什么病呢？是因何而得的？岐伯回答：这种病的名称叫作“胎病”。这个病是由于胎儿在母体内时，孕妇经常受到很大的惊吓，使气血运行逆乱，所以胎儿一生下来就患有癫痫病。

黄帝问：有的患者面部突然肿大，像有水的样子，其脉搏大且紧，但身体不痛，形体也不消瘦，不能进食，或者吃的东西很少，这叫什么病呢？岐伯回答：这是肾的病变，这种病的名称叫作“肾风”。患肾风病者，不能吃东西，容易受到惊吓，惊惧不止，待心气衰竭之后就会死亡。黄帝说：讲得好。

第四十八 大奇论篇

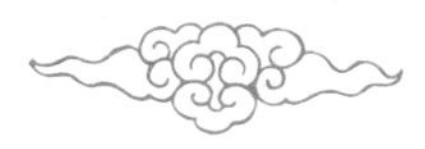

本篇在前一篇的基础上，论述了几种特别少见的疾病，包括偏枯病、瘕病、石水病、风水病、疝气病等。这些疾病出现时，五脏脉象也会发生相应的变化，可以诊断出来。人体十二经气不足时，也会在脉象上表现出来，通过切按脉搏，可以推测患者的死亡日期。

素问

五脏脉象与疾病

肝脏、肾脏、肺脏之脉气被邪气阻塞而满实，即为肿病。肺脉壅滞表现为气喘，两胁胀满；肝脉壅滞表现为两胁胀满，睡卧不宁易受惊，小便不畅；肾脉壅滞表现为从脚下到小腹胀满，两腿粗细不同，有时大腿和小腿都发生肿胀，活动不方便，时间久了就会发展成为偏枯病。

心脉满而大，就会出现癫痫、手足抽搐、筋脉拘急的症状；肝脉小而急，也会出现癫痫、手足抽搐、筋脉拘急的症状；肝脉跳动快而急如马在奔跑，是突然受到惊骇所引起的；肝脉在指下一时切按不到，突然又失音，一般情况下不用治疗，过一段时间自己就会好的。肾脉、肝脉、心脉均小而急，跳动无力，均可能发展成为瘕病。

肝脉、肾脉均见到沉脉，将会产生石水病。肝脉、肾脉均见到浮脉，将会产生风水病；肝脉、肾脉皆出现虚象，是死亡的脉象；肝脉、肾脉皆细小而弦，将会发生惊病。肾脉大急而沉，或者肝脉大急而沉，都表明将会产生疝气病。心脉跳动滑利而且急促的是心疝病；肺脉搏动为沉象的是肺疝病。膀胱脉和小肠脉搏动紧急的，表明将会产生瘕病；脾脉和肺脉搏动紧急的，表明将会产生疝病；心脉和肾脉搏动紧急的，表明将会产生痫厥病；胃脉和大肠脉搏动紧急的，表明将会产生惊病。

脾脉搏动有向外鼓动的趋势，而且兼有沉象的是肠澼病，时间久了自己就会恢复；肝脉搏动细小而缓的，也是肠澼病，这个病比较容易治疗；肾脉搏动小而沉，是痢疾便血，若血液大量外溢且身体发热，是死证；得了痢疾病且大便出血，心脏和肝脏两脏同时发病的就可以治疗；心脉和肝脉搏动小而沉涩的为肠澼病，若同时身体发热的，就有死亡的危险，发热严重的，七天之内即会死亡。

胃脉搏动沉而涩，或跳动部位外移而且脉大，以及心脉搏动细小而紧急，均由血气阻塞不通而造成，将会进一步发展为偏枯病。一般患偏枯病的人，男子多发病在左侧，女子多发病在右侧。若患者声音不哑，口舌转动灵活，就可以治疗，治疗三十天就可有好转；若患者说话发不出声音，需治疗三年才会有好转；如果患者的年龄不满二十

刺腰痛篇 风论篇 痹论篇 痿论篇 厥论篇 病能论篇 奇病论篇 大奇论篇 脉解篇 刺要论篇

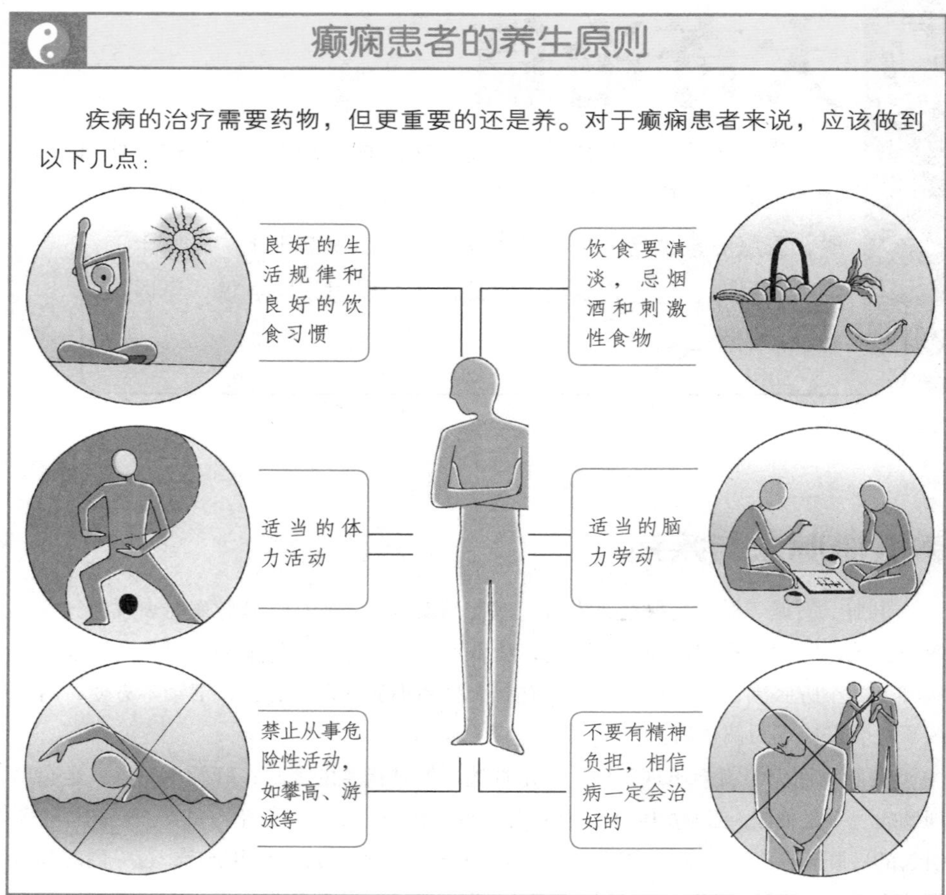

岁，大约在三年之内就会死亡。脉象搏动有力，鼻子出血且身体发热的，多数有死亡的危险；若脉象浮而悬空，浮滑如钩的，为出血后应有的脉象；脉象在指下如水流般湍急，这种病的名称叫作“暴厥病”，暴厥病是指人突然昏厥，不省人事，不能言语；使人突然惊惧，脉搏跳动频，三四天后自己就可恢复正常。

经气不足的死亡日期

脉象切按时如水波一样，变化迅速，人一呼一吸，脉搏要跳动十次以上，这是人体之十二经气皆不足的脉象。从开始出现这种脉象起，大约再过九十天，患者就会死亡。脉象切按时如燃烧的烈火一样旺盛，是心脏精气已经虚损的征象，大约到深秋草干枯的时候，患者就会死亡。脉象切按如散落的树叶一样轻浮不定，是肝脏精气虚弱衰竭的征象，大约到秋天树叶飘落的时候，患者就会死亡。脉象切按如来访之客一样忽来忽去，脉搏阻塞欲绝而忽又弹指，是肾脏精气衰败的征象，大约在枣树开花或落花的时候，患者就会死亡。脉象切按如泥丸一般，虽圆但不滑利，是胃腑精气不足的征象，大约在榆钱枯落的春末夏初，患者就会死亡。脉象切按如木横硌指下，长而坚硬，是胆腑的精气已经不足的征象，大约在谷类成熟的秋季，患者就会死亡。脉象切按紧急如弦，缓细如缕，是胞络的精气已经不足的征象，患者若言语过多，大约到下霜的时候就会死亡，若安静而言语不多，则可以治疗。脉象切按如交棘一样左右旁至，缠绵不清，从出现这种脉象开始算起，大约三十天，患者就会死亡。脉象切按如泉涌，浮而鼓动于肌肉中，是太阳经的经气不足的征象，气喘，大约到韭菜开花的时候，患者就会死亡。脉象切按如颓败的土一样，虚大不坚，是脾脏的精气已经不足的征象，如果面色发黑，大约到冬天白瘧生发的时候，患者就会死亡。脉象切按如悬瓶，轻按脉小，重按觉得脉象又大，是十二经的腧穴精气不足的征象，大约到冬季水结冰的时候，患者就会死亡。脉象切按如半月形，轻按脉小而急，重按脉大而坚，是五脏中有郁热，寒热相合并存于肾脏之中，致使患者不能坐起，大约到立春的时候，患者就会死亡。脉象切按如弹丸，滑利细小而不著手，不容易切按到，是大肠精气不足的征象，大约到枣树生叶的时候，患者就会死亡。脉象切按如草木之花，轻浮软弱，易生恐惧，坐卧不安，行走和站立时常有幻觉出现，好像听见异常的声音，是小肠精气已经虚损的征象，大约到深秋季节的时候，患者就会死亡。

《察病指南》中的脉象图

《察病指南》是我国现存较早而系统的一部诊断学专著。作者是宋朝的施发，他在书中首创图像示意法来表述各种脉象。右图中所示33种脉象图就是该书所载，该图对脉象的描述形象生动而全面。

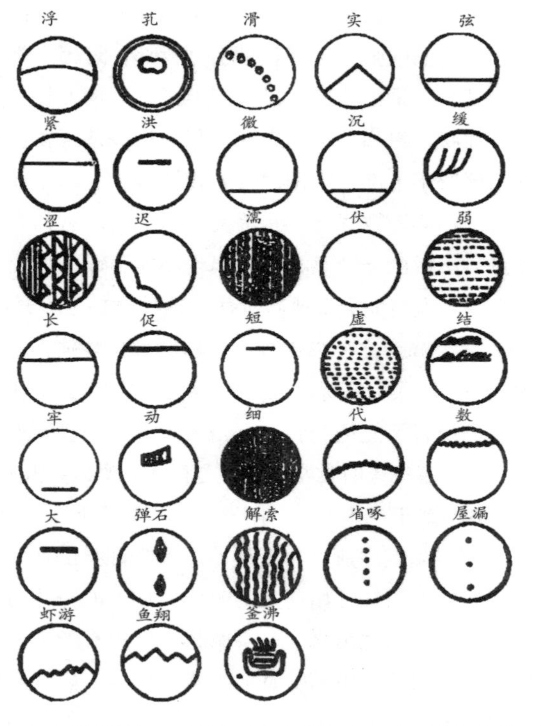

刺腰痛篇
风论篇
痹论篇
痿论篇
厥论篇
病能论篇
奇病论篇
大奇论篇
脉解篇
刺要论篇

第四十九 脉解篇

素问

本篇主要论述人体十二经脉所出现的病变与病变的成因。从自然界的阴阳变化和人体阴阳变化相一致的角度，分析了人体内阴阳变化逆乱导致的经脉病变。人体经脉都有其所属的月，在某一个月，都有其容易出现的病变。所以，人体经脉出现病变都是有规律的。

六经病变与成因

太阳经病变之所以出现腰肿和臀部疼痛的症状，是因为正月建寅，属太阳，正月虽是阳气生发的季节，但阴寒之气尚盛，阳气还未发挥其应有的作用，所以出现腰肿和臀部疼痛。有的患者阳气偏虚而发生足跛，是因为正月阳气上升，地气从下而出，所说的偏虚，是由于寒冬的影响仍然存在，人体内的阳气不足，所以发生跛足。有的患者颈项部僵硬强直，甚至牵引到背部，是因为阳气上升互相争扰所形成的。有的患者出现耳鸣，是由于阳气过盛而上升，好像万物生长一样，盛阳循经而逆，所以出现耳鸣的症状。患病严重的患者，阳气过盛甚至发生狂癫病，是因为阳气都浮于上部，阴气都停留于下部，阴阳之气不相协调，上部阳盛，下部阴虚，所以出现狂癫病。有的患者因阳浮而致耳聋，是因为气分失调。有的患者发生失音的症状，是因为阳气盛到极点，然后由盛转衰，所以出现不能言语的情况。行房事过度，导致精气内伤而厥逆，进一步发展就会形成喑俳病，这种病是因为肾虚，少阴肾精内脱所形成的厥逆。

少阳经病变之所以出现心和胁肋部位疼痛的症状，是因为九月建戌，属少阳，戌为少阳木，心火为其标，九月为阳气将尽，阴气方盛的时候，所以心和胁肋部位出现疼痛。有的患者不能侧身转动，是因为九月阴气渐盛，阴主闭藏不动，所以身体不能转侧。有的患者病重时常常跌倒，是由于九月万物开始衰败，草木凋落，人身之气从阳到阴，阴气旺盛于身体上部，阳气过盛于身体下部，所以行走时常常跌倒。

阳明经病变之所以出现怕冷、全身颤抖的症状，是因为五月建午，属阳明。五月是阳气旺盛而阴气开始初生的时候，在人的身体内，阴气加在盛阳之上，抑制了阳气的功能，所以出现怕冷、全身颤抖之状。有的患者出现足胫浮肿且两大腿软弱无力，是因为五月阳气盛极而转衰弱，阴气始生，阴气与阳气相争，阳明经气不利，所以出现足胫浮肿且两大腿不能活动自如的症状。有的患者上气喘息，成为水肿病，是因为五月里阳气升至极点后开始衰弱，阴气开始上升，上行则藏于脾脏与胃之间，水气不化而成为水肿。有的患者出现胸部疼痛、少气的症状，是因为水气滞留在脏腑之间，

十二地支配月建

古人确立了十二方位图，根据斗柄所指的位置又划分了十二个月，十二个月又与十二地支相配。一个地支与一个月份相对，称为月建，如图所示；

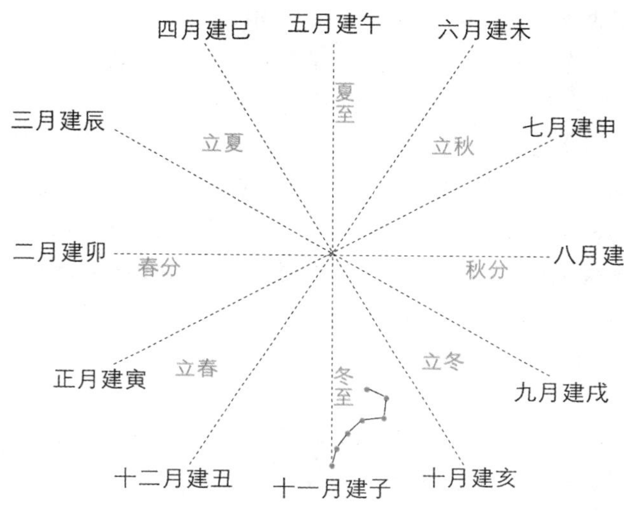

水液属阴，阴气内留，阳气受阻，就会出现胸部疼痛、少气之证。有的患者因病重而出现厥逆，怕见到人与火的光亮，听到木击之声便惊恐不安，是因为五月阴气与阳气相争，水火不相容，所以听到木击之声便惊惧不安。有的患者想关闭门窗，独处于一室，是由于阳气与阴气相迫，结果阴胜阳负，阴气喜静，所以患者欲关闭门窗，喜欢独处。有的患者病发时想登上高处歌唱，脱去衣服，到处奔跑，是因为阴气和阳气反复相争，结果阳气胜，则邪气并于阳经，阳气盛则产生热，使患者脱掉衣服而奔跑。有的患者邪气留于孙脉，出现头痛、鼻塞、流涕及腹部肿胀的症状，这是因为阳明经中的邪气上逆，逆于阳明孙络，所以出现头痛、鼻塞、流涕的症状；逆于太阴孙络，就会出现腹部肿胀的症状。

太阴经病变之所以出现腹胀的症状，是因为十一月建子，属太阴。十一月是万物潜藏的季节，人身的阳气也闭藏在体内，阴独用事，所以出现腹胀。有的患者由于阴气上逆于心而产生嗳气，是因为阴气亢盛而上犯足阳明胃经，而足阳明胃经之脉相连于心，所以出现阴气上走于心而产生嗳气的症状。有的患者进食后就呕吐，是因为脾经功能减弱，脾运失常，食物过多，不能消化，胃中盛满而上溢，所以出现呕吐。有的患者腹满，大便一通利或排气后，就感觉非常爽快，胀满也减轻了许多，是因为十二月阴气盛极而转衰，阳气初出，所以大便一通利或排气后，患者就感到非常爽快，胀满也减轻了许多。

少阴经的病变之所以出现腰部疼痛的症状，是指足少阴肾经有病，就如十月间天地万物的阳气被抑制而衰弱一样，所以出现腰部疼痛。有的患者出现呕吐、咳嗽、气喘等证，是因为阴气盛于下，阳气浮于上而无所依附，所以出现呕吐、咳嗽、气喘等。有的患者心神不安，不能长久站立，坐久了突然起立则眼花，视物不清，是因为天地万物生长和阴阳交替尚未安定，万物未有所生，秋凉之气已经降临，微霜开始下降，万物因感受肃杀之气衰落，人体阴阳二气伤损于内，与自然界相一致，所以出现眼花，视物不清。有的患者少气而易怒，是因为少阳之气瘀滞而失去了作用，阳气不能通达于体外，肝气郁结不舒，所以使人易怒，这种病名叫作煎厥。有的患者恐惧不安，就像有人将要逮捕他一样，是因为秋天初到，万物尚未尽衰，阴气还较少，阳气刚开始下降，阴阳之气在体内互相交争，所以出现恐惧不安。有的患者厌恶闻到食物的气味，是因为胃气衰弱，所以不愿闻到食物的气味。有的患者面色发黑如泥土的颜色，是因为秋季精气内伤，肾脏之气被损伤而衰竭，所以出现面黑如泥土。有的患者咳嗽带血，是因为上部的络脉受伤，并非阳气充盛于上，而是络脉充满血液，所以出现咳嗽和鼻孔出血的症状。

阴阳之气与身体平衡

人体内有阴阳之气，阳气升发、阴气下降是其正常规律，如果这一规律被打破，就会出现头重脚轻的感觉。

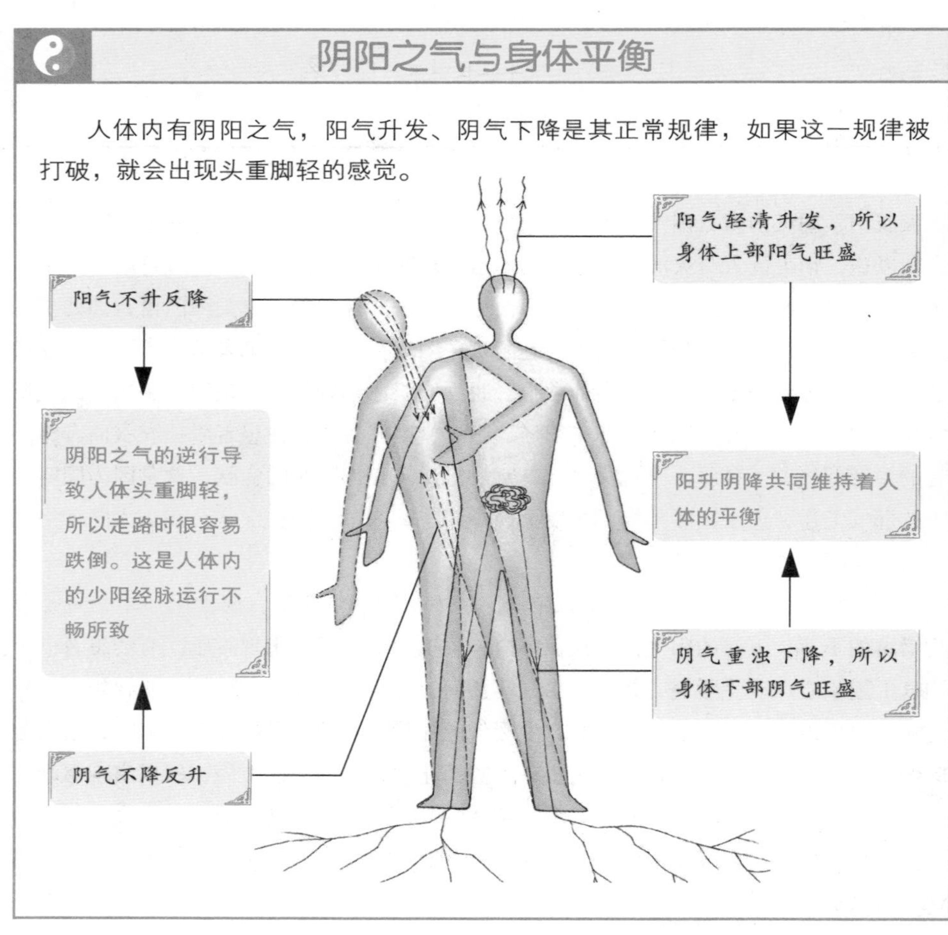

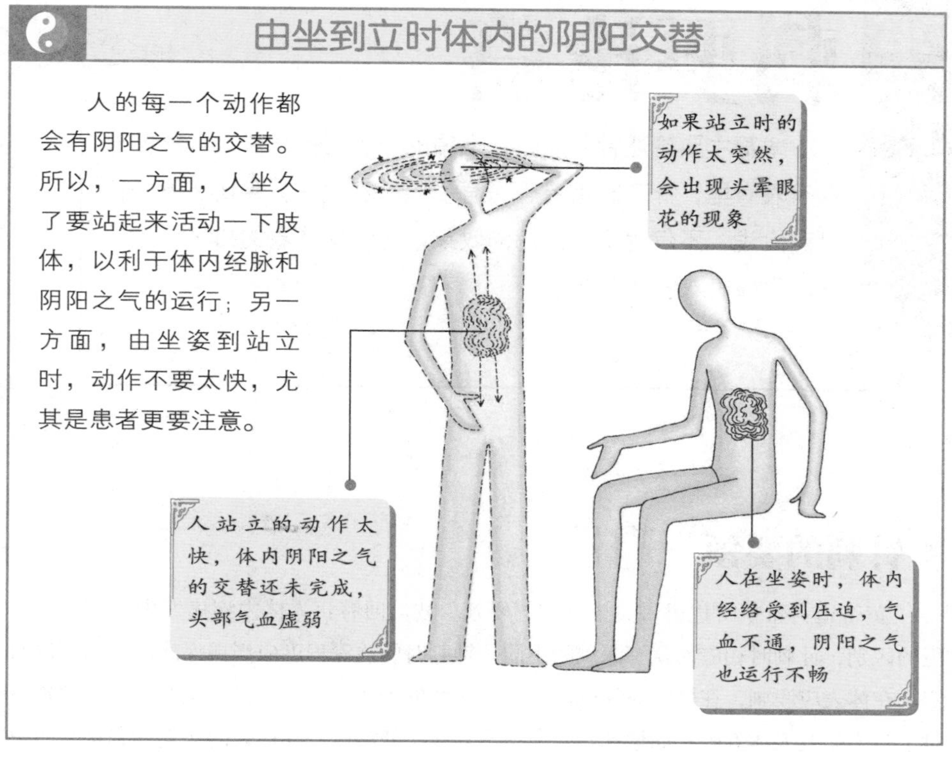

厥阴经的病变之所以出现㿗疝，以及妇人小腹肿胀的病症，是因为三月建辰，属厥阴。三月阳气方盛阴气将尽，阴邪内积于小腹内，所以会出现㿗疝和小腹肿胀之证。有的患者腰痛，身体不能俯仰，是因为三月阳气刚刚旺盛，自然万物繁茂，但余寒未尽，人体阳气仍然受到抑制，所以腰痛而身体不能俯仰。有的患者出现㿗疝、癃闭、腹胀的症状，是因为阴气未尽，阴邪滞留于肝脉，厥阴经脉闭气不通，所以出现㿗疝、癃闭、腹胀的症状。有的患者病情严重到咽喉干燥及身体发热，是因为阴气将尽，阳气方盛，阴阳相争而产生内热，所以身体发热；内热伤及津液，所以出现咽喉干燥。

第五十 刺要论篇

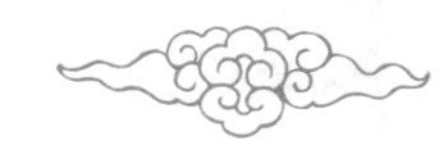

素问

本篇主要论述针刺时必须遵循的一般规律和法则。人体疾病有表有里，针刺时也要有深有浅：针刺太深，会伤及五脏；针刺太浅，不仅达不到治病的效果，还会使体表的血气受到扰乱，为邪气入侵埋下隐患。

针刺的要领

黄帝道：希望听你讲讲关于针刺的要领。岐伯回答：人体内疾病发生的部位有表里的区别，针刺时相应的就有深浅的不同。针刺时的浅深程度应当视疾病的发病部位而定。在体表应浅刺，在体内应深刺。要根据病情的需要，不要超过应刺的深度，如果超过了就会伤及人体五脏；如果针刺浅而达不到应有的深度，在体表的血气受到扰乱而壅滞，邪气随之侵袭人体。针刺的浅深程度不适当，就会对人体健康造成极大的危害，内伤五脏而引发严重的疾病。所以说，疾病的发病部位，有的在须发或腠理之间，有的在皮肤内，有的在肌肉里，有的在筋上，有的在骨头，有的在髓中。

正因为是这样，所以应针刺至须发腠理的就不要损伤到皮肤，皮肤深层损伤了，就会影响到肺脏的功能，肺脏受到了损伤，到了秋季就容易患温疟，而出现战栗怕冷的症状。应针刺至皮肤的就不要损伤到肌肉，肌肉损伤了，就会影响到脾脏的功能，脾脏受到了损伤，那么在春、夏、秋、冬四季的最后十八天内就会出现腹胀、烦乱、厌食等病症。应针刺至肌肉的就不要损伤至脉，脉受到了损伤，就会影响到心脏的功能，心脏功能受到影响，到了夏季就会出现心痛的病症。应针刺至脉的就不要损伤到筋，筋损伤了，就会影响到肝脏的功能，肝脏功能受到影响，到了春季就会出现热性病和筋脉弛纵的病症。应针刺至筋脉的就不要损伤到骨头，骨头损伤了，就会影响到肾脏的功能，肾脏功能受到影响，到了冬季就会出现腹胀、腰痛的病症。应针刺至骨的就不要损伤到髓，髓受到了损伤就会日渐消枯，髓少就不能充养骨骼，导致腿胫酸软、身体倦怠无力、不愿活动等症状。

第五十一 刺齐论篇

素问

本篇主要论述根据发病部位的不同，针刺时要有深浅程度的变化。疾病发生的部位有骨、筋、肌肉、血脉、皮肤，由深到浅。针刺时，要根据疾病所在的部位进行针刺，不可过深或过浅。

针刺深浅程度的掌握

黄帝说：我很想听你讲讲如何掌握针刺的深浅程度的情况。岐伯回答：应针刺至骨头的，就不要伤害到筋；应针刺至筋的，就不要伤害到肌肉；应针刺至肌肉的，就

针刺的深度

针刺治疗疾病时，要把握好深度，太深或太浅都起不到预期的效果，甚至可能会造成意想不到的后果。

针刺太浅，体表的血气受到扰乱而壅滞，邪气随之侵袭人体
人体血脉发生疾病，需要针刺
针刺的深度要看疾病发生在哪里
针刺太深，会伤及主管这些部位的脏腑器官
脏腑
骨
筋
肌肉
血脉
皮毛
人体由表到里分别受不同脏腑器官的主管，疾病随处都可能发生

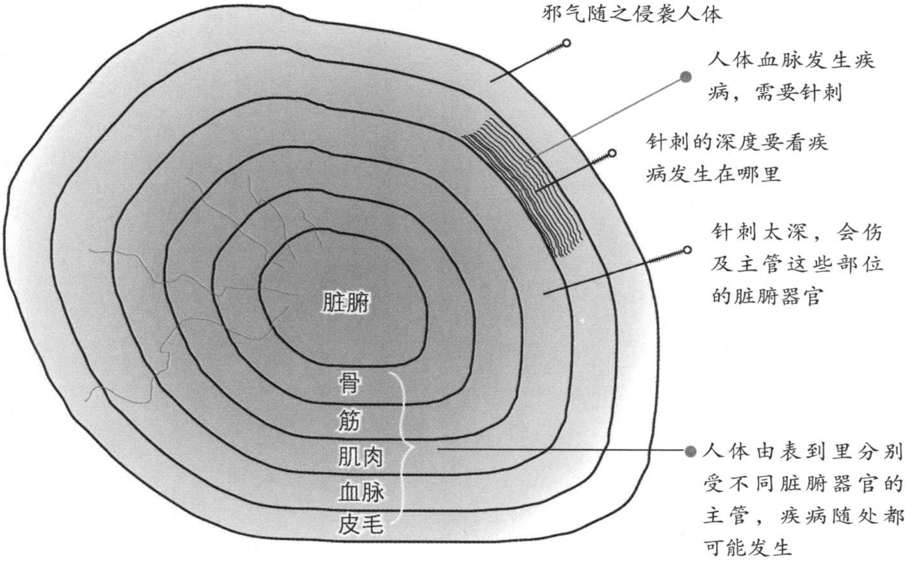

不要伤害到血脉；应针刺至血脉的，就不要伤害到皮肤；应针刺至皮肤的，就不要伤害到肌肉；应针刺至肌肉的，就不要伤害到筋；应针刺至筋的，就不要伤害到骨头。

黄帝说：我还是不能完全明白你所讲的，希望听你再详细地解说一下。岐伯回答：所谓针刺至骨头就不要伤害到筋的，是说疾病在骨头，针刺的深度就应当到骨头，而不要只浅刺到筋就停针或出针。所谓针刺至筋就不要伤害到肌肉的，是说疾病在筋，针刺的深度就应当到筋，而不要只浅刺到肌肉就停针或出针。所谓针刺至肌肉就不要伤害到血脉的，是说疾病在肌肉，针刺的深度就应当到肌肉，而不要只浅刺到血脉就停针或出针。所谓针刺至血脉就不要伤害皮肤的，是说疾病在血脉，针刺的深度就应当到血脉，而不要只浅刺到皮肤就停针或出针。所谓针刺至皮肤的就不要伤害到肌肉，是说疾病发生在皮肤之中，针刺至皮肤即可，就不要再深刺而伤害到肌肉。所谓针刺至肌肉的就不要伤害到筋，是说疾病发生在肌肉中，针刺至肌肉即可，就不要再深刺而伤害到筋。所谓针刺至筋的就不要伤害到骨头，是说疾病发生在筋，针刺到筋即可，就不要再深刺而伤害到骨头。总之，在针刺的深浅程度把握上，超过或不及应达到的程度都是违反正常的针刺原则的。

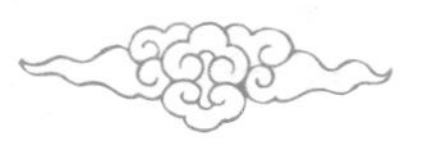

第五十二 刺禁论篇

素问

本篇主要论述人体禁忌针刺的部位以及误刺后所出现的不良后果。人体五脏之气都有其所藏的部位，针刺时要避开这些部位，误刺五脏后人的死亡日期是有规律的。针刺人体其他部位时，也不能误刺；人在有些情况下也要禁行针刺。不管何种情况，误刺后都会出现难以预料的后果。

人体的禁刺部位

黄帝说：我希望听你谈谈人体禁刺的部位有多少。岐伯回答：人体五脏各有其要害之处，不可以不仔细观察。肝气生于左侧，肺气藏于右侧，心气布散于体表，肾气主持人体之里，脾脏运化转输水谷精华和津液，胃容纳水谷和消化饮食，有协助五脏气机通畅的作用。心脏和肺脏皆位居膈膜之上，在第七椎旁，里面有心胞络。这些部位都是人体禁刺之处，针刺时避开这些部位，就不会发生危险；若误刺了这些部位，就会发生祸殃。

误刺的后果

针刺时若误刺了心脏，大概一天就会死亡，死亡的征兆为嗳气；针刺时若误刺了肝脏，大概五天就会死亡，死亡的征兆为患者自言自语；针刺时误刺了肾脏，大概六天就会死亡，死亡的征兆为患者有打喷嚏的症状出现；针刺时若误刺了肺脏，大概三天就会死亡，死亡的征兆是有咳嗽的症状出现；针刺时若误刺了脾脏，大概十天就会死亡，死亡的征兆是患者有吞咽困难的症状出现；针刺时若误刺了胆，大概一天半就会死亡，死亡的征兆是患者有胆汁外泄且呕吐不止的现象出现。

针刺脚背时，若误刺了大动脉，就会使患者流血不止而死亡；针刺面部时，若误刺了与眼睛相通的经脉，就会使患者双目失明；针刺头部时，若误刺了脑户穴且针刺深入骨髓，会使患者立即死亡；针刺舌下时，若刺入脉中过深，就会流血不止，导致患者失音；针刺脚下时，若误刺了足下布散的络脉，就会使血无法流出而形成肿胀。针刺委中穴时，若针刺太深而误刺了大的血脉，就会使患者昏倒，脸色苍白；针刺气街穴时，若误刺了血脉，血液留滞于内而不得外出，鼠蹊部位就会瘀结而肿。针刺脊柱间时，若误刺了脊髓，就会使患者出现背弯曲的病变；针刺乳中穴时，若误刺了乳房，就会使患者出现乳房肿胀甚至腐败为疮的危险；针刺缺盆时，若误刺太深而伤及

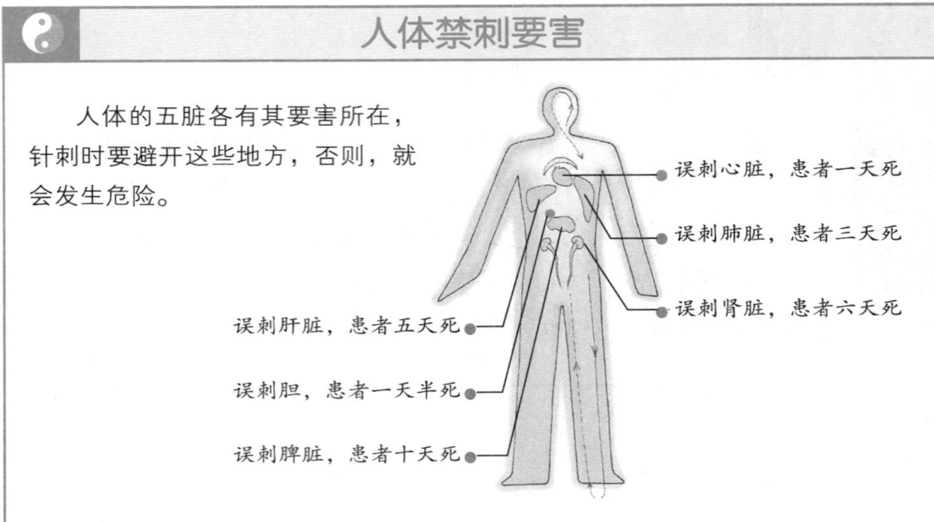

肺脏，肺气外泄，就会使患者出现喘息、咳嗽、气上逆的症状。针刺手上鱼际穴时，若刺入太深，就会使患者局部发生肿胀。

不要针刺醉酒的患者，否则会使人气血紊乱；不要针刺大怒的患者，否则会使人出现气机逆乱的症状。不要针刺劳累过度的患者，不要针刺吃得过饱的患者，不要针刺腹中过饥的患者，不要针刺极度口渴的患者，不要针刺惊恐不安的患者。

针刺大腿内侧穴位时，若误刺了大的血脉，就会使患者流血不止而致死亡；针刺客主人穴时，若刺入过深，误刺了血脉，就会使患者耳底出脓甚至耳聋；针刺膝关节时，若流出液体，就会导致跛脚；针刺手太阴经脉时，若出血过多，就会使患者立即死亡；针刺足少阴经脉时，若患者肾脏本来就虚弱，再有误伤出血，就会使肾气更虚，导致患者舌头不灵活，说话困难；针刺胸部时，若针刺过深而伤及肺脏，就会使气凝聚于局部而不能运行，形成气喘、气逆、身体随呼吸而前后俯仰的病症；针刺肘弯部位时，若针刺过深，就会使气聚集在一起而使手臂不能屈伸；针刺大腿内侧下三寸的部位时，若针刺过深，就会使患者出现遗尿的症状；针刺腋下胁肋之间时，若针刺过深，就会使患者出现咳嗽的症状；针刺腹部时，若误伤了膀胱，就会使患者尿液外溢，小腹胀满；针刺小腿肚时，若针刺过深，就会出现局部肿胀；针刺眼眶时，若深刺至骨，中伤血脉，就会使患者流泪不止，甚至失明；针刺关节时若误伤，就会使关节腔中的体液外流，就会造成关节不能自如屈伸的状况出现。

第五十三 刺志论篇

素问

本篇主要论述人体气血的虚与实。人体气血虚实与形体的关系：脉搏强弱与血气的旺衰一致就属正常，否则，就是异常。根据人体的气血和身体表现可以判断所感受的邪气，对于虚实不同的人体进行针刺补泻时的方法不同。

身体的虚与实

黄帝说：我很想听你讲讲虚实的要领有哪些。岐伯回答：人体的气是充实的，其形体也就壮实；人体的气是虚弱的，其形体也就虚弱，这是一种正常的现象，与此相反的，就是一种反常的病态。饮食量大的人，其血气也相应旺盛；饮食量小的人，其血气也相应衰弱，这是一种正常的现象，与此相反的，就是一种反常的病态。脉搏跳动充实的人，其血液也相应充实；脉搏跳动虚弱的人，其血液也就相应不足，这是一种正常的现象，与此相反的，就是一种反常的病态。黄帝问：反常的病态是怎样的呢？岐伯回答：正气虚弱但身体发热，这叫“反常”。饮食量大但血气不足，这叫“反常”。饮食量小但是血气旺盛，这叫“反常”。脉搏跳动盛实但血液不足，这叫“反常”。脉搏跳动虚弱但血液充盛，这叫“反常”。

人体的气旺盛，但身上怕冷，是感受了风寒邪气所致。人体的气虚弱，但身上发热，是感受了暑热邪气所致。饮食量大，但血气不足，是由于失血过多，或是湿邪滞留于身体下部所致。饮食量小，但血气充盛，是因为邪气滞留于胃并上逆至肺脏所致。脉搏跳动缓但血液多，是饮酒过多，中焦郁热所致。脉搏跳动急但血液少，是风邪入侵于脉中和饮食不进所致。这就是造成反常现象的机理。实证是邪气入侵人体后的亢盛状态，虚证是人体正气外泄后的虚弱状态。邪气实，表现为身体发热；正气虚，表现为身体寒冷。对实证进行针刺时，出针时应左手开大针孔以泄邪气，对虚证进行针刺时，出针时应左手闭合针孔以存正气。

身体的虚与实

体虚或体实的人，以下几方面的表现必然是一致的，如果有其中一项与其他任何一项不一致，必定是身体病态的反常表现。

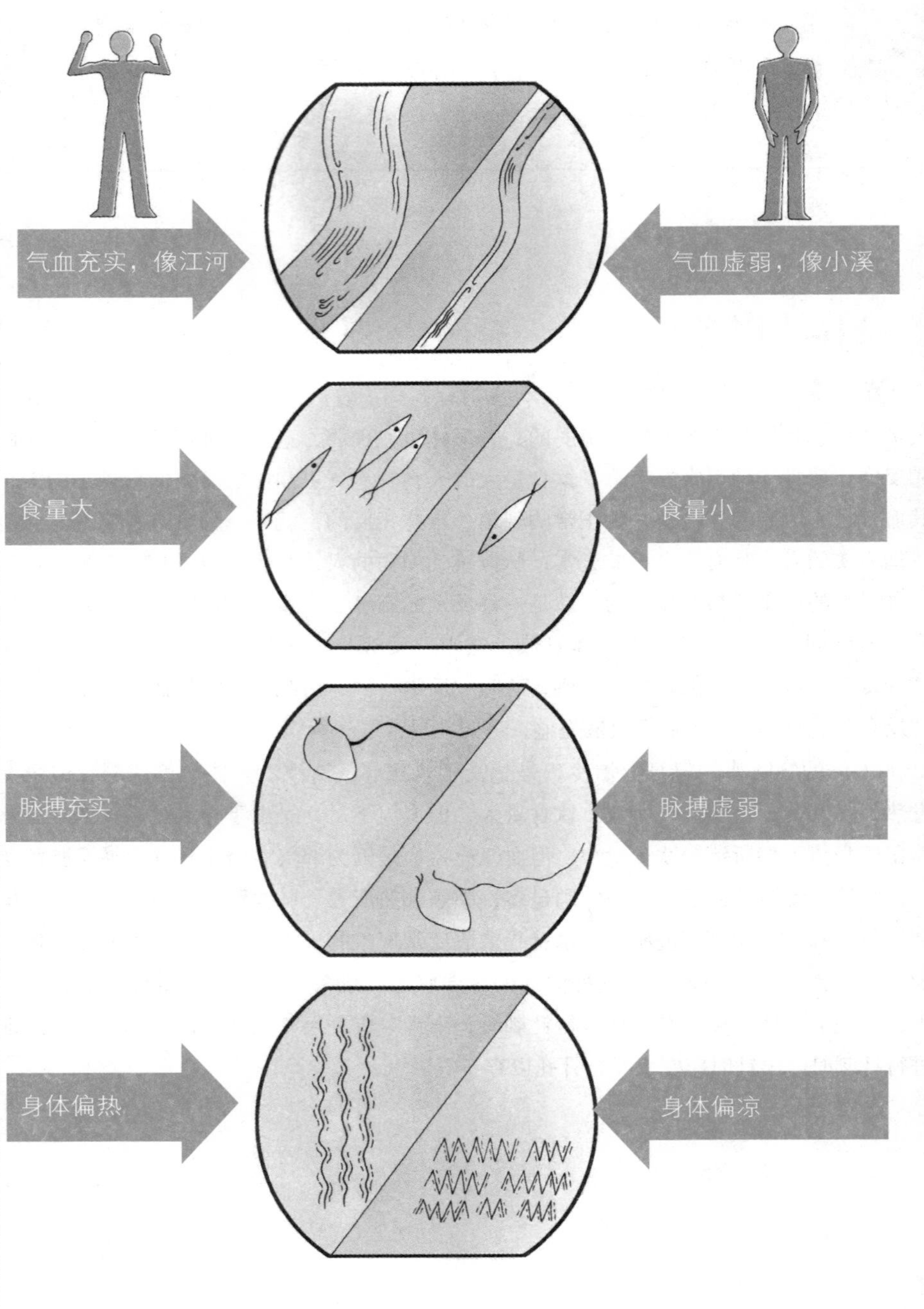

第五十四 针解篇

素问

本篇主要讲述了针刺时的虚实补泻原理、针刺手法、针刺取得效果时的判断方法，并讲述了医生在进行针刺时的注意事项。九针与天地、四时、阴阳对应，人身体的各部分也和天地、四时、阴阳有一定的对应关系，这是针刺时的依据所在，九针各自的功用也由此而来。

针刺的虚实补泻

黄帝说：我很想听你讲讲关于九针的内容，以及虚证实证补泻疗法的运用。岐伯回答：针刺治疗虚证时，应当采用补法。当患者感觉到针下有发热感时，就表明针刺取得了效果，只有正气充实了，人体才可能有发热感。针刺治疗实证时，应当采用泻法。当患者感觉到针下有发凉感时，就表明针刺取得了效果，只有邪气祛除了，人体才可能有发凉感。血液中有郁积陈久的血气，应当针刺以泄出陈积的死血，祛除邪气。针刺邪气亢盛的患者，出针后不要立即按闭针孔，以外泄邪气。徐而疾地针刺正气不足的患者，慢慢地出针，出针后迅速按闭针孔，以保存正气。“疾而徐则虚”是使邪气衰退的针刺手法，其手法是迅速出针，出针后不要立即按闭针孔。所谓的实证和虚证，指的是经气来时患者对针下寒温感觉的多少，对寒温的感觉不十分显著的患者，那么疾病的虚实情况就不容易辨识了。审察疾病的先后病程，分辨疾病的表象和本质，正确采用虚实补泻的手法，医生不要误用了针刺手法。针刺效果时好时差，说明运用了与病情不适当的补泻手法，虚证误用了泻法，实证误用了补法，违背了正确的虚补实泻的针刺方法。对于虚实补泻的治疗要领，关键在于灵活地运用九针，九针大小不同，分别有各自的适应证。医生实施针刺进行补泻时，应当与人体经气的开阖来去相对应。九针名称不同，形状各异，这是根据各种病症不同的补泻需要而研制出来的。

针刺实证应采用泻法，针刺后要留针以待经气充分来临，当患者感觉针下有寒凉感时再出针。针刺虚证应采用补法，针刺后要留针以待阳气充分来临，当患者感觉针下有发热感时再出针。针刺得气后，应谨慎守护已来的经气，不要随意改变针刺手法。根据发病部位在内或在外来决定针刺的深浅，将应当针刺的深浅程度牢牢地记在心里。所谓留针时间长短一样，是指虽然发病部位的深浅不同，但候气的方法是一样。所谓如临深渊，是指医生行针时必须时时谨慎小心，不要有丝毫的懈怠。所谓手如握虎，是说医生持针应当坚定有力，不可有丝毫的放松。所谓精神

九针的功用

九针指包括镵针、圆针、鍉针、锋针、铍针、圆利针、毫针、长针、大针。它们与天地、阴阳、四时对应，分别用于治疗不同的疾病。

第一针镵针对应天——**刺皮肤病**
第七针毫针对应七星——**补益精气**
第八针长针对应八风——**祛除风邪**
第六针圆利针对应六律——**刺脏腑病**
第五针铍针对应五音——**刺骨病**
第四针锋针对应四时——**刺筋病**
第三针鍉针对应人——**刺络脉病**
第九针大针对应九野——**疏通九窍**
第二针圆针对应地——**刺肌肉病**

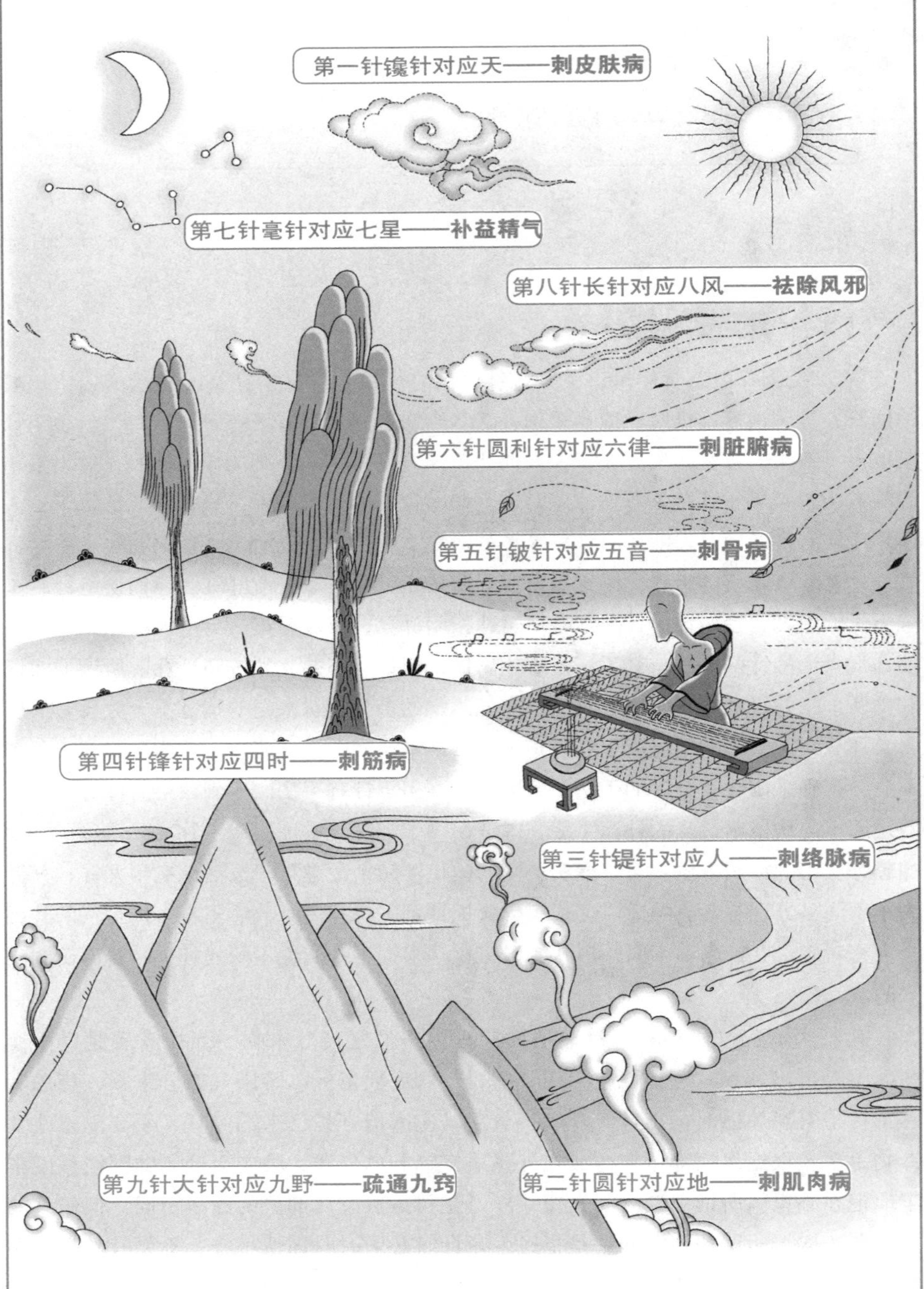

集中，不要为外物所干扰，是要求医生必须专心致志地观察患者针刺后的反应，眼睛不要左右张望。所谓不要斜下针，是说医生下针时必须保持针端正垂直，不能歪斜。让患者精神集中的方法是，医生注视着患者的双目，以控制住患者的情绪，使经气易于运行。所谓三里，是指膝关节外侧三寸处的三里穴。所谓跗之，是指足背上的冲阳穴，抬举起膝关节，就很容易看清了。巨虚上廉穴，举脚时胫骨外侧的凹陷就是此穴。巨虚下廉穴，在上廉穴凹陷处的下部就是此穴。

九针的原理

黄帝说：我听说九针针刺时，是与天地、四时、阴阳相互对应的，很想听你讲讲其中的道理，以使之流传于后世，作为治疗疾病的法则。岐伯回答：第一为天，第二为地，第三为人，第四为四时，第五为五音，第六为六律，第七为七星，第八为八风，第九为九野。人身体各部分都是与此相对应的，每一种针具都有特定的形状和特定的适应证，因而叫作“九针”。人的皮肤与天相对应，人的肌肉与地相对应，人的脉搏与人相对应，人的筋与四时相对应，人的发声与自然界五音相对应，人的脏腑阴阳之气与六律相对应，人的面部七窍和牙齿的分布与天上的七星排列相对应，人身之气的运行与天地间的八风相对应，人的九窍及三百六十五络脉与大地上九野的分布相对应。所以在九针中，第一种针用来针刺皮肤的病变，第二种针用来针刺肌肉的病变，第三种针用来针刺络脉的病变，第四种针用来针刺筋的病变，第五种针用来针刺骨的病变，第六种针用来针刺脏腑经脉阴阳失调的病变，第七种针用以补益精气，第八种针用以祛除风邪，第九种针用以疏通九窍，清除三百六十五个骨节之间的邪气。这就是九针各有的功能和用途。人的思想意识变化多样，与自然界飘浮不定的八风相对应，人体之正气与天相对应，人体的牙齿、头发、耳目、声音与自然界五音、六律相对应，人的阴阳血气的运行与地相对应，人的肝脏之气通于目，与九数相对应。

第五十五 长刺节论篇

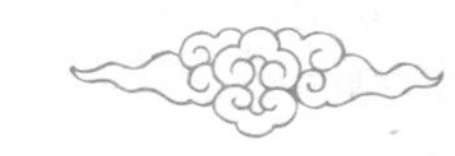

本篇主要论述各种疾病，包括头痛、寒热病、痈肿、疝气、痹病、麻风等疾病的表现、针刺原则与方法。根据疾病的发病部位确定针刺的部位，并分析了针刺一定部位的作用。

素问

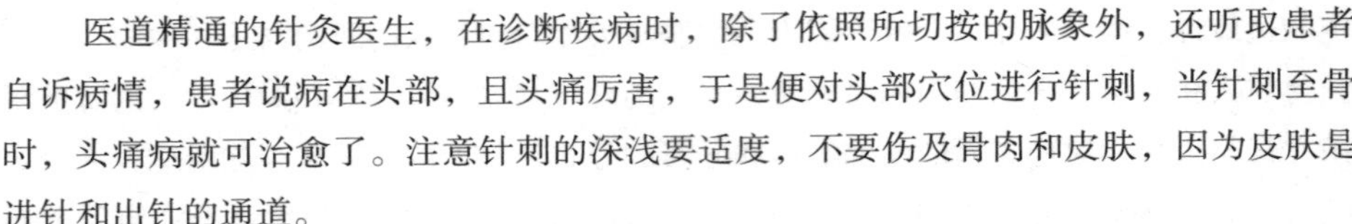

医道精通的针灸医生，在诊断疾病时，除了依照所切按的脉象外，还听取患者自诉病情，患者说病在头部，且头痛厉害，于是便对头部穴位进行针刺，当针刺至骨时，头痛病就可治愈了。注意针刺的深浅要适度，不要伤及骨肉和皮肤，因为皮肤是进针和出针的通道。

阴刺，其方法是中间垂直刺一针，再在其上、下、左、右四边各刺一针，这种针刺方法可用以治疗寒热病。若寒热邪气向体内深入至五脏，就应当针刺背部的五脏腧穴。邪气侵进五脏而针刺背部的理由是，背部是内脏之气的会聚之所，针刺背部的五脏腧穴可清除迫近五脏的邪气，直到腹中的寒热之邪消除为止。针刺的要点是，出针时针孔稍微出点血，让邪气随血流出为好。

针刺治疗痈肿病时，应直接在痈肿的腐软部位上进针。根据痈肿的大小来决定针刺的深浅，大的痈肿脓血较多，部位较浅，所以浅刺使其出尽脓血即可。小的痈肿，一般部位较深，应当针刺深一些，但都以垂直进针和深度适可为准则。

患者小腹有积聚的疾病，应当针刺从上腹部至小腹部皮肉较厚处的穴位，再针刺夹着第四椎两旁的穴位，还可针刺两髂骨旁的居髎穴和季胁间的京门穴，引导腹部中的热气向下行，则积聚的疾病就会痊愈。

疾病发生在小腹部，表现为腹部疼痛，大小便不利，这种病名叫作“疝气”，是受到寒邪侵袭所形成的。治疗时应针刺小腹两侧和大腿内侧的穴位，再在腰及踝骨之间取穴针刺，要针刺多个穴位，待小腹部有发热感时，病就会痊愈了。

病变发生在筋，其表现为筋痉挛拘急，关节疼痛，无法行走，此病名叫“筋痹”。治疗时，应针刺发病部位的筋，因为筋是肌肉相接之处，同时筋又与骨相连，因此针刺时应注意不要刺伤到骨。针刺后发病部位的筋有发热感时，即表明此病已有好转，直到病痊愈就可停止针刺。

病变发生在肌肤之间，致使肌肉和皮肤都产生疼痛感，此病名叫“肌痹”。此病是由于身体感染了寒湿邪气所形成的。治疗这种病时，应当针刺大、小分肉之间的穴

内经中的十二刺法

十二刺	针刺方法	主治
1.偶刺	前后配刺（一刺前胸腹，一刺后背，直对病所）	心痹
2.报刺	刺而再刺（刺后不即拔针，以左手按病痛处，再刺）	痛无常处
3.恢刺	多向刺（刺筋旁，或向前，向后，以恢筋急）	筋痹
4.齐刺	三针同用（正入一针，傍入二针）	寒痹小深者
5.扬刺	五针同用（正入一针，傍入四针）	寒痹广大者
6.直针刺	沿皮刺（提起皮肤乃刺入）	寒痹之浅者
7.输刺	提插深刺（直入直出，慢退针而深入针）	气盛而热者
8.短刺	近骨刺（稍摇而深入）	骨痹
9.浮刺	肌肉斜刺（傍入其针而浮之）	肌肤急而寒
10.阴刺	左右同用（左右同时并刺）	寒厥
11.傍针刺	两针同用（正入一针，傍入一针）	留痹久居者
12.赞刺	多针浅羁出血（直入直出，多针而浅，出血）	痈肿

位，且多刺几针，针刺也要深一些，以穴位局部有发热感为准则，但注意不要伤到附近的筋骨，假若伤及筋骨，寒邪发作，就会产生痈肿并引发其他病变，待分肉之间有发热感时，就表明此病已有好转，待到病痛痊愈即可停止针刺。

病变发生在骨，其表现为骨骼沉重不能举动。若患者感到骨髓中有酸痛感，是由于寒湿之气深达到骨所引起的，这种病名叫“骨痹”。治疗时应当深刺，以不伤及脉和肌肉为准则。针刺取穴的部位应在人体大小肌肉之间，待骨有发热感时，就表明病已痊愈应停止针刺。

病变发生在人体各个阳经内，全身就会有时寒时热的感觉，大小肌肉也出现时寒时热之症状，此病名叫“狂”。针刺治疗时应用泻法以泻其病邪。仔细观察，若患者大小肌肉之间有发热感时，就表明病即将痊愈，应停止针刺。有一种病在刚产生时，每一年会发作一次，若不及时进行治疗，就将发展为每个月发作一次，若此时仍未进行治疗，就将进一步发展为每个月发作四次到五次，这种病名叫“癫病”。治疗时，应针刺人体大、小分肉和全身各个经脉上的穴位。倘若身体没有出现寒冷感，就应当用针刺调补其气血，直到病痊愈时方停止针刺。

风邪之气侵入人体而引发的疾病，表现为身体时而感到寒冷时而感到发热，感到发热时浑身出汗，在一天之内可发作数次。治疗时，应先针刺分肉间和皮肤上的络

四花穴灸法

四花穴，顾名思义，是人体的四个穴位，穴在背部（如图所示）。常用灸法，用来治疗“五劳七伤、气虚血弱、骨蒸潮热、咳嗽痰喘、尫羸痼疾”。

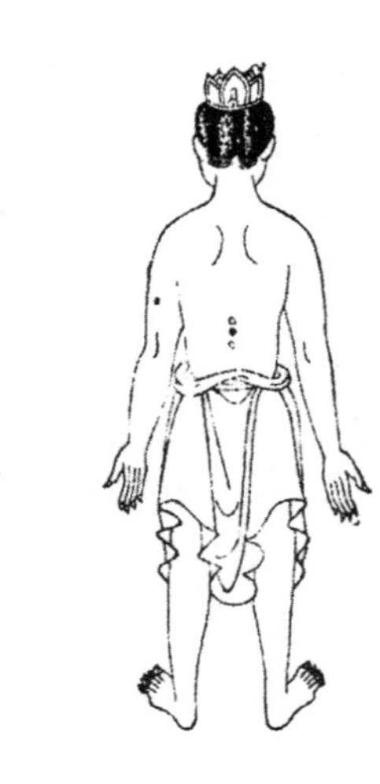

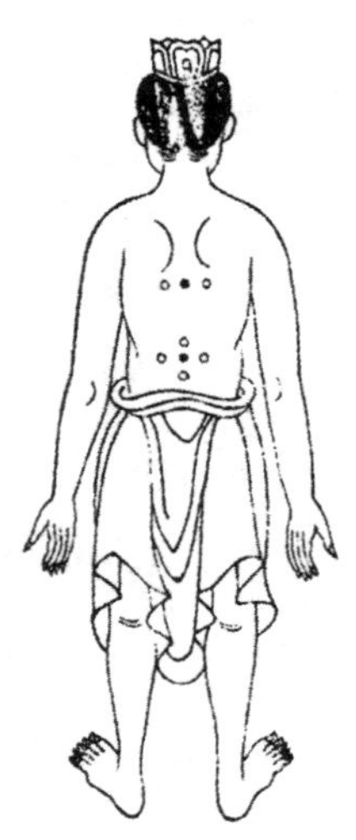

脉，若仍然汗出不止，且伴有时寒时热的症状，应该三天针刺一次，针刺一百天，疾病就可痊愈。若是大风侵入人体而造成骨节沉重，胡子眉毛脱落，这种病名叫“麻风”。治疗时，应以针刺肌肉使患者出汗为主，连续针刺一百天后，再针刺其骨髓也使患者出汗，连续治疗百日。一共治疗二百天，待胡子和眉毛重新生长出来时，即停止针刺。

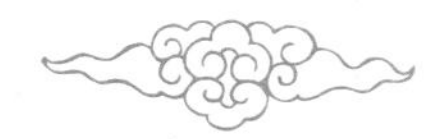

第五十六 皮部论篇

素问

本篇主要论述人体十二经脉上的络脉在皮肤表面的分布。疾病的发生都是从皮表开始的，进而侵入到人体的络脉、经脉、脏腑。病邪停留的部位不同，身体表现出来的症状也不一样。我们可以根据皮表络脉的颜色判断身体发生的病变。

十二经脉上的络脉在皮肤的分布

黄帝说：我听说人体皮肤上有十二经脉分属的部位，经脉的分布有纵向也有横向，筋也有一定的聚结与络属，骨骼也有长短大小之分。所以它们所产生的疾病各异，互不相同，可根据皮肤上经脉所分属的部位来判断发病部位的上下左右、阴阳属性以及疾病产生的原因和演化过程。很想听您讲讲其中的道理。岐伯回答：若想知道皮肤上十二经脉分属的部位，就应当以经脉在体表的循行分布为纲领，所有的经脉皆是如此。

阳明经上的阳络，叫作“害蜚”，手阳明经和足阳明经的诊视方法是一样的，即观察它们在皮肤上所属的分部，浮现在体表的小血脉，都是阳明经的络脉。若这些小血脉的颜色大多都是青色，则为痛证；若黑色占多数，则为痹证；若小血脉的颜色为黄红色，则为热证；若白色占多数，则为寒证；假若青、黑、黄、红和白色五种颜色一起出现，则为寒热兼杂的病症。若体表络脉中的邪气盛满了，就会向体内侵犯至其所属的经脉，因为络脉属阳，居于人体外部，经脉属阴，居人体的内部。

少阳经上的阳络，叫作“枢持”，手少阳经和足少阳经的诊视方法是一样的，即观察它们在皮肤上所属的分部，浮现在体表的小血脉，都是少阳经的络脉。若体表络脉中的邪气盛满了，就会向体内侵犯至其所属的经脉。所以说，体表络脉中的邪气不驱除，就会向内侵犯体内的经脉，经脉中的邪气不驱除，则会侵犯至人体的内脏中。所有的经脉都是这样的。

太阳经上的阳络，叫作“关枢”，手太阳经和足太阳经的诊视方法是一样的，即观察它们在皮肤上所属的分部，浮现在体表的小血脉，都是太阳经的络脉。若体表络脉中的邪气盛满了，就会向体内侵犯至其所属的经脉。

少阴经上的阴络，叫作“枢儒”，手少阴经和足少阴经的诊视方法是一样的，即观察它们在皮肤上所属的分部，浮现在体表的小血脉，都是少阴经的络脉。若体表络脉中的邪气盛满了，就会向体内侵犯至其所属的经脉。病邪是从阳络侵入到经脉的，再从经脉中出来，从阴络侵入到骨髓中。

厥阴经上的阴络，叫作“害肩”，手厥阴经和足厥阴经的诊视方法是一样的，即观察它们在皮肤上所属的分部，浮现在体表的小血脉，都是厥阴经的络脉。若体表络脉中的邪气盛满了，就会向体内侵犯至其所属的经脉。

太阴经上的阴络，叫作“关蛰”，手太阴经和足太阴经的诊视方法是一样的，即观察它们在皮肤上所属的分部，浮现在体表的小血脉，都是太阴经的络脉。若体表络脉中的邪气盛满了，就会向体内侵犯至其所属的经脉。人体十二经脉的络脉，都分属于皮肤的各个部位，是十二经脉的皮部。

病邪在人体的传变

诸多疾病的产生，必定是先从人体皮肤和须发开始的，病邪侵犯了人体皮毛后，会使肌肤腠理张开，肌肤腠理一张开，病邪就趁机侵入到人体体表的络脉，病邪气内留于络脉而不去，进一步侵入至体内的经脉；病邪气内留于经脉而不去，便会将邪气内传于脏腑，将病邪积留于肠胃中。在病邪刚刚伤及皮肤时，就会出现寒冷战栗、须发竖起、腠理开泄的症状；当病邪侵入到络脉时，则会出现络脉中邪气盛满、颜色改变的症状；当病邪侵入到经脉时，表现为经脉之气空虚，导致邪气内陷；当病邪滞留于人体筋骨之间时，若寒气充盛，便会产生筋脉痉挛拘急、骨髓疼痛的症状；若热气充盛，就会出现筋弛缓、骨消减、肌肉消瘦破裂、皮毛枯槁败落的症状。

病邪在人体的传变

由外邪导致的疾病，总是先侵入人的体表，然后逐渐向体内入侵。根据身体的表现，我们很容易知道病邪所在的部位，从而及时遏制疾病的发展。

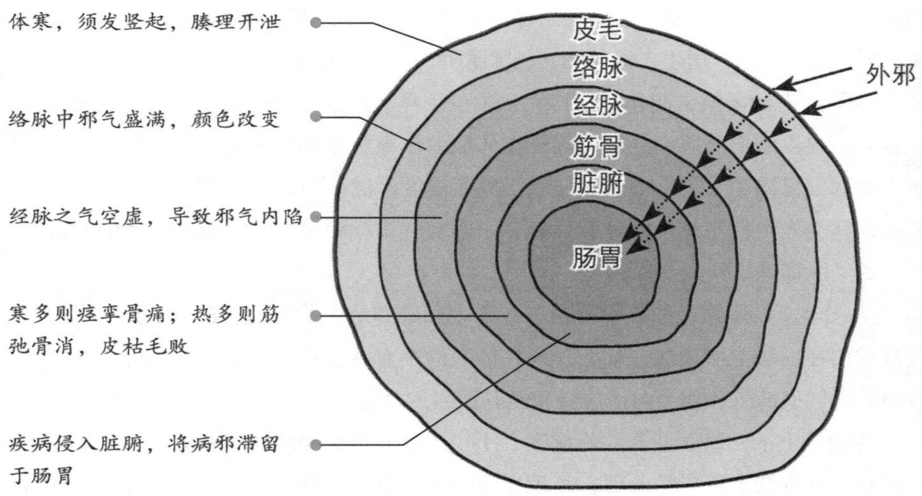

黄帝问：先生所说的人体皮肤上的十二经脉分属的部位，它们产生病变后的情况各是什么样的呢？岐伯回答：皮是络脉分布的部位，是按照经脉在体表的循行分布来划分的。当病邪侵袭到皮肤须发时，则肌肤腠理开泄，肌肤腠理一开泄，病邪就会趁机侵入体表的络脉，若络脉中的邪气盛满了，就会传入经脉，当经脉中的邪气盛满了，就会侵入到相关脏腑。所以说，人体皮肤皆分属于十二经脉，病邪在刚侵入皮肤时若不及时进行治疗，则病邪一步步内侵，会使人体产生严重的疾病。黄帝说：讲得好。

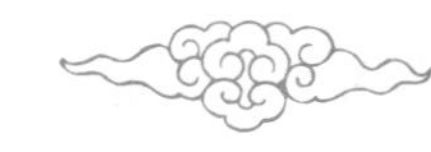

第五十七 经络论篇

素问

本篇主要论述如何根据经脉的颜色变化诊断身体病变。人体经脉都有固定颜色，络脉与经脉的颜色相对应。当人体经脉运行发生病变的时候，络脉的颜色就会发生变化。根据这一点，我们可以通过观察络脉的颜色，诊断脏腑的病变。

经络的色诊

黄帝问：人体络脉所浮现于体表的五种颜色各不相同，有青色，有赤色，有黄色，有白色，有黑色，这是什么原因呢？**岐伯回答：人体经脉的颜色是固定不变的，而络脉的颜色却不固定，经常发生变化。**黄帝问：那么人体经脉的固定颜色各是什么呢？**岐伯回答：心为赤色，肺为白色，肝为青色，脾为黄色，肾为黑色，这些颜色都分别与其所属人体经脉的颜色相对应。**黄帝问：阴络和阳络的颜色也与经脉的颜色相对应吗？**岐伯回答：阴络的颜色与经脉的颜色相对应，而阳络的颜色却变化无常，是随着四时阴阳的推移而发生变化的。寒气充盛的时候，人体络脉中的血气运行滞涩，络脉就表现为青黑色；热气充盛的时候，人体络脉中的血气运行滑利，络脉就表现为黄赤色，这都是正常的颜色变化规律。若五色均显露于体表，就是患有寒热病的症状。**黄帝说：讲得好。

针灸铜人

北宋针灸铜人是最著名的针灸铜人之一，是宋仁宗时所造，其高度与正常成年人相近，胸背前后两面可以开合，体内雕有脏腑器官，铜人表面镂有365个人体穴位，穴旁刻题穴名。同时以黄蜡封涂铜人外表的孔穴，其内注水。如取穴准确，针入而水流出；取穴不准，针不能刺入。后来由于战乱和朝代的更迭，宋代针灸铜人竟不知所终。图中所示为明代针灸铜人。

第五十八 气穴论篇

素问

本篇主要论述了三百六十五个气穴在人体的分布情况，以及这些穴位所对应的病症与针刺原理。孙络与三百六十五穴相会合，可以排泄邪气，使人体营卫之气畅行无阻；谿谷是人体营卫之气的通道，是邪气滞留的地方。发病时治疗方法与三百六十五穴相同。

人体的365个气穴

黄帝说：我听说人身体有三百六十五个气穴，与一年的天数恰好相对应，但是我却不知道这些气穴所在的部位，很想听您详细地讲一讲。**岐伯叩头连拜了两次后回答：您这个问题真使我为难啊，如果不是圣帝，谁还肯去深究其中的道理啊！那就让我详尽地描述一下这些穴位的分布部位吧。**黄帝拱手谦逊地说：先生将要讲的一定会使我深受启发的。眼睛虽然没有看到你所讲的穴位的所在部位，耳朵也还没有听到您所讲的其中的道理，然而好像已使我耳聪目明了。**岐伯回答：这大概就是人们常说的，圣人容易理解，好马容易驾驭吧。**黄帝说：我并不是你所讲的容易理解，一听就明了的圣人。世人常说如果懂得了三百六十五个穴位的数理，就能够开拓人的思维，我现在所请教的就是关于气穴的数理，就是想启发我的蒙昧，解除我的疑惑，还不能说是掌握其中的深奥精细的道理。然而我希望听先生详尽地讲讲这些气穴的分布部位，使我了解其中的意义，我一定将所听到的道理珍藏于金匮之中，决不随便泄漏给别人。

岐伯又连跪拜两次，站起来说：那就让我讲一讲吧。背部与胸部互相牵拉而疼痛，对此症针刺治疗时，应当取任脉的天突穴、督脉的中枢穴，以及上纪和下纪。上纪乃为胃脘部的中脘穴，下纪是指关元穴。由于胸背部的经脉斜系着阴阳左右，所以得此病会出现胸背部涩痛，胸胁疼痛以致使人无法正常呼吸，不能平躺，气上逆且气短，或一侧胸背疼痛。这是由于经脉内邪气盛满就斜溢于尾骶部，再侵入到胸胁部，胸胁部的分支脉入心而连贯到膈，又上出达到天突，向下斜行经过肩而交会于背部十椎之下而使得胸背部疼痛。

脏俞有五十个穴位；腑俞有七十二个穴位；治疗热病的穴位有五十九个；治疗水

头部穴位图

头穴共有25个，头针就是用针刺这些穴位的方法来达到治疗疾病的效果。主治脑源性疾病，如中风偏瘫、肢体麻木、失语、癫痫、脑瘫、小儿弱智、震颤麻痹等，也可治疗头痛、脱发、精神病、失眠、各种疼痛性疾病等常见病和多发病。针刺头部的针一般选用28～30号长1.5～3寸的毫针。

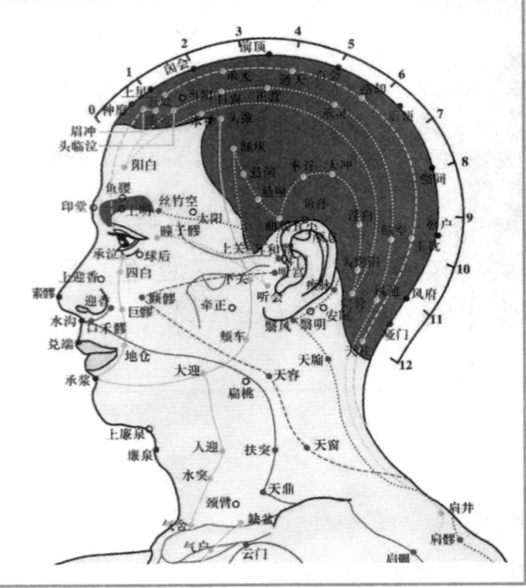

病的穴位有五十七个；头上有五行，每行各有五个穴位，共计五五二十五个穴位；五脏的背俞在脊椎两旁各有五个，共计十个穴位；大椎上面两旁各有一个，共计两个穴位；眼睛旁边的瞳子髎和耳朵旁边的浮白，左右两侧共计四个穴位；两侧髀厌中有环跳穴二穴；膝关节两侧犊鼻穴左右二穴；耳朵中的听宫穴左右二穴；眉根部的攒竹穴左右二穴，完骨左右二穴；项部中间有风府一个穴位；枕骨处的窍阴穴左右二穴；上关穴左右二穴；大迎穴左右二穴；下关穴左右共计两个穴位；天柱穴左右共计两个穴位；上巨虚左右共计两个穴位；下巨虚左右共计两个穴位；颊车左右共计两个穴位；天突一个穴位；天府左右共计两个穴位；天牖左右共计两个穴位；扶突左右共计两个穴位；天窗左右共计两个穴位；肩解左右共计两个穴位；关元一个穴位；委阳左右共计两个穴位；肩贞左右共计两个穴位；喑门一个穴位；脐中央有神阙一个穴位；胸部有十二个穴位；背部的膈俞穴左右共计两个穴位；胸两旁的膺部有十二个穴位；足外踝上有分肉（即阳辅穴），左右共计两个穴位；踝上横纹处的解谿穴左右共计两个穴位；阴跻穴和阳跻穴左右共计四个穴位；治疗水病的五十七穴都在各条经脉的分肉之间；治疗热病的五十九穴都在各条经脉的阳气会聚的地方；治疗寒热病的穴位在左右两侧髌厌中有两个穴位；大禁穴是五里穴，禁二十五刺，在天府下五寸处，左右共计两个穴位。以上所说的共三百六十五个穴位，都是针刺的部位。

孙络和谿谷

黄帝说：我已经知道了气穴的针刺部位及用针的道理。还想听你谈一谈孙络和谿谷的情况，它们是否也和什么穴位相对应呢？岐伯回答：孙络与三百六十五穴相会合，也与一年三百六十五天相对应。孙络有排泄邪气的作用，可使营气和卫气通行无阻。如果邪气侵入人体，致使营卫之气稽滞而无法通行，造成卫气消散，营气外溢，正气衰竭，血行停滞，出现外面发热、里面少气的症状，此时应当马上针刺，采用泻法以泄其邪气，以此来使营卫之气通行，只要见到有血液停留而局部络脉颜色改变的地方，就应采用泻法进行针刺，不要过多地考虑穴位部位。

黄帝说：讲得好。我还想听您讲讲有关谿谷会合时的情况。岐伯回答：人体肌肉大的会合之处叫作“谷”，肌肉小的会合之处叫作“谿”。人体的分肉之间就是肌肉的会合之处，既是营卫之气通行之道，也是邪气停留的地方。若邪气在分肉之间满溢，导致营卫之气壅滞，久郁化热，肌肉腐烂败坏。营气和卫气运行不畅，最终也会形成痈脓，向内深入侵蚀骨髓，向外蔓延使肌肉破溃。若邪气久留于关节肌腠，必将造成筋骨败坏等更严重的病变。假若寒邪久留于人体而不去，则使营气和卫气不能正常运行，造成肌肉筋脉蜷缩，四肢和肋部不能伸展，于是在身体内部形成骨痹，在身体外部表现为肌肉麻痹无知觉。这是由于阳气不足，寒邪之气久居于谿谷所造成的。谿谷与三百六十五穴相会，也与一年三百六十五天相对应。如果是小的寒邪久积所造成的小痹，邪气随脉气运行往来不定，可用微针进行治疗，与一般的针刺方法相同。

黄帝遣退左右之人，起来连拜两次后说：今天听你一席话语，启发了我的蒙昧，解除了我的疑惑。我将把这些道理珍藏于金匮之中，决不随便外泄给别人，并将金匮藏于金兰之室，命名为“气穴所在”。岐伯说：孙络是经脉分出来的别支，若孙脉血盛，也应当采用泻法进行针刺，与三百六十五脉的治疗方法相同。病邪之气侵入孙脉，并传入络脉，再注于十二脉络，虽不是与十四脉络（十二脉络再加上任脉、督脉）相通，但已经包括在其中了。即使是病邪深入于骨节中的络脉，也可以内传于五脏经脉之中。

谿和谷

谿和谷是中医中的一对重要概念，它们是肌肉的会合处，也是人体营卫之气的通行之路，是邪气常常停留的地方，也是人体穴位划分的依据。

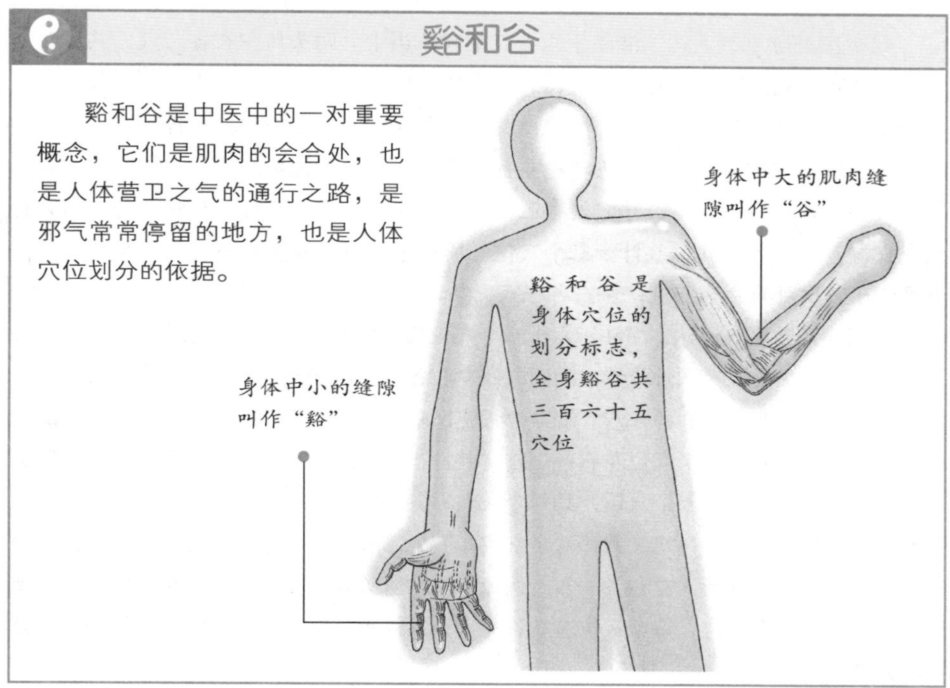

第五十九 气府论篇

本篇主要介绍了人体经脉穴位的分布情况，包括足三阳经、手三阳经、督脉、任脉、冲脉各条经脉的穴位数目、大体分布位置，并介绍了其中一些主要穴位。

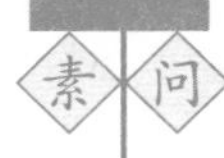

足三阳经穴位分布

足太阳经脉之气通达、灌注于七十八个穴位当中。两眉头间的攒竹穴左右各一穴。从攒竹穴上行至头发中的前顶穴，共长三寸半，前顶穴居于中间一行，其左右各有两行，共计五行，从中间一行到左右外行的距离均为三寸。足太阳经脉之气浮于头部皮肤中，运行于头皮之中，共计五行，每行各有五个穴位，共五五二十五个穴位。后项中大筋两侧的天柱穴，左右各一。风府两侧的风池穴，左右各一。从风池穴向下行至脊背两旁，从大椎至尾骨共有二十一节，其中有十五个脊椎骨间两旁各有一个穴位。五脏俞穴左右各有五个穴位，六腑俞穴左右各有六个穴位。从委中向下到脚小趾旁，左右各有六个穴位。

足少阳经脉之气通达、灌注于六十二个穴位当中。两头角左右各二穴，共计四个穴位。从瞳孔到发际内左右各五穴，共计十个穴位。耳前角上的颔厌穴左右各一穴。耳前角下的和髎穴左右各一穴。耳前锐发下左右各一穴。上关穴左右各一穴。耳后凹陷中的翳风穴左右各一穴。下关穴左右各一穴。耳下牙车骨后的颊车穴左右各一穴。缺盆穴左右各一穴。腋下三寸之处有三穴位，左右共计六个穴位。从胁下到季肋共有六个穴位，左右各一穴，共计十二个穴位。髀枢中的环跳穴左右各一穴。从膝关节以下到脚小趾次趾有六个穴位，左右各一穴，共计十二个穴位。

足阳明经脉之气通达、灌注于六十八个穴位当中。额颅发际旁有三个穴位，左右各一穴，共计六个穴位。颧骨骨空中的四白穴左右各一穴。曲颔前骨空凹陷中的大迎穴，左右各一穴。人迎穴左右各一穴。缺盆外骨空凹陷中的天髎穴左右各一穴。胸膺部的六根肋骨间各有一穴，每个穴位左右各一穴，共计十二个穴位。夹在鸠尾穴之外，乳房下三寸，夹胃脘左右各有五个穴位，其每个穴左右各一穴，共计十个穴位。夹脐旁开二寸各有三个穴位，左右各一穴，共计六个穴位。脐下二寸，夹脐左右各有三个穴位，每个穴位左右各一穴。气街穴左右各一穴。伏兔穴上的髀关穴左右各一穴。从三里穴向下到脚中趾外侧有八个穴位，每个穴位左右各一穴，共计十六个穴位，这些就是足阳明经分布于各处的穴位。

手三阳经穴位分布

手太阳经脉之气通达、灌注于三十六个穴位当中。两眼内角的睛明穴左右各一穴。两眼外角的瞳子髎穴左右各一穴。颧骨下的颧髎穴左右各一穴。耳郭上的角孙穴左右各一穴。耳中的听宫穴左右各一穴。巨骨穴左右各一穴。曲掖上的髎腧穴左右各一穴。柱骨上凹陷处肩井穴左右各一穴。天窗上四寸处的窍阴穴左右各一穴。肩解部的秉风穴左右各一穴。肩解部下三寸处的天宗穴左右各一穴。从肘关节以下到手小指外侧有六个穴位，每个穴位左右各一穴，共计十二个穴位。

手阳明经脉之气通达、灌注于二十二个穴位当中。鼻孔外侧的迎香穴左右各一穴。颈项外侧的扶突穴左右各一穴。大迎穴在额骨空间，左右各一穴。颈项与肩交会处的天鼎穴，左右各一穴。肩与臂交会处的肩髎穴，左右各一穴。从肘关节以下到手大指侧的次指间共有六个穴位，每个穴位左右各一穴，共计十二个穴位。

手少阳经脉之气通达、灌注于三十二个穴位当中。颧骨下两侧各一穴。眉毛后的丝竹空穴左右各一穴。头角上处的颔厌穴左右各一穴。完骨后下方的天牖穴，左右各一穴。后项足太阳膀胱经之前的风池穴，左右各一穴。夹在扶突穴外侧的天窗穴，左右各一穴。肩贞穴左右各一穴。肩贞穴之下三寸的分肉间共有三个穴位，每个穴位左右各一穴，共计六个穴位。自肘关节向下到手小指次指外侧有六个穴位，左右各一穴，共计十二个穴位。

督脉、任脉、冲脉穴位分布

督脉之脉气通达、灌注于二十八个穴位当中。后项中央有两个穴位。从前发际至后项共有八个穴位。面部正中有三个穴位。从大椎向下至尾骨及旁线上共有十五个穴位，从大椎到尾骶骨共有二十一个骨节，这是计算脊椎骨以确定穴位数目的计算方法。

督脉

督脉属于人体奇经八脉之一，总督一身之阳经，有调节阳经气血的作用，故称为“阳脉之海”。督脉主生殖机能，特别是男性生殖机能。督脉起于会阴，然后分两支，一支从少腹往上走，一支从长强往上走。

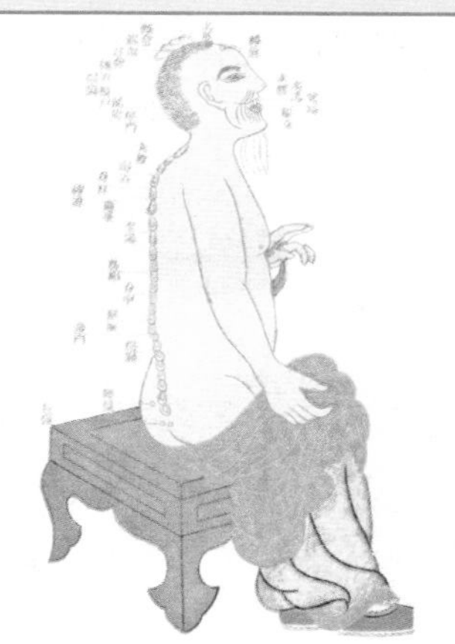

任脉之脉气通达、灌注于二十八个穴位当中。喉部正中有两个穴位。胸部正中骨的凹陷处共有六个穴位。鸠尾下三寸有三个穴位，从中脘穴到脐中五寸共有五个穴位，从脐中到横骨六寸半共有六个穴位，任脉在腹部共有十四个穴位。下部前阴与后阴中间有会阴穴。双眼之下各有一承泣穴。下唇有一承浆穴，还有一龈交穴。

冲脉之脉气通达、灌注于二十二个穴位当中。从鸠尾旁开半寸向下到脐的左右，共有六个穴位，每个穴位左右各一穴，共计十二个穴位。从脐旁开半寸向下到横骨，共有五个穴位，每个穴位左右各一穴，共计十个穴位。这些是冲脉在腹部穴位的取穴方法。

足少阴经脉之气通达、灌注的穴位有：在舌下部有两个穴位。足厥阴经在阴毛中有一个急脉穴。手少阴经在腕后左右各有一个穴位。阴跻、阳跻脉各有一个穴位，每个穴位左右各一穴，共计四个穴位。手足掌两旁的鱼际四穴，也是足少阴经脉之脉气所发的穴位。

针刺时体位的选择

针刺体位的选择主要从方便医生取穴和便于患者自然舒适的角度考虑。大体说来，针刺的体位主要有以下几种：

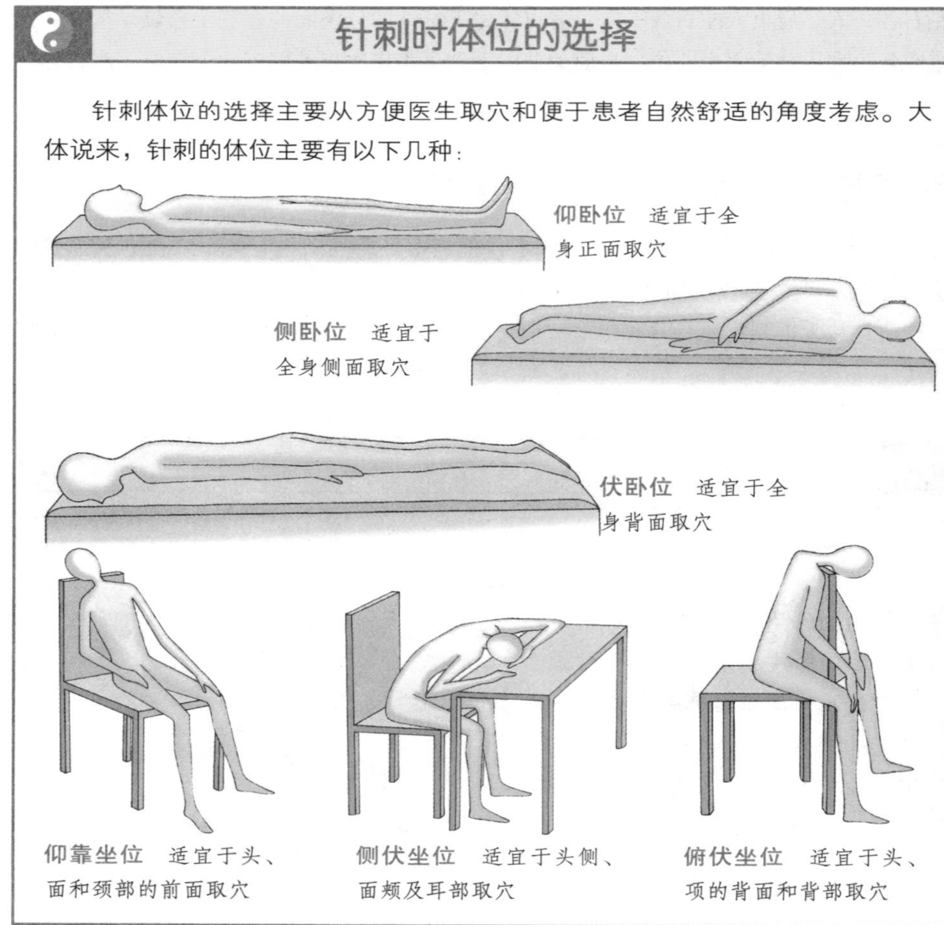

第六十 骨空论篇

素问

本篇主要论述骨骼发生的各种病变与治疗，包括风邪引起的疾病、治疗方法、针刺穴位，以及取穴时患者的姿势；介绍了人体主要经脉的循行路线，以及这些经脉发生病变时的表现、治疗时的取穴方法；介绍了膝关节发生病变时的表现与治疗、治疗水病的腧穴、灸治寒热病的方法。

风邪致病的病证

黄帝问：我听说风邪是引发诸多疾病的根源，怎样用针进行治疗呢？岐伯回答：风邪从外部侵袭人体，使人出现寒战汗出、头痛体沉、怕冷的症状。针刺治疗时可取风府穴，以使阴阳气血得以调和。若是正气不足的虚证，就采用补法，若是风邪过盛的实证，就采用泻法。如果感受了严重的风邪，出现了颈项疼痛的症状，也应当针刺大椎穴的上方入后发际一寸处的风府穴。若感受了较重的风邪，表现为汗出的症状，治疗时可灸背后夹脊第六椎旁三寸处的譩譆穴。医生以手指按住患者的譩譆穴，让其感到疼痛发出譩譆之声，此刻医生的指下会有跳动的感觉。遇风而怕之症，治疗时应针刺其眉头的攒竹穴。颈项疼痛不能着枕之症，治疗时可针刺肩上横骨间的穴位；还可弯曲上肢，晃动手臂，针刺上肢下垂时与肘尖平齐的脊中部位。胁肋下虚软处的络脉牵引小腹痛胀的，治疗时可针刺譩譆穴。腰部疼痛以至不能摇转，甚至筋脉拘急牵拉睾丸，治疗时可针刺八髎穴和疼痛的部位，八髎穴在腰骶骨间空隙之中。患鼠瘘病出现寒热往来不定症状的，治疗时可针刺膝外骨缝中的寒府穴。如果取膝上外侧的孔穴时，应让患者身体前倾，做揖拜的姿势；取脚心的涌泉穴时，应让患者做跪拜的姿势。

主要经脉的循行路线

任脉起始于中极穴的下方，上行至毛际，再顺着腹部上行经过关元穴，直至咽喉，向上循面颊，沿着面部最后进入承泣穴。冲脉起始于气街穴，与阳明经夹脐分开而上行，行至胸中时即分散。任脉发生病变，如果是男子则会形成腹部七种不同的疝病；如果是女子，就会形成带下病或瘕聚病。冲脉发生病变，便表现为气机上逆，腹部内拘急疼痛。

督脉发生病变，就会出现脊背僵硬反张的症状。督脉起始于小腹下部横骨中部，如果是女子，则督脉向下行进入阴孔，阴孔就是尿道的外端。督脉在此处分出一条分

任脉

任脉是人体奇经八脉之一。总任一身之阴经，凡精血、津液均为任脉所司，故称为阴脉之海。任脉起于小腹内，下出会阴部，向上行于阴毛部，沿着腹内，向上经过关元等穴，到达咽喉部，再上行环绕口唇，经过面部，进入目眶下。任脉能妊养胎儿，与女子经、带、胎、产的关系密切。

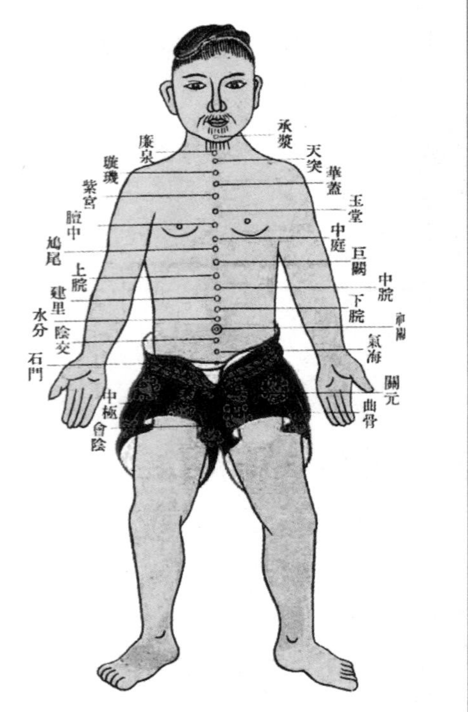

支，联络于阴器，循着阴户合于会阴部，然后绕行到肛门的后方，再分支绕行臀部到少阴经所属区域，与太阳经的络脉相合。少阴经从股内上行到大腿内侧，贯穿脊椎而内连于肾脏，与足太阳经脉一样起始于眼角内侧，向上行至前额部，交会于巅顶，向内进入脑部再从人体项下出，而循着肩膊内夹脊下行至腰中，再入内循着膂络连通于肾脏。如果是男子，则督脉沿阴茎向下行至会阴部，与女子的通行路线是相同的。路线相同但出现的症状全然不同，督脉沿小腹直上，贯穿脐中央，向上运行连通于心脏，接着进入咽喉，向上行至面颊，环绕着口和唇，然后向上行到两眼下部。督脉发生病变，则男子表现为气从小腹上逆冲心而疼痛，大小便不畅，病名叫作冲疝病；如果是女子，就表现为不孕、不能小便、痔疮、遗尿、喉咙发干等症状。督脉发生的病变就应从督脉进行治疗，病情不重的，治疗时取横骨上的曲骨穴进行针刺即可；病情较重的，可取肚脐下的阴交穴进行针刺。如果患者出现气逆上冲、气喘有声的症状，治疗时可取咽喉正中的天突穴进行针刺。若气逆上冲至咽喉，则可针刺夹颐的大迎穴进行治疗。

膝病的针刺

有行走困难，膝关节能伸直但不能弯曲的症状出现的，可针刺大腿上的足阳明经的穴位进行治疗；当患者坐下时膝关节有疼痛感的，可针刺臀部的环跳穴进行治疗；患者站立时，全身骨节软弱无力如散架似的，可针刺膝关节附近的穴位进行治疗；患者的膝关节疼痛且牵引到脚大拇指也痛的，可针刺膝弯处的委中穴进行治疗；患者在坐下时感到膝关节发疼，好像有什么东西塞在关节中一样，可针刺承扶穴进行治疗；患者膝部疼痛且不能屈伸的，可针刺足太阳经的腧穴进行治疗；若膝部的疼痛向下牵连小腿，如折断一样，可针刺足阳明经的穴位进行治疗；若膝痛仿佛膝与腿胫骨分离了似的，可针刺足太阳经的荥穴通谷、足少阴经的荥穴然谷进行治疗；患者膝部、胫部酸软无力，不能久站，可针刺足外踝上五寸的少阳络脉的光明穴进行治疗。

人体膝部两侧的辅骨以上，横骨以下称为“楗”；侠髋关节相连之处称为“机”；膝关节间的骨缝称为“骸关”；夹着膝关节两旁的高骨称为“连骸”；连骸之下方为“辅骨”；辅骨之上方为“腘”；腘之上方称为“关”；头后项的横骨称为“枕骨”。

治疗水病的腧穴

治疗水病的腧穴有五十七个，尾骶骨以上有五行，每行各五个穴位，共五五二十五个穴位；伏菟以上有两行，每行各五个穴位，共二五一十个穴位；左右各一行，每行各五个穴位，共二五一十个穴位；足踝上左右各一行，每行各六个穴位，

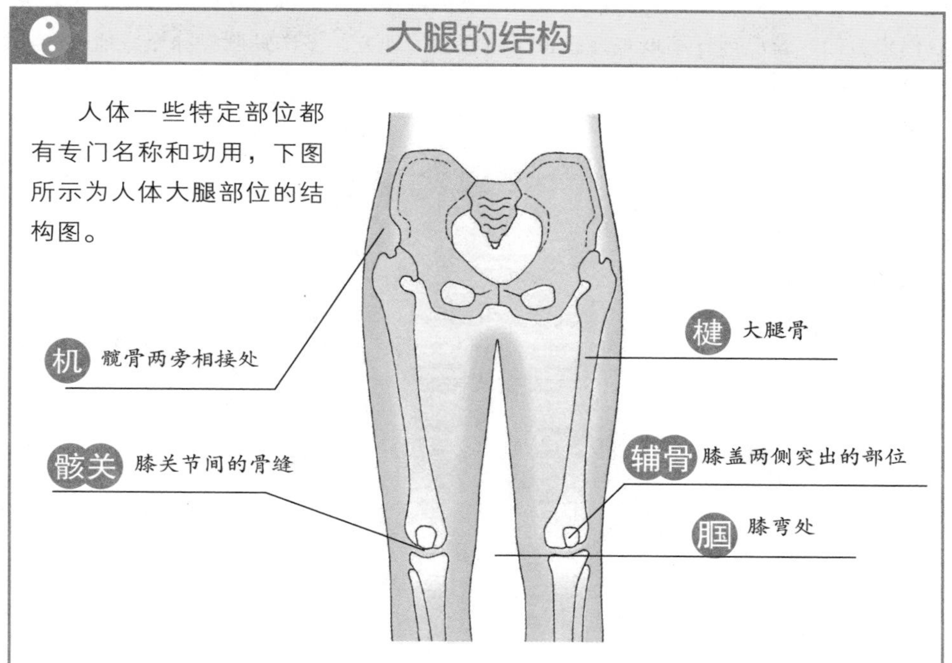

共二六一十二个穴位。

髓空（头颅及脊椎的骨孔）在脑后三分处，即颅骨旁边锐骨的下方。其中一孔在断基下面的长颐；一孔在后项复骨之正下方；一孔在脊椎骨上孔的风府穴的上面；脊椎骨下端的孔在尾骶骨下端的髓空；在面部夹鼻两边有若干个髓空；有的髓空在口腔下面，正对着两侧肩骨的大迎穴处；两髆空孔在髆的外面；臂骨骨空在臂骨的外面，距离手腕约四寸处的两骨中间。股骨上的骨空在股骨外面膝上约四寸处。胻骨的骨空在辅骨的上部；股际的骨空在阴毛之中动脉的下面。尾骶骨的骨空在臀部后距髀骨约四寸的地方。扁骨有渗灌血脉的纹理，但并无髓空。

灸治寒热病的方法

灸治寒热病的方法是，先灸患者后项的大椎穴，应根据年龄大小来确定灸的壮数；再灸患者的尾骶骨的尾间穴，同样是根据其年龄大小来确定灸的壮数。观察患者背部凹陷的地方进行施灸；举起手臂在肩上凹陷的地方进行施灸；在两侧季胁间的京门穴可施灸法；在足外踝上绝骨的阳辅穴可施灸法；在足小趾次趾间可施灸法；在小腿肚下端凹陷处可施灸法；在足外踝后的昆仑穴可施灸法；以手指按压缺盆骨，若有硬块，坚硬疼痛像筋一样，可在疼痛的地方施灸法；在膺中凹陷处的天突穴可施灸法；在手掌横骨下的阳池穴可施灸法；在肚脐下三寸处的关元穴可施灸法；在毛际两边，有动脉搏动的地方可施灸法；在膝下三寸骨肉中间的足三里穴可施灸法；在足背上有动脉搏动的足阳明经的冲阳穴上可施灸法；在头顶之上的百会穴可施灸法。被狗咬伤的，应按照狗咬伤的灸法，在被咬的部位上灸三壮。上述应当灸的地方共有二十九处。伤食后所引发的寒热病症，也可以施灸法，如果施灸后仍未愈的，就应当仔细地观察患者经脉充盛的地方，多次针刺经脉充盛地方的穴位，再配合药物进行调理。

第六十一 水热穴论篇

素问

本篇主要论述水肿和热病。分析了水肿病的形成原因，并介绍了治疗水肿病的五十七个穴位。本篇还讲述了热病的形成与治疗身体不同部位热病的五十九个穴位。

水肿的成因

黄帝问：少阴经为什么主肾脏？肾脏又为什么主水液呢？岐伯回答：肾脏是人体阴气最充盛的脏器，水液也属阴，所以肾脏主管人体的水液。肺属太阴，肾属少阴，少阴在冬季旺，贯通肝膈进入肺中，所以说水肿的根本在肾脏，而其标在肺脏，本标皆可因积水过多而形成水肿。黄帝问：肾脏为什么就能聚集过多水液而形成水肿呢？岐伯回答：肾脏主管前后二阴，因而肾脏是胃中水谷精气和糟粕废物出行的关口。如果肾脏功能失调，则体内水气必然积蓄，滞留太多必使水液上下泛溢于皮肤之间，形成水肿。水肿的形成就是因为体内水液滞留而引起病变的。

黄帝问：所有的水肿都是产生于肾脏功能的失调吗？岐伯回答：肾脏属阴，与升腾的地气相连，并化生成水液，所以称肾脏为至阴。如果有人自恃强悍，过度劳累以致损伤了肾气，汗液从阴分深处流出，其名为“肾汗”，当汗流出时，又遇有风寒的侵袭，于是汗液向内不能回归于脏腑之中，向外不能排泄于皮肤之外，就会侵袭玄府，渗透至肌肤腠理之间，而形成水肿病。这种病最先是因为劳累过度以损伤了肾脏引起的，继而又感染风邪所成，所以病名为“风水”。上面所说的“玄府”，即指汗孔。

治疗水肿的57个穴位

黄帝问：治疗水肿的穴位共有五十七个，这五十七个穴位都是与哪些脏器有关呢？岐伯回答：肾脏主管水液，所以这五十七个穴位都与肾脏有关。这五十七个穴位都是阴气积聚的地方，也是水液出入的通道。尾骶骨上共有五行，每行各有五个穴位，共五五二十五个穴位，都是与肾脏有密切关系的穴位。人体发生水肿时，下部会出现肌肤浮肿、腹部胀满的症状，上部表现为气喘气粗，不能平躺，这也说明肺脏和肾脏都发生了病变。肺脏发生病变的症状是：呼吸喘促、无法平躺；肾脏发生病变即表现为水肿；肺被上逆的水气所逼迫，就使人不能平躺。肺脏和肾脏相互协调的功能

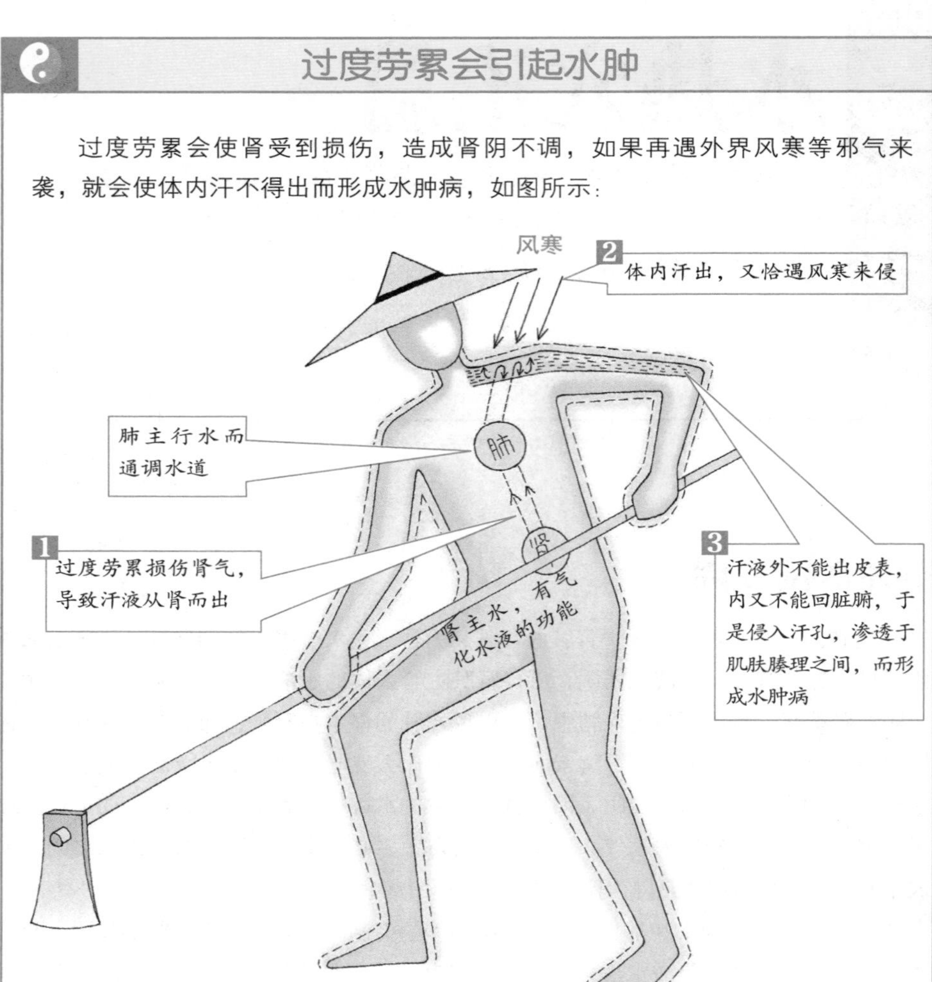

失常，是水气停聚所造成的。在伏菟穴向上腹部挟脐两侧各有两行，每行各有五个穴位，共二十个穴位，这些穴位都是肾气通行的道路。足三阴经在脚趾内侧交会。足内踝骨上有一行，该行上分布有六个穴位，左右共十二个穴位。这是足少阴肾经的经脉下行的部分，又称为“太冲”。上面所说的这五十七个穴位，均是五脏的阴络经过之处，为水气所停滞的部位。

四季针刺部位选择的依据

黄帝问：为什么在春天进行针刺时，多取络脉的分肉呢？岐伯回答：春天是五行中木气开始主事的季节，与春季相应的肝气开始生发，肝气性能劲急，肝发生的病变多形成于春季中的疾风，经脉处于人体内部较深处，但风邪侵犯人体常存在于肌肤表层，不能入里，所以治疗春季时的疾病多取络脉的分肉进行针刺。

黄帝问：为什么在夏天进行针刺时，多取盛经肌腠呢？岐伯回答：夏天是五行中火气开始主事的季节，与夏季相应的心气开始长养，虽然脉细气弱，但阳气充裕，热气熏蒸于人体肌腠，向内进入经脉之中，所以针刺时多取盛经肌腠。针刺只需破皮，邪气就可以泄于体外，这是因为病邪居于浅表。上面所说的“盛经”，即指阳脉。

黄帝问：为什么在秋天针刺时，多取经脉的腧穴呢？岐伯回答：秋天是五行中金气开始主事的季节，与秋季相应的肺气开始收敛，秋季的金气充盛，而夏季的火气开始衰败，这时人体的阳气在经脉的合穴，秋季阴气开始升腾，湿邪浸入人体，到合穴处与阳气相合，阴气还未太盛，仍然不能够深入到机体内部。所以治疗时，多取经脉的腧穴以排除其阴邪，多取各经的合穴以排除与阳气相合的病邪，因为体表的阳气刚开始衰退，所以多取合穴进行针刺。

黄帝问：为什么在冬天针刺时，多取井穴和荥穴呢？岐伯回答：冬天是五行中水气开始主事的季节，与冬季相应的肾气开始闭藏，阳气衰退，阴气转盛，足太阳经气潜伏内沉，阳脉也随着足太阳经气的潜伏而不显。所以多取井穴来抑制上逆的阴气，多取荥穴以助长衰退的阳气。所以说冬天多取井穴和荥穴进行针刺，春天就不会流鼻血，指的就是上面所说的道理。

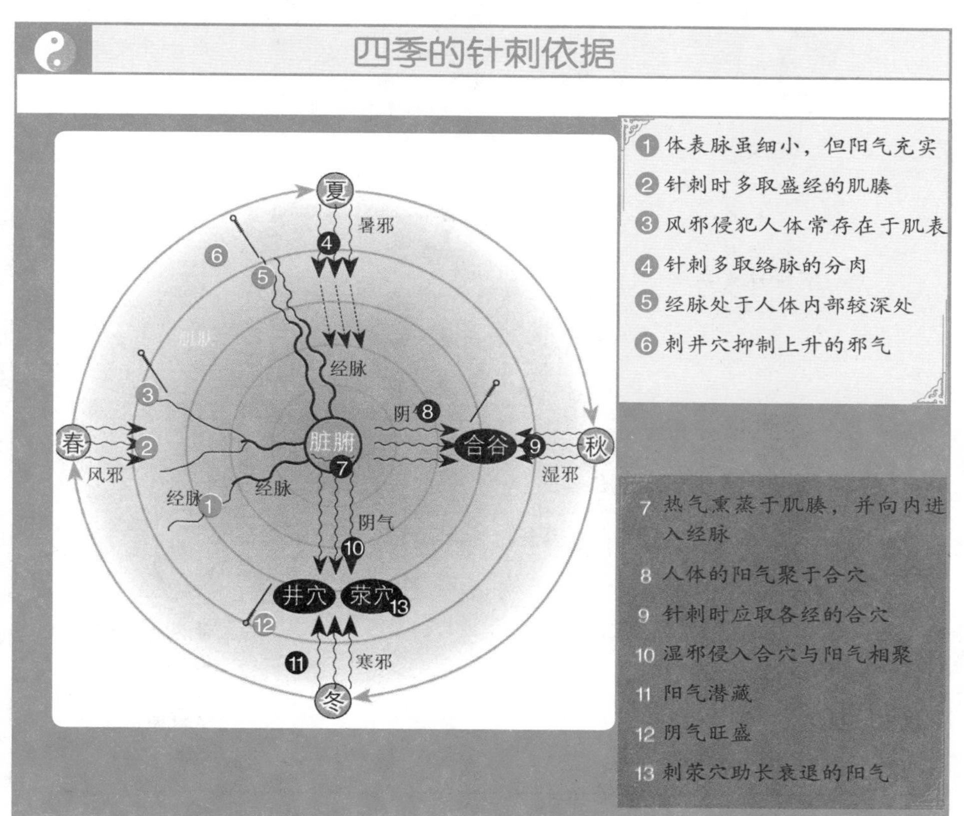

人体侧面经脉穴位图

十二经脉对称地分布于人体的两侧，分别循行于上肢或下肢的内侧或外侧，每一经脉分别属于一个脏或一个腑。图中所示为人体经脉侧面图，图中标示了人体正面经脉的循行和穴位，并对一些重要穴位做了说明。

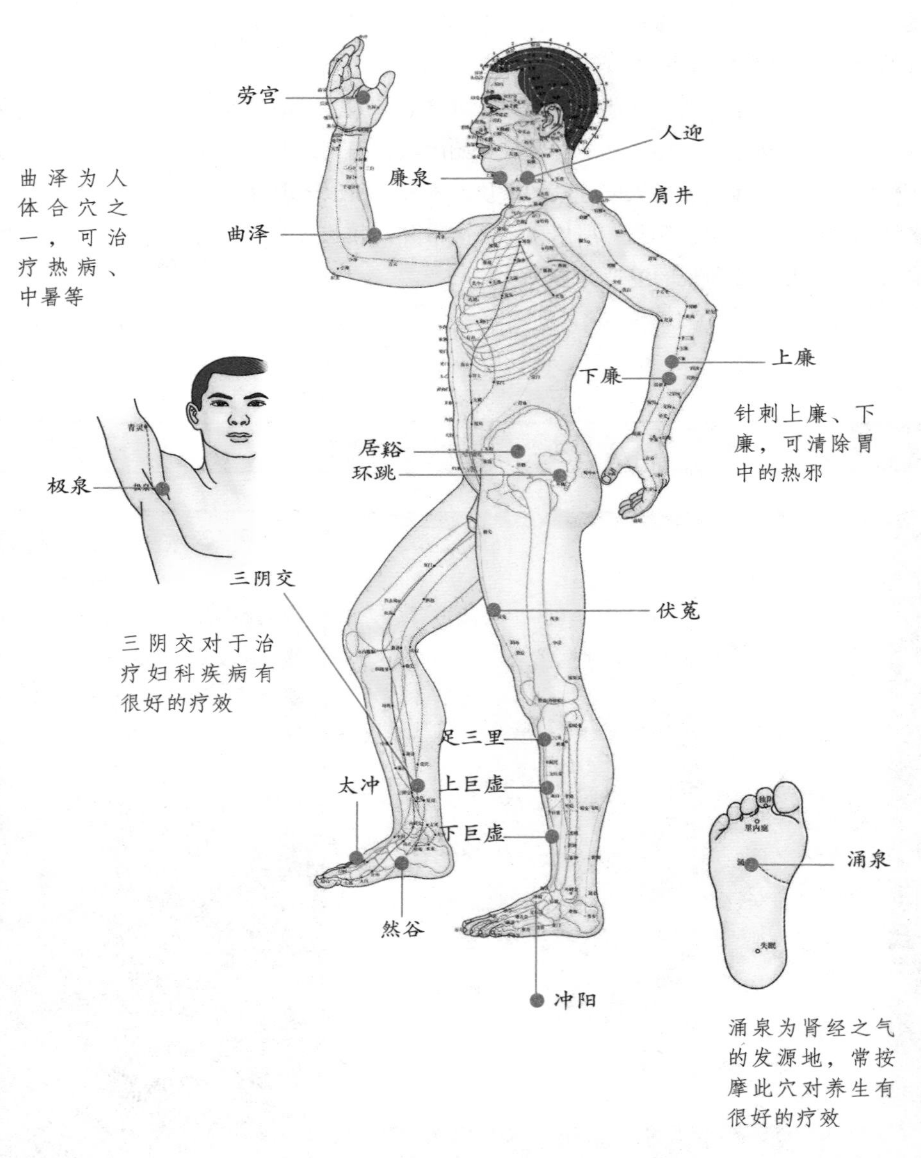

治疗热病的59个穴位

黄帝说：先生讲的治疗热病的五十九个穴位，我已经知道了其中的大概意思，但还不能很清楚地辨别出它们的具体部位，很想听你再讲一讲它们各自的分布和作用。**岐伯回答：这五十九个穴位分布在头上的共有五行，每行各五穴，共五五二十五个穴位，针刺时取这五行上的二十五个穴位，能够发散上行到头部的各阳经上逆的热邪。大杼、膺俞、缺盆、背俞左右各一穴，共计八个穴位，取这八个穴位能够排除胸中淤积的热邪。气街、足三里、巨虚上廉、巨虚下廉左右各一穴，共计八个穴位，针刺这八个穴位能够排除胃中的热邪。云门、髃骨、委中、髓空左右各一穴，共计八个穴位，取这八个穴位进行针刺可以排除人体四肢中的热邪。背部五脏腧的两旁，各有五个穴位，每个穴位左右各一穴，共计十个穴位，针刺这十个穴位可以排除五脏中的热邪。以上所述的这五十九个穴位，都是热邪侵袭人体所经过的部位，所以对这些穴位进行针刺可以治疗由热邪引起的热病。**

黄帝问：人感染了寒邪就会进一步转变为发热，这是什么原因呢？**岐伯回答：寒邪亢盛到了极点就会转变为发热。**

名词解释

荥穴、井穴

荥穴：五输穴之一。《灵枢·九针十二原》："所溜为荥。"意为脉气至此渐大，犹如泉之已成小流，故名。

井穴：五输穴之一。《灵枢·九针十二原》："所出为井。"意指此处脉气浅小，犹如泉水初出。

第六十二 调经论篇

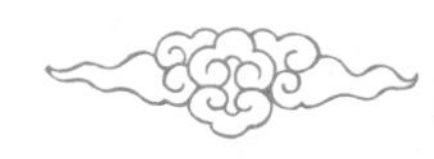

素问

本篇主要论述神、气、血、形、志的有余和不足，分析了十种情况的表现、形成原因与治疗方法。这十种情况都产生于人体五脏，靠经脉来运输至全身，所以，诊断和治疗应以经脉为依据。气血逆乱会对经脉造成影响，经脉中阴阳之气的变化也会使人产生虚实证。本篇还介绍了虚实证的补泻原则和用针方法。

有余和不足

黄帝问：我看到《刺法》上说，有余的病应当用泻法进行治疗，不足的病应当用补法进行治疗。什么叫作“有余”？什么叫作“不足”呢？**岐伯回答：有余的病症有五种情况，不足的病症也有五种情况。您想问的是哪一种呢？**黄帝说：我很想听你详尽地谈一谈所有的情况。**岐伯回答：神既有有余，又有不足；气既有有余，又有不足；血既有有余，又有不足；形既有有余，又有不足；志既有有余，又有不足。这十个方面的病理情况和表现各异。**

黄帝问：人体有精、气、津、液、四肢、九窍、五脏、十六部、三百六十五节，这些部位都可能感染邪气而产生许多不同的疾病，产生的这些疾病又分别有虚实两种情况，现在先生却说，有余的病症有五种情况，不足的病症也有五种情况，这十种情况都是如何产生的呢？**岐伯回答：这十种情况均产生于人体五脏。五脏中的心脏主藏人体的神，肺脏主藏人体的气，肝脏主藏人体的血，脾脏主藏人体的肉，肾脏主藏人体的志，五脏分工不同，从而形成人体。人外在身体上的志意通达，与体内的骨髓相联系，于是形成了一个身心皆健康的机体。五脏乃人体的中心，它们之间的联系是通过经脉这个通道来完成的，经脉的作用是运行气血至身体各部。人体内的气血不和，就会诱发许多疾病，所以诊断治疗都应当以经脉为依据。**

神的有余和不足

黄帝问：神有余和神不足各有什么样的表现呢？**岐伯回答：神有余时，患者表现为常笑而不停；神不足时，患者就出现悲伤的情感。当邪气还没有与体内气血充分结合时，五脏还未受到邪气侵扰而出现病变，病邪仅伤及人的外在形体，使人战栗怕结。病邪刚侵入人的肌表皮毛，尚未内侵至经络当中，这种情况称为“轻微的神病”。**黄帝说：治疗神的病变时，如何采取适当的补法或泻法呢？**岐伯回答：神有余时，就应当针**

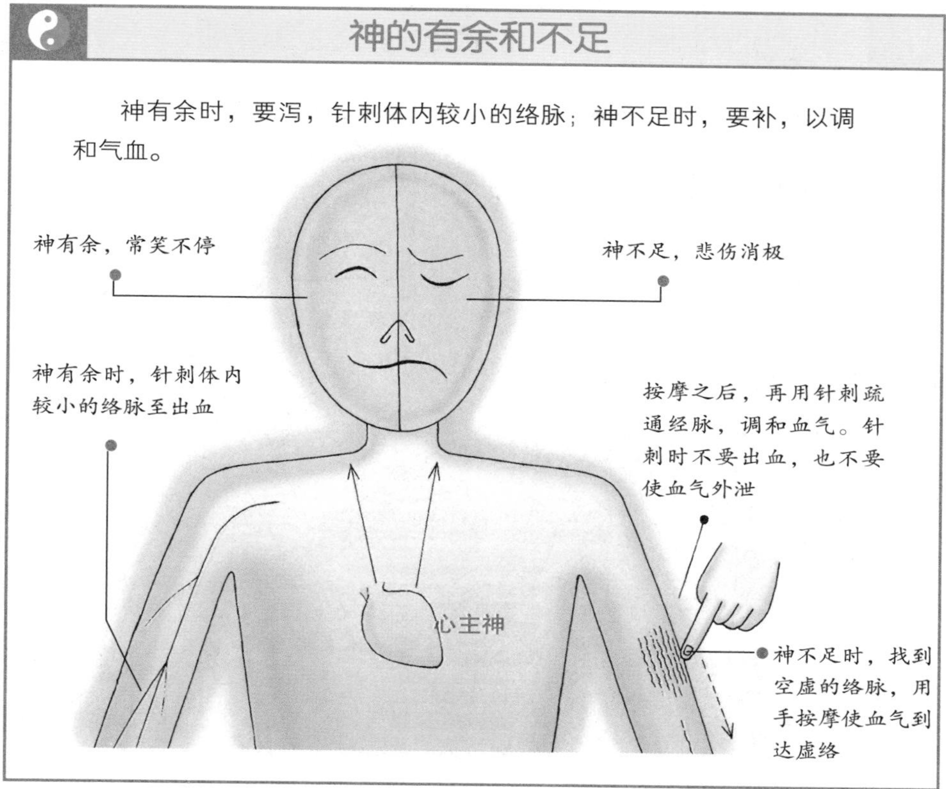

刺体内较小的络脉至出血，注意不要刺得太深，也不要损伤到大的经脉，照此方法施行，神气就可平和了。神不足时，要仔细观察空虚的络脉，先用手按摩使血气到达虚络，再针刺以疏通经脉，调和血气。针刺时不要出血，也不要使血气外泄，经脉得到疏通，神气自然就可平复了。

黄帝又问：如何用针刺治疗轻微的神病呢？岐伯回答：花较长的时间去按摩病处，进针时不要开大针孔或刺得太深，引导正气到不足的地方，这样神气就可恢复了。

气的有余和不足

黄帝说：讲得好。气有余和气不足各有什么样的表现呢？岐伯回答：气有余时，患者表现为气喘、咳嗽、邪气上逆；气不足时，患者表现为鼻塞、呼吸不畅、气短且少。当邪气还没有与体内气血充分并合时，五脏还未受到邪气侵扰而出现病变，只是皮肤上出现轻微的病变，这种情况称为“肺气微虚”。黄帝说：治疗气的病变时，如何采取适当的补法或泻法呢？岐伯回答：气有余时，就采用泻法针刺它的经脉，但进针时不要太深而伤损其经脉，也不要出血和使血气外泄。气不足时，就采用补法针刺它的经脉，同样进针时不要使血气外泄。黄帝问：如何针刺治疗肺气微虚呢？岐伯回答：不间断地按摩病处，再拿出针注视着患者说：我将深刺。刺入时却改为浅刺。这样才能使患者的精气深藏于体内，邪气外散于体外，在体内无留身之处，人体的真气就能恢复正常。

心理暗示与中医结合治疗肺气微虚

人们很早就注意到了心理暗示的重要作用，并将其应用到医学治疗当中。图中所示为医生利用心理暗示使患者身体发生反应并对其进行针刺治疗的情景。

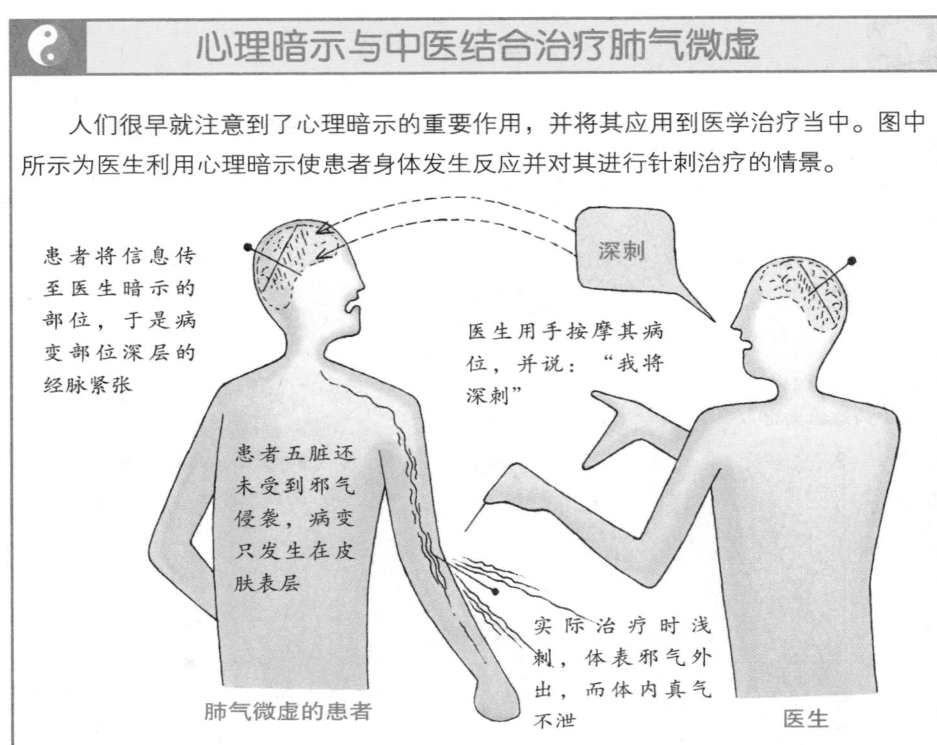

血的有余和不足

黄帝说：讲得好。血有余和血不足各有什么样的表现呢？岐伯回答：血有余时，患者表现为易发怒；血不足时，患者容易出现恐惧的情绪。当邪气还没有与体内的气血充分并合时，五脏还未受邪气侵扰而出现病变，只是孙脉内的邪气充盛而满溢于经脉，这说明经脉中有瘀血。黄帝问：治疗血的病变时，如何采取适当的补法或泻法呢？岐伯回答：血有余时，就采用泻法泄去充盛经脉中的邪气，并使经脉出血；血不足时，就仔细观察气血空虚的经脉，采用补法进行针刺，进针后留针，其时间长短要根据观察而得的脉象来决定，当脉搏跳动洪大有力时，应快速出针，不要让患者出血。黄帝问：怎样对有瘀血的络脉进行针刺治疗呢？岐伯回答：观察到有瘀血的络脉时，针刺清除其瘀血，不要让瘀血内侵入大的经脉，而演化成其他更为严重的疾病。

形的有余和不足

黄帝说：讲得好。形有余和形不足各有什么样的表现呢？岐伯回答：形有余时，患者表现为腹部胀大，大小便不畅；形不足时，患者表现为四肢酸软无力，失去正常的活动功能。当邪气还没有与体内的气血充分并合时，五脏还未受到邪气侵扰而出现病变，只是肌肉微微跳动，这种情况称为"微风"。黄帝问：治疗形的病变时，如何采取适当的补法或泻法呢？岐伯回答：形有余时，就采用泻法针刺足阳明胃经的经脉；形不足时，就采用补法针刺足阳明胃经的络脉。黄帝问：怎样对“微风”进行针刺治疗呢？岐伯回答：针刺到分肉之间，既不要刺中经脉，也不要刺伤络脉，卫气得以恢复之后，邪气自然就消散了。

志的有余和不足

黄帝说：讲得好。志有余和志不足各有什么样的表现呢？岐伯回答：志有余时，患者表现为腹部胀大，伴有腹泻，且腹泻物中有未消化的食物；志不足时，患者表现为手脚冰冷。当邪气还没有与体内的气血充分并合时，五脏还未受邪气的侵扰而出现病变，只是骨节有轻微震动的感觉。黄帝问：治疗志的病变时，如何进行适当的补法或泻法呢？岐伯回答说：志有余时，采用泻法针刺然谷穴使其出血；志不足时，采用补法针刺复溜穴。黄帝问：如何用针刺治疗骨节有轻微震动的感觉？岐伯回答说：只需针刺骨节微动的地方，不要伤及经脉，邪气很快就会消散。

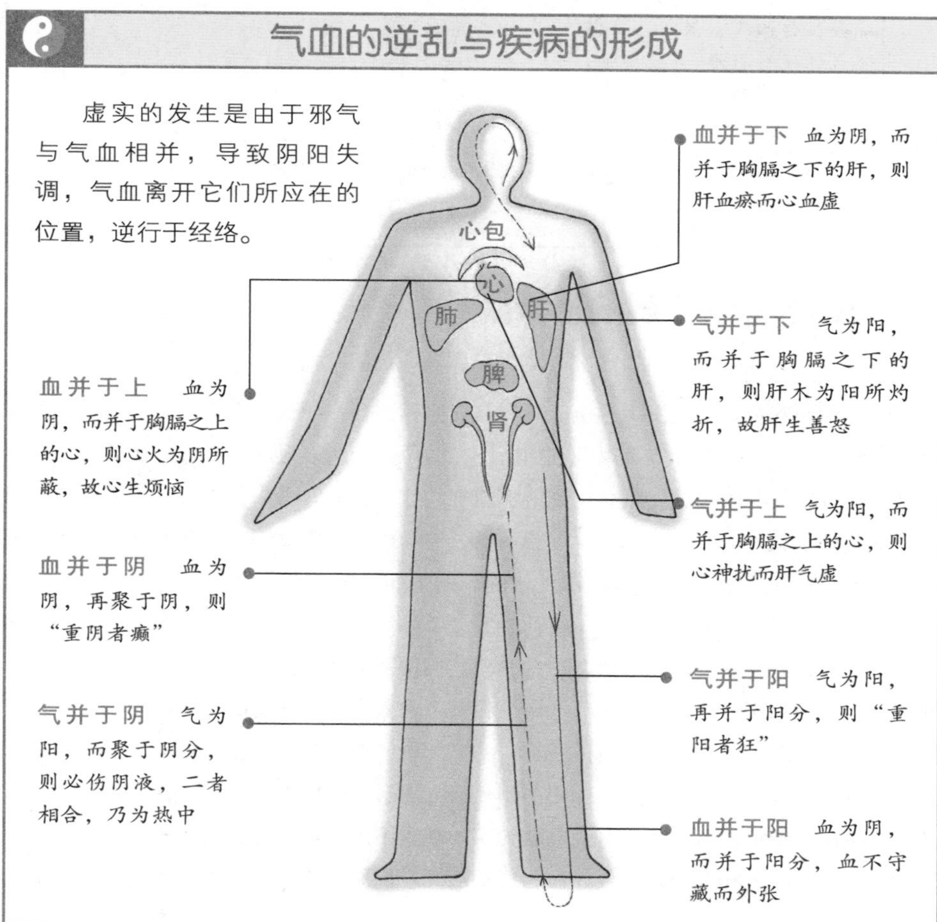

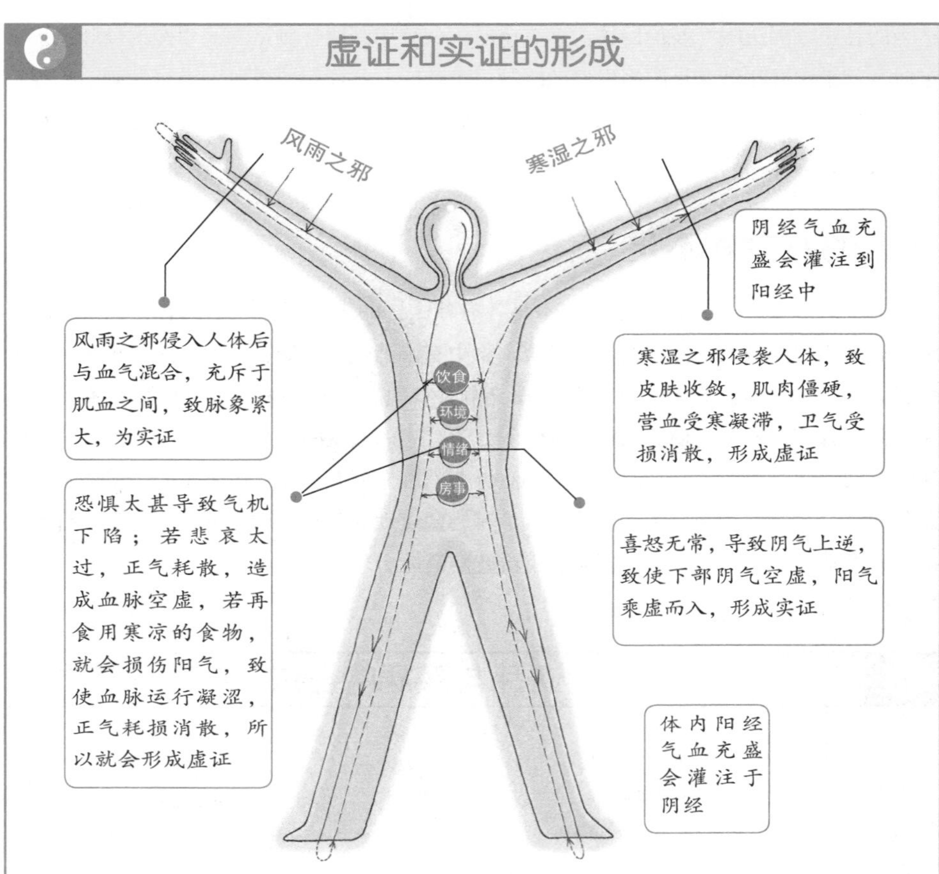

气血逆乱与疾病的形成

黄帝说：很好！我已听你讲了虚实病变的各种情形，但我还不知道它们是如何产生的。岐伯回答：虚实的发生是由于邪气与气血相并合，导致阴阳失调，气与卫分相混乱，血逆行于经络，血和气都离开它们所应在的位置，所以形成了一虚一实的现象。如血并于阴分，气并于阳分，就会出现或惊或狂的症状；血并于阳分，气并于阴分，于是形成内热的症状；血并于上部，气并于下部，便会出现心中烦闷、易怒的症状；血并于下部，气并于上部，便形成精神错乱、健忘的毛病。黄帝问：血并于阴分，气并于阳分，像这样血和气都离开它们所应在的位置，哪种情况为实？哪种情况为虚呢？岐伯回答：气与血，皆喜欢温暖而讨厌寒冷，遇冷它们便凝滞而不流动，遇暖则可使已凝滞的血气逐渐疏散而正常流通。所以气和阳分相并合，就有血虚的情况；血和阴分相并合，就有气虚的情况。黄帝问：人身体所具有的最宝贵的东西就是血和气，现在先生您却说血和阴分相并合会形成气虚，气和阳分相并合又会形成血虚，这样说来，不就是没有实的情况了吗？岐伯回答：亢盛有余的就为实，缺少不足的就为虚。所以气和阳分相并合便无血，血和阴分相并合便无气，血与气都离开它们所应该在的位置而失去平衡，所以就形成了虚证。身体中络脉和孙脉的血气在正常情况下都灌注于经脉，若血与气相并于经脉中，就会形成实证了。若血与气均逆行于身体上部，就会出现严重的厥病，厥病可使患者突然昏厥，不省人事，好像死了一样。如果气血能及时复返，患者就会苏醒，否则便会有死亡的危险。

虚证和实证的形成

黄帝问：实证是怎样形成的？虚证又是如何形成的呢？很想听你讲讲虚证和实证形成的关键各是什么？岐伯回答：阴经和阳经，因气血灌注而分别形成腧穴和会穴，阳经的气血充盛就会灌注于阴经，阴经中的气血充盛就会灌注到阳经中，如此一来，阴阳经脉中的血气就会保持协调。阴阳之气均衡了，人的形体就会充实，九候脉象的表现就会一致，这样就能称为是健康正常之人。邪气入侵人体发生病变，有的始发于阴经，有的始发于阳经。多数是由于受了外界风雨寒湿等外邪所导致的；起始于阴经的病变，多数是由于饮食无规律，居所环境失宜，行房事过度及喜怒无常等内因所引起的。黄帝问：风雨邪气是怎样伤人的呢？岐伯回答：风雨之邪入侵人体时，首先侵袭到皮肤，接着由皮肤内渗到孙脉，若孙脉邪气盛满后，就会进一步渗透到络脉中，待络脉邪气盛满后，会更进一步侵入到大的经脉中。血气与病邪混合停留在肌肉和皮肤之间，此时，患者的脉象表现为紧而大，所以就引起了实证。实证的病变外部表现为脉象坚实，不可按压，按压就会感到疼痛。黄帝问：寒湿邪气是怎样伤人的呢？岐伯回答：寒湿之邪侵入人体后，表现为皮肤收敛，肌肉僵硬，营血受寒凝滞，卫气受损消散，所以就引起了虚证。虚证的病变外部表现为皮肤松弛，卫气不足，按摩后，气血通行，卫气充足，肌肤得到滋养，所以患者感觉舒适温暖且无疼痛感。

黄帝问：发生在阴经的实证是怎样产生的呢？岐伯回答：如果喜怒没有节制，就会导致下部的阴气上逆而行，致使下部阴气空虚，于是阳气便会乘虚而入，所以就会形成实证。

诊脉法

诊脉是诊察疾病的重要途径，诊脉的常用部位是寸口，即寸、关、尺三部。诊脉的手法就是用食指、中指、无名指按压腕部的寸口处。图中表现的是为他人诊脉和为自己诊脉时的手法。

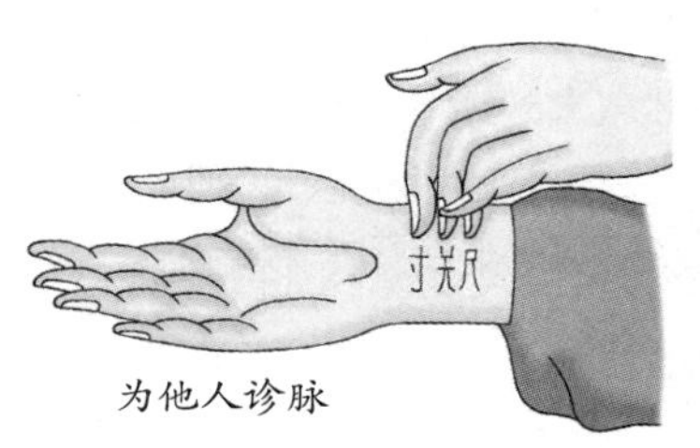

为他人诊脉

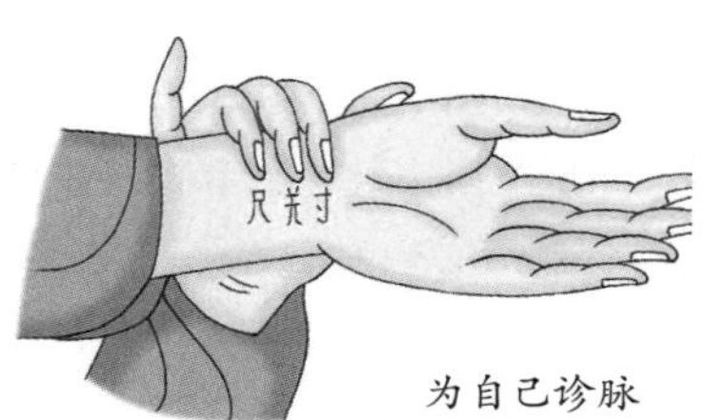

为自己诊脉

黄帝又问：阴经的虚证是怎样产生的呢？岐伯回答：若恐惧太甚就会导致气机下陷，若悲哀太过，则会使正气耗散，造成血脉空虚，若再食用寒凉的食物，就会损伤阳气，于是血脉运行凝涩，正气耗损消散，所以就会形成虚证。

黄帝说：古代关于医学的经书上曾说，阳气虚弱就产生外寒，阴气虚弱就产生内热，阳气充盛就产生外热，阴气充盛就产生内寒。这些理论我已经听说过了，但却不知道为什么会是这样。岐伯回答：人身的卫阳之气皆受于上焦，这些卫阳之气有温养肌肉和皮肤的功能。现在寒邪之气滞留于外，使诸经脉收缩，致使上焦中的卫阳之气不能运行至体表，寒邪之气独留于体表，于是就出现了寒冷战栗的症状。

黄帝问：阴气虚弱是如何产生内热的呢？岐伯回答：如果劳累过度，就会损伤形体和脾胃，影响脾胃的消化功能，水谷精气衰弱不能正常运送到上焦，人体代谢物不能从下部排出而停留于胃中，胃气郁结而生热，热气充满于胸内，于是就出现了内热的症状。

黄帝问：阳气充盛是如何产生外热的呢？岐伯回答：上焦不利，就使肌肤腠理闭塞，汗孔也被阻塞，人体的阳气不能外散，于是产生了外热的症状。

黄帝问：阴气充盛是如何产生内寒的呢？岐伯回答：由于阴寒之气向上逆行，蓄积于胸中而不得外泄，使胸中的阴气积聚，阳气被耗损而减少，寒独留于体内，引起经脉中的血液运行凝涩，进而脉不通畅，脉搏跳动盛大而涩，于是就出现了内寒的症状。

虚证与实证的补泻原则

黄帝问：阴与阳相并合，气与血相并合，就形成了疾病，如何用针刺的方法治疗这些疾病呢？岐伯回答：治疗这些疾病，应当取经脉上的穴位进行针刺。如果病变发生于血分，便采用深刺法针刺营分；如果病变在气分，便采用浅刺法针刺卫分，并根据患者形体的胖瘦、高矮和四季的寒热、温凉来确定针刺的部位和针刺的次数。

黄帝问：血与气已经发生并合，运行紊乱，疾病已经生成，阴阳失去平衡，或偏盛或偏衰，这时应该如何采用补法或泻法呢？岐伯回答：用泻法治疗实证的方法是，当患者正在吸气时进针，针与气一起进入体内，并开大针孔，从而打开邪气外出的门户。当患者在呼气时出针，使邪气随同针一起泄出，如此，精气就不会受到损伤，邪气也会泄出于体外。出针后不要立即闭塞针孔，以便邪气尽快外泄，也可摇大针孔，使邪气外出的道路更加畅通。出针时动作要快，这样亢盛的邪气才能衰退。

黄帝问：采用补法治疗虚证应如何用针呢？岐伯回答：医生手持针具，不要马上刺入，应先安定患者的神志。当患者呼气时进针，针随气的呼出而刺入体内，这样进针，针孔四周密闭不留空隙，正气无法外泄。当正气来到针下有充实感时迅速出针，但必须在患者吸气时出针，随着吸气而拔出针，并按闭针孔。如此就可使邪气散去，保存精气。针刺后必须耐心等待，使已到之气不散失，还未到之气才能到来，这样就称为补法。

黄帝问：先生所说的虚证和实证共有十种情况，它们都始发于五脏。五脏只有五条经脉，但人身体的十二经脉皆能发生病变，而先生现在却只谈五脏。十二经脉都连着人体的三百六十五个穴位，每一个穴位又都可能发生病变，它们发生疾病必然会波及经脉，经脉的病变有虚证，也有实证，那么经脉的虚证、实证与五脏的虚证、实证各有怎样的关系呢？

岐伯回答：人体五脏和六腑本来互为表里，联系紧密。经脉、络脉、四肢和关节都会产生虚实的病变，在治疗时，应根据病变所发生的部位进行适当的调理。如果病变发生在脉格，治疗时就可以调治其血；病变发生在血，治疗时就可以调治其络脉；病变发生在气分，治疗时就可以调治其卫气；病变发生在肌肉，治疗时就可以调治其分肉；

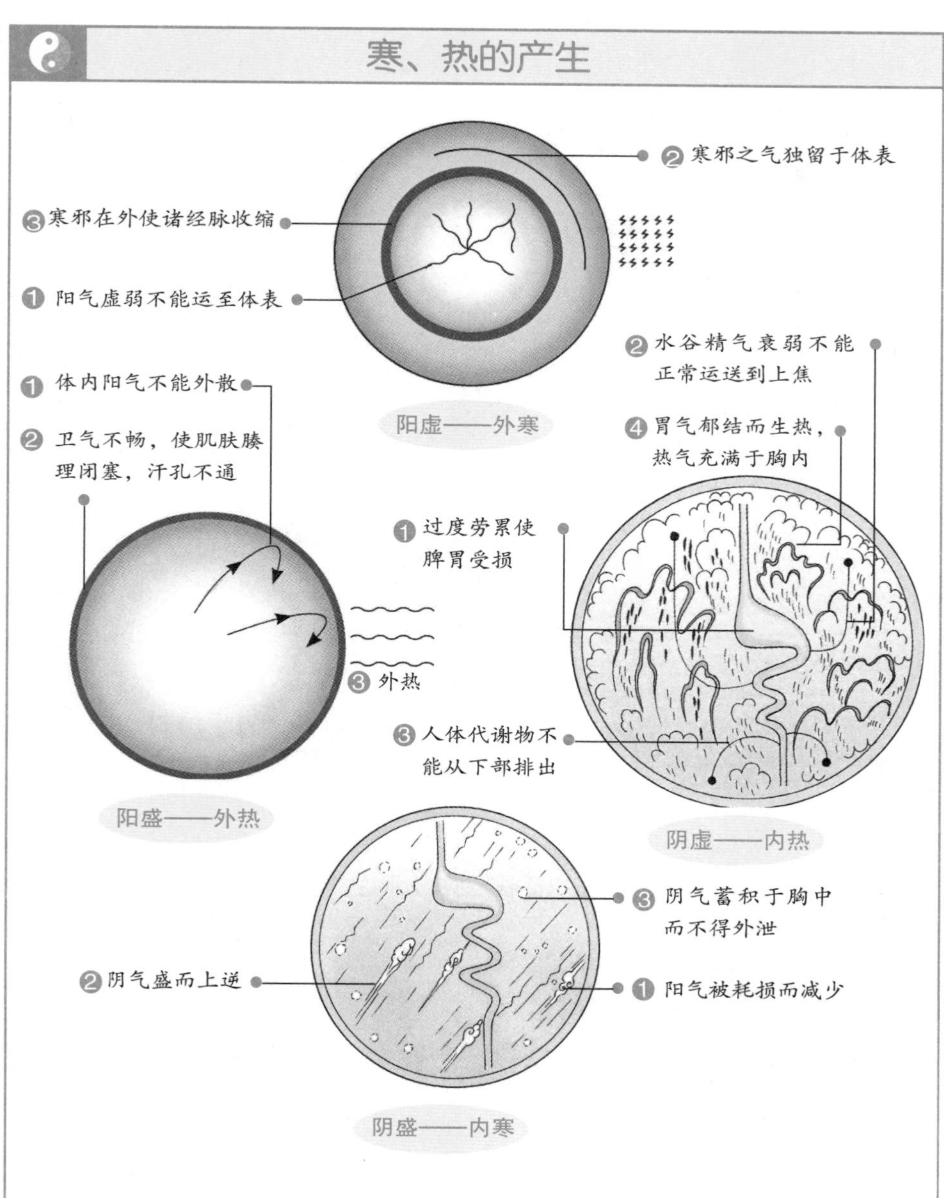

病变发生在筋，治疗时就可以调治其筋，或用火烧针，刺病处；病变发生在骨，治疗时就可以调治其骨，或用火针或药物温熨患处进行治疗；如果疾病产生后，患者不知道疼痛，则最好针刺阴跻和阳跻两条经脉；如果患者感到身体疼痛，但九候脉象却正常，则应该用缪刺法进行治疗；如果患者疼痛部位在左侧，而右脉出现了病象，则可以用巨刺法进行治疗。一定要认真审察九候的脉象变化和症状，然后进行针刺，这样就可完全掌握针刺的理论和技术。

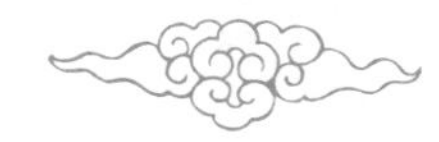

第六十三 缪刺论篇

素问

本篇主要论述适用缪刺法的经络病变，分析了缪刺的含义、原理，缪刺与巨刺的区别。着重介绍了邪气侵入人体不同部位和经脉后的表现、缪刺时的取穴方法与技巧，还分析了尸厥症的形成与针刺方法。

缪刺

黄帝问：我听说过缪刺法，但还不了解它的含义，究竟什么叫作“缪刺法”呢？岐伯回答：外部邪气侵袭人体，一般情况下，总是先停留于皮肤和须发之间，若没有及时进行治疗清除邪气，邪气就会向里渗入到孙脉中。若仍然没有进行治疗，邪气就会再向里传到络脉中。若还没有得到清除，邪气就会更进一步地向里传到经脉中，这时病邪就会通过经脉而侵入五脏，布散到人体肠胃中。这样，人体阴阳各部皆会受到病邪侵袭，五脏就会受到损伤。这就是外邪从皮肤和须发开始侵入，一步步地传到五脏的次序。在这样的情况下，应当从经脉着手进行治疗。假如外邪侵袭皮肤须发，没有得到及时清除，而向里传到孙脉，仍然没有进行清除，在孙脉中停留时间久了，就会引起孙脉阻塞不通，邪气便不能通过孙脉而传到经脉中，而满溢流到大络中去，这样就会产生平常不多见的奇病。外邪侵入大络，病邪就会从身体左侧流窜到身体右侧，从身体右侧流窜到身体左侧，或上下流窜。由于病邪上下左右到处流窜，干扰经脉的正常工作，病邪布散到四肢的末端，邪气流窜不定，无固定的停留部位，也不侵入经脉，往往出现病邪所在部位与症状表现之处不相一致的情况。针刺时，只能是左病右治，右病左治，这种针刺方法，就叫作“缪刺法”。

缪刺与巨刺的区别

黄帝问：我很想听您讲讲缪刺法为什么要左病刺右，右病刺左，它与巨刺法又有什么区别呢？岐伯回答：邪气侵入人体经脉，左侧的邪气亢盛，而症状却表现在右侧；右侧的邪气亢盛，而症状却表现在左侧，但也有不同于这种情况的，如左侧疼痛还未治好而右侧的脉象又出现了病变。诸如此类的情况，必须采用巨刺法，在针刺时必须刺到经脉，而不是刺到络脉。邪气侵入络脉而发生的病变，其疼痛部位与经脉病变所引起疼痛的部位不一致，所以对络脉病变的治疗，应采用缪刺法。

缪刺和巨刺

缪刺和巨刺的原则都是“左病右治，右病左治”，即身体一侧（左侧或右侧）有病时，针刺对侧（右侧或左侧）穴位的一种方法。所不同的是，巨刺刺经，缪刺刺络。

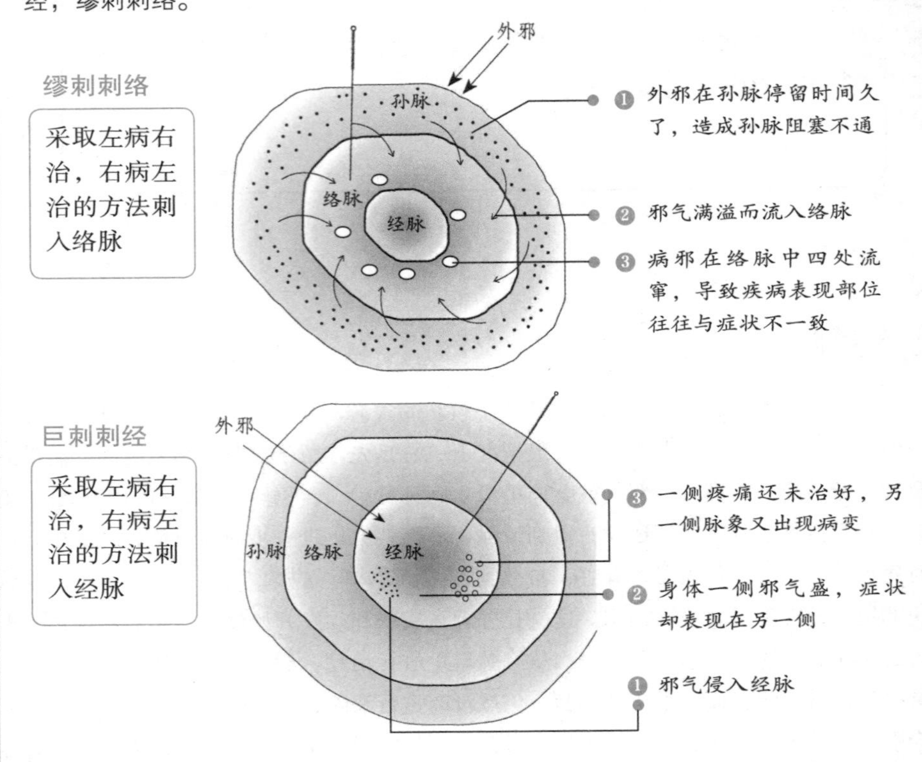

缪刺时的取穴

黄帝说：我还想听你谈谈如何进行缪刺，怎样选择针刺穴位。岐伯回答：如果邪气侵袭到足少阴肾经的络脉，则会使患者产生突然心痛、腹部胀满、胸胁支撑胀闷的症状。若患者只有上述症状，而没有形成积聚的，可针刺然谷穴至出血，大约过一顿饭的工夫，病就会痊愈。若病仍然未愈的，就要采取左病刺右、右病刺左的方法进行治疗了。如果是新病，连续针刺五天就可以痊愈了。

如果邪气侵袭到手少阳三焦经的络脉，则会使患者出现喉肿且痛、舌卷曲、口舌发干、心中烦闷、手臂外侧疼痛且不能上举至头部的症状。治疗时可针刺手上无名指上的关冲穴，在距离指甲角大约韭菜叶宽的地方，左右各针一次。如果患者以前身体强壮，病马上就好。如果是老年人，则要稍过一会儿才能见效。针刺时也应采取左病刺右、右病刺左的方法进行治疗。疾病产生的时间不长的，治疗几天就可痊愈了。

如果邪气侵袭到足厥阴肝经的络脉，则会使患者突然出现疝气疼痛的症状。治疗时，可针刺脚大趾甲与肉相接处的大敦穴，左右各针一次。如果是男子，马上就好。如果是女子，则要稍过一会儿才能见效。应采取左病刺右、右病刺左的方法进行治疗。

如果邪气侵入到足太阳膀胱经的络脉，则会使患者出现头部、后项以及肩部均疼痛的症状。治疗时，可针刺脚小趾甲与肉相接处的至阴穴，左右各针刺一次。一般情况下马上就好，如果并未痊愈，可再针刺外踝下的金门穴三次，也应采取左病刺右、右病刺左的方法进行治疗，大概一餐饭的工夫，病就痊愈了。

如果邪气侵入到手阳明大肠经的络脉，则会使患者出现胸中气满、气喘、胸胁胀满且胸中发热的症状。治疗时，可针刺手食指端离指甲大约韭菜叶宽处的商阳穴，左右各针一次，也应采取左病刺右、右病刺左的方法进行治疗，大约一餐饭的时间病便会好。

人体背部穴位图

人体十二经脉与奇经八脉纵横交互分布在人体上下左右，共同维持着人体的日常活动。奇经八脉与人体十二经脉一样对人体有重要作用，尤其是人体正面的任脉、背部的督脉对养生有着重要的作用。图中所示为人体背部经脉循行和穴位。

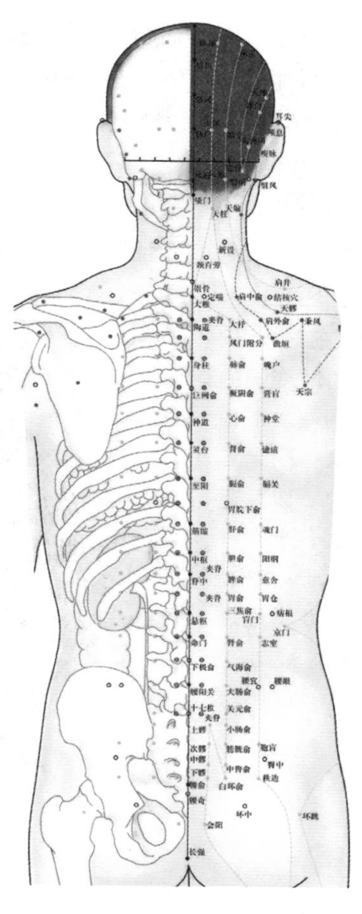

如果邪气侵入到手臂与手掌之间的络脉，则会使患者出现腕关节不能弯曲的症状。治疗时，可针刺腕关节之后的部位，先以手按压，在有疼痛感的地方进行针刺。针刺时，要根据月亮的圆缺来确定针刺的次数，每月从初一到十五，月亮由缺变圆，所以每月初一针刺一次，初二针刺二次，逐日增加一次，至十五那天针刺十五次；从十六到三十，月亮由圆变缺，所以针刺的次数逐日减少一次，例如十六那天针刺十四次，以此类推。

如果邪气侵入到足部的阳跻脉，则会使患者出现眼睛疼痛的症状，且疼痛感总是先从眼睛内角开始。治疗时，可针刺脚外踝下部约半寸处的申脉穴，左右各二次，也应采取左病刺右、右病刺左的方法进行治疗。大概要人行走十里路的工夫，病就会痊愈了。

假如人从高处跌倒而受伤，瘀血停留于体内，便会使人出现腹中胀满、大小便不顺畅的症状。治疗时，应先服用通便的药物通利大小便。这是因为身体上部足厥阴经脉受损，下部足少阴经的络脉受损所致。应该针刺足内踝下的足厥阴肝经的中封穴和然谷穴前的少阴经的脉络至出血，同时针刺足背上动脉搏动处的足阳明胃经的冲阳穴。如果病还未愈，则再针刺足大趾三毛穴上面的大敦穴，左右各针一次，见血出，马上可以见效，也应采取左病刺右、右病刺左的方法进行治疗。如果患者出现悲伤易惊、闷闷不乐的症状，也可用上述方法进行针刺。

如果邪气侵入到手阳明大肠经的络脉，则会使患者出现耳聋、经常听不到声音的

月体卦象与痹病的针刺

痹病的针刺次数要以月的圆缺为依据。月亮由缺变圆的初一，针刺一次，初二针刺二次……十五针刺十五次。以后逐日减少一次，十六针刺十四次，十七针刺十三次，以此类推。三十月无光，禁刺。

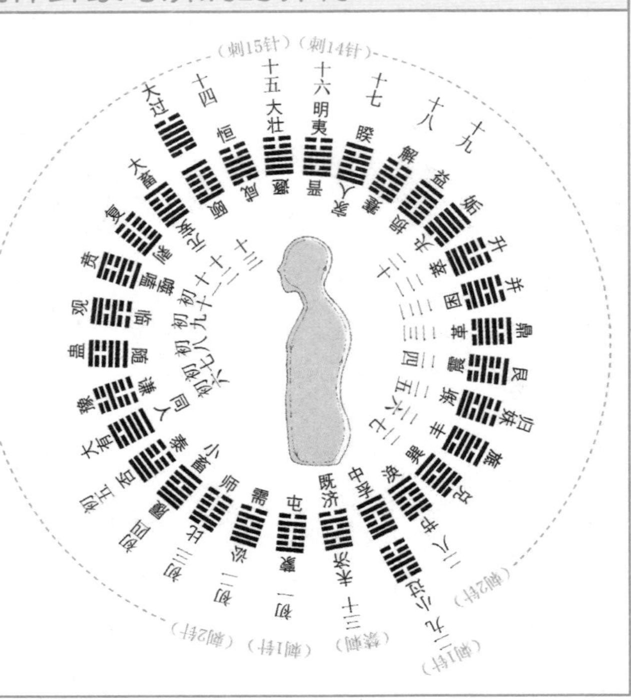

人体肩背腰尻部经穴与病理

图中标示的是颈部至腰部的人体穴位，一些疾病的出现与这些穴位有关系，所以治疗时应该以这些穴位为依据进行针刺。根据疾病的发病情况，或者直接针刺，或者采用左病右治或右病左治的方法。

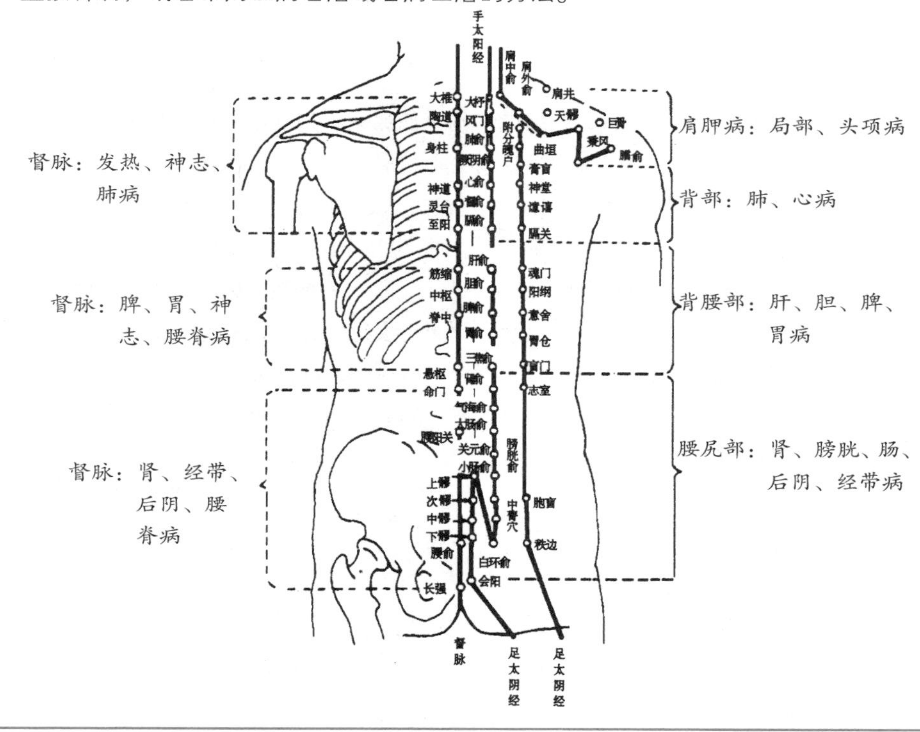

症状。治疗时，可针刺手食指端距离指甲大约韭菜叶宽处的商阳穴，左右各针一次，一般情况下，患者立刻就能听到声音。若仍未愈，再针刺中指指甲与肉相交处的中冲穴，患者片刻之后便可听到声音。如果患者还不能听到声音，就不要再采用针刺进行治疗了。如果患者耳内出现如风鸣声，也用上法进行针刺。应采用左病刺右、右病刺左的治疗方法。

患痹证的患者，疼痛感游走不定，而无固定的停留部位。治疗时，可在疼痛处的肌肉上进行针刺，也要根据月亮的圆缺来确定针刺的次数。若针刺的次数超过了日数，便会损伤人体的正气；若针刺的次数没有达到日数，人体邪气便不能被彻底清除掉。采用左病刺右、右病刺左的治疗方法，病痊愈了，即停止针刺。若病仍不见好，按照上述针刺方法再刺。月亮由缺变圆的初一那天，针刺一次，初二针刺二次，依此规律，逐日增加一次至十五，十五那天要针刺十五次，以后逐日减少一次，十六那天，针刺十四次，之后以此类推。

如果邪气侵入到足阳明胃经的络脉，则会使患者出现流鼻血、上牙齿发冷的症状。治疗时，可针刺足第二趾趾甲与肉相交处的厉兑穴，左右各针一次。应采用左病刺右、右病刺左的方法进行治疗。

如果邪气侵入到足少阳胆经的络脉，则会使患者出现胁痛、呼吸困难、咳嗽、出汗等症状。治疗时，可针刺足四趾趾甲与肉相交处的窍阴穴，左右各针刺一次，呼吸困难的症状立刻就会消失，出汗的症状也会停止。如果有咳嗽症状的患者，则要注意衣服穿暖一点，饮食吃热一点，大约一天的工夫，咳嗽的症状就会消失。采用左病刺右、右病刺左的方法进行治疗，病马上就会好，若出现特殊情况，病未见好的，则按照上述方法再进行针刺。

如果邪气侵入到足少阴肾经的络脉，则会使患者出现咽喉疼痛、无法进食、易无故发怒、气上逆等症状。治疗时，可针刺脚心的涌泉穴，左右各针三次，共计六次，症状便立刻消除。采用左病刺右、右病刺左的方法进行治疗。

如果患者咽喉肿痛，既不能吞咽唾液，又不能吐出唾液。治疗时，可针刺患者然骨前面的然谷穴至出血，病立刻便好。采用左病刺右、右病刺左的方法进行治疗。

如果邪气侵入到足太阴脾经的络脉，则患者会感觉腰痛，牵连小腹部疼痛，并波及胁肋部位，不能挺胸呼吸。治疗时，可针刺腰骶部之间夹脊两侧肌肉上的下髎穴，根据月亮的圆缺来确定针刺的次数，出针后，病立即会好，也应采用左病刺右、右病刺左的方法进行治疗。

人体耳廓穴位图

小小的耳廓也孕育着天机，耳廓上有许多穴位，并且与人体的脏腑也有着一定的联系，看下面的图，认识一下耳廓上的穴位。经常按摩耳廓对保健的重要作用原因也在于此。

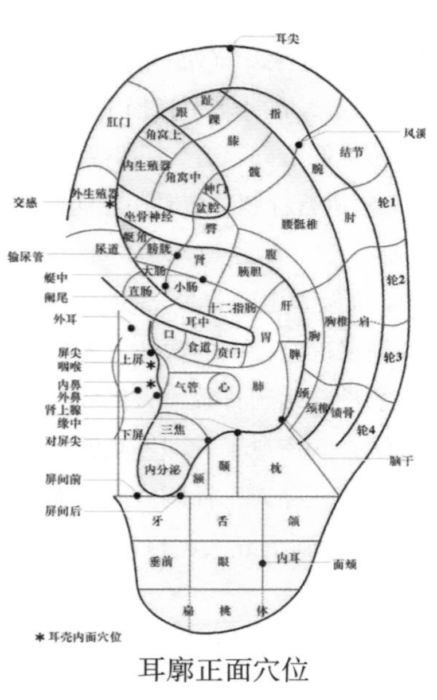

耳廓正面穴位

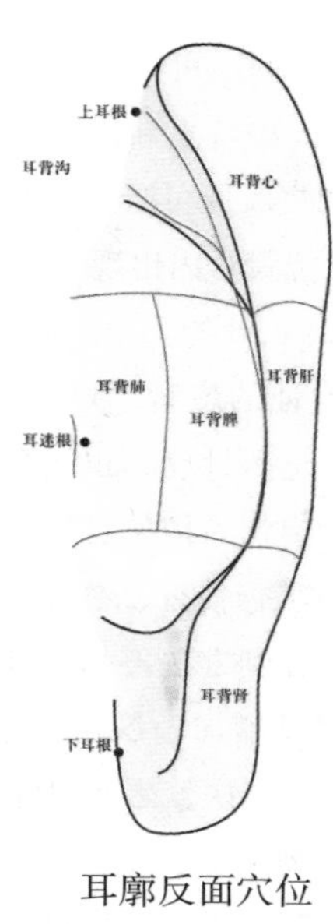

耳廓反面穴位

尸厥症的形成与治疗

尸厥症是人体经脉经气衰竭，导致身体麻木失去知觉的状态。这主要是由于络于耳内的五条经脉的络脉经气衰竭所致。治疗时应针刺下图右侧标示的穴位。

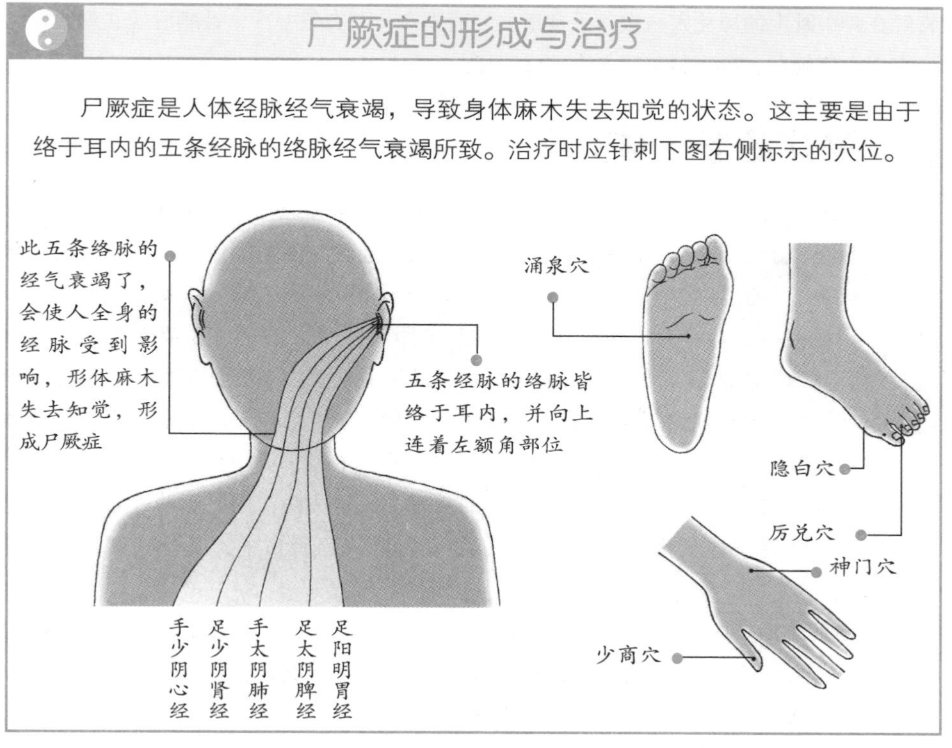

如果邪气侵入到足太阳膀胱经的络脉，则会使患者出现背部痉挛拘急、牵连胁肋疼痛的症状。治疗时，可从后项开始向下数脊椎骨，以手按压脊骨的两旁向下，在患者出现疼痛部位的脊椎骨旁边针刺三次，病立刻便好。

如果邪气侵入到足少阴胆经的络脉，则会使患者出现臀部环跳穴处持久性疼痛、大腿不能抬高的症状。治疗时，可取用较细的毫针，针刺其环跳穴。如果寒邪严重的，进针后留针的时间稍长，根据月亮的圆缺来确定针刺的次数。出针后，病立刻就会有好转。

采用针刺法治疗人体内各条经脉的疾病，应该用针刺其经脉的方法。如果在经脉所分布的部位上没有感到疼痛，则表明病变发生在络脉，应当采用缪刺的方法进行治疗。

针刺治疗耳聋病时，应当取手阳明大肠经的商阳穴，若针刺后病未愈，则改刺耳前的听宫穴。针刺治疗龋齿病时，应当取手阳明经的商阳穴，如果未见效果，则改刺通入齿中的经脉，一般情况下，可马上收到效果。如果邪气侵袭到人体五脏之间引发病变，则经脉和络脉互相牵引疼痛，时有时无。治疗时，仔细观察疾病所在的部位，在患者手和足的井穴上缪刺，如果见到有瘀血的络脉，可针刺至出血，隔一天刺一次，若针刺一次未见效，那么连续针刺五次，病一定会好。如果手阳明大肠经中的邪气反常传入足阳明胃经，牵连到上齿，就会导致上齿发生病变，表现为上齿和口唇皆寒冷疼痛。治疗时，应观察手背，看到有瘀血的络脉，针刺至出血，以除去瘀血，然后再针刺足阳明胃经在脚中趾上的厉兑穴一次，手食指上的商阳穴，左右各一次，针刺后病立刻便好。应采用左病刺右、右病刺左的方法进行治疗。

尸厥症的形成与治疗

如果邪气侵入到手少阴心经、足少阴肾经、手太阴肺经、足太阴脾经和足阳明胃经的络脉中，由于这五条络脉皆在耳内会聚，向上连着左额角部位，所以此五条络脉的经气衰竭了，就会使人全身的经脉受到影响，形体麻木失去知觉，就像死尸一样，称为“尸厥症”。治疗时，可针刺足大趾趾端距离趾甲大约一片韭菜叶宽处的隐白穴，然后针刺足心的涌泉穴，再针刺足中趾端的厉兑穴，左右各针一次。再刺手拇指内侧距离拇指大约一片韭菜叶宽处的少商穴，再刺位于掌后锐骨端的手少阴经的神门穴，左右各针一次。一般情况下，病立刻会好。若病未愈，可用竹管向患者的两耳内吹气，再剃下患者左额角上大约一寸见方的头发，火烧成灰，用好酒冲好后让患者饮服。如果患者处于昏厥状态不能饮酒，就将药酒灌入患者口中，其病立刻就会有所好转。

凡是针刺治病的原则，都应首先仔细地观察和切按患者的经脉，审察疾病的虚实后再进行适当的调理。如果患者的经脉有偏实或偏虚的情况，就用巨刺法。如果患者有疼痛的症状，但经脉没有病，就用缪刺法。而且还要观察患者的皮下经脉，有瘀血的经络，应针刺至出血，以清除其中的瘀血，这就是缪刺的方法。

第六十四 四时刺逆从论篇

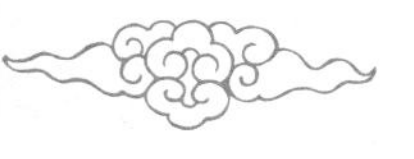

本篇主要论述人体各经脉之气在有余和不足的情况下所出现的病症。人体与自然界对应，脏腑和经脉气血随季节的变化而变化，所以季节不同，人体脏腑气血的分布也不一样，针刺时必须以此为依据。另外，本篇还介绍了违背四时变化规律进行针刺所产生的后果、误刺五脏后的死亡日期。

素问

六经有余和不足的病证

如果厥阴经脉的经气过盛，就会诱发气血凝滞不通的寒痹病；如果厥阴经脉的经气虚少，就会诱发热痹病。厥阴脉滑，则说明邪气亢盛，可能会患狐疝风；厥阴脉涩，则会出现小腹中有积气的症状。

如果少阴经脉的经气过盛，就会诱发皮痹和隐疹的病变；如果少阴经脉的经气过虚，就会诱发肺痹病。少阴脉滑，则说明邪气亢盛，可能会患肺风疝病；少阴脉涩，则说明气血不足，可能会有积聚和尿血的症状。

如果太阴经脉的经气过盛，就会诱发肉痹病和寒中病；如果太阴经脉的经气过虚，就会诱发脾痹病。太阴脉滑，则说明湿气侵入脾脏严重，可能患脾风疝病，脉涩则表明经气不足，可能有积聚和心腹胀满等症状。

如果阳明经脉的经气过盛，就会诱发脉痹病，患者身上时常有发热感；如果阳明经脉的经气过虚，就会诱发心痹病。阳明脉滑，则说明从体外侵入的邪气亢盛，可能患心风疝病；阳明脉涩，则表明阳明经的气血不足，可能有积聚和时常惊惧不宁等症状。

如果太阳经脉的经气过盛，就会诱发骨痹病和身体沉重的病变；如果太阳经脉的经气过虚，就会诱发肾痹病。太阳脉滑则说明侵入的外邪严重，可能患肾风疝病，脉涩则表明太阳经的经气不足，可能患积聚病，或使人经常发生头部疾患。

如果少阳经脉经气过盛，就会诱发筋痹病和胁下胀满的病变；如果少阳经脉经气过虚，就会诱发肝痹病。少阳脉滑，则说明侵入的外邪严重，可能患肝风疝病；少阳脉涩，则表明少阳经的经气不足，可能患积聚病，患者时常出现筋脉拘急、眼睛疼痛等症状。

四季脏腑气血的分布

人体脏腑和经脉之气是随着四时气候的变迁而发生相应变化的。所以，在春季，人的血气多分布在经脉里；在夏季，人的血气多分布在孙脉中；在长夏季节，人的血气多分布在肌肉中；在秋季，人的血气多分布在皮肤里；在冬季，人的血气多分布在骨髓中。黄帝说：我很想听你讲讲其中的道理。

岐伯回答：在春天，天地之间的阳气开始生发，阴气开始衰弱，气候逐渐变暖，冰也开始融化，河水流通，与之相应的，人体经脉中的血气开始畅行，所以人的血气多分布在经脉里。在夏季，经脉中的血气充盈，血气满溢到孙络中，孙络得到了血气的滋养，因而人体皮肤变得丰满坚实。在长夏季节，经脉和络脉中的血气都很充盛，血气充溢于肌肉之中，使肌肉得到营养滋润。在秋季，自然界的阳气开始收敛，人体皮肤和腠理也相应地开始闭合，皮肤收缩。在冬季，自然界万物深伏潜藏，与之相应的，人身的血气也伏藏于体内，潜伏于骨髓中，流通于五脏。所以，自然界的致病邪气，总是随着四时之中人体血气的不同情况侵袭人体的不同部位，引起不同的病变。但是它们的变化是不容易预测的。在治疗时，必须依据四时之中人体经气的不同变

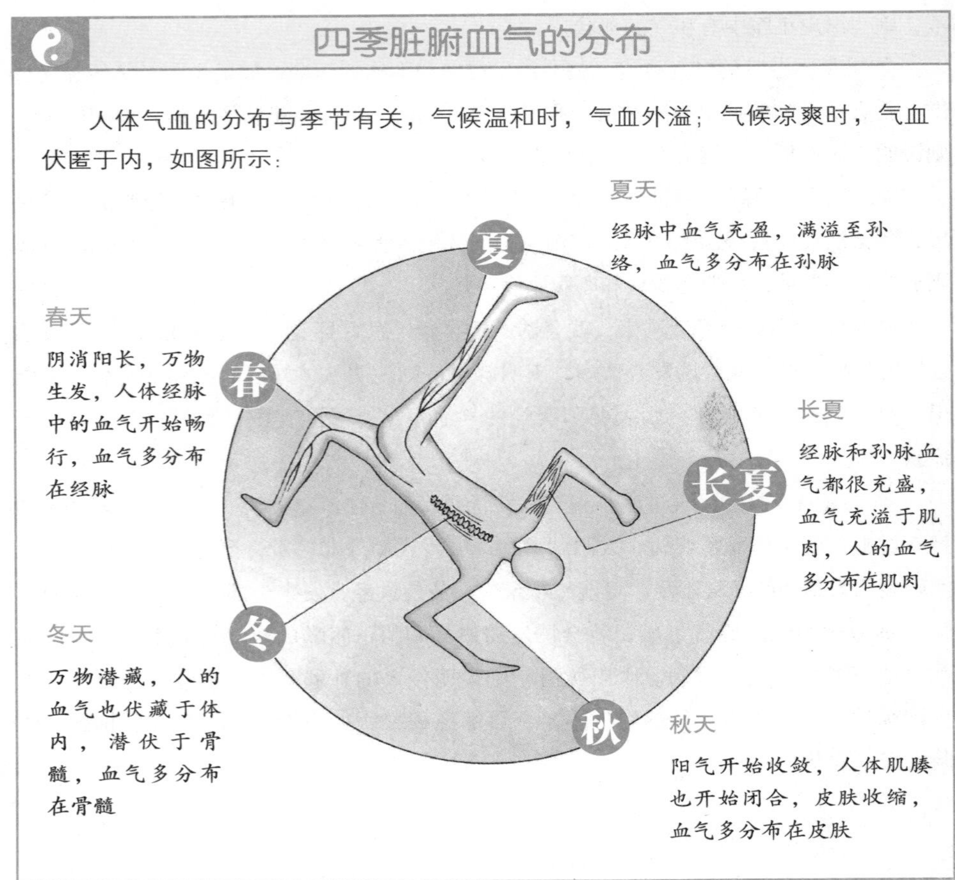

四季针刺有规律，不能误刺

人体气血会随着季节的变化而或内或外变化，治疗疾病时必须清楚各季节气之所在。否则，误刺其他部位，不仅达不到治疗效果，反而会增加新病。

春

❶误刺络脉：血气外溢，少气
❷误刺肌肉：血气紊乱，气喘
❸误刺筋骨：血气不畅，腹胀

夏

❹误刺经脉：气血衰竭，倦怠无力
❺误刺肌肉：血气阻闭，恐惧
❻误刺筋骨：血气逆上，易怒

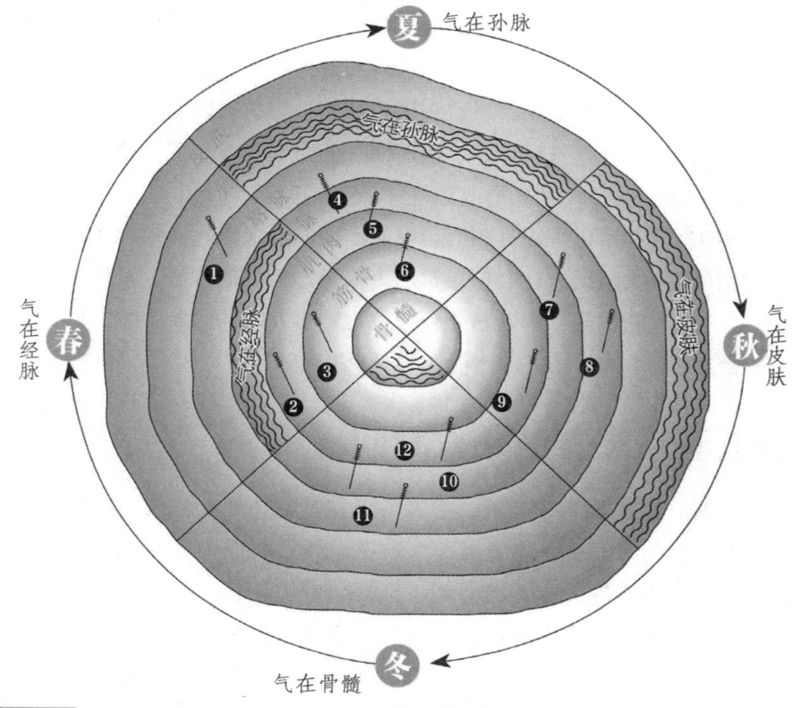

秋

❼误刺经脉：血气逆上，健忘
❽误刺络脉：阳气受阻不能至体表，嗜睡
❾误刺筋骨：血气紊乱，恶寒战栗

冬

❿误刺经脉：血气虚弱不能上行，视物不清
⓫误刺络脉：血气外泄，外邪入侵，严重痹病
⓬误刺肌肉：阳气衰竭，健忘

化，采用适当的治疗方法，以清除邪气。邪气被清除了，则血气调合，就不会有紊乱的现象发生。

违背四时针刺的后果

黄帝问：治疗时，若违背四时之中人体经气的变化规律进行针刺，所发生的紊乱情况是怎么样的呢？岐伯回答：在春季，如果误刺了络脉，络脉受伤，人体的血气向外散溢，就会使人出现少气的症状；如果误刺了肌肉，就会使人体血气的循环运行发生紊乱，患者会出现气喘的症状；如果误刺了筋和骨，就会使血气停留在体内而不通畅，患者会出现腹胀的症状。在夏季，如果误刺了经脉，就会损伤人体的血气，使气血衰竭，患者会出现倦怠无力的症状；如果误刺了肌肉，就会使人体的血气阻闭于内，患者会出现恐惧的症状；如果误刺了筋和骨，就会使人体的血气运行紊乱而逆行于上，患者会出现易怒的症状。在秋季，如果误刺了经脉，也会使人体血气紊乱而逆行于上，患者会出现健忘的症状；如果误刺了络脉，使阳气不能运行于体表，患者就会出现嗜睡而不想活动的症状；如果误刺了筋和骨，就会使人体内部的血气受到损伤而紊乱，患者会出现恶寒战栗的症状。在冬季，如果误刺了经脉，就会使人的血气受到损伤而虚弱，不能向上运行滋养双眼，患者会出现看不清东西的症状；如果误刺了络脉，就会使人体的血气外泄，内脏空虚，外邪趁机而入，诱发严重的痹病；如果误刺了肌肉，就会使人体阳气衰竭，患者会出现健忘的症状。以上所说的都是违背了四时之中人体经气的变化规律进行针刺，因而使人的血气严重紊乱而诱发各种疾病。所以在针刺时，必须遵从四时之气的变化规律，否则就会产生乱气，并使病变不断演化，诱发更多的疾病。所以说，针刺时若没有掌握四时之中人体经气所在的部位以及病变产生的原因和有关情况，就会把正常的方法当作错误的方法，乱用针刺，使正气混乱于体内，与精气相抗衡。诊断时必须仔细地审察九候的脉象变化，给予适当的治疗，才能使正气运行不被扰乱，人体精气就不会出现逆转。黄帝说：讲得好。

误刺五脏后患者的死亡时间

针刺五脏时，如果误刺了心脏，患者一天左右就会死亡，误刺后的症状表现为嗳气频繁；如果误刺了肝脏，患者五天左右就会死亡，误刺后的症状表现为话多；如果误刺了肺脏，患者三天左右就会死亡，误刺后的症状表现为咳嗽不断；如果误刺了肾脏，患者六天左右就会死亡，误刺后的症状表现为经常打喷嚏或打哈欠；如果误刺了脾脏，患者十天左右就会死亡，误刺后的症状表现为不自主地呈吞咽东西状。总之，针刺时若误刺损伤了五脏，必然会导致死亡，根据误刺后表现出的种种异常的症状，就可以判断所伤的是五脏中的哪一脏，进而可预测出患者死亡的日期。

第六十五 标本病传论篇

本篇主要论述疾病的标本属性与逆治、从治的选择，治疗原则和方法，介绍了疾病在脏腑传变时的一般规律、表现，以及对死生的判断方法。

素问

病的标本属性与逆治、从治

黄帝问：疾病有标病和本病之说，针刺方法也有逆治和从治的不同，这是为什么呢？岐伯回答：凡是针刺，都必须首先辨别出病变性质是属阴还是属阳，把疾病过程中先出现的症状和后出现的症状之间的联系分析清楚，然后再决定是采取逆治还是采取从治，是先治疗标病还是先治疗本病。所以说，有的情况下是见到标病就先治疗标病，见到本病就先治疗本病，有的情况下是见到本病而先治疗标病，见到标病而先治疗本病。从治疗效果来看，有的治标而能取得疗效，有的治本而能取得疗效，有的运用逆治的方法而能取得疗效，有的则运用从治的方法而能取得疗效。所以，掌握了逆治从治的基本原则和方法，就可以大胆地进行治疗，而不必顾虑太多。如果能透彻地认识病变的标和本，治疗时总能取得疗效，如果不能透彻地认识病变的标和本，治疗时必然是盲目的。

病变性质是属阴还是属阳，治疗手法是采取逆治还是从治，正确认识病变的标和本这些道理，看起来小，其实包含着很多的内容。可以由少到多，由浅显到深入，听到一方面的情况就可以推知其他各种相关的情况。从疾病的外在表现，可以推断出疾病内在的深层病变。有关标本治疗的原则，谈起来很容易，但要真正掌握和运用它就比较困难了。针对病情治疗，有悖于治道，称为逆；顺应病情治疗，称为从。一般情况下，患者先发生病变，后出现气血紊乱的，治疗时，应先治先发生的病变；若患者先发生气血紊乱，后产生疾病的，治疗时，应先治患者的气血紊乱；若患者先受寒邪产生寒病，后又出现了其他疾病的，治疗时，应先治其寒病；若患者先患其他疾病，后患寒病的，治疗时，应先治其原本之病；若患者先患热病，后产生其他疾病的，治疗时，应先治其热病；若患者先患某热病，后出现腹部胀满等症状的，治疗时，应先治腹部胀满的标病；若患者先患某种病变，后出现腹泻症状的，治疗时，应先治其先患的病；若患者先出现腹泻，后引发其他病变的，治疗时，应先治其腹泻，必须先调理好腹泻，才能治疗其他疾病。若患者先患某种疾病，后产生腹部胀满的病变的，治疗时，应先治腹部胀满；若患者先出现腹部胀满的病变，后产生心烦的，治疗时，应

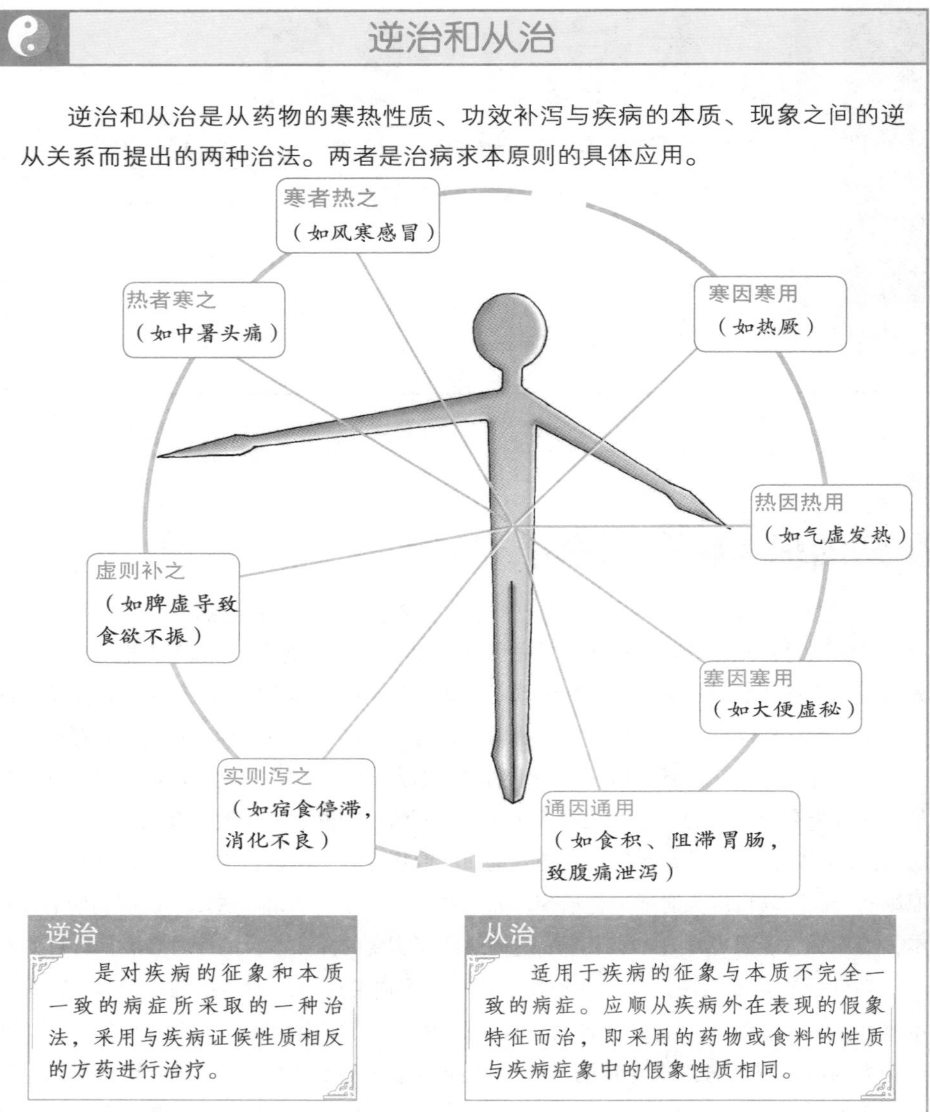

先治腹部胀满。人体会受外界邪气的侵入而产生病变，也会因体内固有的邪气而引发疾病。凡是发生病变引起大小便不通利的，应当先治疗大小便不通利这个标病；如果大小便通利，再治疗本病。一般情况下，由于邪气亢盛有余而导致的实证，这时应采用“本而标之”的治疗方法，即先治疗本病而后治疗标病；如果是患病后引起人体正气虚损不足的虚证，这时应采用“标而本之”的治疗方法，即先治疗标病而后治疗本病。要谨慎地观察病情的轻重，根据病情进行适当的调理，病情比较轻的，标病和本病可以同时进行治疗；病情较重的，则应集中力量采取分治的方法，或单独治标，或单独治本。若先患有大小便不通利，后产生其他疾病的，治疗时，应先治大小便不通利的本病。

脏腑疾病的传变规律

疾病的传变问题是，心病先出现心痛，大约一天的时间病会传到肺，出现咳嗽的症状；三天左右的时间病会传到肝，出现胁肋部胀痛的症状；大约五天的时间病会传到脾，出现大便不通利的症状，此时身体沉重且有疼痛感；再过三天如果病仍未愈，就有死亡的危险，冬天多死于半夜，夏天多死于中午时分。

人体出现肺病，其表现为喘息，咳嗽，大约三天的时间病会传到肝，出现胁肋胀满疼痛的症状；一天左右的时间病会传到脾，出现身体沉重且疼痛的症状；大约五天的时间病会传到肾，出现身体肿胀的症状；再过十天如果病仍未愈，就有死亡的危险，冬天多死于日落时，夏天多死于日出时。

人体出现肝病，其表现为头晕目眩，胸胁胀满，大约三天的时间病会传到脾，出现身体沉重且疼痛的症状；五天左右的时间病会传到胃，出现腹部胀满的症状；大约三天的时间病会传到肾，出现腰脊和小腹疼痛、腿胫酸的症状；再过三天如果病仍未愈，就有死亡的危险，冬天多死于日落时，夏天多死于吃早餐前。

人体出现脾病，其表现为身体沉重且疼痛，大约一天的时间病会传到胃，出现腹部胀满的症状；两天左右的时间病会传到肾，出现小腹和腰脊痛、腿胫酸的症状；大约三天的时间病会传到膀胱，出现背脊筋痛、小便不通的症状；再过十天如

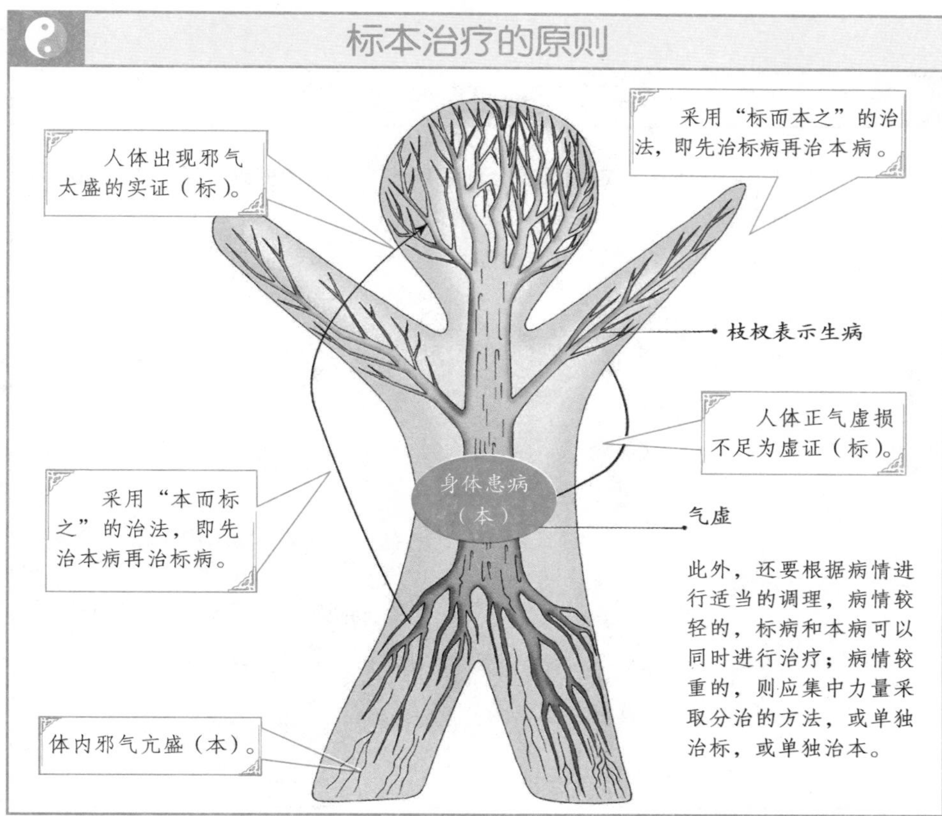

果病仍未愈，就有死亡的危险，冬天多死于人睡安定的时候，夏天多死于早餐稍晚一点的时候。

人体出现肾病，其表现为小腹、腰脊疼痛，小腿酸，大约三天的时间病会传到膀胱，出现背脊筋痛、小便不利的症状；三天左右的时间病会传到小肠，出现腹部胀满的症状；大约再过三天的时间病会传到心，出现胁肋胀痛的症状；再过三天如果病仍未愈，就有死亡的危险，冬天多死于天亮时，夏天多死于黄昏时。

人体出现胃病，表现为脘腹胀满，大约五天的时间病会传到肾，出现小腹和腰脊疼痛、小腿酸软的症状；三天左右的时间病会传到脾，出现身体沉重的症状；再过六天如果病仍未愈，就有死亡的危险，冬天多死于夜半后，夏天多死于中午后。

人体出现膀胱病，其表现为小便不利，大约五天的时间病会传到肾，出现小腹胀满、腰脊疼痛、小腿酸软的症状；再过一天左右的时间病会传到小肠，出现腹部胀满的症状；再过一天左右的时间病会传到心，出现身体沉重且疼痛的症状；再过两天后如果病仍未愈，就有死亡的危险，冬天多死于鸡鸣时，夏天多死于黄昏时。

以上所说的各种疾病，都是依照一定的次序相传变的，都有一定的死亡日期。对这类病的治疗，不能采用针刺的方法，如果疾病不是按照上述次序传变，而是间隔一脏，或间隔三脏、四脏传变的，才可以用针刺的方法进行治疗。

疾病在脏腑的传变规律

疾病在脏腑的传变有一定的规律，如图所示。疾病传变到一定日期，就是这人的死亡日期。

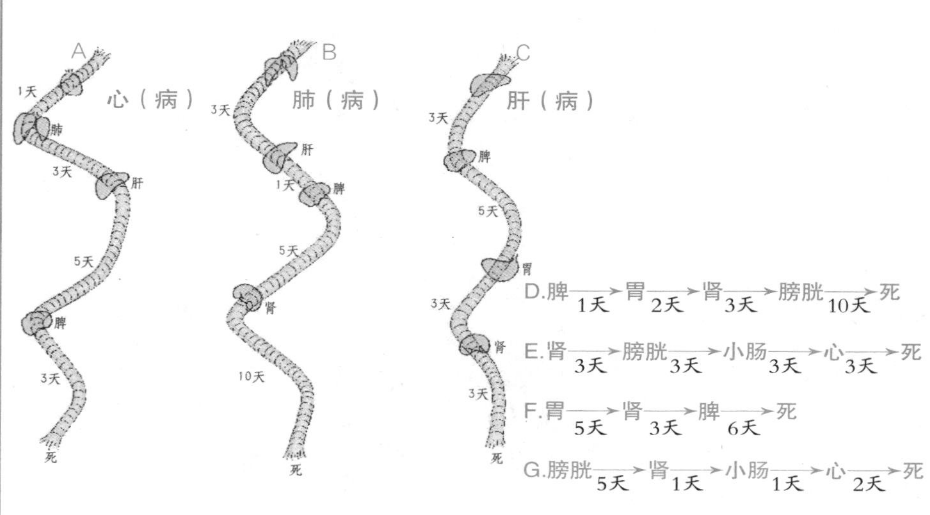

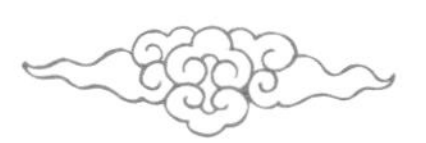

第六十六 天元纪大论篇

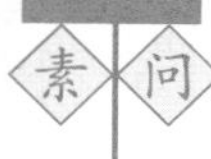

本篇主要论述五运、六气演变的一般规律。分析了五运与三阴三阳的对应关系、五运如何主管四时、气的盛衰规律、天地之气的循环规律、五运与三阴三阳的配合。

五运与三阴三阳的关系

黄帝问：天有木、金、火、水、土五行，它们分别主管着东、西、南、北、中五个方位，因而产生了寒、暑、燥、湿、风等五时之气。人有心、肝、脾、肺、肾五脏，它们化生为五脏之气，从而产生了喜、怒、思、忧、恐等情感活动。《六节藏象论》中曾说过，五运之气递相承袭，分别主管着一定的时令，一年为一个周期，一年过去又重新开始，这些内容，我已经知道了，还想听你讲讲五运与三阴、三阳的关系。

鬼臾区叩头连拜了两次后，回答：您问得真高明啊！五运的运转和阴阳的对立统一是天地间的普遍规律，是一切事物的根本法则，是事物变化的起源，是事物生杀的根本，是事物发生神奇变化的发源地，怎么能不掌握这些道理呢？所以，把万物的发生、成长称为“化”，把事物生长、发展到极点称为“变”，把阴阳变化不可猜测称为“神”，把灵活运用神的作用而不拘一格称为“圣”。自然界阴阳变化的作用，在上天表现为玄远，在人体表现为道化，在大地表现为造化，造化产生五味，规律产生

五运与三阴三阳

五运指的是木、火、土、金、水。五运与三阴三阳的关系如图所示。五运的运转和阴阳的对立统一是天地万物的普遍规律和根本法则。

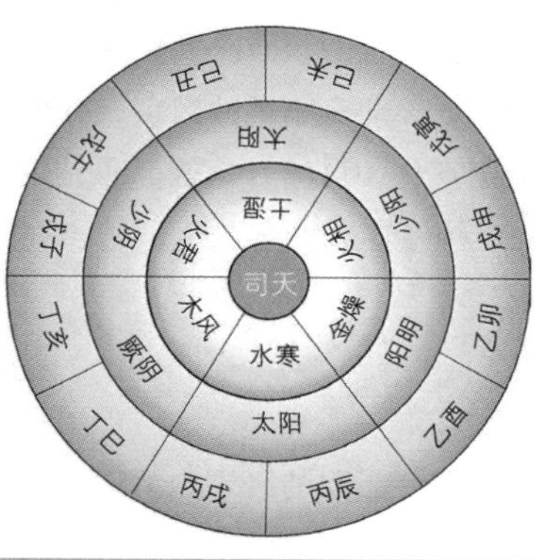

人物介绍

鬼臾区

又作鬼容区，号大鸿。相传为黄帝之臣，曾佐黄帝发明五行，详论脉经，于难经究尽其义理，以为经论。

五运主管四时

运气学说是《内经》中的重要学说。五运即五行木、火、土、金、水，分别对应初运、二运、三运、四运、终运。五运之气的运行，导致了一年四季的形成。也可以用大运来代表全年的总体态势（即用一行代表一年），推测该年的气候、物候等的变化趋势。

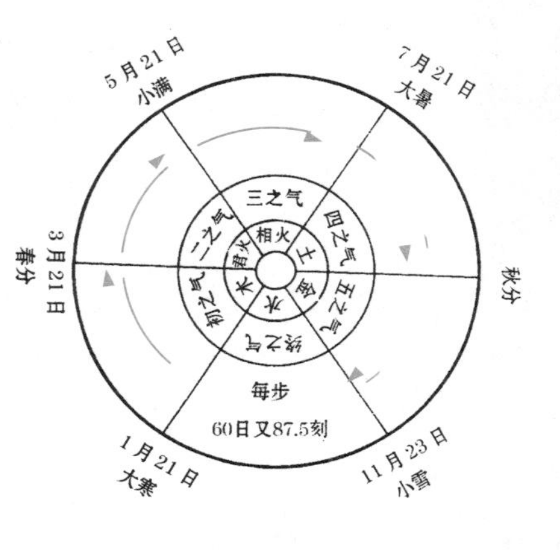

名词解释

中运

运气术语。凡十干所统之运的通称。因天气在上，地气在下，运居于天地之中，其统司一岁之气，所以叫作“中运”。

才智，玄远产生神明。神明在天成为风，在地成为木；在天成为热，在地成为火；在天成为湿，在地成为土；在天成为燥，在地成为金；在天成为寒，在地成为水。总的说来，在天为风、热、湿、燥、寒无形的五气，在地则成为木、火、土、金、水有形的五行。气与行相互感应，便产生了世间万物。这样看来，天地是自然万物的生存空间，左右是阴阳升降的道路，水、火是阴阳的征象，金、木是万物产生和终结的时限。气有多有少，行有盛有衰，气与行上下感召，就会显现出不足和有余的种种迹象。

五运主管四时

黄帝说：很想听你谈谈五运是如何主管四时的。鬼臾区回答：五行之气的运行，每一行各主一年三百六十五天，而并不是只主一年当中的某一时令。黄帝说：很想听你讲讲其中的道理。鬼臾区回答：我长期研究《太始天元册》这本古书，上有记载：空旷无边的太空，是物质化生的基础和本源。是万物生成的开始，五运统领着每一年，布达天元真灵之气，统管万物生长的根源。九星悬照于天空，七星在那里环周绕旋，于是天道产生了阴阳的变化。天地有刚柔的区别，昼夜有幽暗与明朗的交替，四时有寒暑交替的次序，这样生化不息，自然万物就都明显地表现出来了。我家祖传十代人，所研究的就是我所说的这些内容。

气的盛衰规律

黄帝说：讲得好。气有多少和形有盛衰又该如何理解呢？鬼臾区说：阴气和阳气各有多少的不同，所以就有了三阴和三阳的区别。所谓形有盛衰，是说五运分主各岁之运，都有太过和不及的情况。所以如果前面一年的岁运是太过的，紧跟着的下一年的岁运就是不及的。相反，如果前面一年的岁运是不及的，紧跟着的下一年的岁运就是太过的。知道了有余和不足相互迎送的关系，便可以推算出气的来临时间了。一年的中运之气符合一年中的司天之气，就称为“天符”；一年的中运之气符合一年中的岁支之气，就称为“岁直”；一年的中运之气与司天之气、岁支之气皆符合，就称为“三合”。

天地之气的循环规律

黄帝问：天气、地气是如何上下相感召的呢？鬼臾区回答：寒、暑、燥、湿、风、火是天上的阴阳，人身的三阴和三阳与之对应；木、火、土、金、水是地上的阴阳，生、长、化、收、藏与之对应。天凭借它们而阳生阴长，地依靠它们而阳杀阴藏。天有阴有阳，地也有阴有阳。天为阳，阳中有阴；地为阴，阴中有阳。所以要想弄清楚天地阴阳的内容，就要顺应天之六气，运转不息，因此经过五年就向右迁移一步；顺应地之五行，相对静止，所以六年可循环一周。天动与地静相互感召，上下相互配合，阴阳相互交错，变化由此而产生。

黄帝问：天地循环运行有没有一定常数呢？鬼臾区回答：司天之气循行，以六为常数，地之五运以五为常数，所以司天之六气循环一周需要六年，地之五运循环一周需要五年。君火确定名分，相火主管气运。五和六的最小公倍数是三十，共有七百二十个节气，称为一纪。一千四百四十个节气，也就是六十年，这样称为一周，其中的不及和太过都可以显现出来了。

黄帝说：先生的言论，上可终尽天气，下可穷尽地纪，真可以说论述得很全面了，我愿把所听之话珍藏于心里，上用来治疗人民的疾病，下用来保养自己的身体，使老百姓都明白，上下和谐亲密，德泽传于后世，子孙无忧虑，继传于后世，代代相传，没有终了的时候。你能不能给我讲讲如何运用这个道理来防治疾病呢？鬼臾区回答：五运与六气演化的常数，有一定的规律，它们是非常微妙的。它到来时，是可以看得到的，它逝去时，也是可以追寻的。遵循它演变规律的人就会昌盛，违背和无视它的演变规律的人就会灭亡。天道不讲私情，谁违背它必然会遭到天祸。小心地遵循

五运图

五运即土、金、水、木、火。《内经》认为，一年中哪一运主岁，那一年的气候变化和人体脏腑的变化就会表现出与它相应的五行特性。即：甲己之岁，土运统之；乙庚之岁，金运统之；丙辛之岁，水运统之；丁壬之岁，木运统之；戊癸之岁，火运统之。

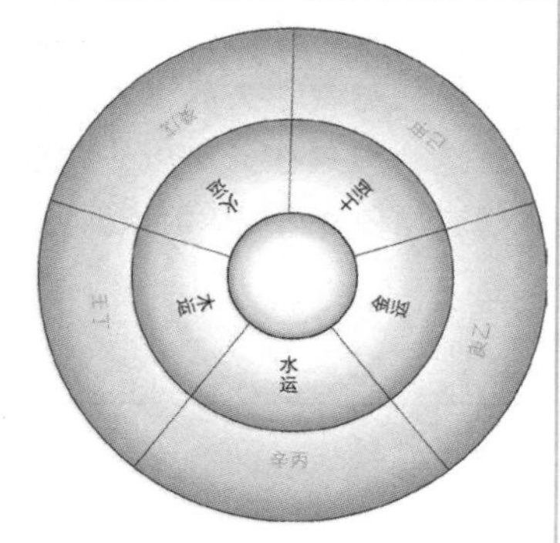

天道吧，现在请让我根据自然变化规律，说一说其中的真谛要旨吧！

黄帝说：善于讲解事物起源的人，也必然知道事物的终结，善于谈论眼前的人，也必然会知道其将来的发展，只有这样，对五运六气的道理才能深刻理解而不至于迷惑，这样才算是真正明白事理的人。希望先生将这个理论依次推演一下，使它更加有条理一些，简单而不匮乏，长久流传而不断绝，既容易运用又难以忘记。对于这些五运六气的纲要，希望你详尽地讲一讲。鬼臾区回答：您问得真明白呀！运气的理论也是很明了的啊！这个问题对您来说，就好像鼓槌敲鼓立刻就有回响一样，会很快就明白的。我听说是这样的，凡是甲年和己年由土运统管，乙年和庚年由金运统管，丙年和辛年由水运统管，丁年和壬年由木运统管，戊年和癸年由火运统管。

五运与三阴三阳的配合

黄帝问：五运与三阴、三阳又是怎样配合的呢？鬼臾区回答：子年和午年为少阴司天，丑年和未年为太阴司天，寅年和申年为少阳司天，卯年和酉年为阳明司天，辰年和戌年为太阳司天，巳年和亥年为厥阴司天。年支的阴阳次序，始于少阴而终于厥阴。风为厥阴的本气，热为少阴的本气，湿为太阴的本气，相火为少阳的本气，燥为阳明的本气，寒为太阳的本气。风、热、湿、火、燥、寒为三阴三阳的本气，因它们都是由天元一气所化生，所以又将它们叫作“六元”。黄帝说：这个道理您讲得多么清楚明白啊！我要把它刻在玉版上，把玉版藏于金匮中，并命名为“天元纪”。

五气经天化五运

五气即丹天之气、黅天之气、苍天之气、素天之气、玄天之气。五气在天，分别横布于一定的方向（参照右图），其中，戊分和己分，分别正对着奎、壁二宿和角、轸二宿，被称为天门地户。五气在天的横布又化生出五运。五气在天可以作为观察气候变化和自然规律的依据。

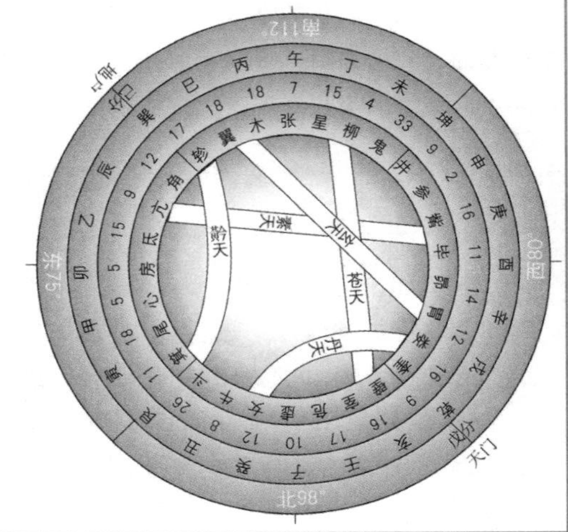

第六十七 五运行大论篇

本篇主要论述五运六气的变化对自然万物的生化所产生的影响，重点阐述了对人类的影响。运气学说的创立是以自然规律为依据的，天地运行的动静规律会在人的脉象中表现出来。根据运气的变化与时令是否一致，可以判断疾病的变化是好转还是恶化。

素 问

运气学说的创立

黄帝坐在明堂之上，开始厘定天文的纲纪，观察八方地势，考察创立五气运行的理论，请来天师岐伯，问他道：古代有的医书上论述天地的运行变化，是可以通过观察日月星辰作为纲纪的。阴阳的升降，是可以通过寒暑的变化而看到它的征兆的，我从先生那里曾听说过五运的变化规律，而你所说的只是五气主岁的问题，最初甲子配合而确定气运，我曾经同鬼臾区讨论过这个问题，他说土运统主甲年己年，金运统御乙年庚年，水运统主丙年辛年，木运统御丁年壬年，火运统主戊年癸年。子年和午年，是少阴司天；丑年和未年，是太阴司天；寅年和申年，是少阳司天；卯年和酉年，是阳明司天；辰年和戌年，是太阳司天；巳年和亥年，是厥阴司天。这些道理与您所讲的阴阳理论不相符，是什么缘故呢？岐伯回答：这个道理是显而易见的，我所讲的是，五运六气天地的阴阳变化。以前所讲的可以数得清楚的，是人身中的阴阳，但是与之相配合的阴阳变化，就要用类推的数学方法去求得了。阴阳的数量若进一步推演，可以由十类推到百，由千类推到万，天地间的阴阳，不能只靠数学运算去类推，还要根据天文地理的现象去探求。

黄帝说：很想听你讲讲运气的学说是如何创立的。岐伯回答：您提的这个问题很高明啊！我曾阅览过《太始天元册》，文中记载：天空中出现红色的云气，横布在牛、女二宿与西北方的戊位中间；黄色云气，横布在心、尾二宿与东南方的已位中间；青色云气，横布在危、室二宿与柳、鬼二宿中间；白色云气，横布在亢、氐二宿与昴、毕二宿中间；黑色云气，横布在张、翼二宿与娄、胃二宿中间。而戊分和已分，分别正对着奎、壁二宿和角、轸二宿，可以被称为天地阴阳的门户。这就是五色云气横布天空的理论，是观察气候变化的开始，是自然规律的基本知识，因此不可以不通晓啊。

黄帝说：讲得好。《天元纪大论》篇说，天地是万物上下，左右是阴阳运行的道路，我不理解这是什么意思。岐伯回答：所说的上下，是指某年司天之气与其在泉位

客主加临

客主加临：运气术语。指每年轮值的客气加在固定的主气上，推测气候及疾病变化。方法是以司天客气加临于主气的第三气（三之气）上，其宗五气，自然以次相加，相加后，如客主之气相生，或客主同气，便为相得；如客主之气相克，而又以主气克客气者，为不相得，客气克主气者仍为相得。

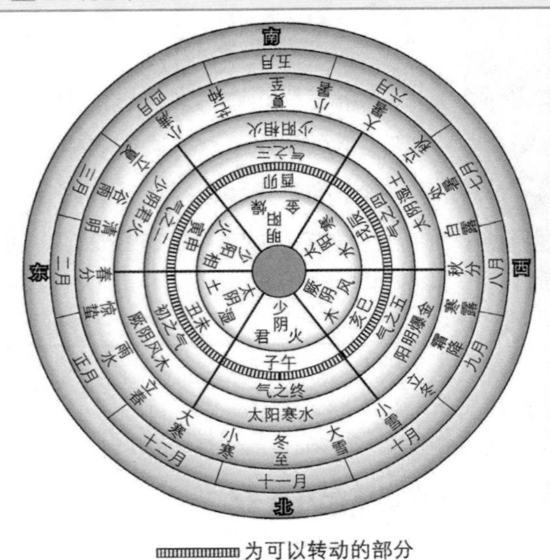

置上的阴阳之气，所说的左右，是指司天的左右间气。司天的位置见到厥阴时，左间气为少阴，右间气为太阳；司天的位置见到少阴时，左间气为太阴，右间气为厥阴；司天的位置见到太阴时，左间气为少阳，右间气为少阴；司天的位置见到少阳时，左间气为阳明，右间气为太阴；司天的位置见到阳明时，左间气为太阳，右间气为少阳；司天的位置见到太阳时，左间气为厥阴，右间气为阳明。这里所说的左右是指面对北方而确定司天之气及左右间气的位置。

黄帝问：下（在泉）指的是什么呢？岐伯回答：厥阴在上司天，少阳就在泉，左间气为阳明，右间气为太阴；少阴在上司天，阳明就在泉，左间气为太阳，右间气为少阳；太阴在上司天，太阳就在泉，左间气为厥阴，右间气为阳明；少阳在上司天，厥阴就在泉，左间气为少阴，右间气为太阳；阳明在上司天，少阴就在泉，左间气为太阴，左间气为厥阴；太阳在上司天，太阴就在泉，左间气为少阳，右间气为少阴。这里所说的左右是指面对南方而确定在泉之气及左右间气的位置。上下之气相互交会，寒暑客气、主气相临，如果客气、主气相生，就和平无病，如果客气、主气相克，就会生病。黄帝问：客气、主气相生而生病，这是为什么呢？岐伯说：这是主气凌驾于客气，即以下临上，位置颠倒所致。

天地运行的动静规律

黄帝问：天地运行的动、静有什么规律吗？岐伯回答：在上的司天之气，向右旋转；在下的在泉之气，向左旋转，左右旋转一周为一年，后又复归到原来的位置。黄帝说：我曾听鬼臾区说过，地之六气多是主静的，而现在先生又说地气向左运行，又该怎样理解呢，希望听你谈谈它是怎样运行的。岐伯回答：天地阴阳的运行，五行之气的递迁往复，是非常复杂的，鬼臾区虽然祖孙十代研究这个学问，但是仍然没有完全弄明白。在自然变化中，在天表现为高悬的星象，在地表现为万物的形态。日月五星，往来穿梭于天空中，五星之气附着在大地上，而形成各种事物的形体。大地载负着所生成的有形物类，太空悬列着日月五星，是天之精气。大地上的有形物类与天空中的精气的关系，就好像树木的根与枝叶一样，紧密联系。仰观天象，虽然觉得它幽深遥远，但仍是可以了解它的。黄帝问：地是不是处在天空的最下边呢？岐伯回答：大地虽是在人的下边，但它仍处在太空之中。黄帝问：它是依靠什么而立于太空之中的呢？岐伯回答：是大气托举着它，它才会动而不坠。其中，燥气的作用是使它干燥，暑气的作用是使它蒸发，风气的作用是使它动摇，湿气的作用是使它润泽，寒气的作用是使它坚固，火气的作用是使它温暖。所以说，风寒之气在下面，燥热之气在上面，湿气居于中央，火气游行于诸气之间。一年之中，四时更移，风、暑、湿、燥、寒、火六气分别影响地面，而使地面能生长万物。所以若燥气太过，大地便干燥；若暑气太过，大地便炎热；若风气太过，大地万物便动荡；若湿气太过，大地便湿润；若寒气太过，大地便冻裂；若火气太过，大地便坚固。黄帝问：司天、在泉之气的变化能从人体脉象上诊断出来吗？岐伯回答：司天、在泉之气以及一气因太过，相反的一气随后报复的征象，不表现在脉诊上。《脉法》上有记载，天地气运的变异，不能从脉象上诊察出来，讲的就是这个道理。

黄帝问：间气是怎么回事呢？岐伯回答：根据间气所在位置，诊察左右手的脉

司天、在泉、左右间气

左右间气、司天、在泉是值年客气在这一年中主事的统称。司天在泉加上左右间气，共为六气。图中心标注了左右间气、司天、在泉，六气分作六步来推移。值年客气逐年推移，因此，司天在泉四间气也，每年不同。

主管每年上半年的客气称为司天之气

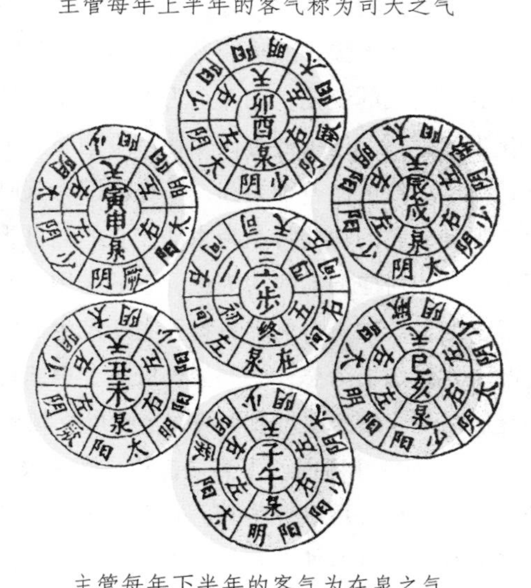

主管每年下半年的客气为在泉之气

六气的正化、对化

六气即寒、暑、燥、湿、风、火六气。十二地支分主六气，两主一，而正化对化以别两中之异，为阴阳盛衰之意。这种正化对化从不平衡到平衡的变化需要60年，也就是说60年为一个周期（注：正化者，令之实，主有余也。对化者，令之虚，主不足也）。

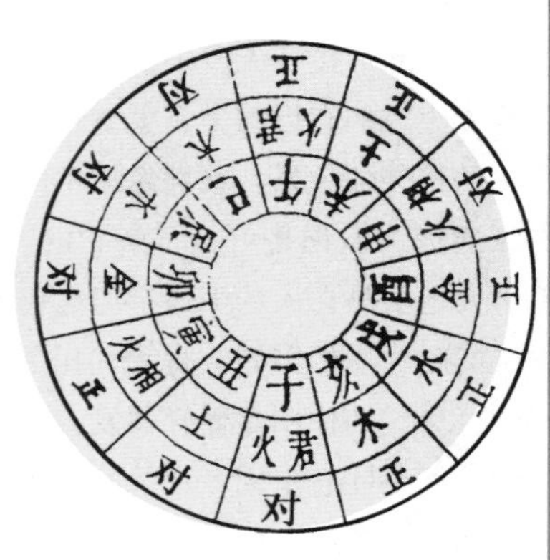

象。黄帝又问：如何进行诊察呢？岐伯回答：脉象的变化与间气的变化相应的，就表明平和正常。脉象的变化与间气的变化相违背的，就表明会产生疾病。脉象变化不在自己相应的位置上的就会生病。左右脉象颠倒的就会生病。脉象上出现相克表现的，就表示病情危重。尺部与寸部的脉象相反的，患者就会死亡。阴阳交错的，也会死亡。在诊断脉象时，应首先确立一年司天、在泉之气，才能知道其左右间气，继而才可以推测疾病是死还是生，是逆还是顺。

六气变化与万物的生成

黄帝问：寒、暑、燥、湿、风、火六气是如何与人体的生理和病理相应和的呢？六气与自然万物的生化又有什么联系呢？岐伯回答：东方产生风气，风能使草木欣欣向荣，木类生酸味，酸味能滋养人体的肝脏，肝脏的气血能滋养筋膜，筋膜精气又滋养心脏。六气的变化，在天空为玄远，在人体为道化，在地为生化，生化而成五味，道化生智慧，玄远生神奇，变化产生物质。神明在天为风气，在地为木气，在人体为筋，风木之气可使万物柔和，其在内脏为五脏中的肝。风木之气性质温暖，它的德性属于平和，它的功能特点为主动，它的颜色为苍青，它的变化结果是使万物繁荣。和风木之气相对应的动物为毛虫，它的作用是升散，它所主的时令气候特点是宣发。它的异常变动会摧折自然界万物，它所产生的灾害，可以使草木折损败坏。它在滋味上为酸，在情志上为怒，大怒会伤肝脏，但悲伤能克制大怒。风气太过会伤肝脏，燥气能克制风气。酸味太过会伤筋，辛味可克制酸味。

南方阳气旺盛而产生热气，热盛则生火，火气能生苦味，苦味可滋养心脏，心脏能生血脉，血脉可滋养脾脏。它在天为六气中的热气，在地为五行中的火气，在人体为脉，火热之气可使万物生长繁茂，在脏腑为中心。它的性质为暑热，它的德性属于光华显明，它的功能特点为躁动，它的颜色为红色，它的变化结果是使自然界万物繁茂。和火热之气对应的动物为羽虫，它的作用是光明普照，它所主的时令气候特点为蒸腾。它的变动属炎热，它所产生的灾害是大火焚烧。它在滋味上为苦，在情志上为喜，过喜会伤心脏，惊恐能克制过喜。大热会耗损正气，寒能克制大热。苦味太过会伤气，咸味可中和苦味。

中央气候多雨而产生湿气，湿气能助长滋养万物的土气，土气能生甜味，甜味可滋养脾脏，脾脏能使肌肉生长旺盛，肌肉可滋养肺脏。它在天为六气中的湿气，在地为五行中的土气，在人体为肌肉，湿气可使自然界万物充实，在内脏为五脏中的脾脏。它的属性为沉静、兼容，它的品德为濡润，它的功能特点为化生万物，它的颜色为黄色，它的变化结果是使万物盈满。和湿土之气相对应的动物为裸虫，它的作用是安静，它所主的时令气候特点是布云施雨，它的异常变动为久雨不停，它所产生的灾害为暴雨土崩而洪水泛滥。它在滋味上为甜，在情志上为思，过思会伤脾脏，大怒能克制过思。湿气太过会伤肌肉，风能克制湿气。甜味太过会伤脾脏，酸味能中和甜味。

西方产生燥气，燥气能助长清凉的金气，金气能生辛味，辛味能滋养肺脏，肺气能滋养皮肤和须发，肺气可滋养肾水。它在天为六气中的燥气，在地为五行中的金气，在人体为皮毛。燥金之气可使自然界万物收成，其在内脏为五脏中的肺脏。它的属性为凉爽，它的品德为清静，它的功能特点为坚固，它的颜色为白色，它的生化为收敛。和它相对应的虫为介虫，它的作用为刚强迅疾，它所主的时令多雾露，它的变化结果是使自然界万物收敛，它所产生的灾害为草木苍老凋零。它在滋味上为辛，在情志上为忧，过忧会伤肺脏，喜能克制过忧，热气太过会伤皮肤和须发，寒能克制过热。辛味太过会伤皮肤和须发，苦味能中和辛味。

北方阴气旺盛而产生寒气，寒气能助长水，水能生咸味，咸味能滋养肾脏，肾脏生骨髓，骨髓滋养肝脏。它在天为六气中的寒气，在地为五行中的水气，在人体为骨骼，寒水之气可使自然界万物坚凝，其在内脏是五脏中的肾脏。它的属性为凛寒，它的品德为寒凉，它的功能特点为闭藏，它的颜色为黑色，它的变化结果是使自然界万物肃静。和寒水之气相对应的动物为鳞虫，它的作用是清冷，它所主的时令气候特点为寒凝，寒水之气的异常变动是寒甚冰冻，它所产生的灾害为冰雹逆时而降。它在滋味上为咸，在情志上为恐，恐惧会伤肾脏，思能克制恐惧。寒气太过会伤血脉，燥能克制寒气。咸味太过会伤血脉，甜味能中和咸味。

上面所述的五气，依次交替主时，各有先期而至之气。气的来临，如果与时令之气不相符合，则为邪气，与时令之气相一致，即为正气。

黄帝问：五气中的邪气致病发生的变化是怎么样的呢？岐伯回答：来气与时令之气相一致的，则病轻微；来气与时令之气不相合的，则病严重。黄帝又问：五气是怎样主岁的呢？岐伯回答：若五行之气中的某一行的气太过，不仅加重克制它本来所胜的气，而且还反侮本来是克制自己的气；反过来，若五行之气中的某一行的气不足，就使它进一步受到本来能克自己的气的克制，而它本来能胜过的气，又反过来欺侮它。但是，欺侮别行之气的，也往往会受到邪气的侵害，这是由于它肆无忌惮地横行，而削弱了自身的防御力量所造成的。黄帝说：讲得好。

五气对人的影响

自然界中的风、热、湿、燥、寒五气依次交替主时。气的来临，如果与时令之气相一致，则为正气，与时令之气不一致，则为邪气。五气对人的影响如图所示。五气对疾病变化的影响是，如果来气与时令之气相一致的，则病轻微；来气与时令之气不相合的，则病严重。

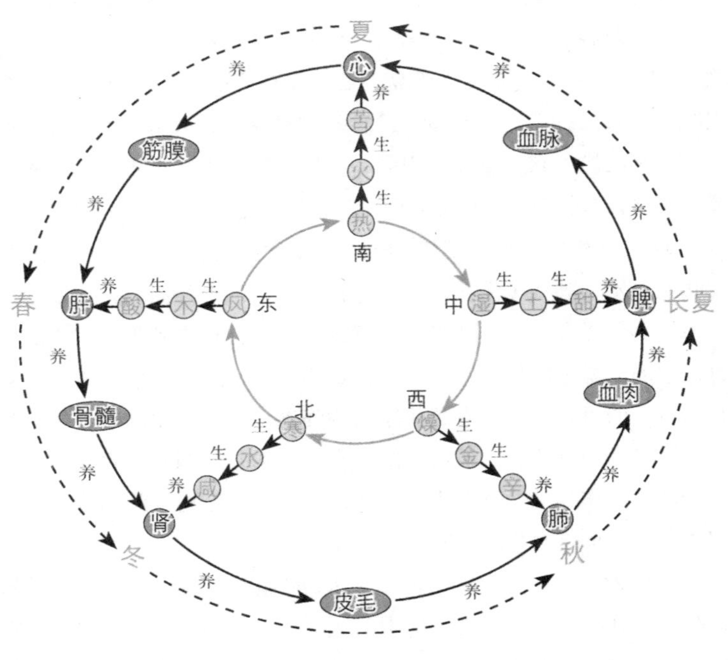

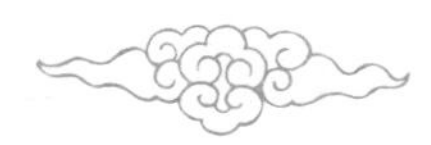

第六十八 六微旨大论篇

素问

本篇主要论述了六气循环规律影响下的一些情况，包括六气的盛衰变化产生了时令的变化、六气主时的地理位置、六气对应五行的变化、一年中六气开始和终止的时间及推算的方法、六气的作用和变化，并介绍了岁会、天符、太一天符的概念。

六气的循环

黄帝说：啊！关于自然界的道理真是高深莫测啊！既如同仰观浮云般，又好像俯视深渊一样，虽然深渊的深度是可以测量的，但浮云的边际却是很难找到的。先生经常说，要谨慎地遵循自然规律，我听了以后，一直牢记在心中，但却不知其所以然，希望先生能详尽地讲一讲有关这方面的内容，以便让它长久流传。有关阴阳六气的理论，你可以讲给我听听吗？**岐伯叩头跪拜两次后回答：您对有关阴阳六气理论的问题，问得真清楚呀！这是自然界的重要法则，也是由六气的循环推演所表现出来的一种气候盛衰的变化。**

黄帝说：我很想听你讲讲六气循环盛衰的情况是怎样的。**岐伯回答：六气司天、在泉都有一定的位置，左右间气的升降各有一定的规律。所以少阳的右边一步，属阳明所主管；阳明的右边一步，属太阳所主管；太阳的右边一步，属厥阴所主管；厥阴的右边一步，属少阴所主管；少阴的右边一步，属太阴所主管；太阴的右边一步，属少阳所主管。这是面对南方而确定的气的位置，就是所说的六气的标志，我们称之为“标”。所以说，六气依据时序的变化，产生了时令的盛衰变化，按照日光移影确定其方位，说的就是这个意思。**

少阳的上方，属火气主管，中气是厥阴；阳明的上方，属燥气主管，中气是太阴；太阳的上方，属寒气主管，中气是少阴；厥阴的上方，属风气主管，中气是少阳；少阴的上方，属热气主管，中气是太阳；太阴的上方，属湿气主管，中气是阳明。这就是所说的三阴、三阳的本气，也就是六气。本气的下方为中气，又叫中见之气，中气的下方为六气的标。由于六气有本、标的不同，所以反映出来的疾病症状和脉象也都不一样。

黄帝问：就时令季节与气候的关系而言，有时时令到了，应时的气候也就来临了；有时时令已到，但应时的气候仍未来临；有时时令未到而应时的气候却来临了，这都是什么原因呢？**岐伯回答：时令到了，应时的气候也来临了，这是平和之气；时**

六气之标本中气关系对照

标本中气理论，是运气学说运用于临床，用以知道六气发病及治疗用药的一种观点。因为风、寒、暑、湿、燥、热六气是气象与疾病产生的根源，故为本；三阴三阳是用以表示或标记六气的符号，故为标；中即中见之气，与标本相互联系，且与标为表里关系。

本	火（暑）	燥	寒	风	热	湿
标	少阳	阳明	太阳	厥阴	阴	太阴
中气	厥阴	太阴	少阴	少阳	太阳	阳明

令已到，而应时的气候却未来临，这是应来之气不及；时令未到而应时的气候却提前来临了，这是应来之气有余。黄帝又问：若时令已到，但应时的气候却未到，或时令尚未到来，但应时的气候却提前来临，会有什么后果呢？岐伯回答：时令的到来与应时气候的来临相一致就称为顺，时令的到来与应时的气候不一致就称为逆，逆就会导致异常变化的发生，异常变化产生了就会诱发疾病。黄帝说：讲得好！请再谈一谈时令与气候相应的表现吧。岐伯说：从自然界的角度来说，表现在万物应于生长，就人体而言，表现为脉象的变化与时令相对应。

六气主时的地理位置

黄帝说：很好！很想听你讲一讲六气主时的地理位置是怎样的。岐伯回答：春分的右边，是少阴君火主司的位次；在君火的右面后退一步，是少阳相火主司的位次；再后退一步，是太阴湿土主司的位次；再后退一步，是阳明燥金主司的位次；再后退一步，是太阳寒水主司的位次；再后退一步，是厥阴风木主司的位次；再后退一步，又再次回到少阴君火主司的位次之上了。相火的下方，有水气来制约它；水位的下方，有土气来制约它；土位的下方，有风气来制约它；风位的下方，有金气来制约它；金位的下方，有火气来制约它；君火的下方，有阴精来制约它。黄帝又问：为什么会是这样？岐伯回答：六气中的任何一气亢盛，都会引发灾害，因而必须有相应的气来加以制约，只有经过制约，才能使亢盛的气回到正常的生化过程，才能保证主岁之气盛衰有时，保持正常的时序变迁。如果六气中的任何一气亢盛而又无制约之气加以制约，便会形成灾害，生化受到严重损伤，从而产生大病变。

黄帝问：六气盛衰的变化是怎样的呢？岐伯回答：与其位不相符合的，就属于邪气；与其位相符合的，就属于正气。邪气所致之病，变化多端且严重；正气致病，

六气循环主时

风、寒、暑、湿、燥、热六气都有一定的主司位置，它们的循环运行导致了一年节气的变化。每一气制约之气的存在避免了任何一气的亢盛导致的灾害，保证了主岁之气盛衰有时和时序的变迁。

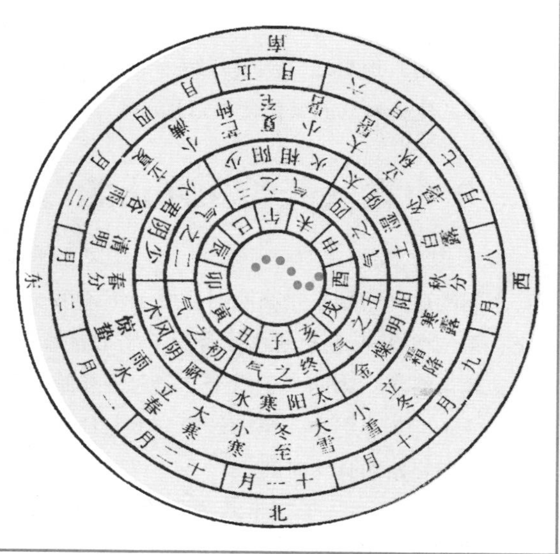

变化轻微且易愈。黄帝又问：什么叫作当其位？岐伯说：比如木运遇卯年，火运遇午年，土运遇辰年、戌年、丑年、未年，金运遇酉年，水运遇子年，就是所谓的岁会，岁会之年，属于平气，不会引起疾病。黄帝说：不当其位又是怎样的呢？岐伯说：这是指天干的五行属性与地支的五行属性不相合。

天符、岁会、太一天符

黄帝问：土运年而遇太阴司天，火运年而遇少阳司天或少阴司天，金运年而遇阳明司天，木运年而遇厥阴司天，水运年而遇太阳司天，这是怎么回事呢？岐伯回答：这是司天之气与五运之气相逢，《太始天元册》里称这种情况为“天符”。黄帝说：既是天符，又逢岁会之年，是怎样的呢？岐伯回答：那种情况叫作太一天符之会。黄帝问：天符、岁会、太一天符，它们三者有贵贱之分吗？岐伯回答：天符相当于执法官，岁会好比是行令官，太一天符好比是贵人。黄帝问：这三者在引起疾病方面有什么不同吗？岐伯回答：由执法之邪气所致的疾病，发病迅速而且严重；由行令之邪气所致的疾病，病势平缓但是病期持久；由贵人之邪气所致的疾病，发病急骤而且易导致死亡。黄帝又问：六气相互变换位置，会有怎样的后果呢？岐伯回答：君在臣位为顺，顺则发病较缓且危险性小，反过来，臣在君位为逆，逆则发病很快且危险性也大。所谓六气变换位置，是对君火和相火而言的。

黄帝说：讲得好！我还想听先生讲讲六步是怎么回事。岐伯回答：所说的一步，是指六十日有零的时间，一年共有六步，四年共计二十四步，把二十四步的时间内的零数积累相加，满一百刻时，即为一天了。

黄帝问：六气对应五行的变化情况是怎样的呢？岐伯回答：六气之中每一气主时的位置，其时限都有始有终。每一气又有初气和中气之别，还有天气和地气的不同，所以推求起来的方法也就不一样了。黄帝问：那么应怎样去推求呢？岐伯回答：天干之气从甲开始，地支之气从子开始，子与甲相组合，就称为岁立，仔细谨慎地推算它们的时序变化，六气的变化便可以预测了。

一年中六气开始和终止的时间

黄帝说：我还想听你讲讲一年之中六气开始和终止时间是怎么样的。岐伯回答：您问的这个问题真是高明啊！甲子年，第一气于漏水下一刻开始，于八十七刻半终止；第二气于八十七刻六分开始，于七十五刻终止；第三气于七十六刻开始，于六十二刻半终止；第四气于六十二刻六分开始，于五十刻终止；第五气于五十一刻开始，于三十七刻半终止；第六气于三十七刻六分开始，于二十五刻终止。这就是六气第一个周期终始的具体时间。

乙丑年，第一气于二十六刻开始，于一十二刻半终止；第二气于一十二刻六分开始，于漏水下百刻终止；第三气于漏水下一刻开始，于八十七刻半终止；第四气

天符和岁会

天符、岁会是运气学说中的重要概念，内经中引用其解释疾病形成的外在因素。下图是对天符、岁会以及既是天符又是岁会的太一天符概念的解释。

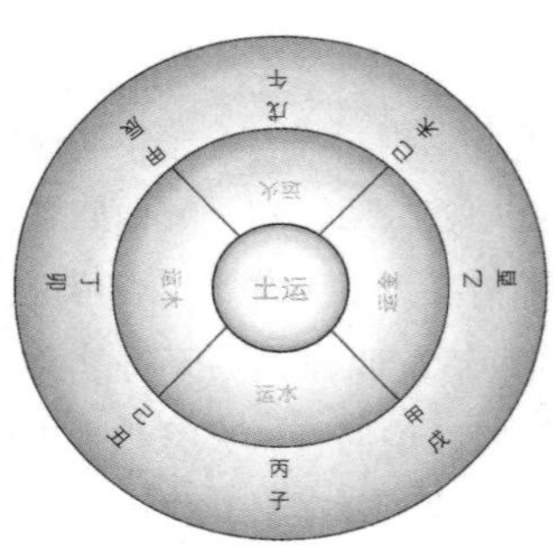

天符

中运（五运）与司天之气相同，谓之“天符”（如土运遇太阴司天，火运遇少阳司天等）。一个甲子（60年）出现12次。

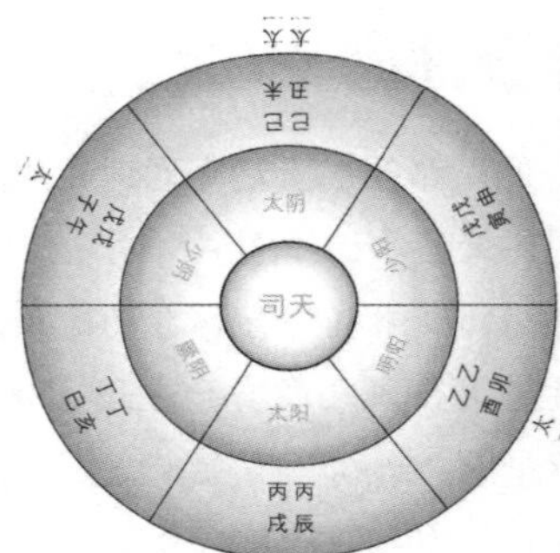

岁会

天干会合于五方正位，谓之“岁会”（如木运临卯，土运临四季等）。一个甲子（60年）出现8次。为平气之年。

太一天符

既是天符，又是岁会，谓之“太一天符”（如1978年为戊午年，该年运、气、天干同属火，为太一天符年）。一个甲子（60年）出现12次。为太过之年。

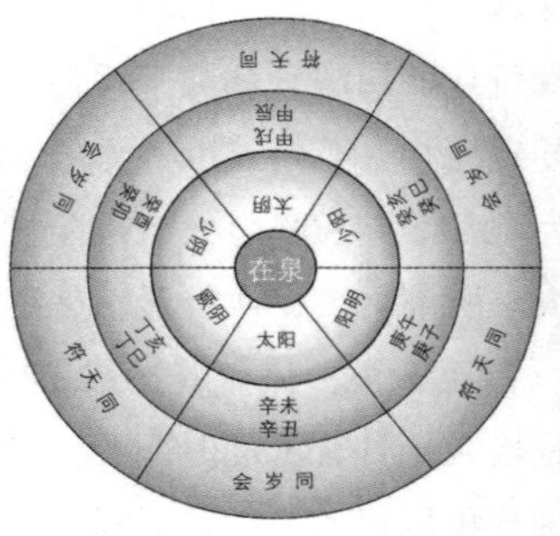

六气主时

运气学说是古代预测技术的重要理论依据。一年为六气所主管，六气与五行相对应，每一气又都有自己的主时位置，主管60日又87.5刻。

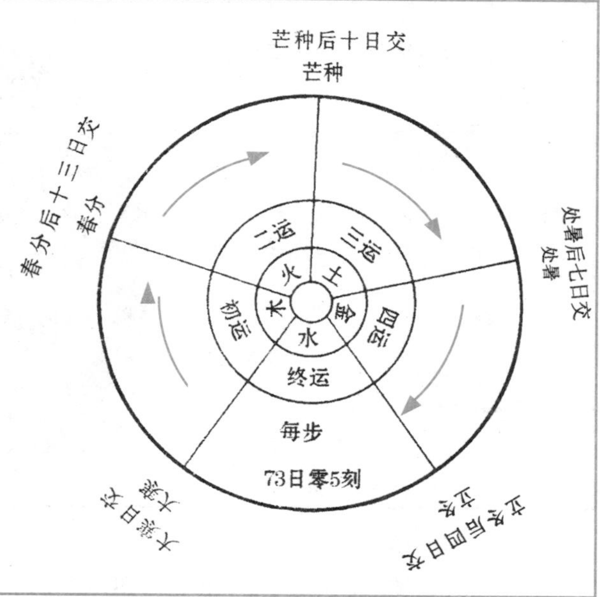

于八十七刻六分开始，于七十五刻终止；第五气于七十六刻开始，于六十二刻半终止；第六气于六十二刻六分开始，于五十刻终止。这就是六气第二个周期终始的具体时间。

丙寅年，第一气于五十一刻开始，于三十七刻半终止；第二气于三十七刻六分开始，于二十五刻终止；第三气于二十六刻开始，于一十二刻半终止；第四气于一十二刻六分开始，于漏水下百刻终止；第五气于漏水下一刻开始，于八十七刻半终止；第六气于八十七刻六分开始，于七十五刻终止。这就是六气第三个周期的终始具体时间。

丁卯年，第一气于七十六刻开始，于六十二刻半终止；第二气于六十二刻六分开始，于五十刻终止；第三气于五十一刻开始，于三十七刻半终止；第四气于三十七刻六分开始，于二十五刻终止；第五气于二十六刻开始，于一十二刻半终止；第六气于一十二刻六分开始，于漏水下百刻终止。这就是六气第四个周期终始的具体时间。紧接着下面的戊辰年的第一气于漏水下一刻开始，于八十七刻半终止等等，按照甲子年到丁卯年的次序周而复始，循环不停。

黄帝说：我很想听你再谈一谈以年为单位，应该如何进行推算呢。岐伯回答：您问得真是详细啊！太阳运行第一周时，六气于漏水下一刻开始；太阳运行第二周时，六气于漏水下二十六刻开始；太阳运行第三周时，六气于漏水下气交指的是天地阴阳二气相互感应而交合的过程。地气上升，升至极点就会转而下降；天气下降，降至极点就转而上升。正是由于天气和地气的相互感应和交合，才有了自然界的变化和四时节气的交替。

气交与节气的变化

气交指的是天地阴阳二气相互感应而交合的过程。地气上升，升至极点就会转而下降；天气下降，降至极点就会转而上升。正是由于天气和地气的相互感应和交合，才有了自然界的变化和四时节气的交替。

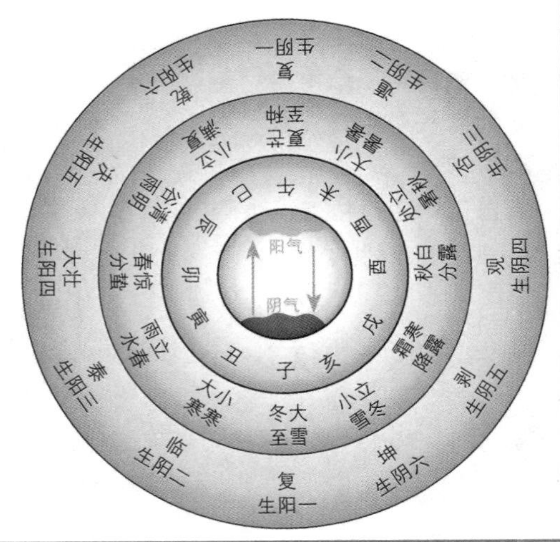

五十一刻开始；太阳运行第四周时，六气于漏水下七十六刻开始；太阳运行第五周时，六气又于漏水下一刻开始。由此可知，太阳运行四周，也就是以四年为一个轮回，称为一纪。所以，六气终始的具体时间在寅年、午年、戌年三年相同；在卯年、未年、亥年三年相同；在辰年、申年、子年三年相同；在巳年、酉年、丑年三年相同。如此往复循环，周而复始。

六气的作用

黄帝说：我很想听先生再谈一谈六气有什么作用。岐伯回答：要谈论关于天的内容就应当从六气入手，要谈论关于地的内容就应当从六气主时的步位入手，要谈论人体的生命活动就应当从天地之气相交对人体产生的影响入手。黄帝问：天地之气相交指的是什么呢？岐伯回答：天气居上而下降，地气居下而上升，天气与地气相交之处，叫作气交，为人类所居之所。气交，就像是天气与地气的枢纽，因此又叫天枢。所以说，天枢以上的空间，为天气所主管，天枢以下的空间，为地气所主管，气交之处，人类居之，世界万物也由此而产生，说的就是这个道理。黄帝又问：什么叫初气和中气呢？岐伯回答：初气三十天有零，中气同初气一样。黄帝问：为什么要对初气和中气进行区分呢？岐伯回答：是为了用它们来区别天气与地气。黄帝说：希望你讲得再具体一点。岐伯回答：初气是指地气，中气是指天气。

六气的变化

黄帝问：气是怎样升降的呢？岐伯回答：气的上升和下降是天气与地气交替作用的结果。黄帝说：我很想听你谈一谈天气和地气是如何作用的。岐伯回答：地气上升，但上升到了极点就会转而下降，下降是天气的作用，天气下降，但下降到了极点

生化规律在自然界中的存在

升、降、出、入是万事万物存在和运行的基本形式，是自然界能维持生机的根本原因。正因为有了升降出入，才有了植物的生、长、化、收、藏，才有了动物和人类生、长、壮、老、死，才有了天地宇宙的和谐与安宁。

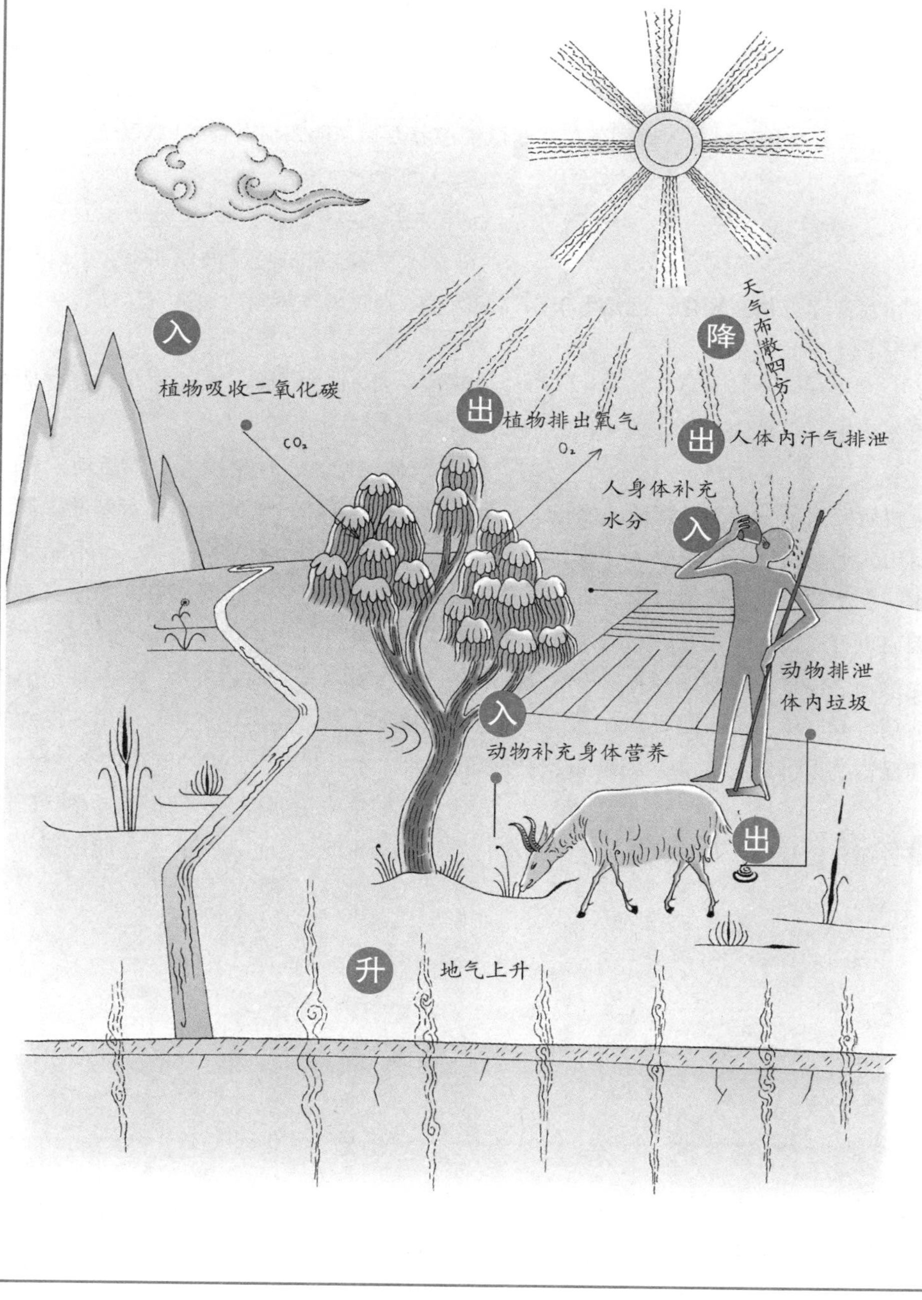

就会又转而上升，上升是地气的作用。天气向下降，其气就流布于地，地气向上升，其气就上腾于天。由于天气和地气相互感召，升降相互为因，所以自然界的变化就产生了。

黄帝说：讲得好。天地之间寒与湿相逢，燥与热相遇，风与火相会，其中有没有异常变化呢？岐伯回答：六气有胜气，也有复气。胜气与复气的不断交替出现，相互作用，便产生了六气的特征和各种不同的作用，以及异常的变化，异常的变化就容易招致邪气。黄帝问：邪气是如何产生的呢？岐伯回答：自然界万物的新生都是生化作用的结果，万物生长到极点就要变，变与化的相互斗争，是任何事物成功和衰败的根本原因。所以说气有往有复，作用有快有缓，由于往、复、快、缓的不同作用，便形成自然界变与化的过程，因而就产生了既能滋养万物又能毁损万物的风气。

黄帝说：气的往、复、快、缓是风气产生的原因，由化到变是事物由盛至衰的过程。世间万物的生成和消亡是相互联系的。但在事物生成的过程中，也潜伏着衰亡的因素，在衰亡开始之初，又孕育着新生的因子，这是为什么呢？岐伯回答：生成和衰败相互依存，相互转化，这是由于六气的运动。通过六气不间断地进行运动，变化就发生了。

黄帝问：运动有静止的时候吗？岐伯回答：如果既没有生，又没有化，也就是说生化停止了，就是六气运动静止的时候了。

黄帝问：六气在静止时生化就停止了吗？岐伯回答：如果没有出入活动，那么生机就毁灭了，如果升降活动停止了，真气就会即刻陷入危险的境地。所以说，若没有出入运动，就不能形成生、长、壮、老、死的过程；若没有升降运动，也不能形成生、长、化、收、藏的过程。所以，升降和出入运动，存在于世间所有的物体当中，因而也可以说物体是升降和出入运动进行的载体和场所。如果物体消散了，生命运动也就随之停息了，所以没有不出不入的事物，也没有不升不降的事物，只不过是生化活动有大有小，其时间有长有短。升降运动和出入运动重在保持正常，若出现反常的情况，就会引发灾害。所以说，没有形体的东西，才没有祸患，说的就是这个意思。

黄帝问：讲得好。有不受生化规律影响的人吗？岐伯回答：您问得真详尽呀！能够遵循自然规律，与其保持一致且适应自然规律变化的，恐怕只有真人才能做到了。黄帝说：讲得好。

名词解释

胜气、复气

胜是强胜的意思，复是报复的意思。胜复之气，即一年中之上半年若有太过的胜气，下半年当有与之相反的复气。如上半年热气偏盛，下半年当有寒气以报复之。

第六十九 气交变大论篇

本篇主要论述五运在气交过程中太过、不及的变化对自然界和人类的影响。介绍了五运之气与四时的对应关系，我们可以通过五气的变化预测灾害；五运与五星对应，五运的变化会在星象上表现出来，介绍了五星的运转与善恶，以及对疾病的影响。

素问

黄帝说：五运之气，相互更替主事，上与六气相应，阴阳消长而往复，寒来暑往而迎随不息，真气与邪气相互斗争，致使人体内外阴阳之气不协调，六经血气动荡不定，五脏血气失去平衡，因而五气的运行有太过和不及之分，表现出专胜、兼并等现象。我很想知道怎样推算五运的太过与不及，以及在人体中所出现的疾病，你可以给我讲讲吗？**岐伯再次行礼而后回答：您问得太好了，这是很高深的理论，为历代帝王所重视，是我的老师传授给我的，我虽然不聪明，但也曾经到老师那里去听他讲过这些道理。**

黄帝说：我曾听人说，高深的理论若遇到合适的人而不教给他，就会使这个理论失传，这叫作失道；若把重要的理论教给不适当之人，就是学术态度不严肃。我诚然德才菲薄，不符合接受高深理论的资格，但是许多老百姓因疾病而不能享尽正常天命，希望先生为保全百姓性命和学问的永远流传，请把这个理论讲出来，由我来掌握这些理论，并切实按照规律加以推行，你认为可以吗？**岐伯说：请让我详细地讲一讲吧！《上经》上说，高深的理论，可以用来上测天文，下明地理，中晓人事，并要保持长久流传，讲的就是这个意思。**

黄帝说：为什么这样说呢？**岐伯说：核心问题就是要推求天、地、人三气的位置，所谓天气的位置，就是天文学；地气的位置，就是地理学；通达人气变化就是人事。若气候先于时令而到来，就称为“太过”；气候晚于时令而到来，就称为“不及”。运气有常有变，人体的生理病理也随之而产生相应的变化。**

五运气化太过对自然界和人的影响

黄帝问：五运气化太过，会出现什么变化呢？**岐伯回答：木运太过，就会有风气大流行，脾土易受到邪气的侵害，人们多有水谷不化的腹泻、饮食量减少、肢体沉重、心中烦闷、肠鸣腹胀等症状，而且天上相应的木星，就显得光亮增强；严重的甚至会出现神情恍惚、易怒和头晕目眩等症状。这是土气不能发挥正常的作用，而木气独**

大宇宙和小宇宙

五运学说包罗万象，是宇宙万物存在的基础。五运学说可以用来推测大至宇宙，小至自然界的天文、地理、人事。

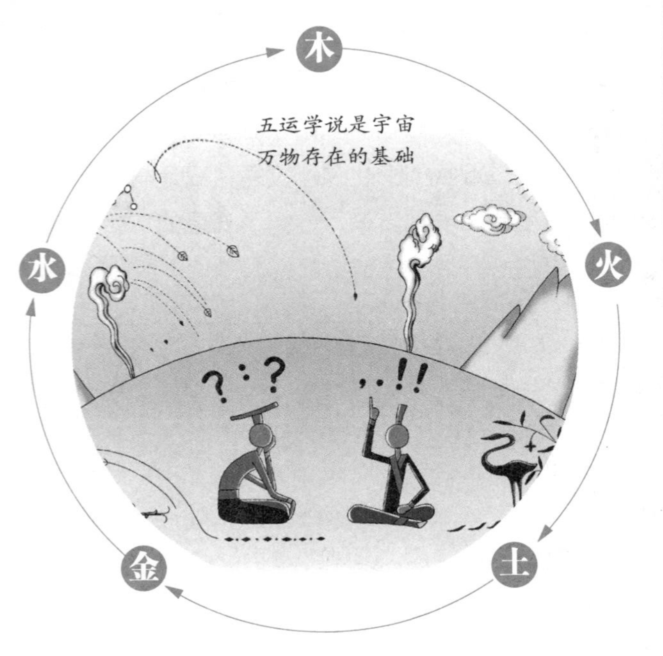

胜的现象。肝木功能独胜，天空中云雾飞腾，地上草木也不能安宁，甚至枝叶败落，引起人体的胁肋疼痛，剧烈呕吐。如果冲阳脉败竭，多为不治之症，天上的星就显得光亮增强。

火运太过，就会有炎热大流行，肺金就会受到邪气的侵害，人们多有疟疾、气少、咳喘、口鼻出血、便血、水泻、咽喉干燥、耳聋、胸中热、肩背部发热等病症，而且天上相应的荧惑星，就显得光亮增强。严重的甚至胸中疼痛，胁肋胀满疼痛，胸中、膺部、背部、肩胛部均疼痛，两臂内胀满疼痛，身体发热，皮肤疼痛，以及患浸淫疮。这是肺金不能发挥正常的作用，而心火功能独胜的现象。水复母仇，就会出现雨冰霜寒降临，天上的水星就显得光亮增强。假若又遇少阴君火或少阳相火司天，火热之气就会更严重，致使水泉干涸，万物枯槁。人就会出现谵语妄言、狂躁、咳嗽喘气、呼吸有声、便血不止等症状，若肺经的太渊脉败竭，多为不治之症，天上的火星就显得光亮增强。

土运太过，就会有雨湿之气大流行，肾水就要受到邪气的侵害，人们多有腹痛、手足冷、精神不爽、肢体沉重、心中烦闷等症状，而且天上相应的镇星就显得光亮增强。甚至肌肉萎缩，两足痿弱不能行走，时常抽筋，脚底疼痛，或者患水饮病，腹中胀满，食欲减退，四肢不能举动。土旺四季，为得位时病变，肾水不能发挥作用，脾土功能独胜而过分地制约水气，使水的潜藏功能受到破坏，而导致泉水上涌，河水泛滥，干涸的池塘中也出现了鱼类，急风暴雨，堤防崩溃，鱼类在陆地上漫游。人们多腹部胀满，大便稀溏，肠鸣，甚至严重腹泻而不止，若肾经的太溪脉败竭，多为不治之症。木复母仇，天上相应的木星就显得光亮增强。

金运太过，就会有燥气大流行，肝木就要受到邪气的侵害，人们多出现两胁肋下及小腹部疼痛、双目肿痛、眼角溃烂、耳聋等症状。燥气过盛，就会出现肢体沉重、心中烦闷、胸痛牵引背部、两胁肋胀满疼痛而且牵引小腹部等症状，天上相应的金星就显得光亮增强。严重时就会咳嗽，喘气，气逆，肩背部疼痛，尾骶、臀部、大腿、膝关节、髋关节、小腿肚、腿胫以及足等部位发生病变。火复母仇，天上相应的火星就显得光亮增强。肺金峻烈，肝木被抑，于是草木呈现收敛不长的现象，苍老干枯凋零，人们多有胁肋暴痛、不能转身、咳嗽气喘、血外溢等症状，若肝经的太冲脉败竭，多为不治之症。天上相应的金星就显得光亮增强。

水运太过，就会有寒气大流行，心火就要受到邪气的侵害，人们多有身体发热、心中烦闷、躁动、心悸、厥冷、谵语、心痛等症状，寒冷之气过早地到来，天上相应的水星就显得光亮增强。甚至出现腹部胀大、腿胫浮肿、咳嗽气喘、睡则汗出、恶风等症状。土复母仇，所以导致大雨不止，尘雾朦胧，淤滞于天地之间，天上的土星就显得光亮增强。若又遇上太阳寒水司天，水寒之气就会更加严重，导致冰雹霜雪不时而降，万物受过分的水湿之气而改变形态。人们多有腹满、肠鸣、大便稀溏、饮食不消化、口渴、眩晕、神志不清等症状，若心经的神门脉败竭，多为不治之症，天上相应的火星的光亮就减弱，水星的光亮就增强。

五运气化不及对自然界和人的影响

黄帝说：讲得好！五运不及会出现什么样的情况呢？岐伯回答：您问得真详细啊！木运不及，它所胜的燥气就会流行，生发之气不能应时来临，所以草木繁荣的时间也会推迟。若燥金之气肃杀过甚，那么坚硬的树木的枝条就会折断、枯萎，天上相应的金星就显得光亮增强。人们多有腹中冷、胠胁部疼痛、小腹疼痛、肠鸣、溏泄等症状。在气候方面表现为时常下冷雨，天上相应的金星光亮增强，谷物色青而不能成熟。若又逢阳明燥气司天，那么燥气更胜，春生之气不能发挥作用，土气旺盛，致使草木再度繁茂，开花、结果的过程急迫，天上相应的金星、土星就显得光亮增强，属于木气的青色植物会过早地凋零。火复母仇，就将出现炎暑流行，湿润的万物变得干燥，柔嫩脆弱的草木枝叶焦枯，从根部重新长出枝叶，并开花、结果。人体多有发热恶寒、疮疡、痱疹、痈痤等症状，天上的火星显得光亮增强，而金星的光亮减弱，谷物也因金气受到制约而不容易成熟。露水提前下降，收敛肃杀之气流行，寒冷的雨水连绵不断而损伤万物，味甜色黄的物类常遭到虫害。脾土受到邪气的侵害，火气迟发，属于火的赤色植物，生化的时间较晚，人的心火旺盛的时间也较晚，火气胜金，肺气受到抑制，属于金的白色植物受到抑制，稻谷不能成熟，人体多出现咳嗽、流鼻涕等症状。天上相应的火星光亮增强，而金星光亮减弱。

五运气化太过对自然界和人的影响

气化太过就是不应至之气而提前到来，五运气化太过就像人的手指伸开而不能弯曲一样。给自然界带来灾害导致万物折损，各季节对应的人体五脏就会单独旺盛起来，出现一些疾病。

❶ 风气流行 天空云雾飞腾，地上草木不宁
❷ 炎热流行 水泉干涸，万物枯槁
❸ 湿气流行 疾风暴雨，河水泛滥
❹ 燥气流行 草木呈现收敛不长的现象，苍老干枯
❺ 寒气流行 大雨不止，尘雾淤滞

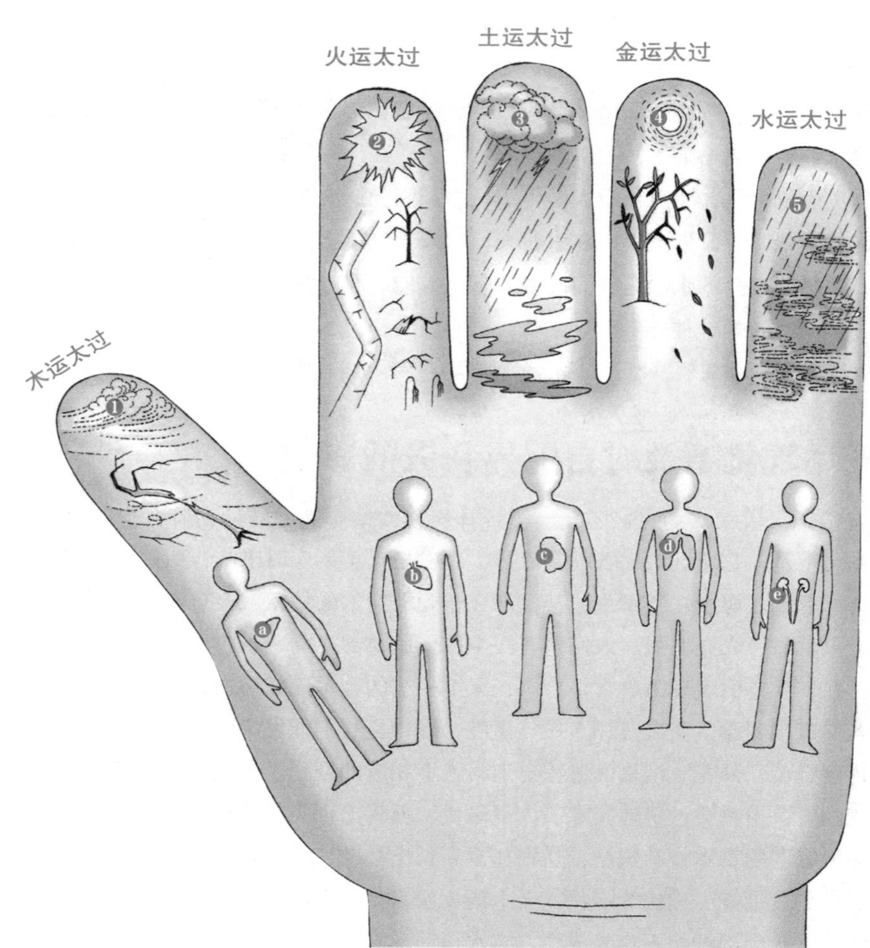

ⓐ 肝气独盛 腹泻腹胀、肢体沉重、心中烦闷等
ⓑ 心火独盛 疟疾、咳喘、咽喉干燥、胸中热、肩背部发热等
ⓒ 脾土独盛 腹痛、手足冷、肢体沉重、心中烦闷等
ⓓ 肺金独盛 肢体沉重、心中烦闷、两胁肋下及小腹部疼痛等
ⓔ 肾水独盛 身体发热、心中烦闷、心痛等

五运气化不及对自然界和人的影响

气化不及就是应至之气而不至，五运气化不及就像人的手指不能伸直。自然界出现与季节不相宜的现象，这种情况也会反映到人的五脏，使人体出现一些疾病。

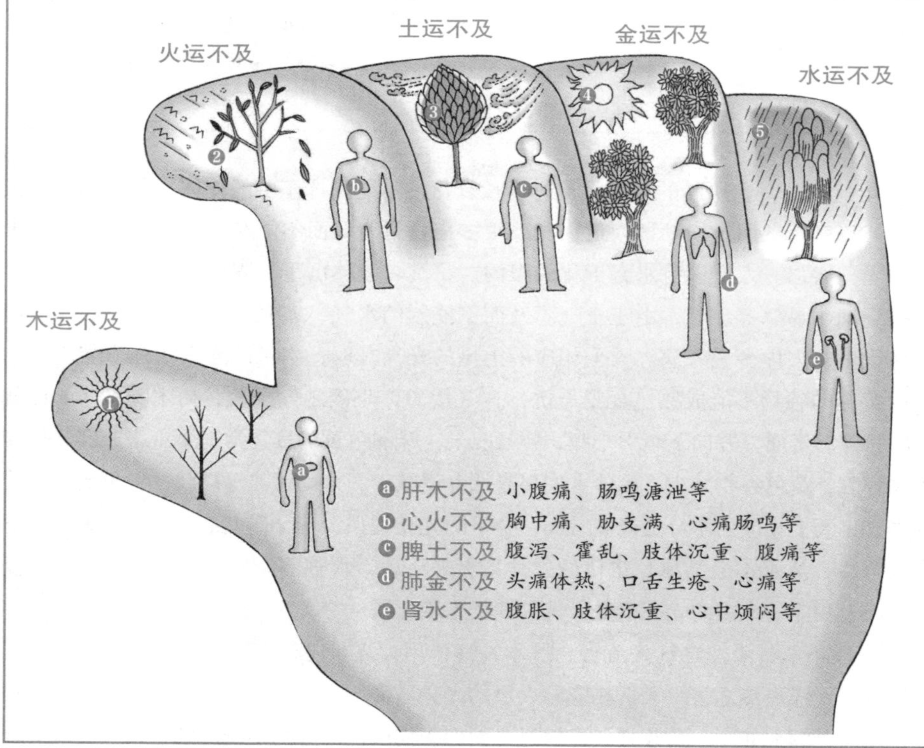

火运不及，它所胜的寒冷之气大流行，夏天生长之气不能发挥正常作用，植物的枝叶就会由繁茂而走向凋零，寒凉过甚，阳气不能化育，于是万物的美丽状态就会被摧毁，天上相应的水星的光亮增强。人们多胸中疼痛，两胁下胀满疼痛，胸膺部、背部、肩胛之间以及两臂内侧均感到疼痛，抑郁昏沉，心痛，声音嘶哑，胸腹胀大，胁下与腰背牵引疼痛，甚至不能伸屈，髋部与股部好像要分离一样，天上相应的火星的光亮减弱，水星的光亮增强，与火气相应的红色的谷物不能成熟。土复母仇，就会有土郁湿蒸，大雨时降。肾气受到抑制，人体多大便稀溏，腹部胀满，饮食不化，腹中寒凉，肠鸣，腹泻，腹痛，筋脉拘急，或出现痿病、痹病、双脚不能支撑躯体等病症。天上相应的水星的光亮减弱，土星的光亮增强，与水气相应的黑色谷物不能成熟。

卦气消息图

“卦气”是汉代易学的术语，其意在用“周易”解释一年的节气变化，其组成是由乾坤二卦相互推移而形成的十二卦，依阴阳消息的次序排列而成。《内经》认为，自然界十二月阴阳消长的变化与人体五脏六腑的功能是相联系的，人体疾病亦与之相关。

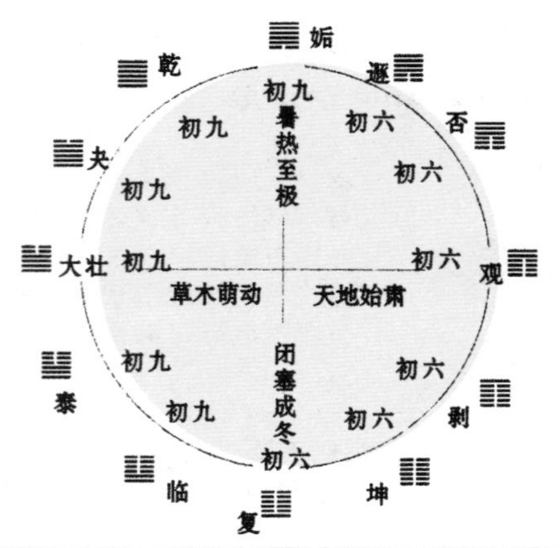

土运不及，它所胜的风气大流行，长夏化气不能发挥正常的作用，植物的枝叶虽然繁荣茂盛，然而由于动摇太过，所以很多植物只开花而不能结果实。天上相应的木星的光亮增强。人体多有水谷不化的腹泻、霍乱、肢体沉重、腹痛、筋骨动摇、肌肉酸痛跳动、易怒等症状，由于土气不及而不能制约水气，寒气过早执事，虫类提前蛰伏在土里，人体多患寒病。天上相应的土星的光亮减弱，木星的光亮增强，与土气相应的黄色的谷物不能成熟。金复母仇，金气峻急，收敛之气严峻，树木凋零。人体就会胸胁猝然疼痛，并向下牵引小腹，频频叹气。味甜色黄的食物常遭受虫害，邪气侵袭人体脾脏，黄色谷物减少，致使人们多有饮食量减少、食而无味等症状。青色的谷物受到损害，天上相应的木星的光亮减弱，金星的光亮增强。若又遇上厥阴风木司天，则下半年寒冷，流水不会结冰，蛰伏的虫类又出来活动，水脏不能发挥作用，金气不能复胜，天上相应的木星的光亮不变，人们健康无疾病。

金运不及，炎热之气大流行，肝木发挥作用，夏长之气专胜，因而万物繁茂，但气候会有干燥炎热之害。天上相应的火星的光亮增强，人体多肩背沉重，流鼻涕，打喷嚏，便血，泻下如注。秋收之气迟于时令而到，使白色的谷物不能成熟，天上相应的金星的光亮减弱。水复母仇，于是寒雨暴至，冰雹霜雪降落，损害万物，人体多出现阴寒盛于下部，而格拒阳气，阳气上浮，致使头后部疼痛并延及头顶，身体发热，天上相应的水星的光亮增强。水盛火衰，与火气相应的红色的谷物不能成熟，人体多口舌生疮，甚至心痛。

水运不及，土湿之气大流行，水气衰而不能制约火气，火气返并发挥其作用，使万物生化过程加速，气候炎热，热雨频降，天上相应的土星的光亮增强。人体常腹部胀满，肢体沉重，水泻，阴疮流脓，清稀如水，腰部和股部疼痛，下肢运动不便利，心中烦闷，两足痿弱，手足清冷，脚底疼痛，甚至足背浮肿。冬藏之气不能发挥作用，肾气不能保持平衡，天上相应的水星的光亮减弱，与水气相应的黑色谷物不能成熟。若又遇上太阴湿土司天，寒湿大盛，于是严寒屡次侵袭，虫类也提前蛰伏，地面凝结成坚硬的冰块，天上的太阳也不能发挥其作用。人们多有下部寒冷的症状，严重的出现腹部胀满、浮肿的症状。天上相应的土星的光亮增强。而与土气相应的黄色植物得以成熟。木复母仇，因而大风暴发，草木倒卧，枝叶凋零，生长不繁盛。人的面部颜色变得萎黄而无光泽，筋骨拘急疼痛，肌肉抽搐，双目视物不清，甚至出现复视，肌肉上出现风疹。如果邪气向内侵袭于膈中，心腹部便会疼痛。木气盛而土气受损，黄色谷物得以成熟。天上相应的木星光亮增强。

五运之气不及与四时的关系

黄帝说：很好！我还想听你讲讲五运之气与四时的关系是怎样的。岐伯说：您问得真详细。木运不及，若金气不来克制，那么春季会出现春风和畅、鸟语花香的正常生化之气，秋季会出现雾露清凉的正常气象；若金气来克制，那么春天就会出现寒冷凄凉的异常现象，夏天就会有炎热的气候。它所造成的灾害多出现在属于木的东方，人体则多出现肝病，病邪在内表现在胸胁，在外表现在关节。

火运不及，若水气不来克制，那么夏季会有明亮显耀的正常生化之气，冬天则有霜雪严寒的正常气候；若水气来克制，那么夏天就会出现凄凉寒冷的异常气候，到了长夏，必然会有湿气郁蒸，随时会有尘埃昏蒙、大雨倾盆而降的变化。它所造成的灾害多出现在属于火的南方，人体则多出现心病，病邪在内表现在胸胁，在外表现在经络。

土运不及，若木气不来克制，那么春、夏、秋、冬四季之末的各十八日，都会有湿润之气，春季会有风和鸟鸣、万物萌芽破土而出的正常气象；若木气来克制，那么在相应的四季之末，就会有风沙飞扬、折草摇木的异常现象，秋季就会出现肃杀、久雨不止的现象。它所造成的灾害多出现在与土气相应的东南、西南、东北、西北四方，人体则多出现脾病，病邪在内表现在心腹，在外表现在肌肉四肢。

金运不及，若火气来克制，那么夏季会有光明炎热、草木郁郁葱葱的繁荣景象，冬季会有严寒整肃的正常气候；若火气来克制，那么夏天就会出现炎热火燎的异常气候，秋季就会出现冰雹霜雪的变化。它所造成的灾害多出现在与金气相应的西方，人体则多出现肺病，病邪在内表现在胸胁肩背，在外表现在皮毛。

水运不及，若土气不来克制，那么在四季之末都会有湿润之气随时发生，出现和风生发的正常气候；若土气来克制，那么四季之末就会出现湿气郁蒸、天空昏暗、暴雨倾盆的异常变化，随时会有风沙飞扬、摧折树木的情况。它所造成的灾害多出现在与水气相应的北方，人体则多出现肾病，病邪在内表现在腰脊骨髓，在外表现在肌肉和脚膝等部位。

五运之气的变化，就犹如秤杆和秤锤一样应保持平衡，太过的就会受到抑制，不及的就会受到抬举。正常的生化之气的变化，会出现正常的感应；异常急骤的变化，会有相应之气产生，促使它恢复正常。这就是自然万物生、长、化、成、收、藏过程中的正常规律，生态平衡的内在依据。若五运之气的运行违背了这个规律，那么天地

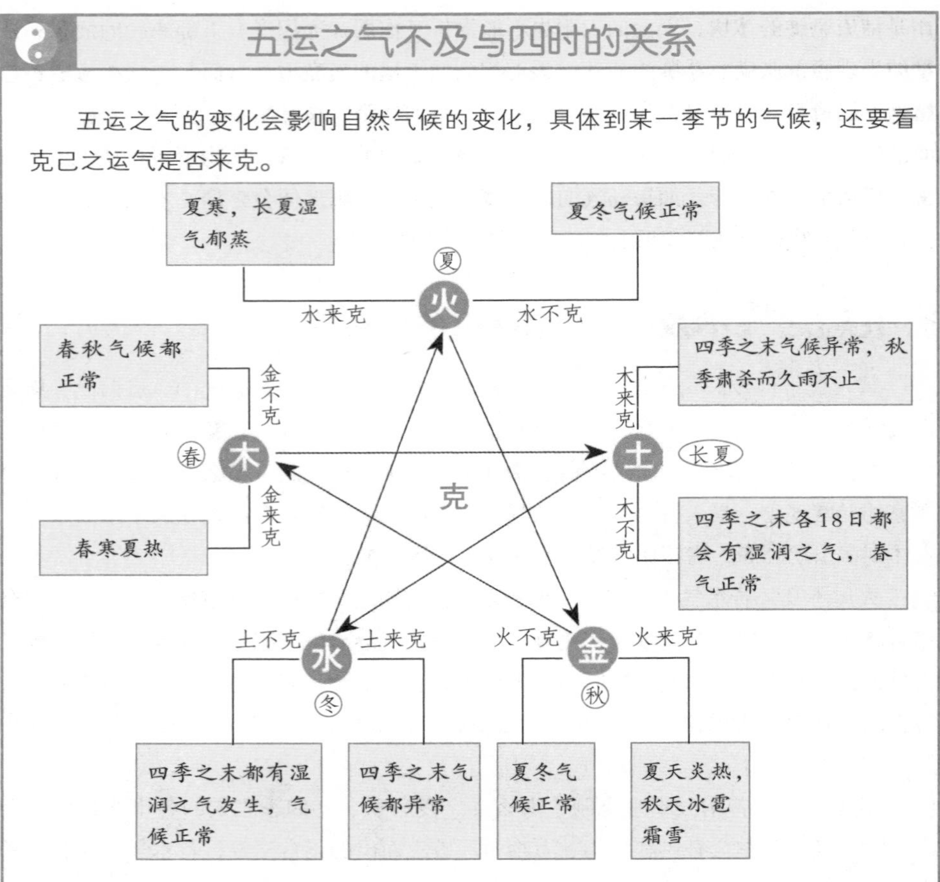

之气的升降运动就会闭塞不通。所以说，天地的动静变化是通过日月星辰的运动而表现出来的；阴阳的消长往复则是通过寒暑的变迁而表现出来的，就是讲的这个道理。

五气变化与灾害的预测

黄帝问：先生所讲的五气的太过、不及与四时气候的相应关系，真可以说是非常详细了。然而五气发生混乱变异，只要为另外之气触犯，就会发作为灾害，其发作也无一定的规律，因而多形成突然的灾害。对于这些异常的情况，应该怎样事先进行预测呢？岐伯回答：五气的混乱变化虽然无固定的规律，但是它们的特性、作用、职权、表现等正常变化，以及变动、灾害等异常变化，各自表现出来的现象是不相同的。

黄帝又问：这是怎么回事呢？岐伯回答：风气产生于东方，风能助长木类植物的生长。它的特性是布散柔和温暖之气，它的作用是使万物滋生繁茂，欣欣向荣，它的职权是使万物舒展松缓，它的表现为风气，它的异常变动是震撼摇动，它引起的灾害是使草木摇撼，四散飘落。热气产生于南方，热能生火。它的特性是彰显，它的作用是使万物繁荣茂盛，它的职权是光亮明耀，它的表现为热气，它的异常变动是灼热焚毁，它引起的灾害是大火焚烧而毁灭万物。湿气产生于中央，湿能助长土气。它的特性是蒸腾滋润，它的作用是使万物丰盛完备，它的职权是安静，它的表现是湿气，它的异常变动是暴雨骤然而降，它引起的灾害是久雨不止，河堤崩溃。燥气产生于西方，燥能助长金气。它的特性是清洁凉爽，它的作用是使万物紧缩收敛，它的职权是刚强锐急，它的表现是燥气，它的异常变动为肃杀万物，它引起的灾害是使万物干枯而凋零。寒气产生于北方，寒能助长水气，它的特性是寒冷凄凉，它的作用是使万物清冷安静，它的职权为凝固整肃，它的表现为寒气，它的异常变动为严寒凛冽，它引起的灾害为霜雪冰雹。所以考察五气的活动变化，有特性、作用、职权、表现、变动、灾害的不同，万物的生长变化与它们相应，同样，人体也与它们相对应。

五星的运转与善、恶

黄帝问：先生讲了五运太过和不及所引起的物候的变化，是与天上的五星相应的，而德化、政令、变动、灾害等不按规律出现，突然出现的变化，那么天上的五星是否也随着一起变动呢？岐伯回答：五星是随着天体的运转而有规律地运行的，所以不可能随意妄动，因而五运一定与五星相应。突然出现的变化是由于天地阴阳之气相

五运之气的平衡

五运之气的运行，就像秤杆和秤锤一样维持着一种平衡状态。当一气太过或不及时，就会有其相克或相生的气活跃起来，或者抑制它，或者抬举它。如图所示：

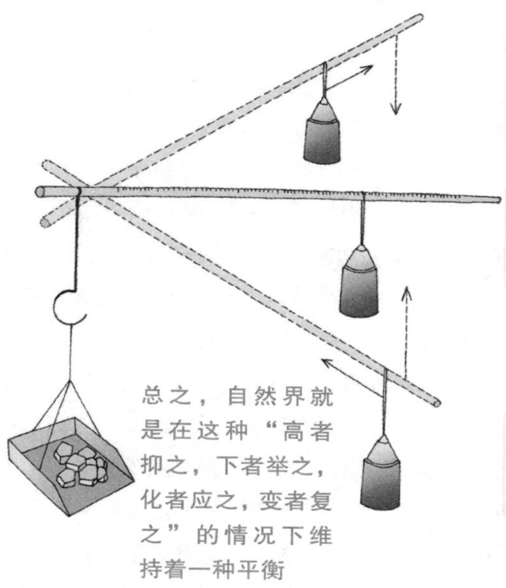

五气的运行规律

五运之气运行的正常规律应该与四时相应，相应则万物生长正常；不相应则四时气候异常，草木折损。

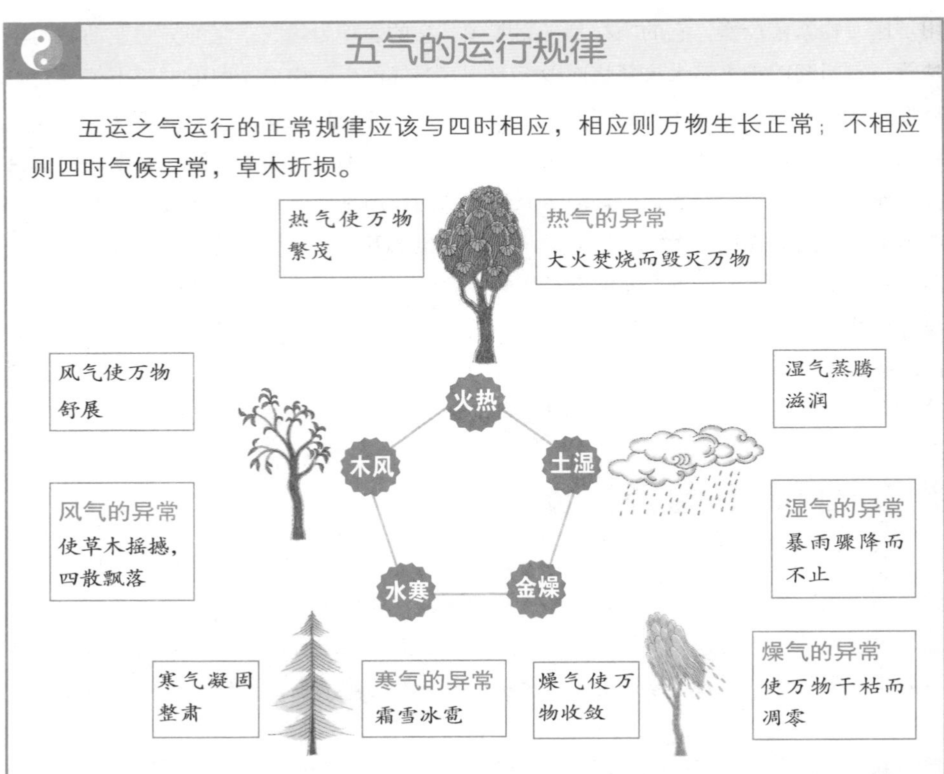

交所产生的，五运是不会与它相应的。所以说，五星依照常规发生的变化，五运就与之发生相应的变化，而突然的变化，五运是不与之相应变化的，说的就是这个意思。黄帝又问：五星是如何与五运的常规相应的呢？岐伯回答：五星各有不同的性质，分别与五运之气相应。

黄帝问：五星运行的快慢和逆顺不同，这说明什么呢？岐伯回答：五星在运行过程中，运行缓慢且光亮极弱，就好像是在视察它所属分野的情况，所以叫作“省下”。若五星在其运行的轨道上，去而即又返回，或者迂回而行，就好像在考察它所属分野中是否有遗漏和过失，所以叫作“省遗过”。若五星在其轨道上久留环绕而不去，有时离开，有时又返回，就好像在审察它所属分野中的灾情和功德，所以叫作“议灾”或“议德”。若变故即将发生，那么其光芒就小，若经过一段时间才能产生变化，那么其光芒就大，若五星的光芒大于平常的一倍，说明气化作用旺盛；若大于平常的二倍，说明灾害马上就会出现。若五星的光芒小于平常的一倍，说明气化作用减弱；若小于平常的二倍，就称作“临视”，好像在考察它所属分野中的德与过。有德的就降福，有过的就降灾以惩罚。所以在观察五星所呈现出来的现象时，若高而远那么光芒小，若低而近那么光芒大。因此，星的光芒大，就表示喜怒之情的应期近；星的光芒小，则表示祸福之事的应期远。当岁运之气太过时，与该运相应之星就脱离轨道向北而去；若五运之气和平，五星就各按其轨道运行。所以岁运之气太过时，被克制之星就会失去光亮而兼有母星的颜色；岁运之气不及时，就兼见它所不胜之星的颜色。聪明的人虽勤勤恳恳地去探求运气的变化规律，但谁也不能真正知道其中的玄妙，面对众星生克的复杂关系忧心忡忡，究竟什么样的星象预示着吉祥？对于天象没有征兆而妄加谈论，只不过是以此吓唬侯王而已。

黄帝说：灾害怎么样从五星上得到验证呢？岐伯回答：也是分别依循各自的变化而显现的，但气有盛有衰，运星的凌犯有逆有顺，留守的时间有长有短，呈现出来的形状有善有恶，星宿生克有胜有负，所应验的兆头就有吉有凶了。

黄帝说：你所说的星象的善、恶是什么意思呢？岐伯回答：星象呈现为有喜、有怒、有忧、有丧、有泽、有燥的不同。人见星而喜，为善；见星而怒，为恶。星光较微，乍明乍暗，是星之忧，为善；星光异常，是星之丧，为恶。星光明亮润泽，为善；星光干燥，为恶。这些是经常出现的现象，必须认真地加以观察。黄帝又问：喜、怒、忧、丧、泽、燥这六种星象在天上的位置有高低不同吗？岐伯回答：六种星象虽然有位置上的高低不同，但它们的应验却是一样的，对人事的应验也是如此。

黄帝说：讲得好！它们的特性、作用、职权、表现等对人体及万物有什么利与弊

五星的运转

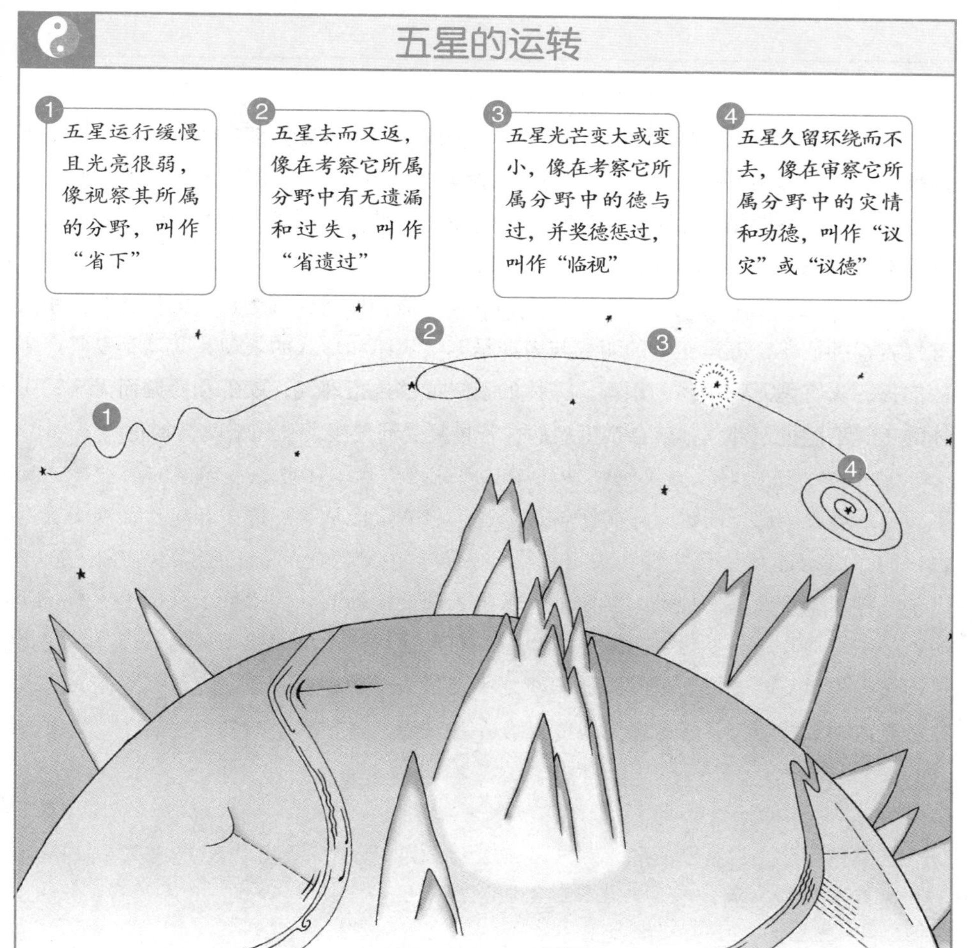

星象图

青龙、白虎、朱雀、玄武为传说中的四方之神，青龙为东方之神、白虎为西方之神、朱雀为南方之神、玄武（龟蛇合体）为北方之神。

古人认为，星象的明暗、善恶等是吉凶的一种预示，并以此来预示灾害等的发生。

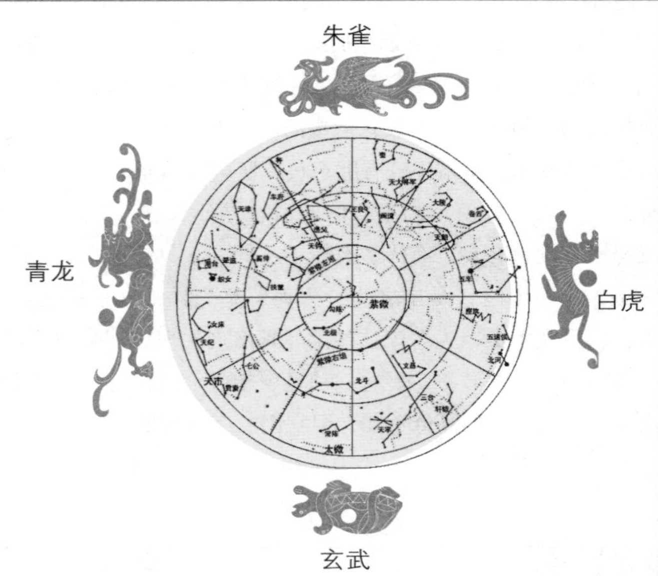

呢？**岐伯回答：五气的特性、作用、职权、表现、变动、灾害都有各自的规律，是不能彼此相加或者相减的；胜与复、盛与衰总体是平衡的，是不能随便增多的；胜复往来的日数，也不能相互超越；气运的升降是互为因果的，不能取消其中的一个方面。这些都是根据各自的变动而出现的一些情况。**

黄帝又问：它对疾病的发生有什么影响呢？**岐伯回答：五运正常的特性与作用是五气吉祥的征兆，五运正常的职权与表现是五气规律和形式的表现，变动是复气产生的前提，灾害是万物损伤的根源。人体的正气能够抗拒邪气，就平和协调而无病；人体的正气不能抗拒邪气，就会产生疾病，若重复受邪气侵袭，病情就会加重。**

黄帝说：讲得好！这真是精妙高深的理论，圣人的伟业，宣扬大的道理，达到了无穷的境界。我曾听说过，善于谈论天道的，必定能从人那里得到应验；善于谈论古代的，必定能从今日的现实中得到验证；善于谈论气化的，必定能从物象上表现出来；善于谈论天人感应的，必定能探求出天地变化的同一性；善于谈论生化与变动的，必定能通晓超自然之理。除了先生您，有谁还能谈得出如此高深的道理呢！我将选择黄道吉日，将这些言论秘藏于金匮之中，每天早晨诵读，题名为《气交变》。不经过斋戒不敢随便打开，并谨慎地传授给适当的人。

第七十 五常政大论篇

本篇主要论述五运六气的变化对自然界和人类的影响，包括五运平气、不及、太过时的标志和自然界所出现的现象，不同地区、地势的高低都会影响人的健康和治病规律，司天之气对五脏变化的影响，运气变化对动物和自然界生化的影响，六气的变化对疾病治疗和用药原则的影响。

素 问

五运的平气、不及和太过

黄帝说：太空广阔无垠，五运周流运转不息，由于其有太过和不及之别，所以人体也有损益盛衰的区别。我很想听你谈谈五运中的平气是如何称呼的，它又有哪些标志和表现呢？**岐伯回答：您问得真高明啊！木运的平气，有敷布和气的作用，所以叫作“敷和”；火运的平气，有推动阳气上升且更明亮的作用，所以叫作“升明”；土运的平气，有广布生化的作用，所以叫作“备化”；金运的平气，有收敛清静的作用，所以叫作“审平”；水运的平气，有清静柔顺的作用，所以叫作“静顺”。这就是五运中平气的名称。**

黄帝又问：五运不及又是如何称呼的呢？**岐伯回答：木运不及，不能正常地敷布和气，所以叫作“委和”；火运不及，不能使阳气上升，所以叫作“伏明”；土运不及，土低凹而生化作用减弱，所以叫作“卑监”；金运不及，从顺革易而收敛坚硬的作用衰弱，所以叫作“从革”；水运不及，源流干涸而不通，所以叫作“涸流”。这就是五运不及的名称。**

黄帝又问：五运太过又是如何称呼的呢？**岐伯回答：木运太过，能宣发旺盛的生发之气，所以叫作“发生”；火运太过，炎热之气过盛，所以叫作“赫曦”；土运太过，化生之气过盛，土高而厚，所以叫作“敦阜”；金运太过，收敛之气过盛，众物成熟而坚硬，所以叫作“坚成”；水运太过，水气满溢而外流，所以叫作“流衍”。这是五运太过的名称。**

五运平气之年的表现

黄帝说：五运的平气、太过、不及的名称我已经知道了，还想听听它们各有什么标志，以及它们的外在表现是怎么样的。**岐伯回答：您问得真详细啊！在木运平气的敷和之年，木气的作用就可以周行于四方，阳气得以舒展，阴气得以布散，使生、**

五运三气之纪

右图形象地说明了运气的变化对气候和人的影响。如水运太过之年名“流衍”，表示水满出堤坝而妄流的情形；水运平气之年名“静顺”，好像我们在堤岸上漫步，河水在静静地顺着河道流淌的安宁景象；水运不及之年用“涸流”，是形容河水减少或出现断流的样子（三气指的是一年中的平气、太过与不及三种情况）。

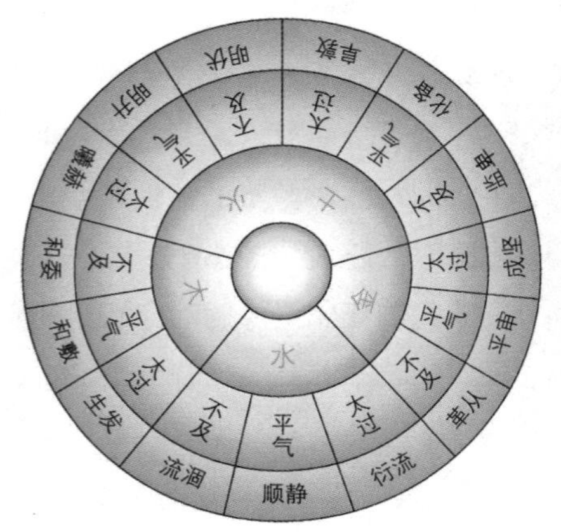

张介宾《类经图翼》三气歌

敷和发生委和木，升明赫曦伏明火。
审平坚成从革金，备化敦阜卑监土。
静顺流衍涸流水，平气太过不及数。

长、化、收、藏五气皆能宣畅平定，木气正而直，其性质顺随自然。它的功用表现为能曲能直，活动自如。它的化生之气，使万物繁荣旺盛。它在物类上属于草木类，它的职权为发散，它的气候特性为温和，它的表现为风气，它与人体五脏之肝脏相应，肝木受克制于清凉的肺金，肝的外窍为目。它与五谷之麻相对应，与五果之李相对应，与果实之核仁相对应，与四季之春季相对应，与虫类之毛虫相对应，与牲畜之犬相对应。它的颜色为青色，它的精气能滋养充实人体的筋脉，它所引发的病变是腹部拘急胀满，它在五味中为酸，在五音中为角，在物体中属于中央坚实的一类，它在五行中成数为八。

在火运平气的升明之年，正阳之气旺盛，火气的作用就可以普施于四周，使生、长、化、收、藏五气皆能化生均衡发展，火气升腾而上，其性质迅速敏捷。它的功用表现为烧灼。它的化生之气，使万物茂盛繁荣。它在物类上属于火类，它的职权为光明照耀，它的气候特性为炎暑，它的表现为热气，它与人体五脏之心脏相应，心火受克制于寒凉的肾水，心的外窍为舌。它与五谷之麦相对应，与五果之杏相对应，与果实之果络相对应，与四季之夏季相对应，与虫类之羽虫相对应，与牲畜之马相对应。它的颜色为红色，它的精气能滋养充实人体的血液，它所引发的病变是肌肉跳动，肢体抽搐。它在五味中为苦，在五音中为徵，在物体中属于脉络一类，它在五行中成数为七。

在土运平气的备化之年，天地之气协调而成其美，土气的作用就可以布达于四方，使生、长、化、收、藏五气皆能化生完美发展，土气平和敦厚，其性质柔顺。

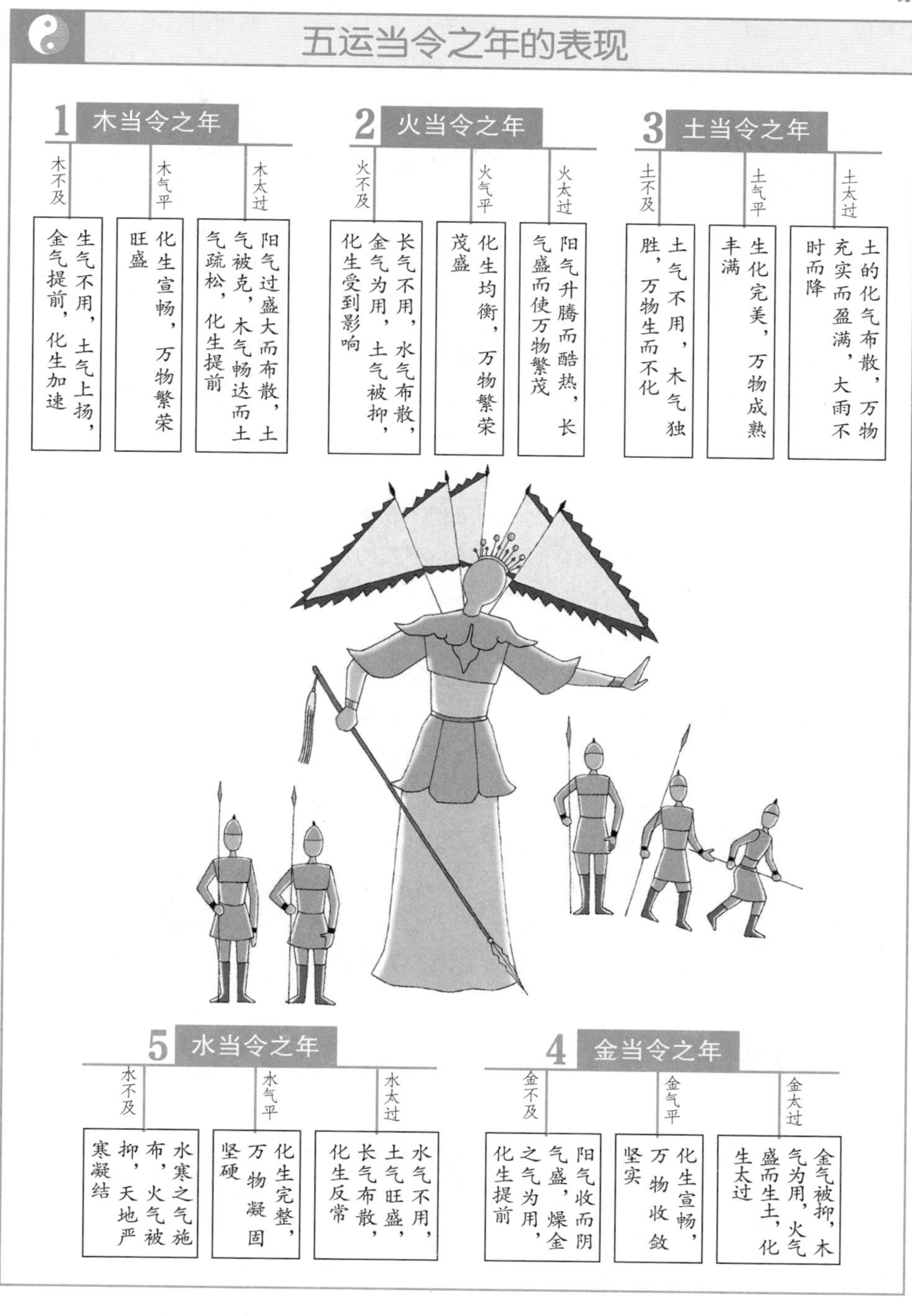

它的功用表现为能高能低。它的化生之气，使万物成熟丰满。它在物类上属于土类，它的职权为安静，它的气候特性为湿热，它的表现为湿气，它与人体五脏之脾脏相对应，脾土受克制于风木之气，脾的外窍为口。它与五谷之稷相对应，与五果之枣相对应，与果实之果肉相对应，与时令之长夏相对应，与虫类之裸虫相对应，与牲畜之牛相对应。它的颜色为黄色，它的精气能滋养充实人身的肌肉，它所引发的病变为窒塞不通。它在五味中为甜，在五音中为宫，在物体中属于皮肤一类，它在五行中成数为五。

在金运平气的审平之年，天地之气收敛而不争夺，肃杀而无侵犯，使生、长、化、收、藏五气皆能化生宣畅而清洁，金气洁白清明，其性质刚强。它的功用表现为能使万物散落。它的化生之气，使万物收敛坚实。它在物类上属于金类，它的职权为刚劲清肃，它的气候特性为清凉急切，它的表现为燥气，它与人体五脏之肺脏相对应，肺金受克制于心火之气，肺的外窍为鼻。它与五谷之稻相对应，与五果之桃相对应，与果实之果壳相对应，与四季之秋季相对应，与虫类之介虫相对应，与牲畜之鸡相对应。它的颜色为白色，它的精气能滋养充实人体的皮毛，它所引发的病变为咳嗽。它在五味中为辛，在五音中为商，在物体中属于外壳坚硬一类，它在五行中成数为九。

在水运平气的静顺之年，天地之气闭藏但不伤害万物，生化而乐于下行，使生、长、化、收、藏五气皆能化生完整而无太过与不及的现象，水气清净明亮，其性质润滑向下运行。它的功用表现为满溢灌溉。它的化生之气，使万物凝固坚硬。它在物类上属于水类，它的职权为水源不竭，川流不息，它的气候特性为严寒肃静，它的表现为寒气，它与人体五脏之肾脏相对应，肾水受克制于湿土之气，肾的外窍为前后二阴。它与五谷之豆相对应，与五果之栗相对应，与果实之果汁相对应，与四季之冬季相对应，与虫类之鳞虫相对应，与牲畜之猪相对应。它的颜色为黑色，它的精气能滋养、充实人体的骨髓，它所引发的病变为手足厥冷，它在五味中为咸，在五音中为羽，在物体中属于柔软一类，它在五行中成数为六。

所以，如果五运是平年，主生的木气主时，就没有金气的肃杀；主长的火气主时，就没有水气的讨伐；主化的土气主时，就没有木气的制止；主收的金气主时，就没有火气的残害；主藏的水气主时，就没有土气的抑制，这都称为平气。

五运不及之年的表现

在木运不及的委和之年，木的生气被金气所克制，所以叫作胜生。木的生气不能发挥其作用，土气失去应有的制约，于是化气上扬，属于火的长气自然平静，属于金的收气提前到来，凉雨不时下降，风云兴起，生气不足使草木的繁荣推迟，收气早来使草木易干枯凋落，因化气与收气旺盛，致使植物开花吐穗结果的生化过程迅速，肌肤皮肉坚实。委和之气收敛，它的作用表现是聚合不散，当它发生变动时，人体筋脉拘急收缩或弛缓，甚至出现易惊骇的症状。它与人体五脏之肝脏相对应，与果类之枣、李相对应，与果实之果仁、果壳相对应，与谷类之稷、稻相对应，它在五味中为酸、辛，它的颜色为苍白色，它与牲畜之犬、鸡相对应，与虫类之毛虫、介虫相对应，它的气候表现为雾露寒凉，它在五音中为角、商，它所引发的病变为动摇和恐惧不安，这都是木运不及从金运而造成的。这时，少角与半商、上角与正角、上商与正商均相同。它的病变多为肢体痿弱、痈肿、疮疡、生虫等，这是由于邪气伤害了肝脏的缘故。上宫与正宫相同。金气太盛，呈现出一片萧瑟肃杀的景象，火复母仇，所以随之又出现火热沸腾之气。它所产生的灾害出现在与木气相应的东方，火气来报复时，与火气相应的飞虫、蛀虫、蛆虫和雉鸡随之出现，多产生雷霆。

在火运不及的伏明之年，火的生气被水气所克制，所以又叫作胜长。火的长气不能发挥其作用，水的藏气反而布达于各个季节，金的收敛之气自己发挥作用，土的化气的节令受到抑制，寒凉之气频繁出现，暑热之气减弱，万物秉承土的化气而生，但是生而长不大，虽能开花结果，但果实却极其瘦小稚嫩，若遇土气主令时便会衰老。阳气受抑制而不伸展，蛰伏之虫过早潜藏。伏明之气郁而不舒，其作用暴烈，其诱发的动作明显与隐伏交替出现，变幻不定，其病变为有疼痛感，它与人体五脏之心脏相对应，与果类之栗、桃相对应，与果实的丝络、汁液相对应，与谷类之豆、稻相对应。它在五味中为苦、咸，它的颜色为黑色、红色，它与牲畜之马、猪相对应，与虫类之羽虫、鳞虫相对应，它的气候表现为冰雪寒霜，它在五音中为徵、羽，它所引发的病变为昏惑、悲哀、善忘，这都是火运不及从水化而造成的。这时，少徵与少羽、上商与正商均相同。邪气伤害了心脏，水气过盛，阴寒凝聚凄惨，土复母仇，所以随之又出现暴雨倾泻。它所造成的灾害出现在与火气相应的南方，土气来报复时，暴雨如注，雷霆闪电，阴云密布，久雨不息。

在土运不及的卑监之年，土的生气为木气所克制，所以又叫作减化。土的化气不

五运不及之年的表现

种类	五运之间的关系	对自对然界的影响	对人的影响
木运不及	土气失去抑制，金气胜	化生加速	肝脏容易受邪
火运不及	金气失去抑制，水气胜	化生受抑	心脏容易受邪
土运不及	水气失去抑制，木气胜	生而不化	脾脏容易受邪
金运不及	木气失去抑制，火气胜	化生旺盛	肺脏容易受邪
水运不及	火气失去抑制，土气胜	化生推迟	肾脏容易受邪

图例：

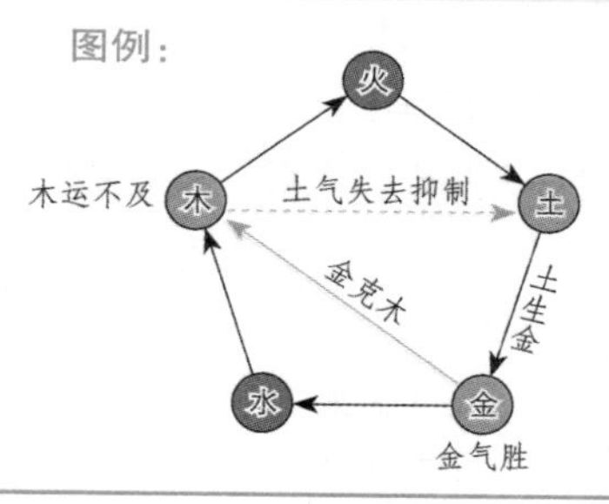

名词解释

委和、伏明、卑监、从革、涸流

运气术语，分别用来表示五运不及。

二十四气斗

我国古代的历法，一年分四季，每季又分“孟、仲、季”三个月，四季合十二个月。二十四节气的划分，具有天文、气候和物候学上的意义。我国古代根据初昏时北斗星斗柄所指的二十八星宿方位，将一回归年365.25日平分为十二个月，月初为节气，月中为中气，共二十四气，形成斗纲建月法。

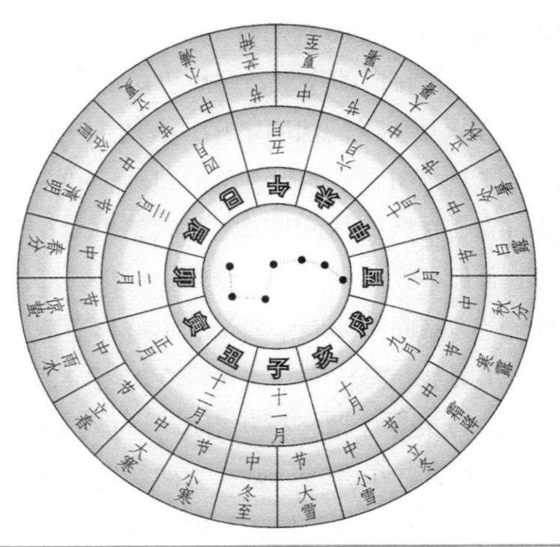

能发挥其正常的作用，木的生气独胜，木能生火，所以火的长气反而完整如常。雨水失调，过期不降，金的收敛之气平定，风与寒并起，草木虽然繁荣茂盛，但却只开花吐穗而不结果，成实则籽粒干瘪。收割时只是秕糠，其气运疏散。它的功用表现为安静、平定，它的变动可使人体产生痈肿、疮疡、流脓溃烂、呕吐。它与人体五脏之脾脏相对应，与果类之李、栗相对应，与果实之果汁、果仁相对应，与谷物之豆、麻相对应。它在五味中为酸、甜，它的颜色为青黄色，它与牲畜之牛、犬相对应，与虫类之裸虫、毛虫相对应，它的气候表现为大风怒吼，震撼暴发，它在五音中为宫、角，它所引发的病变为胀满和痞塞不通，这都是土运不及从木化而造成的。这时，少宫与少角、上宫与正宫、上角与正角均相同，它的病变多为水谷不化的腹泻，这是由于邪气伤害脾脏所致。木气过盛，暴风骤起摧折，植物枯黄散落；金复母仇，草木干枯凋落。它所造成的灾害多出现在与土气相应的东南、东北、西南、西北四方。金气来报复时，多出现败坏毁损，好像遭到虎狼的伤害一般凄惨。由于清凉的金气发挥作用，于是木的生气就被抑制了。

在金运不及的从革之年，金的收气被火气所抑制，所以又叫作折收。金收之气推迟来临，木的生气得以宣扬，火气盛而生土，火的长气与土的化气相合，同时发挥作用，火的功用得以宣发，万物因而繁荣茂盛，它的气运发散上升，它的功用表现为躁动急切，它的变动可使人体出现咳嗽、失音、胸闷、气逆等症状。它与人体五脏之肺脏相对应，与果类之李、杏相对应，与果实之果壳、果络相对应，与谷类之麻、麦相对应。它在五味中为苦、辛，它的颜色为白色、红色，它与牲畜之鸡、羊相对应，与虫类之介虫、羽虫相对应，它的气候特性为明朗光曜，赤日炎炎，它在五音中为商、徵，它所引发的病变为打喷嚏、咳嗽、流鼻血，这都是金运不及从火化而造成的。这时，少商与少徵、上商与正商、上角与正角均相同。火邪伤害了肺脏，火气太盛，所以表现为火焰炽热，水复母仇，出现霜雪冰雹的气象。它所产生的灾害多出现在与金气相应的西方，水气来报复时，鳞虫、小虫、猪、鼠之类的动物乱窜，寒冷之气提前来临，于是出现严寒的气候。

在水运不及的涸流之年，水不能克制火气，阳气反而过盛，所以又叫作反阳。水的藏气不能发挥其作用，而土来制水，土的化气得以昌盛，火的长气则布散畅通，蛰虫推迟潜藏，土地虽润泽，但泉水减少，草木繁密茂盛，万物秀丽丰满。它的功用表现为不能封藏而渗透泄漏，它的变动可使人体大便坚硬不通，而出现干燥焦枯的症状。它与人体五脏之肾脏相对应，与果类之枣、杏相对应，与果实之果汁、果肉相对应，与谷类之黍、稷相对应。它在五味中为甜、咸，它的颜色为黄色、黑色，它与牲畜之猪、牛相对应，与虫类之鳞虫、裸虫相对应，它的气候特性为尘土飞扬，昏蒙不清。它在五音中为羽、宫，它所引发的病变为痿弱、厥逆、大小便不利，这都是水运不及从土化而造成的。这时，少羽与少宫、上宫与正宫均相同，其病变为小便不利，大便硬结不通，这是由于湿邪伤了肾脏的缘故。水运不及而湿土之气过盛，尘土昏蒙，暴雨骤然而至，木复母仇，大风骤起，草木摇动折断。它所产生的灾害多出现在与水气相应的北方。毛虫、狐狸、麋鹿之类的动物经常出现在外而不潜藏。

所以，凡运气不及的年份，它所不胜之气便乘虚而入，好像不速之客一样，不请自来，暴虐而无道德。如此肆意伤害的结果，反使灾难降临到自己头上。这是由于子复母仇所致。如果其母伤害较轻，那么报复之气也轻微；若其母伤害较重的，那么报复之气也严重，这是运气中的一个正常规律。

五运太过之年的表现

在木运太过的发生之年，阳气布散过盛，万物发生，陈其姿容，所以又叫作启陈。木盛克土，使土气疏松通畅，木气畅达，温和的阳气布化至四面八方，阴气随阳气而行，春生之气得以生化，万物因之欣欣向荣。它的生化作用为生发，万物容貌华美，它的职权为布散，它的表现为畅达舒展，它的变动可使人震颤、眩晕，其特性为风和日丽，推陈出新，它的异常变动是震怒，拔树折木。它与谷类之麻、稻相对应，与牲畜之鸡、犬相对应，与果类之李、桃相对应，它的颜色为青色、黄色、白色，它在五味中为酸、甜、辛，它与春季相应，与人体经脉之足厥阴肝经、足少阳胆经相对应，与人体内脏之肝、脾相对应，与虫类之毛虫、介虫相对应，它在物体中属于内外均坚硬一类。它引发的病变为容易发怒，这时，太角与上商相同，若又遇少阴君火或少阳相火司天，火气上逆，人体就会出现气逆、呕吐、腹泻的症状。木气太过而不修德，恃强而凌犯土气，金复母仇，秋气强劲急切，金气过盛则表现为肃杀之气，寒凉提前到来，草木凋零，多是由于金气过盛伤害肝脏所造成的。

在火运太过的赫曦之年，由于火的长气旺盛，因而众物繁茂，所以又叫作蕃茂。阴气化育于内，阳气升腾于外，炎热酷暑蒸腾布化，万物因而昌盛。它的生化作用是长，所以赫曦之气上升，它的职权为活动不止，它的表现为声色显露于外，它的变动可使人体高烧，四肢躁动不宁，它的特性为暑热郁蒸，它的异常变动是炎热蒸腾。它

五运太过之年的表现

种类	五运之间的关系	对自然界的影响	对人的影响
木运太过	土气被抑，金复母仇	万物繁荣，寒凉之秋提前到来	肝气胜则易怒
火运太过	金气被抑，水复母仇	万物昌盛，冬季气象阴霾凄惨	心火胜则喜怒无常
土运太过	水气被抑，木复母仇	万物丰厚充盈，暴风迅速到来	土气胜则易出现胀病
金运太过	木气被抑，火复母仇	肃杀之气大行，暑热之气热行	金气胜则易气喘胸闷
水运太过	火气被抑，土复母仇	严寒凝结，尘埃昏蒙	水气胜则易胀满

名词解释

发生、赫曦、敦阜、坚成、流衍

运气术语，分别用来表示五运太过。

图例：

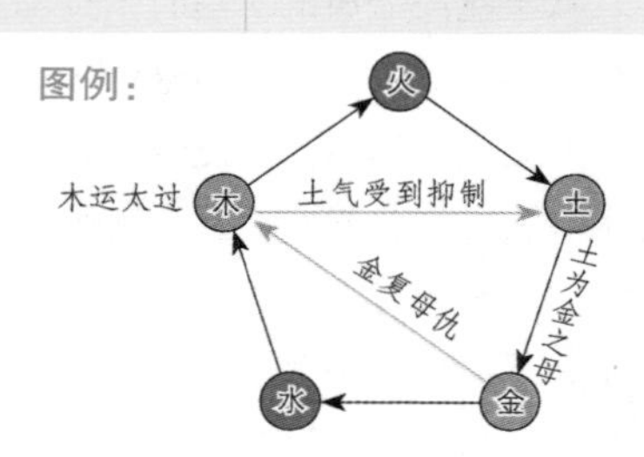

与谷类之麦、豆相对应，与牲畜之羊、猪相对应，与果类之杏、栗相对应，它的颜色为红色、白色、黑色，它在五味中为苦、辛、咸，它与夏季相应。它与人体经脉之手太阳小肠经、手少阴心经、手厥阴心包经、手少阳三焦经相对应，与人体内脏之心脏、肺脏相对应，与虫类之羽虫、鳞虫相对应，它在物体属于经脉、汁液一类，它引发的病变为嬉笑无常、疟疾、疮疡、出血、狂妄、眼红等。这时，上羽与正徵相同，火气既平，金不受克，那么收气能正常发挥作用，火受水的克制，易出现筋脉拘急、肢体抽搐、口噤不开等症状。若又遇上少阴君火或少阳相火司天，火盛制金，金收之气便不能及时到来而推迟。火气暴烈伤金，水复母仇，致使出现阴霾凄惨的气象，甚至出现下雨、冰雹、霜雪严寒等情况，多是由于寒气太过伤害心火所造成的。

在土运太过的敦阜之年，土的化气旺盛而布于四方，所以又叫作广化。土德厚而清静，可使万物顺应火的长气而形体盈满，土的精气充实于内，万物生化成形，土运太过，湿土之气盛，则烟尘云雾郁蒸笼罩于山陵之上，大雨不时而降，湿气充分发挥作用，燥气退避。它的生化作用是圆润，其气丰厚充盈，它的职权为安静，它的表现为周密完备，它的变动可使人体湿气蓄积，它的特性为柔和润泽，它的异常变动为雷霆震惊，大雨倾盆，山崩土溃，它与谷类之稷、麻相对应，与牲畜之牛、犬相对应，与果类之枣、李相对应。它的颜色为黄色、黑色、青色，它在五味中为甜、咸、酸，它与长夏相应。它与人体经脉之足太阴脾经、足阳明胃经相对应，与人体内脏之脾脏、肾脏相对应。与虫类之裸虫、毛虫相对应，它在物体上属于肌、核一类，它引发的病变为腹部胀满，手足不能举动。土盛伤水，木复母仇，所以暴风迅速而来，多是由于木气损伤肝脏所造成的。

在金运太过的坚成之年，阳气收敛，阴气主事，所以又叫作收引。天气清净，地气明朗，阳热之气跟随在阴气之后施行治化，燥金用事，万物得以收成，金收之气频繁布化，土湿之气不能完成作用。它的生化作用为收成，其气为削减，它的职权为清肃，它的表现为尖锐而刚劲，它的变动可使人体突然折伤，出现疮疡、痨瘵等症状，它的特性为雾露萧瑟，它的异常变动为肃杀凋落。它与谷类之稻、黍相对应，与牲畜之鸡、马相对应，与果类之桃、杏相对应。它的颜色为白色、青色、红色，它在五味中为辛、酸、苦，它与秋季相应，它与人体经脉之手太阴肺经、手阳明大肠经相对应，与人体内脏之肺脏、肝脏相对应，与虫类之介虫、羽虫相对应，它在物体上属于果壳、果络一类，它引发的病变为气喘胸闷、呼吸有声、胸部胀满、仰面呼吸。这时，上徵与正商相同，木气与金气同化，引起的病变为咳嗽。金气过盛，金胜克木，致使树木枯槁不荣，柔弱的草类也变得焦枯，金气太盛，火复母仇，暑热之气流行，炎热来临，蔓生的藤草都将枯槁，多是由于火气太盛损伤肺脏所造成的。

地理位置影响人的发病

生活在不同地区的人，由于地理环境、气候、饮食习惯不同，所产生的疾病也不一样，治疗方法也有别。

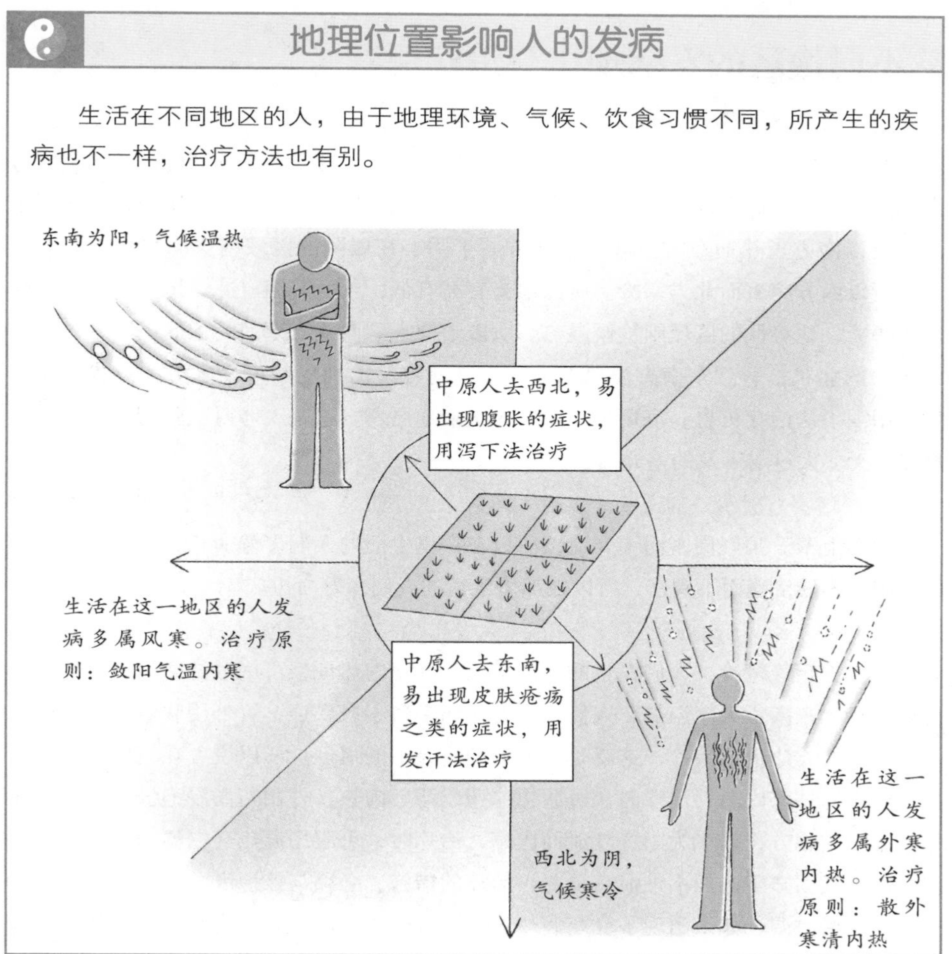

在水运太过的流衍之年，藏气旺盛，万物封闭潜藏，所以又叫作封藏。水寒之气主管着万物的生化，天地严寒凝结，水寒之气施布，水胜克火，火长之气不能发扬，水的生化作用为凛寒，其气为坚凝，它的职权为静谧，它的表现为流通灌注，它的变动可使人体腹泻，呕吐涎沫，它的特性为阴寒凝结，凄惨而多寒雾，它的异常变动为霜雪冰雹。它与谷类之豆、稷相对应，与牲畜之猪、牛相对应，与果类之栗、枣相对应，它的颜色为黑色、红色、黄色，它在五味中为咸、苦、甜，它与冬季相应。它与人体经脉之足少阴肾经、足太阳膀胱经相对应，与人体内脏之肾脏、心脏相对应，与虫类之鳞虫、裸虫相对应，它在物体上属于浆汁、肉一类，它引发的病变为胀满。若又遇上太阳寒水司天，寒水之气更盛，火的长气被抑制而不能正常发挥作用。水气过盛伤火，土复母仇，于是尘埃昏蒙，湿气散漫于天地之间，大雨不时而降，多是由于土气过盛损伤肾脏所造成的。

所以，运气太过而不能发挥自己的正常作用，如恃强凌弱，那么所胜之气就必来进行报复；如果五运之气正常地发挥作用，即使所胜之气来侵犯，也可能与主岁之气同化。

不同地区的发病规律与治疗原则

黄帝问：西北方的阳气不足，所以北方寒冷而西方凉爽；东南方的阴气不足，所以东方温和而南方炎热，这是为什么呢？岐伯回答：这是各个不同的区域内阴阳盛衰不同、地势高低有别所形成的。东南方属于阳，在属阳的区域内，阳精自上而降于下，所以南方炎热而东方温和；西北方属于阴，在属阴的区域内，阴精自下而奉于上，所以西方凉爽而北方寒冷。所以地势有高有低，气候有温有凉，地势高的区域则气候寒凉，地势低的区域则气候温热。所以中原人到西北方寒凉的地区去时，容易出现腹胀的症状；若到东南方温热的地区去，就容易出现皮肤疮疡之类的症状。腹胀病，用泻下法治疗可愈；疮疡病，用发汗法治疗可痊。这是人体肌肤腠理开闭的一般规律，无非太过与不及的差异而已。

黄帝问：上面所说的这些情况对人体寿命的长短会有什么影响呢？岐伯回答：西北方阴精上奉，阳气周密而不外泄，所以在那里生活的人们多寿命长；东南方阳精下降，阳气容易发泄而不周密，所以在那里生活的人们多寿命短。

黄帝说：讲得好！那么在不同的地区发生的疾病应当如何进行治疗呢？岐伯回答：西北方天气寒冷，人们发生的疾病多属于外寒内热证，可用散外寒清内热的方法进行治疗；东南方天气温热，人们发生的疾病多属于风寒证，可外用收敛阳气，内用温其内寒的方法进行治疗，这就是所说的同病异治的道理。所以说，在气候寒冷的地方，病多为外寒内热，治疗时，可服用凉药以清其内热，外用药汤浸泡散其外寒。在气候温热的地方，病多为阳气外泄而内寒，治疗时，可服用温热药以温内寒，强守于内，使阳气固守于内而不外泄。总之，治疗的措施，必须与该地区的气候一致，才可以达到平衡协调。如果出现了真寒假热证，或真热假寒证，就应当采用相反的方法进行治疗。

黄帝说：很好。但是在同一个区域内，人们的生化寿命长短各不相同，这是什么原因呢？岐伯回答：这也是因为地势高低不同所造成的。地势高的地方多寒，阴气用事，地势低的地方多热，阳气用事。阳气用事则阳气盛，所以时令气候与万物的生化皆早于时令而来；阴气用事则阴气盛，所以时令气候与万物的生化皆迟于时令而来。这是地势高低不一，万物生化有迟有早的正常规律。

地势高低对人寿命的影响

黄帝又问：万物生化的迟早对人的寿命长短也有影响吗？岐伯回答：生活在地势高的地方的人多长寿，生活在地势低的地方的人多寿命较短。地势高低相差的程度不一样，对人们寿命影响的大小也不一样。地势高低相差小的，寿命长短的差别也小；地势高低相差大的，寿命长短的差别也大。因此作为治病医生，必须搞清楚自然规律、地理环境、阴阳的盛衰、六气的先后、人们寿命的长短以及生化的时期等情况，才可以了解人的形体与阳气是否协调一致，从而判断疾病的性质，确定治疗的措施。

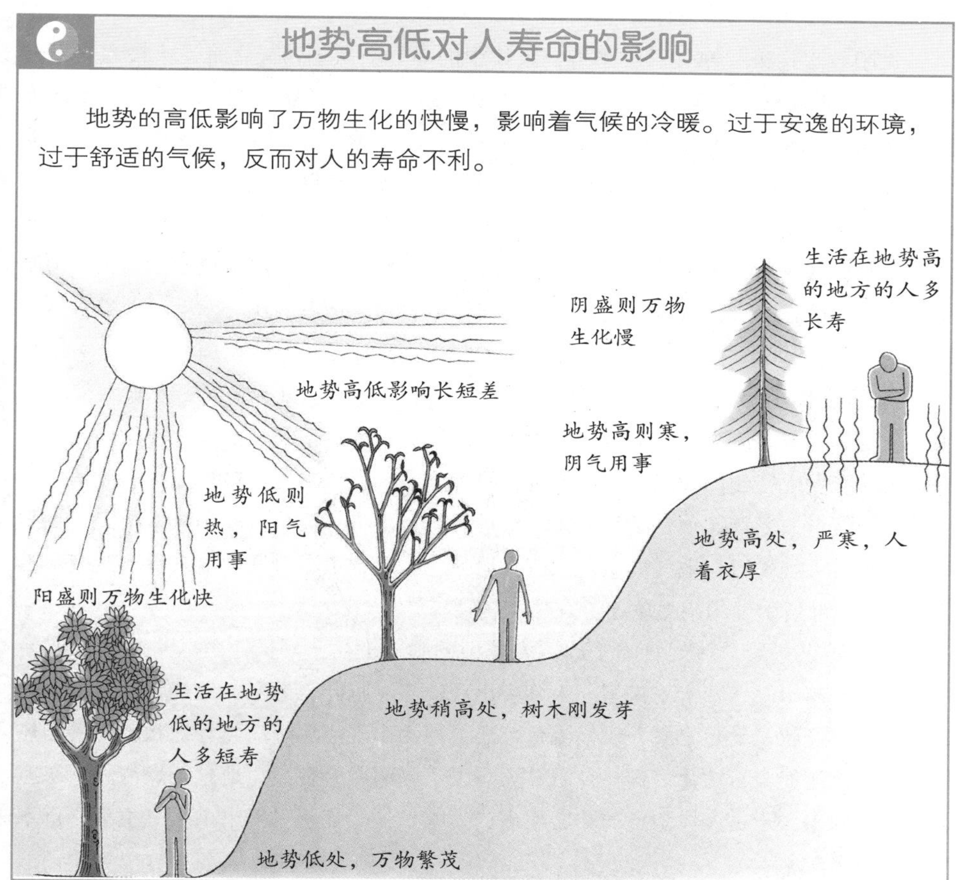

司天之气如何影响五脏的变化

黄帝说：讲得好！有些年份，依岁运推算的理论应当发生某种疾病，但却没有发生；五脏之气应当有所感应但却没有；五脏之气应当发挥作用但却没有发挥作用。这是什么原因呢？岐伯回答：这是由于受着司天之气的制约，人体的五脏之气也随之而发生变化的缘故。黄帝说：我很想听你详尽地讲讲其中的道理。岐伯回答：少阳相火司天，火气君临于地，人体中的肺气逆而上从于司天之气，金被火气所使用，进而克制木气，地上草木受灾害，炎火焚烧，清凉的金气被耗损，炎暑之气大规模地流行，火盛伤肺，于是人们多出现咳嗽、打喷嚏、鼻衄、鼻塞、疮疡、寒热、浮肿等症状。少阳相火司天，厥阴在泉，于是风掠过大地，尘土飞扬，人们多出现心痛、胃脘痛、厥逆、胸膈不通等症状，且其变化剧烈迅速。

阳明燥金司天，燥气君临于地，人体中的肝气上从于司天之气，木被金气所使用，进而克制土气，于是土气受灾害，金气旺盛，寒凉之气常常来临，金盛克土，草木受伤而枯萎，人体多胁肋疼痛，目赤，眩晕，战栗，筋脉痿弱不能久立。阳明燥金司天，少阴君火在泉，暴热流行于天，蒸腾于地。人体阳气内郁而多发病，其症状为小便黄赤、寒热如疟、甚至心痛等，火气流行于草木枯槁的冬季，流水不结冰，虫不蛰藏。

太阳寒水司天，寒气君临于地，人体中的心气上从于司天之气，火被水气所使用，进而克制金气，于是金气受灾害。水寒之气过盛，寒冷的气候经常出现，水寒太盛，流水结成冰。若火气过旺，则人体心中烦热，喉咙干燥，时感口渴，鼻塞，打喷嚏，易悲伤，经常打哈欠。如果热气妄行，就会有寒气来报复，所以天气会出现不时降霜，人多健忘，甚至心痛。太阳寒水司天，太阴湿土在泉，所以土气湿润，水满而外溢。寒水客气加临，水与湿相合，阴气深重，万物变湿，人体水停蓄于内，腹中胀满，不能饮食，皮肤肌肉麻痹没有知觉，筋脉不柔和，严重的还会发生浮肿，身体后转时困难。

厥阴风木司天，风气君临于地，人体中的脾气上从于司天之气，土被木气所使用，土湿之气敦厚而兴起，土盛制水，于是水气受灾害。木气旺盛，土气受到制约，脾土的功能发生变化，人们多肢体沉重，肌肉萎缩，食欲减退，口淡无味。风木之气在天空中流行，云物摇动，于是人体多出现目眩、耳鸣等症状。厥阴风木司天，少阳相火在泉，火气暴行，地气灼热，人体多患赤色血痢，虫不蛰藏而出来活动，流水不能结冰。风邪所引发的病变急速。

少阴君火司天，热气君临于地，人体中的肺气上从于司天之气，金被火气所使用，进而克制木气，草木受灾害。人体多出现喘气、呕吐、恶寒、发热、打喷嚏、鼻衄、鼻塞等症状。暑热之气大规模流行，还会使人出现疮疡、高热等症状，炎暑酷热极盛，就像能使金石熔化一样。少阴君火司天，阳明燥金在泉，地气干燥清凉，寒凉之气时常到来，于是人体多出现胁肋疼痛、喜叹长气等症状。因肃杀之气主事，草木也发生变化。

太阴湿土司天，湿气君临于地，人体中的肾气上从于司天之气，水被土气所使用，进而克制心火，火气受灾害。水湿之气盛，阴云笼罩，雨水不止，水盛火衰，人们多胸闷不爽，阴痿肾衰，阴气不能举起而失去正常作用。当湿土之气过旺的时候，反而会使人腰痛，转动不便利，或发生厥逆。太阴湿土司天，太阳寒水在泉，地气阴凝闭藏，严寒的气候将到来，虫类提前蛰伏，人体心下痞满而疼痛。若寒气太盛，天寒地冻，人体多出现小腹疼痛的症状，影响正常进食。若水气顺从金气而变化，金水相生，因而井泉增多，水味变咸，流动的江河水减少。

运气变化对动物的影响

黄帝问：在同一年份之中，有的虫类能够受孕而繁殖，有的虫类却不能繁殖，这种生化不同的原因是什么呢？岐伯回答：六气和五行生化了五种不同的虫类，而运与气之间存在相互制约的关系。如果六气与昆虫的五行属性相同的虫类，就能繁衍生育；如果六气与昆虫的五行属性不相同的虫类，就不能生育而出现衰退，这是自然界中万物生化的正常规律。所以厥阴风木司天时，毛虫不受其影响而安静，羽虫可以生育，介虫不能生育；厥阴风木在泉时，毛虫可以生育，裸虫耗损，羽虫不能生育。少阴君火司天时，羽虫不受其影响而安静，介虫可以生育，毛虫不能生育；少阴君火在泉时，羽虫可以生育，介虫耗损而不能生育。太阴湿土司天时，裸虫不受其影响而安静，鳞虫可以生育，羽虫不能生育；太阴湿土在泉时，裸虫可以生育，鳞虫不能生育。少阳相火司天时，羽虫不受其影响而安静，毛虫可以生育，裸虫不能生育；少阳相火在泉时，羽虫可以生育，介虫耗损，毛虫不能生育。阳明燥金司天时，介虫不受

逐年客气图

主气固定不变，客气逐年轮替。如果某个时段的客气与主气相克，在自然界则出现相应的灾变，在人则引起相应的疾病。从图中可以看出，客气六年为一个周期，且其气位的时段，起止均与主气相同。排序也不是一年四季气候的自然轮替，而是严格按照先三阴再三阳的排序。三阴三阳之气，按照每年司天的不同，加临于主气六步气位之上，变换着不同加临结果。

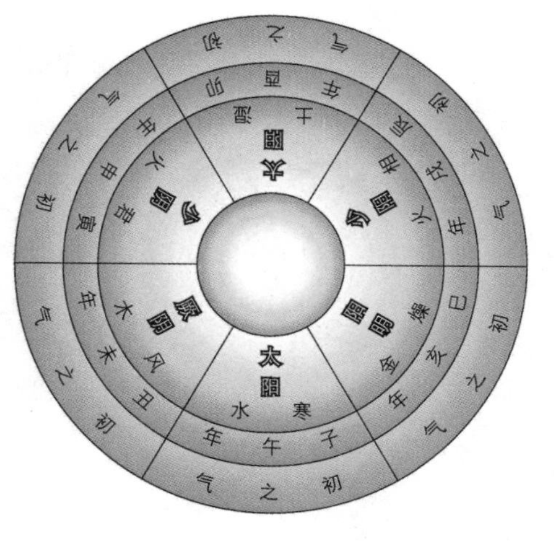

其影响而安静，羽虫可以生育，介虫不能生育；阳明燥金在泉时，介虫可以生育，毛虫遭受耗损，羽虫不能生育。太阳寒水司天时，鳞虫不受其影响而安静，裸虫可以生育；太阳寒水在泉时，鳞虫耗损，裸虫不能生育。凡是受到克制不能成长的运气，再遇到不能孕育生成的六气，上述情况就更加严重了。因而司天、在泉之气有所克制，岁运是万物生化与发展的重要保障。在泉之气可以制约自己可胜的岁运，司天之气可以制约胜己的岁运；司天之气能制约五色，在泉之气能影响形质。五虫繁衍的盛衰，各自随着运气的不同而去适应它，所以一年之中，各种动物有能够繁殖和不能繁殖等

运气的变化对动物的影响

毛虫、羽虫、裸虫、介虫、鳞虫被称为“五虫”。其中身披羽毛的动物称羽虫，凤凰为羽虫之长；毛虫指除人之外的哺乳动物（即兽类），因身体披毛而得名，麒麟为毛虫之长；裸虫是指无羽毛鳞甲蔽身的动物，有时也专指人类，人为裸虫之长；介虫指有甲壳的虫类及水族（如贝类等），龟为介虫之长；鳞虫指各种有鳞的动物，包括鱼类、某些爬行动物（蛇、蜥蜴等）及传说中的龙等，龙为鳞虫之长。五虫之说始见于《大戴礼记·易本命》。

古人认为五虫与五运六气相对应，运与气之间的制约关系也影响了五虫的繁殖。

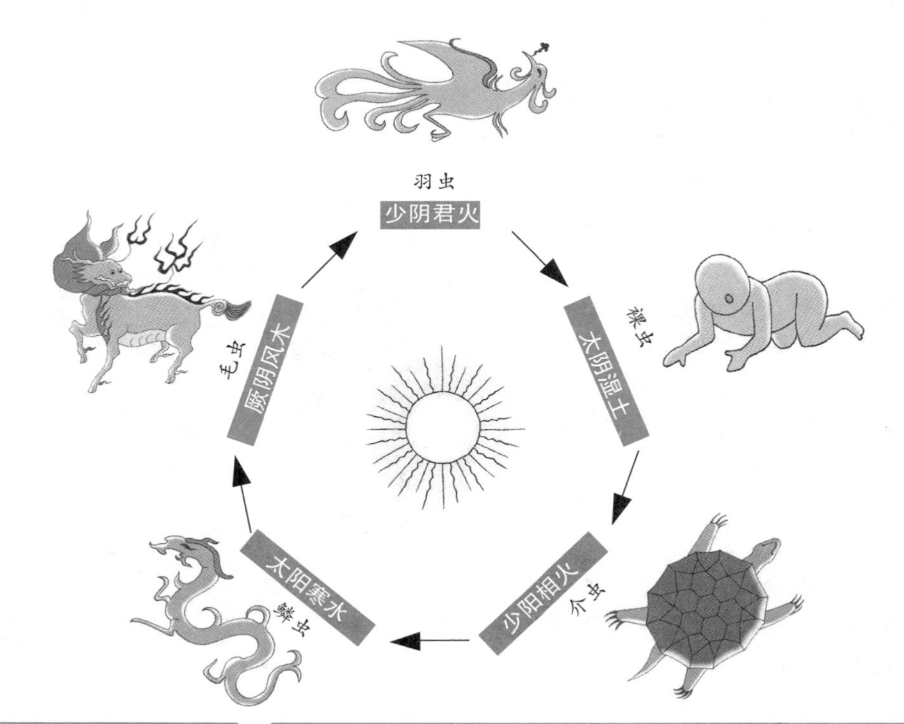

不同的生化表现，这是运气变化的一般规律所决定的，这种情况被称为中根，即源于气运之中的现象。源于气运之外的，也有五种气化，并且顺应五行的规律，产生臊、焦、香、腥、腐五气，酸、苦、甘、辛、咸五味，青、赤、黄、白、黑五色，以及毛、鳞、裸、介、羽五类的区别，各类按其五行属性，分别与五运六气相对应。

黄帝又问：这是什么道理呢？岐伯回答：源于气运之中的，以神为生命的根本，叫作神机，如果神败散而离开了生命体，功能也就随之消失，生化物机能也就停止了；源于气运之外的，借助外界的六气而生存、成长，叫作气立，如果六气消失了，生化活动也就随之而结束了。所以五运六气对于自然界中的万物，分别有相制约的、相消耗的、相发生的、相成熟的等不同作用。如果不懂得五运与六气相互凌驾的情况、运气的异同等内容，就没有资格谈论万物的生化问题，讲的就是这个道理。

运气变化对生化的影响

黄帝问：气是万物的根本，气的开始阶段就有生化；气的流动造就了物体的形态；气的敷布就有生命的繁殖发育；气终止了物体就会发生变更，这些情况对于每种生物体来说，都是一样的。然而五味所获得之气，在生化上有厚有薄，在成熟的程度上有少有多，开始和终结都各不相同，这是什么原因呢？岐伯回答：这是由于受到了地气的制约，所以说自然万物不得天气而不能生，不得地气而不能长。黄帝说：我很想听你讲讲其中的道理。岐伯回答：寒、热、燥、湿各气的气化作用各不相同。所以，少阳相火在泉时，寒毒之物不会生，火能克金，所以味辛之物皆不能生，其治之味为苦味、酸味，它与谷类颜色之青色、红色相对应。阳明燥金在泉时，湿毒之物不能生，金能克木，所以味酸之物皆不能生，其治之味为辛味、苦味、甜味，它与谷类颜色之红色、白色相对应。太阳寒水在泉时，热毒之物不能生，水能克火，所以味苦之物皆不能生，其治之味为淡味、咸味，它与谷类颜色之黄色、黑色相对应。厥阴风木在泉时，清毒之物不能生，木能克土，所以味甜之物皆不能生，其治之味为酸味、苦味，它与谷类颜色之青色、红色相对应，其气化专一，滋味纯正。少阴君火在泉时，寒毒之物不能生，金从火化，所以味辛之物皆不能生，其治之味为辛味、苦味、甜味，它与谷类颜色之白色、红色相对应。太阴湿土在泉时，燥毒之物不能生，水从土化，所以味咸、气热之物皆不能生，其治之味为甜味、咸味，它与谷类颜色之黄色、黑色相对应。湿土气化淳厚，水火不争，则咸味可以内守而不外泄，又因为气化专一，其味纯正，而能生金，所以辛味也得以生化，而与湿土共同主令。

六气的变化与疾病的治疗

所以说，司天、在泉之气不及所引起的虚证，治疗时应当采用补法，即顺其味而补。司天、在泉之气有余所引起的实证，治疗时应当采用泻法，即逆其味而治。根据疾病所在的部位和寒热之气盛衰的性质来进行调理，所以说无论是从上治、从下治、从内治、从外治等各种治法，使用时总要先探求到六气的太过与不及。还要依据

运气对生化的影响

运气的变化导致了五味有厚有薄，植物的成熟有先有后。五味总是出现在其运所主之时，而在其运被克之时则不会出现。

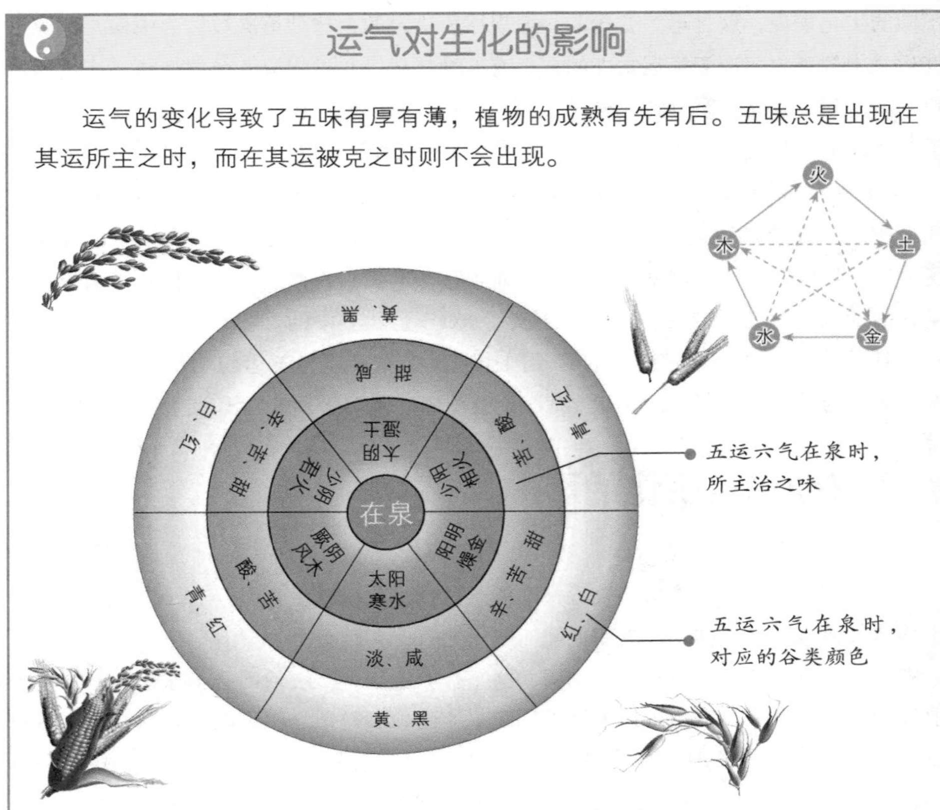

患者的体质，对于身体壮实能够耐受剧烈药物的，就用性味厚且作用峻猛的药物进行治疗，对于身体虚弱不能耐受峻猛药物的，就用性味薄且作用缓和的药物进行治疗，说的就是这个道理。若疾病出现了假象，病气与六气相反，就应当采用反治法进行治疗，病在上的从下治，病在下的从上治，病在中央的从四旁治。治热性病用寒性药，药应当温服；治寒性病用热性药，药应当凉服；治温病用凉性药，药应当冷服；治清冷病用温性药，药应当热服。所以，无论是采用消法、削法、吐法、下法、补法、泻法当中的哪一种方法进行治疗，不分新病、久病，都遵循这个原则。

黄帝问：如果病在体内，既不饱满也不坚实，时聚时散，针对这类情况应当如何进行治疗呢？岐伯回答：您问得真详细呀！这种病如果是没有积聚，就应当考虑是内脏发生了病变，从内脏去寻求病因，若属于虚证就施用补法，先用药物驱逐邪气，之后用食物辅助调理，或者用药汤濡洗肌肤，祛除邪气，使内外之气调和，如此病就可以治愈了。

服用药物时应遵循的原则

黄帝问：对于气味厚且作用峻猛的有毒药物与气味薄且作用缓和的无毒药物，在服用时有一定的遵循规则吗？岐伯回答：疾病按病程有新久的不同，方剂也相应有大小的区别。无论是有毒药物还是无毒药物，在服用时都遵循以下规则：用毒性大的药物进行治病，当病邪祛除到十分之六时，就应当停药；用毒性一般的药物进行治病，当病邪祛除到十分之七时，就应当停药；用毒性小的药物进行治病，当病邪祛除到十分之八时，就应当停药；即使是用没有毒性的药物进行治疗，当病邪祛除到十分之九时，也应当停药。剩余的未祛除的病邪用五谷、肉类、果品、蔬菜等饮食调养，但也要注意不能吃得太过，以防伤了人体的正气。假若病邪不能靠饮食调养完全祛除，再按上面所说的给药方法进行治疗。在治疗时，必须首先明确当年岁气是太过还是不及，注意不要违背天人相应的规律。不要用补法去治疗邪气旺盛的疾病，也不要用泻法去治疗正气空虚的疾病，否则会使实邪更盛，正气更虚，给患者带来死亡的灾难。施用补法时，不要招致邪气侵入；施用泻法时，不要外泄人体的正气，否则就会断送患者的性命。

黄帝问：久病之人，经治疗后，虽然其气血已经调理顺畅了，但仍不能完全恢复

疾病的治疗要点

对于疾病的治疗，要先判断其性质属于哪种，然后再根据病因选择补或泻，逆治或从治，用猛药还是缓和药。

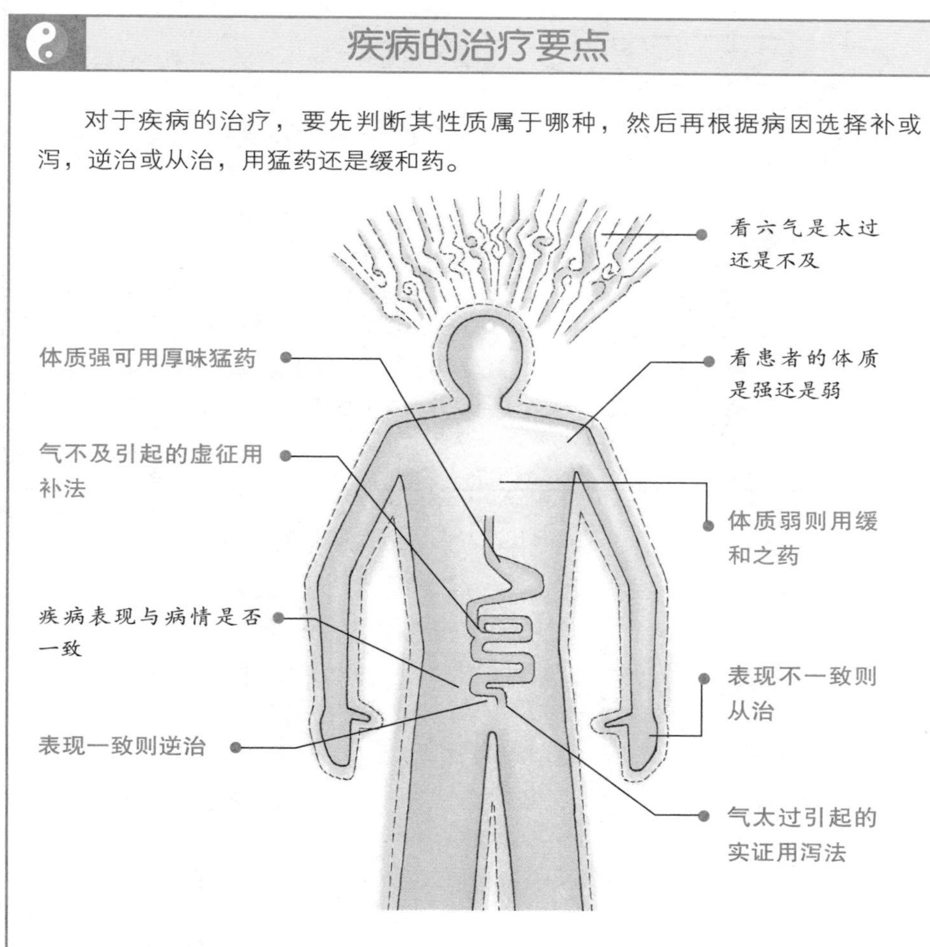

健康，病邪已经祛除了，但身体仍很衰弱，应该怎么办呢？岐伯回答：这是只有圣人才能提出来的问题啊！天地运气主生化的规律，是人力所无法取代的，四时阴阳的变迁，是人力所不能违背的。所以，患者只要经络畅通了，血气和顺，不足的正气慢慢地恢复，要和健康人的养生方法一样，注意调养精神，心平气和地等待时序之气，谨慎地守护人体的真气，不使它受到损耗。如此，患者虚弱的形体就能日益健壮，生气也会慢慢地增长，这就叫圣王。所以《大要》上说，人力不能代替天地的生化，养身千万不可违背四时阴阳的交替次序，必须补养调和，耐心地等待正气的恢复，就是这个意思。黄帝说：讲得好！

服用药物时应遵循的规则

药可以用来治病，但要适可而止，对于不同毒性的药物，要在适当的时候及时停药，否则，就会对人体造成伤害。

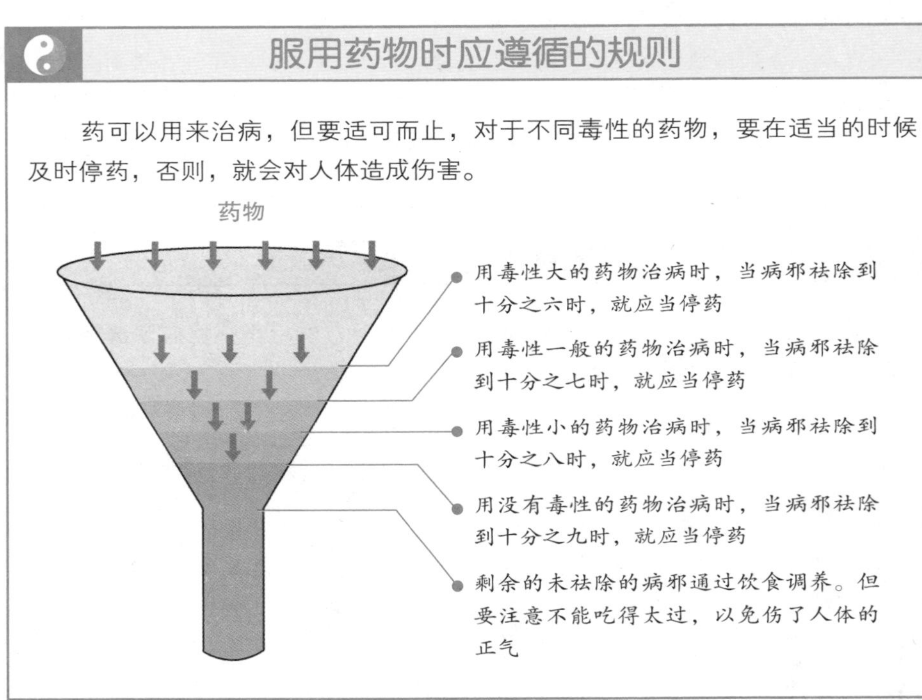

第七十一 六元正纪大论篇

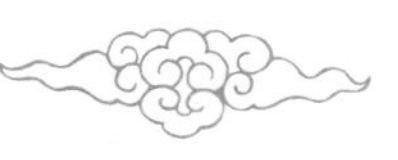

本篇详细论述了五运六气的变化对养生的影响，分析了司天之气和在泉之气的变化规律，讲述了六气司天之年所出现的现象和养生原则、五运之气运行与主岁之年常数的生成和疾病的治疗、五运六气变化时所出现的现象、六气的相互作用和盈虚变化、治疗疾病的用药原则等。

素问

司天之气和在泉之气的变化规律

黄帝说：六气的正常变化和异常变化，胜气、复气、邪气和平气之间的关系以及甘、苦、辛、咸、酸、淡化生的先后，我已知道了。五运的气化，或与司天之气相顺，或与司天之气相逆，或从司天之气而逆在泉之气，或从在泉之气而逆司天之气，或客气与主气相顺应，或客气与主气相克制。我不明白这其中的道理，想知道司天之气和在泉之气的变化道理，从而调和五运的气化，使上下相互协调，而不相互损伤，不破坏天地升降的正常规律，使五运的运转不违背其职能。这就要根据具体情况，运用五味来调其逆顺，请你详细地谈一谈。**岐伯叩头连续跪拜两次说：您问得真高明啊！这是天地之气变化的纲领和运气变化的本源，如果您不是圣帝，谁能探讨如此高深的道理呢？我虽领会不深，请让我陈述其中的道理，使其永远不灭绝，长期流传。**

黄帝说：希望先生进一步加以推演，使其更加有条理，根据天干、地支的类别和次序，分析六气、司天、在泉所主的部位，分辨出每年中主岁和各部之气，明确司天、中运所属的气数，以及其正化等。**岐伯回答：必须先确立一年的干支，以明确主岁之气，金、木、水、火、土五行的运行之数，风、火、寒、热、燥、湿六气的主从变化，这样自然规律就会比较清楚地体现出来了，人们就可按照这个规律调理气机，阴阳的消长也浅近易知而不迷惑了，也能推算气运之数，请让我详尽地说说！**

太阳司天之年所出现的现象

黄帝问：运气情况在太阳司天的年份怎么样？岐伯回答：太阳司天的年份是辰年和戌年。太阳寒水司天，太阴湿土在泉，如果中运是太过的木运，那么便是壬辰年和壬戌年。木运主风，正常的气化是风鸣繁盛，萌芽发而地脉开；异常变化是暴风震撼，拔树折木。病变是头晕目眩，视物不明，震颤动摇。由于是木运主岁，所以客运和主运相同，初之运是太角，二之运是少徵，三之运是太宫，四之运是少商，终之运

司天之气和在泉之气的规律

司天之气和在泉之气，总是阴阳相对、上下相交的。其规律是：如阳司天则阴在泉，阴司天则阳在泉。其中少阴与阳明、太阴与太阳、厥阴与少阳，又是相合而轮转的。如厥阴司天，必定是少阳在泉；少阴司天，必定是阳明在泉。司天和在泉的左右方，是司天的左间右间和在泉的左间右间。如此每年有一次转换，六年中就有六个不同的司天在泉之气。

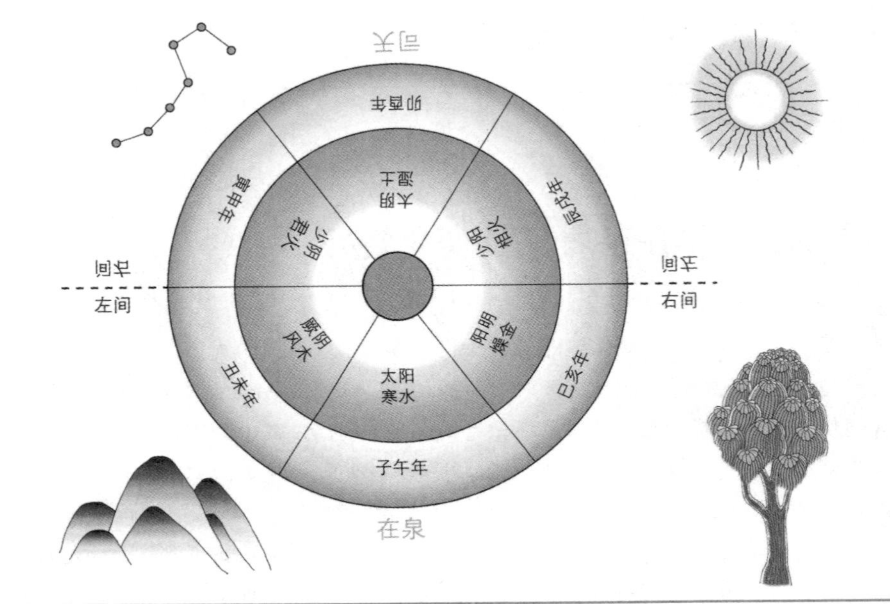

是太羽。

太阳寒水司天，太阴湿土在泉，如果中运是太过的火运，那么便是戊辰年和戊戌年，与正徵相同。火运主热，这两年虽然火运太过，但受司天的寒水制约，所以火热之气并不严重，正常气化是气候温和或暑热熏蒸；异常变化是炎暑沸腾。病变是郁热。由于是太过的火运主岁，所以，客运初之运是太徵，二之运是少宫，三之运是太商，四之运是少羽，终之运是太角；主运初之运是少角，二之运是太徵，三之运是少宫，四之运是太商，终之运是少羽。

太阳寒水司天，太阴湿土在泉，如果中运是太过的土运，那么便是甲辰年和甲戌年，这两年既是"岁会"，又是"同天符"。土运主湿，正常的气化是柔和润泽；异常变化是风雷震惊、暴雨骤临。病变是下部湿重。由于是太过的土运主岁，所以，客运初之运是太宫，二之运是少商，三之运是太羽，四之运是少角，终之运是太徵；主运初之运是太角，二之运是少徵，三之运是太宫，四之运是少商，终之运是太羽。

太阳寒水司天，太阴湿土在泉，如果中运为太过的金运，那么便是庚辰年和庚戌年，金运清凉，主燥。正常的气化是雾露布散，秋风萧瑟；异常变化是金气肃杀，

太阳司天之年所出现的现象

太阳寒水司天则太阴湿土在泉，其所主的年份是辰年和戌年，其表现如图所示：

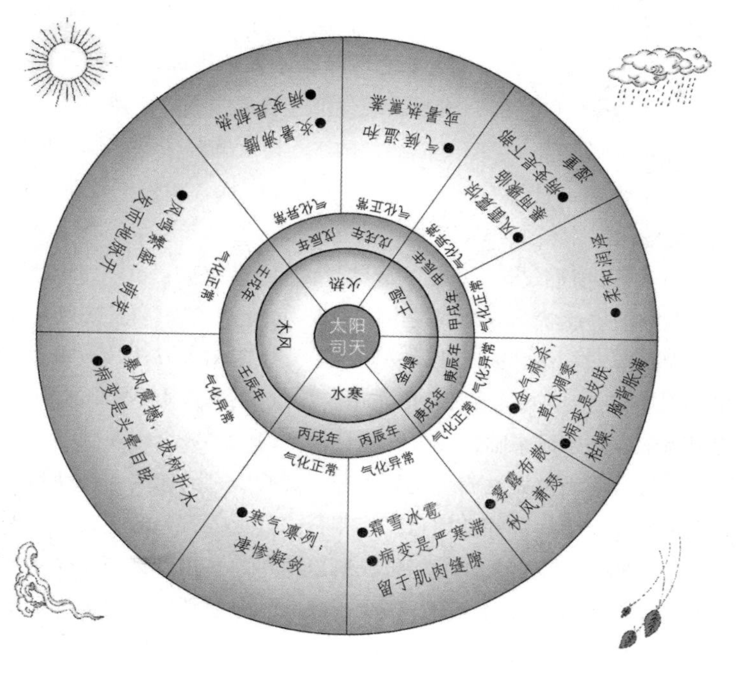

草木凋零。病变是枯燥，胸背胀满。由于是太过的金运主岁，所以，客运初之运是太商，二之运是少羽，三之运是太角，四之运是少徵，终之运是太宫；主运初之运是少角，二之运是太徵，三之运是少宫，四之运是太商，终之运是少羽。

太阳寒水司天，太阴湿土在泉，如果中运是太过的水运，那么便是丙辰年和丙戌年，这两年均为“天符年”。水运寒冷，主水。正常的气化是寒气凛冽，凄惨凝敛；异常变化为霜雪冰雹。病变是严寒滞留于肌肉缝隙。由于是太过的水运主岁，所以，客运初之运是太羽，二之运是少角，三之运是太徵，四之运是少宫，终之运是太商。主运初之运是太角，二之运是少徵，三之运是太宫，四之运是少商，终之运是太羽。

太阳司天之年养生原则

凡是太阳寒水司天的辰戌年，其气都太过，六气的气化及五运的运行都先于天时而到来。天气清肃，地气清静，寒冷之气布满太空，阳气失去了正常作用，寒水与湿土共同主事，与天上的辰星、镇星相应，生长的谷物大多数是黑色或黄色的，征象肃杀，作用缓慢，盛行寒冷之气，湖泽中不升起阳热的火焰，火气就会等待时期而发。到少阳主令时，不会降应时的雨水，到达极点时，云雨四散，于是就回到太阴当令，云向北飘移，土湿之气布达，雨水润泽万物，寒气分布在上，少阴雷火动于下，寒湿之气在气交中相持。此时人多患寒湿病，发展为肌肉萎缩、双脚萎弱不能立足、水泻、失血等症状。

辰戌纪年，客气初之气是少阳相火，地气迁移，气候十分温暖，草木提前繁荣。这时人们容易感受疫疠之气，温热病流行，出现身体发热、头痛、呕吐、肌肤疮疡等症状。二之气是阳明燥金当令，大凉之气降临，人感凄凉，草木受到寒凉之气的侵袭，火热之气被寒凉之气所遏，人易出现气郁、腹部胀满等症状，寒气开始形成。三之气是司天的太阳寒水当令，寒气流行，雨水下降。人易患外寒病，体内郁热出现痈疽、下痢、心中烦热，甚至有神志昏迷、抽搐等症状，如果不及时治疗，会导致死亡。四之气是厥阴风木当令，又因太阴湿土在泉，主司下半年，所以风湿交争，风湿化而为雨，万物因此而长养、变化、成熟。人易有高热、气少、肌肉萎缩、双足萎弱、下痢红白黏液等症状。五之气是少阴君火当令，阳气重新发挥气化作用，少阴君火与在泉的太阴湿土合化，这时草木又开始生长、变化、成熟。人感舒畅无病。终之气是在泉的太阴湿土当令，地气发挥作用，湿气流行，阴气凝聚天空，尘埃昏蒙郊野，人感凄凉不乐，寒风来临，妇人虽能怀孕，但大多数会出现胎损。治疗时，如果想减轻被郁之气，应当首先滋养生化的本源，抑制太过的运气，扶助不胜的脏气。不要让气运太过而产生疾病，并食用与岁气相合的青色、黄色的谷类，来保全人体的真气，避开致病的邪气，安定人体的正气，所以本年内多用苦味药以燥化湿，用甘温药以温里。根据气与运所主气的异同、多少来确立制方原则，气与运都是寒湿，用燥热药以化解寒湿，如果寒湿不同，用燥湿药治疗。气运相同就多用燥热药，不同就少用。用寒药时，应避开寒气主令之时；用凉药时，避开凉气主令之时；用温药时，避开温气主令之时；用热药时，避开热气主令之时。饮食方面也要遵循此原则。气候反常时就不用受这个原则的局限。如果不遵守这些规则，就会产生疾病，所以在确定治法时必须遵循四时之气的具体情况。

阳明司天之年所出现的现象

黄帝说：很好！阳明司天的年份运气情况是怎样的？岐伯回答：阳明司天是卯年和酉年。阳明燥金司天，少阴君火在泉，如果中运是不及的木运，那么便是丁卯（岁会）、丁酉两年，这两年相生的清气与来复的热气相同，上商与正商相同。运是风，相生之气是清气，复气是热气。因为是不及的木运主岁，所以，客运和主运相同，初之运是少角，二之运是太徵，三之运是少宫，四之运是太商，终之运是少羽。

阳明燥金司天，少阴君火在泉，如果中运是不及的火运，那么便是癸卯、癸酉两年，这两年相生的寒气及来复的雨气（土）相同，也和正商相同。运是热气，相生之气是寒气，复气是雨气。因为是不及的火运主岁，所以，客运初之运是少徵，二之运是太宫，三之运是少商，四之运是太羽，终之运是少角。主运初之运是少商，二之运

太阳司天之年的养生

自然界的变化是客观的，但是人的养生原则却可以顺应环境的变化而加以调整，下图所示为太阳司天之年自然界的现象和人的养生要点。

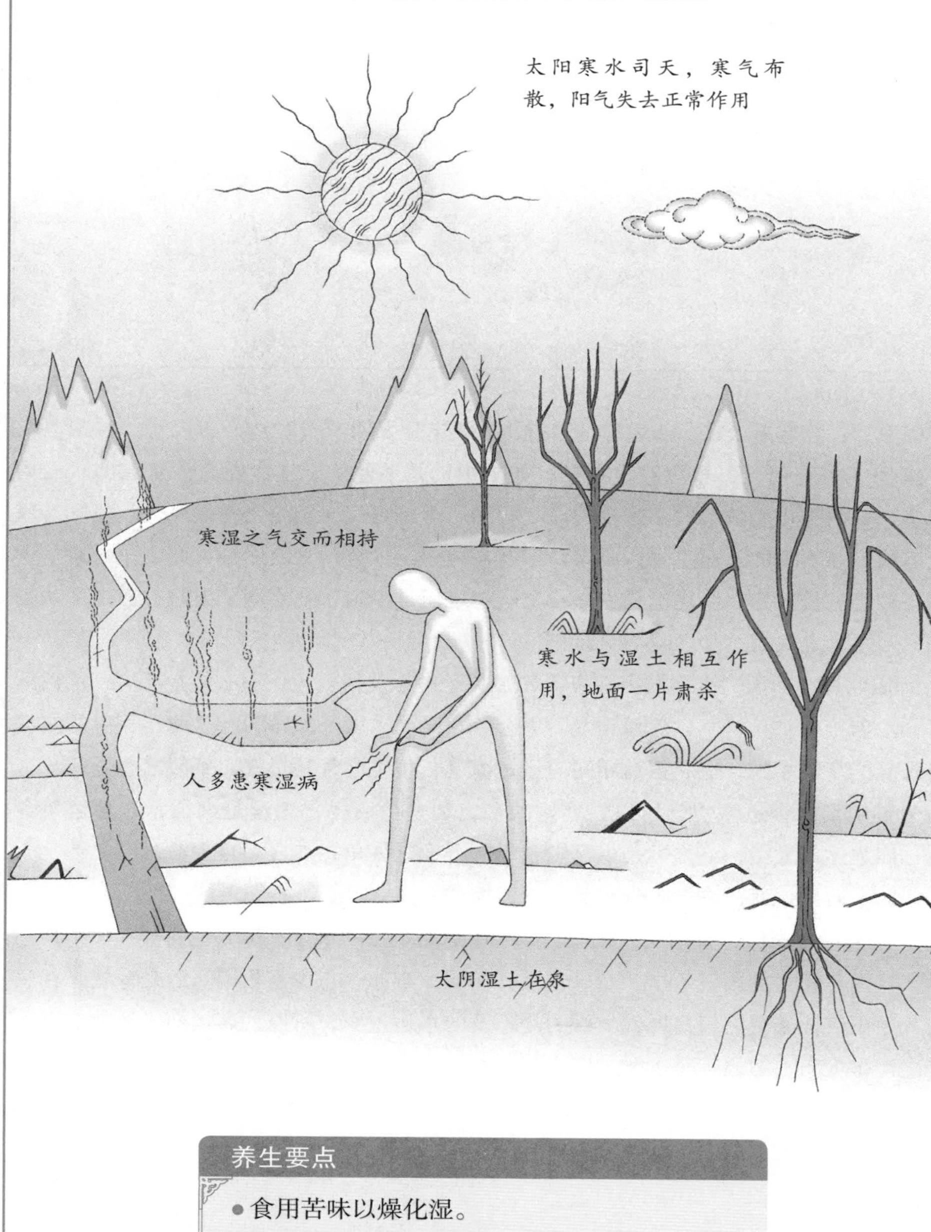

养生要点

- 食用苦味以燥化湿。
- 食用甘温以温里。
- 食用与岁气相合的青色、黄色谷类。
- 所用药物的药性要避开相应之气所主令之时。

阳明司天中运不及之年所出现的现象

阳明燥金司天，少阴君火在泉，所主年份是卯年和酉年。其在该年的表现如图所示：

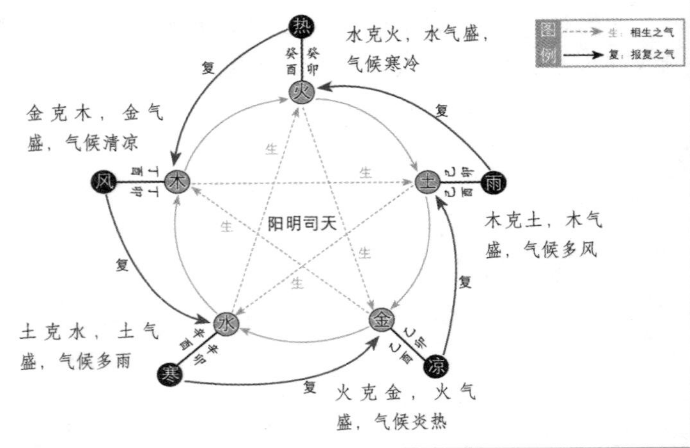

是少徵，三之运是太宫，四之运是太角，终之运是太羽。

阳明燥金司天，少阴君火在泉，如果中运是不及的土运，那么便是己卯、己酉两年，这两年相生的风气及来复的凉气相同。运是雨气，相生之气是风气，复气是凉气。因为是不及的土运主岁，所以，客运初之运是少宫，二之运是太商，三之运是少羽，四之运是太角，终之运是少徵。主运初之运是少角，二之运是太徵，三之运是少宫，四之运是太商，终之运是少羽。

阳明燥金司天，少阴君火在泉，如果中运是不及的金运，那么便是乙卯、乙酉两年，乙卯年为“天符”，乙酉年是“岁会”，又是“太一天符”。这两年相生的热气及来复的寒气相同，也和正商相同。运是凉气，相生之气是热气，来复之气是寒气。因为是不及的金运主岁，所以，客运的初之运是少商，二之运是太羽，三之运是少角，四之运是太徵，终之运是少宫。主运初之运是太角，二之运是少徵，三之运是太宫，四之运是少商，终之运是太羽。

阳明燥金司天，少阴君火在泉，如果中运是不及的水运，那么便是辛卯、辛酉两年，这两年相生的雨气（土）及来复风气相同，辛卯年与少宫相同。运是寒气，相生之气是雨气，来复之气是风气。因为是不及的水运主岁，所以，客运初之运是少羽，二之运是太角，三之运是少徵，四之运是太宫，终之运是少商。主运初之运是少角，二之运是太徵，三之运是少宫，四之运是太商，终之运是少羽。

名词解释

宫、商、角、徵、羽

五音的名称，五音有阴和阳，一变而为十，即太宫、少宫、太商、少商、太角、少角、太徵、少徵、太羽、少羽。用在这里是表示运气变化的程度。

阳明司天之年的养生

阳明燥金司天，少阴君火在泉，所主年份是卯年和酉年。其在该年的表现如图所示：

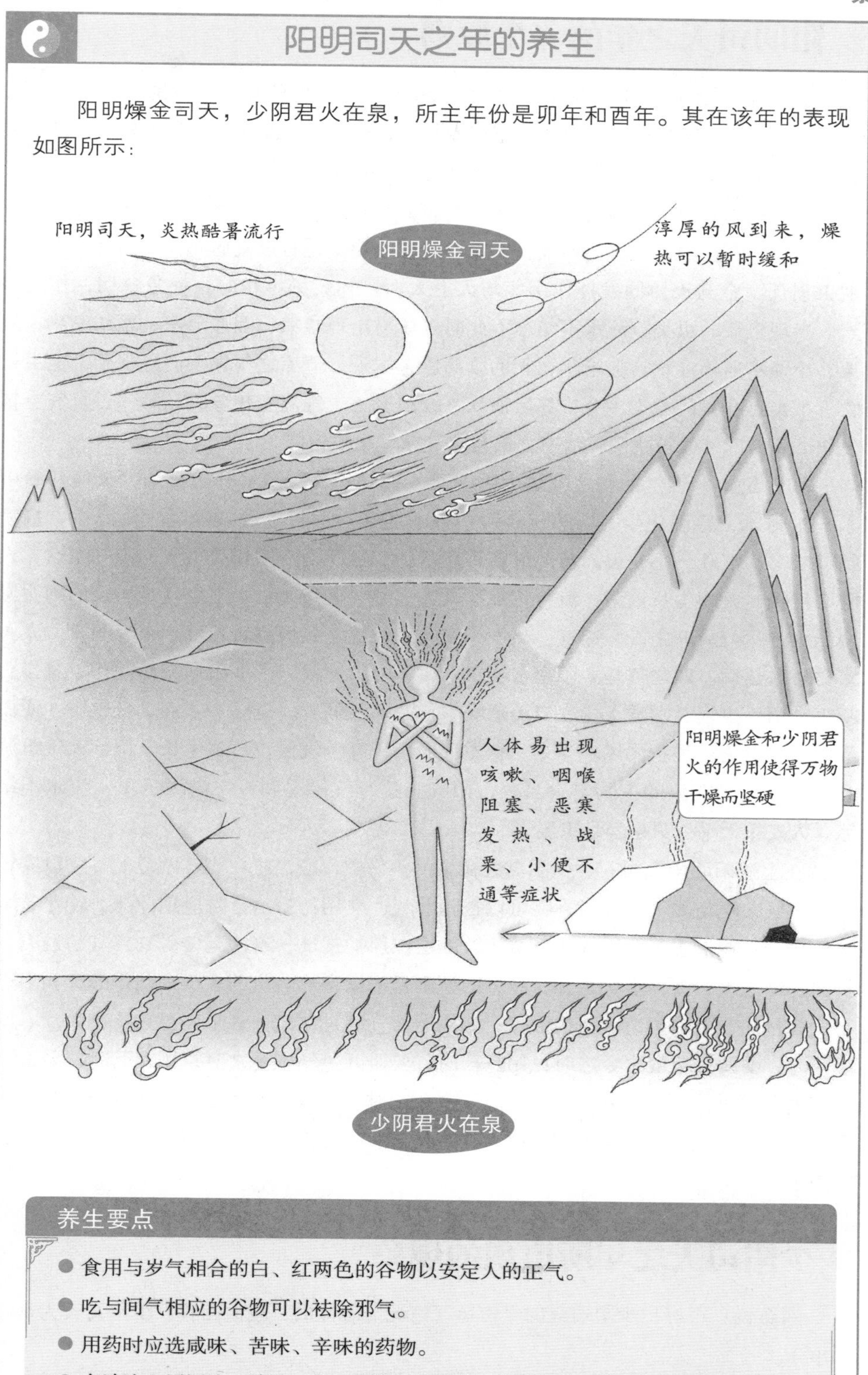

养生要点

- 食用与岁气相合的白、红两色的谷物以安定人的正气。
- 吃与间气相应的谷物可以祛除邪气。
- 用药时应选咸味、苦味、辛味的药物。
- 在治法上用汗法、清法、散法保护运气，折损郁结之气，滋养生化之源。

阳明司天之年的养生原则

只要是阳明燥金司天的卯酉年，其气不及，六气的气化及五运的运行都晚于天时而来临。天气迅疾，地气清明，阳气专其令，流行炎热酷暑，万物干燥、坚硬，只有淳厚的风到来，燥热才缓和。风燥之气逆行于岁运，在气交中流行，阳气多，阴气少。云气趋向雨府，土湿之气方可化生敷布，此时干燥达到极点，于是转润泽。相应的是白色、红色的谷类，运不及，所以谷类成熟受了左右过盛的间气。白色的甲虫、羽虫损耗，金与火协同发挥作用，与天上太白星和荧惑星相应。征象急切，作用暴烈。出现蛰藏的虫类，流水不结冰。此时人体易出现咳嗽、咽喉阻塞、恶寒发热、战栗、小便不通等症状。上半年司天的阳明燥金主令，清凉之气先来而且强劲，毛虫死亡。下半年在泉的君火主令，热后而暴，介虫受灾。气温变化急骤，胜气、复气交替发作，正常的气候被扰乱，清凉之气与热气在气交中相持。

卯酉纪年，客气的初之气是太阴湿土，地气迁移，阴气开始凝结，天气开始肃杀，水结冰，寒雨化生，人多出现腹中热、胀满、面目浮肿、嗜睡、流鼻血、打喷嚏、哈欠、呕吐、小便黄赤甚至淋沥等症状。二之气是少阳相火当令，阳气布达，人身心舒畅，万物生长繁荣，流行疠疫。人大多数会突然死亡。三之气是司天的阳明燥金当令，运行清凉之气，燥气、热气相交合，燥气达到极点转湿气到来为润泽。人大多数患寒热病。四之气是太阳寒水当令，时不时降寒雨，人多出现突然倒仆、颤抖、胡言乱语、少气、咽喉干燥、口渴想喝水、心痛、痈肿、疮疡、寒疟、骨软弱、便血等症状。五之气是厥阴风木当令，秋季反而出现春季气候，草木生长繁茂，人气机调和。终之气是在泉的少阴君火当令，阳气布达，气候温和，不潜藏蛰虫，流水不结冰。人安康太平，只是容易患温病。

在上述阳明燥金司天、少阴君火在泉的年份中，应当吃白、红两色的谷物以安定人的正气，吃与间气相应的谷物可以祛除邪气。在用药物治疗时应用咸味、苦味、辛味的药物；在治法上应用汗法、清法、散法以保护运气，不让运气受到邪气的侵袭，折损郁结之气，滋养生化之源。制方的原则是根据寒热轻重的多少来确定的，如果运与气都是热，多采用清凉药物治疗；如果运与气都是寒凉，多采用温热药物治疗。用凉药时，要避开凉气主令之时；用热药时，要避开热气主令之时；用寒药时，要避开寒气主令之时；用温药时，要避开温气主令之时。在饮食方面也要遵循这个原则。如果气候反常，就不必拘泥于这个原则。这是自然的规律，违反了就会扰乱自然法则、阴阳规律。

少阳司天之年所出现的现象

黄帝说：很好！少阳司天的年份运气情况是怎样的？岐伯回答：少阳司天为寅年和申年。

少阳相火司天，厥阴风木在泉，如果中运是太过的木运，那么便是壬寅、壬申

少阳司天之年所出现的现象

少阳相火司天，厥阴风木在泉，所主的年份是壬寅、壬申两年。这两年自然界的表现和人类的表现如图所示：

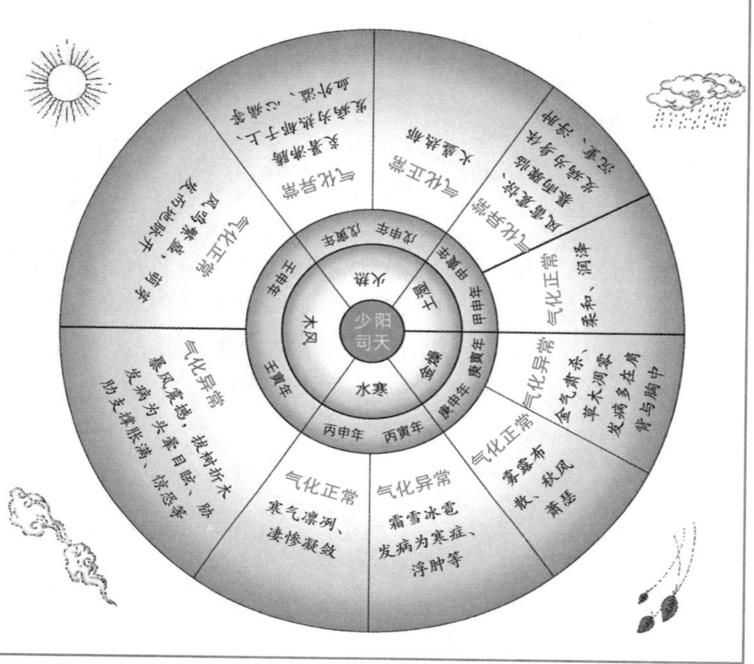

两年。运是风气鼓动，正常的气化是风鸣繁盛，萌芽发而地脉开；异常变化是暴风震撼，拔树折木。病变是震颤动摇、头晕目眩、胁肋支撑胀满、惊恐等。因为是太过的木运主岁，所以，客运和主运相同，初之运是太角，二之运是少徵，三之运是太宫，四之运是少商，终之运是太羽。

少阳相火司天，厥阴风木在泉，如果中运是太过的火运，那么便是戊寅、戊申两年，这两年均是“天符”。火运暑热，正常气化是火盛热郁，异常变化是炎暑沸腾，病变是热郁于上、血外溢、血泄、心痛等。因为是太过的火运主岁，所以，客运初之运是太徵，二之运是少宫，三之运是太商，四之运是少羽，终之运是太角。主运初之运是少角，二之运是太徵，三之运是少宫，四之运是太商，终之运是少羽。

少阳相火司天，厥阴风木在泉，如果中运是太过的土运，那么便是甲寅、甲申两年。运是阴雨，正常的气化是柔和、润泽，异常变化是风雷震惊、暴雨骤临，病变是身体沉重、浮肿、痞满、水饮等。因为是太过的土运主岁，所以，客运初之运是太宫，二之运是少商，三之运是太羽，四之运是少角，终之运是太徵。主运初之运是太角，二之运是少徵，三之运是太宫，四之运是少商，终之运是太羽。

少阳相火司天，厥阴风木在泉，如果中运是太过的金运，那么便是庚寅、庚申两年。正常的气化是雾露布散、秋风萧瑟，异常变化是金气肃杀、草木凋零，病变多在肩背与胸中。因为是太过的金运主岁，所以，客运初之运是太商，二之运是少羽，三之运是太角，四之运是少徵，终之运是太宫。主运初之运是少角，二之运是太徵，三之运是少宫，四之运是太商，终之运是少羽。

少阳相火司天，厥阴风木在泉，如果中运是太过的水运，那么便是丙寅、丙申两年。水运寒冷，正常的气化是寒气凛冽、凄惨凝敛，异常变化是霜雪冰雹，病变是寒证、浮肿。因为是太过的水运主岁，所以，客运初之运是太羽，二之运是少角，三之

少阳司天之年的养生

少阳司天之年，气候比较炎热，养生必须以此为出发点。需要注意的是，如果生病需要用药，所用药物的药性要避开所主时令之气，饮食也是如此。

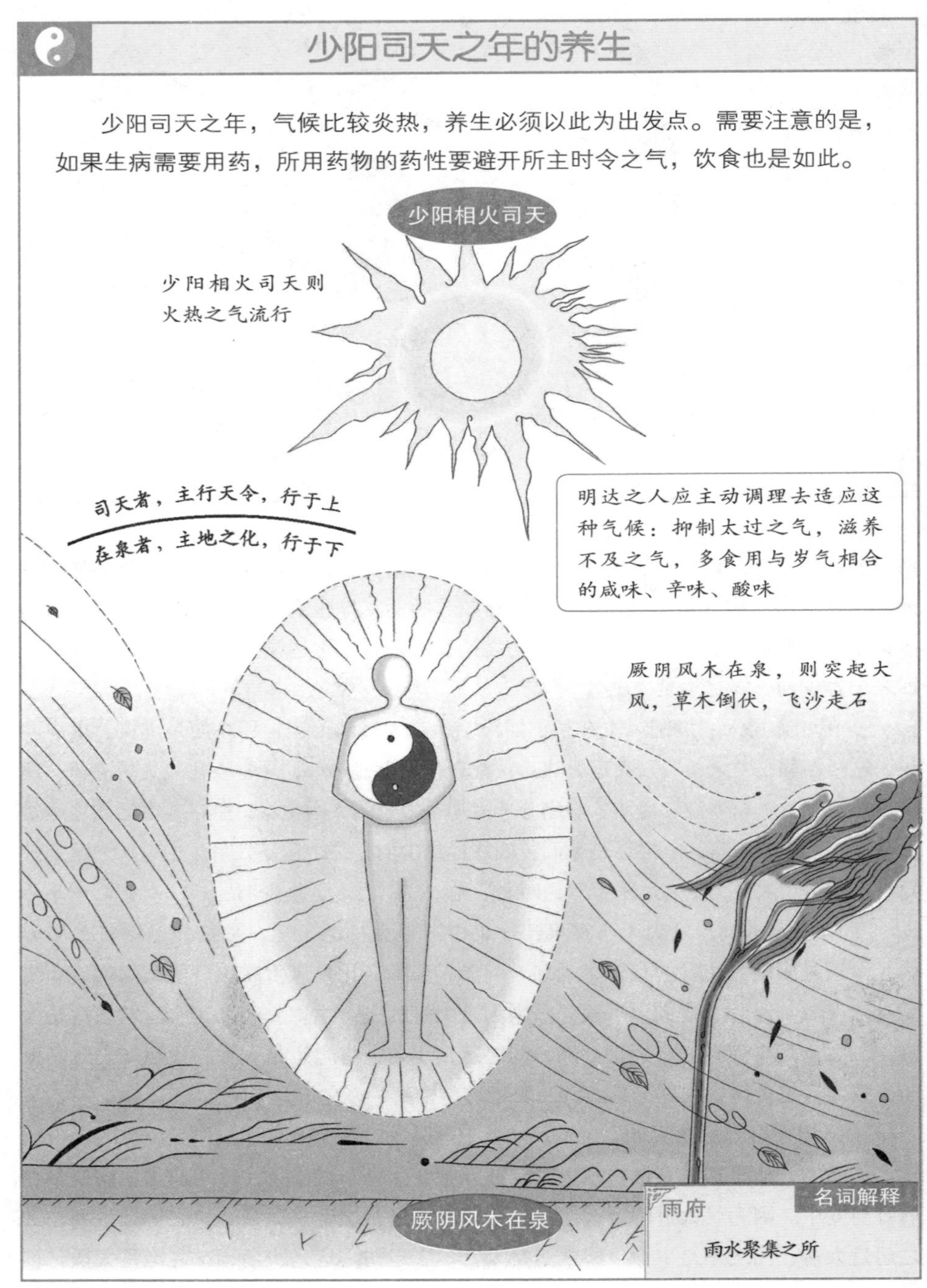

名词解释

雨府

雨水聚集之所

运是太徵，四之运是少宫，终之运是太商。主运初之运是太角，二之运是少徵，三之运是太宫，四之运是少商，终之运是太羽。

少阳司天之年的养生原则

只要是少阳相火司天的寅申年，气太过，六气的气化及五运的运行都先于天时而来临。得天地之正，厥阴风木在泉，扰动地气，突起大风，草木倒伏，飞沙走石，火热之气流行，阴气运行，阳气施化，雨应时而来，木火相生，协调发挥作用，与天上的荧惑星、岁星相应。生长多为红色、青色的谷物，征象严厉，作用扰动，所以风热之气布达，云飞雾腾，太阴湿土逆行气交之中，寒气时常降临，寒凉雨气随之降落。这时人多出现内寒的疾病，体外多生疮疡，内为腹泻胀满，明达的人遇到这种情况，就主动地加以调理而适应，寒热之气反复发作，人就会出现寒热疟疾、腹泻、耳聋、眼睛看不清东西、呕吐、上部瘀滞肿胀、颜色改变等症状。

寅申纪年，客气初之气是少阴君火，地气迁移，风气盛的时候，草木摇动不宁，寒气消散，气候温暖，草木提前繁荣，即使是有寒潮到来，也很难损伤其姿容。这时温热病产生，人多出现上部气郁、出血、目赤、咳嗽气逆、头痛、血崩、胁肋胀满、肌肤生疮等症状。二之气太阴湿土当令，主气的君火被湿土所郁，白色尘埃四起，云气趋向雨府，风气不能胜湿土之气，细雨零落，人安康，热气郁结于上。因此出现咳嗽气逆、呕吐、胸部生疮、咽喉疼痛、头痛、身体发热、昏聩、脓疮等症状。三之气与司天的少阳相火相合，暑热到来，主客之气都是少阳相火主事，不降雨水。人易患里热病，出现耳聋、目不明、出血、肌肤生脓疮、咳嗽、呕吐、鼻出血、口渴、打喷嚏、哈欠、喉中痹阻、目赤等症状，而且容易突然死亡。四之气阳明燥金当令，凉气来临，并且时而有暑热之气相间，下降白露。人平安无事，如果发病，多为腹满身重。五之气为太阳寒水当令，阳气消散，降临寒气，汗孔收闭，高大挺拔的树木枝叶凋零。人避开寒气，富人居于密室之中。终之气为在泉的厥阴风木当令，地气居于正位，风气来临，万物反而发生，流行雾气。人易患应当关闭而反不能禁止的病症，出现心痛、阳气不潜藏、咳嗽等症状。治疗时，当抑制太过的运气，滋养不及之气，折损郁结之气，先扶助生化之源，这样运气太过的情况不会产生，各类疾病就不会形成。本年内适宜于用咸味、辛味、酸味药物治疗，在治疗时应当用渗泄、浴渍、发散的方法，根据气的寒温情况，以调治太过。如果中运与岁气风热相同，多用寒凉药；如果中运与岁气风热不相同，就少用寒凉药。用热药，要避开热气主令之时；用温药，要避开温气主令之时；用寒药，要避开寒气主令之时；用凉药，要避开凉气主令之时。饮食调养也要遵循这个原则。这样的自然规律，如气候反常，就不拘泥于这个法则，但违反这个原则，是疾病形成的基本原因。

太阴司天之年所出现的现象

黄帝说：很好！太阴司天的年份运气情况是怎样的？岐伯回答：太阴司天为丑年

和未年。

太阴湿土司天，太阳寒水在泉，如果中运是不及的木运，那么便是丁丑、丁未两年。这两年相生的清气和来复的热气相同，与正宫也相同。木运是风气，相生之气是清气，复气是热气。因为是不及的木运主岁，所以客运和主运相同，初之运是少角，二之运是太徵，三之运是少宫，四之运是太商，终之运是少羽。

太阴湿土司天，太阳寒水在泉，如果中运是不及的火运，那么便是癸丑、癸未两年。这两年相生的寒气和来复的雨气（土）相同。火运是热气，相生之气是寒气，复气是雨气。因为是不及的火运主岁，所以客运初之运为少徵，二之运是太宫，三之运是少商，四之运是太羽，终之运是少角。主运初之运是太角，二之运是少徵，三之运是太宫，四之运是少商，终之运是太羽。

太阴湿土司天，太阳寒水在泉，如果中运是不及的土运，那么便是己丑、己未两年。这两年都是“太一天符”，相生的风气和来复的清气相同，也和正宫相同。运是雨气（土），相生的是风气，来复的气是清气。因为是不及的土运主岁，所以客运初之运是少宫，二之运是太商，三之运是少羽，四之运是太角，终之运是少徵。主运初之运是少角，二之运是太徵，三之运是少宫，四之运是太商，终之运是少羽。

太阴湿土司天，太阳寒水在泉，如果中运是不及的金运，那么便是乙丑、乙未两年。这两年相生的火热之气和来复的寒气相同。金运是凉气，相生是火热之气，复气是寒气。因为是不及的金运主岁，所以客运初之运是少商，二之运是太羽，三之运是少角，四之运是太徵，终之运是少宫。主运初之运是太角，二之运是少徵，三之运是太宫，四之运是少商，终之运是太羽。

太阴司天中运不及之年所出现的现象

太阴湿土司天，太阳寒水在泉，其所主的年份为丑年和未年。如图所示为太阴湿土司天中运不及之年所出现的现象。

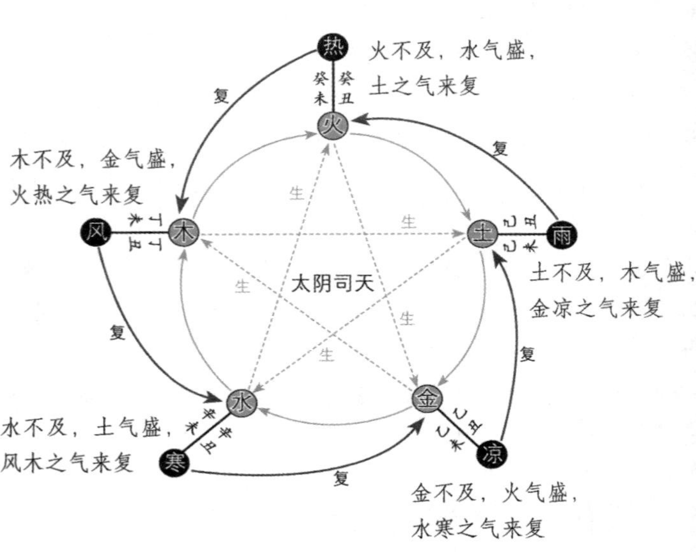

太阴湿土司天，太阳寒水在泉，如果中运是不及的水运，那么便是辛丑、辛未两年，这两年都是“同岁会”，相生的雨气（土）和来复的风气相同，也和正宫同。水运是寒气，相生的气是雨气，复气是风气。因为是不及的水运主岁，所以客运初之运是少羽，二之运是太角，三之运是少徵，四之运是太宫，终之运是少商。主运初之运是少角，二之运是太徵，三之运是少宫，四之运是太商，终之运是少羽。

太阴司天之年的养生原则

只要是太阴湿土司天的丑未年，其气不及，六气的气化和五运的运行都晚于天时来临。阴气独擅其事，阳气退避，时常刮大风，天气下降于地，地气上腾于天，大地昏蒙，白色尘埃四起，云气向南，经常降寒雨，立秋之后万物才能成熟。这时人容易出现寒湿、腹部胀满、肢体肿胀、浮肿、气逆、寒厥、筋脉拘急等症状。司天的湿气和在泉的寒气协同，于是天空飘散着黄黑色的尘埃，天空昏暗，在气交中流动。与天上的镇星、辰星相应。征象严肃，作用主寂静。多生长成黄色、黑色谷物，上凝结阴湿之气，下积留水寒之气，寒水之气胜过火，就会有冰雹出现，阳气的正常作用不能发挥，阴寒肃杀之气流行。因此运太过的年份，适宜在高处种植作物；运不及的年份，适宜在低处种植谷物。有余的年份适宜晚种；不及的年份适宜早种。所以种植时不仅要考虑土地的利弊，还要考虑气候的化育。人体内的气也与此相同，间谷的成熟是借助了太过的间气。

丑未纪年，客气初之气是厥阴风木，地气迁移，寒气消散，春气来临，春风和畅，生气四布，万物欣欣向荣，人心舒畅，风与湿相搏，不能及时降落雨水，人多出现出血、筋脉拘急强直、关节不利、身体沉重、筋骨痿弱无力等症状。二之气是少阴君火，火得以正化，万物得以化育，人安和。容易大肆流行温热和疠疫病，各地患者的病状几乎相同。湿热蒸腾相迫，雨才能降。三之气是司天的太阴湿土，湿气下降，地气上腾，应时的雨水下落，之后寒气来临。因为感受寒湿之气，所以人大多数出现身体沉重、浮肿、胸腹胀满等症状。四之气是少阳相火，凌驾于主气的湿土之上，湿热熏蒸，地气上升，地气与天气阻隔不通，早晚寒风吹动，蒸腾的热气与湿气相迫，雾露凝聚于草木之上，水湿之气不流动，白露暗暗四布，于是秋季的气候形成。人大多出现体表发热、突然出血、心腹部发热、胀满，甚至浮肿等症状。五之气是阳明燥金，流行凄惨寒凉之气，寒露下降，提前降大霜，草木枯落凋零，寒气侵袭人体，明达的人居于密室之中。人容易患皮肤肌腠部位疾病。终之气是在泉的太阳寒水，大起寒气，大化湿气，积聚严霜，凝结阴气，水结成坚硬的冰块，阳气不能发挥作用。受了寒气，人容易出现关节僵硬、腰椎疼痛等症状，这些都是寒湿邪气停留在气交之中而导致的疾病。

治疗时必须先损耗郁积之气，取不胜之气的生化之源，增益不足的岁气，不使邪气过盛。为保全真气食用岁气的谷物，为保养精气食用间气的谷物，所以用药时应用苦味的药物。在治疗方法上，应用燥法、温法；病情重时，可用发汗法、渗泄法。如

太阴司天之年的养生

太阴司天之年为气运不及之年，养生要以扶助阳气为原则，在饮食和治疗方法的选择上也要注意与岁气相合。

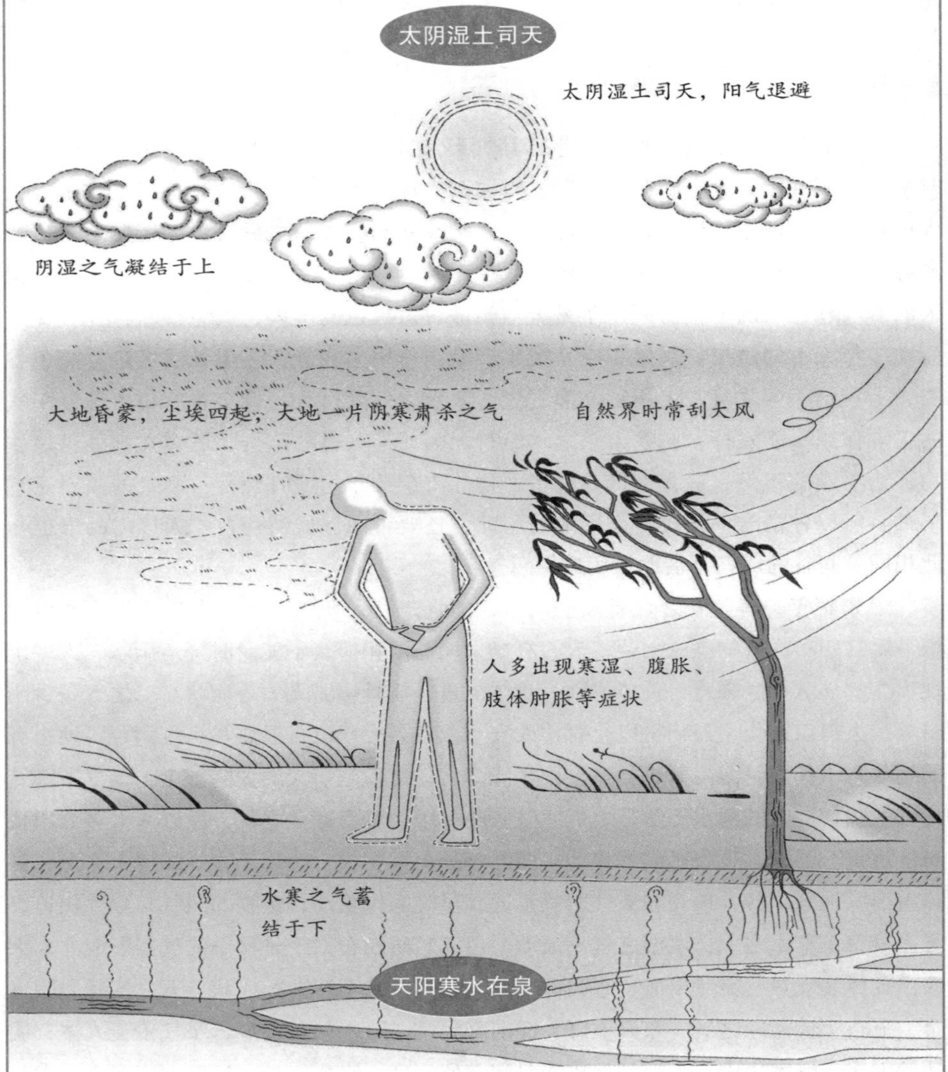

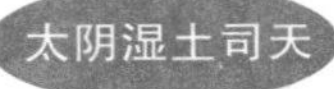

太阴湿土司天
太阴湿土司天，阳气退避
阴湿之气凝结于上
大地昏蒙，尘埃四起，大地一片阴寒肃杀之气
自然界时常刮大风
人多出现寒湿、腹胀、
肢体肿胀等症状
水寒之气蓄
结于下
天阳寒水在泉

养生要点

- 原则：扶助阳气，以抵抗寒气。
- 食用与岁气相合的黄、黑色谷物来保全真气，食用与间气相合的谷物来保养精气。
- 治疗方法选择燥法、温法；病情重时，可用发汗法、渗泄法。用药多选择苦味药。

果不用发汗、渗泄等法治疗，湿气会流溢在外，使肌肉溃烂、皮肤伤损，导致血水不断外流。此时要扶助阳气，以抵抗寒气。根据运和气属性的异同，确定药量的轻重。如果运和气同属寒，就用热药治疗；同属湿，就用燥药治疗。不同的少用，相同的多用。用凉药时，要避开凉气主令之时；用寒药时，要避开寒气主令之时；用温药时，要避开温气主令之时；用热药时，要避开热气主令之时。饮食调养也要遵循这个原则，如果出现一些反常的气候，就不必拘泥于这个法则了。这是自然规律，违反了就会生病。

少阴司天之年所出现的现象

黄帝说：很好！少阴司天的年份运气的情况是怎样的？岐伯回答：少阴司天为子年和午年。

少阴君火司天，阳明燥金在泉，如果中运是太过的木运，那么便是壬子、壬午两年。木运是风气鼓动，正常的气化是风鸣繁盛，萌芽发而地脉开，异常变化是暴风震撼，拔树折木，病变是胸部支撑胀满。因为是太过的木运主岁，所以，客运和主运相同，初之运是太角，二之运是少徵，三之运是太宫，四之运是少商，终之运是太羽。

少阴君火司天，阳明燥金在泉，如果中运是太过的火运，那么便是戊子、戊午两年。戊子年是“天符”，戊午年是“太一天符”。火运是暑热，正常气化是炎热郁结，异常变化是炎暑沸腾，病变是上热、血外溢而致的吐血、衄血等。因为是太过的火运主岁，所以，客运初之运是太徵，二之运是少宫，三之运是太商，四之运是少羽，终之运是太角。主运的初之运是少角，二之运是少徵，三之运是太宫，四之运是少商，终之运是太羽。

少阴君火司天，阳明燥金在泉，如果中运是太过的土运，那么便是甲子、甲午两年。土运是阴雨，正常气化是柔和润泽，异常变化是风雷震惊，暴雨骤临，病变是腹中胀满、身体沉重。因为是太过的土运主岁，所以，客运初之运是太宫，二之运是少商，三之运是太羽，四之运是少角，终之运是太徵。主运初之运是太角，二之运是少徵，三之运是太宫，四之运是少商，终之运是太羽。

少阴君火司天，阳明燥金在泉，如果中运是太过的金运，那么便是庚子、庚午两年。这两年都是“同天符”，也和正商同。金运清凉迅疾，正常气化是雾露萧瑟，异常变化是金气肃杀，草木凋零，病是下部清冷。因为是太过的金运主岁，所以，客运初之运是太商，二之运是少羽，三之运是太角，四之运是少徵，终之运是太宫。主运初之运是少角，二之运是太徵，三之运是少宫，四之运是太商，终之运是少羽。

少阴君火司天，阳明燥金在泉，如果中运是太过的水运，那么便是丙子、丙午两年。丙子年是“岁会”。水运是寒冷，正常的气化是寒气凛冽，凄惨凝敛，异常变化是霜雪冰雹，病变是下部寒证。因为是太过的水运主岁，所以，客运初之运是太羽，二之运是少角，三之运是太徵，四之运是少宫，终之运是太商。主运初之运是太角，二之运是少徵，三之运是太宫，四之运是少商，终之运是太羽。

少阴司天之年的养生原则

只要是少阴君火司天的子午年，气太过，六气的气化和五运的运行都先于天时降临。地气清肃，天气明朗，寒暑相交，燥热相加，金气和火气协调为用，与天上的荧惑星、太白星相应。特征是光亮明曜，作用急切，多生长红色、白色的谷物，水火寒热之气相持在气交中而生病。开始时，热性病发生在上部，寒性病发生在下部，后寒热二气相互凌犯，争持到中部。人大多出现咳嗽、气喘、吐血、衄血、便血、鼻塞、打喷嚏、目赤、眼角生疮、寒气入胃、心痛、腰痛、腹部胀大、咽喉干燥、上部肿等病症。

子午纪年，客气初之气是太阳寒水，地气迁移，燥气消散，寒气产生，蛰虫潜藏，水结冰，降寒霜，风气产生，春阳之气被寒所郁，人会居住在密闭的房中避寒。病大多数是关节僵硬，腰、臀部疼痛，当炎热来临时，里外都生疮疡。二之气是厥阴风木，开始布达阳气，风气运行，春气施化，万物繁荣，寒气时常来临，人安和。如果有疾病，多是小便不畅且涩痛、两目红赤、视物不清、气郁结于上而发热。三之气是司天的少阴君火，流行火热之气，万物繁茂艳丽，时而有寒邪侵袭。人容易出现气逆、心痛、寒热交替发作、咳嗽、喘气、目赤等症状。四之气是太阴湿土，暑湿来临，常降大雨，寒热交互产生。人多出现寒热、咽喉干燥、黄疸、鼻衄、水饮等病症。五之气是少阳相火，少阳相火降临，产生暑气，阳气化生，万物复生并生长繁荣，人安康。如果发病，多数是温热性疾病。终之气是在泉的阳明燥金，流行燥气，余热阻塞于内，于是肿现上部，出现咳嗽、气喘，甚至出现吐血、衄血等症状。寒气常兴起，云雾迷漫。这时疾病多生于皮肤肌腠，内停留于胁肋，向下连于小腹部而形成内寒性疾病。到终之气末，在泉之气就要更换了。

治疗时必须抑制太过的运气，滋养岁气所胜之气，折损郁结之气，先开发不胜之气的化源，不要使这些突然太过而生病，为保全其真气食用和岁气相应的谷物，为祛除邪气食用和间气相应的谷物。用药方面，为调其上用咸味药软坚，甚至为发泄用苦味药，为安其下用酸味药收敛，甚至为泻下还可以用苦味药。根据运气属性的不同，制定用药的多少。中运和司天之气都热者，用寒凉药清化；中运和在泉之气都凉者，用温药热化。用热药，要避开热气主令之时；用凉药，要避开凉气主令之时；用温药，要避开温气主令之时；用寒药，要避开寒气主令之时。饮食调养也要遵循这一原则。气候反常时，就不必拘泥于这个原则，这是自然规律，违反了，就会生病。

少阴司天之年的养生

少阴司天之年，为气运太过之年，人发病主要在中部。养生要以保全真气为原则，食用与岁气相合的食物，在药物的选择方面主要用泻药。

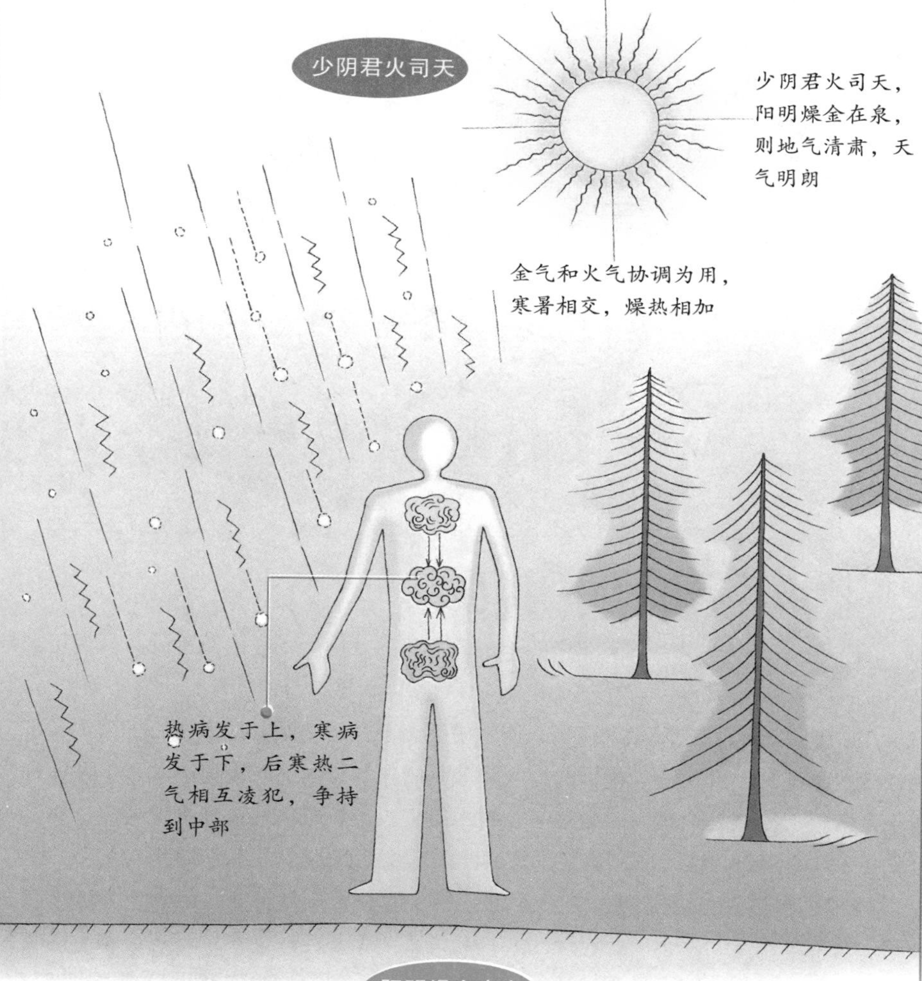

养生要点

- 食用与岁气相合的红、白色谷物保全真气。
- 食用与间气相合的谷类祛除邪气。
- 用药方面，为调其上用咸味药软坚，为发泄用苦味药；为安其下用酸味药收敛，为泻下用苦味药。

少阴司天之年所出现的现象

少阴司天之年，阳明燥金在泉，其所主年份为子年和午年。在这些年份所出现的现象如图所示：

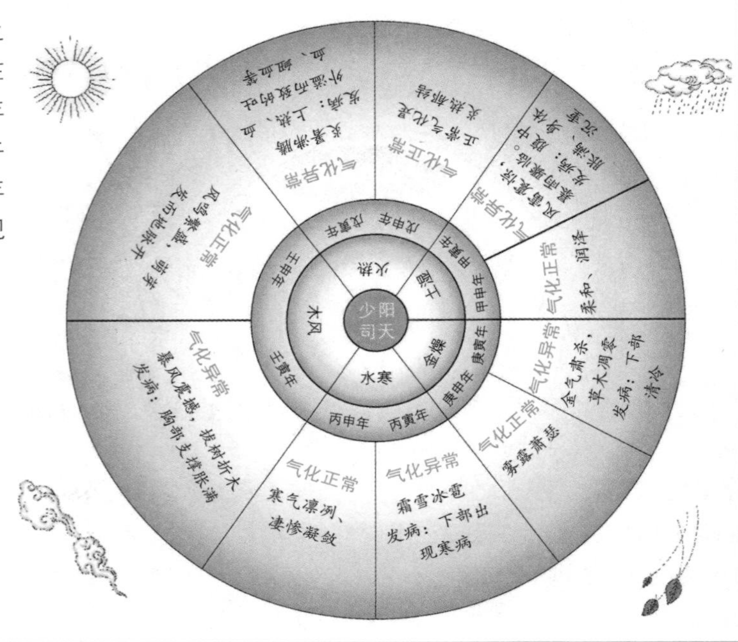

厥阴司天之年所出现的现象

黄帝说：很好！厥阴司天年份的运气的情况是怎样的？岐伯回答说：厥阴司天是巳年、亥年。

厥阴风木司天，少阳相火在泉，如果中运是不及的木运，那么便是丁巳年和丁亥年，这两年都是“天符”，相生的清气和来复的热气相同，同正角。木运是风，相生的气是清气，复气是热气。因为是不及的木运主岁，所以，客运和主运相同，初之运是少角，二之运是太徵，三之运是少宫，四之运是太商，终之运是少羽。

厥阴风木司天，少阳相火在泉，如果中运是不及的火运，那么便是癸巳年和癸亥年。这两年都是“岁会”，相生的寒气和来复的雨气相同。火运是热，相生的气是寒气，复气是雨气。因为是不及的火运主岁，所以，客运初之运是少徵，二之运是太宫，三之运是少商，四之运是太羽，终之运是少角。主运初之运是太角，二之运是少徵，三之运是太宫，四之运是少商，终之运是太羽。

厥阴风木司天，少阳相火在泉，如果中运为不及的土运，那么便是己巳年和己亥年，这两年相生的风气和来复的清气相同，同正角。运是雨气，相生的气是风气，复气是清气。因为是不及的土运主岁，所以，客运初之运是少宫，二之运是太商，三之运是少羽，四之运是太角，终之运是少徵。主运初之运是少角，二之运是太徵，三之运是少宫，四之运是太商，终之运是少羽。

厥阴风木司天，少阳相火在泉，如果中运是不及的金运，那么便是乙巳和乙亥两年，这两年相生的热气和来复的寒气相同，同正角。金运是凉，相生的气是热气，复气是寒气。因为是不及的金运主岁，所以，客运初之运是少商，二之运是太羽，三之运是少角，四之运是太徵，终之运是少宫。主运初之运是太角，二之运是少徵，三之运是太宫，四之运是少商，终之运是太羽。

厥阴风木司天，少阳相火在泉，如果中运是不及的水运，那么便是辛巳和辛亥两年，这两年相生的雨气和来复的风气相同。水运是寒，相生的气是雨气，复气是风气。因为是不及的水运主岁，所以，客运初之运是少羽，二之运是太角，三之运是少徵，四之运是太宫，终之运是少商。主运初之运是少角，二之运是太徵，三之运是少宫，四之运是太商，终之运是少羽。

厥阴司天之年的养生原则

只要是厥阴风木司天的己亥年，气不及，六气的气化和五运的运行都晚于天时而来临。只要属平气之年，气化运行和天时相同。司天之气扰动，在泉之气正化，司天的风气生于高远之上，在泉的炎热之气随从天气，云趋向雨府，湿气敷布流行。风火协同为用，与天上的岁星、荧惑星相应。征象是扰动，作用是急速。生长的是青色、红色的谷物，间谷因为得到太过的间气而成熟。出现风、燥、火、热四气交互胜复，蛰虫不潜藏，流水不结冰的现象。人体下部出现热性病，上部出现风病。风气、燥气互为胜复，在中部出现。

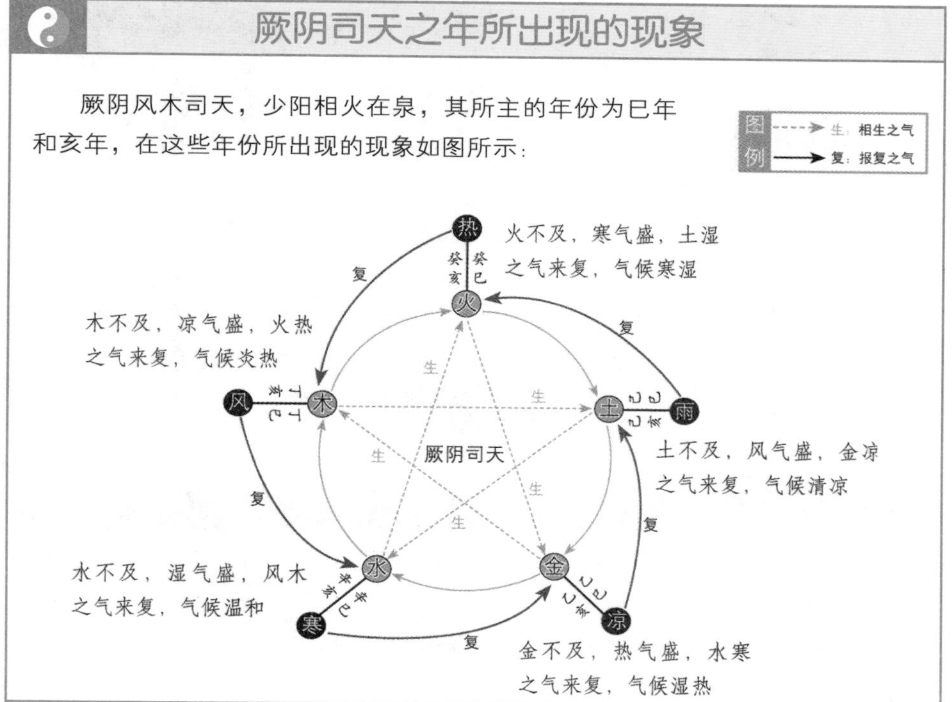

厥阴司天之年的养生

厥阴司天为中运不及之年，疾病多发生在中部。养生要以扶助不足之气、抑制太过之气为原则，食用与岁气相合的食物。

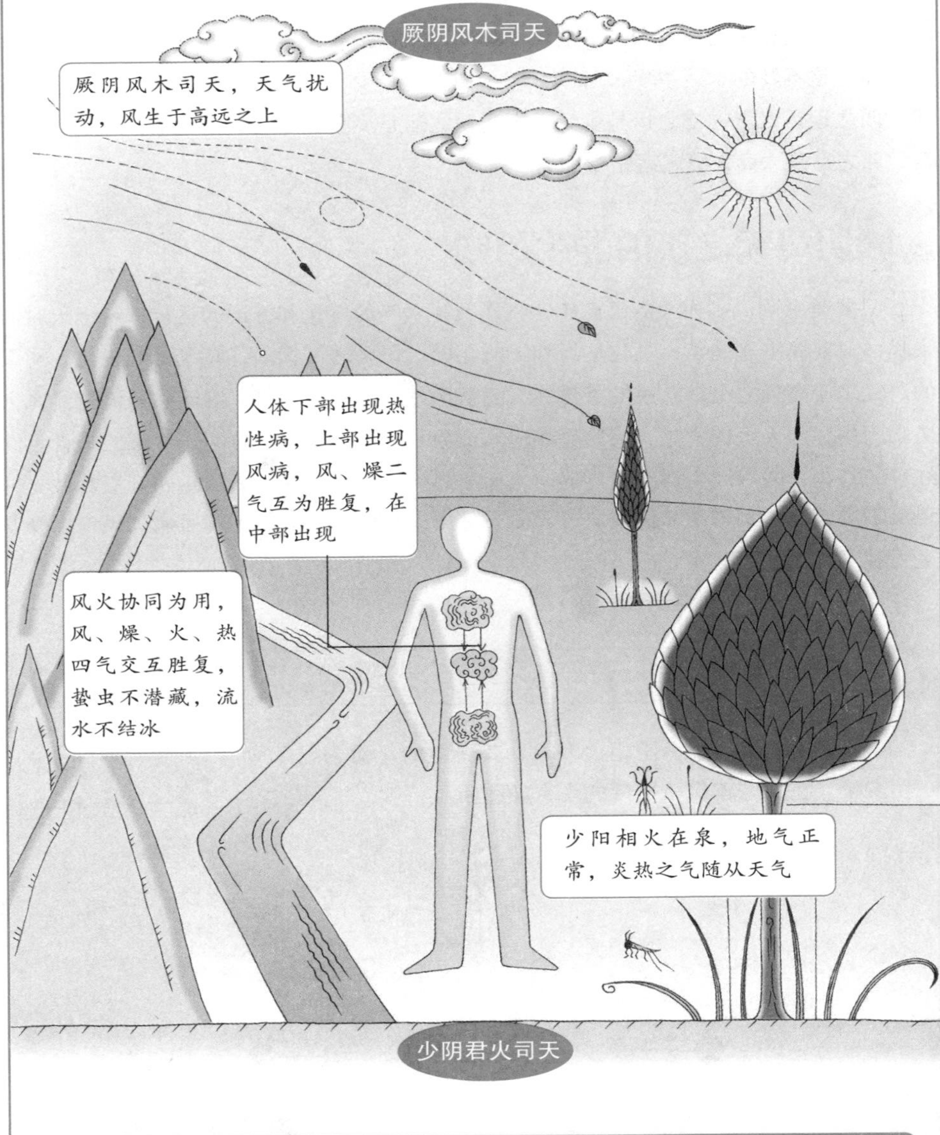

养生要点

- 原则：滋养生化之源，扶助不足之气，抑制太过之气。
- 食用与岁气相合的青、红色谷物来保养正气。
- 治病时，为调上部应用辛味的药，为调下部应用咸味药。

己亥纪年，客气初之气是阳明燥金，寒气劲切，肃杀之气方来，人容易患右胁下寒冷性疾病。二之气是太阳寒水，寒气不散，雪花纷飞，水结冰，肃杀之气用事，严霜下降，草木上部焦枯，频繁降寒雨。如果阳气来复，人容易患里热病。三之气是司天的厥阴风木，风气时起，人容易出现迎风流泪、耳鸣、头眩晕等症状。四之气是少阴君火，暑湿来临，湿热相迫，交争于长夏，人容易出现黄疸、浮肿等症状。五之气是太阴湿土，湿气与燥气互为胜复，布化阴沉之气，寒邪伤人体，流行风雨。终之气是在泉的少阳相火，少阳相火当令，阳气施化，蛰虫不潜藏，流水不结冰，地气升发，草木萌生，人感觉舒适。如果生病，那么大多数患温病和疠疫等病。

治疗时必须折损其郁结之气，滋养其不足之气的化源，扶助其不足的运气，不要使邪气过盛。这两年，为调上部应用辛味的药，为调下部用咸味药，不能随意触犯相火。用温药，当避开温气主令之时；用热药，当避开热气主令之时；用凉药，当避开凉气主令之时；用寒药，当避开寒气主令之时。饮食调养也要遵循这个原则。气候反常时，就不必拘泥于这个法则，这是自然规律，违反了这一规律就会生病。

六气运行与相应、不相应的判断

黄帝说：很好！先生讲得很详尽，但是怎样判断相应和不相应？岐伯说：您问得真清楚呀！六气的运行，都有一定的次序、方位，所以观察时要在每年正月初一的平旦，看气位所在，就能看出相应、不相应。中运太过时，气先于时令而来临；中运不及时，气后于时令而来临。这是自然规律，也是正常的六气运行情况。中运既不是太过，也不是不及，这就是“正岁”，这时气的来临恰好和时令相合。

黄帝问：自然界经常存在胜气和复气，怎样预测灾害的产生？岐伯回答：灾害就是不正常的气化。

黄帝问：司天、在泉的气数终止情况是怎样的？岐伯回答：您问得真全面呀！这才是要真正搞清的道理。司天、在泉之数，是始于司天，终于在泉。上半年，司天主气；下半年，在泉主气。司天、在泉的相交处，为气交所主，这就是一年的气化规律。所以说要清楚每气所主的月份，就能明确司天、在泉的位置，即所说的气的终始。

黄帝问：我主管这项工作，并按照这个原则去推行，但有时不完全符合实际的情况，这是什么原因呢？岐伯回答：六气的作用有多有少，六气与五运的化合有盛有衰，是因为有多少、盛衰的差异，所以就有同化的存在。黄帝问：同化又是怎样的呢？岐伯回答：春天的气化与风温相同，夏天的气化与炎热沉闷相同，复气与胜气的同化也相同，秋天的气化与干燥清凉的烟露之气相同，长夏的气化与云雨尘埃昏蒙相同，冬季的气化与寒气霜雪冰雹相同。这就是自然界五运六气的气化及相互为用的一般规律。

在泉之气与五运的同化

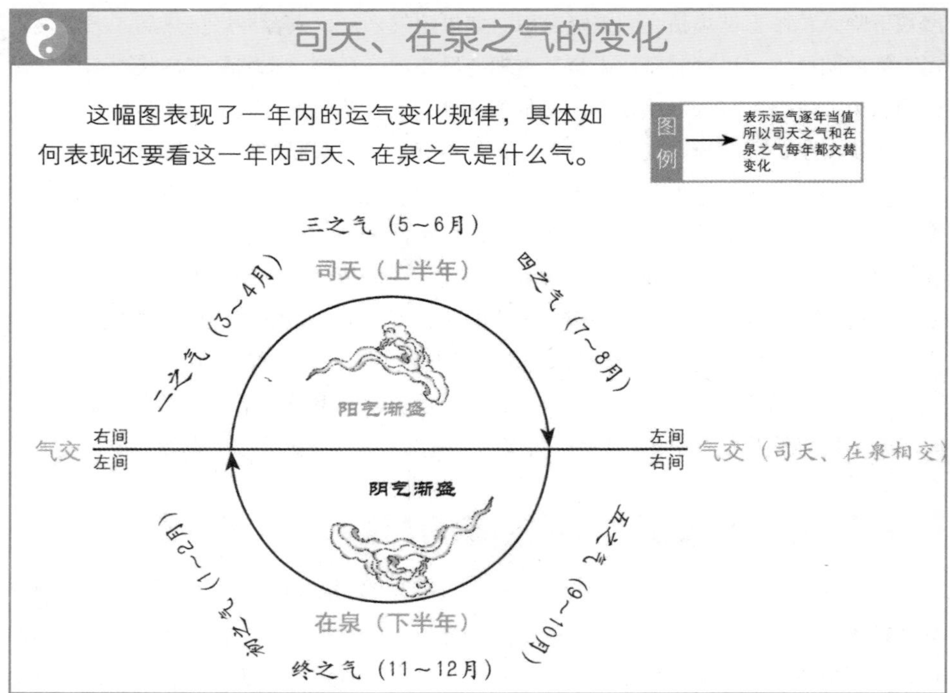

黄帝说：我已知道中运与司天之气相一致的就称为“天符”，希望听你谈一谈在泉之气与五运的同化。岐伯回答：中运太过与司天之气同化的也有三种情况，中运不及与司天之气同化的也有三种情况；中运太过与在泉之运同化的也有三种情况，中运不及与在泉之气同化的也有三种情况。一共二十四年。

黄帝说：希望听你具体谈一谈。岐伯回答：甲辰、甲戌年为土运太过，下加太阴湿土在泉；壬寅、壬申年为木运太过，下加厥阴风木在泉；庚子、庚午年为金运太过，下加阳明燥金在泉。以上就是岁运太过与在泉之气相同的三组干支。癸巳、癸亥年为火运不及，下加少阳相火在泉；辛丑、辛未年为水运不及，下加太阳寒水在泉；癸卯、癸酉年为火运不及，下加少阴君火在泉。以上就是岁运不及而与在泉之气相同的三组干支。戊子、戊午年为火运太过，上临少阴君火司天；戊寅、戊申年为火运太过，上临少阳相火司天；丙辰、丙戌年为水运太过，上临太阳寒水司天。以上就是岁运太过而与司天相同的三组干支。丁巳、丁亥年为木运不及，上临厥阴风木司天；乙卯、乙酉年为金运不及，上临阳明燥金司天；己丑、己未年为土运不及，上临太阴湿土司天。以上就是岁运不及而与司天相同的三组干支。除了这二十四年以外，都没有中运和司天、在泉之气相同的加临了。

黄帝问：在泉之气与中运相加叫什么？岐伯回答：在泉之气与太过的中运相加，叫“同天符”，在泉之气与不及的中运相加，叫“同岁会”。黄帝又问：中运和司天之气相临叫什么？岐伯回答：司天之气与太过、不及的中运相临，都叫“天符”。只是运气变化有多有少，病情有轻有重，生死有早有晚而已。

时令与药性的选择

黄帝又说：你说用寒药时，要避开寒气所主的时令；用热药，要避开热气所主的时令。为什么要这样？请你谈一谈怎样才算避开。岐伯回答：用热药不要触犯热的气候；用寒药不要触犯寒的气候。顺从这一原则就平和，违背就产生疾病，所以在治疗

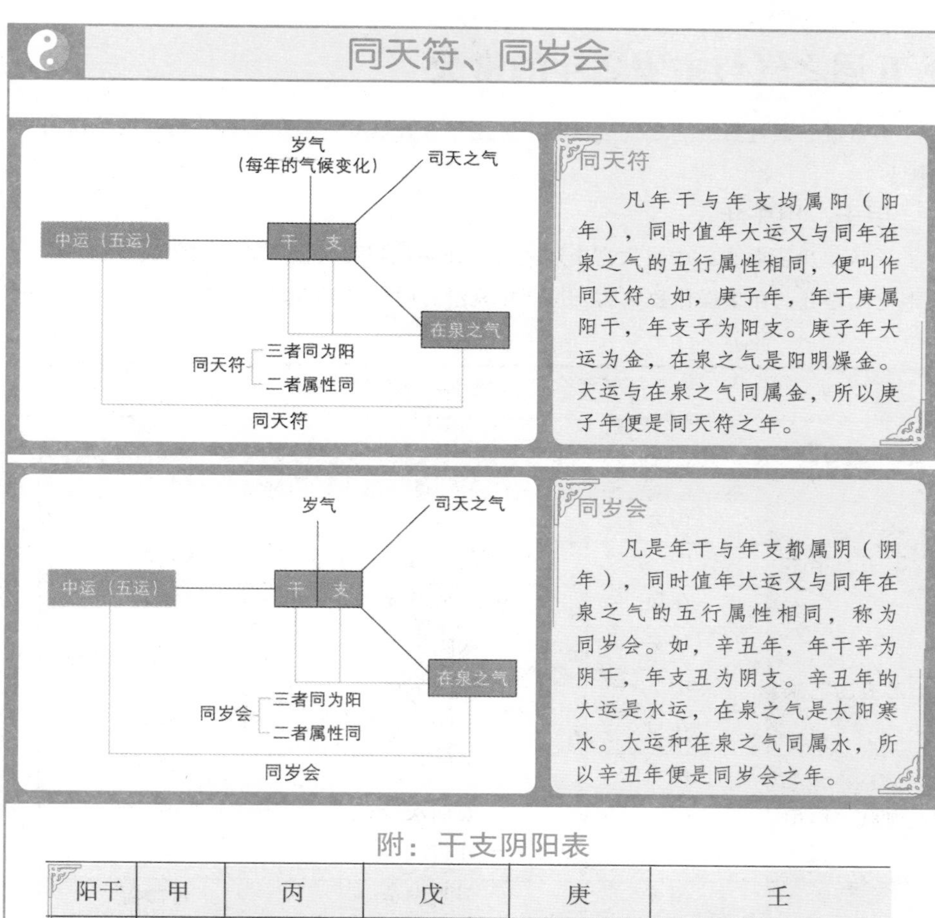

附：干支阴阳表

阳干	甲	丙	戊	庚	壬	
阴干	乙	丁	己	辛	癸	
阳支	子	寅	辰	午	申	戌
阴支	丑	卯	巳	未	酉	亥

时，应避开主时之六气，这就是随时序而起的六步之气的方位。

黄帝又问：温凉之性次于寒热，应怎样运用？岐伯回答：主时之气是热时，不要用热药触犯；主时之气是寒时，不要用寒药触犯；主时之气是凉时，不要用凉药触犯；主时之气是温时，不要用温药触犯。间气与主气相同的，在用药时不要触犯；间气与主气略有不同的，在用药时可稍有触犯。这就是所说的“四畏”，诊断时务必慎重考察。

黄帝说：讲得好！如果触犯了会怎么样？岐伯回答：气候与主时之气不合时，以主时之气为准则。客气胜过主气时，可触犯，以达到平衡协调为准则，不能太过，这是针对邪气胜过主气而说的。所以不要违逆了自然时令和六气，不要帮助胜气，也不要扶助复气，这就是最好的治疗原则。

五运之气与主岁之年的常数

黄帝说：很好！五运之气运行和主岁之年有常数吗？岐伯回答：请让我依次讲一讲吧！

甲子、甲午年

司天是少阴君火，中是太宫土运太过，在泉是阳明燥金。司天热化数是二，中土运雨化数是五，在泉燥化数是四。这两年既没有胜气又没有复气，就叫正化日。气化

不同年份疾病的治疗

年份	运气位置	所属运气	疗法
甲子、甲午	司天	少阴君火	咸寒
	中	太宫土运	苦热
	在泉	阳明燥金	酸热
乙丑、乙未	司天	太阴湿土	苦热
	中	少商金运	酸和
	在泉	太阳寒水	甘热
丙寅、丙申	司天	少阳相火	咸寒
	中	太羽水运	咸温
	在泉	厥阴风木	辛凉
丁卯、丁酉	司天	阳明燥金	苦微温
	中	少角木运	辛和
	在泉	少阴君火	咸寒
戊辰、戊戌	司天	太阳寒水	苦温
	中	太徵火运	甘和
	在泉	太阴湿土	甘温

五行常数的生成

五行生成数的依据可以追溯到河图和洛书。八卦与河图洛书的结合实际上也将五行与河图洛书结合了起来，从而有了五行生成数。

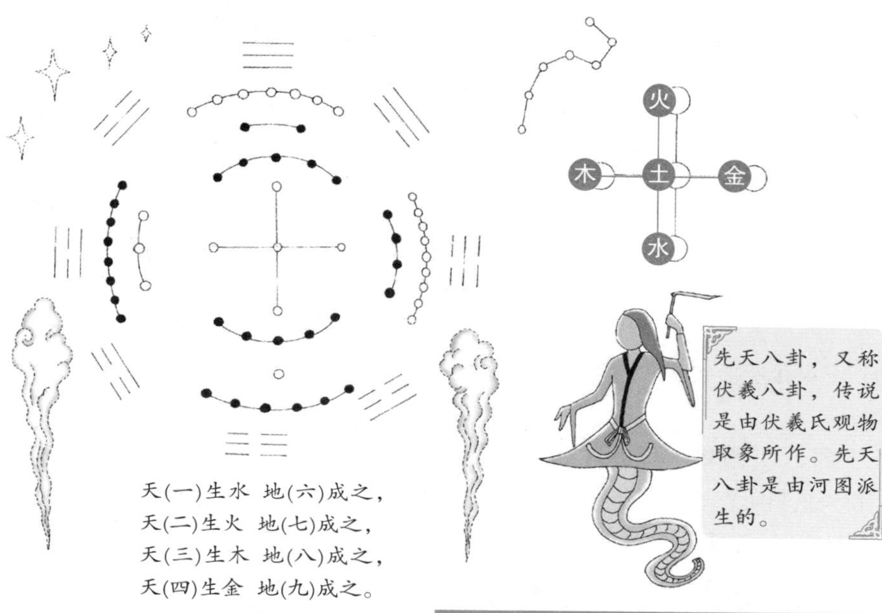

五行生成数

五行	水	火	木	金	土
生数	1	2	3	4	5
成数	6	7	8	9	10
生成数	7	9	11	13	15

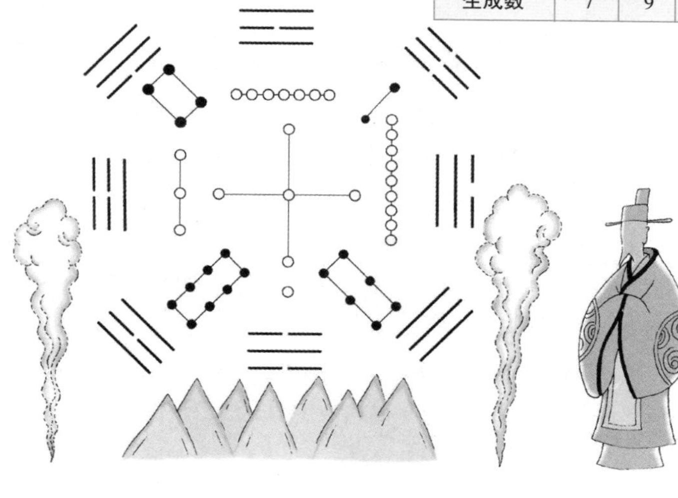

后天八卦是周文王根据先天八卦所作。后天八卦生成后与洛书之数相合，就形成了“九宫八卦”，被应用于各个领域。

所引起疾病的治疗，司天热化所导致疾病的治疗，用咸寒药物；中土运雨化所导致疾病的治疗，用苦热药物；在泉燥化所导致疾病的治疗，用酸热药物。这是甲子、甲午两年适宜的药食性味。

乙丑、乙未年

司天是太阴湿土，中是少商金运不及，在泉为太阳寒水。这两年热化的胜气和寒化的复气相同，因为出现胜气、复气，就叫邪气化日，在西方七宫出现灾害。司天湿化数是五，中金运清化数是四，在泉寒化数是六，这是正化日。气化所引起疾病的治疗，司天温化所导致疾病的治疗，用苦热药物；中金运清化所导致疾病的治疗，用酸平药物；在泉寒化所导致疾病的治疗，用甘热药物。这是乙丑、乙未两年适宜的药食性味。

丙寅、丙申年

司天是少阳相火，中是太羽水运太过，在泉是厥阴风木。司天火化数是二，中水运寒化数是六，在泉风化数是三，这是所说的正化日。其气化所引起疾病的治疗，司天火化所导致疾病的治疗，用咸寒药物；中水运寒化所导致疾病的治疗，用咸温药物；下风化所导致疾病的治疗，用辛凉药物。这就是丙寅、丙申两年适宜的药食性味。

丁卯、丁酉年

司天是阳明燥金，中为少角木运不及，在泉是少阴君火。这两年清化的胜气和热化的复气相同，就是所说的邪气化日，在东方三宫出现灾害。司天燥化数是九，中木运风化数是三，在泉热化数是七，就是所说的正化日。其气化所引起疾病的治疗，司天燥化所导致疾病的治疗，用苦微温药物；中木运风化所导致疾病的治疗，用辛和药物；在泉热化所导致疾病的治疗，用咸寒药物。这就是丁卯、丁酉两年适宜的药食性味。

戊辰、戊戌年

司天是太阳寒水，中是太徵火运太过，在泉是太阴湿土。司天寒化数是六，中火运热化数是七，在泉湿化数是五，这是正化日。气化所引起疾病的治疗，司天寒化所导致疾病的治疗，用苦温药物；中火运热化所导致疾病的治疗，用甘平药物；在泉湿化所导致疾病的治疗，用甘温药。这就是戊辰、戊戌两年适宜的药食性味。

己巳、己亥年

司天是厥阴风木，中是少宫土运不及，在泉是少阳相火。这两年风化的胜气和清化的复气相同，这是邪气化日，在中央五宫出现灾害。司天的风化数是三，中土运湿化数是五，在泉的火化数是七，这是正化日。气化所引起疾病的治疗，司天风化所导致疾病的治疗，用辛凉药物；中土运湿化所导致疾病的治疗，用甘平药物；在泉火化所导致疾病的治疗，用咸寒药物。这就是己巳、己亥两年适宜的药食性味。

庚午、庚子年

司天是少阴君火，中是太商金运太过，在泉是阳明燥金。司天的热化数是七，中

不同年份疾病的治疗（续表）

年份	运气位置	所属运气	疗法
己巳、己亥	司天	厥阴风木	辛凉
	中	少宫土运	甘平
	在泉	少阳相火	咸寒
庚午、庚子	司天	少阴君火	咸寒
	中	太商金运	辛温
	在泉	阳明燥金	酸温
辛未、辛丑	司天	太阴湿土	苦温
	中	少羽水运	苦平
	在泉	太阳寒水	苦热
壬申、壬寅	司天	少阳相火	咸寒
	中	太角木运	酸平
	在泉	厥阴风木	辛凉
癸酉、癸卯	司天	阳明燥金	苦微温
	中	少徵火运	咸温
	在泉	少阴君火	咸寒

金运清化数是九，在泉燥化数是九，就是正化日。气化所引起疾病的治疗，司天热化所导致疾病的治疗，用咸寒药；中金运清化所导致疾病的治疗，用辛温药物；在泉燥化所导致疾病的治疗，用酸温药物。这是庚午、庚子两年适宜的药食性味。

辛未、辛丑年

司天是太阴湿土，中是少羽水运不及，在泉是太阳寒水。这两年雨化的胜气和风化的复气相同，就是邪气化日，在北方一宫出现灾害。司天的雨化数是五，中水运寒化数是一，就是所说的正化日。气化所引起疾病的治疗，司天雨化所导致疾病的治疗，用苦热药物；中水运寒化所导致疾病的治疗，用苦平药物；在泉寒化所导致疾病的治疗，用苦热药物。这是辛未、辛丑两年适宜的药食性味。

壬申、壬寅年

司天是少阳相火，中太角木运太过，在泉是厥阴风木。司天火化数是二，中木运风化数是八，就是所说的正化日。气化所引起疾病的治疗，司天火化所导致疾病的治疗，用咸寒药物；中木运风化所导致疾病的治疗，用酸平药物；在泉风化所导致疾病的治疗，用辛凉药物。这是壬申、壬寅两年适宜的药食性味。

癸酉、癸卯年

司天是阳明燥金，中少徵火运不及，在泉是少阴君火。这两年寒化的胜气和雨化

不同年份疾病的治疗（续表）

年份	运气位置	所属运气	疗法
甲戌、甲辰	司天	太阳寒水	苦热
	中	太宫土运	苦温
	在泉	太阴湿土	苦温
乙亥、乙巳	司天	厥阴风木	辛凉
	中	少商金运	酸平
	在泉	少阳相火	咸寒
丙子、丙午	司天	少阴君火	咸寒
	中	太羽水运	咸热
	在泉	阳明燥金	酸温
丁丑、丁未	司天	太阴湿土	苦温
	中	少角木运	辛温
	在泉	太阳寒水	辛凉
戊寅、戊申	司天	少阳相火	咸寒
	中	太徵火运	甘平
	在泉	厥阴风木	辛凉

的复气相同，就是所说的邪气化日，在南方九宫出现灾害。司天燥化数是九，中火运热化数是二，就是所说的正化日。气化所引起疾病的治疗，司天燥化所导致疾病的治疗，用苦微温药物；中火运热化所导致疾病的治疗，用咸温药物；在泉热化所导致疾病的治疗，用咸寒药物。这是癸酉、癸卯两年适宜的药食性味。

甲戌、甲辰年

司天是太阳寒水，中太宫土运太过，在泉是太阴湿土。司天寒化数是六，中土湿化数是五，这是所说的正化日。气化所引起疾病的治疗，司天寒化所导致疾病的治疗，用苦热药物；中土运湿化所导致疾病的治疗，用苦温药物；在泉湿化所导致疾病的治疗，也用苦温药物。这是甲戌、甲辰两年适宜的药食性味。

乙亥、乙巳年

司天是厥阴风木，中少商金运不及，在泉是少阳相火。这两年热化的胜气和寒化的复气相同，就是所说的邪气化日，在西方七宫出现灾害。司天风化数是八，中金运清化数是四，在泉火化数是二，就是所说的正化日。气化所引起疾病的治疗，司天风化所导致疾病的治疗，用辛凉药物；中金运清化所导致疾病的治疗，用酸平药物；在泉火化所导致疾病的治疗，用咸寒药物。这是乙亥、乙巳两年适宜的药食性味。

丙子、丙午年

司天是少阴君火，中太羽水运太过，在泉是阳明燥金。司天热化数是二，中水运寒化数是六，在泉清化数是四，这是正化日。气化所引起疾病的治疗，司天热化所导致疾病的治疗，用咸寒药物；中水运寒化所导致疾病的治疗，用咸热药物；在泉清化所导致疾病的治疗，用酸温药物。这是丙子、丙午两年适宜的药食性味。

丁丑、丁未年

司天是太阴湿土，中少角木运不及，在泉是太阳寒水。这两年清化的胜气和热化的复气相同，这是邪气化日，在东方三宫出现灾害。司天的雨化数是五，中木运风化数是三，在泉寒化数是一，这是正化日。气化所引起疾病的治疗，司天雨化所导致疾病的治疗，用苦温药物；中木运风化所导致疾病的治疗，用辛温药物；在泉寒化所导致疾病的治疗，用甘热药物。这是丁丑、丁未两年适宜的药食性味。

戊寅、戊申年

司天是少阳相火，中太徵火运太过，在泉是厥阴风木。司天火化和中运火化数都是七，在泉风化数是三，这是正化日。气化所引起疾病的治疗，司天火化所导致疾病的治疗，用咸寒药物；中火运火化所导致疾病的治疗，用甘平药物；在泉风化所导致疾病的治疗，用辛凉药物。这是戊寅、戊申两年适宜的药食性味。

不同年份疾病的治疗（续表）

年份	运气位置	所属运气	疗法
己卯、己酉	司天	阳明燥金	苦微温
	中	少宫土运	甘和
	在泉	少阴君火	咸寒
庚辰、庚戌	司天	太阳寒水	苦热
	中	太商金运	辛温
	在泉	太阴湿土	甘热
辛巳、辛亥	司天	厥阴风木	辛凉
	中	少羽水运	苦平
	在泉	少阳相火	咸寒
壬午、壬子	司天	少阴君火	咸寒
	中	太角木运	酸凉
	在泉	阳明燥金	酸温
癸未、癸丑	司天	太阴湿土	苦温
	中	少徵火运	咸温
	在泉	太阳寒水	甘热

不同年份疾病的治疗（续表）

年份	运气位置	所属运气	疗法
甲戌、甲辰	司天	少阳相火	咸寒
	中	太宫土运	咸平
	在泉	厥阴风木	辛凉
乙亥、乙巳	司天	阳明燥金	苦微温
	中	少商金运	苦平
	在泉	少阴君火	咸寒
丙子、丙午	司天	太阳寒水	苦热
	中	太羽水运	咸温
	在泉	太阴湿土	甘热
丁丑、丁未	司天	厥阴风木	辛凉
	中	少角木运	辛平
	在泉	少阳相火	咸寒
戊寅、戊申	司天	少阴君火	咸寒
	中	太徵火运	甘寒
	在泉	阳明燥金	酸温

己卯、己酉年

司天是阳明燥金，中少宫土运不及，在泉是少阴君火。这两年风化的胜气和清化的复气相同，这是邪气化日，在中央五宫出现灾害。司天清化数是九，中土运雨化数是五，在泉热化数是七，这是正化日。气化所引起疾病的治疗，司天清化所导致疾病的治疗，用苦微温的药物；中土运雨化所导致疾病的治疗，用甘平药物；在泉热化所导致疾病的治疗，用咸寒药物，这是己卯、己酉两年适宜的药食性味。

庚辰、庚戌年

司天是太阳寒水，中太商金运太过，在泉是太阴湿土。司天寒化数是一，中金运清化数是九，在泉雨化数是五，这是正化日。气化所引起疾病的治疗，司天寒化所导致疾病的治疗，用苦热药物；中金运清化所导致疾病的治疗，用辛温药物；在泉雨化所导致疾病的治疗，用甘热药物。这是庚辰、庚戌两年适宜的药食性味。

辛巳、辛亥年

司天是厥阴风木，中少羽水运不及，在泉是少阳相火。这两年雨化的胜气和风化的复气相同，这是邪气化日，在北方一宫出现灾害。司天风化数是三，中火运寒化数是一，在泉火化数是七，这是正化日。气化所引起疾病的治疗，司天风化所导致疾病的治疗，用辛凉药物；中水运寒化所导致疾病的治疗，用苦平药物；在泉火化所导致疾病的治疗，用咸寒药物，这是辛巳、辛亥两年适宜的药食性味。

壬午、壬子年

司天是少阴君火，中太角木运太过，在泉是阳明燥金。司天热化数是二，中木运风化数是八，在泉清化数是四，这是正化日。气化所引起疾病的治疗，司天热化所导致疾病的治疗，用咸寒药物；中木运风化所导致疾病的治疗，用酸凉药物；在泉清化所导致疾病的治疗，用酸温药物。这是壬午、壬子两年适宜的药食性味。

癸未、癸丑年

司天是太阴湿土，中少徵火运不及，在泉是太阳寒水。这两年寒化的胜气和雨化的复气相同，这是邪气化日，在南方九宫出现灾害。司天的雨化数是五，中火运火化数是二，在泉寒化数是一，这是正化日。气化所引起疾病的治疗，司天雨化。

所导致疾病的治疗，用苦温药物；中火运火化所导致疾病的治疗，用咸温药物；在泉寒化所导致疾病的治疗，用甘热药物。这是癸未、癸丑两年适宜的药食性味。

甲申、甲寅年

司天是少阳相火，中太宫土运太过，在泉是厥阴风木。司天火化数是二，中土运雨化数是五，在泉风化数是八，这是正化日。气化所引起疾病的治疗，司天火化所导致疾病的治疗，用咸寒药物；中土运雨化所导致疾病的治疗，用咸平药物；在泉风化所导致疾病的治疗，用辛凉药物。这是甲申、甲寅两年适宜的药食性味。

乙酉、乙卯年

司天是阳明燥金，中少商金运不及，在泉是少阴君火。这两年热化的胜气和寒化的复气相同，这是邪气化日，在西方七宫出现灾害。司天的燥化数是四，中金运的清化数是四，在泉的热化数是二，这是正化日。气化所引起疾病的治疗，司天燥化所导致疾病的治疗，用苦微温药物；中金运清化所导致疾病的治疗，用苦平药物；在泉热化所导致疾病的治疗，用咸寒药物。这是乙酉、乙卯两年适宜的药食性味。

丙戌、丙辰年

司天是太阳寒水，中太羽水运太过，在泉是太阴湿土。司天寒化数是六，在泉雨化数是五，这是正化日。气化所引起疾病的治疗，司天寒化所导致疾病的治疗，用苦热药物；中水运寒化所导致疾病的治疗，用咸温药物；在泉雨化所导致疾病的治疗，用甘热药物。这是丙戌、丙辰两年适宜的药食性味。

丁亥、丁巳年

司天是厥阴风木，中少角木运不及，在泉是少阳相火。这两年清化的胜气和热化的复气相同，这是邪气化日，在东方三宫出现灾害。司天风化数是三，在泉火化数是七，这是正化日。气化所引起疾病的治疗，司天风化所导致疾病的治疗，用辛凉药物；中木运风化所导致疾病的治疗，用辛平药物；在泉火化所导致疾病的治疗，用咸寒药物。这是丁亥、丁巳两年适宜的药食性味。

戊子、戊午年

司天是少阴君火，中太徵火运太过，在泉是阳明燥金。司天热化数是七，在泉清化数是九，这是正化日。气化所引起疾病的治疗，司天热化所导致疾病的治疗，用咸

不同年份疾病的治疗（续表）

年份	运气位置	所属运气	疗法
己丑、己未	司天	太阴湿土	苦热
	中	少宫土运	甘平
	在泉	太阳寒水	甘热
庚寅、庚申	司天	少阳相火	咸寒
	中	太商金运	辛温
	在泉	厥阴风木	辛凉
辛卯、辛酉	司天	阳明燥金	苦微温
	中	少羽水运	苦平
	在泉	少阴君火	咸寒
壬辰、壬戌	司天	太阳寒水	苦温
	中	太角木运	酸平
	在泉	太阴湿土	甘温
癸巳、癸亥	司天	厥阴风木	辛凉
	中	少徵火运	咸平
	在泉	少阳相火	咸寒

寒药；中火运热化所导致疾病的治疗，用甘寒药物；在泉清化所导致疾病的治疗，用酸温药物。这是戊子、戊午两年适宜的药食性味。

己丑、己未年

司天是太阴湿土，中少宫土运不及，在泉是太阳寒水。这两年风化的胜气和清化的复气相同，此即邪气化日，在中央五宫出现灾害。司天雨化数是五，在泉寒化数是一，这是正化日。气化所引起疾病的治疗，司天雨化所导致疾病的治疗，用苦热药物；中土运雨化所导致疾病的治疗，用甘平药物；在泉寒化所导致疾病的治疗，用甘热药物。这是己丑、己未两年适宜的药食性味。

庚寅、庚申年

司天是少阳相火，中太商金运太过，在泉是厥阴风木。司天火化数是七，中金运清化数是九，在泉风化数是三，这是正化日。气化所引起疾病的治疗，司天火化所导致疾病的治疗，用咸寒药物，中金运清化所导致疾病的治疗，用辛温药物；在泉风化所导致疾病的治疗，用辛凉药物。这是庚寅、庚申两年适宜的药食性味。

辛卯、辛酉年

司天是阳明燥金，中少羽水运不及，在泉是少阴君火。这两年雨化的胜气和风化的复气相同，这是邪气化日，在北方一宫出现灾害。司天的清化数是九，中水运寒化数是一，在泉热化数是七，这是正化日。气化所引起疾病的治疗，司天清化所导致疾病的治疗，用苦微温药物；中水运寒化所导致疾病的治疗，用苦平药物；在泉热化所导致疾病的治疗，用咸寒药物。这是辛卯、辛酉两年适宜的药食性味。

壬辰、壬戌年

太阳寒水司天，中太角木运太过，在泉是太阴湿土。司天寒化数是六，中木运风化数是八，在泉雨化数是五，这是正化日。气化所引起疾病的治疗，司天寒化所导致疾病的治疗，用苦温药物；中木运风化所导致疾病的治疗，用酸平药物；在泉雨化所导致疾病的治疗，用甘温药物。这是壬辰、壬戌两年适宜的药食性味。

癸巳、癸亥年

司天是厥阴风木，中少徵火运不及，在泉是少阳相火，这两年寒化的胜气和雨化的复气相同，这是邪气化日，在南方九宫出现灾害。司天的风化数是八，在泉的火化数是九，这是正化日。气化所引起疾病的治疗，司天风化所导致疾病的治疗，用辛凉药物；中火运火化所导致疾病的治疗，用咸平药物；在泉火化所导致疾的治疗，用咸寒药物。这是癸巳、癸亥两年适宜的药食性味。

只要是以上定期纪年的，胜化、复化、正化都有一定常规，要认真地考察。因为掌握了其中的要领，一句话就可说清楚，没有掌握其中要领，说起来就漫无边际，讲的就是这个道理。

复气发作时的现象和征兆

黄帝说：很好！五运之气也有复气吗？岐伯回答：五运之气郁结过久就产生复气，到了一定的时期复气就会发作。黄帝说：请问这是什么道理？岐伯回答：五运有不同的太过和不及，复气暴发有早有晚。黄帝说：想听你详细地讲讲。岐伯回答：五运太过，发作急暴，五运不及，发作徐缓。发作急暴，病情严重，发作徐缓，疾病持续。黄帝说：太过与不及的数又是怎样的？岐伯回答：太过的是成数，不及的是生数，土总是用生数。

黄帝问：五气被郁结而发作的情况是怎样的？岐伯回答：土郁发作的时候，山谷震惊，隆隆雷声在气交之中震动，尘埃昏蒙，天地黑暗。水湿化成白气，高山深谷有暴风骤雨，山石击破，空中飞碎石，暴发漫溢川谷的洪水，大水退后，无数巨石在田野上耸立，就像被牧放的马匹。而后湿土之气敷布，时常降雨，自然万物于是开始生、长、化、成。因此人易出现腹部胀满、肠鸣、大便次数增多、心痛、胁肋撑胀、呕吐、霍乱、痰饮、水泻、浮肿、身重之类的病症。云向雨府奔，霞拥朝阳，山泽间尘埃昏蒙，这表明土郁将要暴发，发作的时间多在四时之气当令之时，浮云在天山横着，飘浮、游动、产生、散失，这都是郁结将要发作的先兆。

金郁发作时，天气清爽，地气明朗，风清气爽，清凉产生，草木上烟雾缭绕，燥气流行，雾气弥漫，肃杀之气降临，草木焦枯，秋声时鸣，因此人会咳嗽、气逆、心胁胀满牵引腹中，经常会突然疼痛、身体不能左右转动、咽喉干燥、尘土蒙面、面色

复气的产生

五运之气的郁积（太过）和不及都会导致复气的产生，所以复气的暴发有早有晚，有急暴有徐缓。五运太过，发作急暴，五运不及，发作徐缓。发作急暴，则病情严重，发作徐缓，则疾病持续时间长。

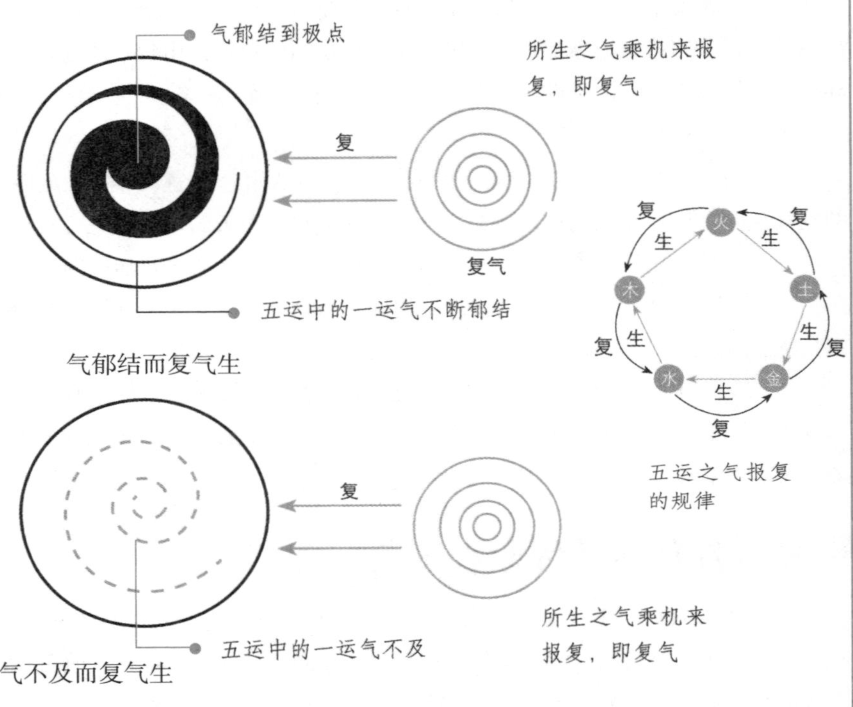

败坏。山泽枯竭、地面上凝结像霜一样的白色盐卤，这些都表明金郁将要暴发，并多在五气当令之时发作。如果夜间降下白露，森林间会发出凄惨的声音，就是金郁将发的先兆。

水郁发作时，阳气退避，阴气暴起，大寒降临，川泽之水凝结成坚冰，寒雾结成霜雪，甚至黄黑昏暗的水气在气交之中流行，形成肃杀之气，水应时变化。因此人多出现伤寒、心痛、腰痛、臀部疼痛、大的关节不灵活、屈伸不利、经常四肢逆冷、腹部痞满坚硬、阳气不发挥作用等症状。阴霾之气在空中积满，白色昏浊之气遮蔽天空，这都是水郁将发的现象，发作时其气经常在君、相二火的前后出现。太空高深玄远，其气象如散麻一样无绪，隐约可见，色黑、微黄，这是水郁将发的先兆。

木郁发作时，天空昏蒙不清，云雾扰动，大风暴起，屋顶被掀开，折断树木，草木变异。因此人们容易出现胃脘疼痛向上支撑两胁、咽喉阻塞不通、饮食物吞咽不下，甚至出现耳鸣、头晕目眩、认人不清等症状，常常突然僵仆倒地。尘埃弥漫在天

五运之气郁结而发作时的征象

复气产生的原因之一是五运之气郁结至极所致，下图所示为五气郁结时自然界所出现的现象。

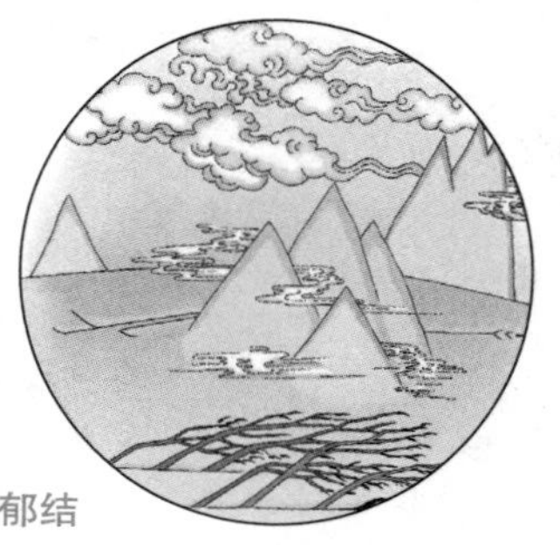

木运郁结

尘埃弥漫，天、山混为一色分辨不清，天上云气变幻无常，草在广阔的原野上倒卧不起，高山谷底松鸣虎啸，这都是木郁将要发作的先兆。
木郁发作时，大风暴气，树木折毁

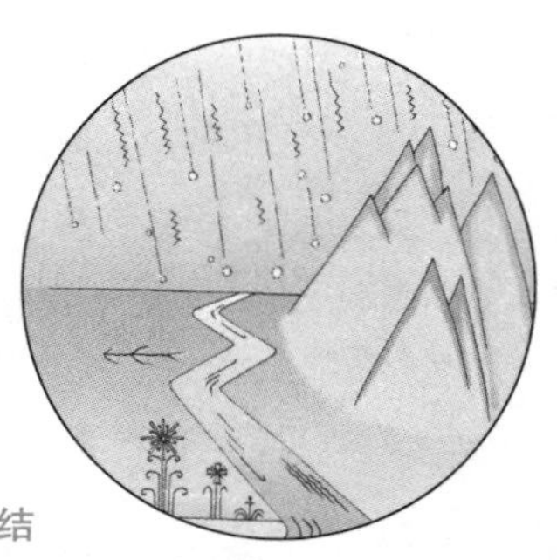

火运郁结

花开时节水反而凝聚成冰，山川出现冰雪，中午时湖泽中出现烟雾，这是火郁发作的先兆。
火郁发作时，天空昏蒙不清

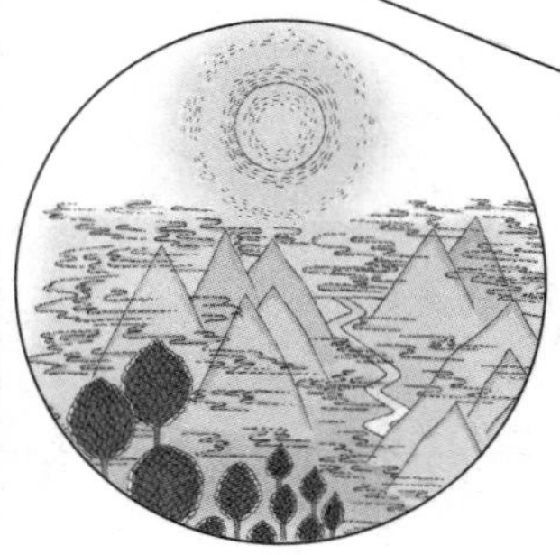

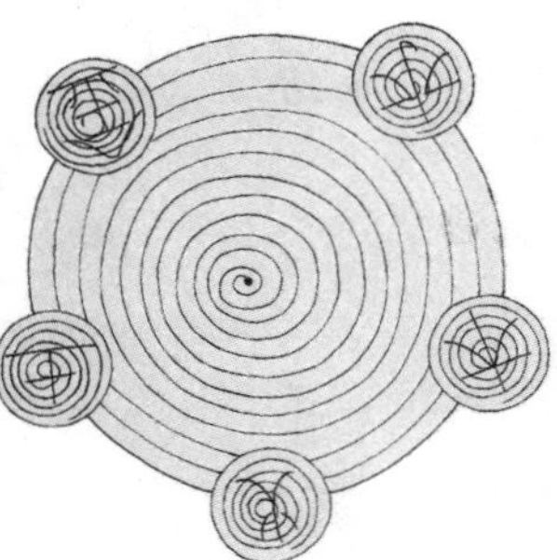

水运郁结

阴霾之气在空中积满，白色浑浊之气遮蔽天空，这都是水郁将发的现象。
水郁发作时，冰雹霜雪下降

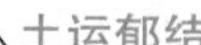

土运郁结

云奔雨府，霞拥朝阳，山泽间尘埃昏蒙，这表明土郁将要暴发。
土郁发作时，常有暴风骤雨

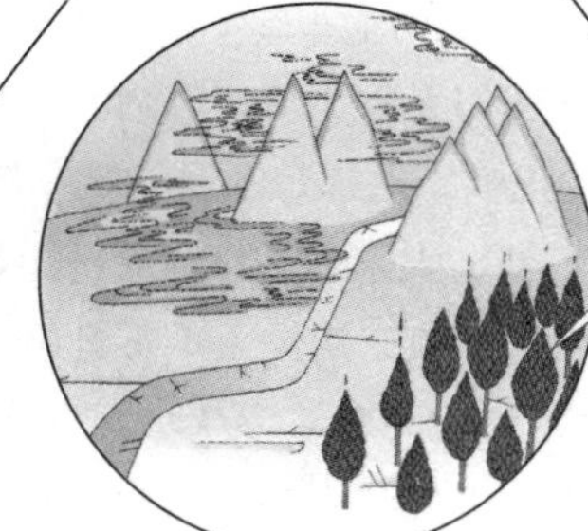

金运郁结

山泽枯竭，夜降白露，森林间会发出凄惨的声音，这些都表明金郁将要暴发。
金郁发作时，天地明净清爽，草木焦枯

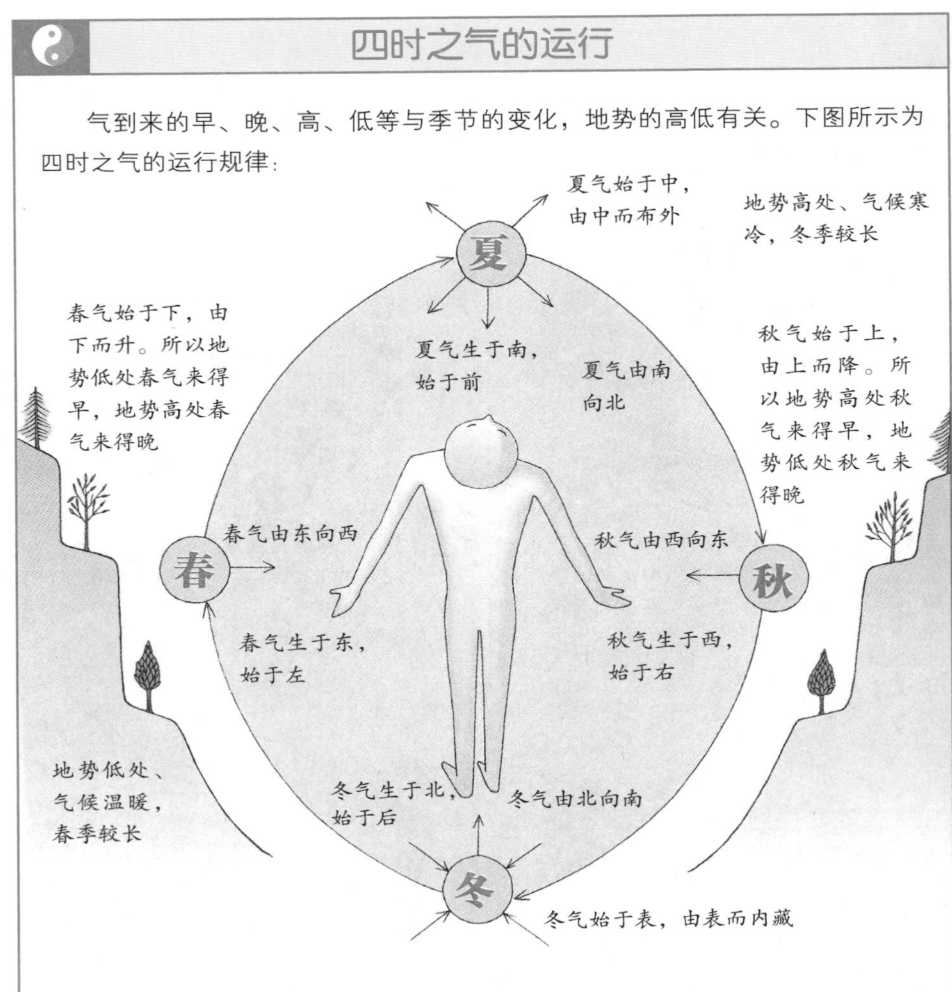

空中，天、山混成一色分辨不清，或者污浊之气混为一团，颜色黄黑，像横亘天空的云但不下雨。将发时，天上云气变幻无常，草在广阔的原野上倒卧不起，柔弱的树叶翻转而背部向上，高山谷底松鸣虎啸，这都是木郁将要发作的先兆。

火郁发作时，天空中昏蒙不清，太阳光被遮蔽而不明显，炎热流行，暴暑来临，山泽间如火燎烤，因蒸烤树木流出汁液，房屋上烟雾升腾，地面上凝结出白色如霜的盐卤，聚积的水逐渐减少，枯萎焦黄的藤草漫生，风热妄行。伤及心神，人言语惑乱，随后产生湿的气化。因此人多少气，疮疡，痈肿，胁肋胸腹、背、面部、四肢胀满不适，生疮疡、痱子，呕逆，筋脉抽搐，骨痛，关节抽动，泻下如注，温疟，腹中突然疼痛，血外流不止，精液减少，目赤，心热，甚至心中烦闷，昏晕，容易引起突然死亡。一日百刻将结束之时，气温升高，汗流满面。大多在四气之时发作。动到极点转静，阳极转阴，因而湿气乃化乃成。花开时节水反而凝聚成冰，山川出现冰雪，中午时湖泽中出现烟雾，这些是火郁发作的先兆。

先有五气之郁相应，之后才能产生报复之气，必须仔细观察，郁到极点时，复气才产生。木郁的发作没有固定时间，水郁发作常在君火、相火主时的前后。注意观察其发作的时间，就能预测疾病的发生，如果失去正常的时令、岁气，五行之气就不能依照规律运行，生化收藏也就失常了。

黄帝问：冰雹霜雪在水郁发作时出现，暴雨在土郁发作时出现，树木折毁出现在木郁发作时，明净清爽出现在金郁发作时，黄赤昏暗出现在火郁发作时，这些现象是什么气引起的？岐伯回答：五行之气有多与少的不同，五郁的发作有轻重的差异。发作轻微是正当本气，发作重不仅是有本气，而且还兼有其下承之气，只要观察到其下承之气的情况，就可以知道发作的轻重。

黄帝说：很好！五气不是在所主的时令郁结而发作，这是什么原因？岐伯回答：是因为时间的差异。黄帝说道：这种差异是否有一定的日数？岐伯回答：一般是三十天多一些。

黄帝说：主时之气来临时有先后，这是什么原因？岐伯回答：如果运太过，主时之气就先于时令来临；运不及，主时之气就后于时令来临。这是气候的一般规律。黄帝又问：为什么气有在正当时令时来临的？岐伯回答：这是由于五运既非太过又非不及，所以主时之气正当时令来临，如果不这样，就有灾害出现。黄帝说：很好！为什么气有不是在其所主的时令而化的？岐伯回答：气太过表明正当其时而化，气不及表现出胜己之气。

四时之气时间和位置的测定

黄帝问：怎样去测知四时之气的到来有早、晚、高、低、左、右的不同？岐伯说：气的运行有逆、顺，气的到来有迟、速，所以气太过就先于天时来临，气不及就后于天时来临。黄帝说：想听你谈谈气怎么运行。岐伯回答：春气的运行是由东向西，夏气的运行是由南向北，秋气的运行是由西向东，冬气的运行是由北向南。春气由下而升，因此春气始于下；秋气由上而降，因此秋气始于上；夏气由中而布外，因此夏气始于中；冬气由表而内藏，因此冬气始于表。面南而立，春气生于东，所以说始于左；秋气生于西，所以说始于右；冬气生于北，所以说始于后；夏气生于南，所以说始于前。这是一年四季的正常气化。所以至高的地方气候寒凉，冬季较长；低凹的地方气候温暖，春季较长。要仔细观察。黄帝说：讲得好。

五运六气变化呈现出的物象

黄帝问道：五运六气变化会呈现怎样的物象，它的正常气化和异常变化各会怎样？岐伯回答：六气的正纪，有正化、有变化、有胜气、有复气、有正常的作用、有病气，所有这些的征象都不一样，您想了解哪方面的？黄帝说：希望你全面地讲讲。岐伯回答：请让我详尽地谈谈六气。厥阴风木之气的来临是和煦的，少阴君火之气的来临是温和的，太阴湿土之气的到来是湿润的，少阳相火之气的到来是炎热的，阳明燥金之气的到来是清凉迅疾的，太阳寒水之气的到来是寒冷的，这是正常的四时之气化。

厥阴之气的到来，为风所聚，万物破土萌芽；少阴之气的到来，为火所聚，万物舒展繁荣；太阴之气的到来，为雨所聚，万物周全丰满；少阳之气的到来，为热所聚，气化布达于外；阳明之气的到来，为肃杀所聚，万物更替；太阳之气的到来，为寒气所聚，万物归藏。这是主化的一般规律。厥阴到来时，万物萌生，风摇不定；少阴到来时，万物荣美，形体外现；太阴到来时，万物化育，为云雨；少阳到来时，万物长养，繁茂鲜艳；阳明到来时，万物收获，雾露降临；太阳到来时，万物闭藏，阳气固密。这是六气气化的一般常规。

厥阴之气到来时，风气产生，最终为肃静；少阴之气到来时，热气产生，最终为寒冷；太阴之气到来时，湿气产生，最终为降雨；少阳之气到来时，火气产生，最终为湿热；阳明之气到来时，燥气产生，最终为清凉；太阳之气到来时，寒气产生，最终为温热。这是六气获得生化的一般规律。

厥阴之气来时，毛虫化育；少阴之气来时，羽虫化育；太阴之气来时，裸虫化育；少阳之气来时，薄而透明羽翼类虫化育；阳明之气来时，介虫化育；太阳之气来时，鳞虫化育。这是六气化育虫类的一般规律。

厥阴之气来时，万物生发；少阴之气来时，万物欣欣向荣；太阴之气来时，万物湿润；少阳之气来时，万物繁茂；阳明之气来时，万物坚实；太阳之气来时，万物闭藏。这是六气作用的一般规律。

厥阴之气来时，狂风怒吼，气候大凉；少阴之气来时，大热大寒；太阴之气来时，出现雷霆、暴雨、大风；少阳之气来时，出现旋风、炎热、霜凝；阳明之气来时，草木凋零，气候温和；太阳之气来时，出现寒雪、冰雹，地面出现白色尘埃。这是六气变化的一般规律。

厥阴之气来时，万物扰动，随风飘摇；少阴之气来时，火焰高明，空中出现红、黄两色火光；太阴之气来时，阴气下沉，白色尘埃弥漫，晦暗不明；少阳之气来时，光辉显明，云呈红色，红黄之气在空中出现；阳明之气来时，出现尘埃、严霜，凉风劲急，秋声凄凉；太阳之气来时，刚强坚固，锋芒尖利。这是六气行令的一般规律。

厥阴之气来时，筋脉拘急；少阴之气来时，疡疹，身热；太阴之气来时，水饮积滞，痞阻不通；少阳之气来时，打喷嚏、呕吐、疮疡；阳明之气来时，肌肤肿胀；太阳之气来时，关节屈伸不利。这是六气为病的一般规律。

厥阴之气来时，两胁支撑疼痛；少阴之气来时，惊惧、疑惑、恶寒战栗、说胡话；太阴之气来时，腹部胀满；少阳之气来时，惊恐躁动、昏闷、发病突然；阳明之气来时，鼻、坐骨、大腿、臀部、膝部、小腿肚、胫骨等处发病；太阳之气来时，腰痛。这也是六气为病的一般规律。

厥阴之气来时，筋脉软弱收缩；少阴之气来时，易悲、妄言、衄血；太阴之气来

六气循环图

六气的循环变化产生了自然界的阴阳寒暑交替、一年二十四节气的更迭，也就有了春生、夏长、秋收、冬藏的规律。

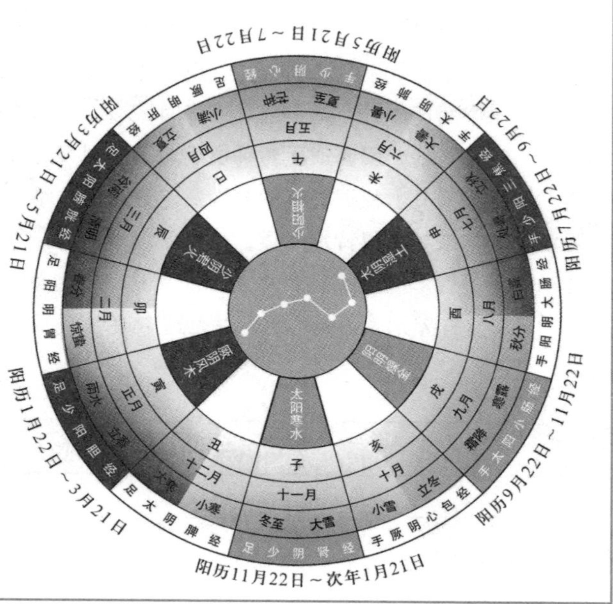

时，腹中胀满、霍乱、吐下；少阳之气来时，喉痹、耳鸣、呕吐；阳明之气来时，皮肤干燥皴裂；太阳之气来时，睡卧出汗。这也是六气为病的一般规律。

厥阴之气来时，胁痛、呕吐、腹泻；少阴之气来时，多语善笑；太阴之气来时，身重浮肿；少阳之气来时，突然腹泻、肌肉跳动、筋脉抽搐；阳明之气来时，鼻塞、打喷嚏；太阳之气来时，二便不通。这也是六气为病的一般规律。

从上面六气的十二种变化可以看出，六气有怎样的变化，万物就有怎样的回报。六气位置高，那么病位高；六气位置低，那么病位低；六气位置在后，那么病位在后；六气位置在前，那么病位在前；六气位置在中，那么病位在中；六气位置在外，那么病位在外。这都是六气致病位置的一般规律。因此，过盛的风气就产生动的病症，过盛的热气就产生痈肿病症，过盛的燥气就产生干燥的病症，过盛的寒气就产生虚浮的病症，过盛的湿气就产生水泻的病症，甚至水气闭阻而浮肿。根据六气所在的部位来讨论其变化。

六气的相互作用和六气的盈虚

黄帝说：想听你谈谈六气的作用。岐伯回答：六气的作用分别归之于其所胜的气而为气化。因此，太阴湿土加于太阳寒水而为化，太阳寒水加于少阴君火而为化，少阴君火加于阳明燥金而为化，阳明燥金加于厥阴风木而为化，厥阴风木加于太阴湿土而为化。要分别根据六气所在的方位来预测。黄帝问：六气自得其本位的情况是怎样的？岐伯回答：这属于正常的气化。黄帝又说：希望听你谈谈六气本位所在的位置。岐伯回答：明确了六气命名的位次，就能知道六气的方位和时间。

黄帝问：六步之气的盈虚情况是怎样的？岐伯回答：六步之气有太过和不及的差异。六气太过，其气来时急暴容易消散；六气不及，其气来时缓慢且持久。黄帝问：司天之气和在泉之气的盈虚又是怎样的情况？岐伯回答：司天之气不足，在泉之气也随之上升；在泉之气不足，司天之气也随之下降。在天地气交之时的中运，在泉之气上升时，居中的运先升；司天之气下降时，居中的运先降。厌恶其不胜之气，归属同和之气，随着运的归属而产生各种疾病。因此司天之气过盛，天气就下降；在泉之气过盛，地气就上升。根据气盛的多少决定升降的差距，相生微小差距就小，相生较大差距就大。如果相生得特别严重，位置就出现移动，气交的位置也出现改变，就产生大变动，于是就形成了疾病。《大要》上说，相生大的年份差别五分，相生小的年份差别七分，这样差别就清楚可见，就是这个道理了。

六气致病的一般规律

一般情况下，六气有怎样的变化，万物就有怎样的回报。六气在人体的变化也是如此。

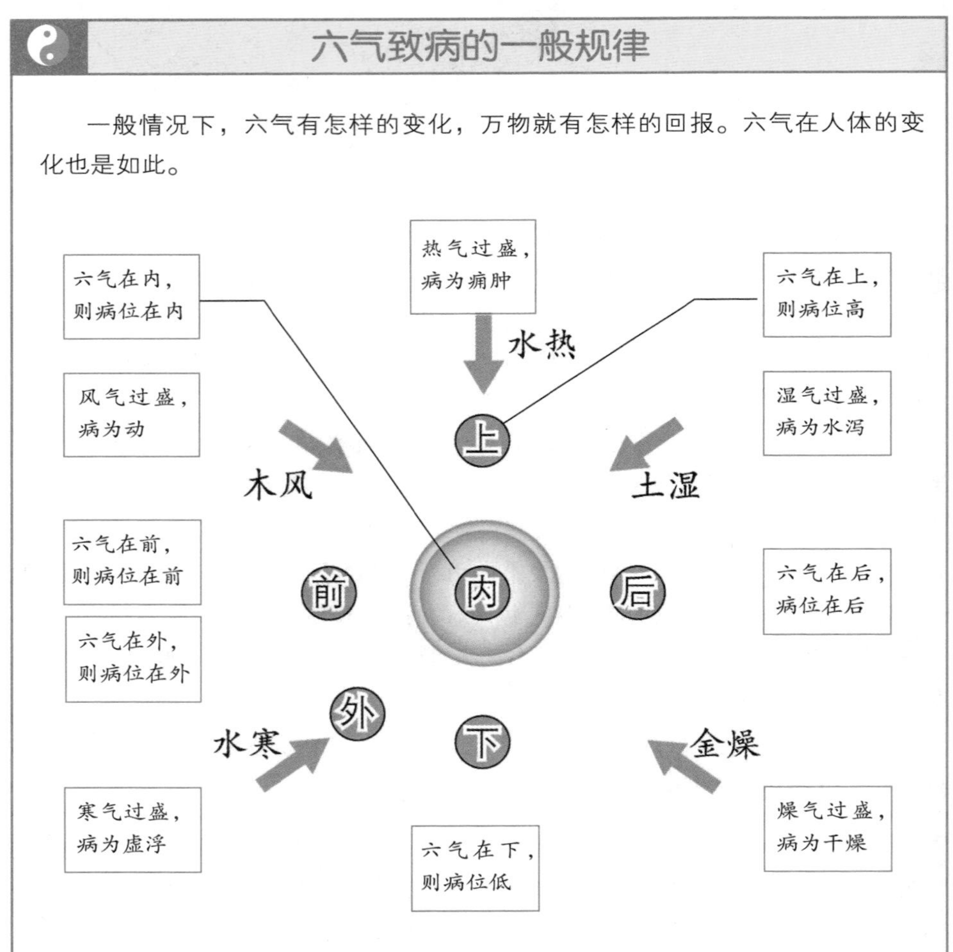

六气的盈虚变化

气盛或不足的多少决定了气升降的差距。如果气升降的差距特别大，气交的位置也就出现改变，正是由于六气的趋避变化，才导致了疾病的发生。

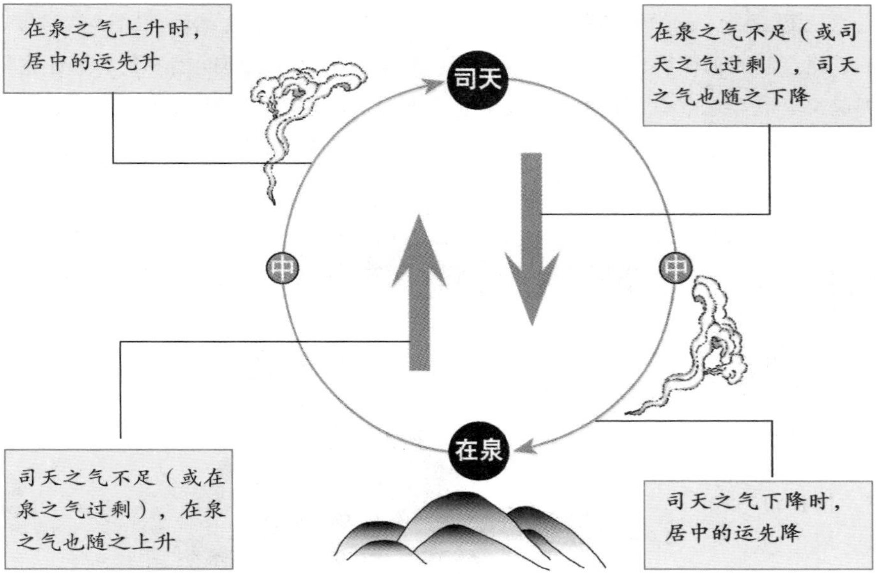

用药的原则

黄帝说：很好！前面说过，用热药不可触犯热的气候，用寒药不可触犯寒的气候。要是既不想避开热的气候，又不想避开寒的气候，该怎么办？**岐伯回答：您问得真全面！发表不必避开热，攻里不必避开寒。**黄帝又问：既不是发表，又不是攻里，触犯了主时的寒，或主时的热，该怎么办？**岐伯回答：如果寒热伤害内脏，那么病情就加重。黄帝又说：想听您谈谈不避寒热对无病的人会有什么影响。岐伯回答说：如用药不避开寒热，会使无病的人生病，有病的人疾病加重。**黄帝又问：产生怎样的疾病？**岐伯回答：不避开主时之热，产生热性病；不避开主时之寒，产生寒性病。寒性病，患者出现腹部坚硬、痞阻胀满、拘急疼痛、下利等症状。热性病，患者出现身热吐下、霍乱、痈疽、疮疡、昏昧、腹泻、肌肉跳动、抽搐、肿胀、呕吐、鼻衄、头痛、骨节变化、肌肉疼痛、吐血、便血、小便不畅等症状。**黄帝问：该怎样治疗？**岐伯回答：必须顺应四时之气。但是如果触犯了，就用相生的药物来治疗。**

黄帝问：妇人怀孕时怎样运用毒药？**岐伯回答：如果孕妇患了要用毒药治疗的疾病，服用毒药后对母体没伤损，对胎儿也没伤害时才可使用。**黄帝又说：想听你谈谈这其中的道理。**岐伯回答：大积大聚的疾病，是能用有剧毒的药来治疗的，但当疾病治好一大半时就要停药，一旦用药太过就会导致死亡。**

黄帝说：很好！怎样治疗瘀滞很重的疾病？**岐伯回答：木瘀滞当畅达，火瘀滞当发散，土瘀滞当消导，金瘀滞当宣泄，水瘀滞当调理制约。但是在调理气机时，对于太过的，就用相生的药调制，这就是泻。**黄帝问：如果有假借之气的，该怎么办？**岐伯回答：这时就不用遵循“用寒远寒，用热远热”的原则，这就是所说的主气不足，客气相生的原因。**

黄帝说：圣人的学说的确是博大精深！天地间的气化，五运运行的节律，六气加临的纲纪，阴阳的作用，寒暑变化的时令，除了先生以外谁还能搞清楚！请让我将这些理论藏于灵兰之室中，题名为《六元正纪》，不经过斋戒就不随意拿出来展示，也要慎重地传给后人。

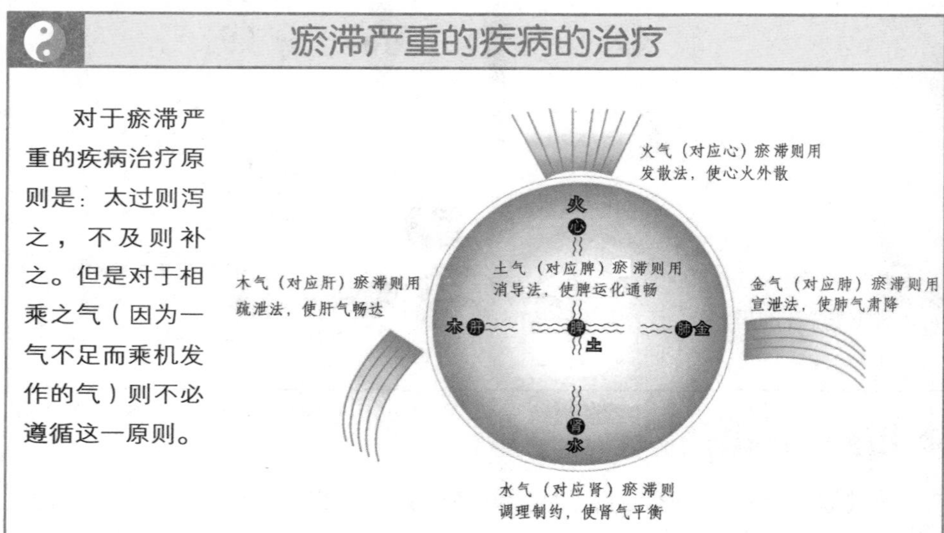

第七十四 至真要大论篇

本篇主要论述六气变化所产生的影响，包括六气司天、在泉、胜气、复气等的变化对自然界和人的影响，这种变化表现在人身上所出现的病症、诊断方法和治疗原则。本篇还分析了三阴三阳划分的依据、六气致病的机理、药物的阴阳和配方原则等。

素问

六气主岁时的情况

黄帝问：我已经知道了五运之气交相配合，太过、不及交替出现的道理。那六气分别主管司天与在泉，其气来临时的情况是怎样的？**岐伯跪拜了两次站起来回答：您问得真详细！这是天地之气变化的纲领，并和人的神机相通。**黄帝说：希望听你谈谈是怎样上合天道之明显，下合造化之隐微。**岐伯回答：这是医学理论中的主要内容，也是一般医生所疑惑不解的。**

黄帝说：希望听你谈谈其中的道理。**岐伯回答：厥阴司天，气从风化；少阴司天，气从热化；太阴司天，气从湿化；少阳司天，气从火化；阳明司天，气从燥化；太阳司天，气从寒化。这都是根据六气临脏的位置，来确定疾病的名称。**黄帝又问：在泉的气化是怎样的？**岐伯回答：与司天之气相同，间气也是这样。**黄帝又问：什么是间气？**岐伯回答：间气是分别主管司天、在泉之气左右的。**黄帝又问：怎样区别间气和司天、在泉之气的作用？**岐伯回答：间气主每一步的气化，司天、在泉之气主一年的气化。**

黄帝说：很好！一年中主气的情况是怎样的？**岐伯回答：厥阴司天，气从风化；在泉，味从酸化；在主岁运时，从苍化；在间气，从动化。少阴司天，气从热化；在泉，味从苦化；它不主岁运；在间气，从灼化。太阴司天，气从湿化；在泉，味从甘化；在主岁运时，从黄化；在间气，从柔化。少阳司天，气从火化；在泉，味从苦化；在主岁运时，从赤化；在间气，从明化。阳明司天，气从燥化；在泉，味从辛化；在主岁运时，为白化；在间气，从青化。太阳司天，气从寒化；在泉，味从咸化；在主岁运时，从黑化；在间气，从藏化。所以医生在治病的时候，必须了解六气所主司的气化作用，五味、五色之所生，五脏之所宜，然后才可谈论气的太过、不及和疾病的产生等问题。**

六气的阴阳

六气指的是风、寒、暑、湿、燥、热，它们又被称为自然界的六淫。这六气因其所产生的位置不同，又有阴阳之别。

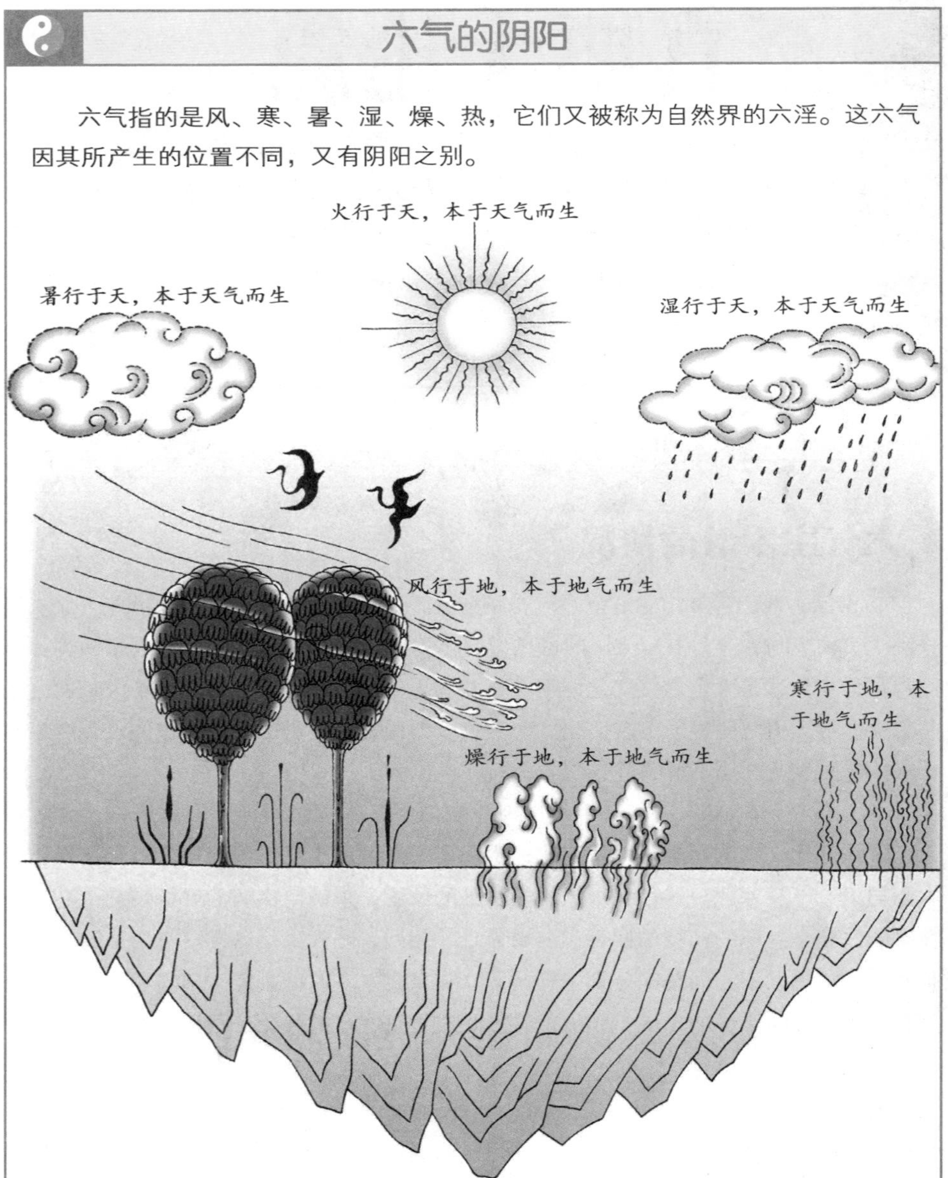

风化的运行与疾病的治疗

黄帝说：以前我就知道厥阴在泉，其味从酸化，但风化的运行又是怎样的？**岐伯回答：风行于地，这是本于地气而为风化，其他五气也是这样的。因为本属于天气而化的，是天气；本属于地气而化的，是地气。天地之气相互交合，一年内六步分治各时，万物才能生化不息。所以说必须谨慎地观察六气主时之宜，不要贻误病机，就是这个意思。**黄帝又问：那么主治疾病的药物是怎样的？**岐伯回答：根据每年的司岁之气来采备其所生化的药物，那么药物就不会有遗漏了。**黄帝问：为什么要采用岁气所生化的药物？岐伯回答：因为岁气所生化的药物获得了天地之气，气味纯厚，药力精专。黄帝又问：司岁运的药物是怎样的？岐伯回答：司岁运的药物和司岁气的药物相同，然而有太过与不及的区别。黄帝问：不是司岁的药物又是怎样的？岐伯回答：不是司岁的药物其力量比较分散，因此虽然性质相同但力量不完全一样。气味有厚、薄的不同，性有躁、静的区别，疗效有好、坏的差异，生化效力有深、浅的分别，就是这个道理。

黄帝问：主岁之气伤害五脏应怎样说明？岐伯回答：以脏气所不胜之气来说明，就是这个问题的要领。黄帝又问：应当怎样治疗？岐伯回答：如果司天之气过于亢盛而六经生病的，就用所胜之气来调和；如果在泉之气过于亢盛而五脏生病的，就用所胜之气来治疗。黄帝说：很好！岁气平和的年份又是怎样的？岐伯回答：应仔细地考察三阴三阳所在的位置而加以调理，以达到平和的目的。正病就用正法治，反病就用反法治。

黄帝说：先生所说应仔细地考察三阴三阳所在的位置而加以调理，但医论中却说人迎脉和寸口脉相应，脉象如牵引绳索，大小相等，就是平脉。那么阴脉在寸口的表现是怎样的？岐伯回答：观察岁气是属于北政还是南政就能知道。黄帝说：想听你详尽地谈谈。岐伯回答：北政主岁，少阴在泉，寸口脉不应指；厥阴在泉，右手寸口脉不应指；太阴在泉，左手寸口脉不应指。南政主岁，少阴司天，寸口脉不应指；厥阴司天，右手寸口脉不应指；太阴司天，左手寸口脉不应指。只要是上述不相应的脉，反其诊，那么脉就相应了。黄帝又问：尺部的脉是怎样的？岐伯回答：北政主岁，三阴在泉，寸口脉不应指；三阴司天，尺部脉不应指。南政主岁，三阴司天，寸口脉不应指；三阴在泉，尺部脉不应指，左右手脉相同。所以说，掌握这其中的要领，一句话就能说完，没掌握这其中的要领，谈论就漫无边际，说的就是这个道理。

在泉之气侵入人体产生的疾病与治疗

黄帝说：很好！在泉之气侵入到人体内部会产生怎样的疾病？岐伯回答：岁气厥阴在泉，风气侵袭其所胜的脾土，就表现为地气不清明，原野昏暗，草类植物过早地开花抽穗，人容易出现恶寒战栗、喜伸展腰身、不断地打哈欠、心痛、胸中胀满、两胁拘急、饮食物吞咽不下、膈咽阻塞不通、食入就呕吐、腹部胀满、喜欢嗳气等症状，大便通畅或放屁后，病就像减轻了许多而感觉舒适，但身体沉重。

岁气少阴在泉，热气侵袭其所胜的肺金，就表现为热焰浮现于川泽之上，本来是阴暗的地方反而明亮，人容易出现腹中时常鸣响、气上逆冲胸、气喘站立不能持久、恶寒发热、皮肤疼痛、眼睛视物不清、牙齿疼痛、下颌骨肿、寒热如疟疾、小腹疼痛、腹部肿大等症状，蛰虫不潜藏。

岁气太阴在泉，湿邪侵袭所胜的肾水，就会出现岩谷昏暗，黄色的物体变成黑色，这是因为湿土之气相交合。人容易出现水饮积聚、心痛、耳聋、耳中混乱不清、咽喉肿、喉痹、外阴出血、小腹部疼痛且肿、小便不利、气上冲头痛、眼睛像要掉出、颈

主政者与阴脉的表现

主政者的变化会影响脉搏的变化，导致其中一手寸口的脉不应指。如果出现这种不应指的脉，反其诊即可，即左手不应诊右手，右手不应诊左手。

名词解释

南政、北政

在北则南面而布北方之政，是谓北政，天气自北而南升。在南则北面而布南方之政，是谓南政，天气自南而北升。唐代王冰认为，木火金水四运为北政，土运为南政。清代著名医学家黄元御则认为，天地之气，东西对待，南北平分，何南政之少而北政之多也？……则十二年中，三年在北，三年在东，三年在南，三年在西。这种观点比较合理。

南政主岁，三阴司天，寸口脉不应指；三阴在泉，尺部脉不应指，左右手脉相同

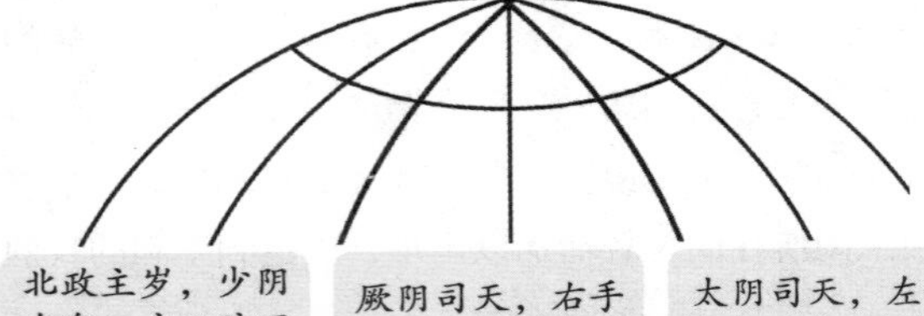

北政主岁，少阴在泉，寸口脉不应指

厥阴司天，右手寸口脉不应指

太阴司天，左手寸口脉不应指

厥阴在泉，右手寸口脉不应指

太阴在泉，左手寸口脉不应指

南政主岁，少阴司天，寸口脉不应指

北政主岁，三阴在泉，寸口脉不应指；三阴司天，尺部脉不应指

项像要被拔出、腰像被折断、髋部不能转动、膝关节像凝结一样、小腿肚像裂开一般的症状。

岁气少阳在泉时，火气侵袭所胜的肺金，于是表现为郊野烟火明亮，寒热之气交替出现。人们容易泻下赤白如注，小腹疼痛，尿赤，甚至出现大便出血，其他症状与少阴经相同。

岁气阳明在泉时，燥气侵袭所胜的肝木，于是便出现雾气迷蒙昏暗。人们容易呕吐苦水，喜欢叹长气，心与胁肋疼痛不能左右转侧，甚至咽喉发干，面如蒙尘，全身干瘦而不润泽，足外侧发热。

岁气太阳在泉时，寒气侵袭所胜的心火，于是出现万物静肃战栗之象。人们易小腹疼痛，并牵引睾丸、腰脊，上冲心痛，出血，咽痛，下巴肿。

黄帝说：很好！该怎样治疗？岐伯回答：凡诸气在泉，风邪侵入体内而引发疾病的，主治用辛凉的药物，辅佐用苦味的药物，缓解挛急用甘味药，驱散风邪用辛味药；热邪侵入体内而引发疾病的，主治用咸寒药物，辅佐用甘苦的药物，收敛用酸味

药，发散热邪用苦味药；湿邪侵入体内而引疾病的，主治用苦热的药物，辅佐用酸淡的药物，燥湿邪用苦味药，渗利湿邪用淡味药；火邪侵入体内而引发疾病的，主治用咸冷的药物，辅佐用苦辛的药物，收敛阴气用酸味药，发散火邪用苦味药；燥邪侵入体内而引发疾病的，主治用苦温的药物，辅佐用甘辛的药物，泻热用苦味药；寒邪侵入体内而引发疾病的，主治用甘热的药物，辅佐用苦辛的药物，泻邪用咸味药，润燥用辛味药，坚阴用苦味药。

在泉之气侵入人体所产生的疾病与治疗原则

下图所示为六气在泉时，侵入人体后导致人体所出现的疾病，治疗疾病时，要根据岁气的变化选择不同性味的药物。

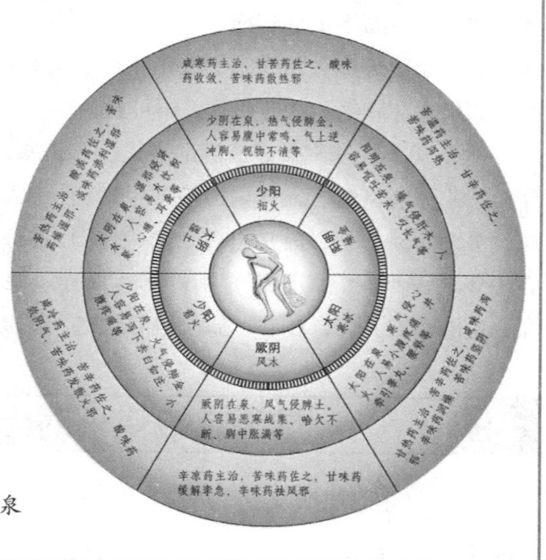

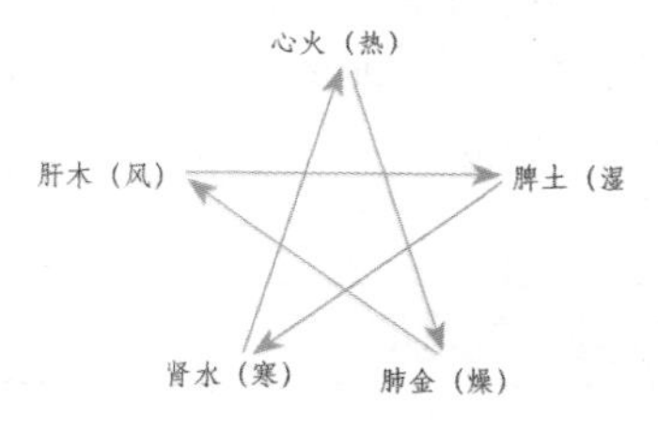

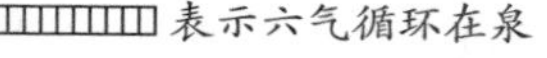

司天之气侵入人体产生的疾病与治疗

黄帝说：很好！司天之气的变化是怎样的？岐伯回答：厥阴司天，风气侵袭所胜的脾土，于是天空中尘埃昏蒙不清，云雾扰动，在寒冷季节出现春季的气候，流水不结冰。人容易胃脘、心口疼痛，两胁胀满，膈与咽喉阻塞不通，饮食吞咽不下，舌根部强硬不舒，一吃东西就呕吐，泻下清冷稀薄，腹胀，瘕病，小便闭阻不通。蛰虫不藏。病的根本在于脾脏，如果冲阳脉绝，就会导致死亡，不能救治。

少阴司天，热气侵袭所胜的肺金，炎热来临，火气主事。人容易胸中烦热，喉咙发干，右胸胁胀满，皮肤疼痛，恶寒发热，咳嗽，气喘。大雨将要来临。唾血，大便出血，鼻衄，打喷嚏，呕吐，尿的颜色改变，甚至皮肤疮疡，浮肿，肩、背及缺盆中疼痛，心痛，肺胀，腹部胀满，喘气，咳嗽。病的根本在于肺，如果尺泽脉绝，就会导致死亡，不可救治。

太阴司天，湿土侵袭所胜的肾水，阴沉之气密布天空，雨水浸渍，草木枯槁。人多浮肿，骨痛，阴痹，阴痹病用手按时，不知痛处，腰脊、头颈疼痛，头晕目眩，大便困难，阴气不能发挥作用，饥而不欲食，咳唾出血，心动不宁如悬空中，病的根本在于肾，如果太溪脉绝，就会导致死亡，不可救治。

少阳司天，火气侵袭所胜的肺金，气候温暖，金气不能发挥正常作用。人容易头痛，发热，恶寒，疟疾，热气在上，皮肤痛，颜色变为黄色、红色，传于里而形成水肿，身、面浮肿，腹部胀满，仰面呼吸，下痢赤白，疮疡，咳唾血，心烦，胸中发热，甚至鼻衄。病根在肺，如果天府脉绝，就会死亡，不可救治。

阳明司天，燥气侵袭所胜的肝木，于是就推迟了草木繁荣，生长变晚，大凉之气改变了气候，大树枝叶干枯收敛，下部郁结生气，草叶焦枯。筋骨发生病变，人多左侧胸腋胁肋疼痛，寒冷之气居于内，受外邪而成疟疾、咳嗽、腹中肠鸣、腹泻、大便稀薄、心及胁下突然疼痛、身体不能左右转侧、咽喉干、面部蒙尘、腰痛、男子颓疝、妇人小腹疼痛、目昏暗、眼角生疮、皮肤上生疖子、痈疡、蛰虫不潜藏。病根在肝，如果太冲脉绝，就会死亡，不可救治。

太阳司天，寒气侵袭所胜的心火，于是寒气来临，水结冰，如果遇到火运主岁，那么暴雨冰雹将落。人体内血液发生病变、肌肤生长痈肿疮疡、厥逆心痛、呕血、下血、鼻衄、易悲伤、时常出现眩晕、仆倒、胸腹胀满、手中发热、手肘拘急、腋肿、心中悸动、不安、胸胁胃脘不舒畅、面赤、眼睛发黄、嗳气、咽喉干甚至面黑如烟煤、口渴喜饮。病根在心，如果神门脉绝，就会死亡，不可救治。

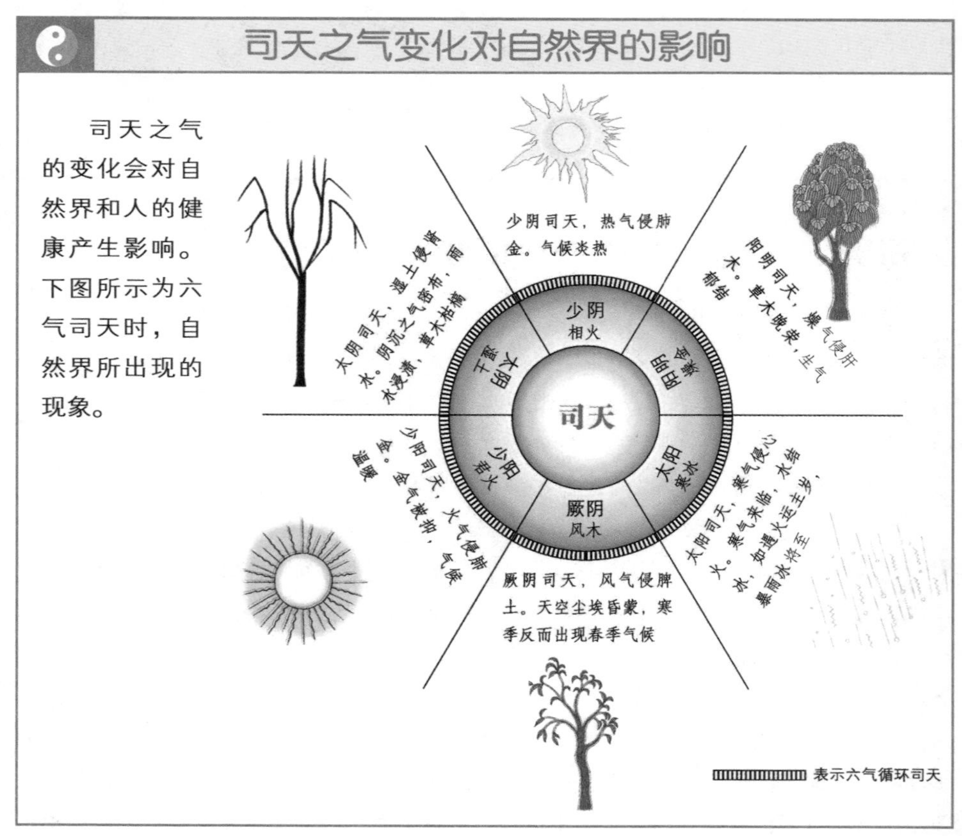

黄帝说：很好！那怎样治疗？岐伯回答：只要诸气司天，过盛的风气侵袭所胜的脾土，平抑风气用辛凉的药物，辅佐用苦甘的药物，缓挛急用甘味药，泻邪用酸味药；过盛的热气侵袭所胜的肺金，平抑热气用咸寒的药物，辅佐用苦甘的药物，收敛阴气用酸味药；过盛的湿土侵袭所胜的肾水，平抑湿气用苦热的药物，辅佐用酸辛的药物，燥湿用苦味药，渗利湿邪用淡味药；湿邪滞留于上部而发热，主治用苦温的药物，辅佐用甘辛的药物，以汗出病去而止；过盛的火气侵袭所胜的肺金，平抑火气用酸冷的药物，辅佐用苦甘的药物，收敛阴气用酸味药，发散火邪用苦味药，恢复阴气用酸味药；过盛的热气所形成的病症治法和这一样。过盛的燥气侵袭所胜的肝木，平抑燥气用苦温的药物，辅佐用酸辛的药物，泻下燥结用苦味药；过盛的寒气侵袭所胜的心火，平抑寒气用辛热的药物，辅佐用苦甘的药物，泻下寒气用咸味药。

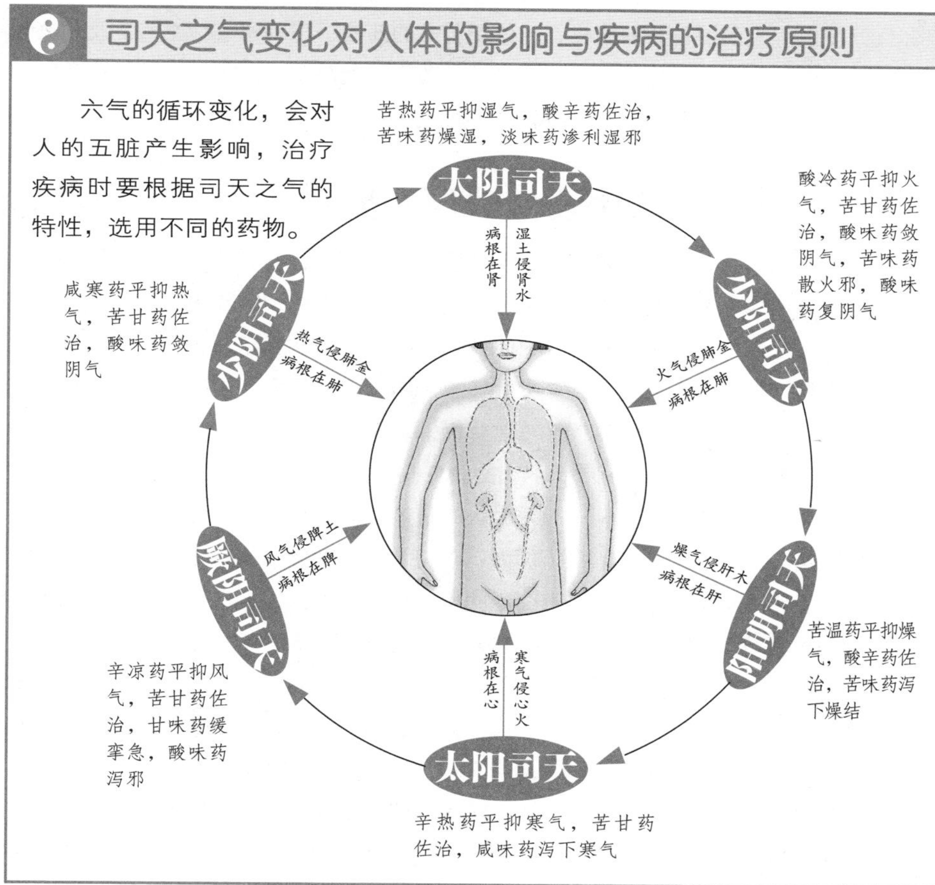

在泉之气不足和司天之气不足的治疗原则

黄帝说：讲得真好！应该怎样治疗本气不足，邪气过盛？岐伯回答：厥阴在泉，风木之气不足，清金之气反而相生，主治用酸温的药物，辅佐用苦甘的药物，助正气用辛味药；少阴在泉，火热之气不足，寒气反而相生，主治用甘热的药物，辅佐用苦辛的药物，助正气用咸味药；太阴在泉，湿土之气不足，热气反而相生，主治用苦寒的药物，辅佐用咸甘的药物，助正气用苦味药；少阳在泉，少阳相火不足，寒气反而相生，主治用甘热的药物，辅佐用苦辛的药物，助正气用咸味药；阳明在泉，燥气不足，热气反而相生，主治用辛寒的药物，辅佐用苦甘的药物，助正气用酸味的药物，用平和药对病有利；太阳在泉，寒气不足，热气反而相生，主治用咸寒的药物，辅佐用辛甘的药物，助正气用苦味药。

黄帝问：司天之气不足，邪气反而过盛时是怎样的？岐伯回答：厥阴司天，风气不及，清气反而相生，主治用酸温的药物，辅佐用甘苦的药物；少阴司天，热气不及，寒邪反而相生，主治用甘温的药物，辅佐用苦酸辛味的药物；太阴司天，湿气不足，热邪反而相生，主治用苦寒的药物，辅佐用苦酸的药物；少阳司天，火气不及，寒邪反而相生，主治用甘热的药物，辅佐用苦辛的药物；阳明司天，燥气不及，热气反而相生，主治用辛寒的药物，辅佐用苦甘的药物；太阳司天，寒气不足，热邪反而相生，主治用咸冷的药物，辅佐用苦辛的药物。

六气过盛导致的疾病与治疗方法

黄帝说：六气过盛是怎样的？岐伯回答：厥阴气过盛，会导致耳鸣，头晕目眩，烦乱想吐，胃和膈中有寒气。大风常起，裸类虫子不能生长。胸部和胁肋部之气积聚不散，进一步郁而化热，小便黄赤，胃脘和心口疼痛，两胁胀满，肠鸣，泻下不消化的食物，小腹疼痛，泻下赤白，甚至呕吐，膈和咽喉阻塞不通；少阴气过盛，会导致心下烦热，善饥，脐下跳动，热气在三焦弥漫。炎暑来临时，树木的汁液外溢，草枯萎。人们易患呕逆烦躁、腹部胀满、疼痛、大便稀薄，转变成尿血、血痢等；太阴气过盛，内瘀滞火气，会导致疮疡生于内，火气流散于外，病在膺、胁肋部位，甚至心痛，上阻滞热气，头痛，喉痹，颈项僵硬不舒服；湿气独胜，郁积滞于内，寒湿之气迫于下焦，会导致头顶疼痛，同时牵引眉间也疼痛，胃部胀满。经常下雨，在陆地上有鳞虫出现。呈现湿化现象，小腹部胀满，腰椎沉重，僵硬，腹内不舒服，大便泄泻，脚下温暖，头重，足胫浮肿，水饮产生于内，脸上见浮肿。

少阳气过盛，热气在胃中停留，会导致心烦，心痛，目赤，想要呕吐，并呕吐酸水，容易饥饿，耳痛，尿赤，也容易引发惊恐、谵语、记性不好。暴热灼烧万物，草木枯萎，水干涸，介类虫子屈伏不伸，小腹疼痛，下痢赤白；阳明气过盛，在内产生清凉之气，左侧胸膺胁肋疼痛，大便稀溏，内发咽喉滞塞，外为㿗疝。大凉之气肃杀，使花、草、树、木繁荣推迟，应蛰伏的虫类反而出动。胸中不畅快，咽喉阻塞，咳嗽；太阳气过盛，凝结凛冽之气来临，不是水结冰时水却结冰，羽虫类虫子生育推迟。痔疮、疟疾产生，寒冷之气进入胃中，内则心痛，阴中生疮，房事不利，阴部与大腿内侧相互牵引，筋肉拘急沉重，血脉凝滞阻塞，络脉盛满，面色如蒙尘，大便下血，皮肤肿胀，腹部胀满，饮食减少，热气上行，头、后项、头顶、脑户等处疼痛，眼睛好像要外脱，寒气进入下焦，转变成濡泻。

黄帝说：该怎样治疗？岐伯回答：厥阴风木过盛，主治用甘凉的药物，辅佐用苦辛的药物，泻邪用酸味药；少阴君火过盛，主治用辛寒的药物，辅佐用苦咸的药物，泻邪用甘味药；太阴湿土过盛，主治用咸热的药物，辅佐用辛甘的药物，泻邪用苦味的药物；少阳相火过盛，主治用辛寒的药物，辅佐用甘咸的药物，泻邪用甘味药；阳明燥金过盛，主治用酸温的药物，辅佐用辛甘的药物，泻邪用苦味的药物；太阳寒水过盛，主治用苦热的药物，辅佐用辛酸的药物，泻邪用咸味药物。

六气相复对人和自然界的影响

黄帝问：六气相复的情况是怎样的？岐伯回答：您问得真全面呀！厥阴风木来复时，患者小腹坚硬胀满，腹里拘急，突然疼痛。天地间，草木倒仆，尘土飞扬，裸虫不能繁育。人容易出现厥心痛、出汗、呕吐、饮食不入、食而吐出、筋骨震颤、目眩、四肢清冷，严重时，邪气进入脾脏，诱发食入而出的食痹病，如果冲阳脉绝，就会死亡。

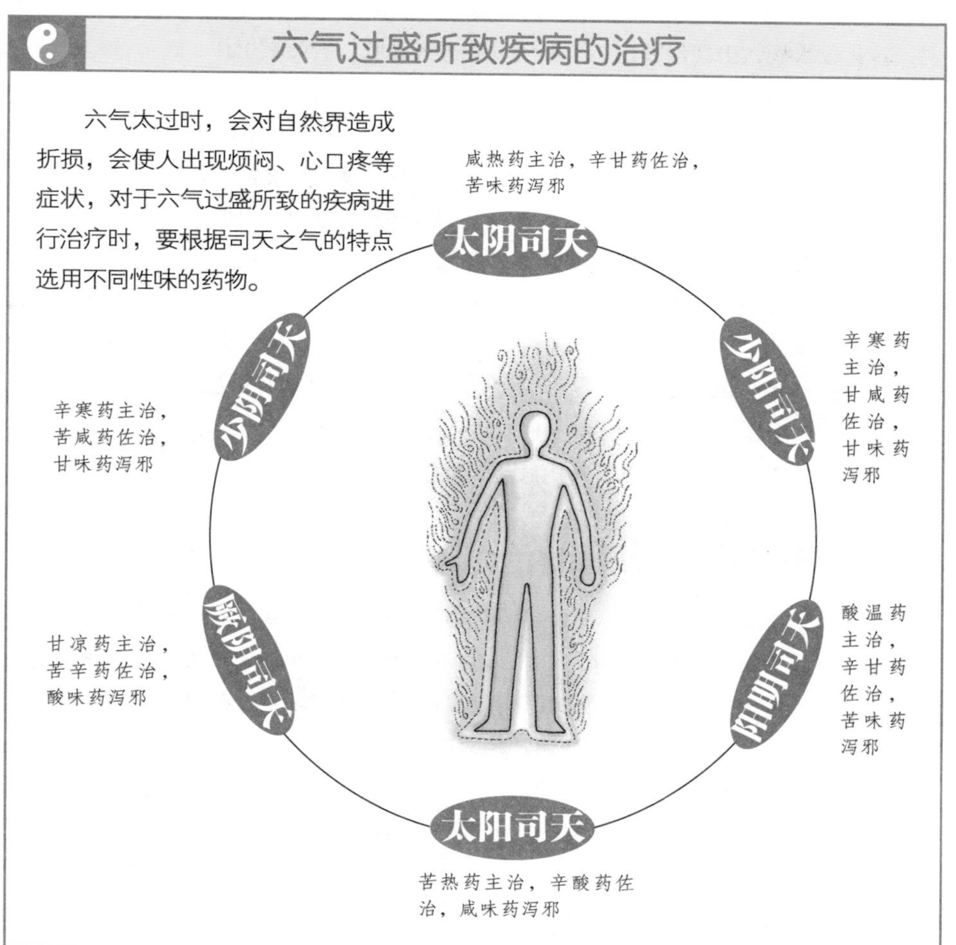

少阴君火来复，体内烦热、烦躁、鼻中出血、打喷嚏、小腹绞痛、火热燔灼、咽喉干燥，大小便有时利下，有时停止，气发动于左侧而上逆行于右侧，咳嗽、皮肤疼痛、声音突然嘶哑、心口疼痛、神志昏昧不知人事，继而出现恶寒战栗、胡言乱语，寒战后又出现发热、口渴想喝水、少气、骨骼痿弱、肠道阻塞、大便不通、浮肿、嗳气。少阴火化之令后行，天地间流水不结冰、热气大行、介虫不能蛰藏。此时人容易患痱、疮疡、痈疽、痤疮、痔疮等病，如果邪气过甚进入肺脏，出现咳嗽、鼻塞流涕等症状，如果天府脉绝，就会死亡。

太阴湿土来复，就会产生湿气的病变，身体沉重、腹中胀满、饮食物不能消化、阴寒之气上逆、胸中不舒畅、水饮发于内、咳嗽、喘息有声。天常下大雨，鳞虫在陆地上出现。人容易头项痛而且沉重，严重的抽搐颤抖，呕吐，只想静静地待着，呕吐清涎，如果邪气过甚进入肾中，泻不能止，太溪脉绝，就会死亡。

少阳相火来复，火热即将来临，枯燥炎热，介虫耗损。人容易惊恐、抽搐、咳嗽、鼻衄、心热、烦躁、频频小便、恶风、气机厥逆上行、面部如蒙灰尘、眼睛跳动，火气发于内、口舌糜烂、上逆而呕吐，甚至吐血、衄血、便血、疟疾、恶寒、鼓颔战栗、寒极而变热、咽喉络脉干燥焦枯、口渴想喝水、面色黄赤、气少、脉萎弱，转化成水病，出现浮肿，如果邪气过甚进入肺脏，会咳嗽出血，尺泽脉绝，就会死亡。

阳明燥气来复，清肃之气流行，森林焦枯干燥，出现严重的毛虫耗损。胸膺胁肋发生病变、左侧气机不舒、喜叹长气，甚至出现心痛痞阻胀满、腹胀泄泻、呕吐苦汁、咳嗽、呃逆、心烦，病在膈中，头痛，如果邪气过甚进入肝脏，导致惊恐不安、筋脉拘急、太冲脉绝，就会死亡。

太阳寒水来复，寒气厥逆上行，气水凝聚为雨成冰，羽虫多死亡。人多心和胃口寒冷、胸和膈肌不利、心痛、痞塞胀满、头痛、易悲伤、时常头晕目眩、仆倒、饮食减少、腰椎疼痛、腰部屈伸不便。地冻裂、结冰坚厚，阳光不能发挥温暖的作用。小腹部疼痛，牵引睾丸以及腰椎，上冲心口，吐出清水，嗳气，呃逆，如果邪气过甚进入心脏，记性不好，常常悲伤，神门脉绝，就会死亡。

六气相复所致疾病的治疗

黄帝说：很好！该怎样治疗？岐伯回答：厥阴风木来复，主治用酸寒的药物，辅佐用甘辛的药物，泻邪气用酸味药，缓挛急用甘味药；少阴君火来复，主治用咸寒的药物，辅佐用苦辛的药物，泻邪气用甘味药，收敛用酸味药，发散用辛苦味药，软坚用咸味药；太阴湿土来复，主治用苦热的药物，辅佐用酸辛的药物，泻邪气用苦味药，治疗宜燥化湿邪，渗泄湿邪；少阳相火来复，主治用咸冷的药物，辅佐用苦辛的药物，软坚用咸味药，收敛用酸味药，发散用辛苦味药，可不必避开天热，但要忌用温凉的药物；少阴君火来复用相同的方法治疗；阳明燥气来复，主治用辛温的药物，辅佐用苦甘的药物，泻邪用苦味的药物，通下燥邪用苦味药，补不足用酸味药；太阳

六气相复对自然界和人的影响

六气运行时会出现太过，所以就会有报复之气产生。六气来复时，会对自然界和人类造成影响，如图所示：

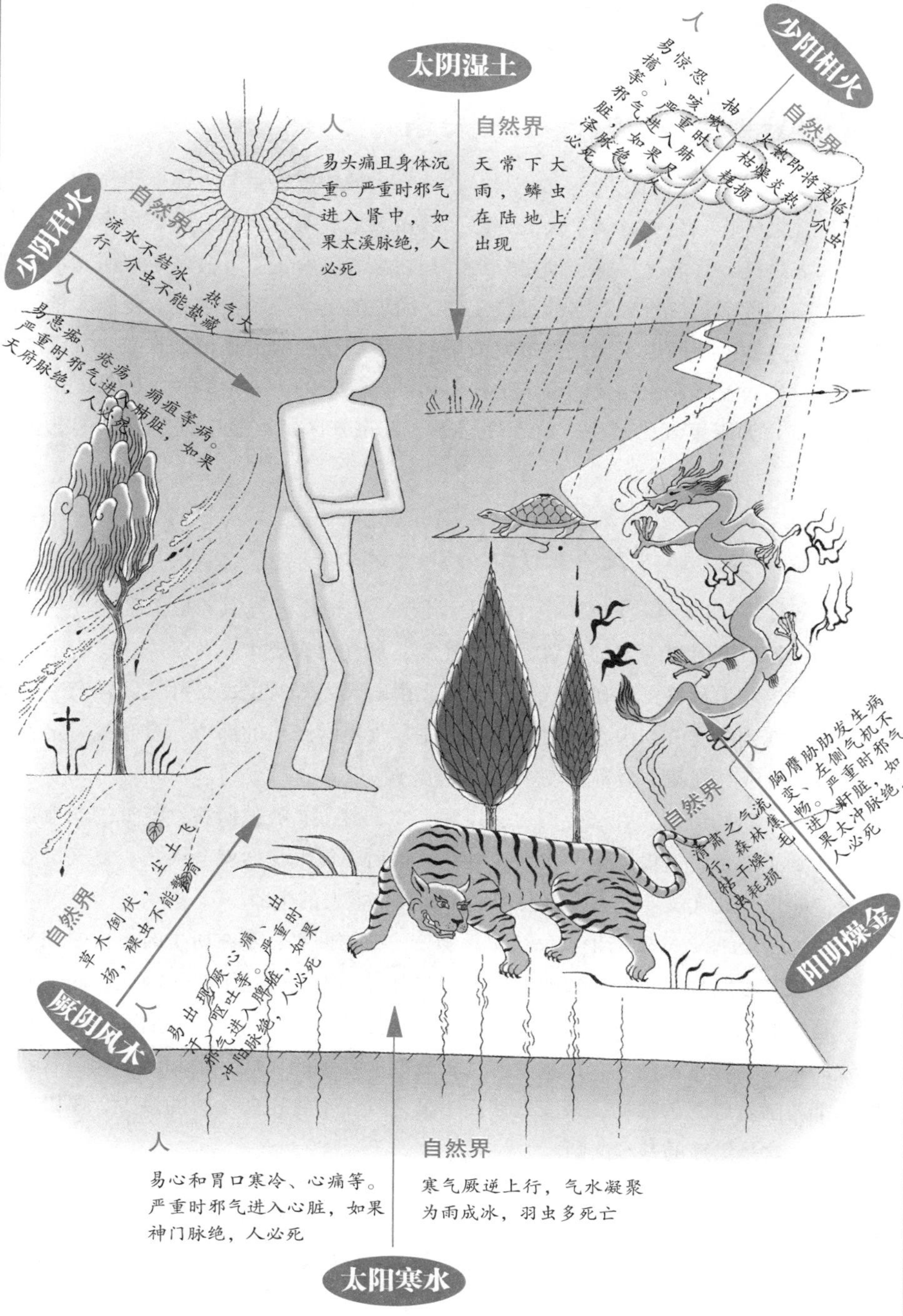

少阳相火

自然界

火热即将来临，介虫枯燥炎热，耗损

人

易惊恐、抽搐、咳嗽等。严重时邪气进入肺脏，如果尺泽脉绝，人必死

太阴湿土

人

易头痛且身体沉重。严重时邪气进入肾中，如果太溪脉绝，人必死

自然界

天常下大雨，鳞虫在陆地上出现

少阴君火

自然界

流水不结冰、热气大行、介虫不能蛰藏

人

易患痱、疮疡、痈疽等病。严重时邪气进入肺脏，如果天府脉绝，人必死

阳明燥金

自然界

清肃之气流行，森林焦枯干燥，毛虫耗损

人

胸膺胁肋发生病变、左侧气机不畅。严重时邪气进入肝脏，如果太冲脉绝，人必死

厥阴风木

自然界

草木倒伏，尘土飞扬，裸虫不能繁育

人

易出现厥心痛、出汗、呕吐等。严重时邪气进入脾脏，如果冲阳脉绝，人必死

太阳寒水

人

易心和胃口寒冷、心痛等。严重时邪气进入心脏，如果神门脉绝，人必死

自然界

寒气厥逆上行，气水凝聚为雨成冰，羽虫多死亡

寒水来复，主治用咸热的药物，辅佐用甘辛的药物，坚肾气用苦味药。

六气过盛，六气来复的治法是：只要是寒的就用热药，热的用寒药，温的用清凉药，清冷的用温药，正气外散的用收敛的药物，抑郁的用发散的药物，干燥的用濡润的药物，拘急的用甘缓的药物，病气坚实的用软坚的药，气脆弱的用固本的药，衰弱的用补益的药，邪亢的用泻下的药。分别安定各脏之气，使五脏之气清静，病气就会自然衰退，分别回归于所属之处，这就是治疗的总体原则。

气的分属与人体的对应关系

黄帝说：很好！气分上下，讲的是什么内容？岐伯回答：与人体上半身相应的是初之气、二之气、三之气，属于天的分野，是司天之气所主；与人体下半身相应的是四之气、五之气、终之气，属于地之分野，是在泉之气所主。气命名是按照六步的名称定的，病的称谓是按气来命名的部位定的。所说的上半身和下半身，是以天枢部位作为上下分界线的。所以司天之气过盛而下部发生病变的称谓是根据在泉之气定的；在泉之气过盛而上部发生病变的称谓是根据司天之气定的。这指的胜气已至，但复气尚隐伏未发。如果复气已产生，就不用司天、在泉来区别，是根据复气的情况来命名的。

胜气、复气的变动与疾病的发生

黄帝问：胜气、复气出现的时间是否固定？其气的来与不来是否也有一定的规律？岐伯回答：四时有一定的位置，但是胜气、复气没有规律。黄帝说：想听你讲讲其中的道理。岐伯回答：从初之气到三之气，由司天之气所主，是胜气经常产生的部位；从四之气到终之气，由在泉之气所主，是复气经常产生的部位。有胜气一定就会产生复气，没有胜气就不会有复气。

黄帝说：讲得好！为什么复气过去以后又出现胜气？岐伯回答：复气的产生是因为胜气达到了极点，这没固定的次数，胜气衰退后，复气自然就会终止。复气过后又生胜气，如果有胜气没复气灾害就会产生，就会伤害人的生命。

黄帝问：为什么复气产生了反会出现病变？岐伯回答：不在所主时令位置到来的复气，主气、客气是不协调一致的，复气超过胜气，主气胜过了它，因此反而会发生疾病，这主要是对火、燥、热三气而言。黄帝问道：该怎么治疗？岐伯回答说：胜气所导致的疾病，轻微就随顺，严重就制伏；复气所导致的疾病，缓和就平调，暴烈就削弱，都要随着胜气的强弱，来安抚屈而不伸之气，不管用药次数的多少，要以气的平定为准，这是治疗的基本法则。

黄帝问：客气与主气之间的胜、复是怎样的？岐伯回答：客气与主气之间有胜气而没复气。黄帝又问：客气与主气间的逆顺是怎样的？岐伯回答：主气胜过客气就是逆，客气胜过主气就是顺，这是自然界的基本规律。

六气来复所致疾病的治法

六气对于太过之气的报复，会影响到人，对六气来复所致疾病的治疗要遵循以下原则。

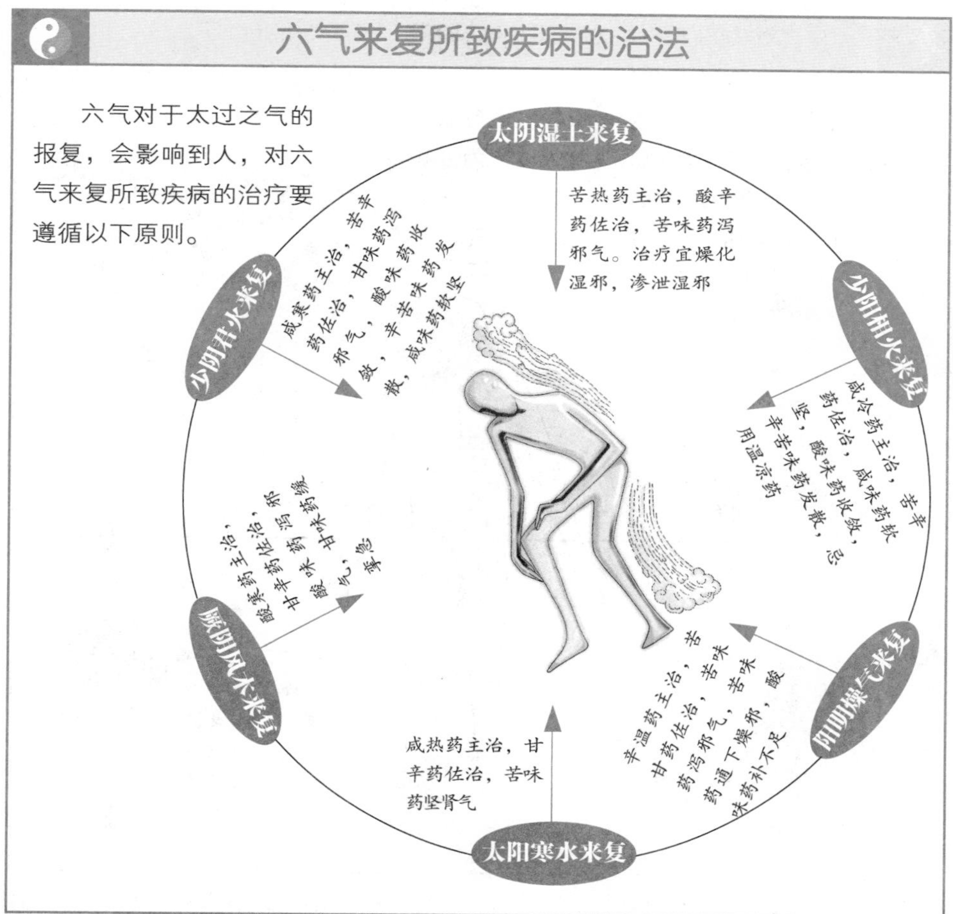

客主相胜时出现的疾病与治疗

黄帝问：客主相胜会出现什么样的病状？岐伯回答：厥阴司天，客气胜，会出现耳鸣、头晕目眩、肢体颤动，甚至咳嗽；主气胜，会出现胸胁疼痛、舌僵难以言语。少阴司天，客气胜，会出现鼻塞、打喷嚏、颈项僵硬不舒服、肩背部闷热、头痛、气少、发热、耳聋、眼睛视物不清，甚至浮肿、出血、疮疡、咳嗽、喘气；主气胜，会出现心热、烦躁，甚至胁肋疼痛、支撑胀满。太阴司天，客气胜，会出现头面部浮肿、呼吸气喘；主气胜，会出现胸腹部胀满、食后心绪纷乱。少阳司天，客气胜，肌肤会出现红疹，进一步形成丹毒，还会有疮疡、呕逆、喉痹、头痛、咽喉肿、耳聋、吐血、衄血，甚至出现手足抽搐；主气胜，会出现胸部胀满、咳嗽、仰面呼吸，甚至咳嗽、吐血、手热。阳明司天，内有复盛而有余的清气，于是就出现咳嗽、衄血、咽喉阻塞、心与膈中发热、咳嗽不止，如果面色苍白、出血，大多数是死证。太阳司天，客气胜，会出现胸中滞塞不畅、流清鼻涕，受寒邪就会咳嗽；主气胜，会出现咽喉中鸣响。

厥阴在泉，客气胜，会出现大关节屈伸不利，筋脉僵硬拘急抽搐，外在表现是

气的分属

六气的变化不仅能对应自然界，也可以对应人的身体。以天枢为中心，将人体分为上和下，其中上半身对应初之气、二之气、三之气；下半身对应四之气、五之气、六之气。

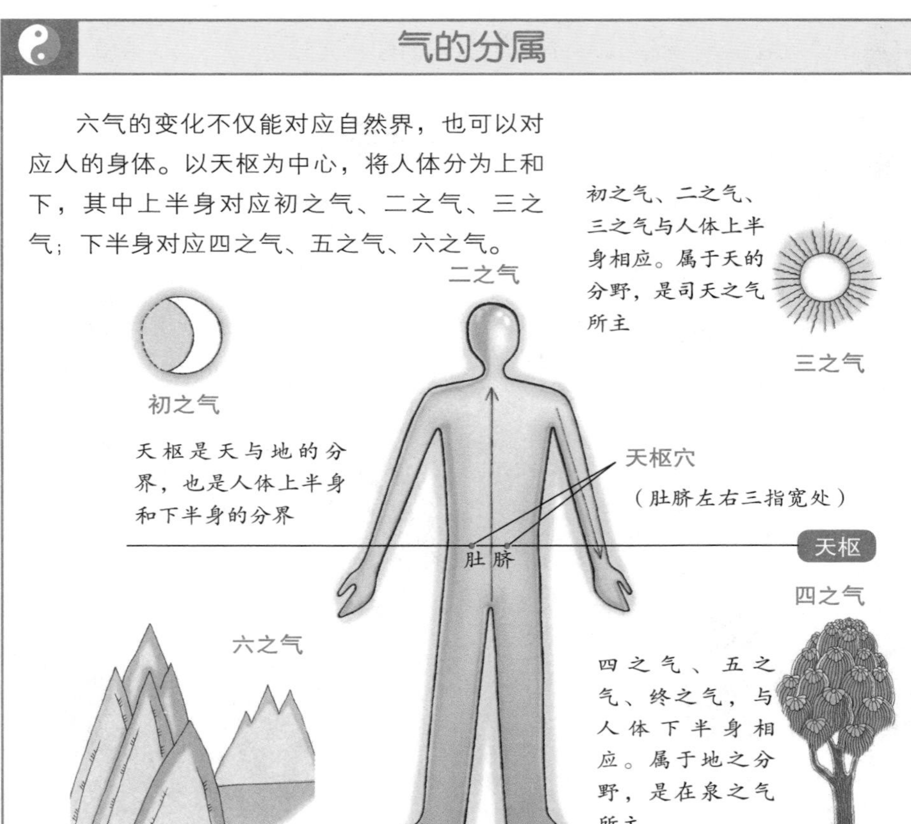

行动不便；主气胜的表现是筋骨摇动挛急，腰和腹部出现经常性疼痛。少阴在泉，客气胜，腰、尻、股、膝、髋、小腿肚、小腿骨、足等处都会发生病变，闷热酸痛、浮肿、不能持久站立、大小便出现异常变化；主气胜，会出现气逆而上行、心痛、发热、膈中阻滞不通、各种痹病、病发于胁肋部、出汗不止、四肢逆冷。太阴在泉，客气胜，会出现双脚痿弱沉重、经常大小便，湿邪在下焦停留，出现水泻、浮肿，房事不利；主气胜，下部寒气上逆、腹部胀满、饮食吞咽不下，甚至产生疝气。少阳在泉，客气胜，会出现腰和腹部疼痛、恶寒，严重时大小便呈白色；主气胜，上行的热气在心中停留，心中疼痛、发热、中焦阻塞而产生呕吐。少阴在泉的病症和这一样。阳明在泉，客气胜，清冷之气在下部扰动，小腹部坚硬胀满、经常腹泻；主气胜，会出现腰部沉重、腹中疼痛、小腹部产生寒凉之气、大便稀溏，寒气上逆到肠，再向上冲到胸，严重时会气喘，不能持久站立。太阳在泉，在内寒气有余，出现腰和尻部疼痛，腰部屈伸不利，股、胫、足、膝疼痛。

黄帝说：讲得好！该怎样治疗？岐伯回答：气上逆，抑制其上冲，气下陷，举之使其上升。气有余，折损；气不足，补益。然后佐以对其有利的药物，用适宜的药物调和，使主气、客气安和，调适寒温。主客之气相同，逆其胜气治疗；主客之气不同，就从其不胜之气治疗。

用药性与五脏、五气的关系来治病

黄帝说：我已经知道治寒病用热药，治热病用寒药，主客之气相顺就逆其胜气治疗，主客之气相逆就从其不胜之气治疗，但怎样运用药物的性味与五脏、五气的关系来治病呢？岐伯回答：厥阴风木主气胜所引起的病症，泻用酸味药，补用辛味药；少阴君火、少阳相火主气胜所引起的病症，泻用苦味药，补用咸味药；太阴湿土主气胜所引起的病症，泻用苦味药，补用甘味药；阳明燥金主气胜所引起的病症，泻用辛味药，补用酸味药；太阳寒水主气胜所引起的病症，泻用咸味药，补用苦味药；厥阴客气胜所引起的病症，补用辛味药，泻用酸味药，缓解挛急用甘味药；少阴客气胜所引起的病症，补用咸味药，泻用甘味药，收敛用酸味药；太阴客气胜所引起的病症，补用甘味药，泻用苦味药，缓解挛急用甘味药；少阳客气胜所引起的病症，补用咸味药，泻用甘味药，软坚用咸味药；阳明客气胜所引起的病症，补用酸味药，泻用辛味药，发泄邪气用甘味药；太阳客气胜所引起的病症，补用苦味药，泻用咸味药，坚其气用苦味药，润其干燥用辛味药。这些方法都是为了疏通肌肤的腠理，布散津液，宣通气血。

药物的性味与五脏、五气的关系

五脏、五气和五味都有一一对应的关系（如图所示），治疗疾病时要以此为依据进行补和泻。

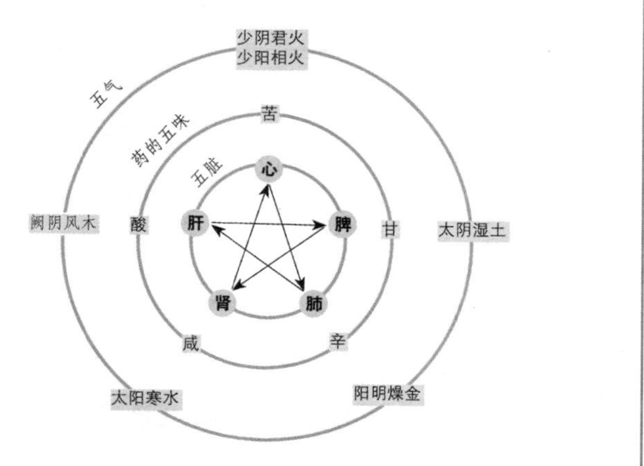

三阴三阳划分的依据与治病准则

黄帝说：很好！想听你说说阴阳各三种的道理。岐伯回答：因为阴阳之气有多少的不同，作用也就各有差异。黄帝说：为什么叫“阳明”？岐伯回答：因为太阳和少阳这两阳合明。黄帝又问：为什么叫“厥阴”？岐伯回答：因为太阴和少阴这两阴交尽。

黄帝说：阴阳之气有多少的不同，疾病有盛衰的差异，治疗有缓急之分，方剂有大小之别，想听你谈谈这其中有什么样的准则。岐伯回答：病气有不同的高下，病

主气与客气的逆顺

六气循环主时，有主、客之别，常者为主，外至者为客。就像主人一般都会谦恭对待客人一样，客胜主为顺，主胜客则为逆。
岁运有主气，有客气，常者为主，外至者为客
客气胜过主气就是顺，
主气胜过客气就是逆
客气与主气之间有胜气而没复气
六气客气主病歌
少阴司天热下临，肺气上从病肺心，
燥行于地肝应病，燥热交加民病生，
喘咳血溢及血泻，寒热鼽嚏涕流频，
疮疡目赤嗌干肿，厥心胁痛苦呻吟。

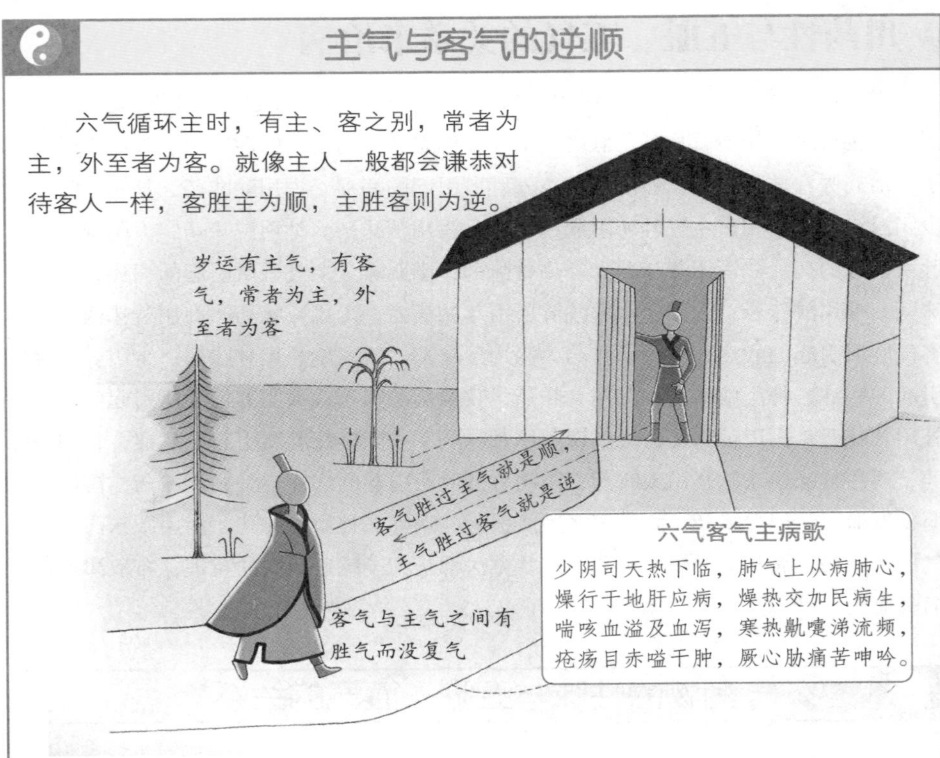

位有远近的差别，病症有内外之分，所以治疗有轻重的差别，总之要以使药物达到病之所在为准则。《大要》上说，奇方之制是君药一味，臣药两味；偶方之制是君药两味，臣药四味。奇方之制是君药两味，臣药三味；偶方之制是君药两味，臣药六味。因此在治疗时，病位近的用奇方，病位远的用偶方，发汗不用奇方，攻下不用偶方，补和治疗上部用缓方，补和治疗下部用急方。急方的药物气、味都厚，缓方的药物气、味均薄，制方用药要恰到病处，就是指这而说的。病位太远但是中道药物气味不足，就不能达到病位，应考虑在食前或食后用药，不能违反这个规定。正是因为这样，所以平调病气的原则是：病位近，无论用奇方或偶方，制方服量都应该小；病位远，无论用奇方或偶方，制方服量都应该大。方大则药味少而药量重，方小则药味多而药量轻。多就是九味药，少就是两味药。如果用奇方不能治愈就用偶方，这是重方；如果用偶方疾病还不能治愈，就用反佐用药法去治疗，也就是用寒、热、温、凉性质的药物顺从疾病的某些症状进行治疗。

黄帝说：讲得很好！我已经知道疾病生于六气之本的治疗方法了，那么生于三阴三阳之标的疾病怎样治疗呢？岐伯回答：和本病相反的，就是标病，与本病治疗方法相反的，就是治疗标病的方法。

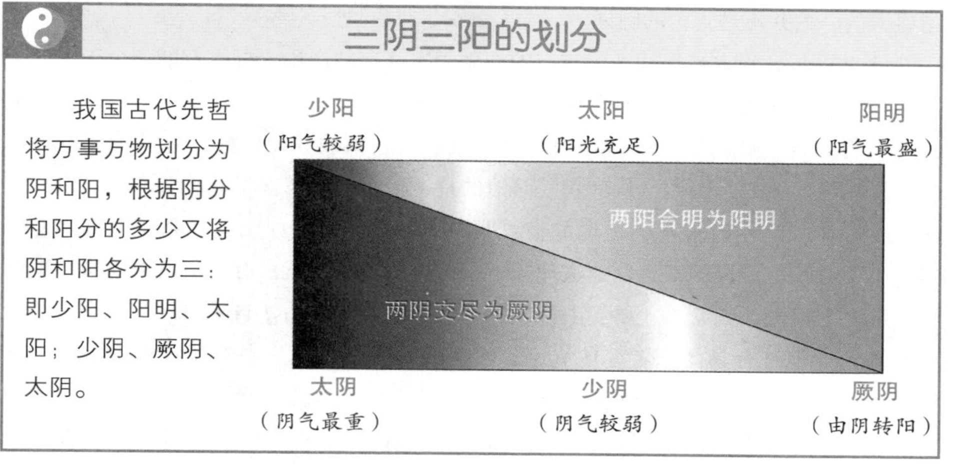

六气的变化对发病和治病的影响

黄帝说：讲得好！怎样去观察六气的胜气？岐伯回答：乘六气来临之时进行观测。清凉之气来临，表明燥气胜，燥气胜风木受到邪气的侵袭，于是就产生肝病；热气来临时，表明火气胜，火气胜燥金受到邪气的侵袭，于是就产生肺病；寒气来临时，表明水气胜，水气胜火热受到邪气的侵袭，于是就产生心病；湿气来临时，表明土气胜，土气胜寒水受到邪气的侵袭，于是就产生肾病；风气来临时，表明木气胜，木气胜湿土受到邪气的侵袭，于是就产生脾病。这就是受了相生的邪气所导致疾病的规律。如果遇上岁运不及之年，邪气就更甚；如果岁气和四时之气不和，邪气就更甚；如果遇上月空之时，邪气也会甚；如果重新受邪气，病情就会危重。有胜气存在就一定会产生复气。

黄帝问：六气导致疾病的脉象是怎样的呢？岐伯回答：厥阴之气到来，脉弦；少阴之气到来，脉钩；太阴之气到来时，脉沉；少阳之气到来时，脉大而浮；阳明之气到来，脉短而涩；太阳之气到来，脉大而长。气至而脉和平是正常的现象，气至而脉象变盛表明有病，气至而脉象表现相反是有病，气至而脉不至是有病，气未至而脉已至是有病，阴阳脉错位则病情危重。

黄帝问：为什么六气的标和本，所从不同？岐伯回答：六气有从本化的，有从标从本的，有不从标本的。黄帝说：想听你详尽地谈谈。岐伯回答：少阳和太阴两经从本化，少阴和太阳两经既从本化又从标化，阳明和厥阴两经既不从标化又不从本化而从中气。因此从本的，是因疾病化生于本气；既从标又从本的，是因为疾病或化生于标气，或化生于本气；从中气的，是因为疾病化生于中气。

黄帝问：怎样诊断脉象看似与病情一致，但实际相反的？岐伯回答：如患者表现出发热等阳性症状，脉也为阳脉的，是脉与病情相顺，但脉按后不鼓指，搏动无力的，这并不是真正的阳证，所有类似阳证的病都是这样。黄帝又问：各种像是阴证，但实际并不是阴证的脉又是怎样的？岐伯回答：脉来时与病情相顺，但重按时脉搏鼓指盛大的，这并不是真正的阴证。

由此可见，很多疾病的产生，有的产生于本，有的产生于标，有的产生于中气。在治疗时，有的从本气治疗而取得疗效，有的从标气治疗而取得疗效，有的从中气治疗而取得疗效，有的从标本治疗而取得疗效。有逆治而获得疗效，有从治而获得疗效。逆病气而治的是顺治，从其病气而治的是逆治。因此掌握了标病和本病的治疗方法，在临床上运用时就不会出现危害；明白了逆顺的治疗原则，在临床上大胆地应用，不要有顾虑，说的就是这个道理。不明白这些道理，就没有资格谈论诊法，反倒会扰乱医学理论。因此《大要》上说，医术低劣的医生常沾沾自喜，以为完全掌握了医学理论。但结合具体患者，他议论是热病的话音未落，患者却显现出寒象来。不明白受同一种病邪会出现不同的病症，于是胡乱诊断，说的就是这个意思。标本的理论，简要而广博，从小可以见大，通过一点就能知道许多疾病的危害。掌握了标和本，就容易正确地治疗疾病而不会使患者受到伤害，考察本和标，就能使气机调达，明确胜气和复气，就能成为许多医生的榜样，这样对于自然变化规律就彻底地清楚了。

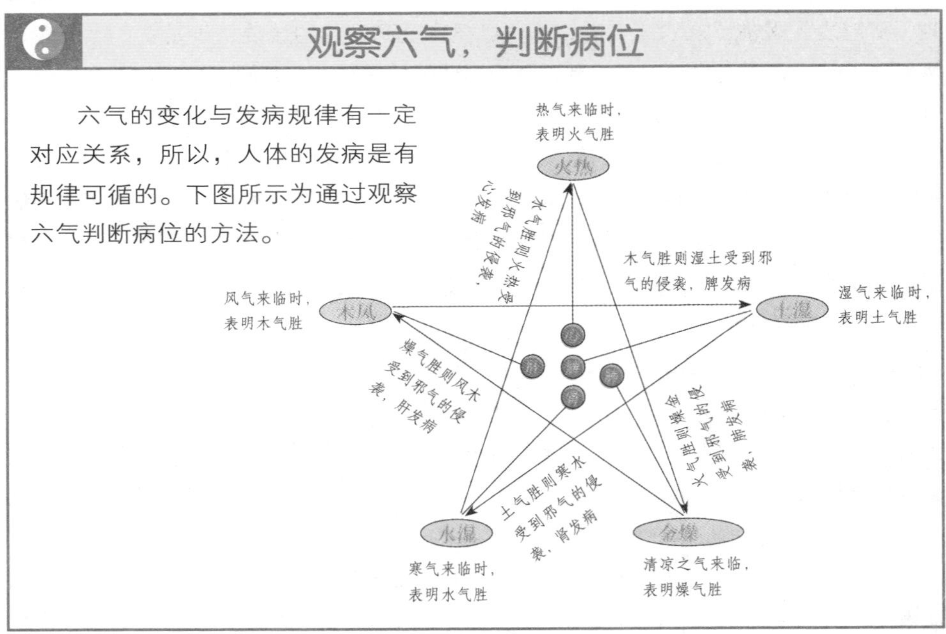

胜气和复气的变化规律

黄帝问：胜气和复气的早晚变化情况是怎样的？岐伯回答：所说的胜气，就是胜气来时，疾病已经发生，病气蕴蓄时，复气已经开始萌芽；所说的复气，是胜气达到极点时复气立即发生作用，复气得其应时之位时加重。胜气有轻、有重，复气有多、有少，胜气平和，复气也平和，胜气虚，复气也虚，这是自然变化的一般规律。

胜气和复气的变化规律

胜气和复气是中医学中一对重要的概念，是自然变化的重要规律。明确了胜气和复气，就对致病的自然因素有了把握。

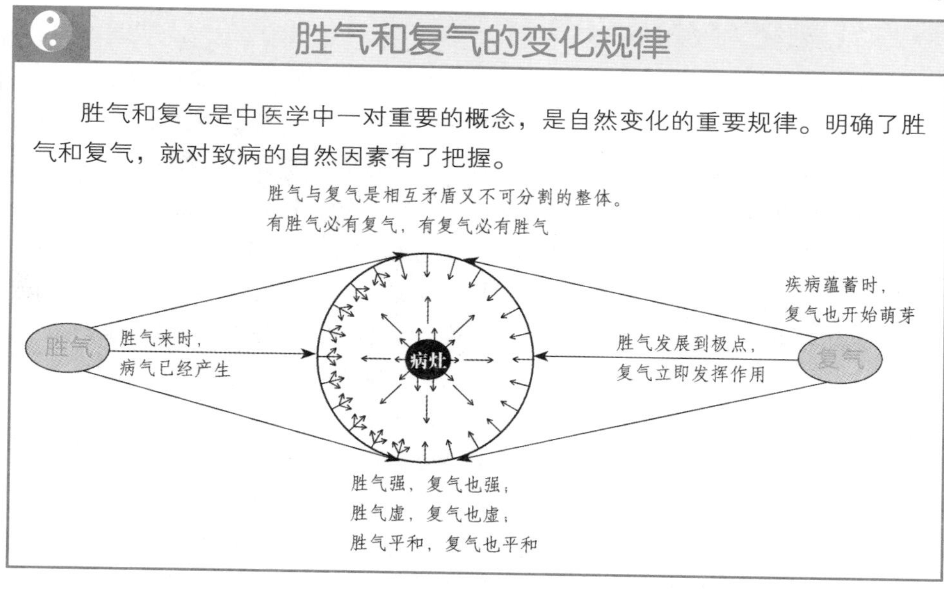

黄帝又问：为什么胜气和复气的产生，有时并不恰好在其相应的时位，有的迟于时位来临？岐伯回答：六气的产生与变化，盛衰各不同，寒暑温凉盛衰的作用，表现在四时中，因此阳气的发动始于温而盛于炎暑，阴气的发动始于清凉而盛于严寒，春、夏、秋、冬四季各存在一定的时差。因此《大要》上说，从春季的温暖逐渐发展到夏季的炎暑，从秋季的清肃到冬季的凛冽，要谨慎按照四时气候的变化，考察气候的回归，这样就可以见到气的终，也可以知道气的始，说的就是这个意思。

黄帝问：时差是否有一定的常数？岐伯回答：一般是三十多天。黄帝问：其在脉象上的反应是怎样的？岐伯回答：时差和正时相同，时去则相应的脉也就不复见了。《脉要》上说，春脉不见沉象，夏脉不见弦象，冬脉不见涩象，秋脉不见数象，这叫天地四时之气闭塞而不能运行。春脉沉而太过的，夏脉弦而太过的，秋脉涩而太过的，冬脉数而太过的，这些都是病脉。脉象参差不齐的，脉象复现的，气未去而脉已去的，气已去而脉不去的都是病脉，脉和时相反的主死。因此说气和脉协调，就像秤杆和秤砣必须要保持平衡一样。阴阳之气清静平和，生化活动才能正常，如果变动就会产生疾病，说的就是这个道理。

黄帝问：幽暗和明亮指的是什么？岐伯回答：太阴和少阴这两阴交尽叫幽，太阳和少阳这两阳合明叫明。幽明配合，就会出现寒、暑的区别。黄帝又问：分和至是什么意思？岐伯回答：气的到来就是至，气分时就是分。气至时气相同，气分时气不同，这是自然界四时之气变化的基本规律。

六气变化对补泻的影响

黄帝说：我已经知道了先生以前所说的立春、立秋，气交于节前，立冬、立夏，气交于节后，但是六气的往复循环，主岁之气又经常变动，应该怎样补泻？岐伯回答：司天、在泉各有所主之时，当随其所利，治疗的要点是选用适当性味的药物，左右间气的治法和这一样。《大要》上说，少阳主岁，先用甘味药，后用咸味药；阳明主岁，先用辛味药，后用酸味药；太阳主岁，先用咸味药，后用苦味药；厥阴主岁，先用酸味药，后用辛味药；少阴主岁，先用甘味药，后用咸味药；太阴主岁，先用苦味药，后用甘味药。佐以对其有利的药物，并对生化之机予以滋养，这就是得气。

黄帝说：讲得好！许多疾病的产生，多数是由风、寒、暑、湿、燥、火六气的化和变造成的。医经上说，用泻法治疗邪气盛，用补法治疗正气虚，我把这个方法教给医生，而医生在临床运用时，还不能收到百分之百的疗效。我想使这些重要理论广泛流传并加以运用，收到桴鼓相应的效果，像拔出芒刺、洗除污垢一样容易，使一般医生熟能生巧，得心应手，这些内容您能讲给我听吗？岐伯回答：治病时应仔细地审察病机，不要失了六气主时之宜，指的就是这个道理。

六气致病的机理

黄帝说：想听你谈谈病机是怎样的。岐伯回答：一般由风邪引起颤动、眩晕一类症状，病位多数在肝；由寒邪引起收缩、牵引一类症状，病位多数在肾；由气滞引起烦闷、胀满一类症状，病位多数在肺；由湿邪引起浮肿、胀满一类症状，病位多数在脾；由热邪引起昏闷、抽搐一类症状，病位多数在心包；疼痛、瘙痒、疮疡等病症，病位多数在心；四肢厥冷，二便不通或失禁，病位在下；痿、气喘、呕吐等症状，病位在上；牙关紧、鼓颌战栗、不能自我控制的症状，多数属火；痉挛、颈项强急等症状，多数属湿；气逆上冲的症状，多数属火；胀满腹大，多数属热；躁动不宁、发狂、举动失常的病症，多数属火；筋病强劲不柔和，多数属风；腹中有肠鸣音，叩之像击鼓一样，多数属热；痈肿、疼痛、酸楚、惊恐不安的症状，多数属火；筋脉挛急，患者排出的水液浑浊不清，多数属热；患者排出的水液清澈透明寒冷，多数属寒；呕吐酸水，突然腹泻且有急迫感，多数属热。因此《大要》上说，谨慎地把握病机，分别归纳各种症状的归属，有外邪引起的要加以推求，不是外邪引起的也要加以推求，邪盛应考察是什么邪气盛，正虚应考察是何气虚，必须先了解五行之气和人体五脏之间的相生关系，然后疏通气血，使其调和畅达，从而达到平和，说的就是这意思。

药物的阴阳和配方原则

黄帝说：很好！药物的五味，阴阳作用是怎样的？岐伯回答：辛、甘的药物具有发散的作用，性质属阳；酸、苦的药物具有涌泄的作用，性质属阴；咸味药物也具有

节气的划分

六气循环变化，出现了寒暑交替，有了一年四季的划分。根据六气变化程度，又有了二十四节气的划分。气至时气相同，气分时气不同，这是自然界四时之气变化的基本规律。

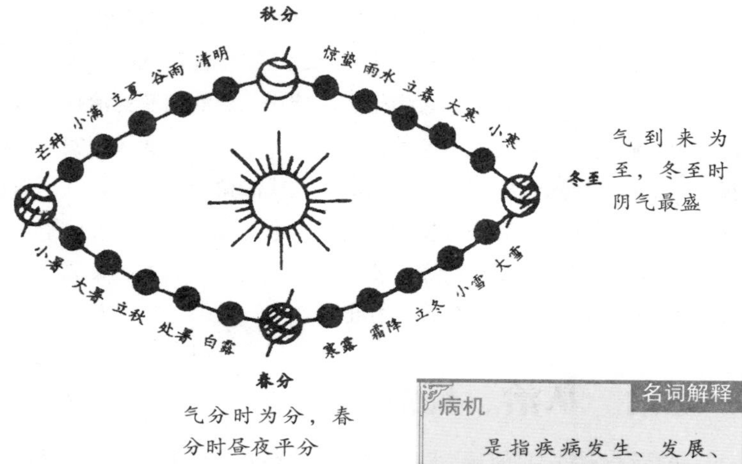

名词解释

病机

是指疾病发生、发展、变化及其结局的机理。

药物的阴阳属性

阴阳是中国传统文化中一对重要的概念，万事万物都能划分出阴和阳，图中所示为对药物阴阳属性的划分，从不同的角度，有不同的划分方式。

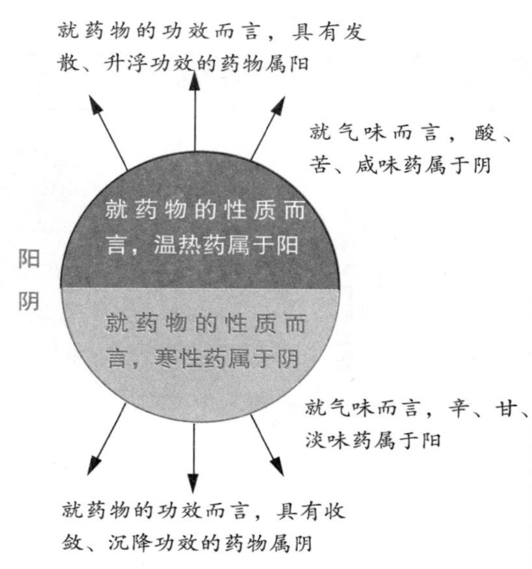

涌泄的作用，性质属阴；淡味药物具有渗泄的作用，性质属阳。这六种性味的药物，有的可收敛，有的可发散，有的可濡润，有的可软坚，有的可坚实。看对病情是否有利而加以选用，调和其气，从而使其达到平和协调。

黄帝问：有些疾病不是用调气法就能治愈的，那该怎么治呢？有毒的药和无毒的药，哪种先用，哪种后用，想听您讲讲其中的道理。岐伯回答：选用有毒的或无毒的药，要以能够治疗疾病为依据，然后根据病情制定大方或小方。

黄帝说：请你谈谈制方的原则。岐伯回答：小方的组方原则是君药一味，臣药两味；中方的组方原则是君药一味，臣药三味，佐药五味；大方的组方原则是君药一味，臣药三味，佐药九味。寒病用热药治疗；热病用寒药治疗。病情轻的，就逆其征象而治，病情严重表现有假象的，就顺从假象而治。病属坚实的，祛除停留于体内的邪气，温养劳倦所致的，疏散郁结的，攻伐滞留于体内的，濡润病属枯燥的，缓解拘急的，收敛耗散的，温补劳损的，疏通安逸过度而致停滞的，平定惊恐的。总之，要么升举，要么降逆，要么按摩，要么浴洗，要么迫邪外出，要么劫夺病邪，要么用开泄，要么用发散，要以适合病情为准则。

逆治、从治、反治

黄帝问：什么是逆从治病法则？岐伯回答：逆的是正治，从的是反治。要根据病情来确定从治用药的多少。黄帝进一步问：什么是反治？岐伯回答：反治是指用热药治疗某些发热的症状，用寒药治疗某些发寒的症状，用补法治疗某些表现有壅塞症状的疾病，用通下的药物治疗某些表现有泻下症状的疾病。想制伏其主病，就必须先找出致病的原因。在运用反治法时，开始药物性质似乎与疾病的某些症状相同，但最终是药物性质与疾病的性质不同。可以用此来攻破积滞，消溃坚积，调和血气，治愈疾

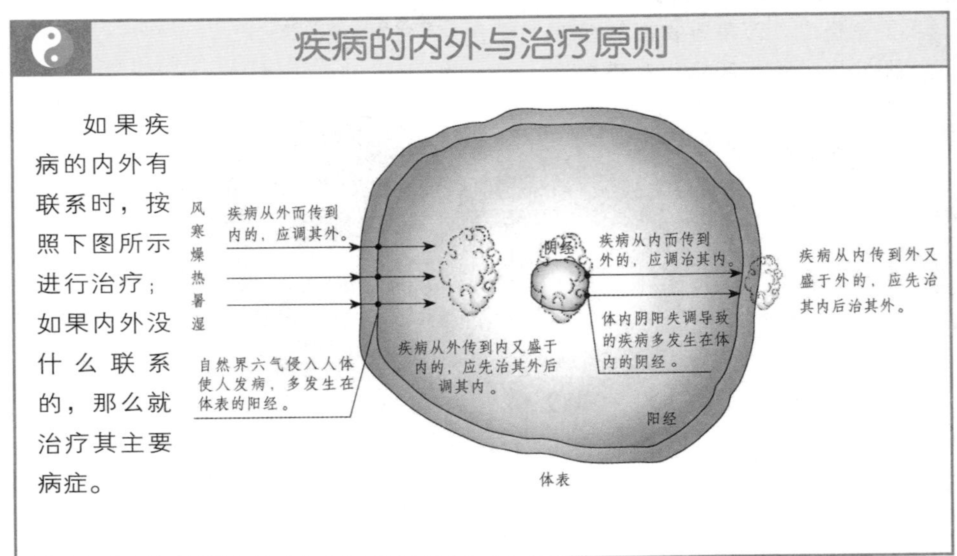

病。黄帝说：讲得好！怎样治疗六气调和而患病的？岐伯回答：治法的基本原则是或逆治，或从治，或先逆治后从治，或先从治后逆治，疏通血气，使其平和畅达。

黄帝说：讲得很好！怎样治疗一些内外相互有关系的疾病？岐伯回答：疾病从内而传到外的，应调治其内；从外而传到内的，应调其外；从内传到外又盛于外的，应先治其内后治其外；从外传到内又盛于内的，应先治其外后调其内。如果内外没什么联系的，那么就治疗其主要病症。

黄帝说：讲得很好！火热之气来复，为什么会出现恶寒、发热，像疟疾一样，有的一日一发，有的间隔数日一发？岐伯回答：胜气复气相会时，阴阳之气有多少的不同，如果阴气多阳气少，发作间隔的日数长；反过来，阳气多阴气少，发作间隔的日数短。胜气和复气相互搏斗，发作间隔的日数短。这是胜气和复气相互纠结，阴阳盛衰的节律所导致的，疟疾的道理也和这相同。

黄帝说：医论中说，用热药治寒病，用寒药治热病，医生不能摒弃这个原则而改用他法。但是有出现发热症状的，用寒药治疗发热更甚；有出现寒冷症状的，用热药治疗寒冷更甚。这样不但寒病或热病依然存在，而且又出现了新的病症，该怎样治疗？岐伯回答：只要是用苦寒药物治疗发热的疾病而热加重的，就应甘寒滋阴；只要是用辛热药物治疗寒冷疾病而寒加重的，就应甘温补阳。这是探求疾病根本属性的一种治法。黄帝说：讲得好！服寒药发热，服热药而反寒冷，是什么缘故？岐伯回答：因为这只是治疗了偏旺的气，所以得到了相反的结果。黄帝进一步问：有时不是治疗偏旺的气也同样出现了这一现象，这是什么原因？岐伯回答：问得真详细啊！这是因为在治疗时没有考虑五味的属性而导致的。五味进入胃后，分别先归于其所喜之脏，如酸味先进肝脏，苦味先进心脏，甘味先进脾脏，辛味先进肺脏，咸味先进肾脏。五味的进入达到一定程度，就会增强脏气，这是五味化生的一般规律。但是如果过久地偏好某一味，就会使脏气偏盛，出现相反的结果。

君药、臣药、使药

黄帝说：讲得很好！制方分君药、臣药、使药，是什么意思？岐伯回答：君药是对疾病起主要治疗作用的药物，臣药是辅佐君药发挥治疗作用的药物，使药是协助臣药的药物，并不是指药物的上、中、下三品。黄帝进一步问：三品是指什么？岐伯回答：三品是针对药物毒性大小而言的。黄帝说：讲得很好！怎样治疗疾病的内外证？岐伯回答：调气的方法，必须首先分辨阴阳，确定疾病是属内还是属外，各守其位，病在内则内治，病在外则外治。病情轻微的，进行调理，稍重的则平治，较严重的则劫夺。在表的用汗法治疗，在里的用下法治疗。根据疾病寒、热、温、凉偏胜的不同，应用不同属性的药物治疗。总之，要选用对疾病有利的治疗方法。谨慎遵循上述治疗方法，就会万治万全，从而使人血气平和，寿命长久。黄帝说：讲得真好。

药物的君、臣、佐、使

君、臣、佐、使是《内经》提出的中医药处方原则，是对处方用药规律的高度概括，是从众多方剂的用药方法、主次配伍关系等因素中总结出来的、带有普遍意义的处方指南。

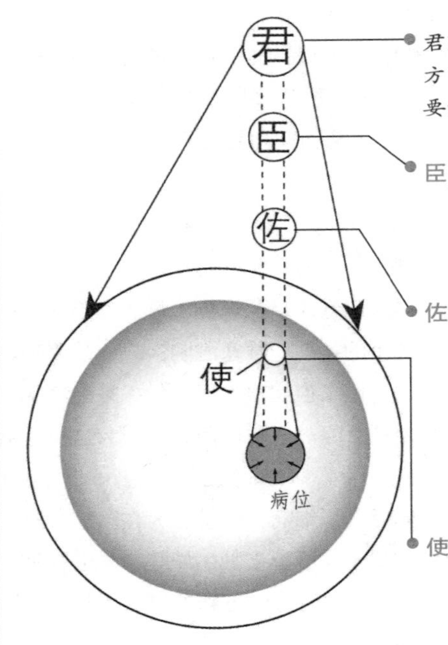

君药就是在治疗疾病时起主要作用的药。其药力居方中之首，用量也较多。在一个方剂中，君药是首要的、不可缺少的药物

臣药有两种含义

1.辅助君药发挥治疗作用的药物
2.针对兼病或兼证起治疗作用的药物

佐药有三种含义

1.佐助药：协助君臣药加强治疗作用，或直接治疗次要兼证
2.佐制药：消除或减缓君臣药的毒性和烈性
3.反佐药：与君药性味相反而又能在治疗中起相成作用

使药有两种含义

1.为引经药，将各药的药力引导至患病部位
2.为调和药，调和各药的作用

第七十五 著至教论篇

素问

本篇是黄帝向雷公传授医学知识，主要论述了少阳、阳明、太阳三条经脉在人体的作用，三阳相并时所发生的疾病和对人的危害，及相应的诊断方法。

黄帝坐在明堂里，召见雷公问：你懂得医学的道理吗？雷公回答：我研读的医书不能完全理解，有的虽能粗浅地理解，但不能分析辨别，有的虽能分析辨别，但不能了解其精妙，有的虽然了解其精妙，但不能加以阐发和应用，所以我只能治疗一般官吏的病，不能治疗王侯的疾病。希望您教授我树立天的度数，结合四时阴阳的变化，

三阳相并

三阳指的是少阳、阳明、太阳三条阳经，三条阳经在人体相并会使人生病，而且阳经与阴经相并也会使人上下失常。

相并后的阳气，其势迅疾，向上侵袭人体头部，使人头部发生疾病
三阳在人体的作用是护卫人身上下
阳明
少阳
太阴
阴经
三阳之气合并后，阳气盛极
向下侵袭人体下部，使人出现二便失禁的症状
如果阳气内并于阴，上下就会失常，下迫肠道形成肠澼

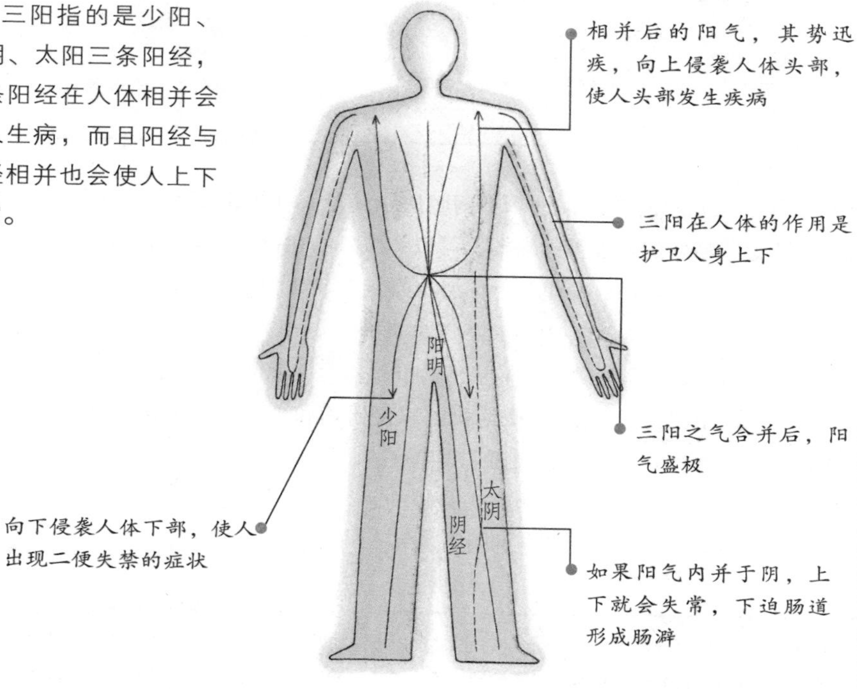

脾、肝、肾三脏的关系

人体的五脏是一个相互联系、不可分割的整体，它们各司其职，共同维持着机体的活力。下图所示为脾、肝、肾三脏之间的关系。

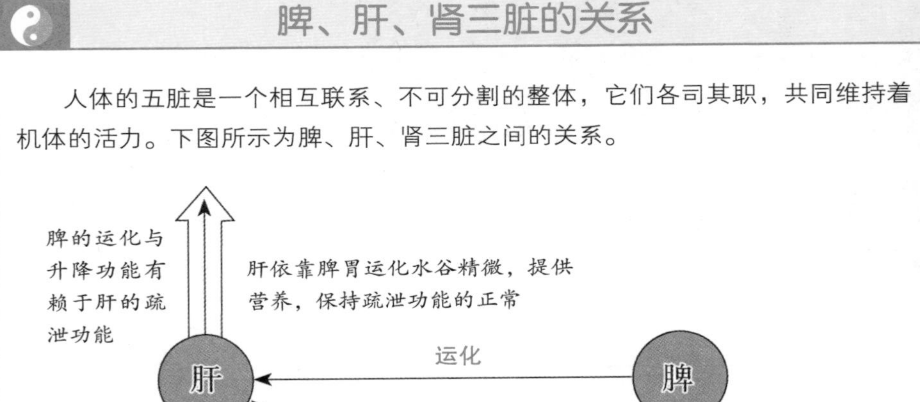

此处，肝主疏泄功能与肾主封藏功能之间也是相互制约。如果肝之疏泄与肾之封藏功能失调，则会影响女子的月经来潮和男子的泄精生理功能。

测知日月星辰光影的知识，进一步阐明医学理论，让后世更加明了，可以上通于神农，并让这些精妙的道理得到发扬，可以和二皇的功德相媲美。黄帝说：讲得好！不要忘记，这些都是阴阳、表里、上下、雌雄相互联系相互呼应的道理。就医学而说，必须上通天文，下知地理，中知人事，才能长久流传下去，用来教导众人，不致产生疑惑，只有这样的医学论著，才能传于后世，作为一笔宝贵的财富。

雷公说：请把这些道理传授给我，以便研读和理解。黄帝说：你听说过《阴阳传》这部著作吗？雷公回答：没有。黄帝说：三阳在人体的作用就像自然界天的作用一样，护卫人身上下。如果上下失去常规的运行，那么就会导致内外之邪相合而伤害人体，使人生病，从而耗损人身的阴阳之气。

人物介绍

雷公

传说中上古时期的一位名医，黄帝的臣子，擅长教授医学之道、望色诊断与针灸医术等。从内文中黄帝与雷公的对话可知，雷公师从于黄帝。

三阳相并

雷公问：怎样解释三阳之气并至，不可阻挡？黄帝说：所谓三阳独至是指三阳之气合并而至。三阳之气合并而至时，其势就像风雨一样迅疾，向上侵袭人体头部，使人头部发生疾病；向下侵袭人体下部，使人出现二便失禁的症状。所引起的病理变化，外没有一定的脉色可观察，内没有特定的征象可以分辨，而且这病变也没有固定的规律可以遵循，因此诊断时不能确定病位是属上还是属下，应将其记录下来加以辨别。

雷公说：我在治疗这类疾病时，常常得不到很好的疗效，请您解释一下为什么会这样，以消除我的疑虑。黄帝说：三阳之气合并后，阳气就极盛，且积在一起使人产生惊惧，像风一样迅速得病，病势像霹雳一样猛烈，九窍闭塞不通，阳气过盛而满溢，于是出现咽干喉塞的症状。如果阳气内并于阴，上下就会失常，下迫肠道形成肠澼。如果三阳之气直冲于心，患者就会坐下不能起，卧下感觉身体沉重。这就是三阳合并所产生的疾病。这里说明了天和人相应的关系，四时和阴阳相应，五行相合的道理。

雷公说：对于这些理论，明白地说我不能辨别，隐晦地说我更不能理解。请让我站起来听您仔细地解释，以便领会这一深奥的道理。黄帝说：虽然您得到了老师的传授，但还不能和至道相结合，因此对老师的教授产生了疑问。现在我来告诉您至道的要点，如果疾病伤及五脏，筋骨日渐消损，像您所说的那样不明白、不能辨别，那么世上的医学理论岂不是要消亡殆尽了。例如肾气将要断绝时，患者心中郁郁不乐，傍晚时更加严重，欲静处不想外出，更不想频繁与人往来。

第七十六 示从容论篇

本篇主要讲述医生在诊断疾病时，必须从容不迫、谨慎地分析病症。对于不同年龄阶段的人，应从不同部位探求病理的比类法，并在此基础上分析了几个病例。

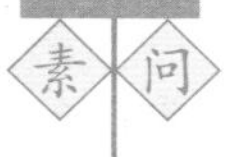

黄帝安坐，召见雷公说：你学习医术，诵读医书，还要能够博览群书，旁通杂学，善于鉴别诊断，才能融会贯通医学理论。那么，对我说说你的心得吧，例如人体五脏、六腑，或胆、胃、大小肠、脾、胞宫、膀胱，或脑、髓、涕、唾，或哭泣、悲哀以及水液的运行。这一切都是人赖以生存的条件，也是治疗时容易产生过失的所在。您必须明确这些道理，在治疗时才能取得较好的疗效，如果不知晓，那么治疗效果就不好，就会被世人所怨恨。**雷公说：虽然我反复阅读过《脉经》上下篇，但对辨别异同、鉴别诊断还未能完全掌握，又怎敢说彻底弄清楚了呢！**黄帝说：你用《脉经》上下篇以外的医学知识，详尽地解释一下五脏病变的产生、六腑不和的形成、针石治疗失败的原因、毒药治疗的适应证以及汤药的滋味等，我也将就你提出的疑问给您全面的回答！

雷公说：肝虚、肾虚、脾虚都会使人身体沉重，感觉烦闷，应该用毒药、针灸、砭石、汤液等方法治疗，但有的可以痊愈，有的不能痊愈，想听听您的解释。黄帝说：您这么大的年纪，怎么提出如此幼稚的问题，这或许是我自己没有将问题阐述清楚吧！我本来问的是一些高深的医学道理，为什么您却用《脉经》上下篇的有关内容来回答我！脾脉虚浮，像肺脉；肾脉小、浮，像脾脉；肝脉急、沉、散，像肾脉。本来这些是一般的医生平时容易弄混乱的，但只要平心静气、从容不迫地分析一下，是可以完全弄清楚的。脾、肝、肾三脏分别属土、木、水，同时居于膈肌以下，这是小孩都知道的常识，而您为什么会提出这样的问题?

雷公说：有这样一种患者，头痛，筋脉挛急，骨节沉重，畏寒，少气，呃逆，嗳气，腹部胀满，时常惊恐，不想睡觉。这是哪一脏的病变所导致的疾病？脉象浮而弦，但重按时却坚硬如石。我不知是什么道理，之所以反复问这三脏，是想知道比类的方法。黄帝说：比类就是诊断时从容不迫地对疾病的分析。一般来说，老年人应从六腑探求，小孩从经脉探求，壮年人从五脏探求。而您笼统地说脾、肝、肾三脏，就不完全正确了。八风郁结发热，五脏消灼，病邪传变相受。脉浮弦，表明肾气不足；

八风图

风是六气中很特殊的一气，它的特殊之处在于，风是百病之首。风生于东方，但可从八面来。

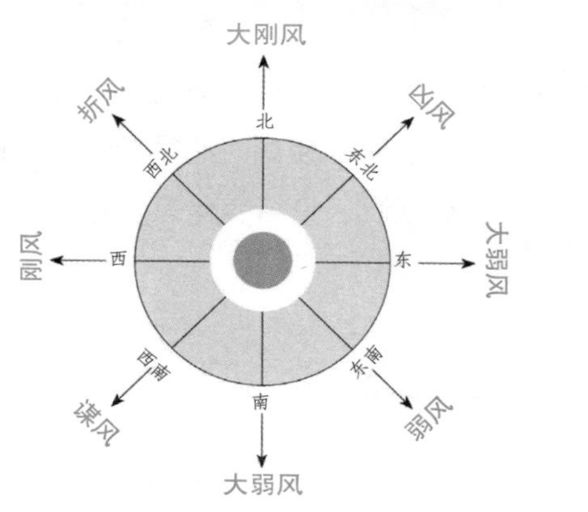

脉沉石，表明肾气附着于内而不运行；畏寒气少，表明水液不能输布以致形气消散；咳嗽、烦闷，表明肾气上逆。这种病状，说明只是肾脏一脏发生了病变，如果说是肾、肝、脾三脏都发生了病变，就不符合医学的道理。

雷公说：又有这样一种患者，四肢无力，气喘，咳嗽，便血。经过诊断，我认为是肺脏受伤，诊察脉象，脉象浮大而紧，我不敢治疗。庸医用砭石治疗后，出血更多，血止住后，患者感觉身体舒适。这是哪一脏发生了病变？黄帝说：很多疾病是你所能够治疗和知道的，但在此病上却有所失误。庸医有时也能治愈几个患者，这就像鸿雁偶然也能直上云霄一样。高明的医生一定是遵循法度来治病，引物比类，虽然疾病变幻莫测，查上可推下，随机应变，不必拘泥于某一经脉。现在患者出现的脉象是浮大且虚，说明是脾气外绝，离开胃腑而外归于阳明经，由于二火不能胜过三水，因此脉象混乱；四肢无力，是因为脾精不能输布；气喘、咳嗽，是因为水气并于阳明；大便下血，是由于经脉拘急，血溢于脉外而失于运行。如果认为是伤肺，错误在于毫无根据地乱下诊断，认识上不够明确，所以诊察疾病就不能引物比类。如果病伤肺，那脾气不能内守，胃气不能清纯，经气不能被其所使，肺脏受损，经脉受到阻滞，五脏精气泄漏，不出现衄血，就会呕吐。伤脾伤肺的病症是不一样的，就好像天无形地无际、黑与白相差很远一样。你所犯的错误也是我的过失，我以为你已经知道了，所以没有告诉您。明确引物比类、从容不迫是诊断的精髓，这是至道之所在。

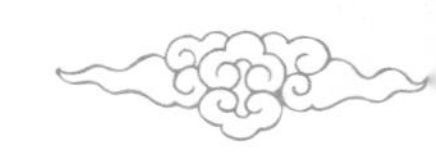

第七十七 疏五过论篇

本篇主要论述医生在诊治疾病时容易出现的五种过失，强调在诊治疾病时必须结合四时阴阳变化，患者的生活环境、身体状况、情绪变化等多方面进行综合分析。

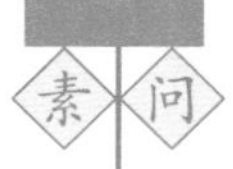

黄帝说：哎呀！真深奥啊！医学理论博大精深，探讨起来犹如视深渊观浮云一样，视深渊还可测量，观浮云就不知边际了。圣人的医学理论，是万民学习的典范，评价人，必有法则，只有遵循医学的常规法则，才能辅助万民生存。您知道医学中有“五过”和“四德”吗？雷公离开席位跪拜了两次回答说：我年纪小，见识不多，愚笨蒙昧，没听过有“五过”和“四德”的说法。只能从疾病的名称和症状上比类，虚引一些经文，而内心还是不明白如何对答的。

避免治病中的五种过失

黄帝说：只要在诊断疾病时，询问患者的社会地位是否有变迁，如果以前很尊贵，后来卑贱，虽没受外邪，但疾病从体内产生，这种病叫“脱荣”。如果以前很富裕，后来贫困，这种疾病叫“失精”。以上两种疾病，都是由于情怀不舒，血气郁结导致的。有种病，在医生诊断时，病位不在脏腑，外在的身体形态没有变化，所以诊断出现了疑问，分辨不出疾病的类别，患者身体日渐消瘦、气血亏虚、病情渐重、精气耗竭、畏冷、时常惊恐不宁。病情深重时，卫气在外耗损，荣气伤损于内。医术高明的医生之所以失误是因为没有仔细地询问病情，这是治疗中的第一种过失。

只要诊断疾病，就必须询问患者的饮食、居处环境等情况，情志上突然欢乐、痛苦，或是先欢乐后痛苦。这些都会损耗人体精气，精气败竭，形体毁损。突然大怒，就会损耗人体的阴气；突然大喜，也会损耗人体的阳气；厥逆之气上行，导致经脉胀满，形体消瘦。愚昧的医生在治疗时，不知道是应补还是应泻，不知疾病的情况，导致患者的精气日渐衰脱，邪气逐渐积聚。这是治疗中的第二种过失。

善于诊断疾病的医生，肯定会将一些特殊的疾病，比类辨别，从容地分析，如果医生不知道这种方法，那么他的诊断技术是不值得称道的，这是治疗中的第三种过失。

诊断疾病时要了解患者的贵贱、贫富、喜乐三方面情况。比如原先是封君拜侯，

避免疾病治疗中的过失

要避免疾病治疗中的过失，就要尽可能全面地了解患者的情况，除了切脉、察看患者的面色和听患者的声音之外，还要详细地了解患者以下方面的情况。此外，对于一些特殊的疾病，还要比类辨别，详细地分析。

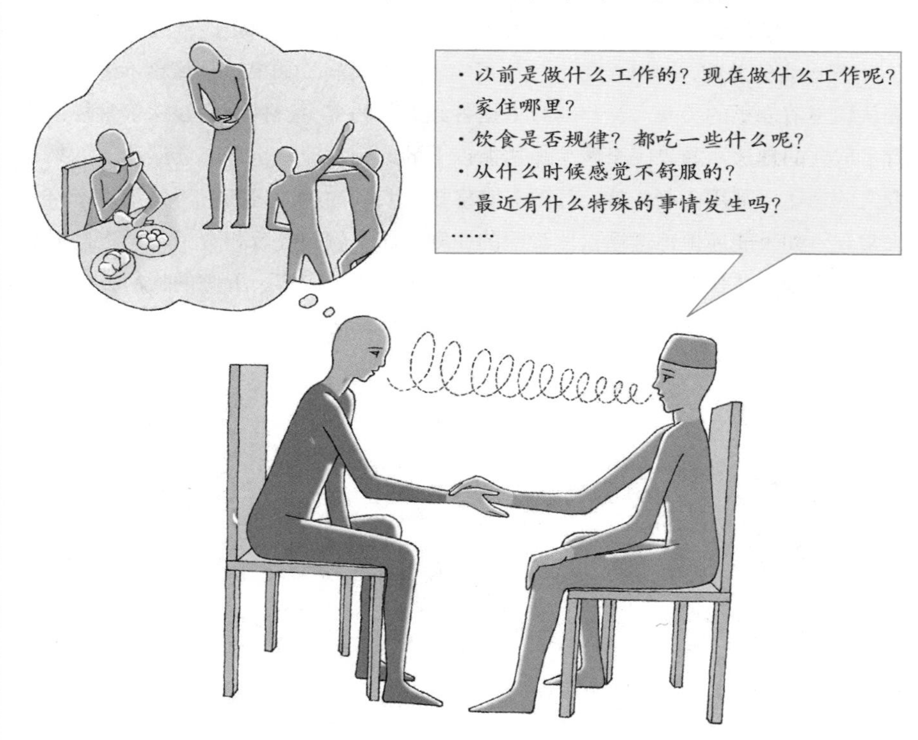

后来罢官削职，即原先尊贵有势，后来卑贱失权了，虽然没受外邪侵袭，但精神上却受打击，因而身体败坏，甚至会导致死亡。如果原先很富裕，后来贫穷，虽然没受病邪，也会导致皮毛焦枯、筋脉拘急，出现痿、躄之病。像这类疾病，如果医生的态度不严肃，不劝患者改换精神状态，反而软弱地随从患者的意愿，就是失掉医疗的法度，疾病得不到较好的治疗，也不会有好的治疗效果，这是治疗中的第四种过失。

只要诊断疾病，就必须了解疾病初起和目前的病状，更要掌握疾病的全过程，在诊脉问症时，要注意患者的性别是男是女，生离死别、抑郁的情绪、忧愁、恐惧、喜怒等情志的变化，都能使五脏精气空虚，血气偏离常轨。如果医生不知道这些情况，就不用谈诊治技术。比如患者曾经受过重伤、筋脉断绝，身体虽然恢复到能够行动，但津液不能滋生，所以形体损伤、血气郁结，归属于阳分，脓液蓄积，形成寒热。庸医在治疗时，如果针刺阴阳经脉，会导致患者身体懈怠、四肢筋脉拘急，从而使患者的死亡加速。医生不能明辨，又不询问发病的原因，只会说死亡的日期，这也只是庸医而已。这是治疗中的第五种过失。

以上的五种过失，都是由于医生学医不精、不懂人情事理而造成的。因此高明的医生在治疗疾病时，必须了解天地阴阳的变化，四时寒暑的变迁，经脉的分布、联属，五脏六腑、阴阳表里的关系，针、灸、毒药、砭石各种治疗方法所对应的病症，从容地审察人情事理，以明了经论的道理。患者的贵贱贫富、品质标格都不相同。从年龄长幼，分析患者的性格是勇是怯。审察病位，分析疾病初起情况，然后可以参照八风正气、九候脉象来全面分析，如此就称得上完备无缺的诊断了。

治疗疾病的关键，是从营卫血气的虚实去探求疾病。如果还是诊察不清楚，过失就在认识不清表里的关系。治疗时应根据各经血气的多少、针刺的浅深等常规，不要违背了取穴的理法。如果一个医生能遵循以上的原则，他一生都不会误诊。如果不了解取穴的理法，乱用灸刺，就会导致五脏郁热、六腑痈肿。诊断时不仔细地审察，就失去常规。如果能谨慎地遵循这些诊治的原则，那么就与经旨相合了。《上经》《下经》二书记载了《揆度》《阴阳》《奇恒》等书相关的内容。五脏的疾病，可以从明堂的气色诊察。能了解疾病的终始，在治疗上便无往而不胜了。

第七十八 徵四失论篇

本篇主要分析了医生在治疗疾病时容易引起失败的四个原因。医生在诊治疾病时，要善于将天地阴阳结合起来，掌握诊治疾病的要点，从容不迫地分析、比类，只有这样，才能减少治疗过程中的失误。

素问

黄帝坐在明堂之上，雷公侍坐在一旁。黄帝说：先生读医书，从事医疗工作已经很久了，请你谈谈学习和医疗工作中的成功与失败，为什么会成功或失败？**雷公回答：我在遵循经典行医时，书上都说能得到十全的效果，但在实际工作中常会出现一些过失，希望能听听您的解释。**黄帝说：是因为你年纪轻，知识还不够呢，还是对各家的学说不能理解运用？十二经脉，三百六十五络脉，这是人人都明白的事情，是医生必须要遵循并加以运用的，治疗之所以不能得到十全的疗效，是因为精神不能集中，思路没有条理，不能结合起来分析色脉，因此会经常出现过失。

治病失败的四个原因

治疗中失败的第一个原因是在诊治疾病时不知道阴阳逆从的道理。治疗中失败的第二个原因是从师学习还没有终止，学业未精，却妄自使用旁门杂术，把错误的言论当作真理，变更名目，乱用针石，给自己遗留下过错。治疗中失败的第三种原因是不理解贫富贵贱所处的各种不同生活环境、脾土的厚薄、形体的寒温，不理解饮食的宜否，不能区别性情上的勇敢和怯弱，不知道分析时要用比类的方法，像这样就容易使自己的思想产生混乱，不能完全使自己的头脑保持清醒。治疗中失败的第四种原因是诊病不问疾病初起的情况，精神因素，饮食失去节制，生活起居超越常规，或者是中了毒邪，不先询问清楚这些情况，突然诊察患者的脉象，能看准什么病？信口雌黄，乱定病名，由于粗心大意而陷入困境。

因为这样，所以世人喜欢高谈阔论，注意远的而忽略近的。在诊治疾病时，要学会参考人事，掌握诊治疾病的要领，善于从容地比类。只会诊察寸口脉，既不能切中五脏之脉，又不知许多疾病产生的缘由，起初埋怨自己学业不精，继而归咎于老师传授不清楚。这样治疗疾病不遵循医学理论，就在市面上开业行医，有时在胡乱治疗中偶尔获得一点疗效，就自鸣得意。唉，医学理论是多么深奥，又有谁能彻底、清楚地

从医必须有严肃的态度

遇到一个好老师是一个人走向成功的助推器。从事学医必须态度严肃，认真将老师所教的知识学扎实，学精通。如果态度不严肃，还没将老师所教学精，就自以为掌握了医理的全部精髓，就去学习旁门杂术，将错误当作真理，将一说成二，胡乱治疗，在治疗时是很容易失败的。

旁门杂术
知识不多、如半桶水来回晃荡
知识渊博，如海水一样深不可测

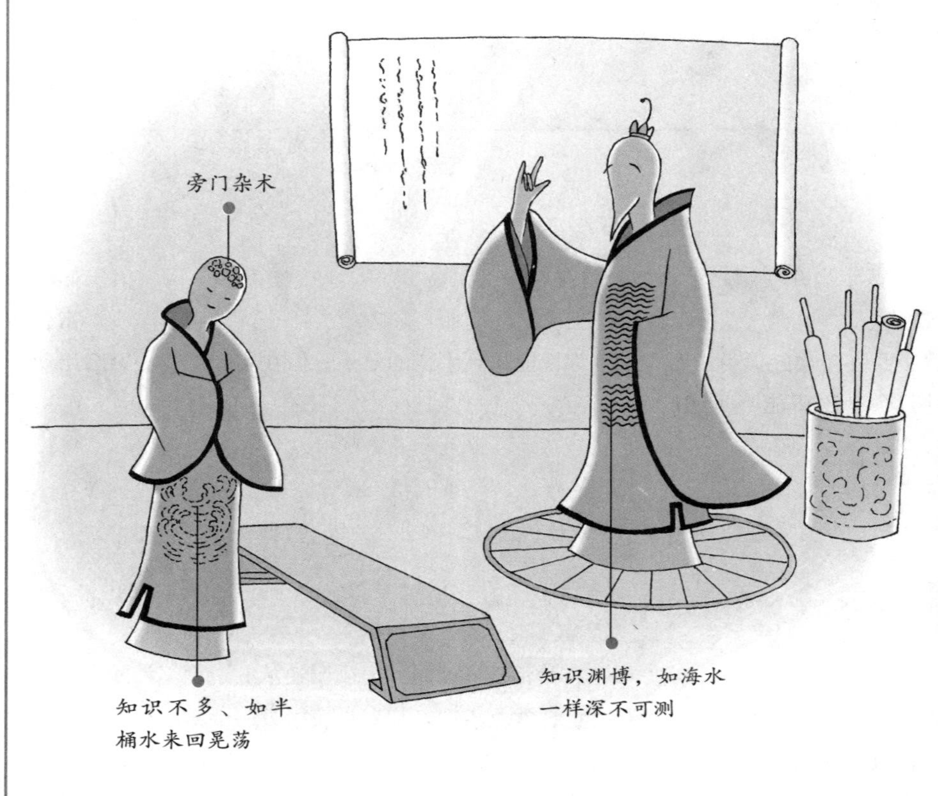

明白其中的道理？医学理论的广博，可与天地、四海相比，如果不明确医学理论的重要性，即使得到了名师的指点，仍是不能十分明白的。

第七十九 阴阳类论篇

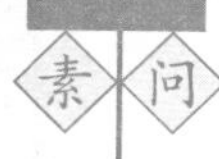

素问

本篇主要讲述三阴三阳之间的关系和脉象、三阴三阳经脉雌雄的含义和作用、发病时的表现，并介绍了对患者死亡日期进行推断的依据。

六元正纪大论篇 至真要大论篇 著至教论篇 示从容论篇 疏五过论篇 徵四失论篇 阴阳类论篇 方盛衰论篇 解精微论篇 刺法论篇

立春这天，黄帝安闲地坐着，眼望着八方，测察从八方而来的风气，于是问雷公：根据阴阳的分别、经脉的理论、五脏所主之时等方面来分析，你认为哪一脏最为重要？**雷公回答说：春季属甲乙木，色为青，是肝脏所主之时，肝气旺于春季的七十二日，也是肝脉所主之时，所以我认为肝脏最重要。**黄帝说：我根据《上经》《下经》的有关内容和阴阳比类等理论来分析，您所认为最重要的，从实质上讲是最次要的。

三阴三阳经脉的脉象

雷公斋戒了七日，早晨坐在一旁听黄帝的教诲。黄帝说：三阳统领阳分，是经；二阳络于前后，是纬；一阳出入于二阳之间，是游部。这样推演，就可以知道五脏之气的终始。三阴是表，二阴是里，一阴是阴尽阳生即晦朔相交之时，这与阴阳的道理完全符合。**雷公说：我虽然听了您的讲解，但还没有完全弄明白。**

黄帝说：所说的三阳指的是太阳经，太阳经的脉气到达手太阴寸口，其脉弦浮不沉，这时要用一般规律推测，细心地体察，结合阴阳理论分析，从而判断疾病的轻重。所说的二阳指的是阳明经，阳明经的脉气到达手太阴寸口，其脉象弦而沉、急而不鼓指，等火热之气来临时，患者就会死亡。一阳指的是少阳经，少阳经的脉气到达手太阴寸口，上连人迎，其脉象弦急、悬而不绝，这是少阳经的病变，如果有阳无阴，就会死亡。三阴是太阴经，即三阴三阳六经的主宰，其脉气交会于手太阴寸口，脉象沉、伏，鼓动而不浮，上连心脉。二阴是少阴经，脉气到肺，下归于膀胱，外连于脾胃。一阴是厥阴，其气独至于手太阴寸口，这时经气已绝，脉象浮而不鼓指，脉钩而滑。以上六脉，有的是阴脏见阳脉，有的是阳脏见阴脉，互相交错而与五脏相通，与阴阳相应，只要是先到达寸口的脉就是主，后到达寸口的脉就是客。

寸口为人体经脉之大汇

寸口包括寸、关、尺三部，各有浮、中、沉三候，共九候。十二经脉贯穿全身，最后在手太阴的寸口部位聚合，所以，寸口为人体经脉之大汇，通过切寸口脉就可以诊断全身疾病。

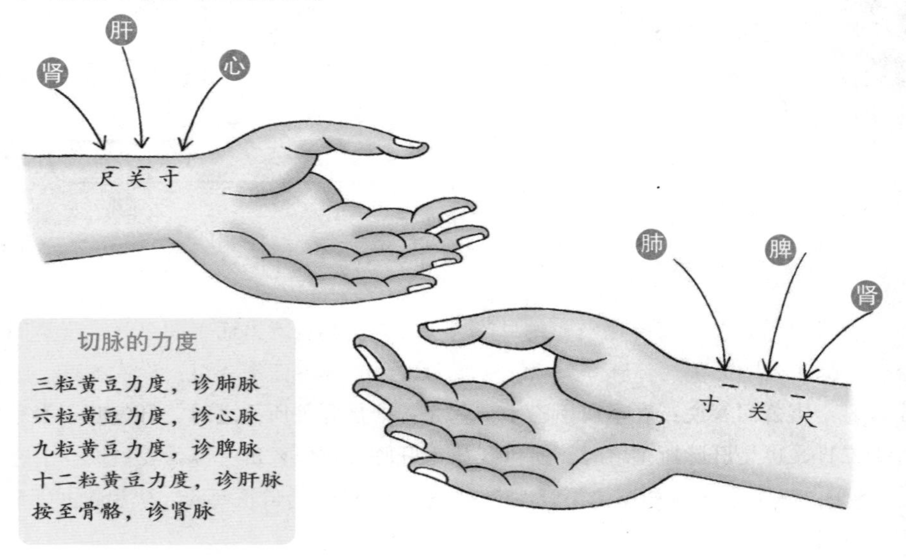

三阴三阳经脉的雌雄

雷公说：我已完全听懂您的意思，您以前传授给我的经脉学知识以及从前我所诵读的《从容》这本书的理论，同您今天讲的内容相同。但我还是不十分明白其阴阳雌雄的含义。黄帝说：三阳指的是太阳经，位高至尊，就像父亲；二阳指的是阳明经，能抵御邪气的侵袭，就像护卫；一阳指的是少阳经，出入二阳之间，就像枢纽。三阴指的是太阴经，性柔善养，就像母亲；二阴指的是少阴，性静内守，就像雌性；一阴指的是厥阴经，阴尽阳生，交通阴阳，就像使者。二阳一阴发病，阳明主病，二阳不胜一阴，阳明功能失常、九窍滞塞不通；三阳一阴发病，太阳经脉气胜，一阴不能静止，内使五脏之气混乱，外则出现惊惧；二阴二阳发病，病在肺，少阴脉沉，火邪胜肺伤脾，外伤四肢；二阴二阳交互发病，病位在肾，患者叫骂奔走，出现癫狂病；二阴一阳发病，病出于肾，阴气上逆行于心脘，下部空窍闭塞不通，四肢就像离开形体一样不受人支配；一阴一阳的脉象代绝，这是阴气上逆于心，上下无定处，饮食失常、二便失禁、咽喉干燥，病在脾土。二阳三阴，至阴的脉都到寸口，阴气不能胜过阳气，阳气也不能控制阴气，阴阳相互阻隔。阳气浮于外，内为血瘕病，阴气沉于内，外痈疡溃烂。如果阴阳二气都壮实，病气下行，出现男女生殖器的病变。脉象的阴阳，上合昭昭的天象，下合冥冥的地理，判断患者死生日期，必须结合一年中六气以什么为气首来推求。

阴阳经脉雌雄的含义

人体三阴三阳经脉根据其属性，有雌雄之别。下图是以一家人为例，对阴阳经脉做了一个形象的比喻。

少阴经像猫，性静而内守
少阳经像调皮的儿子，时而与父亲一起，时而和狗狗一起。起枢纽作用，出入二阳之间
太阳经像父亲，是一家之长，位高至尊
太阴经像母亲，性柔至善
厥阴经像女儿，将父亲、母亲联系起来，起交通阴阳的作用
阳明经像忠诚的狗，护卫整个家，抵御外邪的入侵

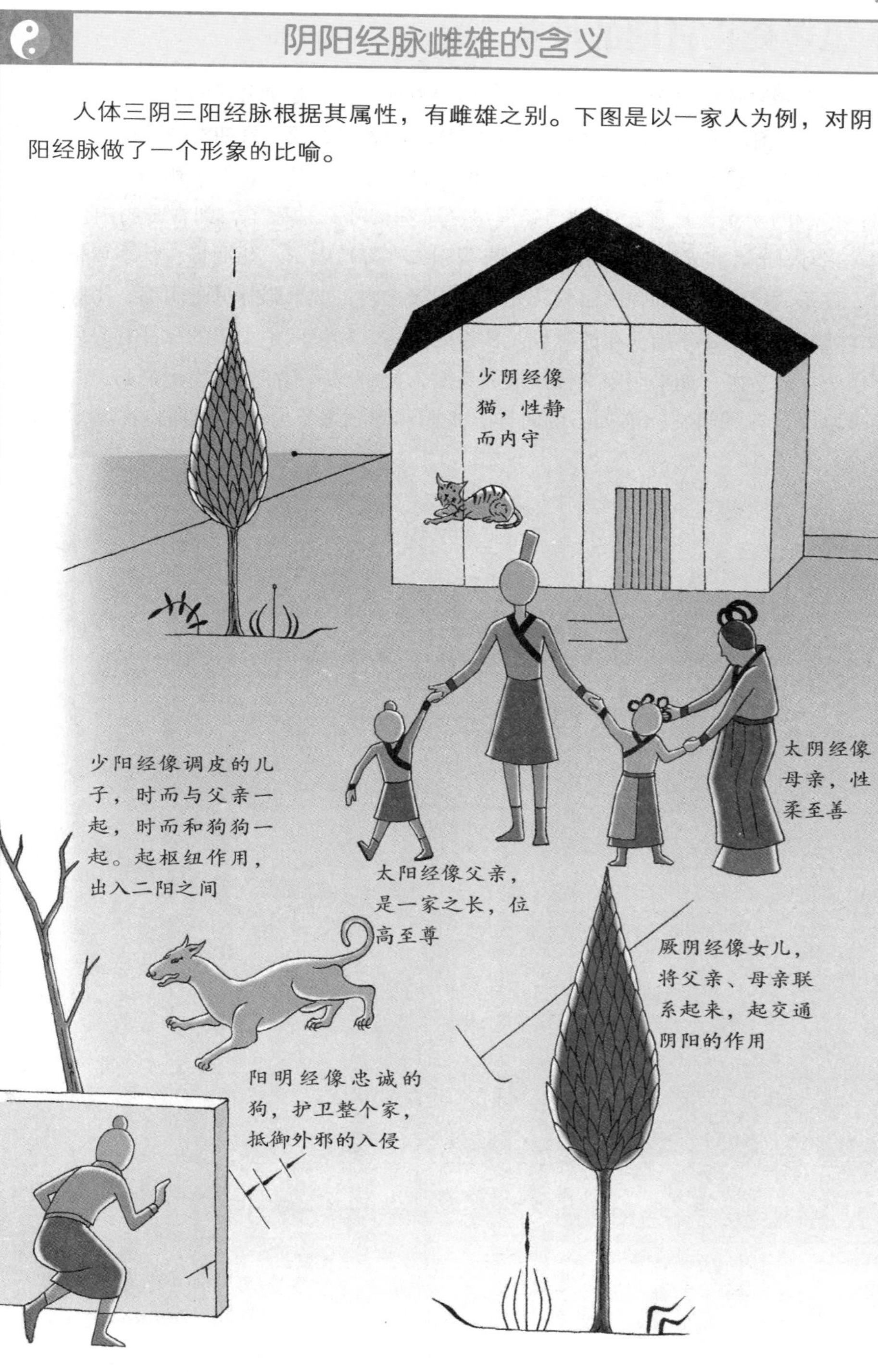

六元正纪大论篇
至真要大论篇
著至教论篇
示从容论篇
疏五过论篇
徵四失论篇
阴阳类论篇
方盛衰论篇
解精微论篇
刺法论篇

患者死亡日期的推断

雷公说：请问患者的死亡日期。黄帝没有回答，于是雷公又问了一次，黄帝说：在古医书中有说明的。**雷公又问：请问怎样判断患者的死亡日期？**黄帝回答：冬季的疾病，如果表现为阳盛，到第二年春季的正月又见死的脉象，那么死期多数在春末夏初；冬季的疾病，从理论上讲已经气尽，草和柳叶都枯死了，到春季阴阳俱绝，死期在正月。春季的疾病，叫阳杀，如果阴阳二气都败竭了，死期将在秋季草枯萎的时候。夏季的疾病，传到脾的时候，死期在十天之内；如果阳脉见于阴部，阴脉见于阳部，死期将在初冬水结薄冰的时候。秋季的疾病，如果两手太阳的脉都有起色，疾病不用治疗就会好；如果阴阳交错而形成疾病，便出现站不能坐，坐不能起；太阳脉单独来临时，死期将在冰冻如石的时候；少阴脉单独来临时，其死期将在冰雪融化的时候。

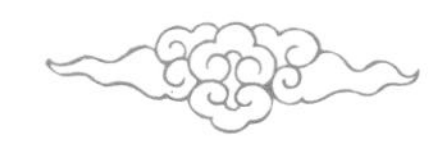

第八十 方盛衰论篇

本篇主要论述人体阴阳之气、脉象的逆顺表现与所主的生死。诊断疾病时要综合考察，要度脉、度脏、度肉、度筋、度腧等。保持头脑清醒，观察上下八方之气，诊察患者的脉象，观察患者的生活情况，进而判断疾病的逆顺。

素问

阴阳脉象的逆顺与生死

雷公问：阴阳二气盛衰的多少，怎么样是逆，怎么样是顺？黄帝回答：阳气的多少表现在左是顺，表现在右是逆；阴气的多少表现在右是顺，表现在左是逆。老年人表现在上是顺，青年人表现在下是顺。因此，春季夏季的病变，出现阳证阳脉的就生；秋季冬季的病变，出现阳证阳脉的就死；反过来，秋季冬季的病变，出现阴证阴脉的就生。因而无论气多还是气少，只要出现不顺就是厥病。雷公又问：气有余也会成厥吗？黄帝回答：气逆行于上而不下，足胫寒冷到达膝关节，如果是年轻人，这个病又出现在秋冬季，就会死亡；如果是老年人，这种病在秋冬季出现，就有生存的可能。气逆行于上而不下，会导致头痛和头顶疾病，这种厥病，既不表现出阳热证，又不表现出阴寒证，五脏之气相互隔绝，好像置身于空旷的原野之中，又好像居于空空的房间内，其生气欲绝，死期将至。所以气虚所引起的厥病，使人噩梦连连，达到极点时，会使人神志不清。

三阳脉悬绝，三阴脉微，这是少气的脉象。因此肺气虚，于是便梦见白色的东西，或梦见杀人流血、尸横遍野，如果到秋季就会梦见兵战；肾气虚，于是便梦见船，或梦见水淹死人，如果到冬季就会梦见潜伏水下非常恐惧；肝气虚，于是便梦见草木之类的事物，如果到春季就会梦见人伏卧树下而不敢站起；心气虚，便梦见救火及雷电，如果到夏季就会梦见大火焚烧；脾气虚，便梦见饮食不足，如果到长夏就梦见筑墙盖屋。这些都是五脏气虚、六腑的阳气过盛、五脏阴精亏损而导致的。治疗时当参合五脏病症，调和阴阳，这些方法在《经脉篇》中都有记载。

诊断疾病的“五度”

有五种诊断疾病的方法，这五种方法为脉度、脏度、肉度、筋度、腧度。这五种方法，概括了人身阴阳之理，所以人身疾病也就全部见于其中。脉的搏动本身并无常

诊断疾病要十度

诊断疾病要十度（度：通过诊断确定病位），本书只提到其中五度，不管是十度还是五度，都是要求对患者的病情进行全面了解和把握，以求对疾病做出正确的诊断。

名词解释

《奇恒之势》六十首

指古代医经《奇恒》中所载的六十首诊法，具体为何种诊法，现在已经遗失。

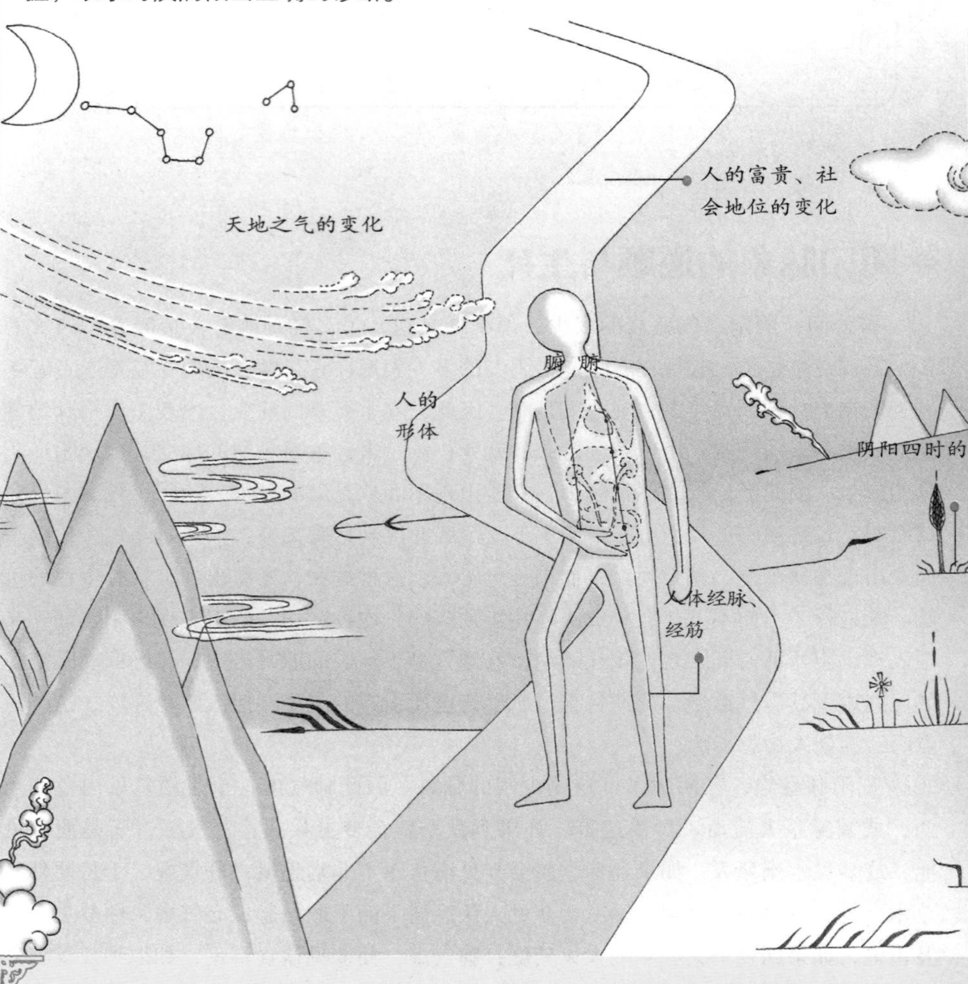

❶ 度君　考察人的社会地位，找出生活环境对人发病的影响

❷ 度民　考察人的富贵变化，找出引起身体发病的缘由

❸ 度卿　考察人的社会地位变化，找出引起疾病发生的原因

❹ 度阴阳气　诊察脏腑表里阴阳之气，确定病之所在

❺ 度筋　诊察三阴三阳之筋是否有病变

❻ 度脉　诊察脉象的阴阳与天地四时之气是否相合

❼ 度脏　诊察五脏之奇恒逆从

❽ 度肉　诊察人的形与气是否相合

❾ 度腧　诊察腧穴以考察脏腑和各经脉气血

❿ 度上下　考察天地之气的变化确定发病的原因

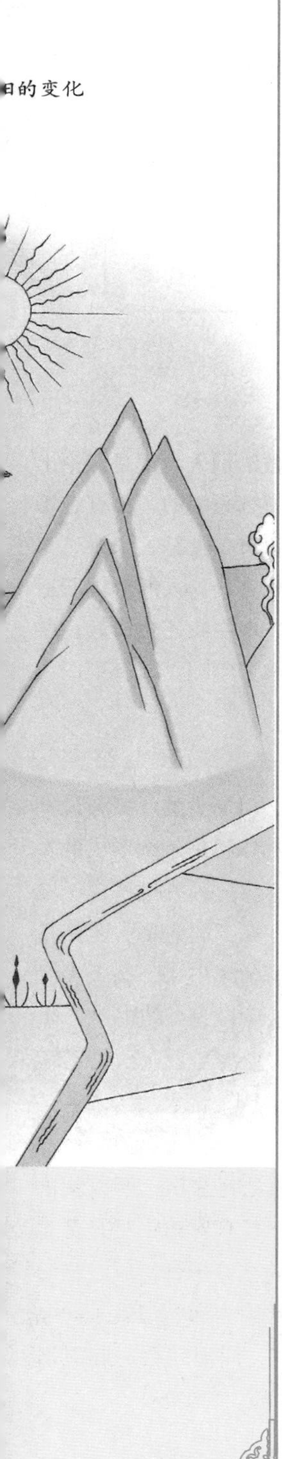

规，如果脉阴阳散乱，或偏于阴盛，或偏于阳盛，或脉搏不明显，诊断上又没常规，诊断时就必须上达人迎下及趺阳，还必须考虑患者是庶民还是君卿。如果从师则还没有毕业，则医术不高明，临床之中就不能辨别逆证、顺证，治疗时非常盲目，或者补阳伤阴，或者补阴损阳，不知道分析时全面收集资料，因此诊断上就不明确，这种方法如果传于后世，其缺点就会自然地显露。

阴虚时，天气败竭而不降；阳盛时，地气微弱而不升。使阴阳之气相互交通，这是高明医生所能够做到的事情，阴阳之气相互交通，一般是阳气先，阴气后。所以高明的医生诊断疾病的方法，是诊脉时掌握阴阳的先后、结合《奇恒之势》六十首的有关内容、综合患者的各种细微表现、考察阴阳变化、明确五脏病情、掌握其中的重要论述、熟悉虚实纲要和五度的方法，了解了这些内容，就能诊断疾病。因此诊断疾病切阴而不能知其阳，这种诊法就得不到流传；只知其阳而不解其阴，是医术不高明。知左而不知右，知右而不知左，知上而不知下，知先而不知后，因此这种治疗就不能长久。要知道坏的和好的，要知道有病的和没有病的，要知道病位高的和病位下的，要知道坐着和站着的情况，要知道行走和静止时的情况。这样在运用时就有条理了，诊法的理论也就完备了，也就永远不会出错了。

列举有余的一面，就可以知道不足的一面，揣度病情的上下，那么脉诊就可以穷究其道理了。因此形体不足气又虚弱的会死亡，形气都过盛但脉气不足的也会死亡，如果脉气过盛但形气不足的会生存。诊断疾病有大法，起、坐都有常规，举止、行为要有规矩，要善于思考，头脑要保持冷静，要冷静地观察上下，分辨八方之正邪，观察邪气侵入五脏中的哪一脏，诊察脉的动静，揣摩尺肤滑涩寒温的变化，观察大小便的变化，结合疾病的症状，进而判断疾病的逆顺，就可以知道病名，这样诊断就能获得十全的成效，也不会失掉患者之情。因此在诊断时，或观察患者的呼吸，或观察患者的精神，都不可以失去条理。医理高明，诊断正确，这样医道才能长久地流传。不知道这个道理，就会违背经旨，使医理失传，临床时便会夸夸其谈，乱下诊断，这叫“失道”。

第八十一 解精微论篇

素问

本篇主要论述了涕泪的形成。肾精起着控制体内水液的作用，流泪是肾志悲伤所致。涕泪属于同一种物质，所以一般情况下，哭泣时，涕泪会一起流出。本篇还分析了哭泣而不流泪、哭泣时涕泪不同时流出的原因。

黄帝坐明堂。雷公说道：我接受了您传授的医学知识，再教给别人，都是经论上的内容，如从容形法、阴阳灸刺以及汤药之所滋等。但他们当中有聪明的，也有愚笨的，所以在治疗时不可能都取得十分的疗效。您以前告诉过我悲哀、喜怒、燥湿、寒暑、阴阳、妇女等内容。当我问为什么是这样时，您说分析贫贱富贵，人的形体所适从，并使人们明白等，都要结合医学理论，这些我已经了解了。现在我还想请教一些经论上所没有的愚昧浅陋的问题，希望您谈一谈。黄帝说：这些内容都很重要啊！

涕、泪的形成

雷公问道：是什么原因使人哭泣而不流泪的，有即使流泪，但涕少的？黄帝说：在医经中这些都有记载。**雷公于是又问道：泪水是怎么产生的？鼻涕是怎么形成的？**黄帝说：这些问题，对治疗是没有益处的，但都是医生应该知道的，因为这些属于医学理论的一部分。人身五脏六腑的主宰是心，两眼是心的外窍，面部的光华、色泽是心荣于外的表现，因此当人心情舒畅时，喜悦之情就会在眼睛里表现出来；当人失意时，忧伤之怀就在面色上表现出来。正因为这样，人悲痛时就会哭泣，哭泣时就产生泪水，体内蓄积的水液是泪的本源。蓄积的水液是至阴，至阴又是肾脏的精气。蓄积于体内的水液平衡时就不会流出来，这是由于受到肾精的控制，精气将水液约束着、包裹着，所以水液不能随便外流。

水的精气是志，火的精气是神，水火相互感应，神志都感觉到悲伤，所以就产生泪水。所以，心神、肾志都悲伤时，神气传到心精，而不是下传到肾志，于是肾志单独悲伤，所以就有泪水流出来。涕泣又属于脑，脑是阴，脑髓充养于骨，所以脑髓渗溢就化成涕。肾志是骨的主宰，泪水出而鼻涕也随之流出，是因为涕、泪属于同一类。鼻涕和眼泪就像人的兄弟，同生死共患难。如果肾志悲哀，涕泪就会一起流出来。人的鼻涕、眼泪一起外流而相伴，是因为涕、泪属于同类物质。

涕、泪的形成

人在哭泣时会产生鼻涕和眼泪，而有的人却只哭而无泪，或者流泪而不流涕，这是由于受到了控制人体内水液的肾精的作用。

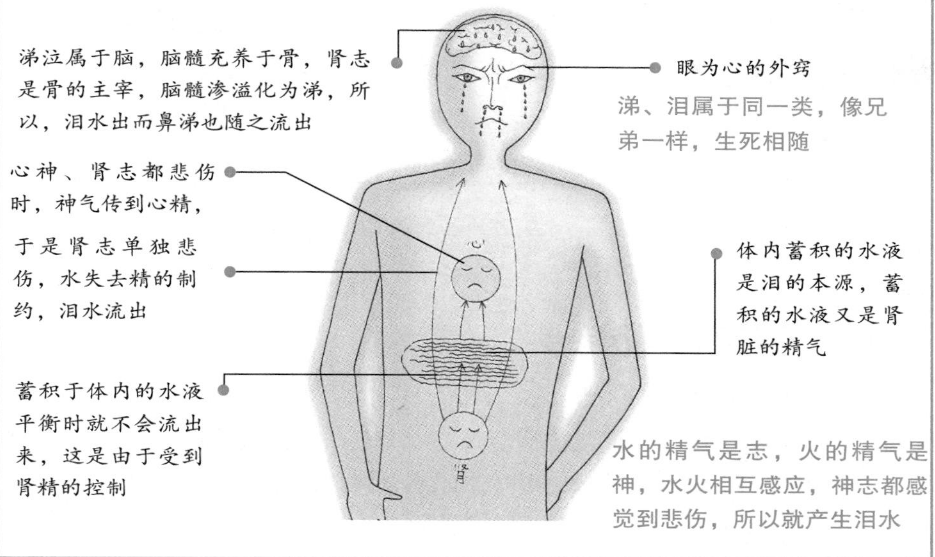

雷公说：您讲的理论真是博大精深呀！请问为什么有人哭泣时没有眼泪，或眼泪很少，也没有鼻涕随着一起流出来？黄帝说：哭泣而不流眼泪，是因为心里不太悲伤。不哭是因为心神没有被感动，心神没有被感动，所以肾志就不悲。心神肾志相持，阴阳不相感应，眼泪就不会单独地流出来。肾志悲哀，悲戚冲击阴气，阴气受到冲击，那么肾志便离开眼睛，于是神不能守精，如果精与神都离开了眼睛，鼻涕眼泪就会一起流出来。难道您没有阅读医经上所说的吗？气相厥逆，眼睛就看不清东西。厥逆时，阳气聚集到人体的上部，阴气聚集到人体的下部。阳气聚集于上部，那么上部阳气就亢盛。阴气聚集于下部，那就会出现足部寒冷，足部寒冷就出现胀满，这是因为一水不能胜二火，因此眼睛看不清东西。迎风而流泪不止的，是因为风邪伤到了眼睛。阳气内守于精，火气燔灼于目，所以迎风会流泪，就像火热炽盛时才能有雨一样，这是相类似的。

第七十二 刺法论篇

附：《黄帝内经·素问》遗篇

因“刺法论篇第七十二”和“本病论篇第七十三”亡佚，今所见的为后人所补，故附于后，供读者参考。

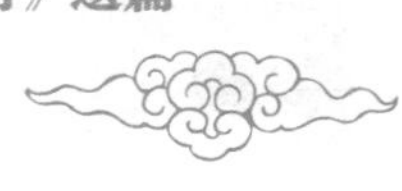

本篇主要从天人合一的高度探求针刺的应用，包括对六气郁结的预防和排除，司天、在泉之气失守所引发疾病的预防，刚柔失守对天运和人的影响；介绍了五疫防治、真气保全的方法。

素问

郁气的预防和排除

黄帝问：六气升降不能正常运转，天地之气交合有变异，就成为暴烈的郁气，这个道理我已知道。为拯救生灵，怎么预防、除掉郁气？岐伯再次叩拜回答说：问得真清楚。我听老先生说，通晓了天地间六气变化的规律，还应该探求针刺的方法，这样才可以制伏邪气，挟持运气，补弱保真，泻实除余，解除世人的病痛。

黄帝说：想详尽地听听。岐伯说：正要上升的气运不能升，就有大凶。天柱金气抑制欲升的木气，木的郁气要发作，必须等到其当位时，可刺足厥阴的井穴大敦。天蓬水气抑制欲升的火气，火的郁气要发作，必须等到其当位时，君火相火同时刺心包经的荥穴劳宫。天冲木气抑制欲升的土气，土的郁气要发作，必须等到其当位时，可刺足太阴的腧穴太白。天英火气抑制欲升的金气，金的郁气要发作，必须等到其当位时，可刺手太阴的经穴经渠。天芮土气抑制欲升的水气，水的郁气要发作，必须等到其当位时，可刺足少阴的合穴阴谷。

黄帝说：气不得升，可以预防，我想再听听怎么预防气不得降。岐伯说：已知预防气不得升而致郁的方法，就一定能知气不得降而致郁的方法。对于气升、气降引起的郁气，都能预先防治。地晶金气抑制欲降的木气，欲降且不能下，受到抑制的郁气必然发作，郁气散解后可入其本位。由于气降而致郁发的，暴烈程度就像气升而致郁。气降而不得下，郁气可快速消解，因为木气降后就可减弱克胜其之金气。可刺手太阴的井穴少商，刺手阳明的合穴曲池。地玄水气抑制欲降的火气，欲降且不能下，受到抑制的郁气必然发作，散解后可入本位。可减弱克胜其之水气，来散解郁气。可刺足少阴的井穴涌泉，刺足太阳的合穴委中。地苍木气抑制欲降的土气，欲降而不能下，受到抑制的郁气必然发作，散解后可入本位。可减弱克胜其之木气，以散解郁气。可刺足厥阴的井穴大敦，刺足少阳的合穴陵泉。地彤火气抑制欲降的金气，欲降而不能下，受到抑制的郁气必然发作，散解后可入本位。可减弱克胜它的火气，以散解郁气。可刺心包络的井穴中冲，刺手少阳的合穴天井。地阜土气抑制欲降的水气，欲降而不能下，受到抑制的郁气必然发作，散解后可入本位。可减弱克胜它的土气，以散解郁气。可刺足太阴的井穴隐白，刺足阳明的合穴三里。

黄帝问：五运的到来有提前和滞后，这和天气的升降往来有承接、抑制的关系，我能听您谈谈关于这方面的针刺方法吗？岐伯说：当获取其生化之源。因此气太过要获取，不及要滋养。气太过可获取，依次抑制郁气，获取本气运的生化之源，来减弱郁气；气不及可滋养，以扶助运气，避除虚邪。资取的方法、原则出自《玄珠密语》。

司天、在泉之气失守时疾病的预防

黄帝说：我已知升降在《刺法》中的论述。司天之气未能迁入正位，使司化失常，万物生化全部紊乱，导致民众患病，怎样预先防治？为拯救众生，想听您说说有关这方面的事。岐伯再次叩拜说：您问得真详尽。所说的最重要的道理，圣人仁慈、悲悯，想拯救众生，让我全面、透彻、详细地向您陈述这其中的道理。如果上一年当令的太阳再次发布时令，会导致厥阴不迁入正位，不迁入正位，木气就郁塞于上，可泻足厥阴的荥穴行间；厥阴再次发布时令，会导致少阴不迁入正位，不迁入正位，火气就郁塞于上，可刺心包络脉的荥穴劳宫；少阴再次发布时令，会导致太阴不迁入正位，不迁入正位，火气就滞留于上，可刺足太阴的荥穴大都；太阴再次发布时令，会导致少阳不能迁入正位，不迁入正位，火气就阻塞不通，可刺手少阳经的荥穴液门；少阳再次发布时令，会导致阳明不迁入正位，不迁入正位，金气不通于上，可刺太阴经的荥穴鱼际；阳明再次发布时令，会导致太阳不迁入正位，不迁入正位，阳明金气再次阻塞，可刺足少阴经的荥穴然谷。

黄帝说：我已明白了不迁入正位论述的要点。想听关于上一年的司天、在泉之气到了次年仍不退位的问题。能否减弱其有余的气，使其余气不造成危害？岐伯说：气运太过而有余，次年再次发布时令，这叫“不退位”。不退位会造成地气不能退而行间气之化，新的司天之气又不能迁入正位，因此照旧发布时令。巳年、亥年司天之气有余，因此厥阴不退位，风行于上，木化遍布天空，应刺足厥阴的合穴曲泉。子年、午年司天之气有余，因此少阴不退位，热行于上，火有余遍布天空，应刺手厥阴的合穴曲泽。丑年、未年司天之气有余，因此太阴不退位，湿行于上，雨化遍布天空，应刺足太阴的合穴阴陵泉。寅年、申年司天之气有余，因此少阳不退位，热行于上，火化遍布天空，应刺手少阳的合穴天井。卯年、酉年司天之气有余，因此阳明不退位，金行于上，燥化遍布天空，应刺手太阴的合穴尺泽。辰年、戌年司天之气有余，因此太阳不退位，寒行于上，凛冽的水化遍布天空，应刺足少阴的合穴阴谷。所以，当司天、在泉之气运行紊乱时，就会使民众生病，如果运用正确的方法进行治疗，就能平定疴疾。

六气循环异常

一般情况下，六气按照一定的规律循环主时，如果该退位的气不退位，或不该退位的气提前退位，就会导致气的循环异常，反应到人身上，就会使人发病。

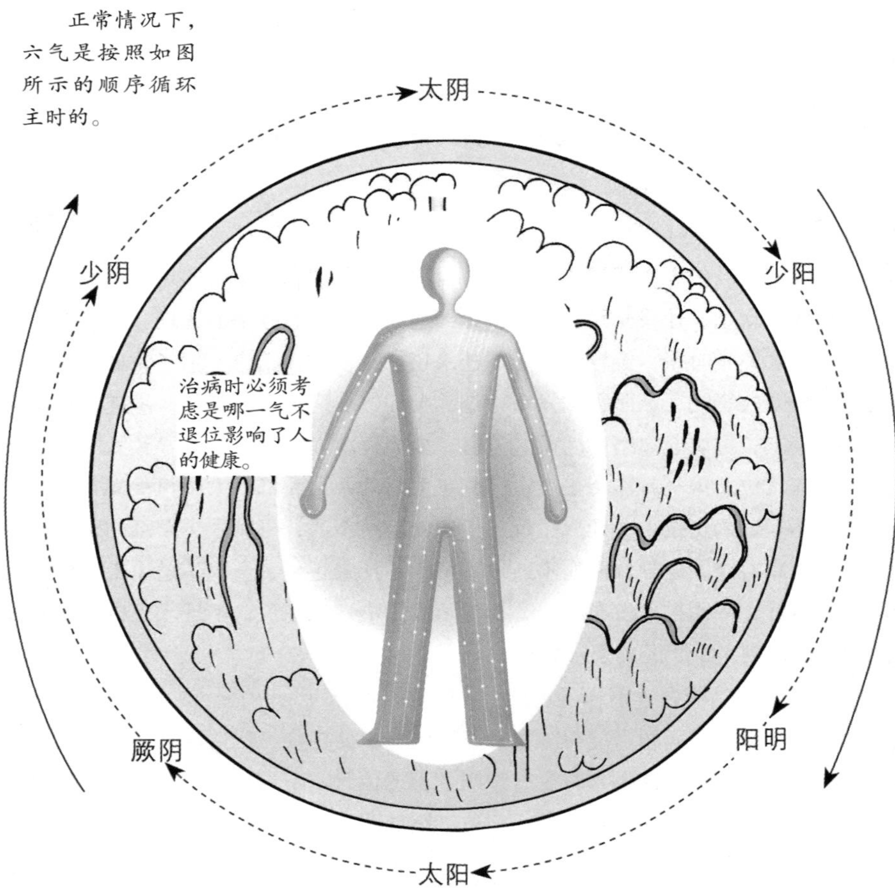

如果该退的气不退，就会导致该至的气不能至，就会造成相应年份的气候变化异常，这种异常也会影响到人，使人发病。

名词解释

刚干、柔干

干，干支。阳为刚，阴为柔，即刚干与阳支相合，柔干与阴支相合。

二十均八十四调

我国宫调理论中，以十二律旋相为宫，构成十二均，每均都可构成七种调式，共得八十四调。司天、在泉之气刚柔失位，不仅时序不从时令，出现疫情，而且音律也发生变化。

均	调	均	调	均	调	均	调	均	调	均	调	均	调	均	调	均	调	均	调	均	调
黄钟均	宫	大吕均	宫	太簇均	宫	夹钟均	宫	姑洗均	宫	仲吕均	宫	蕤宾均	宫	林钟均	宫	夷则均	宫	南吕均	宫	无射均	宫
	商		商		商		商		商		商		商		商		商		商		商
	角		角		角		角		角		角		角		角		角		角		角
	变徵		变徵		变徵		变徵		变徵		变徵		变徵		变徵		变徵		变徵		变徵
	徵		徵		徵		徵		徵		徵		徵		徵		徵		徵		徵
	羽		羽		羽		羽		羽		羽		羽		羽		羽		羽		羽
	变宫		变宫		变宫		变宫		变宫		变宫		变宫		变宫		变宫		变宫		变宫

刚柔失守对天运和人的影响

黄帝问：如果刚干和柔干离开正位，会使天运之气都变虚吗？给人造成的疾病，可以治好吗？岐伯说：您问得真深奥！了解了其中深奥的道理，司天、在泉之气更迭迁移，三年化为时疫，这叫发现根源，一定有门径可逃避。

如果甲子司天之年刚柔失位，司天的刚气未迁正，在泉的柔气孤立而亏虚。时序不从节令，致使音律也不合时序。这样一来，三年后变大疫。要研究其轻重，考察其浅深，在大疫将发生时可用针刺，应先补肾俞，三天后刺足太阴所注的太白穴。另外，如果有在泉之气，己卯年不能迁正，甲子孤立，三年后会生土疠。可采用补泻治法，完全与甲子司天失位相同。针刺结束，不宜夜行、远行，患者在七日内沐浴洁身，清静斋戒，正气自然归来。如果患肾病久了，可在寅时面向南方，净化心灵，排除杂念，闭气不息七遍，像吞咽很硬的东西那样伸颈咽气，七遍后，把舌下的津液咽下，不拘于数量。

如果丙寅司天之年刚柔失位，司天的刚气失位，在泉的柔气不能单独主时。中水运不是太过，不可拘泥于成法推论。司天之气有余，但司天之气不能迁正，造成天地不合，律吕因而变调。这是天运失序，三年后变成时疫。要研究其轻重，辨别其大小，徐缓的三年后发病，急重的三年内发病。应先补心俞，五天后刺肾经所入阴谷穴。另外，如果在泉之气在辛巳年不能随司天之气迁正，柔气不附和刚气，也是失守，就是在泉之气与运气都虚，三年后变成水疠，刺法都一样。针刺结束后，谨防过度喜悦，如果不避禁忌，会导致正气耗散。要让患者静养七天，心要踏实，少想问题。

如果庚辰司天之年刚柔失守，上位失守，下位无法配合。乙庚是金运，所以不相呼应。上一年的司天金运未退，今年在泉的火气克胜中运的金气，上下相错，叫“失守”。就像姑洗和角音相对，林钟和徵音相对，而不和商音相对应。这样，天运发生变易，大疫三年后发生。要研究相差天数，辨别疫情轻重。相差微小则疫情轻微；相差很多则疫情很重，全都在三年后发病。应先补肝俞，三天过后，可刺肺经的所行经渠穴。针刺结束后，要静神七天，千万不可大怒，发怒真气就必定散去。除此之外，有时在泉之气乙未失守，这是乙柔干，上位庚辰独自司天，也叫“失守”，就是司天和中运单独主时之年，三年变成疠，叫“金疠”。金疠到来要等待时机。要研究在泉之气变异的程度，也要推测其轻重，可知道病情发生的快慢。其他乙庚失守，刺法也一样。肝气要保持平和，不发怒。

如果壬午司天之年刚柔失位，上位司天的壬干未能迁正，下位在泉的丁干独自迁正，即使是阳年，因不得迁正，而与正常之气不同。上下失守，还会有相应之日，这要看相差的轻重，各有不同的日数。如同角音的律吕失调，发生误差且不能和谐，但总会有谐调之日。不管刚柔相差的轻重，三年后都将发生大疫。应刺脾俞，三天后，刺肝经所出的大敦穴。针刺结束后，静神七天，不可大醉、唱歌、玩乐，以防正气再次散失。另外，不要过饱、吃生食，要使脾气充实，不要使气机瘀滞，不可久坐、吃太酸的食物，不吃一切生食，吃甘淡食物。还有，有时在泉之气丁酉失守其位，没有居正位而主令，就是气不当位，在泉之气不配合司天的壬干，也叫“失守”，不叫“合德”，所以柔干不依附刚干，地运就会不合，三年变疠。刺法和前面讲述的木疫一样。

如果戊申司天之年刚柔失守，戊年、癸年虽属火运，但阳年也不会太过。司天之气失其刚性，在泉之气柔性独主令，气运不正，所以有邪气干扰，更迭移易时位的差异有浅有深。到刚柔相合之时，音律谐和。这样天运失时，三年内火疫到来。应刺肺俞。针刺结束，静神七天，不可大悲、伤感。悲伤会扰动肺气，真气又会散失。人想要充实肺气，关键在呼吸。此外，有时在泉之气失守，就是刚柔失位，司天之气失其刚性，也是戊癸不相合德，造成运气和在泉之气空虚，三年后变疠，叫作“火疠”。

列举五年的变异，以阐明刚柔失守的问题，以穷尽针刺的方法。在以上论述中，疫和疠就是依据天地刚柔失守命名的，归根到底是一回事。就刺疫法来说，只有五法，就是概括各种类型的刚柔失守，因此只归结到五行以总括它们。

五疫的防治

黄帝说：听说五疫到来，都互相传染，不管大人、小孩，病状相似。要想不等发病就施救，要防止互相传染该怎么办？岐伯说：不互相传染的，是因为正气存在体内，邪气不能侵入。另外还要避开毒气，从鼻孔传入的，从鼻孔排出，让正气从头脑发散出去，就不会受邪气干扰。正气从头脑发出，就是靠近患者居室前，想象自己的心如红日，要进入疫室前，先想青气从肝冒出，左行向东，化作林木；其次想白气从肺冒出，右行向西，化作戈甲；想赤气从心冒出，南行向上，化作火焰；想黑气从肾冒出，北行向下，化作水；想黄气从脾冒出，留在中央，化作土。五气护身完毕，再想头上如北斗星照耀，然后可进入疫室。还有一种方法，就是在春分这一天的日出之前吐出胃中所存。或在雨水日后，进行三次药浴以泄汗。或服小金丹，制法是，用二两辰砂，一两水磨雄黄，一两叶子雌黄，半两紫金，一起装入盒中，外面密封，挖地一尺筑成地穴。不用火炉，不用对药材进行炮制，用二十斤炭火烧七天，等冷却七天后取出，第二天从盒子里取出药，埋在地下七天后取出，天天研磨，三天后炼白砂蜜团为丸，和梧桐子大小。每天面向东方吸一口精华之气，用冰水服下一粒，调和呼吸咽下去。服用十粒后，就没有疫气侵袭了。

真气的保全

黄帝说：人的正气虚，会导致神气游离失其本位，使鬼神从外干犯，就造成死亡，那么怎么保全真气呢？希望听听刺法。岐伯再次叩拜说：问得真明白。所说的神移失位，虽然发生在人体，但还不至于死亡。一旦有外邪干犯，就会折损寿命。例如，厥阴风木失守，天运已经空虚，人的肝气也会空虚，感应天虚是重虚，魂就游离到天上，此时所不胜之金疫白尸鬼干犯，大气厥逆，如果身体还是温的，可用针刺救治，先刺足少阳所过的丘墟穴，再刺肝俞。人患心虚，再遇到君相二火司天失位，感

刚柔失守化疫及其防治方法

六气失守	病机	化疫	防治方法
厥阴风木失守	肝虚、天虚	金疫白尸鬼干犯	刺足少阳丘墟穴，再刺肝俞
君相二火失守	心虚、感受外邪	水疫黑尸鬼干犯	刺手少阳阳池穴，再刺心俞
太阴湿土失守	脾虚、天虚、感受外邪	木疫青尸鬼干犯	先刺足阳明冲阳穴，再刺脾俞
阳明燥金失守	肺虚、天虚、感受外邪	火疫赤尸鬼干犯	先刺手阳明合谷穴，再刺肺俞
太阳寒水失守	肾虚、天虚、感受外邪	土疫黄尸鬼干犯	先刺足太阳京骨穴，再刺肾俞

名词解释

天虚　六气失守为天虚。

五疫　古人借五行而分木疫、火疫、土疫、金疫、水疫。五疫可以传染。

尸鬼　也与五行对应，分为五。尸鬼作乱，会导致人猝死或暴亡。

应成三虚，遇到火运不及的年份，水疫黑尸鬼干犯，人会暴死。先刺手少阳所过的阳池穴，再刺心俞。人患脾病，再遇到太阴湿土司天失守，感天虚是三虚，再遇上土运不及的年份，木疫青尸鬼干犯，人会猝死，先刺足阳明所过的冲阳穴，再刺脾俞。人患肺病，遇到阳明燥金司天失守，受外邪，谓之三虚，又遇到金运不及的年份，火疫赤尸鬼干犯，人会暴亡，先刺手阳明所过的合谷穴，再刺肺俞。人患肾病，再遇到太阳寒水司天失守，受外邪，谓之三虚，又遇到水运不及的年份，有土疫黄尸鬼干犯人的正气，吞噬人的神魂，人也会暴亡，先刺足太阳所过的京骨穴，再刺肾俞。

黄帝问：十二个脏器相互役使，如果元神失位，会导致神采不丰满，恐怕邪气干犯，治疗时能否采用刺法？岐伯再次叩拜说：问得真详尽。这是最高深的道理，也是医道的真谛。除了圣明的帝王，谁会探究这些根本道理？这叫正气和元神融合大道，和自然规律保持一致。心是主宰一切的器官，神明由心生出，可刺手少阴的原穴神门；肺是辅佐君主的器官，治理节制由此生出，可刺手太阴的原穴太渊；肝是谋略的器官，谋略由肝生出，可刺足厥阴的原穴太冲；胆是中直公正的器官，决断由胆生出，可刺足少阳的原穴丘墟；膻中是臣仆役使的器官，喜乐由此生出，可刺心包络的荥穴劳宫；脾是负责进谏的器官，智慧、周密由脾生出，可刺脾经的原穴太白；骨是主管仓廪的器官，五味由骨生出，可刺胃经的原穴冲阳；大肠是传导的器官，变化糟粕由大肠生出，可刺大肠的原穴合谷；小肠是受纳盛容的器官，化生精微由小肠生出，可刺小肠的原穴腕骨；肾是振起强力的器官，技巧由肾生出，可刺肾经的原穴太溪；三焦是疏通沟渎的器官，水道由三焦生出，可刺三焦的原穴阳池；膀胱是停蓄流水的器官，津液储藏在这里，气化则小便从此排出，可刺膀胱的原穴京骨。这所有的十二个器官，不可失去联系。因此刺法有保全元神养育真精的要旨，也借鉴了养生家的理论，并不局限于治病。所以

脏腑之间的关系

十二脏腑协调为用，人体才会健康。这幅图形象地表现了脏腑之间的关系：心为一身之主，肺辅之，肝出谋，脾负责进谏，肾起振起强力之用，人的身体是否强将很大程度上取决于肾的功能。

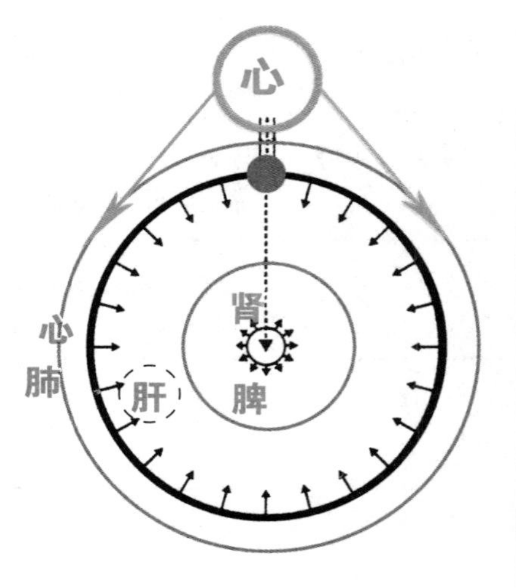

关键在修身养性，贵在长期坚持，补益元神，增强根本，精气不散，神志内守不分离。如果能做到精神内守，虽不能深藏，也能保全真元；如果人的神气失守，就达不到保全真元的境界。达到最纯真的境界，关键在于保养真精，神守丹田，回归原初状态，叫作“归宗”。

第七十三 本病论篇

本篇主要从天地之气的变化中探究疾病发生的根本原因，分析了天地气交时发生异常的原理、气交异常对自然界和人产生的影响、六气不迁正和不退位对人和气候变化的影响、刚柔更迭失位对天运的影响、神明失守导致死亡的原因。

素问

气交异常的原理

黄帝问：我已经知道有关天元之气的许多窒碍情况。想听听天地气交变化过程中，什么是失守？岐伯说：是说其上下升降，迁正退位，各有章法，如果上下升降的运动过程受阻，就叫“失守”。因此天地之气位置移动容易出现脱节现象，气交会发生变异。气交发生变异，就导致四季的秩序紊乱，万物不能正常生化，民众也会因此而生病。

黄帝说：升降运动受阻，想听听这其中的缘故，怎样才能知道气交发生变化？岐伯说：问得真详细，这说明您已通晓大道理了。气交有变，是天地运转的玄机。要降而不能降，是受到地窒的束缚。另外，有时五运太过，气运早于节令来临，气的交替就无法实施。要升而不能升，是由于受到中运的阻抑；要降而不能降，是由于受到中运的阻抑。于是就有升不上去，降不下来的；有降不下来，升上天去的；有升降都不能完成的。这种情况，就是气交的变异。异常的变化，总是各不相同的，所导致的灾害也有轻有重。

气交异常对发病的影响

黄帝说：我想听听天地气交时出现克胜和抑制的缘由，以及由此而产生的疾病的轻重。岐伯说：这是胜气在相会时，受到抑制造成的。所以辰年、戌年，木气应当从在泉的右间，升为司天的左间，但是正好遇到天柱星金气太过，木气由于受到克制而不能前移。再如遇上庚戌年，金气提前主令，中运克制木气，木气忽然不能前移。木运本来是应该升天的，却受到金气抑制，欲升而不能前移，就出现清凉天气，风气减少，春天就出现肃杀景象，再次降露霜，草木枯萎。人容易出现疠疫、咽喉干燥、四肢胀满、关节疼痛。木郁久滞，就会自行化解，大风会摧枯拉朽。人多偏瘫、手足麻木。

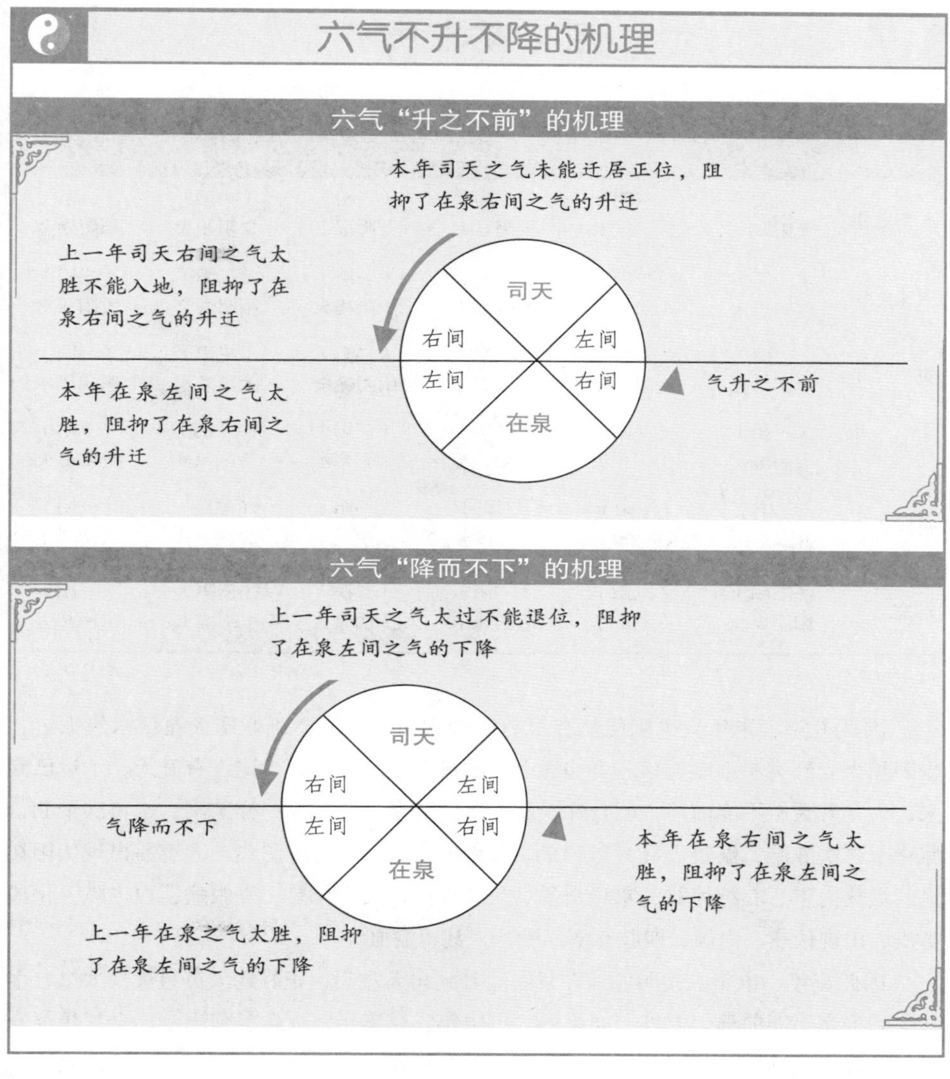

因此巳年、亥年，君火应从在泉右间上升到司天左间，正好逢天蓬星水气太过，火气受到克制而不能前移。再如厥阴木气没能迁入正位，少阴君火没有升天，水运居中，这时君火欲升，而水运抑制火气，火气上升而不能前移，就会导致清凉寒冷回潮，早晨和夜晚冷气袭人。人容易出现阳气潜伏、内生烦热、心神惊悸、寒热往来。日久成郁，暴热就会到来，人多患目赤白内障，化成疫病。加上天暖发作温疠，大行其道的赤气化成火疫，症见烦躁口渴，采用清泻法治疗可止住。

因此子年、午年，太阴应从在泉右间升至司天左间，正好逢天冲星木气太过，受到克制的土气不能前移。再如遇到壬子年，木运提前主令，中见木运抑制土气，土气升天不能前移，就会引起风尘四起，常现尘暴天气，不能化生雨湿之气。人容易出现风厥、涎潮、半身不遂、胀满。土气久郁，黄尘积滞化成疫病。人多夭亡，眼睑、四肢、六腑发黄，满闭。不能施布土湿节令，雨水就少。

客气的六步周期

六气	左间气	右间气	司天	左间气	右间气	在泉
公历月日	2/4 ~ 4/5	4/5 ~ 6/5	6/5 ~ 8/5	8/5 ~ 10/5	10/5 ~ 12/5	12/5 ~ 2/3
子午之年	（三阳）太阳寒水	（一阴）厥阴风木	（二阴）少阴君火	（三阴）太阴湿土	（一阳）少阳相火	（二阳）阳明燥金
丑未之年	（一阴）厥阴风木	（二阴）少阴君火	（三阴）太阴湿土	（一阳）少阳相火	（二阳）阳明燥金	（三阳）太阳寒水
寅申之年	（二阴）少阴君火	（三阴）太阴湿土	（一阳）少阳相火	（二阳）阳明燥金	（三阳）太阳寒水	（一阴）厥阴风木
卯酉之年	（三阴）太阴湿土	（一阳）少阳相火	（二阳）阳明燥金	（三阳）太阳寒水	（一阴）厥阴风木	（二阴）少阴君火
辰戌之年	（一阳）少阳相火	（二阳）阳明燥金	（三阳）太阳寒水	（一阴）厥阴风木	（二阴）少阴君火	（三阴）太阴湿土
巳亥之年	（二阳）阳明燥金	（三阳）太阳寒水	（一阴）厥阴风木	（二阴）少阴君火	（三阴）太阴湿土	（一阳）少阳相火

因此丑年、未年，少阳应从在泉右间升到司天左间，正好逢天蓬星水气太过，少阳相火受到克制不能前移。再如遇上太阴没有迁入正位，少阴没有升天，水运已到来，火气升天但不能前移，就会弥漫反季节的寒雾，像冬天一样凛冽，水再次干涸，冰化了再次冻结，温暖天气突然到来，寒冷占领地盘，忽冷忽热。人容易出现伏阳在里、烦热内生、心神惊骇、寒热交争。久滞成郁，发生暴热、红眼病、白内障，化成疠疫，出现伏热、内烦、四肢麻痹、厥冷，甚至溢血。

因此寅年、申年，阳明应从在泉右间升到司天左间，正好逢天英星火气太过，金气受到抑制不能前移。此外，如果遇到戊申年、戊寅年，火运提前当令，金气想要升天，受到火运抑制，想要升但不能前移，就会导致时雨不降。西风频吹，咸卤铺地，燥气始发。人容易出现上部发热、气喘、咳嗽、溢血。久滞成郁，白色尘埃弥漫，遮云蔽日，清凉中生肃杀之气。人多出现胁满、悲伤、鼻流清涕、打喷嚏、咽干、手皴裂、皮肤干燥等。

因此卯年、酉年，太阳应从在泉右间升为司天左间，正好逢天芮星土气太过，水气受到抑制不能前移。再遇阳明燥金未迁入正位，太阳寒水就不能升天，土运已到，欲升天的水运受到土运的抑制，上升但不能前移，就出现热气蒸腾，寒气从左右间气生出。人容易患暴泻、饮食不消化。久滞成郁，冷气袭来驱赶热气，突然降冰雹。人容易出现厥逆而吐、热生于内、气痹于外、足胫酸疼、心悸、烦躁、昏厥等。

黄帝说：我已经全知道欲升但不能前移方面的道理。想听听欲降而不能下的问题，你能否明示？岐伯说：问得真详尽。这是天地间精微的道理，我可以毫无保留地陈

主气的六步循环

主气	初之气	二之气	三之气	四之气	五之气	终之气
公历月日	2/4～4/5	4/5～6/5	6/5～8/5	8/5～10/5	10/5～12/5	12/5～2/3
每年气位	厥阴风木（主风气）	少阴君火（主热气）	少阳相火（主火气）	太阴湿土（主湿气）	阳明燥金（主燥气）	太阳寒水（主寒气）

述这其中的规律。这就是人们所说的上升过程结束必然下降，升到天上三年后，第二年必下降，降到地下，成为左间。这样升降往来，一共六年，叫“六纪”。

因此丑年、未年，厥阴降地，正好逢地之金气太过，欲降但不能前移。再遇少阴未退位，厥阴不能降下，金运已到达中位，金运托举着木气，木气欲降但不能下，受到阻抑会变为郁气。木气欲降下，受金气托举而不能降下，就会出现青色尘埃在远处悬浮，白色金气在下面托举，尘土飞扬，清凉燥金施行肃杀，再次降霜露，一派肃杀景象。木气久而不降，受到压制化成木郁，就发生风木与燥金相互倚伏，暖而反凉，草木刚刚萌发，突然降下肃杀的霜气，蛰虫不能按正常节令复苏。人就担心凉气会伤害内脏。

因此寅年、申年，少阴降地，正好逢地之水气太过，受到抑制不能入地。再遇到丙申年、丙寅年，水运太过，提前当令，少阴君火欲降，但是受到水运托举而降不下来，红云刚显露，黑气反而生成，温暖舒适，万物舒布，但是在寒冷不退时降雪，凛冽再度出现，天空布满阴云。少阴君火久而不降，隐伏化成火郁，寒到极点就变成热，赤风化疫。人容易出现面赤、心烦、头痛、目眩。这是赤气彰显将要发生温病的征兆。

因此卯年、酉年，太阴降地，恰逢地之木气太过，土气受抑不能到位。再遇到少阳未退位，太阴未能降下。此时木运已到，受到木运在下托举，湿土欲降但不下，就出现黄云刚露头而青霞光芒四射的景象，郁热蒸腾，大风刮起，尘雾蔽空，折损万物的不良气候就会出现。久而不降，隐伏化成土郁，天空悬浮着黄尘，大地湿气熏蒸。人容易出现四肢不举、晕眩、肢节疼痛、胸腹胀满。

因此辰年、戌年，少阳降地，正好逢地之水气太过，相火受到抑制不能到位。再遇到水运太过，提前当令，水运在下托举使相火降不下来，就发生红云初露，黑气反生，温暖正要形成时冷气突然袭来，甚至降下冰雹。久而不降，化成火郁，冷气化成炎热，赤风化疫。人容易出现面赤、心烦、头痛、目眩。这是赤气炽盛热病将发的征兆。

因此巳年、亥年，阳明降地，正好逢地之火气太过，金气受到抑制但不能入地。再遇太阳寒水未退位，阳明燥金就不能降下，而火运已到来，火运托举使金气不能降下，天气刚刚清凉却又有肃杀之气，但是被强势的赤气逼退，温热反而炽盛。人感到疲倦、夜卧不安、咽干、郁热内烦。天气清凉，转眼之间温热天气又回来。久而不降，燥气隐伏，化成金郁，天气清凉，略带寒意，远处白气泛起。人容易出现震颤眩晕、手足强直、麻木、两胁作痛。

因此子年、午年，太阳降地，正好逢地之土气克胜，欲降而不下。再遇土运太过，提前当令，由于受土运的托举，水气欲降但不能入地，天空弥漫着黑气，阴暗凄凉，刚刚施布黄尘湿气，就遇到寒气争锋，使暑蒸溽热再度当令。久而不降，水气隐伏化成水郁。人容易大厥，四肢沉重无力，阴痿少力。天布阴沉，时常见湿热蒸腾。

六气不迁正对人和气候变化的影响

黄帝说：我已懂得关于升降不能前移问题的基本理论了，还希望听听迁正的问题，可否明示？岐伯说：正位主管天地的中位，这叫迁正位。司天之气不能迁入正位的，是由于前一年的司天之气，已经过了新旧司天交替的大寒日，气运太过有余，仍主宰着气运，使新一年的司天之气不能迁正。

厥阴不迁正的表现是和风暖气不及时，花草枯萎凋败。人容易出现小便不通、目系扭转、转筋、易怒、小便赤。风木欲行令，而寒犹不离去，造成气温反常，春天正常的时令不能按时出现。

少阴不迁正的表现是冷气不退，春天先冷后寒，温暖天气不能及时到来。人容易患寒热、四肢痛、腰脊强直。木气虽然有余，但终究要让位给少阴君火。

太阴不迁正的表现是云雨不当令，万物枯焦，应生长时却不发芽。人容易出现手足关节肿大、大腹水肿、胸满厌食、飧泄、胁满、四肢不举。雨化欲当令时，热还在主位，温煦之气过于亢盛，干旱少雨。

少阳不迁正的表现是炎热不当令，禾苗杂草都不茂盛，酷暑推迟到秋天，肃杀之气晚至，不能按时降霜露。人容易出现痎疾、骨热、心悸、惊骇，甚至溢血。

阳明不迁正的表现是炎暑在前迟迟不退，肃杀之气姗姗来迟，草木入秋时反而茂盛。人容易出现寒热、鼻流清涕、打喷嚏、皮毛折损、指甲枯焦，甚至气喘、咳嗽、不敢深呼吸、心情悲伤。炎热敷布时，燥化不当令，清肃劲切之气未行，肺金再次引发疾病。

太阳不迁正的表现是冬季清凉，改在春天出现寒冷，肃杀的严霜在前面盘踞，寒冷的冰雪推迟到来，温阳之气再次当令，凛冽的天气不出现，白色雾气不时可见。人容易出现温疠、咽喉干燥、烦躁、口渴、喘气出声。等到燥金过去，寒水才能主宰天气。如果过于失序，就会造成灾害。

六气不退位对人和气候变化的影响

黄帝说：我已明白了迁正早晚的问题。还想听听有关退位的问题，可否明示？岐伯说：所谓不退位，就是司天之数未尽，天运有余，叫“再度布政”，也叫“二次治天”，就是天令照旧，而不退位。

厥阴不退位的表现是大风早起，时雨不降，湿令不能推行。人容易出现温疫、黑斑、偏痱、中风、肢节痛、头目痛、伏热内烦、咽喉干、欲饮水。

时间、时辰的对应

日干时辰（小时）	甲已日	乙庚日	丙辛日	丁壬日	戊癸日
0:00 ~ 1:00am	甲子	丙子	戊子	庚子	壬子
1:00 ~ 3:00am	乙丑	丁丑	己丑	辛丑	癸丑
3:00 ~ 5:00am	丙寅	戊寅	庚寅	壬寅	甲寅
5:00 ~ 7:00am	丁卯	己卯	辛卯	癸卯	乙卯
7:00 ~ 9:00am	戊辰	庚辰	庚辰	甲辰	丙辰
9:00 ~ 11:00am	己巳	辛巳	癸巳	乙巳	丁巳
11:00 ~ 13:00	庚午	壬午	甲午	丙午	戊午
13:00 ~ 15:00am	辛未	癸未	乙未	丁未	己未
15:00 ~ 17:00pm	壬申	甲申	丙申	戊申	庚申
17:00 ~ 19:00pm	癸酉	乙酉	丁酉	己酉	辛酉
19:00 ~ 21:00pm	甲戌	丙戌	戊戌	庚戌	壬戌
21:00 ~ 23:00pm	乙亥	丁亥	己亥	辛亥	癸亥
23:00 ~ 24:00pm	丙子	戊子	庚子	壬子	甲子

少阴不退位的表现是温暖发生在冬春，蛰虫提前苏醒，草木提前发芽。人容易出现膈热、咽干、血溢、惊骇、小便赤涩、丹瘤疹疮疡留毒。

太阴不退位的表现是寒暑不正常，尘埃弥漫，温令不离去。人容易出现四肢乏力、食饮不能下咽、暴泻如注、小便不通、小腹胀满、足胫寒、阴痿、大便不通、小便失禁、小便频数。

少阳不退位的表现是春天炎热，溽暑滞延，冬温不冻，流水不结冰，出现蛰虫。人容易出现少气、寒热往来、便血、上热、小腹坚满、小便赤，甚至便血。

阳明不退位的表现是春天清凉，草木推迟萌发，间杂寒热天气。人容易出现呕吐、暴泻、食饮不能下咽、大便干燥、四肢不举、目瞑、颤抖、眩晕。

太阳不退位的表现是倒春寒，降冰雹，阴云蔽日，直到二之气时寒冷仍不退去。人容易出现痹病、昏厥、阴痿、小便失禁、腰膝疼痛、温疠晚发。

黄帝说：我已知道了司天之气到来的早晚。希望您再介绍一下在泉之气运行的规律。岐伯说：在泉之气的迁正、升天及退位等运行过程由于受阻而不能前移的规律，在地面上生化的表现是万物在异常气候条件下发生的变化。

刚柔更迭失位对天运的影响

黄帝说：听说司天和在泉有两个甲子，十干十二支，上下经纬天地，在干支相配过程中存在更迭移易，有的偏离正位，你能否讲明白？岐伯说：在更迭过程中失去正位的，是指虽在时序上按干支排列已当岁运的正位，但却没有得正位应有的气运，使四季节令失常，发生大疫。注解引《玄珠密语》说：阳年三十年，除去六年天刑，一共有二十四年属于太过。除去这六年，都按太过计算。还有种和其相反的观点，认为刚柔更迭失其正位，都可认为是属于气运不及。

假使甲子年是阳年，土运太过而窒碍。如果前一年的癸亥司天之气有余，年度上虽已交甲子，但是厥阴还在司天，在泉之气已经迁正，阳明在泉，去年的少阳已为右间，厥阴和在泉的阳明相克，所以上下不相奉和。癸巳相会，土运太过，由于气虚，受到木相克，所以不是太过，又怎么能说是土运太过呢？再说黄钟不应过于窒碍，木既胜土，金又来报复，金已来报复，而少阴君火又到来，就会使木反而协助火相克金，金气报复的力度衰微。这样，甲巳失守其土位，三年后化成土疫，晚了就会到丁卯年，早了就到丙寅年，土疫就会降临。土疫的大小和预后吉凶，要根据观察北极星的方位来确定。再如甲子年，轮到甲和子组合，应一同主政司天，但是在泉的己卯没有迁正，戊寅少阳没有退位，会使甲巳和下面的戊寅相结合，土运就不太过，木乘虚而入克土，随后金又克木，这样就反而化成病邪了。阴阳天地如此的奇妙，因此土疫的大小和预后的吉凶，完全要根据天地所表现的征兆而定。

假使丙寅年属于阳年太过，但是，如果上一年乙丑司天之气有余，虽然已交丙寅，但是太阴还在司天。地已迁正，厥阴在泉，去年在泉的太阳已是右间，会出现太阴司天和厥阴在泉不协调的搭配，因此在泉的木气不迎合司天土气的化令。乙辛相会，水运太虚，反受到木克胜，所以不是太过，就像太簇律管到太羽之月不相应和，土胜而化雨，木来报复却化成风。这是丙辛错失正常的轮值，三年后化成水疫，晚了到己巳年，早了到戊辰年，疫情严重就来得快，轻微就来得慢，水疫就会降临。水疫的大小和预后的吉凶，要根据司天、在泉的气数和北极的方位来推算。再如丙寅年，丙与寅即将组合，应和司天一起当令，但辛巳未能迁正，而庚辰太阳未退位，就会发生丙辛性质相克的情况，造成水运小虚，而又小胜，引来小复，三年后化成疠，叫“水疠”，症状如水疫，治疗的方法和前面的一样。

假使庚辰年属于阳年，但是上一年的己卯司天气数有余，虽然已交庚辰，但是阳明还在司天，地已迁正，太阴在泉，去年少阴已成右间，会出现司天阳明在泉太阴的态势，因此在泉的湿土不遵循司天燥金之命。乙巳相会，金运太虚、反受到火相克，所以不是太过。就像姑洗律管在太商之月不相应和，火胜化热，又遭到寒水的报复。这是乙庚错失职守，三年后化成金疫。来得快就到壬午年，慢就到癸未年，金疫也就来临。金疫的大小和预后的吉凶，要根据本年司天气数和北极星方位来推算。再如庚辰年，庚轮到和辰相配，应和司天一同当令，但是在泉的乙未还没迁正，即在泉的甲午少阴没有退位，乙和庚性质不合，即在泉的乙未柔干无刚，亦金运小虚，有小胜但无复气。三年后化疠，叫“金疠”，症状和金疫大致相同。治疗的方法和前面的一样。

假使壬午年是阳年太过，但是上一年辛巳司天气数有余，虽然到了壬午年，但是厥阴还在司天，地已迁正，阳明在泉，去年丙申少阳已成右间，会出现司天仍是辛年的厥阴风木，在泉已是壬年的阳明燥金，因此在泉燥金不听命于司天风木。丁辛相

天干的特性

天干	时间(四季)	空间(方位)	五行(物质)	五脏	生旺衰死	阴阳
甲乙	春	东	木	肝	生	阳
丙丁	夏	南	火	心	长	
戊己	长夏	中	土	脾	化	阴阳交
庚辛	秋	西	金	肺	收	阴
壬癸	冬	北	水	肾	藏	

会，木运太虚，反受到金相克，因此不是太过。就像蕤宾律管，在太角之月不相应和。燥金盛行时，火热来报复。木疫严重就来得快，轻微就来得慢。木疫的大小和预后的吉凶，要根据木疫到来年份的司天气数和北极星的方位来推算。再如到了壬午年，应和司天共同当令，但在泉丁酉没迁正，即在泉丙申少阳没退位，丁壬性质不合，即丁属柔干缺乏刚性，亦木运小虚，有小胜和小复，三年后化疠，叫“木疠”，症状和风疫相同。治疗的方法和前面的一样。

假使戊申年是阳年太过，但是上一年的丁未司天气数太过，虽然已逢戊申年，但是太阴还在司天，地已迁正，厥阴在泉，去年壬戌太阳已退位居右间，只见司天丁未而在泉癸亥，在泉癸水不听命于丁火。丁癸相会，火运太虚，反而受到水相克，因此不是太过，就像夷则律管，在太徵之月不能相应和。戊癸错失本轮次的职守，三年后化疫。如果发作快，庚戌年就到来。火疫的大小和预后的吉凶，要根据火疫发作的年份的司天气数和北极星方位来推算。再如戊申年，轮到戊申相配，应和司天一同当令，而在泉癸亥没迁正，即在泉壬戌太阳没退位，戊癸性不相合。在泉的癸是柔干缺乏刚性，火德小虚，有小胜而无复气。三年化疠后，叫“火疠”。治疗的方法和前面的一样，可采用寒法和泄法治疗。

神明失守导致死亡的原因

黄帝说：可否听听由于人的正气不足，天气又虚，人的神气离位，神光不聚，邪气侵犯人体，导致夭亡这方面的道理？岐伯说：人的五脏，如有一脏不足，又遇上天虚，感受邪气就严重。人忧愁思虑就伤心，再遇上少阴君火司天，天运不足，太阴湿土起而接替，司天出现空白，就是天虚。这是人气和天气同虚。如果再受惊而损伤心精，汗出于心，因而形成三虚，神明离开职守。心为君主之官，神明由此而生出。如果神失守位，就游荡到上丹田，在泥丸宫之下。神明已失守位，神光不聚，又遇到火运不及的年份，这时如果有黑尸鬼传布水疫，会使人突然死亡。

人饮食劳倦伤脾，有时又遇太阴司天，天运不及，少阳起而接替，司天出现空白就是天虚。这是人气和天气同虚。另外饮食甚饱，汗出于胃，醉饱行房，汗出于脾，因而形成三虚，脾神失其守位。脾是谏议之官，智虑周密由脾生出。神既失守，神光离位而不聚，又遇到土运不及的年份，或是己年，或是甲年，在这两个土运司天的年份失守，或太阴司天之气不足，再遇到青尸鬼传布水疫，会使人猝亡。

人湿地坐久了，逞强下水，就会伤肾。肾是振作坚强的器官，技巧由肾生出。由于三虚，肾神失守，神志失位，神光不聚，又遇到水运不及的年份，辛年司天与在泉之气不合，或丙年司天之气失守，或太阳司天气运不及，如果有黄尸鬼传布土疫，会使人突然死亡。

人有时怨怒，气逆上冲而不下，就会伤到肝。又遇到厥阴司天，气运不足，少阴起而接替，司天出现空白，叫“天虚”。亦叫天虚人也虚。如果奔跑恐惧，汗出于肝。肝是将军之官，谋虑由肝而生出。肝神失守，神光不聚，又遇到木运不及的年份，或丁年司天和在泉不合，或壬年司天之气失守，或厥阴司天之气不足，这时如果有白尸鬼传布金疫，会使人突然死亡。

以上五种神失其守的情况，都是由于天虚逢人虚，神游离以致失其本位，就会有五尸鬼侵犯人体，使人突然死亡，叫“尸厥”。如果人发生五神易位，就神光缺失。不只是五尸鬼，只要是一切邪气来侵犯，都是神失守位的缘故。这就是神守五脏就会导致生存，神离五脏就会导致死亡；元神存在就健康，元神失去就死亡。

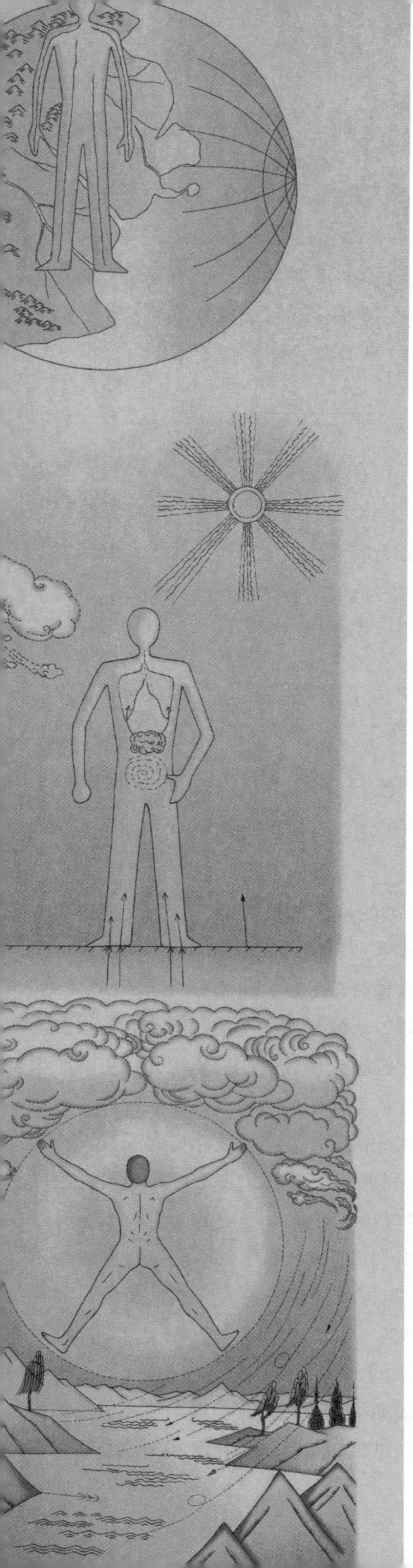

灵枢

《灵枢》是论述经络、针灸的一部书籍，蕴涵着深刻的道家思想。原名为《九卷》或《针经》，而「灵枢」之名，系唐代王冰所改。王冰热衷于道家，自起道号「启玄子」，他把道藏中的玉枢、神枢、灵轴等名称加以改造，故有「灵枢」之名。

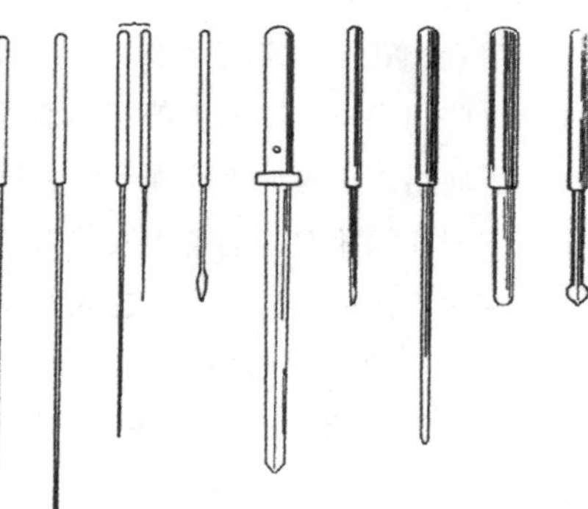

第一 九针十二原

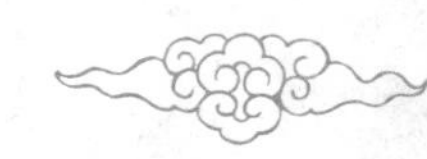

本篇主要是对九针和脏腑十二原穴的论述，介绍了九针各自的名称、形状和功用，九针在虚实补泻上的应用，十二经脉的原穴。本篇还分析了经气的变化和针刺手法的选用，介绍了井、荥、输、原、经、合腧穴的概念，以及针刺时的注意要点。

灵枢

黄帝对岐伯说：我爱护万民，亲养百官，向他们征收钱粮赋税。我怜悯百姓生活不能自给，还不断发生疾病。我想不用药物和砭石的治法，而通过微针疏通经脉、调理气血、调节经脉气血的逆顺出入来达到治疗的目的。要想使这种疗法流传后世，必须明确提出使用法则。要想使它长久保留，永不失传，便于运用又不会被忘记，就必须建立条理清晰的体系，分出不同的篇章，区别表里层次，明确气血终而复始的循行规律。要把各种针具的形态及其用途交代清楚，我认为应首先制定一部针经。我想听听您对这个问题的看法。

岐伯回答：那我尽自己所知道的，从小针开始，直到九针，依次说说其中的道理。

经气的变化与针刺

小针治病的要点，容易掌握，但要达到精妙的地步却很困难。一般技术粗浅的医生只知道拘泥于观察患者的形体，仅从外表来辨别病情，而高明的医生则能根据患者的神气盛衰和气血虚实变化来加以针治。气血循行于经脉，出入有一定的门户，病邪也能从这些门户侵入体内。若不详细了解病情，认清疾病的本质，怎么能知道疾病发生的原因而给以正确的治疗呢？针刺的微妙关键在于疾徐手法的运用。粗劣的医生只知道死守与症状相对应的若干穴位来进行治疗，而高明的医生却注重观察患者经络中气机的变化，并以此为依据来选取相应的穴位进行治疗。经气的循行离不开穴位孔窍，这些穴位孔窍中气机的变化细小而微妙。当邪气正盛时，切不可迎而用补法；当邪气已去时，不宜追而用泻法。懂得依据经气虚实变化而施治的医生，不会有毫发差错；不懂得经气虚实变化道理的人，就如同扣在弦上的箭，不能及时准确地射出一样。只有掌握经气往来逆顺的变化，才能把握住针刺的正确时机。劣医对此昏昧无知，只有高明的医生才能体察到其中的奥妙。

经气的逆顺：气去的，脉虚而小为逆；气来的，脉平而和为顺。明白经气往来逆顺的变化，就可以大胆地施行针法。迎着经脉的循行方向进针，与其来势相逆，施用泻法，邪气就会由实转虚；随着经脉的循行方向进针，与其去势相顺，施用补法，正

刺手与压手

刺手即用来持针并刺皮肤的手，压手即用来按压皮肤的手。刺手与压手互相配合，协同进针是针刺时常用的一种手法。

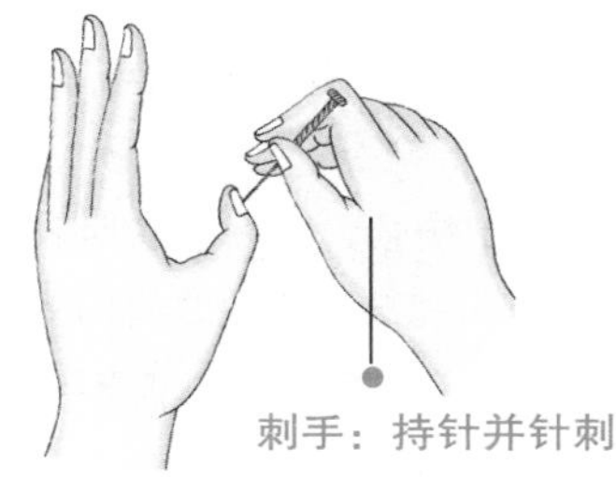

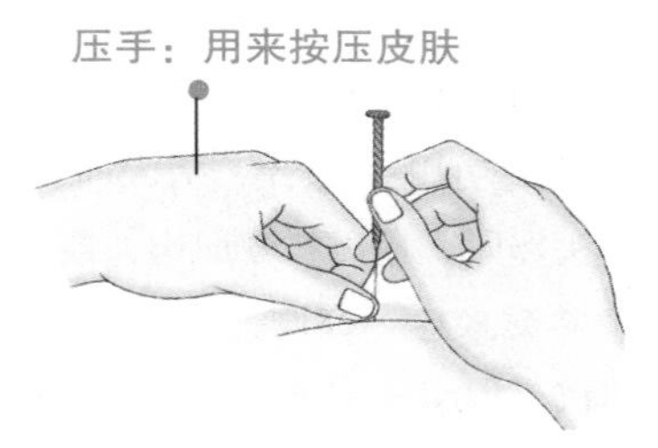

气就会由弱变强。因此，正确掌握迎随的补泻方法，用心体察气机虚实变化的奥妙，掌握了这个关键，针刺的道理也就大体完备了。

虚实补泻的原则

一般针法的运用原则是：虚证用补法，实证用泻法，气血瘀结的则用破血行气法，邪气盛的则用攻邪法。《大要》说：徐缓进针而急速出针，则能使正气充实，这是补法；急速进针而徐缓出针，则能使邪气随针外泄，这是泻法。针下有气的为实，针下无气的为虚。通过考察病情的缓急，决定补泻的先后顺序。根据气的虚实，来决定留针或出针。所谓实与虚，就是对于正气虚的，采用补法，使患者感到若有所得；对于邪气盛的，采用泻法，使患者感到若有所失。

虚实补泻的要点，以运用九种不同的针具和手法最为奇妙，补泻的合适时机都可利用针刺的手法来实现。所谓泻法，就是要很快持针刺入，而得气后要缓慢地将针退出，并摇大针孔，在属阳的体表部位，通过针刺，使邪气随针外泄。若出针时按住针孔，就会使血气蕴蓄于内，郁血不能泄散，邪气也不能外出，这是一般所说的内温。所谓补法，就是指顺着经脉循行的方向进针，在行针导气、按穴下针时手法熟练轻巧，就像蚊虫叮在皮肤上的感觉，似有似无。出针时，要迅速，像箭离弦那样快，当右手出针时，左手应当随即按住针孔，使经气因此而留止，像把外面的门关起来一样，中气自然就充实了。应当要防止瘀血停留，若有瘀血，应及时除去。

持针的方法，以紧握针柄最为重要。进针时用右手拇、食、中三指夹持针具，下针要端正直刺，针体不可偏左偏右。在操作过程中，持针者精神要集中，注意针下的感觉，并留意观察患者，仔细审视血脉虚实，这样针刺就不会发生危险。将要针刺的时候，要注意患者的双目及面部神色的变化，以体察其神气的盛衰，不可稍有疏忽，从而测知疾病的好坏和转归。如果血脉横布在腧穴周围，看起来很清楚，用手按切也感到坚实，下针时就应该避开它。

九针及其功用

九针的名称和形状都各不相同：第一种叫作“镵针”，长一寸六分；第二种叫作“圆针”，长一寸六分；第三种叫作“鍉针”，长三寸五分；第四种叫作“锋针”，长一寸六分；第五种叫作“铍针”，长四寸，宽二分半；第六种叫作“圆利针”，长一寸六分；第七种叫作“毫针”，长三寸六分；第八种叫作“长针”，长七寸；第九种叫作“大针”，长四寸。

九针的功用：镵针，头大而针尖锐利，适用于浅刺，以泻皮肤肌表的阳热；圆针，针头卵圆，用以按摩肌肉，既不会损伤肌肉，又能疏泄肌肉之间的邪气；鍉针，针尖像黍粟米粒一样圆而微尖，主要用来按压经脉，流通气血，但不会深陷皮肤之内，所以可以引正气而祛邪气；锋针，针锋锐利，三面有刃，用以治疗顽固的宿疾；铍针，针尖像剑锋一样锐利，可以用来刺痈排脓；圆利针，针尖如长毛，圆而锐利，针的中部稍粗，可以用来治疗急病；毫针，针尖纤细像蚊虫的嘴，可以轻缓地刺入皮肤，轻微提针而持久留针，正气因而得到充养，邪气尽散，出针后加以调养，用以

持针的方法

针刺时，持针的姿势很重要，一般根据用指的多少，又分为二指持针法、三指持针法、四指持针法。

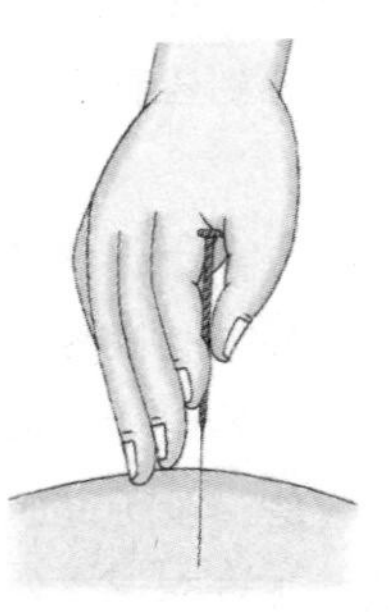

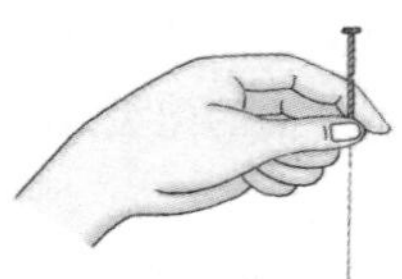

二指持针

用右手拇、食两指指腹执持针柄，针身与拇指呈90°。一般用于针刺浅层腧穴的短毫针常用持针法

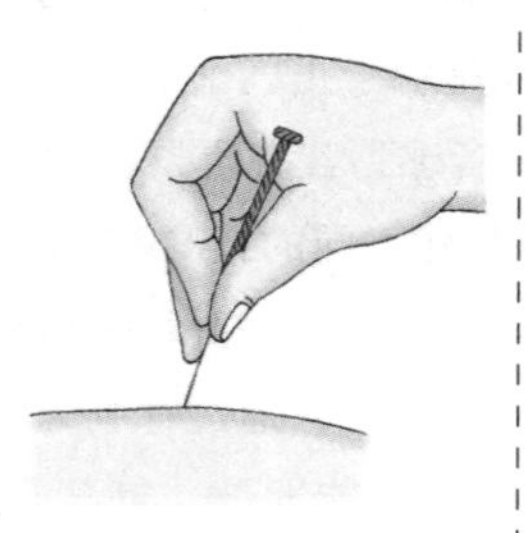

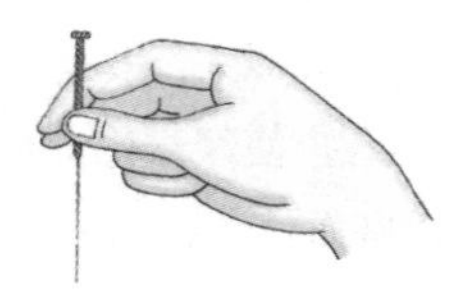

三指持针

用右手拇指、食指、中指指腹执持针柄。一般用于长针深刺的持针法

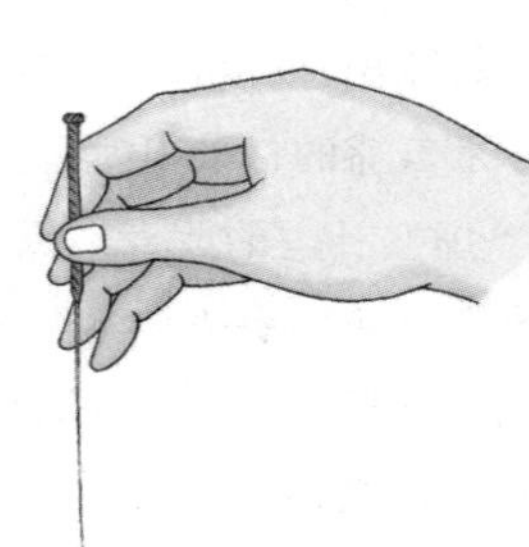

四指持针

用右手拇指、食指、中指、无名指指腹执持针柄，小指指尖抵于针旁皮肤，支持针身垂直。一般用于长针深刺的持针法

三棱针（锋针）的刺法

三棱针即九针中的第四针——锋针。根据病情及部位的需要，有以下几种常用的刺法：

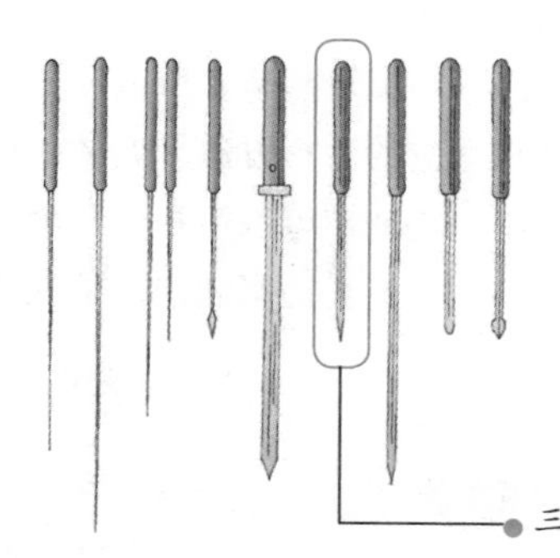

三棱针即九针中的“锋针”

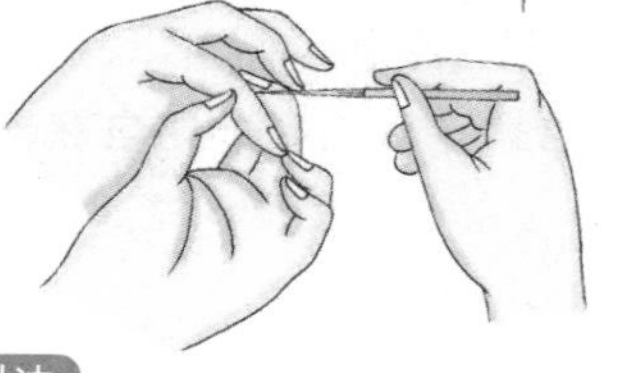

点刺法

推按被刺穴位，使血液积聚于针刺部位，用左手夹紧被刺部位，右手持针，对准穴位迅速刺入，随即将针退出，轻轻挤压针孔周围，使出血少许。多用于高热、昏迷、中暑等

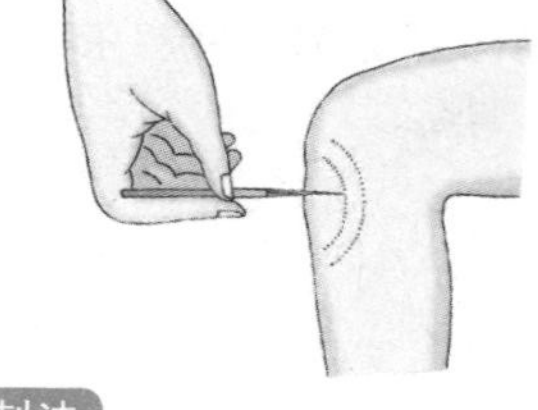

散刺法

是由病变外缘呈环形向中心点刺的一种方法。多用于局部瘀血、肿痛、顽癣等

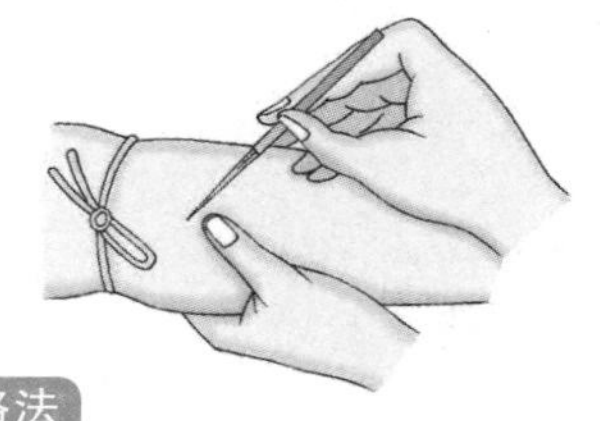

刺络法

先用带子结扎在针刺部位上端（近心端），左手拇指压在被针刺部位下端，右手持针对准针刺部位的络脉，刺入2～3毫米后立即将针退出，使其流出少量血液。多用于急性吐泻、中暑、发热等

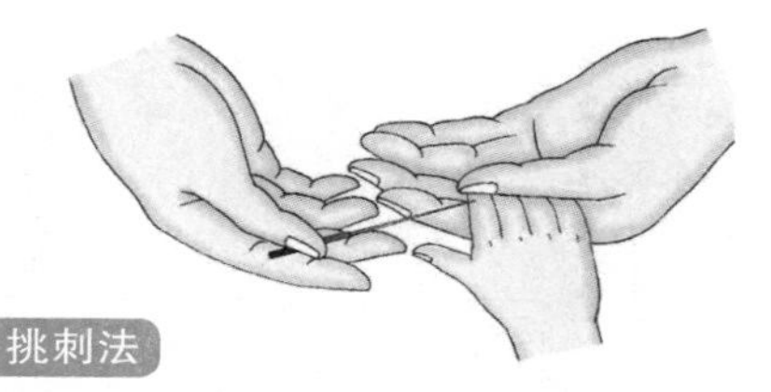

挑刺法

用左手按压针刺部位两侧，或捏起皮肤，使皮肤固定，右手持针迅速刺入皮肤，随即将针身倾斜挑破皮肤，使之出少量血液或少量黏液。常用于肩周炎、支气管哮喘、血管神经性头痛等

治疗痛痹；长针，针尖锋利而针身细长，可以治疗经久不愈的痹病；大针，身粗而巨，针尖略圆，针形如杖，可以用来泻去关节积水。九针的名称、形状与主治作用，大致就是如此了。

邪气对人体的伤害与针刺原则

大凡邪气侵入了人体经脉，风热阳邪常侵犯上部，食积秽浊之气往往停留在中部，清冷寒湿邪气常侵犯下部。因此，在针刺的时候，上部取筋骨陷中的腧穴，可以祛除风热之邪；针刺中部阳明经合穴，可以祛除胃肠浊气。但如果病在浅表而针刺太深，则会引邪入里，邪气随之深入而加重病情。所以说，皮、肉、筋、脉，各有一定的部位，而每种病也各有与之相适应的治疗方法。九针的形状都不相同，各有其相适应的病症，要根据病情适当选用，实证不可以用补法，虚证不可以用泻法。如果正气不足反用泻法或邪气有余反用补法，就会加重病情。精气不足的患者，如果误泻五脏

五脏六腑之经气所出

人体每条经脉都有井、荥、输、原、经、合六个腧穴，如同自然界之水流、江河、湖海。

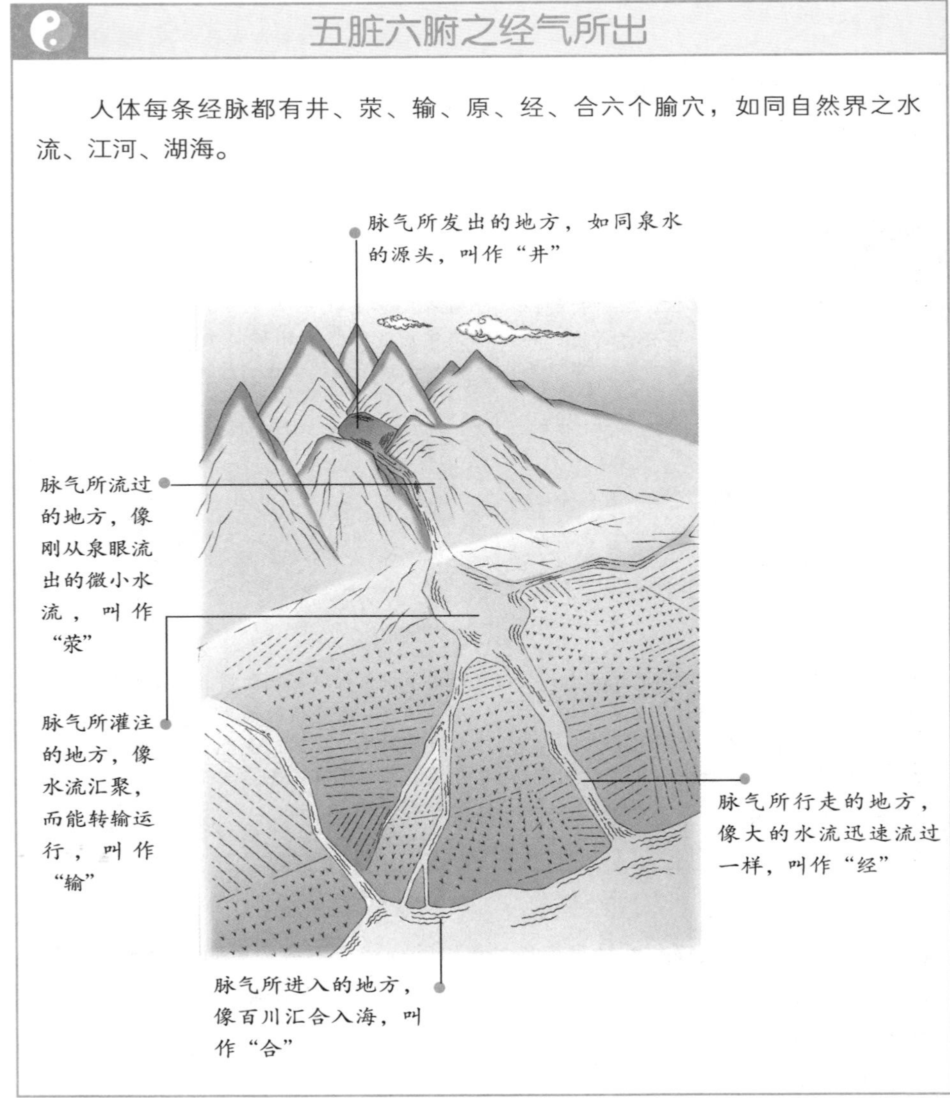

阴经之气，就会使患者阴虚而死亡；阳气不足的患者，如果误泻六腑阳经之气，就会使患者正气衰弱而精神错乱。总之，误泻阴经，使脏气耗竭，就会导致死亡；误泻阳经，耗伤了六腑阳气，则会使人发狂，这些都是误用补泻的害处。

下针后，如果没有得气，不管次数多少，都应当施行手法以候经气的到来；下针如果得气，就可以出针，不必再行针刺和留针了。九针各有不同的功用，针的形状不同，适用的部位也不相同，要根据病情选用，这是针刺的要点。针下得气，表明有疗效。疗效显著的，就像风吹云散，重见天日一样，针刺的道理就是这样的。

脏腑之经气所出

黄帝说：我想听你讲讲五脏六腑的经气所出的情况。岐伯回答：五脏各有其自己的经脉，每条经脉各有井、荥、输、经、合五个腧穴，五条经脉共计二十五个腧穴；六腑也各有其自己的经脉，每条经脉各有井、荥、输、原、经、合六个腧穴，六条经脉共计三十六个腧穴。脏腑共有十二条经脉，每条经脉又各有一络脉，加上任脉、督脉和脾之大络，共有十五络脉，十二经加十五络，这二十七脉之气上下循行于全身。

脉气所发出的地方，如同泉水的源头，叫作“井”；脉气所流过的地方，像刚从泉眼流出的微小水流，叫作“荥”；脉气所灌注的地方，像水流汇聚，而能转输运行，叫作“输”；脉气所行走的地方，像大的水流迅速流过一样，叫作“经”；脉气所进入的地方，像百川汇合入海，叫作“合”。十二经脉和十五络脉的二十七气出入流注运行的地方，就是在这井、荥、输、经、合的五输穴之中。人体关节交接部位，共有三百六十五个会合处，如果掌握了它的特点，懂得了其中的要领，用一句话就可以说明；如果不懂得其中的要领，就会漫无边际抓不住头绪，从而对这么多腧穴也就无法完全了解。需要指出的是，这里所说的关节部位的空隙处，是指神气游行出入的地方，不是指皮肉筋骨的局部形态。

针刺时的注意要点

在进行针刺时，医生必须观察患者的气色，注意患者的眼神，从而了解患者的精神及正气是处于涣散状态还是有所恢复；辨别患者形体的强弱，听声音的变化，就可以了解邪正虚实的情况。然后右手进针，左手扶持针身，等到针下得气，即可出针。

凡是在针刺之前，医生必须先诊察脉象，知道了脏气的虚实，才可以制定相应的治疗措施。如果五脏的阴经在里面已经竭绝了，反用针补在外的阳经，则阳愈盛阴愈虚，这叫作重竭，重竭必然会致人死亡，但患者死亡时的表现是安静的。形成重竭的主要原因，是医者误治，违反了脏气阴虚理应补脏的原则，而取腋下和胸部脏气所出的腧穴促使脏气愈趋虚竭。如果五脏的阳气在外面已经虚竭了，反用针补在内的阴经，则阴愈盛阳愈虚了，引起四肢厥冷，叫作逆厥，逆厥也必然致人死亡，但患者死亡时表现得很烦躁。这也是由于医者误治，违反了阳气已虚理应补阳的原则，反而取四肢末端的穴位，促使阳气虚竭所致。

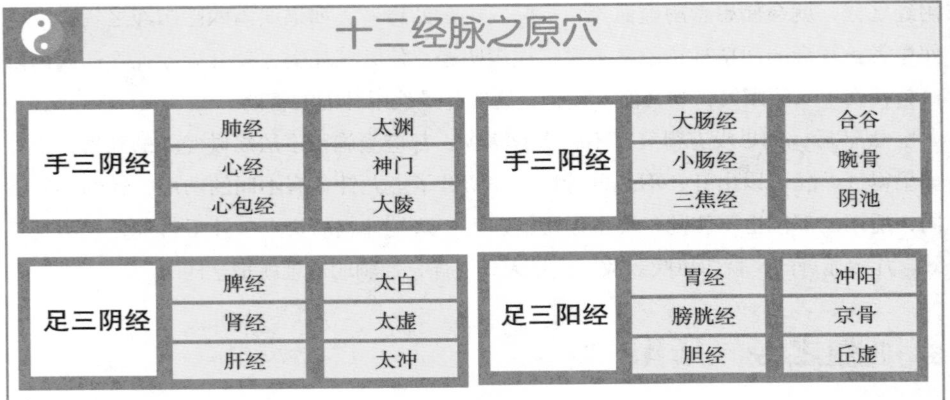

十二经脉之原穴

手三阴经	原穴
肺经	太渊
心经	神门
心包经	大陵

手三阳经	原穴
大肠经	合谷
小肠经	腕骨
三焦经	阴池

足三阴经	原穴
脾经	太白
肾经	太虚
肝经	太冲

足三阳经	原穴
胃经	冲阳
膀胱经	京骨
胆经	丘虚

名词解释

原穴

十二经脉在腕踝关节附近各有一个重要经穴，是脏腑原气经过和留止的部位，又名“十二原”。“原”为本原、原气（元气）之义。

针刺已刺中病邪要害而不出针，反而会使精气外泄；没有刺中病邪要害而出针，就会使邪气留滞不散。如果出针太迟，损耗了精气，病情就会加重，甚至造成形体衰败；如果出针太快，邪气就会留滞，使肌肤上发生痈疡。

脏腑之十二原穴

五脏之表有六腑，六腑有十二原穴，十二原穴多出自两肘两膝的四肢关节部位。四肢肘膝关节原穴可以主治五脏疾病，所以五脏有病就应当取十二个原穴来治疗。因为这十二个原穴是全身三百六十五节禀受五脏的气化与营养而精气注于体表的部位。所以五脏有病，其变化往往会反映到十二个原穴的部位上，而十二原穴也各有所属的内脏，了解原穴的性质，观察它们的反应，就可以知道五脏的病变情况了。五脏中的心肺位于膈上，膈上属阳。就心肺而言，肺是阳部的阴脏，故为阳中之少阴，其原穴出于太渊，左右共二穴；心是阳部的阳脏，故为阳中之太阳，其原穴出于大陵，左右共二穴。五脏中的肝、脾、肾三脏位于膈下，膈下属阴。三脏对比而言，肝是阴部的阳脏，故为阴中之少阳，其原穴出于太冲，左右共二穴；脾是阴部的阴脏，故为阴中之至阴，其原穴出于太白，左右共二穴；肾居最下，是阴部的阴脏，故为阴中之太阴，其原穴出于太溪，左右共二穴。膏的原穴，出于胸部之鸠尾，属任脉，只有一穴。肓的原穴，出于小腹之气海，也只有一穴。

以上五脏共十穴，加上膏和肓的各一穴，合计十二穴。这十二个原穴，都是脏腑经络之气输注于体表的部位，所以可以用它们来治疗五脏六腑的各种疾病。凡是腹胀的病，都应当取足的三阳经经穴进行治疗；不化的泄泻，应当取足的三阴经经穴进行治疗。

五脏有病，就好比人的身上扎了刺，物体上有了污点，绳子上打了结，江河中遭淤塞一样。刺扎的时间虽然很久，但还是可以拔除的；污垢沾染的日子虽然很久，但还是可以洗掉的；绳子打上结扣的时间虽然很久，但还是可以解开的；江河淤塞的日子虽然很久，但还是可以疏通的。有人认为病久了就不能治愈，这种说法是不对的。善于用针的医生，其治疗疾病，就好像拔除扎刺、洗去污垢、解开绳结、疏通淤塞一样。病的时间虽然很久，但依然能够治愈。说久病不能治的人，是因为没有掌握针刺的技术。

针刺治疗各种热病，应当浅刺快刺，就好像用手去试探沸腾的汤水一样，一触即起；针刺治疗阴寒疾病，应当深刺留针，就好像旅人留恋着家乡，不愿走开那样。阴分出现热象的患者，应当取用阳明经的足三里穴进行治疗，准确刺入而不要懈怠，邪气退了便应出针，如果邪气不退，则应继续针刺。证候出现在上部而属于在内的脏病，可取足太阴脾经的阴陵泉穴进行治疗；证候出现在上部而属于在外的腑病，可取足少阳胆经的阳陵泉穴进行治疗。

速刺法、缓刺法

针刺时对速度的快慢很有讲究，速刺和缓刺除了能产生不同的疗效外，它们还分别适用于身体的不同部位。

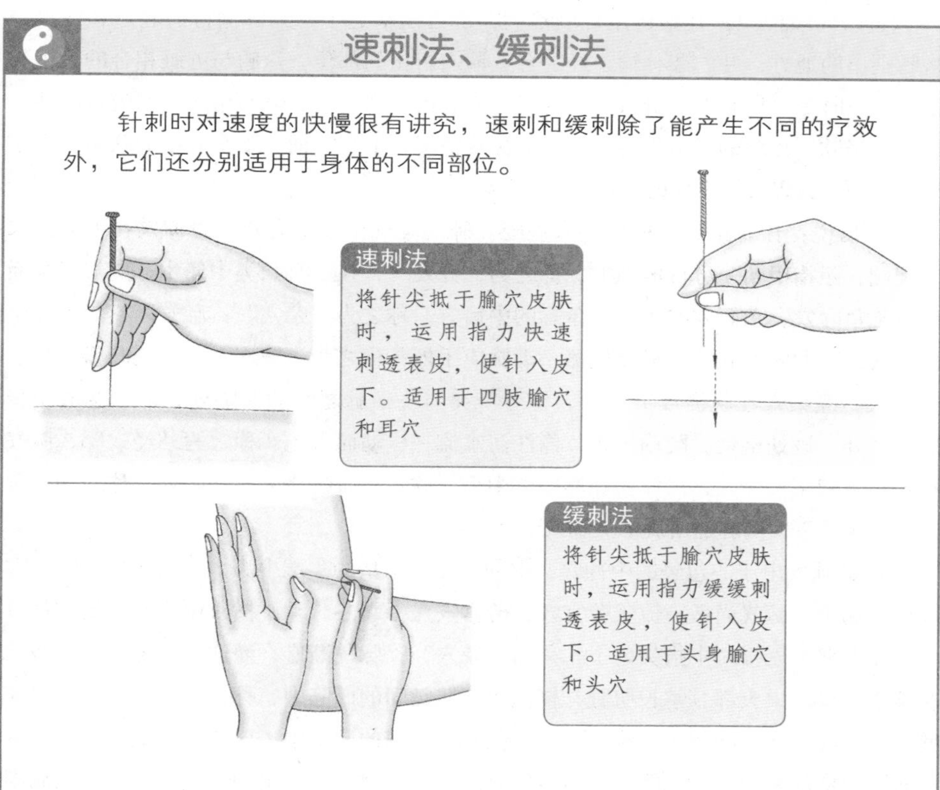

第二 本输

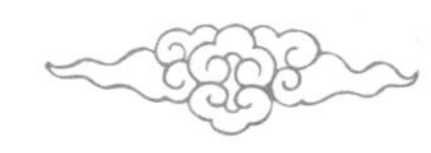

本篇主要介绍了十二经脉的循行路线，以及循行路线上的一些重要穴位，着重介绍了十二经脉的起点和终点。了解经脉的循行是针刺时达到最佳疗效的基础，本篇因此介绍了一些重要穴位的具体位置，以及在不同季节针刺时的取穴原则。

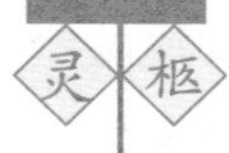

十二经脉的起点和终点

黄帝向岐伯说：凡是运用针刺治病，都必须精通十二经脉循行的起点和终点，络脉别出的地方，井、荥、输、经、合五输穴留止的部位，六腑与五脏相合的表里关系，四季时令气候影响人身所出现的气血盛衰出入变化，五脏经络之气的流行灌注，经脉、络脉、孙络的宽窄程度，分布的深浅情况，上到头面、下至肢末的联系，对于这些问题，我想听一听你的讲解。

岐伯说：让我按各经的次序来说吧。肺的脉气出于少商穴，少商穴在手拇指末节桡侧，距指甲角一分许的地方，称之为“井穴”，在五行归类中属木；脉气尚微而流行于鱼际穴，鱼际穴在手掌大鱼际的中后方，称之为“荥穴”；脉气渐盛而汇注于太渊穴，太渊穴在腕掌侧横纹桡侧，动脉应手处，称之为“输穴”；脉气旺盛，行于经渠穴，经渠穴在腕横纹上一寸，桡骨茎突与桡动脉之间的凹陷处，即诊脉时中指所着之处，该处桡动脉跳动不止，像江河水流一样动而不止，称之为“经穴”；脉气壮大，入归于尺泽穴，尺泽穴在肘横纹中央，肱二头肌腱桡侧的凹陷处，称之为“合穴”。这是手太阴肺经所属的五输穴。

心的脉气出于心包经的中冲穴，中冲穴在手中指的尖端中央，称为“井穴”，在五行中属木；脉气尚微，流于劳宫穴，劳宫穴在手掌心，掌心横纹中第三、第四掌骨之间（即握拳屈指时中指尖处），称为“荥穴”；脉气渐盛，灌注于大陵穴，大陵穴在腕掌横纹的中央部，掌长肌腱与桡侧腕屈肌腱间的凹陷中，称为“输穴”；脉气旺盛，行于间使穴，间使穴在腕后三寸内侧两筋之间的凹陷中（即腕横纹上三寸，当掌长肌腱与桡侧腕屈肌腱之间），当本经有病时，此处脉气会出现一定的反应，无病则脉气平静，称为“经穴”；脉气大盛，入于曲泽穴，曲泽穴在肘内侧凹陷中（即肘横纹中，肱二头肌腱的尺侧缘），屈肘可得，称为“合穴”。这是手少阴心经的五输穴。

肝的脉气出于大敦穴，大敦穴在足大趾外侧与三毛中间（足大趾外侧，距趾甲角

经脉在人体的走向

人体十二经脉都有一定的循行方向，如图所示：手三阳经由手到头，足三阳经由头至足，手三阴经由胸到手，足三阴经由足到腹到胸。

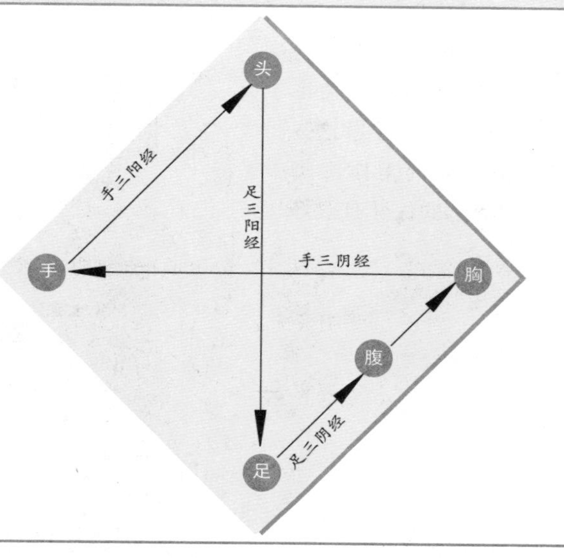

一分许的地方），称为“井穴”，在五行中属木；脉气尚微，流于行间穴，行间穴在足大趾与第二趾的趾缝间，称为“荥穴”；脉气渐盛，灌注于太冲穴，太冲穴在行间穴后二寸处的凹陷中（足第一、第二跖骨连接部位之前的凹陷中），称为“输穴”；脉气旺盛，行于中封穴，中封穴在内踝前一寸五分处的凹陷中（内踝前方，在商丘与解溪二穴连线之间），针刺该穴时，如果违逆经气运行的方向，就会使气血瘀滞，如果顺应经气运行的方向，就会使气血通畅，伸足可得此穴，称为“经穴”；脉气壮大，入于曲泉穴，曲泉穴在股骨内侧髁之下，大筋之上（膝关节内侧横纹头上方），屈膝才能取准此穴，称为“合穴”。这是足厥阴肝经的五输穴。

脾的脉气出于隐白穴，隐白穴在足大趾末节外侧，距趾甲角一分许，称为“井穴”，五行属木；脉气尚微，流于大都穴，大都穴在足内侧缘，第一跖趾关节前下方赤白肉际凹陷处，称为“荥穴”；脉气渐盛，灌注于太白穴，太白穴在足内侧缘，第一跖趾关节后下方赤白肉际凹陷处，称为“腧穴”；脉气旺盛，行于商丘穴，商丘穴在足内踝前下方的凹陷中，舟骨结节与内踝尖连线之中点，称为“经穴”；脉气大盛，入归于阴陵泉穴，阴陵泉穴在小腿内侧，胫骨内侧髁后下方凹陷处，伸足取之即得，称为“合穴”。这是足太阴脾经的五输穴。

肾的脉气出于涌泉穴，涌泉穴在足心（足心前三分之一的凹陷中），称为“井穴”，五行属木；脉气尚微，流于然谷穴，然谷穴在足内侧缘，足舟骨粗隆下缘凹陷中，称为“荥穴”；脉气渐盛，灌注于太溪穴，太溪穴在足内踝后跟骨上方凹陷中（足内踝与跟腱之间的凹陷中），称为“腧穴”；脉气旺盛，行于复溜穴，复溜穴在太溪上二寸，跟腱的前缘，称为“经穴”；脉气大盛，入归于阴谷穴，阴谷穴在腘窝内侧，半腱肌肌腱与半膜肌肌腱之间，按它有动脉跳动应手，屈膝即可取此穴，称为“合穴”。这是足少阴经的五输穴。

脚底保健

脚底的不同部位与脏腑有一定的对应关系（如图所示），了解这些对应关系并经常按摩脚底，对脏腑的保健有很好的效果。

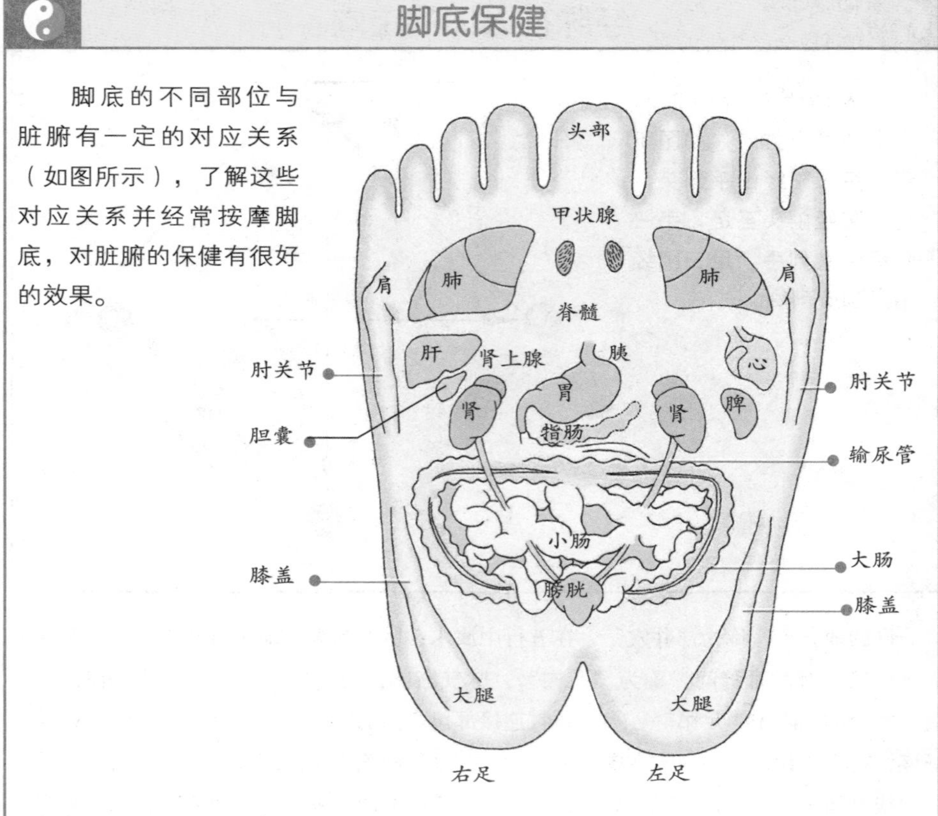

膀胱的脉气出于至阴穴，至阴穴在足小趾末节外侧，距趾甲角一分许，称为“井穴”，五行属金；脉气尚微，流于通谷穴，通谷穴在足外侧，足小趾本节前方的凹陷中，称为“荥穴”；脉气渐盛，注于束骨穴，束骨穴在足外侧，足小趾本节后的凹陷中，称为“腧穴”；脉气通过京骨穴，京骨穴在足外侧，第五跖骨粗隆下方，称为“原穴”；脉气旺盛，流于昆仑穴，昆仑穴在足外踝后方、跟骨上方，称为“经穴”；脉气大盛，入于委中穴，委中穴在膝弯中央，称为“合穴”，俯卧屈膝才能取准它的位置。这是足太阳膀胱经的五输穴和原穴。

胆的脉气出于窍阴穴，窍阴穴在足第四趾末节外侧，距离趾甲一分许的地方，称为“井穴”，五行属金；脉气尚微，流于侠溪穴，侠溪穴在足背外侧，足小趾与第四趾之间，称为“荥穴”；脉气渐盛，注于临泣穴，临泣穴在侠溪上一寸半处凹陷中，称为“腧穴”；脉气通过丘墟穴，丘墟穴在足外踝前下陷中，称为“原穴”；脉气旺盛，行于阳辅穴，阳辅穴在足外踝上四寸，腓骨前缘稍前方，称为“经穴”；脉气大盛，入于阳陵泉穴，阳陵泉穴在膝下一寸处，腓骨头前下方的凹陷中，称为“合穴”，要伸展下肢才能取准此穴。这是足少阳胆经的五输穴和原穴。

胃的脉气出于厉兑穴，厉兑穴在足第二趾末节外侧，距趾甲角一分许，称为“井穴”，五行属金；脉气尚微，流于内庭穴，内庭穴在足背，第二趾与第三趾之间赤白肉际处，称为“荥穴”；脉气渐盛，灌注于陷谷穴，陷谷穴在足二趾和三趾之间，内庭上二寸，本节后方的凹陷中，称为“腧穴”；脉气通过冲阳穴，冲阳穴在足背最高处，自趾缝向上约五寸凹陷中（即足背动脉搏动处），取穴时要摇动足部，称为“原穴”；脉气旺盛，行于解溪穴，解溪穴在冲阳后一寸半，足背与小腿交界处横纹中央的凹陷中，称为“经穴”；脉气大盛，入于下陵穴，下陵穴即足三里穴，位于膝下三寸胫骨外缘，称为“合穴”。在足三里穴下三寸，是上巨虚穴，大肠脉气寄于此穴；从上巨虚穴再下行三寸，是下巨虚穴，小肠脉气寄于此穴。由于大肠小肠在体内联属于胃腑之下，因而在经脉上也有联属足阳明胃脉之处。这是足阳明胃经的五输穴和原穴等。

手掌保健

人的手掌与脚底一样，不同的部位对应一定的脏腑器官，对于手掌的保健，可以练习拍手功。拍手功是一种非常简单的保健方式，通过拍手可以提高免疫力，改善一些慢性病，对经常感冒的人，效果非常好。

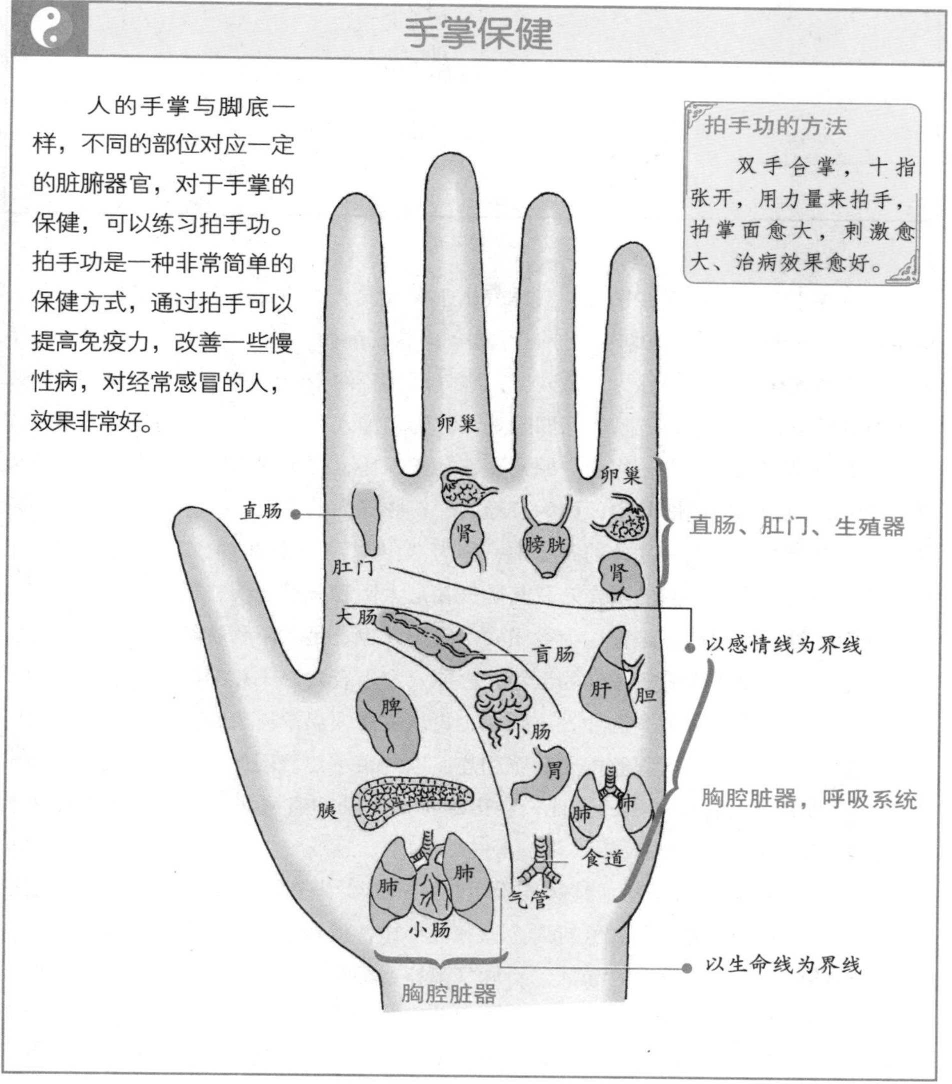

人体按摩方向

人体经脉都有一定的循行方向，按摩时也要循这些经脉走向才能起到事半功倍的效果，图中所示为人体前面和背面的按摩方向。由于脾胃为气血之海，任脉、督脉为阴阳脉之海，所以在按摩时要着重按摩脾、胃、肝、肾、任、督六经脉。

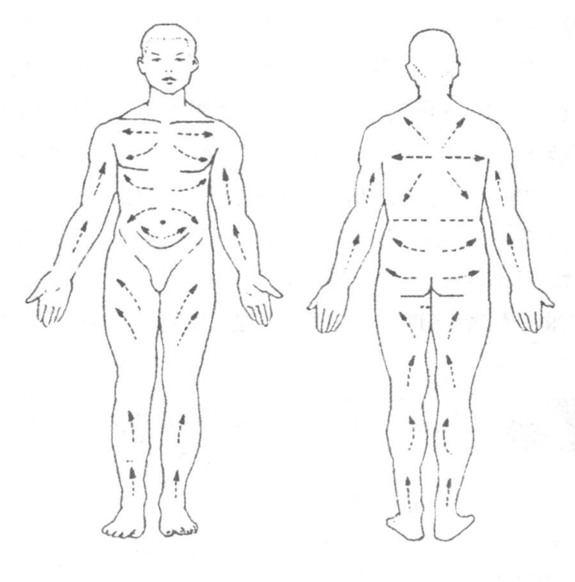

三焦的脉气，上合手少阳经，其脉气出于关冲穴，关冲穴在手无名指末节尺侧，距指甲角一分许，称为“井穴”，五行属金；脉气尚微，流于液门穴，液门穴在手背，小指与无名指之间，称为“荥穴”；脉气渐盛，注于中渚穴，中渚穴在手背，掌指关节的后方，第四、第五掌骨间凹陷处，称为“腧穴”；脉气通过阳池穴，阳池穴在手腕背侧横纹的凹陷中，称为“原穴”；脉气旺盛，行于支沟穴，支沟穴在腕背横纹上三寸，两骨之间的凹陷中，称为“经穴”；脉气大盛，入于天井穴，天井穴在臂外侧，屈肘时肘尖直上一寸处的凹陷中，称为“合穴”，屈肘时取穴。三焦经有一个与它脉气相通，位于足部的下合穴，其脉气在足太阳膀胱经之前，足少阳胆经之后，出于腘窝外侧两筋间的凹陷处，为委阳穴。委阳穴也是足太阳膀胱经的络穴及络脉所别出的地方。这是手少阳三焦经的五输穴、原穴和下合穴。三焦经的脉气和足少阳、太阳两经并行，自足踝上方五寸处入腿肚，再从委阳穴出于体表，并由此进入足太阳膀胱经的本经，然后进入腹腔内与膀胱相连，以约束下焦。因此，三焦的实证，会出现小便不通的癃闭病；三焦的虚证，会出现小便失禁的遗尿病。属虚的当用补法治之，而属实的当用泻法治之。

小肠，上合手太阳经脉，其脉气出于少泽穴，少泽穴在手小指末节尺侧，距指甲角一分许，称为“井穴”，五行属金；脉气尚微，流行于前谷穴，前谷穴在手小指外侧本节前的凹陷中，称为“荥穴”；脉气渐盛，灌注于后溪穴，后溪穴在手小指外侧本节后的凹陷中，称为“腧穴”；脉气由此通过腕骨穴，腕骨穴在手外侧腕骨前方（腕前方，三角骨的前缘，赤白肉际处），称为“原穴”；脉气旺盛，行于阳谷穴，阳谷穴手腕尺侧，尺骨茎突与三角骨之间的凹陷中，称为“经穴”；脉气大盛，由此进入小海穴，小海穴在肘内侧，尺骨鹰嘴与肱骨内上髁之间的凹陷中，取穴时要伸展手臂，称为“合穴”。这就是手太阳小肠经的五输穴和原穴。

大肠，上合手阳明经脉，其脉气出于商阳穴，商阳穴在手食指末节桡侧（距指甲角一分许），称为“井穴”，五行属金；脉气尚微，流行于二间穴，二间穴在第二掌指关节前桡侧凹陷中，称为“荥穴”；脉气渐盛，由此灌注于第二掌指关节后的三间穴，称为“腧穴”；脉气通过合谷穴，合谷穴在手背第一、第二掌骨之间，第二掌骨桡侧的中点处，称为“原穴”；脉气旺盛，经行于阳溪穴，阳溪穴在腕背横纹桡侧、两筋之间的凹陷中，称为“经穴”；脉气大盛，由此行于曲池穴，曲池穴在肘横纹外侧端，屈肘横肱取此穴，称为“合穴”。这是手阳明大肠经的五输穴和原穴。

以上所说的就是五脏六腑的脉气出入流注所经过的主要腧穴。五脏各有井、荥、输、经、合五个腧穴，共有五五二十五个腧穴；六腑各有井、荥、输、原、经、合六个腧穴，共有六六三十六个腧穴，六腑的脉气都出于足三阳经脉，在上与手三阳经相合。

针刺时患者的配合

在左右缺盆之间的正中线上，是任脉所行之处，此处的穴位叫天突穴。次于天突穴后第一行的动脉应手处，是足阳明胃经的人迎穴；次于天突穴后第二行是手阳明经的扶突穴；天突穴后第三行是手太阳经的天窗穴；天突穴后第四行是足少阳经的天容穴；天突穴后第五行是手少阳经的天牖穴；天突穴后第六行是足太阳经的天柱穴；天突穴后第七行是后项中央督脉的风府穴。腋内脉跳动处是手太阴经的天府穴。腋下三寸的地方是手厥阴心包经脉所行之处，此处穴位叫天池穴。

针刺上关穴时，要张口取穴而不能闭口，因为张口才有空隙；针刺下关穴时，要闭口取穴而不能张口，因为闭口下关穴处才有空隙；针刺犊鼻穴时，要屈膝取穴而不能伸足，因为屈膝空隙明显；针刺外关穴和内关穴时，前臂要伸展而不能弯曲，因为屈臂针就不能进去。

足阳明经的人迎穴位于喉结两旁的动脉搏动处，与之脉气相通的该经腧穴还分布在胸之两旁膺部。在人迎穴之外离曲颊一寸处，是手阳明经的扶突穴。手太阳经的天窗穴，在下额角下方动脉搏动的凹陷中，扶突穴后一寸处。足少阳经的天冲穴，在曲颊之后，沿天窗穴斜上。手少阳经的天牖穴，在耳后方完骨穴之上。足太阳经的天柱穴，在挟项后部大筋外侧沿发际的凹陷中。手太阴尺泽穴上三寸有动脉处，是手阳明经的五里穴，此穴是一个禁用针刺的穴位。如果误刺该穴，会使井、荥、输、经、合五输穴所内行的脏气衰竭。

脏与腑阴阳相应，表里相合。肺与大肠相表里，大肠是传导糟粕、排泄粪便的腑；心与小肠相表里，小肠是接收由胃所吸收消化后的水液和糟粕的腑；肝与胆相表里，胆是贮藏精汁的腑；脾与胃相表里，胃是接收消化五谷的腑；肾与膀胱相表里，

手指同身寸

手指同身寸是以患者的手指为标准，进行测量定穴的方法。临床上常用的有以下五种：

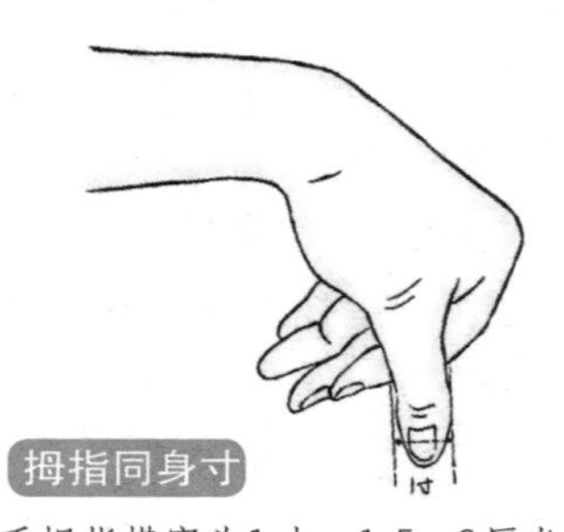

拇指同身寸

手拇指横宽为1寸，1.5~2厘米

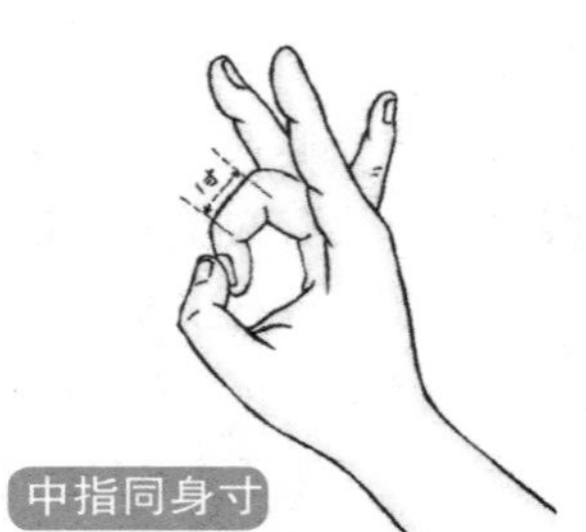

中指同身寸

中指中节屈曲时，内侧两端横纹之间的距离为1寸，1.5~2厘米

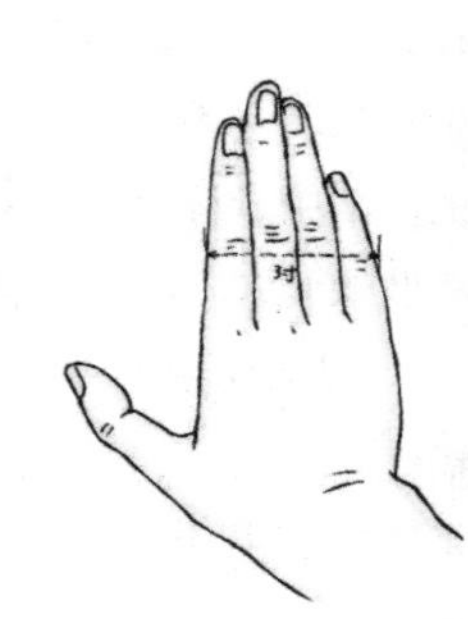

横指同身寸

食指到小指4指指幅横宽为3寸，约7厘米

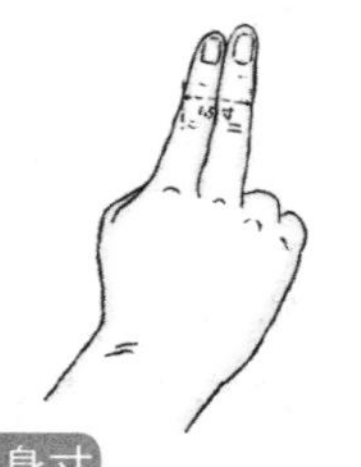

横指同身寸

食指和中指2指指幅横宽为1.5寸，2~3厘米

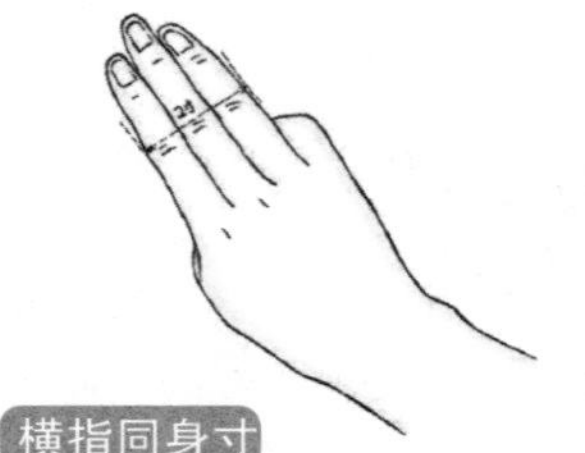

横指同身寸

食指、中指和无名指3指指幅横宽为2寸，约6厘米

膀胱是蓄积和排泄小便的腑。手少阴属于肾，肾又上连于肺，肺能通调水道，所以肾脏能统率三焦与膀胱两个水腑。三焦有疏通水道的作用，全身水液在此通行，它与膀胱相连。肺、心、肝、脾、肾五脏都各有一腑与之相表里，在六腑之中，唯有三焦没有脏来配合，是一个孤独的腑。以上就是六腑与五脏表里配合的关系。

四季针刺时的取穴原则

在春天针刺时，应取浅表部位的络脉、十二经的荥穴以及大筋与肌肉之间的部位，病情严重的可深刺，病情轻微的可浅刺；在夏天针刺时，应取十二经的腧穴、孙络以及肌肉、皮肤之上的浅表部位；在秋天针刺时，应取十二经的合穴，其余方面与春天的针刺方法一样；在冬天针刺时，应取十二经的井穴或脏腑的腧穴，同时应深刺并留针。四季阴阳消长的气候有一定的变化顺序，人的气血随着四季的变化而有内外盛衰的不同表现，疾病的发作也有与之相应的部位，这些因素决定了四季要用不同的针刺方法。治疗转筋病，应让患者站立而取穴针刺，这样可以使痉挛现象很快消失。治疗四肢痿废和手足厥逆病，应让患者仰卧，四肢伸开再进行针刺，这样可以使患者的气血运行畅通而立即有轻快的感觉。

针刺中的留针

留针是毫针刺法的一个重要环节，通过留针，可以加强针刺感应和延长刺激作用，还可以起到候气与调气的目的。

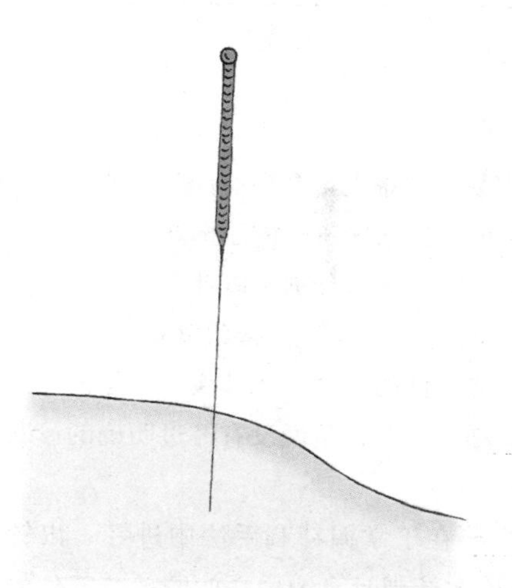

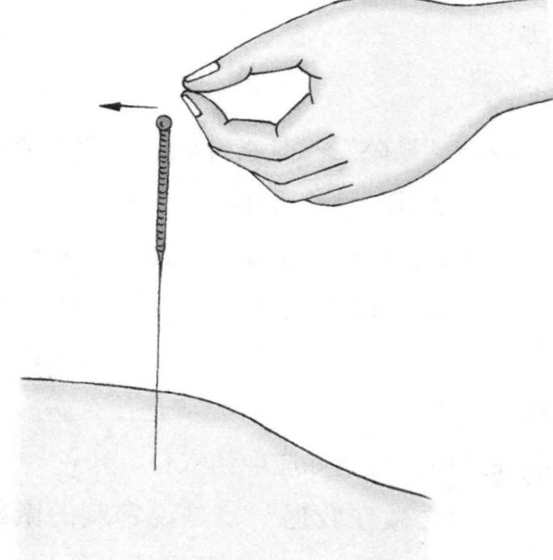

静留针法

针下气之后，让其自然地留置穴内，不再运针，到时出针。多用于对针感耐受性较差的慢性、虚弱性患者。

动留针法

将针刺入腧穴后留置一定时间，留针时反复运针。多用于针后经气不至者，可边行针催气，边留针候气，直待气至。

留针必须排除以下几种情况

1.排除不适宜留针的患者，如不能合作的儿童、惧针者、初诊者、体质过于虚弱者。

2.排除不宜留针的部位，如眼区、喉部、胸部等。

3.排除不适宜留针的病情，如尿频、尿急、咳喘、腹泻等类病症。

第三 小针解

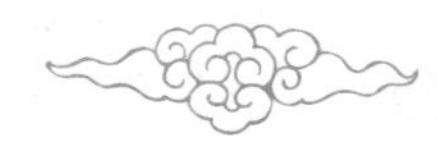

本篇乃是古代巫医所作，《内经》将其用在这里，是借以宣传小针的神奇。本篇主要是对针刺道理的解读，是九针在实际治疗当中的应用，还讲述了易陈、难人、粗守形、上守神、神客、在门、未睹其疾、恶知其原等的具体含义。

灵枢

所谓“易陈”，是指针刺的道理说起来容易。“难人”，是指针刺的精微之处难以使人十分明白。“粗守形”，是说水平低劣的医生只知道机械地拘守刺法。“上守神”，是说高明的医生能根据患者的血气盛衰虚实情况，分别予以补泻。“神客”，指正气与邪气相互抗争。“神”，指人体的正气。“客”，指致病的邪气。“在门”，指邪气是循着正气运行出入的门户而入侵人体的。“未睹其疾”，是说预先没有经过明确的诊断，没有弄清是什么病。“恶知其原”，是说没有经过明确的诊断，哪能知道何经有病和应取何穴位。

“刺之微在数迟”，是说针刺的微妙之处在于掌握针刺手法中进针、出针的快慢速度。“粗守关”，是指技术低劣的医生在针刺时只知拘守四肢关节部位的穴位来进行治疗，而不知道辨别血气的往来盛衰和正邪斗争胜负进退的情况。“上守机”，指高明的医生能观察和把握经气虚实的变化。“机之动不离其空中”，是指气机的活动情况都反应在腧穴之上，懂得气机的虚实变化情况。“空中之机，清净以微”，是说气机的变化很微妙，当针下已有得气的感觉时，还要仔细体察气的往来运行情况，不能失掉补泻的时机。“其来不可逢”，是说在邪气正盛的时候，不可迎其势采用补法。“其往不可追”，是说邪气已去而正气未复的时候，不可用泻法。“不可挂以发”，是说针下已有得气的感觉时，应该适时地运用针刺手法，不可有毫发差错，否则这种感觉容易消失。“扣之不发”，是说不知道及时正确地运用补泻手法，就会使血气损耗而邪气不能被祛除。

“知其往来”，是指了解气之往来有逆有顺、有盛有急的情况以便及时用针。“要与之期”，是说要知道气机变化的重要性而及时适当地进行针刺。“粗之闇”，是说水平低劣的医生，昏昧无知，不懂得气机变化的道理。“妙哉！工独有之”，是说高明的医生能够完全体察气机的变化和掌握针刺施行补泻的意义。“往者为逆”，是说邪去正衰，脉中之气虚而小，属逆证。“来者为顺”，是说正气尚足，形气阴阳平和，属顺证。“明知逆顺，正行无问”，是说知道疾病的顺逆，就可以准确地选取

邪气、浊气、清气对人体的影响

人体经脉都有一定的循行方向，按摩时也要循这些经脉走向才能起到事半功倍的效果，图中所示为人体前面和背面的按摩方向。由于脾胃为气血之海，任脉、督脉为阴阳脉之海，所以在按摩时要着重按摩脾、胃、肝、肾、任、督六经脉。

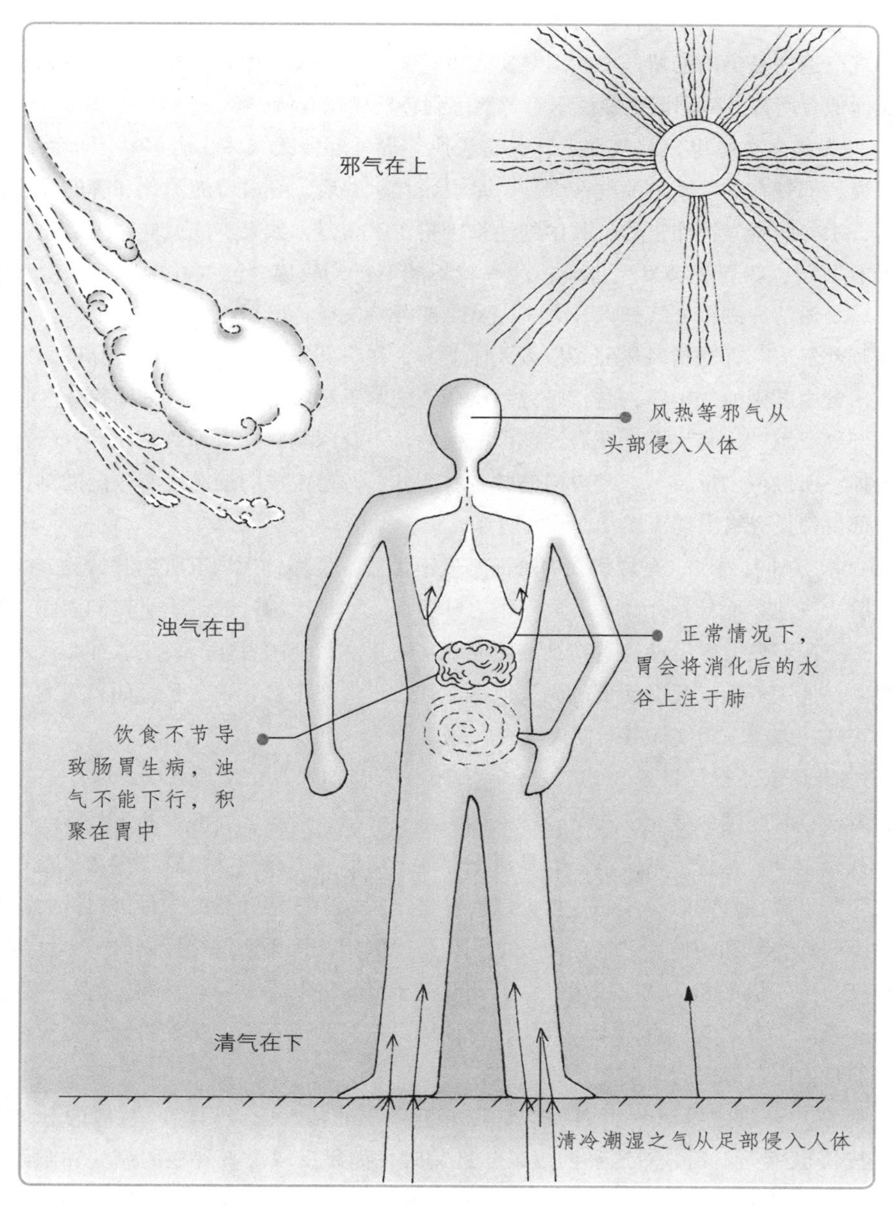

适当的穴位进行针刺了。“迎而夺之”，是说迎着经气运行的方向下针，为泻法。“追而济之”，是说随着经气运行的方向下针，为补法。所谓“虚则实之”，是说寸口脉虚弱应当用补法，以充实正气。“满则泄之”是说寸口脉满盛应当用泻法，以祛除邪气。“宛陈则除之”，是说经脉有久积的瘀血，应当用泻血法除去。“邪盛则虚之”，是说经脉中邪气盛时应当用泻法，使邪气随针外泄。“徐而疾则实”，是说缓慢进针而快速出针的为补法。“疾而徐则虚”，是说急速进针而徐缓出针的为泻法。“言实与虚若有若无”，是说用补法后可使正气充实，用泻法后可使邪气消失。“察后与先若存若亡”，是说根据各条经脉的虚实，来决定补泻手法的先后顺序，继而观察邪气已退还是仍旧滞留。“为虚与实若得若失”，是说采用补法要使患者感到正气充实而似有所得，采用泻法要使患者忽然感到轻松而似有所失。

“夫气之在脉也，邪气在上”，是说风热等外邪侵袭人体，大多从上部而入，所以说“邪气在上”。“浊气在中”，是说人食水谷后，经过胃的消化和脾的吸收转化后，水谷的精气上注于肺，其中的浊物废料留于肠胃，如果不能适应寒温变化，饮食没有节制，肠胃就会发生疾病，浊气就不能下行，故说“浊气在中”。“清气在下”，是说清冷潮湿之气伤人，大多先从足部开始发病，所以说“清气在下”。“针陷脉则邪气出”，是指风热邪气侵袭人体上部，在头部发病，应取头部经脉的腧穴治疗。“针中脉则浊气出”，是指肠胃的疾病，应取手足阳明经的合穴来治疗。“针太深则邪气反沉”，是说邪气在表浅部位的疾病，不宜深刺，如果深刺则使邪气随针深入人体，所以说“反沉”。“皮肉筋脉各有所处”，是说皮肉筋脉各有一定的部位，这些部位都是经络出现证候及主治的所在。

“取五脉者死”，是说病在内脏而脏气不足的，反用针大泻五脏阴脉的腧穴，会使五脏之气泄尽而导致死亡。“取三阳之脉者恇”，是说用针大泻手足三阳六腑的腧穴，致三阳经气亏败，使患者精神衰虚而不易恢复。“夺阴者死”，是说针刺尺部的五里穴，连泻五次，就会使五脏阴气泄尽而死亡。“夺阳者狂”，是说如果大泻三阳经的正气，就会令阳气耗散而使人发狂。

“睹其色，察其目，知其散复，一其形，听其动静”，是说高明的医生通过观察患者面色和眼睛的变化，再结合脉象的大小、缓急、滑涩，就能诊断出是什么病。“知其邪正”，是说能够知道疾病是由正邪还是虚邪所引起的。“右主推之，左持而御之”，是说在针刺时，用右手推，以使针进，用左手护持针身的这种进出针时左右两手不同的姿势和动作。“气至而去之”，是说施用补泻手法进行针刺时，下针后针下得气，待气机平和，就应该出针。“调气在于终始一”，是说运针调气时，一定要专心一意。“节之交三百六十五会”，是说周身三百六十五穴，都是络脉气血渗灌到全身筋骨皮肉各部去的通会之处。

所谓“五脏之气已绝于内”，是说五脏在内的精气已经竭绝，寸口的脉象微弱，按切也感觉不到，对这种阴虚证，针刺时，如果反取患者外在的病处和阳经的合穴，并留针来补在外的阳气，就会使阳气愈盛而阴气更加内竭，已经耗竭的五脏

五轮八廓图

五轮八廓图就是通过眼睛的不同区域来反映脏腑的情况。如图所示，五轮和八廓分别对应人体不同的器官。

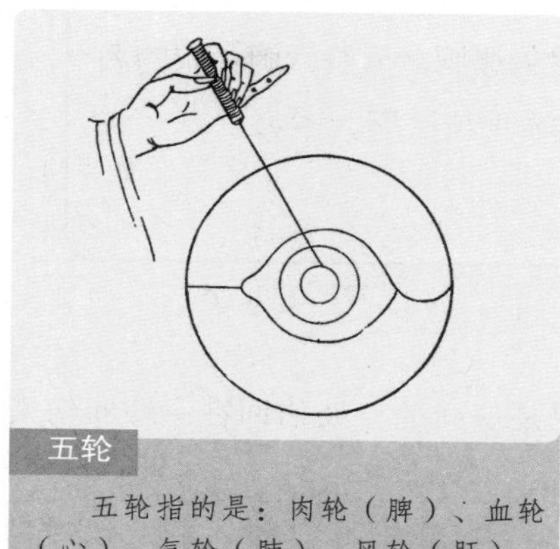

五轮

五轮指的是：肉轮（脾）、血轮（心）、气轮（肺）、风轮（肝）、水轮（肾）。

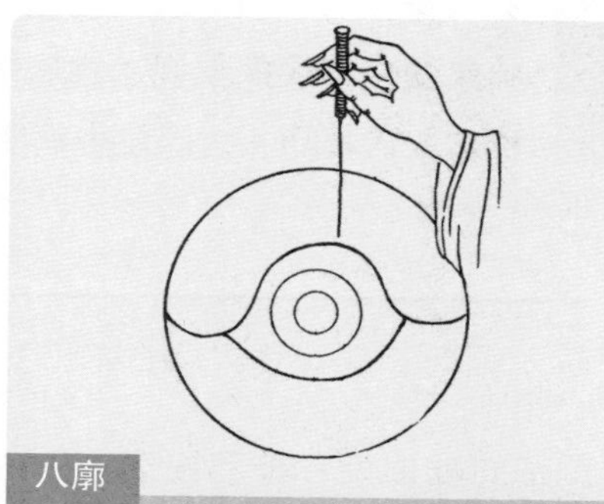

八廓

八廓指的是：水廓（膀胱）、风廓（胆）、天廓（大肠）、地廓（胃）、火廓（小肠）、雷廓（命门）、泽廓（三焦）、山廓（包络）。

精气再经损耗，就必然会导致死亡。由于脏气已经耗尽，阴不生阳，无气以动，所以死时的表现非常安静。

所谓“五脏之气已绝于外”，就是说五脏在外的精气已经竭绝，寸口脉象微弱，轻取的感觉好像没有了，这是阳气衰绝的现象。针刺时，如果反取了患者四肢末梢部位的腧穴，并留针来补在内的阴气，就会使阴气更盛且已经虚衰的阳气内陷，阳气内陷就会发生厥逆，厥逆就必然会导致死亡。由于阴气有余，阴阳逆乱，所以患者在临死时有烦躁的表现。之所以要观察患者的眼睛，是因为五脏六腑的精气内盛，使目光有神，面部五色明润，所以其所发出的声音也必然洪亮。这里所谓声音的洪亮，是说所发出的声音和平常是不同的。

第四 邪气脏腑病形

本篇主要论述邪气侵犯脏腑时的病变表现与治疗。介绍了邪气侵入经脉后的变化、侵入五脏后对人体的伤害、五脏六种脉象变化与疾病表现、针刺治疗时的原则、五脏六腑合穴的名称与取穴技巧、六腑发生病变时的表现与治疗。

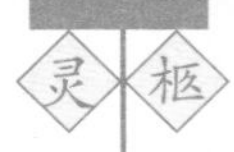

黄帝问岐伯说：外邪侵袭人体的情况是怎样的？岐伯回答：外邪伤人，多侵犯人体的上部。

黄帝又问：邪气侵袭人体部位的高下有什么标准呢？岐伯说：上半身发病的，多是受了风寒等外邪的侵袭；下半身发病的，多是受了湿邪所致。所以说，外邪侵袭人体，没有一定的规律。邪气侵袭了五脏的阴经，也会流传到六腑；邪气侵袭了阳经，也可能会流传到本经而发病。

邪气侵入经脉后的变化

黄帝说：阴经和阳经，虽然名称不同，但都同属一类，它们分别在人体的上部或下部相会合，经络之间相互贯通，就好像圆环一样没有端点。外邪侵袭人体时，有的侵袭阴经，有的侵袭阳经，又或上或下，或左或右，没有固定的部位，这是什么道理呢？

岐伯说：所有的阳经都会聚于头面部。邪气侵袭人体，往往是在人体正气不足、有虚可乘的时候，或劳累用力后，或因吃饭而出了汗，以致腠理开泄的时候。由于足三阳经的循行通路，都是由头至足，自上而下的，所以邪气侵袭了面部，就会沿阳明经脉下传；邪气侵袭了项部，就会沿太阳经脉下传；邪气侵袭了颊部，就会沿少阳经脉下传。如果外邪并没有侵袭人的头面部而是直接侵袭了胸部、脊部、两胁，也会分别侵入上述三阳经并在其各自所属的循行通路上发病。

黄帝说：邪气侵入阴经会怎样呢？岐伯说：外邪侵入阴经，通常是从手臂和足胫开始。因为手臂和足胫内侧的皮肤较薄，肌肉也较为柔软，所以全身各部同样受风时，只有阴经最容易受邪而发病。

黄帝又问：外邪侵袭了阴经，会使五脏受到伤害吗？岐伯回答：身体受了外邪，不一定会影响五脏。这是因为邪气侵入阴经，如果五脏之气充实，即使邪气侵入了，也不能够在此停留，而只能从五脏退回到六腑。所以，阳经感受了邪气，就会流注于本经而发病；而阴经感受了邪气，就会流注于六腑而发病。

邪气侵入足三阳经经脉后的走向

足三阳经经脉的循行路线，都是由头至足、自上而下的。所以，邪气侵袭人体后，都是沿着所侵入的经脉向下运行的。

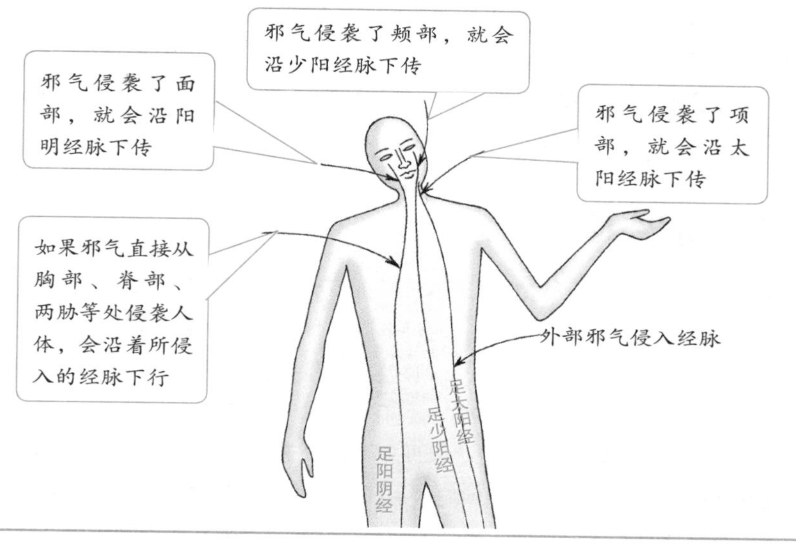

邪气侵入五脏对人体的伤害

黄帝问：邪气侵袭人体五脏的情形是怎样的呢？岐伯答：忧愁、恐惧等精神因素会使心脏受伤。形体受寒，又喝冷水，因为同时感受两种寒邪，使在内的肺脏和在外的皮毛都受到损害，所以会导致肺气上逆。如果从高处坠落跌伤，瘀血就会积留体内，若此时又有大怒的情绪刺激，就会导致气上冲而不下行，血气郁结在胁下，就会使肝脏受伤。如果受到击打或跌伤，或酒醉后行房，汗出后受风着凉，就会使脾脏受伤。如果提举重物用力过度，或房事过度，出汗后又用冷水淋浴，就会使肾脏受伤。

黄帝又问：五脏为风邪所伤的情况是怎样的呢？岐伯答：五脏内有所伤，又受到外邪的侵袭，只有在这样内外俱伤的情况下，风邪才能侵入五脏。黄帝说：你讲得很好！

人面不怕冷的原因

黄帝问岐伯道：人的头面与全身上下各部、所有筋骨都是相连接的，血气的运行也一样。当天气寒冷的时候，大地被冻裂，滴水成冰，或者是天气突然变冷，手脚冻得麻木没有知觉，可是面部却能露在外面而不用衣物遮盖，这是什么原因呢？

岐伯回答：人体周身的十二经脉以及与之相通的三百六十五络脉，所有血气都上达于面部而注于各个孔窍之中。它的精阳之气上注于目而使眼睛能够看见物体；它的旁行之气从两侧上达于耳而使耳朵能够听见声音；它积于胸中的宗气上出于鼻而使鼻子能够闻到气味；还有水谷精微从胃中产生，上行于唇舌而使舌能够辨别五味。各种气化所产生的津液都上行熏蒸于面部，而且面部皮肤较厚，肌肉也坚实，所以，即使在寒冷的天气里，面部也能抗寒而不怕冷。

黄帝问：外邪侵袭人体，发病的症状是怎样的呢？岐伯回答：虚邪侵袭人体，发病比较严重，患者外表上会表现出恶寒战栗；正邪侵袭人体，发病比较轻微，开始时只是面色稍微有点变化，身上却没有什么感觉，好像有病，又好像没病，好像病邪已经消失，又好像病邪还留在体内，有时有症状发生，有时没有症状发生，所以不容易掌握它的病情。黄帝说：讲得很好啊！

诊断疾病要综合考察

黄帝问岐伯：我听说通过观察患者气色的变化，就知道病情的，叫作“明”；通过切脉而知道病情的，叫作“神”；通过询问病情而知道病痛部位的，叫作“工”。我希望听一听，望色就能知道病情，切脉就能晓得病情变化，问病就可以彻底了解病痛所在，这其中有什么样的道理呢？

岐伯回答：患者的气色、脉象、尺肤都与疾病有一定的相应关系，这种相应的关系，就像用木槌击鼓，随后就能听到响声一样；也如同本和末、根和叶的关系，树根死了，树叶也就随之枯萎了。因此，患者的面色、脉象以及形体肌肉的变化，也是相一致的。在察色、切脉、诊尺肤这三方面中，知其一的仅仅是一般的医生，称为工；掌握了其中两者的医生就可以称为神；能够完全掌握这三方面并参合运用的医生就可以称为神明了。

人面独耐寒的原因

人体阴经到胸部就回转，而阳经都上注于面部，再加上胃中食物化生的宗气也熏蒸于人的面部，使得人的面部比身体其他部位要耐寒得多。

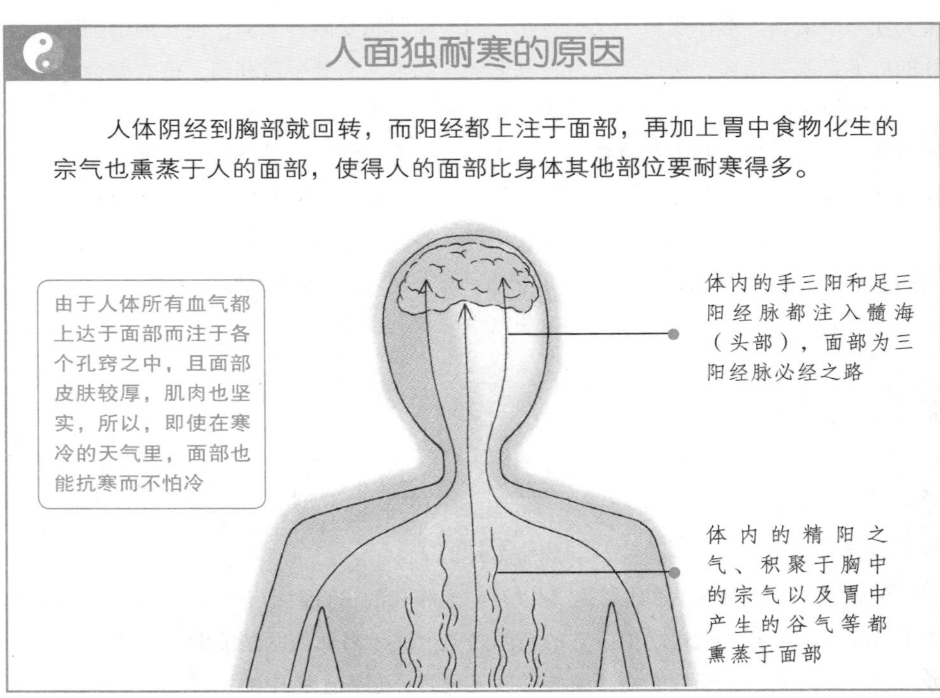

患者面色与脉象的生克关系

如果诊断疾病时，诊察到的面色与切到的脉象一致，则患者会很快痊愈；如果诊察到的面色与切到的脉象相生，患者预后良好；如果诊察到的面色与切到的脉象相克，患者就很危险了。

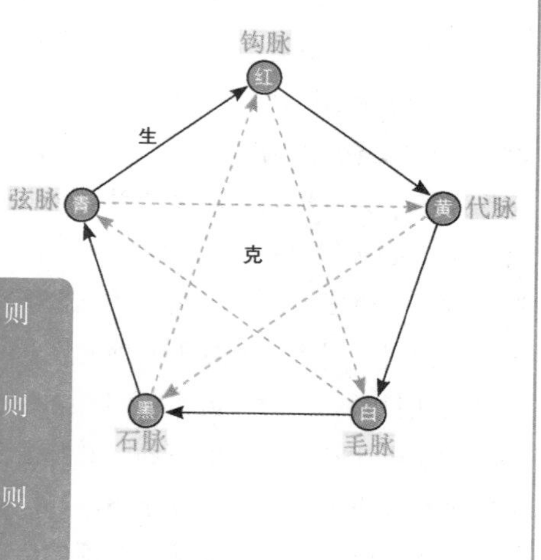

例如：患者面色发青，切到的脉象为弦脉，则患者很快会痊愈

患者面色发黄，切到的脉象为钩脉，则患者的病情正在好转

患者面色发黑，切到的脉象为代脉，则患者很危险

黄帝说：我希望听你详细地谈谈有关这方面的道理。岐伯回答：一般疾病，色和脉是相应的。若病程中呈现出的面色是青色，则与它相应的脉象应该是直而长的弦脉；如果出现红色，脉象应该是钩脉；如果出现黄色，脉象应该是代脉；如果出现白色，脉象应该是毛脉；如果出现黑色，脉象应该是石脉。如果诊察到了面色，却不能切到相应的脉象，反而切到相克的脉象，这表示病危或是死亡；若切到相生之脉，表明即使有病也会很快痊愈。

黄帝问岐伯：五脏所发生的疾病，它的内在变化及反映到体表的症状是怎样的呢？岐伯回答：首先要确定五色和五脉所主的疾病及其相应的关系，这样五脏的病情就可以辨别了。

黄帝问：确定了气色和脉象，怎么就能够判别五脏的病变呢？岐伯答：只要诊察出脉的缓急、脉象的大小、脉势的滑涩等情况，病变就可以确定了。

黄帝说：诊察这些脉象的方法是怎样的呢？岐伯回答：脉搏急促的，尺部皮肤也显得紧急；脉搏徐缓的，尺部皮肤也显得弛缓。脉象小的，尺部皮肤也显得瘦薄而少气；脉象大的，尺部皮肤也大而隆起。脉象滑的，尺部皮肤也显得滑润；脉象涩的，尺部皮肤也显得枯涩。这六种变化，有轻有重，有显著的也有不甚显著的。所以善于诊察尺肤的医生，不必等待诊察寸口的脉象；善于诊察脉象的医生，不必等待观察面色。能够将色、脉、尺肤这三者相互配合而进行诊断的医生，就可以称为高明的医生，十个患者他能治好九个；能运用其中两种方法诊察的医生，为中等的医生，十个患者他能治愈七个；只会用一种方法诊察的医生，称为下等医生，十个患者他只能治愈六个。

五脏脉象的六种变化

黄帝问：缓、急、小、大、滑、涩六种脉象所对应的病状情形是怎样的？岐伯答：我先谈一下五脏所对应这些脉象的病变吧。

另外，古医书中还有脉大、脉小之说，但脉象的“大”和“小”只是一个“状物”的形容词，因为除了细、微、濡之外，其他脉象都可以区分大小。心脉急甚的为寒伤血脉，会发生筋脉痉挛牵引的病；心脉微急的为邪微，会见到心痛牵引后背，饮食不下。心脉缓甚的为心气热，会有神散而狂笑不止的症状；微缓的为气血凝滞成形，伏于心胸之下的伏梁病，其气上下窜行，能升能降，有时出现唾血。心脉大甚的为心火上炎，喉中如有物阻而梗塞不利；微大的为心脉不通的心痹，心痛牵引肩背，心脉上连目系，并时时流出眼泪。心脉小甚的为阳气虚，胃寒气上逆，呃逆时作；微小的为血少津枯，故发消瘅病。心脉滑甚的为阳盛有热，血热而燥，会时时口渴；微滑的为热在下，会见到热在于下的心疝牵引脐痛，并有小腹部肠鸣。心脉涩甚的为心气少，患者喑哑而不能说话；微涩的会有血溢而出现吐血、衄血、四肢厥冷、耳鸣和头部疾病。

肺脉急甚的为风气盛，是癫疾的脉象表现；微急的为肺有寒热，表现为倦怠乏力、咳嗽、唾血，咳时牵引胸部和腰背部疼痛，或是鼻中有息肉而导致鼻腔阻塞不通、呼吸不畅等症状。肺脉缓甚的为表虚不固，故经常出汗；微缓的则肺热叶焦，有手足软弱无力的痿病、瘘疮病、半身不遂以及头部以下汗出不止的症状。肺脉大甚的为火盛阴伤，会见到足胫部肿胀；微大的为烦满喘息而呕吐的肺痹病，其发作时会牵引胸背作痛，且怕见日光。肺脉小甚的为气虚，气虚不摄，所以引发腑气不固的泄泻；微小则出现善食善饥的消瘅病。肺脉滑甚的为实热，会见到喘息气急，肺气上逆；微滑的为热伤血络，会见到口鼻与二阴出血。肺脉涩甚的为血滞不行，会见到呕血；微涩的为气滞而形成的鼠瘘病，多生于颈项和腋下，难以支撑上部重压，所以下肢常常会感到酸软无力。

肝脉急甚的为肝气旺盛，恶语伤人，易怒少喜；微急的为肝气积于胁下所致的肥气病，其状隆起如肉，又好像倒扣着的杯子。肝脉缓甚的为热气上逆，会见到时时呕吐；微缓的为水积胸胁而小便不利的水瘕痹病。肝脉大甚的为肝气郁盛而内发痈肿，经常呕血和衄血；微大的则为肝痹病，其病会见到阴器收缩，咳嗽时牵引小腹部作痛。肝脉小甚的为血少而口渴多饮；微小的为阴虚血燥，故发消瘅病。肝脉滑甚的为热壅于经，故表现为阴囊肿大的溃疝病；微滑的为肝火在下，故发遗尿病。肝脉涩甚的为气血阻滞，是水湿溢于肢体的溢饮病；微涩的为气血不足，筋脉拘挛不舒，故出现抽搐或挛急的筋痹病。

脾脉急甚的为手足抽搐；微急的为脾阳虚，是膈中病，脾不运化，会因脾气不能上通而致饮食入胃后又吐出，大便多泡沫。脾脉缓甚的为脾热，四肢痿软无力而逆冷；微缓的为风痿病，四肢痿废不用，因病在肌肉而不在内脏，所以神志清楚，好像没病一样。脾脉大甚的为阳气亢逆，病状表现为猝然昏倒；微大的为疝气病，其病乃

脉象（1）

脉象学说，是我国医学中一门独特的技术。古代医学家在医疗实践中，总结出了丰富的脉象知识，通过不同的脉象来反映人体脏腑的健康状态。

缓脉

一呼一吸之间，脉搏跳动4次

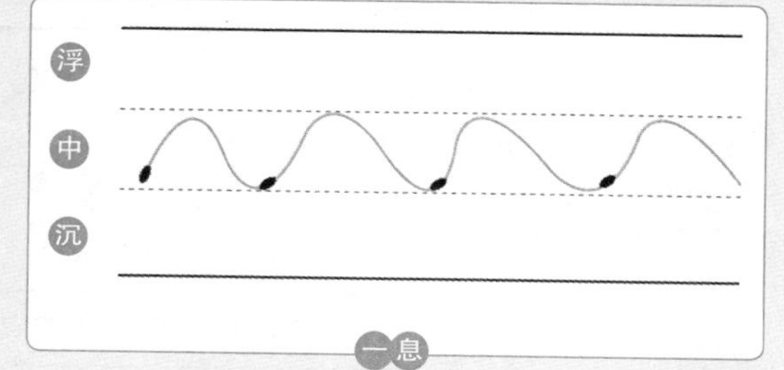

急脉

一呼一吸之间，脉搏跳动7次

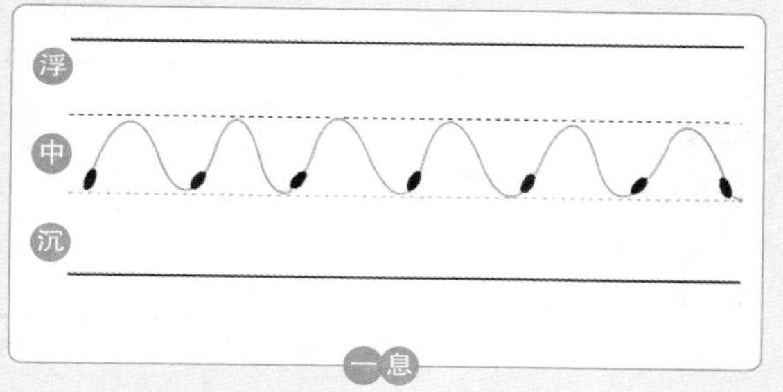

滑脉

往来流利，如珠走盘，应指圆滑

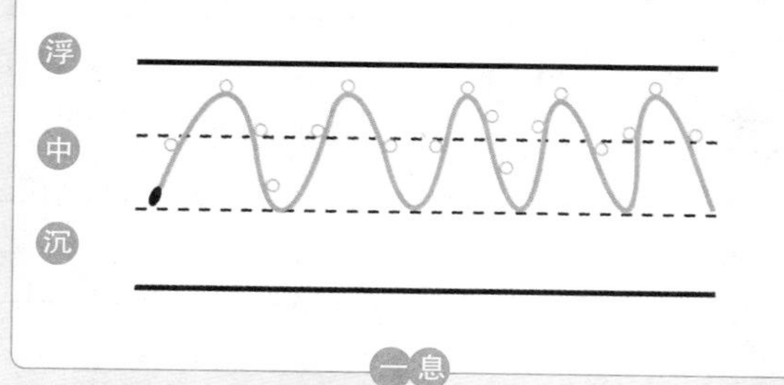

涩脉

脉细而缓，脉率和脉力不匀，往来艰涩不畅，如轻刀刮竹，与滑脉相反

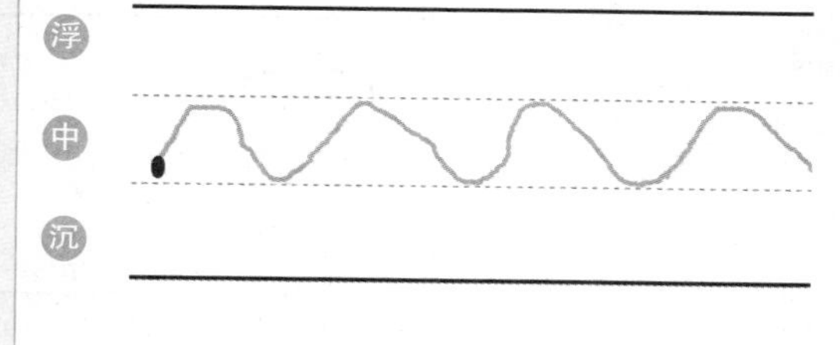

脉象（2）

脉象学说，是我国医学中一门独特的技术。古代医学家在医疗实践中，总结出了丰富的脉象知识，通过不同的脉象来反映人体脏腑的健康状态。

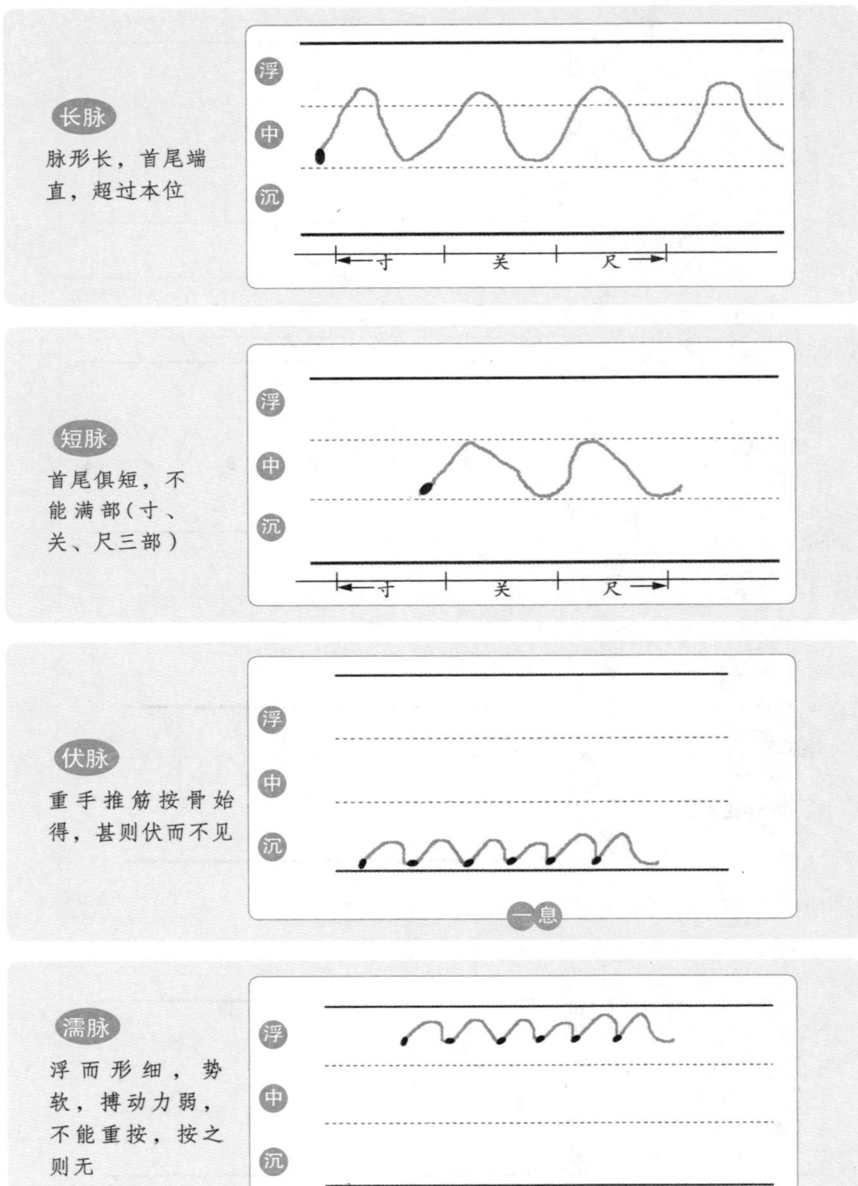

是由脾气壅滞而导致的，腹中有大脓血且在肠胃之外。脾脉小甚的为中阳不足，故发寒热；微小的为内热消瘅。脾脉滑甚的为湿热内盛，故发阴囊肿大和小便不通的病症；微滑的则湿热郁久生虫，故肠内有蛔虫等寄生虫，虫毒引起腹部发热。脾脉涩甚的为气滞血伤，是大肠脱出的肠㿉病；微涩的则会出现肠内溃脓，故大便时会便下脓血。

肾脉急甚的为病邪深入于骨，发为骨癫病；微急的为肾寒，故出现肾气沉滞以致失神昏厥的症状，以及肾脏积气的奔豚证，两足难以屈伸，大小便不通。肾脉缓甚的为阴不足，故腰脊疼痛不可仰；微缓的为肾气虚，故大便洞泄，或是食物下咽之后，还未消化便吐出。肾脉大甚的为阴虚火旺，故发阴痿不起；微大的为石水病，从脐以下至小腹部胀满，有重坠感，若肿满上达胃脘部，则为不易治疗的死证。肾脉小甚的是元气虚衰，故发洞泄病；微小的是精血不足，故出现消瘅病。肾脉滑甚的为有热，故发小便癃闭，阴囊肿大；微滑的为肾虚内热，其病患者能坐而不能起，站起则两眼昏花，视物不清。肾脉涩甚的为气血阻滞，会见到气血阻滞以致外发大痈；微涩的为气血不利，故出现妇女月经不调，或痔疮经久不愈。

五脏疾病的针刺治疗

黄帝问：五脏有病所出现的六种变化，应该怎样进行相应的针刺治疗呢？岐伯回答：凡是脉象紧急的多为寒性；脉象缓的多为热性；脉象大的为阳盛而气有余，阴衰而血不足；脉象小的为阳虚阴弱，气血皆不足；脉象滑的为阳气盛实而微有热；脉象涩的为气滞血少，阳气不足微有寒象。因此，在针刺治疗脉急有寒的病时，应深刺，并长时间留针；针刺治疗脉缓有热的病，应浅刺并迅速出针，以去其热；针刺治疗脉大而多气少血的病，应微泄其气，但不能出血；针刺治疗脉滑而阳盛有热的病，应

阴阳经脉的连属

人体经脉因其连属不同的脏腑器官而有阴阳之分。手三阳经、手三阴经、足三阴经、足三阳经就是我们常说的十二经脉。

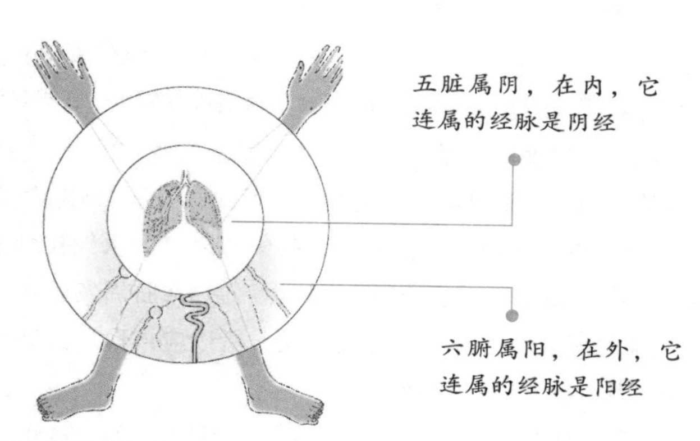

当在进针后迅速出针，且进针也应该较浅，以疏泄阳气而祛除热邪；针刺治疗脉涩而气滞血少的病，在针刺时必须刺中患者的经脉，根据经气的运行方向，可以长时间留针，此外在针刺之前还要按摩肌肉，使其气血流通以利经气运行，出针后，要快速按住针孔，不能让它出血，以调和经脉中的气血；凡是脉象小的，因阳虚阴弱，气血皆少，不宜用针刺治疗，而应当使用甘味药物调治。

脏腑的合穴

黄帝说：我听说五脏六腑的脉气，都出于井穴，流注于荥、输、经穴而入归于合穴，那么，这些脉气是从什么通路进入合穴的？注入后又和哪些脏腑经脉相连属呢？我想听你讲讲其中的道理。岐伯回答说：这就是手足各阳经从别络入于体内而连属于六腑的道理。

黄帝问：荥、输与合穴，在治疗上各有一定的作用吗？岐伯答：荥、输的脉气都浮显在较浅部位，可以治疗外部经脉的病；合穴的脉气深入于内，故可治疗内部六腑的病。

黄帝问：六腑的病该怎样治疗呢？岐伯答：当取六腑之气下合于足三阳经的穴位（即下合穴）来治疗。

黄帝问：六腑下合穴都有名称吗？岐伯答：足阳明胃经的下合穴在本经的足三里穴；手阳明大肠经的腑气合于足阳明经的上巨虚穴；手太阳小肠经的腑气合于足阳明经的下巨虚穴；手少阳三焦经的腑气合于足太阳经的委阳穴；足太阳膀胱经的下合穴是本经的委中穴；足少阳胆经的下合穴是本经的阳陵泉穴。

黄帝问：这些合穴该怎样取呢？岐伯答：取足三里穴时要正坐屈膝，足背低平；取上、下巨虚穴时要将足抬起；取委阳穴时要屈伸腿足，认真探寻，作出判断；取委中穴时要身蹲屈膝而取；取阳陵泉穴时要正身蹲坐，使两膝齐平，在委阳的外侧取之；取荥、输各穴以治疗在外经脉的病时，应先牵拉伸展四肢，而使经脉舒展，气血流通，然后取穴。

六腑病变的表现与治疗

黄帝说：想听你讲一下六腑的病变情况。岐伯回答：足阳明经脉行于面，面部发热是足阳明经胃腑发生病变的反映。手阳明经脉行于鱼际之后，内络太阴，故手鱼际部络脉出现瘀血的，是手阳明大肠腑发生病变的反映。两足背上的冲阳脉，出现坚实或虚陷的现象，是足阳明胃腑病变的反映，因足阳明经属胃脉。

大肠腑病变的症状，表现为肠中急痛，因水气在肠中往来冲激而发出肠鸣。如果冬天再受寒邪，就会立即引起泄泻，并在脐周发生疼痛，其痛难忍，痛时不能久立，因大肠与胃相连，故与胃同候，所以应该取用大肠腑的下合穴，即足阳明胃经的上巨虚穴，来进行治疗。

胃腑病变的症状，表现为腹部胀满，胃脘部的心窝处疼痛，两胁作痛，胸膈和咽部

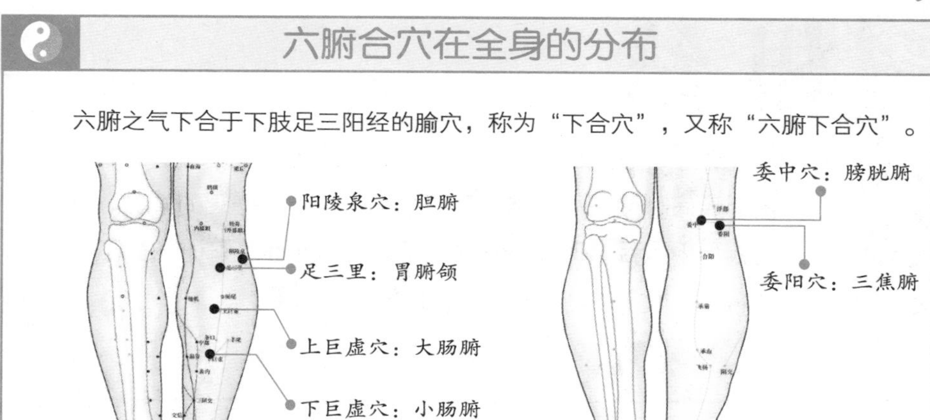

阻塞不通，使饮食不能下咽，治疗可取胃腑的下合穴，即本经（足阳明胃经）的足三里穴。

小肠腑病变的症状，表现为小腹疼痛，腰脊牵引睾丸作痛，有时出现小便窘急以及大小便不利的情况，出现耳前发热，或耳前发冷，或肩上发热，以及手小指与无名指之间发热，或脉络虚陷不起，这都属于小肠腑病变的症状表现，治疗时可取小肠腑在下肢的下合穴，即足阳明胃经的下巨虚穴。

三焦腑病变的症状，表现为腹气胀满，小腹部尤为满硬坚实，小便不通而甚感急迫。小便不通则导致水道不利，水道不利则导致水液无所出，如果水溢于皮下则会水肿，如果水停留在腹部则会形成水胀病。诊察此病，可观察足太阳膀胱经外侧大络的变化，此大络在足太阳膀胱经与足少阳胆经之间，若此处脉出现赤色，治疗时应取三焦腑在下肢的下合穴，即足太阳膀胱经的委阳穴。

膀胱腑病变的症状，表现为小腹部偏肿、疼痛，若用手按压痛处，就会产生尿意，却又尿不出来。由于膀胱经脉起于足小趾外侧，循胫踝上行于肩背，所以当足小趾外侧、胫踝及肩部发热，或是这些部位的经脉循行处陷下不起时，可以取用膀胱腑的下合穴，即本经（足太阳膀胱经）的委中穴，来进行治疗。

胆腑病变的症状，表现为经常叹长气、口苦、呕吐胆汁、心神不宁、心跳不安，好像有人要逮捕他一样，咽喉中也像有东西梗阻，时时吐唾沫。治疗时，可以在足少阳经循行通路的起点处或终点处取穴。若循行部位出现经脉陷下不起，可用灸法治疗。如胆病而出现寒热往来，就应当取用胆腑的下合穴，即本经（足少阳胆经）的阳陵泉穴，来进行治疗。

黄帝说：针刺以上各穴，有一定的规律吗？岐伯回答：针刺这些穴位时一定要刺中气穴才行，而不能只刺中肉节。因为刺中气穴，医生手下才会感觉到针尖好像游于空巷之内，经脉就能得以疏通。若刺中肉节，不但医生手下会感觉到针体进出涩滞，而且患者也会有皮肤疼痛的感觉。此外，补泻手法也要正确使用，若当用补法的却反用了泻法，或当用泻法的却反用了补法，疾病会因此而加重。如果误刺在筋上，就会使筋脉受伤而弛缓不收，邪气也不能出，与人体真气相互斗争，就会使气机逆乱，甚至还会深陷于体内，使病情更加严重，这都是用针不审慎，乱用刺法而造成的后果。

第五 根结

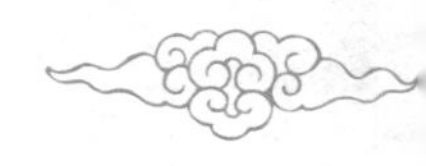

本篇通过讲述人体十二经脉的起始与终止，阐述针刺的道理。诊断疾病时可以从经脉搏动次数来了解脏气盛衰的情况。王公贵族和平民百姓形体与气血的不同，决定了针刺方法的不同。针刺的道理应该是调和阴阳，使体内阴阳平衡。

灵枢

十二经脉的起止

岐伯说：天与地相互感应，寒与暖交相推移，阴与阳消长如何，谁多谁少，大自然自有其规律。阴阳属性不同，阴为偶数，阳为奇数。较之四季为：春夏属阳，秋冬属阴。病发于春夏季节，阴气少而阳气多，因阴阳之气不相协调所致的疾病，在治疗时，该如何施行补法和泻法呢？病发于秋冬季节，阳气少而阴气多，此时由于阳气衰少阴气充盛，草木茎叶干枯，水湿下渗于根部，针对阴阳之气相移所生的病症，又该如何施行补泻呢？不正之邪气与反常之气候所生疾病侵入脏腑，流传不定，其病症数不胜数，若不懂得经脉根结本末的含义，则五脏六腑的机关折损，枢机败坏，脏腑开阖失常而真气走泄，阴阳之气大伤，病就难治了。九针的妙用，主要在于明白经脉的起始与终止。懂得经脉的起止，则针刺的道理一说就清楚了；若不懂得经脉的起止，针刺的道理也就难以懂得了。

从足小趾外侧的至阴穴到面部的命门，是为足太阳膀胱经。所谓“命门”，即内眼角的睛明穴。从足大趾和食趾端的厉兑穴到额角的颡大，是为足阳明胃经。所谓“颡大”，即钳束于耳的上方、额角部位的头维穴。从足小趾端的窍阴穴到耳部的窗笼，是为足少阳胆经。所谓“窗笼”，即耳孔前面、耳屏之前凹陷中的听宫穴。太阳主表为开，阳明主里为阖，少阳介于表里之间而为枢。所以太阳主开的功能受损，则皮肤肌肉干枯消瘦而引发暴病，对此暴病的治疗，可取用足太阳膀胱经，视病况而泻其有余，补其不足。所谓“渎”，乃皮肉瘦弱憔悴的意思。阳明主阖的功能失常，则阳气无所止息而发生痿疾，对痿疾的治疗，可取用足阳明胃经，视病况而泻其有余，补其不足。所谓“无所止息”，是指正气运行不畅，邪气盘踞而不去。少阳主枢失掉功能，就会诱发骨繇病而站立不稳，所以骨繇病的治疗，可取用足少阳胆经，视病况而泻其有余，补其不足。所谓“骨繇”，即骨节弛缓不收的意思。上述各病，都应该根据其具体症状找出致病根源，进行正确的治疗。

十二经脉的起始

井穴为十二经脉的起始，这些穴位都分布在手指或脚趾的顶端（如图所示）。了解这些穴位并经常按摩，可以有效改善体内的血液循环，是一种很好的保健方式。

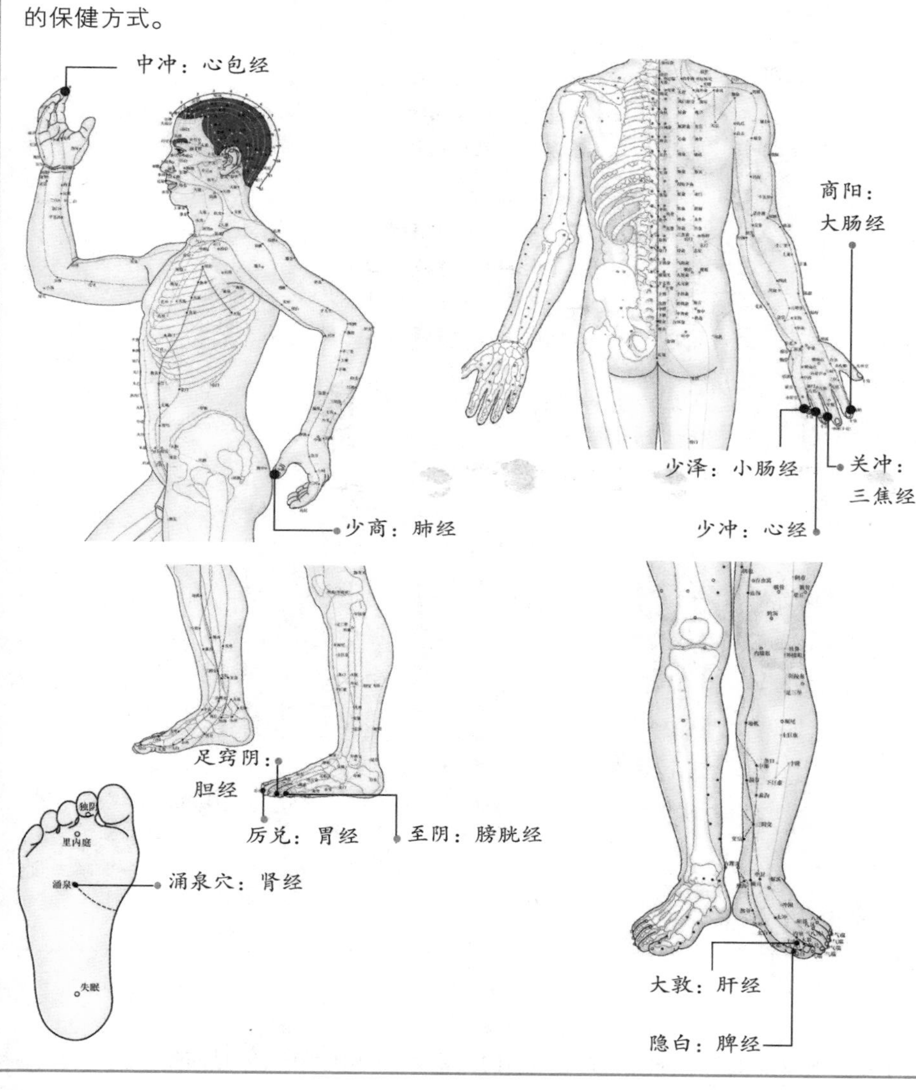

从足大趾内侧的隐白穴到上腹部的太仓穴，是为足太阴脾经。从足心的涌泉穴到喉部的廉泉穴，是为足少阴肾经。从足大趾外侧的大敦穴到胸部的玉英穴，是为足厥阴肝经，其向下联络于膻中穴。太阴主表为开，厥阴主里为阖，少阴介于表里之间而为枢。所以若太阴主开的功能受损，则导致脾胃运化功能降低而不能转输水谷，表现在上则膈塞不通，在下则直泻无度。对膈塞洞泄之病，可取用足太阴脾经，视病况泻其有余，补

十二经脉的终止

人体十二经脉都是从一定穴位（井穴）流出，最后又各自注入一定的穴位（合穴），日夜不息，循行于体内。

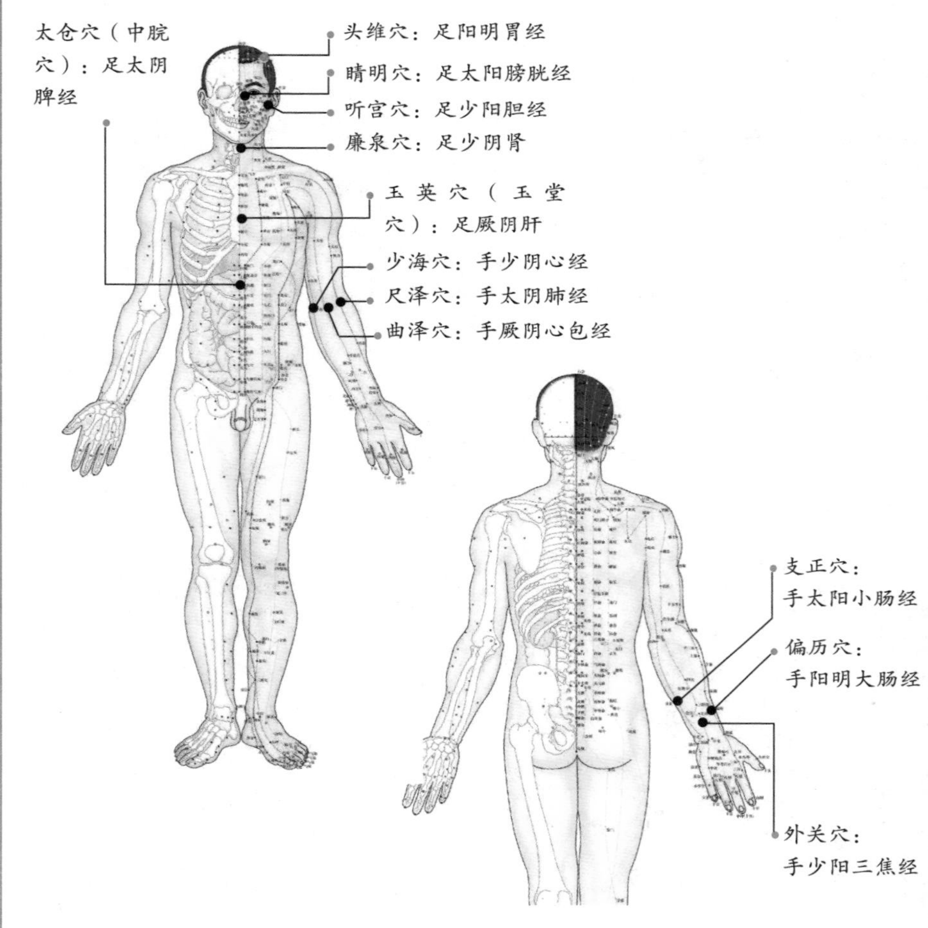

其不足。所以说太阴主开的功能受到损伤，就会因阴中之阳气不足而发生此类疾病。厥阴主阖的功能失常，则导致肝气不畅而易生悲哀，治疗此症，可取用足厥阴肝经，视病况而泻其有余，补其不足。少阴主枢的功能失掉，则导致肾经脉气郁结而大小便不利。治疗大小便不通的病症，可取用足少阴肾经，视病况而泻其有余，补其不足。凡是经脉结滞不通的，都可采取上述方法治疗。

足太阳膀胱经的下端根部在本经的井穴至阴穴，溜行于原穴京骨穴，灌注于经穴昆仑穴，上入于颈部的天柱穴，下入于足部的飞扬穴。足少阳胆经的下端根部在本经的井穴窍阴穴，溜行于原穴丘墟穴，灌注于经穴阳辅穴，上入于颈部的天容穴，下入于足部的光明穴。足阳明胃经的下端根部在本经的井穴厉兑穴，溜行于原穴冲阳穴，灌注于合穴足三里穴，上入于颈部的人迎穴，下入于足部的丰隆穴。手太阳小肠经的根部在本经的井穴少泽穴，溜行于经穴阳谷穴，灌注于合穴小海穴，上入于头部的天窗穴，下入于臂部的支正穴。手少阳三焦经的根部在本经的井穴关冲穴，溜行于原穴阳池穴，灌注于经穴支沟穴，上入于头部的天牖穴，下入于外关穴。手阳明大肠经的根部在本经的井穴商阳穴，溜行于原穴合谷穴，灌注于经穴阳溪穴，上入于颈部的扶突穴，下入于偏历穴。这就是手足三阳经左右共十二条经脉的根、溜、注、入的部位，有络脉盛满现象的，都可用泻法刺这些穴位。

经脉气血周行于人体，一昼夜五十次，以营运五脏的精气。若循环次数非五十，则属不正常现象，叫作“狂生”。经气运行五十次，则五脏都能得到精气的营养，还可根据诊切寸口脉象，计算搏动次数来了解脏气盛衰的情况。如果脉搏跳动五十次而无歇止，说明五脏都能受到精气的营养，皆健全；四十次而有一次歇止的，说明其中一脏精气衰败；三十次而有一次歇止的，说明其中二脏精气衰败；二十次而有一次歇止的，说明其中三脏精气衰败；十次而有一次歇止的，说明其中四脏精气衰败；脉跳不满十次而有一次歇止的，则说明五脏精气俱衰，据此可推断病者死期将近。所谓脉搏跳动五十次而无歇止的，这是五脏正常的脉象，可以借此测知此人寿命长。而将死之人的脉象，其脉搏跳动忽快忽慢。

形体与气血不同对针刺的影响

黄帝说：人之五种不同形体之间的差别表现为：骨节大小不同，肌肉坚脆不同，皮肤厚薄不同，血液清浊不同，经气滑涩不同，经脉长短不同，血液多少不同以及经络的数目不同。我已经知道这些了，但这都是对身体强壮的平民百姓而言的。而那些王公贵族和终日食肉之人，他们往往身体柔弱，肌肉软弱，血气运行急速而滑利，在针刺治疗时，手法的快慢，进针的深浅，取穴的多少，与一般平民相同吗？

岐伯回答道：王公贵族与平民百姓，在针治时怎么会相同呢？对于他们，经气运行急滑的宜快速出针，应用小针且浅刺；经气运行涩滞的宜慢出针，应用大针且深刺，并要留针。由此看来，针刺平民百姓，要深刺且留针；针刺王公贵族，由于其经气运行急速而滑利，宜浅刺并缓慢进针。

黄帝说：人体形气与病气的表现不相一致，应该如何进行治疗呢？岐伯说：外表形气软弱，病气的功能表现为亢进，是邪气满实了，应当用泻法急泻其邪。反之，外表形气强健，病气的功能表现却低下，应当用补法急补其正。若形气、病气皆表现为不足，这是阴阳表里血气俱虚，此时，不宜用针刺治疗，针刺则更虚弱，进而导致内外阴阳俱竭、气血耗尽、五脏空虚、筋骨痿弱、精髓枯槁，老年人将会死亡，壮年人也因耗损严重而难以恢复。若形气、病气皆表现有余，这就是阴阳表里血气俱盛，应当立即用泻法去其邪，然后根据各经的虚实进行调治。所以说，凡是有余的应该用泻法，不足的应该用补法，就是这个道理。

从经脉运行规律与脉搏来诊察五脏精气

正常情况下，经脉气血周行于人体，一昼夜五十次，以营运五脏的精气。所以，正常的脉搏为五十次而无止歇。

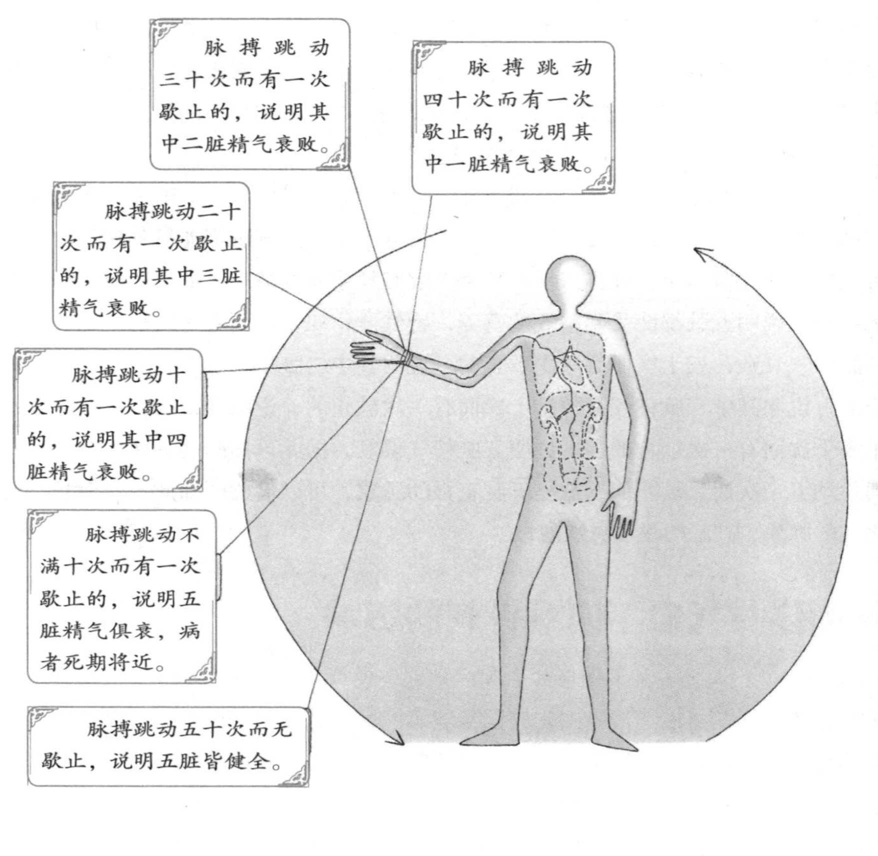

所以说，施用针刺治病若不懂得形气、病气逆顺之理及补泻之法，就会导致正气与邪气搏斗的情况，倘若对邪气满实之证误用了补法，就会使阴阳表里血气满溢于肠胃，肝肺的脏气胀满，阴阳之气错乱。倘若对正气虚衰之症误用了泻法，就会使经脉缺少营养而空虚，血气过于耗损而枯竭，肠胃运化无力，人也就会瘦得皮包骨，毫毛脱折，腠理憔悴，就可以预测其离死期不远了。

所以说，运用针刺的要领，在于懂得调和阴阳。阴阳调节平衡，精气才能充沛，形体与神气内外合一，神气就能内藏。所以说，技术高明的医生可调节阴阳之气，使之平衡；技术一般的医生往往扰乱经脉之气血；技术低劣的医生，则可能耗绝患者血气而危及其生命。所以说，技术低劣的医生，运用针刺治病应特别谨慎，务必要仔细审察五脏病情变化的情况以及与之相应的五脉脉象、经络虚实、皮肤柔糙之情况，然后对症取穴再下针。

不同人在治疗时的区别

人与人之间由于生活习惯、饮食等的不同，肌肉坚厚程度不同，血气运行的滑涩也不一样，针刺时所选用的针以及刺的深浅、速度等也要有所区别。

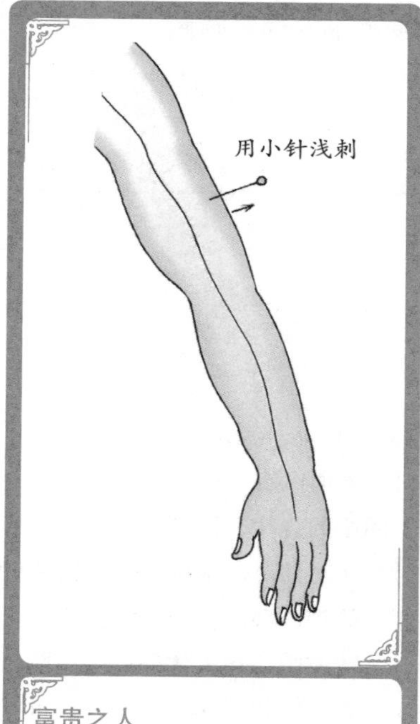

富贵之人

饮食精细，活动量少，所以身体比较柔弱，肌肉柔软。血气运行急速而滑利。所以针刺时宜快速出针，应用小针且浅刺。

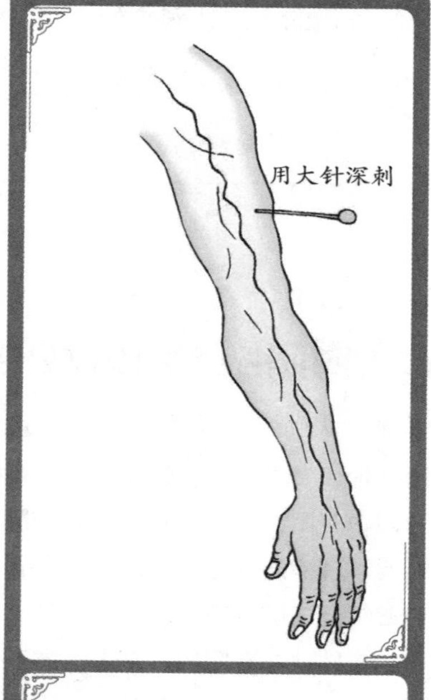

平民百姓

饮食粗糙，活动量大，皮肤粗糙，肌肉坚硬。血气运行缓慢而艰涩。所以针刺时宜慢出针，应用大针且深刺，并要留针。

第六 寿夭刚柔

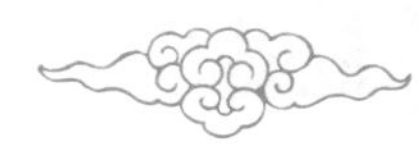

本篇主要论述人的阴阳刚柔对针刺的影响，针刺的次数要根据得病时间的长短选择；介绍了根据人的形体气血推测寿命长短的方法，刺营分、刺卫分、刺寒痹的三种针刺方法，营分病、卫分病、寒痹病的症状表现与治疗，以及药熨的方法。

灵枢

人之阴阳刚柔对针刺的影响

黄帝问少师：我听说人在出生时，性情刚柔不同，体质有强弱之分，形体有高矮之别，且分男女，我很想知道，在施用针法时应如何区别对待呢？**少师回答：阴中有阴，阳中有阳，只有熟知阴阳的性情及掌握了阴阳的规律，针刺时才有法度可循。同时还要了解疾病发生的根源，及发病所处的时节，对症对时准确下针。施用针法，于体内要符合五脏六腑所表现的症状，于体外要与筋骨皮肤的证候相应。不仅人体内有阴阳，人体外亦有阴阳。在人体内五脏属阴，六腑属阳；在人体外筋骨属阴，皮肤属阳。因而治疗时，病在五脏者，可针刺阴经的荥穴和腧穴；病在皮肤者，可针刺阳经的合穴；病在筋骨者，可针刺阴经的经穴；病在六腑者，可针刺阳经的络穴。所以说，病在体表的称为“风”，病在体内的称为“痹”，表里阴阳俱病的，称为“风痹”。如果人体表形体有病状而内脏无疼痛症状，多属于阳证；体表形体无病状而内脏有疼痛症状的，多属于阴证。是阴证者，应当急治其内脏，不要误攻其体表；是阳证者，应当速治其体表，不要误攻其内脏。如果表里同时有病，症状有时表现于体表，有时表现于内脏，加之患者烦躁不安，就成为内脏病甚于体表病，此时可说病邪既不单单在表，也不仅仅在里，属于表里同病，预示着其不久将会死亡。**

针刺次数的选择

黄帝问伯高：我听说人之外在形体和内存脏气在发病时先后不同，这当中的情况是怎样的呢？**伯高回答：风寒邪气先伤害人的外在形体，患者担忧愤怒，伤及筋脉，筋脉乃病；风寒进而又伤及其体内脏气，体内脏气进一步伤害其五脏，而使五脏染病。这就是人之外在形体和内存脏气之疾病发生的先后关系。**

黄帝又问：根据得病时间的长短，又怎样施用针刺治疗呢？**伯高回答：得病九天的，针刺三次就可以了。得病时间为一个月的，针刺十次也就差不多了。无论得病时**

针刺次数的选择

针刺时次数的选择是有规律的，一般是按照病三天针刺一次的方法计算。具体到实际情况，还要看疾病是由外向内发展，还是由内向外发展。

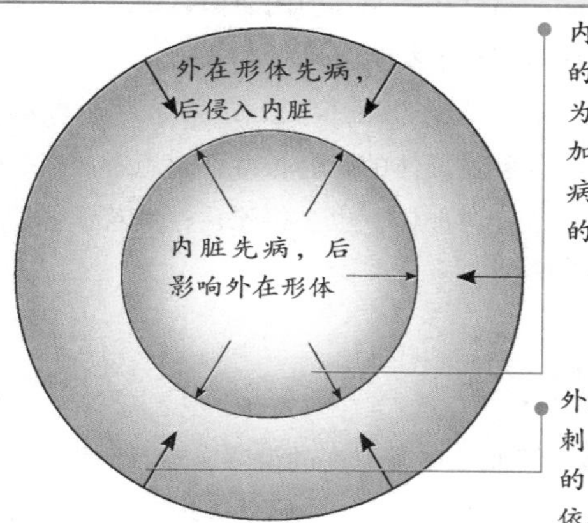

内病向外发展的，针刺次数为得病的天数加倍，再依据病三天针一次的规律计算

外病内侵的，针刺次数根据已病的日数减半，再依据病三天针一次的规律计算

间长短，都可以依据病三天针一次的规律来推算需要针治的次数。如果疾病长久地存留在人体内而不离开，可仔细观察其发病部位的血络，针刺相应血络去其瘀血即可。

黄帝再问：人体内与体外之疾病，在治疗时有难治、易治的不同，此情况是怎样的呢？伯高回答说：外在形体先染病而未侵入其内脏的，针刺的次数可以根据已病的日数减半，再依据病三日针一次的规律来计算。如果内脏先受病，进而形体受到影响的，针刺的次数则应当为得病的天数加倍，再依规律推算。这就是说疾病发生的部位有内外之分，而在治疗上也有相应的难易之别。

寿命长短的推测

黄帝问伯高：我听说，人有形体缓急之分，血气盛衰之别，骨节大小不一，肌肉坚脆不同，皮肤厚薄相异，怎样从这些方面来推测人的寿命长短呢？伯高回答：形体与血气相称，内外平衡的则多长寿，反之则多夭折。皮肤与肌肉相适应的则多长寿，反之则多夭折。内在气血经络满盛胜过外在形体的则多长寿，反之则多夭折。

黄帝问：什么叫作形体的缓急呢？伯高回答：外在形体充实且皮肤滑顺的多长寿，外在形体充实而皮肤紧缩的多夭折。外在形体充实且脉象坚定有力的多康顺，外在形体充实而脉象柔弱无力的多气衰，气衰的生命就危险了。如果外在形体充实而颧骨低平不突起的，为骨节小，骨节小的多夭折。外在形体充实且肌肉坚实、肤纹清楚的多长寿，外在形体充实而肌肉柔弱、肤纹不清楚的多夭折。此均为人的先天禀赋不同所致，根据这些形气的不同可推测人的寿命长短。做医生的必须首先明了这些道理，而后根据患者形气的情况做出诊断，以推测其生死。

黄帝说：我听说人长寿或夭折，是很难测度的。伯高回答：就面部而言，如果耳边四周的骨骼凹陷，高度还不及耳前的肌肉，则此人不满三十岁就会死亡。若再加上患有其他疾病，其不到二十岁就会死亡。

黄帝问：形体与经气不相适应时，怎样来推断人寿命的长短呢？伯高回答：就正常人来说，若经气胜过形体的就会长寿；对患者而言，若其形体之肌肉已经消瘦不堪而脱陷，即使经气胜过形体，也必将死亡；倘若形体肌肉脱陷，但形体胜过了经气的，其生命也是危险的。

刺法三变

黄帝问：我听说刺法中有三变的说法，什么叫作三变呢？伯高回答："三变"是指刺营分、刺卫分、刺寒痹停留于经脉这三种不同的针刺方法。

黄帝问：这三种刺法是如何运用的呢？伯高回答：刺营分用出血法，点刺以外泄瘀血；刺卫分用出气法，摇大针孔以疏泄卫气；刺寒痹用焠刺法，针后药熨以使热气纳于内。

寿命长短的推测

通过形体与气血的对比，可以了解一个人的健康状况，进而推测这个人的寿命长短。这种方法也可以用来了解患者身体健康状况的走向。

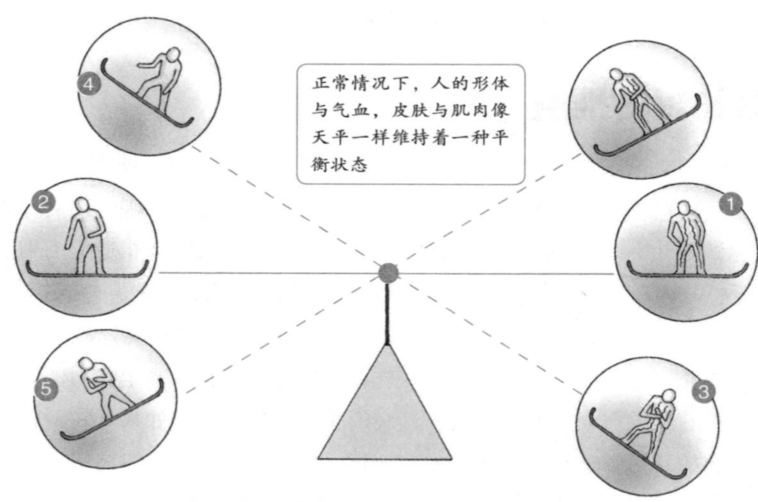

1. 人的形体与血气相称，内外平衡则多长寿，反之则多夭折。
2. 人的皮肤与肌肉相适应则多长寿，反之则多夭折。
3. 对常人来说，内在经气胜过形体会长寿，反之则多夭折。
4. 对患者而言，若其形体肌肉已经消瘦不堪，即使经气胜过形体，也必将死亡。
5. 若患者形体肌肉已经脱陷，但形体胜过了经气的，其生命则危险。

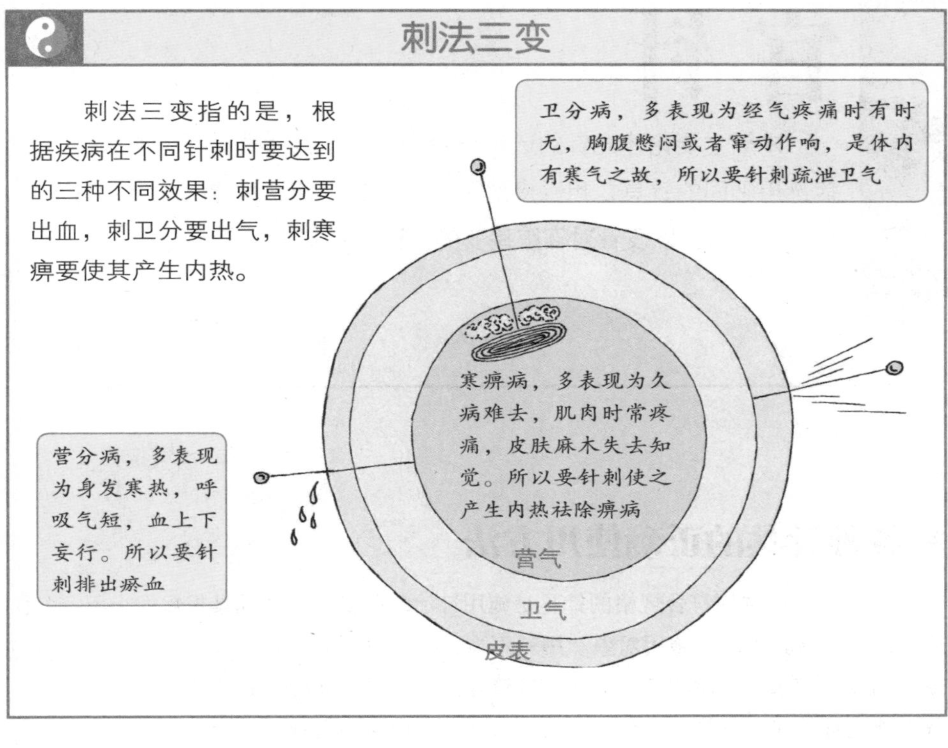

营分病、卫分病、寒痹病的表现与治疗

黄帝问：营分病、卫分病、寒痹病的症状表现是怎样的呢？伯高回答：营分病，多表现为身发寒热，呼吸气短，血上下妄行。卫分病，多表现为经气疼痛时有时无，胸腹懑闷或者窜动作响，此乃风寒侵袭肠胃所致。寒痹病，多表现为久病难去，肌肉时常疼痛，皮肤麻木失去知觉。

黄帝问：刺寒痹时使热气内入的方法是怎样的呢？伯高回答：对平民百姓等体质较好的患者，可用烧红的火针刺治；而对于那些王公贵族等体质较差的患者，则多用药熨。

黄帝问：药熨的方法是怎样的呢？伯高回答：取用醇酒二十升，蜀椒、干姜、桂心各一斤，共四种。将后三种药料捣碎后浸泡在醇酒中，再取丝绵一斤，细白布四丈，一并浸泡在酒中。然后用泥将盖密封至不漏气，放酒器于燃烧着的干马粪内煨。五天五夜后取出细布和丝绵晒干，晒干后再浸入酒内，重复此方法直至将药酒浸干为止。每次必须浸泡一整天，然后拿出来晒干。等酒浸干后，将布做成夹袋，此夹袋是将双层的布对折而制成的，每个长六到七尺，共做成六七个，将药渣和丝绵装入袋内。使用时先将夹袋放在生桑炭火上面烘热，然后熨敷于寒痹所针刺的部位，使热气深透于病处，夹袋凉了再将它烘热，如此熨敷三十次后停止。每次熨敷都使患者出汗，出汗后用毛巾擦身，也需要三十次。并让患者在没有风的室内行走。每次针刺后必须配合药熨，照此做病就能治好。这就是所说的用药熨使热气内入的方法。

第七 官针

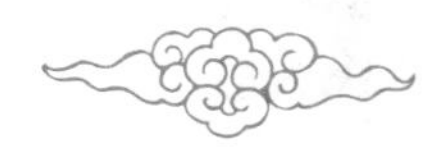

本篇主要论述九针的选用与治疗方法，包括根据不同的病症选用不同的针具，用以应对不同病症的九种针刺方法和十二种针刺方法，以及针对五脏病变的五种针刺方法。

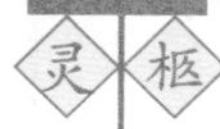

各种针具的正确使用方法

根据病况以选用符合规格的针具是施用针治的关键。九种针具长短大小不一、作用不同，各有其不同的施用对象。用针不当，疾病就不能除去。病情轻微而针刺深，就会伤及内部未染疾病的肌肉，同时导致外部皮肤发生痈肿；病情严重而针刺浅，邪气不能全部外泄，皮肤上也会出现大的脓肿。小病而用大针，外泄太多而大伤元气，致使病情加重；大病而用小针，邪气不能全部外泄，也未能产生好的效果。选用不符合规格的针具往往是宜用小针而误用了大针，就会损伤元气；宜用大针而误用了小针，就不能祛除病邪。已经说了错用针具的害处，那就让我再来谈谈各种针具的正确使用方法吧。

疾病在皮肤浅表游走不定，没有固定部位的，当取用镵针针刺于患处，若患处的皮肤苍白而无红肿充血的现象，则说明热血已去，就不能使用此法；病在肌肉之间的，当取用圆针针刺于患处；病在经络，属于顽固性的痹病，当取用锋针进行治疗；病在经脉，属气虚不足应施用补法的，当取用鍉针按压井、荥、输等穴位；病属于脓疡之类且较严重的，当取用铍针进行治疗；病属痹病且急性发作的，当取用圆利针针刺于患处；病属痹病且疼痛日久不愈的，当取用毫针进行治疗；病在体内的，当取用长针治疗；因患水肿病而在关节间积水以致关节不通利的，当取用大针治疗；病在五脏久而不愈的，当取用锋针，在井、荥、输等穴行用泻法刺治，并依据四时与腧穴的关系来进行选穴。

针刺的方法

一般来说，针刺的方法有九种，以应对九种不同的病症。

第一种叫“输刺”，就是用来针刺十二经在四肢部位的荥穴和腧穴以及在足太阳膀胱经上的五脏腧穴。

古代九针

九针是指具有九种不同形状的金属针具，各有不同的治疗用途。一般认为，九针是在青铜器时代开始萌芽，到铁器时代才制作成功的，是在承袭“砭石、针石、镵石”的基础上不断改进，逐渐完善而成的。

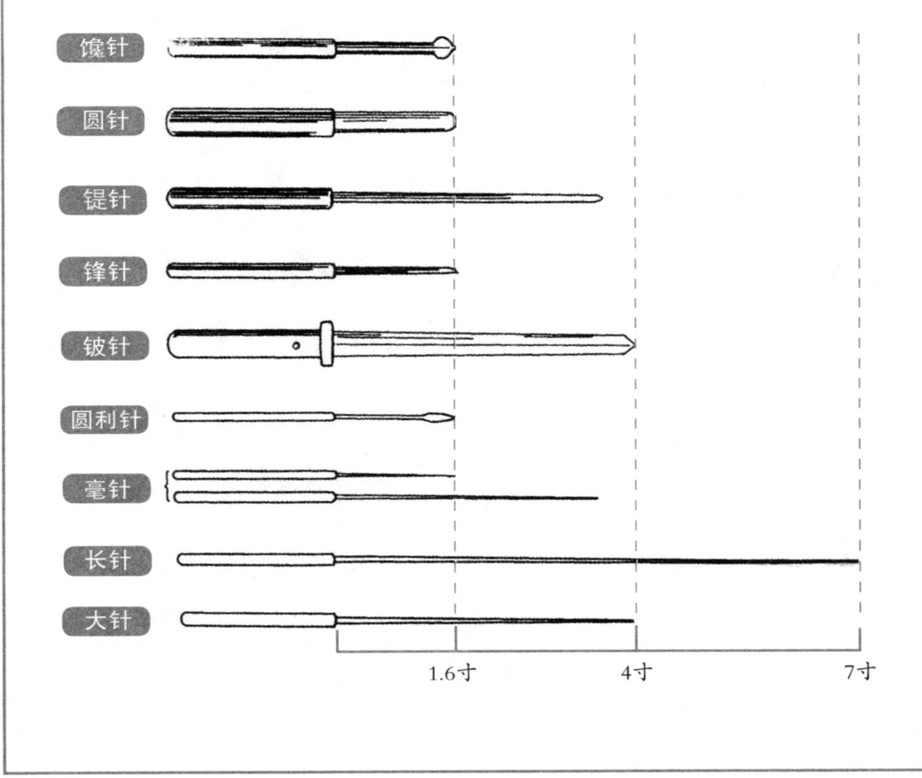

第二种叫“远道刺”，顾名思义，就是病在上部的，从下部取穴，针刺足三阳经所属的下肢的腧穴。

第三种叫“经刺”，就是针刺五脏六腑之内的经与络间积聚不通的地方。

第四种叫“络刺”，就是针刺皮下浅表的小络血脉。

第五种叫“分刺”，就是针刺各经肌肉的间隙。

第六种叫“大泻刺”，就是用铍针针刺大的脓疡。

第七种叫“毛刺”，就是针刺皮肤表层的痹病。

第八种叫“巨刺”，就是指身体左侧发病针刺右侧穴位，右侧发病针刺左侧穴位的交叉针刺法。

第九种叫“焠刺”，就是用火烧过的针来治疗痹病。

针刺的方法还有十二种，以专门应对十二经病变的治疗。

古代九针的长度、形状和用途

针名	长度	形状	用途
镵针	长1寸6分	似箭头，末端十分尖锐	浅刺皮肤泻血，治头身热证等
圆针	长1寸6分	针身圆柱形，针头卵圆形	按摩体表，治分肉间气滞，不伤肌肉。为按摩工具
鍉针	长3寸半	针头如黍粟状，圆而微尖	按压经脉，不能深入，为按压穴位用具
锋针	长1寸6分	针身圆柱形，针头锋利，呈三棱锥形	点刺泻血，治痈肿、热病等
铍针	长4寸，宽2分半	形如剑	痈脓外证割治用，为外科用具
圆利针	长1寸6分	针头微大，针身反细小，圆而利，能深刺	痈肿、痹证，深刺
毫针	长1寸6分 长3寸6分	针身细如毫毛，常用针具	通调经络，治寒热、痛痹等
长针	长7寸	针身细长锋利	深刺，治“深邪远痹”
大针	长4寸	针身粗圆	泻水，治关节积液等，后人用作火针等

第一种叫“偶刺”，就是刺两次，以手按其胸、背部，找到痛处并进针，前胸、后背各一针，可治疗心痹病。在前胸刺针时，为避免伤及内脏，针尖一定要向两旁倾斜。

第二种叫“报刺”，就是针刺疼痛没有固定部位的病。此病上下妄行，可在痛处垂直进针且留针，用左手在其痛处四周按摩，然后将针拔出，再重复此法进针。

第三种叫“恢刺”，是指紧挨筋脉直接刺患处，前后捻转，使筋脉拘急的症状得以舒缓，可治疗筋痹病。

第四种叫“齐刺”，就是在患处正中直刺一针，两旁各侧刺一针，以治疗患染寒气或痹气范围小但较深的病症，因三针齐下故又称“三刺”。

第五种叫“扬刺”，就是在患处正中刺一针，周围加刺四针，且都用浅刺法，以治疗患染寒气范围较大的病症。

三刺法

三刺法是就针刺时的三种不同深度而命名的，针刺深度不同，所达到的效果也不一样。

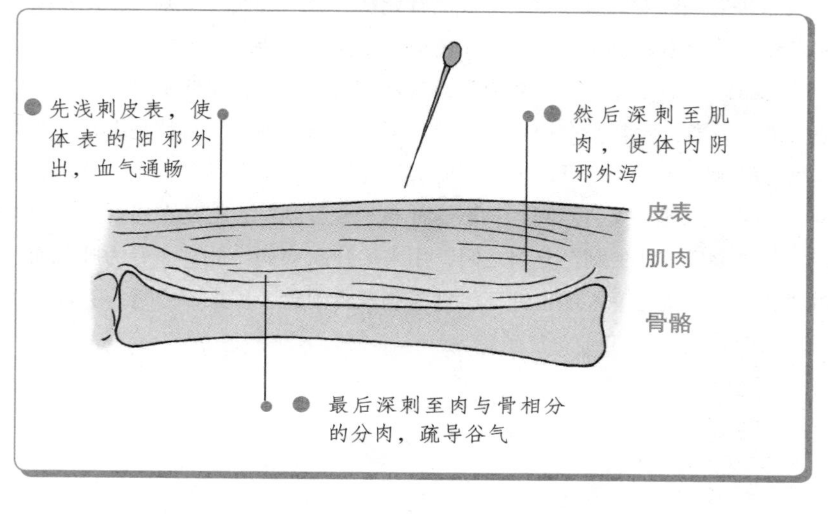

第六种叫“直针刺”，就是提起皮肤将针沿皮直刺，以治疗患染寒气部位较浅的病症。

第七种叫“输刺”，就是将针垂直进出皮肤，只此一针但针刺较深，以治疗邪气充盛而有热的病症。

第八种叫“短刺”，就是将针刺入皮肤并稍稍摇晃使之深入到骨的附近，上下提插，摩擦骨头，用以治疗骨痹病。

第九种叫“浮刺”，就是在病位旁浮浅地斜刺入肌表，以治疗肌肉挛急而有寒的病症。

第十种叫“阴刺”，就是左右皆刺针，以治疗寒厥病，患染上寒厥病应当刺足内踝后方足少阴经的太溪穴。

第十一种叫“傍针刺”，就是在病所的正中及一侧各刺一针，以治疗痹痛久居而不散的病症。

第十二种叫“赞刺”，就是垂直进出针，多发针而浅刺至出血，用来治疗痈肿。

对所在部位深且难以看见的经脉针刺时，应当轻轻地刺入皮肤并使针长时间地停留，以疏导其脉气到达孔穴。对于经脉分布在浅表的，不能直接刺中其脉，必须用手指按压经脉，使血脉绝流，然后再进针，这样就能使精气不外泄，只祛除邪气。

所说的刺三针就能使谷气出而产生针感的刺法，就是先浅刺于皮肤表层，使阳邪外泄；再较皮肤表层稍微深刺一些，至肌肉而未到达分肉之间，使阴邪泄出；最后刺至分肉之间，则谷气乃出。所以《刺法》上说：开始浅刺，以祛除邪气使血气流通；而后稍微深刺，以疏泄阴邪；最后刺入极深，以疏导谷气。此即为“三刺”。所以，医生施用针刺治病时，如果不懂得五运六气、血气盛衰的演变规律、经络虚实的形成，就不能成为良医。

还有五种专门针对五脏病变而形成的针刺法。第一种叫“半刺”，就是采用浅刺法快速发针，针尖不要伤到肌肉，就如拔毫毛一样，可使皮肤表层的邪气外泄，此刺法专为肺脏而设。第二种叫“豹文刺”，就是在病变部位四周针刺多针，深度以刺中脉络使其出血为准，此刺法专为心脏而设。第三种叫“关刺”，就是在左右肢体关节附近直刺至筋脉的尽端处，可用来治疗筋痹病，针刺时千万不要出血，此刺法专为肝脏而设，又叫“渊刺”或“岂刺”。第四种叫“合谷刺”，就是在患处正中及两侧各刺一针，形如鸡爪，针尖刺至分肉之间，用来治疗肌痹病，此刺法专为脾脏而设。第五种叫“输刺”，就是垂直进出针，将针深刺至骨附近，用来治疗骨痹，此刺法专为肾脏而设。

第八 本神

本篇主要论述五脏所藏之神血、脉、营、气、精、神，以及情志变化会对五脏所藏之神产生的影响，介绍了各脏发生病变时人体所表现出的病症。

灵枢

黄帝问岐伯：施用针刺的一般法则，首先必须以神气为依据。血、脉、营、气、精、神皆被五脏所藏，如果有人奢淫无度，恣意耗伤，则神就离其五脏而致精气散失，魂魄飘荡，意志恍惚，丧失智慧和思想，这是什么原因造成的呢？是上天加罪于我们还是我们自己的过错呢？什么叫德、气、生、精、神、魂、魄、心、意、志、思、智、虑？请问其中的原委。

岐伯回答：上天赋予我们的为“德”，大地赋予我们的为“气”，同时拥有天地之馈赠的称为“生”；化生为命的叫作“精”；阴阳两精结合而成的生命活力谓之“神”；伴随着神往来的叫作“魂”；与精同时出入的叫作“魄”；支配人的意识，主宰生命活动的叫作“心”；心有所回忆并形成欲念的叫作“意”；坚持并努力实现其所成欲念的，叫作“志”；为实现志向而反复考虑的，叫作“思”；基于思而预测未来的，叫作“虑”；考虑到未来而妥善对待当前事物的，叫作“智”。所以智者的养生之道，必定是顺应四时之气候的冷暖变化，坦然面对喜怒并安然处之，调节阴阳刚柔使之平衡，如此，则邪气不侵，能够永葆青春且长寿。

惊恐过度和思虑太多易伤神气，神气损伤则恐惧倍增，经气流散不止。因悲伤过度而伤及内脏的，经气耗竭以致丧失生命，喜乐过度则神气外散而体内不藏，忧愁过度则血气阻塞而不通，大怒不止则神志迷惑而难以治疗，恐惧过度则神气散失而体内无存。

心因惊恐过度或思虑太多而伤及所藏之神，神伤则恐慌畏惧而难以自控。长此以往则肌肉消瘦凹陷，毛发断落，气色苍白，到冬季水旺时就会受克而死。脾因忧愁而无法解脱，则伤及所藏之意，意伤则心胸憋闷，四肢无力，毛发断落，气色苍白，到春季木旺时就会受克而死。肝因悲伤过度而伤及所藏之魂，魂伤则使人狂妄而无精神，精神不振则行动失常，进而前阴萎缩，筋脉拘挛，两胁肋骨疼痛，毛发断落，气色苍白，到秋季金旺时就会受克而死。肺因狂喜狂乐而伤及所藏之魄，魄伤则人会发狂，发狂之人意识丧失，皮肤干燥，毛发断落，气色苍白，到夏季火旺时就会受克而

九针十二原
本输
小针解
邪气脏腑病形
根结
寿夭刚柔
官针
本神
终始
经脉

五脏所藏

人体的精神气都被五脏所藏，具体到五脏，所藏也有不同。治疗疾病时要想达到预期的效果，必须以此为依据。

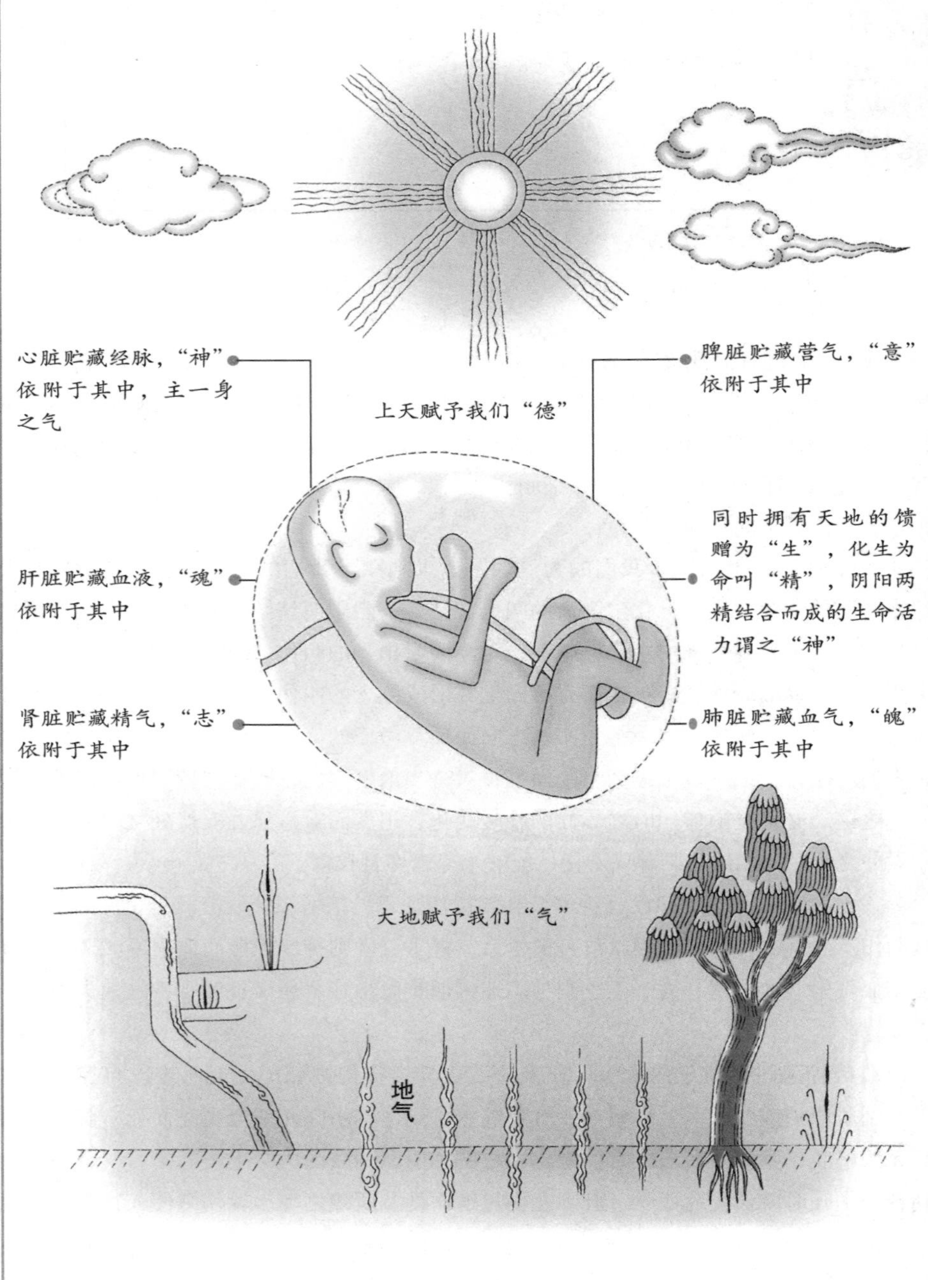

死。肾因大怒不止而伤及所藏之志，志伤则易遗忘曾经说过的话，腰脊活动困难，毛发断落，气色苍白，到长夏土旺时就会受克而死。

恐惧不安而不得解脱则伤精，精伤则骨节酸痛、痿弱，四肢发冷，精液不时外流。所以说，五脏是精气在人体内的主要藏留之所，不得损伤，五脏损伤则所藏之精外泄而致阴不足，阴虚则不能化生阳气，阳气不能化生，生命就将停止。因此施用针刺治病时，应仔细观察患者的神情与病态，基于此进而了解其精、神、魂、魄、意、志的得失情况，若五脏精气耗失殆尽，就不可再用针刺治疗了。

肝脏主要用以贮藏血液，魂依附在肝脏之血液中，肝气虚则易生恐惧，肝气盛则易发怒。脾脏主要用以贮藏营气，意依附在脾脏之营气中，脾气虚则四肢不能活动，五脏缺少滋养也不能安和，脾气壅实则导致腹中胀满，小便不利。心脏主要用以贮藏经脉，神依附在心脏之经脉中，心气虚则易生悲哀，心气盛则大笑不止。肺脏主要用以贮藏血气，魄依附在肺脏之血气中，肺气虚则发生鼻塞，呼吸困难，肺气壅实则喘促胸闷，仰面呼吸。肾脏主要用以贮藏精气，志依附在肾脏之精气中，肾气虚则手足厥冷，肾气壅实则小腹作胀，五脏也不安和。所以治病时必须先仔细观察五脏疾病的症状，以了解经气的虚实情况，然后谨慎地加以调理。

第九 终始

本篇主要讲述了通过人迎脉和寸口脉的对比，判断病变所发生的经脉的方法。针刺的原理是调节阴阳之气使之平衡，根据病变发生的部位和经脉，季节的不同和患者形体强弱确定针刺的次数和深浅，介绍了十二种禁止针刺的情况，以及误刺后所导致的不良后果。

关于针刺法的所有原理和方法，都可以在《终始》篇中找到。彻底了解掌握了《终始》中所记载的内容，并以五脏为纲纪，则阴阳各经的关系就确定了。阴经为五脏所主，阳经为六腑所主。阳经内的脉气来自于四肢末端，阴经内的脉气来自于体内五脏。所以在采用泻法刺针时，要迎着脉气的流动方向进针；在采用补法刺针时，要顺着脉气流动的方向进针。掌握迎随补泻的方法，可使阴阳之气调和。掌握了何时逆针何时顺针的规律，就可以使脉气得以调和。调和脉气的方法的根本就在于必须通晓阴阳的规律，五脏属阴，六腑属阳。将这些刺法理论传给后代之前，必须歃血为盟，决不篡改，认真地对待它，刻苦地钻研它，使其发扬光大，若不重视它，就会使其散失，甚至消亡。如果无依据地按照自己的想法去运用它，则必会危及患者的生命，带来严重的后果。

比较人迎脉和寸口脉，判断六经病变

谨慎地遵循自然界万物的演变规律的，当首选《终始》。《终始》篇内的所有内容，皆以人体之十二经脉为纲纪，诊察脉口与人迎两处，借以了解五脏六腑之阴阳的虚实盛衰及平衡情况，如此这般，就大体上掌握了自然界的演变规律。所谓“平人”，即为没有得病的正常人。平人的脉口和人迎两处的脉象都是与四季的阴阳盛衰相适应的，气血在经脉内上下流通，往来不息，六经经脉内气血的运行既不艰涩也不躁动。内在脏气与外在肢体，在四时寒温气候变化中，都能够保持均衡相称。经气空虚的患者，其脉口和人迎两处的脉象均软弱无力，并且其长度也达不到应有的尺寸。此种情况是由阴阳皆不足而引起的，单补其阳，则会导致阴气衰竭，单泻其阴，则阳气无所依附而脱泄。针对这种情况，只能用甘味的药物来慢慢调补，不可用大补大泻的汤剂去进行治疗，千万不能施用针灸。假使因为疾病日久未愈而采用泻法，就可能造成五脏之气受到损伤。

人迎脉的脉象大于寸口脉一倍的，病在足少阳胆经；大一倍且一并出现躁动症状

比较寸口脉、人迎脉，判断六经病变

诊脉是判断疾病的重要途径，切寸口是一种常用的方法，但是如果把寸口和人迎脉象进行比较，会得出更加确切的结果。

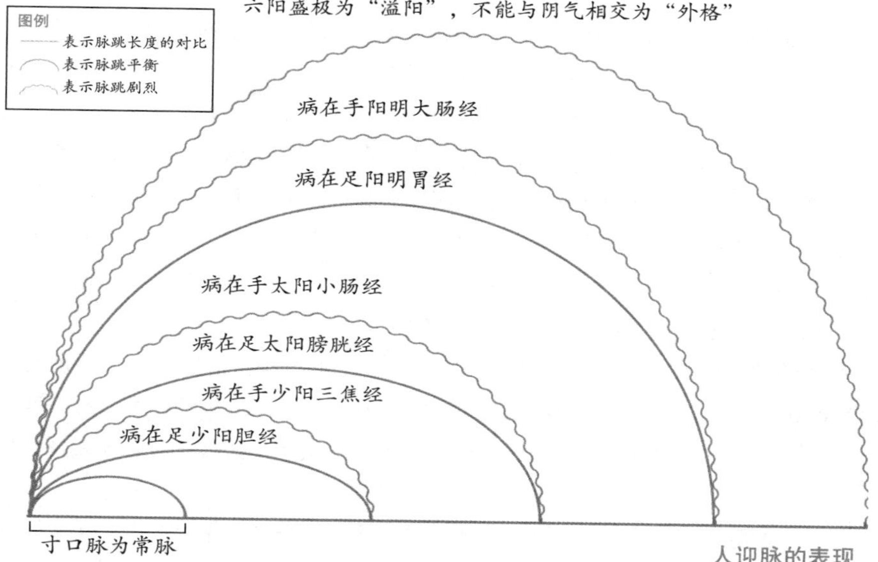

人迎脉与寸口脉的脉长都大于平时四倍以上时，为阴阳俱盛，互相格拒，叫作“关格”，为不治之症。

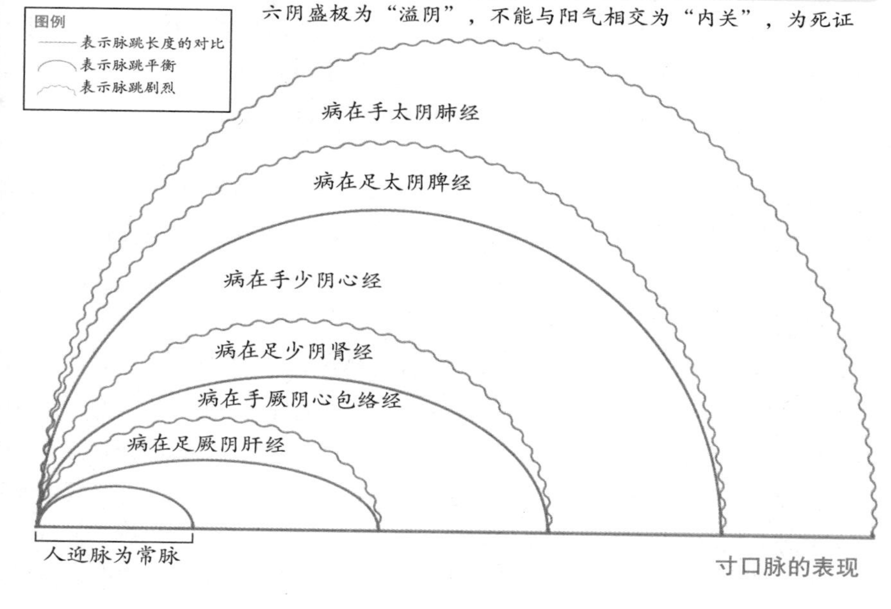

的，病在手少阳三焦经。人迎脉的脉象大于寸口脉两倍的，病在足太阳膀胱经；大两倍且一并出现躁动症状的，病在手太阳小肠经。人迎脉的脉象大于寸口脉三倍的，病在足阳明胃经；大三倍且一并出现躁动症状的，病在手阳明大肠经。人迎脉的脉象大于寸口脉四倍，且脉象跳动剧烈的现象叫“溢阳”，其原因是六阳盛极，而不能与阴气相交，又称为“外格”。

寸口脉的脉象大于人迎脉一倍的，病在足厥阴肝经；大一倍且一并出现躁动症状的，病在手厥阴心包络经。寸口脉的脉象大于人迎脉两倍的，病在足少阴肾经；大两倍且一并出现躁动症状的，病在手少阴心经。寸口脉的脉象大于人迎脉三倍的，病在足太阴脾经；大三倍且一并出现躁动症状的，病在手太阴肺经。寸口脉的长度大于人迎脉四倍，且脉象跳动剧烈的现象叫“溢阴”，其原因是六阴盛极，而不能与阳气相交，又称为“内关”，内关是阴阳表里隔绝的死证。人迎脉与寸口脉的脉象都大于平时四倍以上的，此时阴阳俱盛，互相格拒，叫作“关格”，出现关格之脉象，意味着阴阳不通，患者很快就会死亡。

人迎脉的脉象大于寸口脉一倍的，是病在足少阳胆经，治之应当外泻足少阳经而同时补其足厥阴肝经，按照泻法取两个穴位，补法取一个穴位的标准，每日针刺一次。在施针时，必先切人迎、寸口两处的脉象，了解其病势情形，若脉象表现为躁动不安，当针刺其上部穴位，直至脉气平和了为止。

人迎脉的脉象大于寸口脉两倍的，是病在足太阳膀胱经，治之当外泻足太阳膀胱经而同时补其足少阴肾经，按照泻法取两个穴位，补法取一个穴位的标准，每两天针刺一次。在施针时，必先切人迎、寸口两处的脉象，了解其病势情形，若脉象表现为躁动不安，也当针刺其上部穴位，直至脉气平和了为止。人迎脉的脉象大于寸口脉三倍的，是病在足阳明胃经，治之当外泻足阳明胃经而同时补其足太阴脾经，按照泻法取两个穴位，补法取一个穴位的标准，每天针刺两次。在施针时，必先诊察人迎、寸口两处的脉象，了解其病势情形，若脉象表现为躁动不安，当针刺其上部穴位，直至脉气平和了为止。

寸口脉的脉象大于人迎脉一倍的，是病在足厥阴肝经，治之当外泻足厥阴肝经而同时补其足少阳胆经，按照补法取两个穴位，泻法取一个穴位的标准，每天针刺一次。在施针时，必先切人迎、寸口两处的脉象以了解其病势情形，若脉象表现为躁动不安，当针刺其上部穴位，直至脉气平和了为止。寸口脉的脉象大于人迎脉两倍的，是病在足少阴肾经，治之当外泻足少阴肾经而同时补其足太阳膀胱经，按照补法取两个穴位，泻法取一个穴位的标准，每两天针刺一次。在施针时，必先切人迎、寸口两处的脉象以了解其病势情形，若脉象表现为躁动不安，当针刺其上部穴位直至脉气平和了为止。寸口脉的脉象大于人迎脉三倍的，是病在足太阴脾经，治之当外泻足太阴脾经而同时补其足阳明胃经，按照补法取两个穴位，泻法取一个穴位的标准，每天针刺两次。在施针时，必先切人迎、寸口两处的脉象以了解其病势情形，若脉象表现为躁动不安，当针刺其上部穴位，直至脉气平和了才停止。之所以每天可针刺两次，是因为足太阴脾经与足阳明胃经的脉气都来自于被称之为“水谷之海”的胃，故多气多血。人迎脉与寸口脉的脉象都比平时大三倍以上的，叫作“阴阳俱溢”，此时阴阳俱盛，若不加以治疗，则血脉闭塞，气血无法流通，盛溢于体内肌肉中，就会导致五脏俱伤。在这种情况下，施用针灸，就可能病上加病引发其他的病症。

针刺的原理

所有针刺的原理，都是以调节阴阳之气使之平衡为目的。所谓“补阴泻阳”，就是运用泻补法，补五脏不足的正气，泻入侵的邪气，如此这般，就会使人声音洪亮，气色更好，耳聪目明。若妄用了补泻法，就会适得其反，导致血气阻塞，不能正常运行。

所谓针下得气而有了疗效的，若继续采用泻法泻其邪气就会使原本就不足的经气更加虚弱，此时脉象虽然与原来的大小相同，但已变得虚软不坚了。假如坚实的程度恢复至从前，患者自我感觉已经康复，但实际上病根并没有除去，若继续施用补法补

针下得气时的表现

当患者的针刺部位有痛、胀、麻、重等感觉，或出现热、凉、痒、痛、抽搐、蚁行等感觉，或呈现沿着一定的方向和部位传导和扩散现象时，医者的刺手也能体会到针下沉紧、涩滞或针体颤动等反应，说明针下已经得气。若针刺后未得气，患者则无任何特殊感觉或反应，医者刺手亦感到针下空松、虚滑。

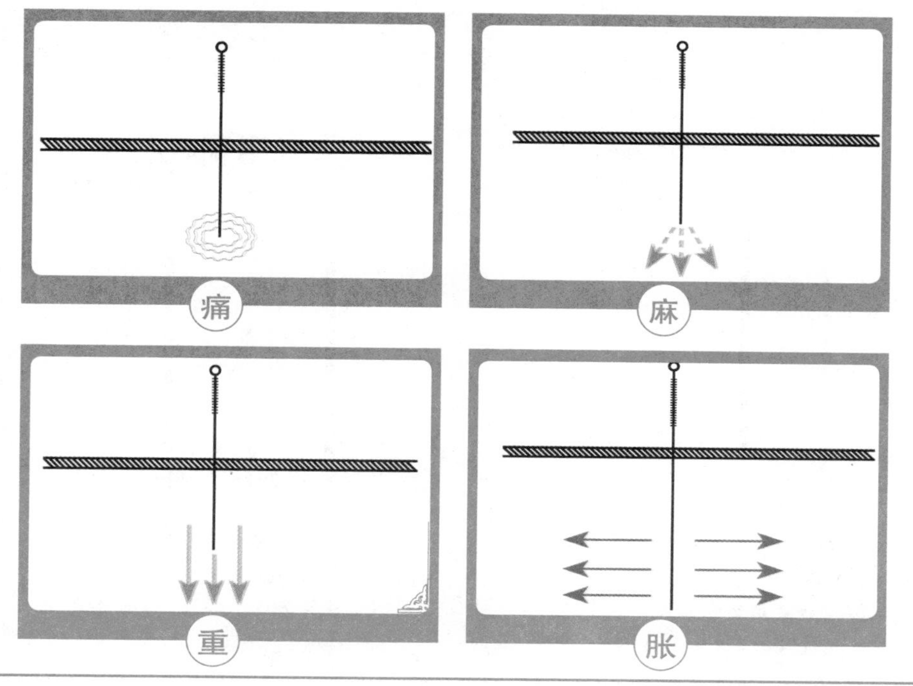

其正气就会使体内经气过盛，混以部分尚未祛除的邪气，导致气充而溢，此时脉象虽然与原来的大小一样，却比先前更坚实有力，假如经过针刺，脉象大小如从前但不坚实，患者虽然自我感觉舒服了，但实际上病根仍没有除去。所以正确运用补泻法能使正气充实、邪气衰虚，病痛虽然不能随针即除，但病气必定会逐渐衰减。要想获得这样的针刺疗效，首先必须掌握十二经脉易发生的病症，然后才能深刻领悟到《终始》篇的内涵。总之，阴经阳经各有固定的循行部位，补虚泻实的原则不能错乱，同时，针治也应该按经取穴来治疗本经的病变。

所有适于用针刺的疾病，都应当用刺皮肤、肌肉、分肉三种针刺深度不同的刺法，以引导谷气至而产生针感。由于邪气侵入体内经脉而导致邪气与正气相混合，致使阴经阳经改变了其固定的循行部位，气血运行的顺逆方向颠倒，脉象沉浮部位错位且与四时的升降沉浮不相适应，邪气久居体内淫溢流散，此皆可用针刺治疗。针刺时所用三刺法分别为，一刺至皮肤以祛除浅表的阳邪，二刺至肌肉以外泻阴分之邪气，三刺至分肉以引导谷气至，待谷气至就可以出针了。所谓谷气至，是指准确施用了补泻法而使正气充实、邪气衰退的表现，因此就知道谷气到了。经过针刺后，虽然邪气已经祛除但阴阳之气尚未调和至平衡状态，但已经可以推断其病即将痊愈。所以说正确运用补泻法能使正气充实、邪气衰虚，病痛虽然不能随针即除，但病气必定会逐渐衰减。

补泻的顺序

中医治病最注重整体，不仅力求祛除疾病，而且不能增加新病。所以针刺时，如果经脉之气一方虚弱，一方旺盛，必先补虚弱的经气，再泻旺盛的经气。

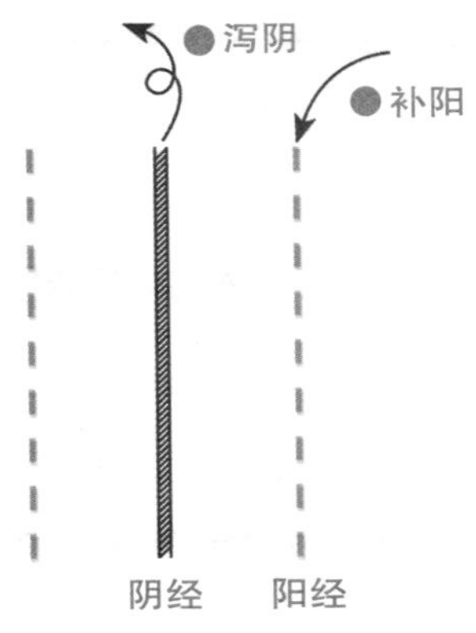

阴经的邪气旺盛而阳经的正气虚弱，应先用补法补足阳经的正气，再用泻法祛除阴经的邪气，如此可使阴阳之气得以调节至平衡。

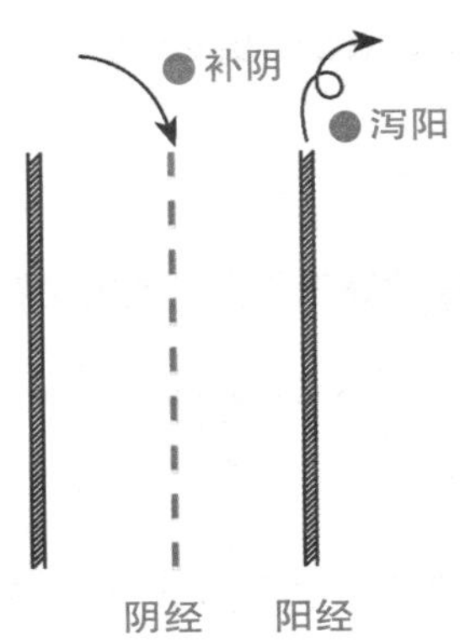

阴经的正气虚弱而阳经的邪气旺盛，应先用补法补足阴经的正气，再用泻法祛除阳经的邪气，如此使阴阳之气得以调节至平衡。

深刺和浅刺的选择

针刺时深浅的选择和人形体的胖瘦、疾病发生在身体的位置有关。如图所示:

病变发生在上属阳证，应浅刺
病变发生在外属阳证，应浅刺
病变发生在内属阴证，应深刺
患者瘦弱，按春夏的标准浅刺
患者肥胖，按秋冬的标准深刺
病变发生在下属阴证，应深刺

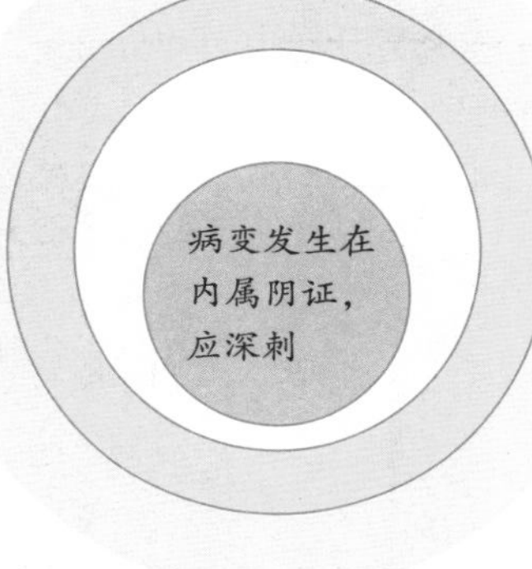

名词解释

重舌

又叫“子舌”，是舌下连根处红肿突起，形如小舌；或连贯而生，形如莲花。轻症不感疼痛，唯吮乳或饮食时有障碍；重症则感疼痛，甚至溃烂。

阴经的邪气旺盛而阳经的正气虚弱，治疗时，应先用补法补足阳经的正气，再用泻法祛除阴经的邪气，如此可使阴阳之气得以调节至平衡。阴经的正气虚弱而阳经的邪气旺盛，治疗时，就应先用补法补足阴经的正气，再用泻法祛除阳经的邪气，如此使阴阳之气得以调节至平衡。

补泻方法的选择

足阳明经、足厥阴经、足少阴经三条经脉，都搏动于足大趾与次趾之间。针刺时，必须先审察清楚这三经的虚实情况，借以确定是采用补法还是泻法。如果属虚证但又施用了泻法，这叫作“重虚”，虚而又泻则会使病情更加严重。凡是用针刺治疗这些病症的，应用手指切按其脉搏，脉搏跳动坚实而急速的，就立即用泻法。若脉搏跳动虚弱而缓慢，就用补法，如果采用了与此相反的针法，则病情会日益加重。三经动脉所在的部位分别为：足阳明经在足背上，足厥阴经在足跗内，足少阴经在足跗下。

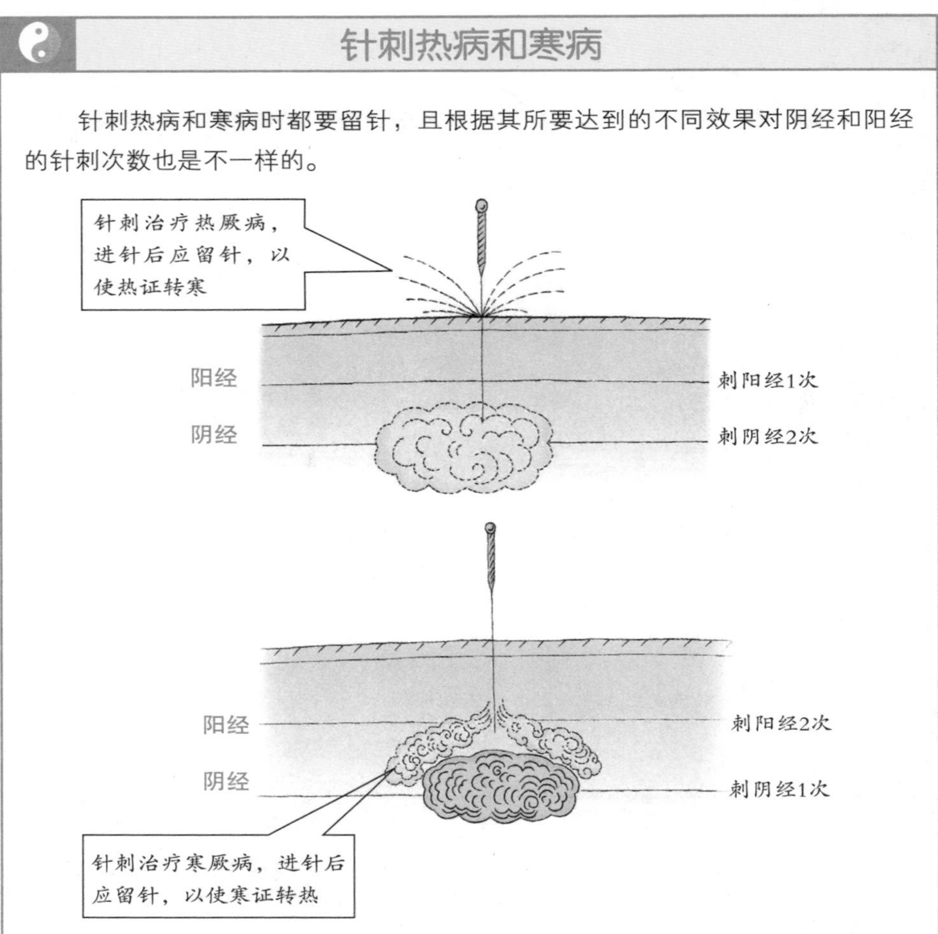

病变发生于膺部（胸之两侧），属于阴经的，应刺胸部的腧穴；病变发生于背部，属于阳经的，应刺背部的腧穴。肩膊部出现虚证的，就当取上肢经脉所属之腧穴来进行治疗。治疗重舌病，应用铍针刺舌的根柱部分，使其排出恶血。手指能弯曲而不能伸直的，乃筋病；能伸直而不能弯曲的，乃骨病。病在骨就应当治骨，病在筋就应当治筋。

针刺时，补泻方法的取舍应根据脉象的虚实来确定。脉象坚实有力的，应深刺之，出针后不要立即按其针孔，以使邪气尽量排除；脉象虚弱无力的，应浅刺之，以养护脉气，同时急速按其针孔，以防外邪侵入。针刺时，针下有坚紧而急速的感觉的是邪气来侵；若谷气到来，则针下会感觉徐缓而柔和。脉气充实的，当深刺，以外泄其邪；脉气虚弱的，当浅刺，以使精气不至于外泄，而养其经脉，只将邪气排出。针刺所有疼痛的病症，其脉象多表现为坚实有力，所以大多采用深刺法。

腰以上的疾病，治疗时，可针刺其手太阴经和手阳明经两经的穴位；腰以下的疾病，治疗时，可针刺其足太阴经和足阳明经两经的穴位。病在上半身的，应针刺其下部身体的穴位；病在下半身的，应针刺其上部身体的穴位。病在头部的，应针刺其足部的穴位；病在腰部的，应针刺其腘窝的穴位。以上是循经远取之法。病在头部的，就会感觉头很沉重；病在手部的，会觉得手臂很沉重；病在足部的，会觉得双脚沉重。用针刺法治疗这些病症，应本着治病求根的原则，找出病变最初发生的部位实行针刺。

针刺次数和方法的确定

病邪春天多侵袭人体毫毛，夏天多侵袭人体皮肤，秋天多侵袭人体分肉，冬天多侵袭人体筋骨。针刺治疗这些病症，应根据四季时令的变化来确定针刺的数目与深浅程度。与此同时，针刺肥胖的患者，无论处在哪个时节，都应当按秋冬季节的标准来确定针刺的数目与深浅程度；针刺形体瘦弱的患者，无论处在哪个时节，都应当按照春夏季节的标准来确定针刺的数目与深浅程度。有疼痛症状的病变多属阴证，感到疼痛但用手按压又找不到确切部位的也属阴证，均应采用深刺法。病变发生在身体上部的多属阳证，病变发生在身体下部的多属阴证。感到瘙痒的疾病多属阳证，应当采用浅刺法。

病变起始于阴经的，应当先治疗其阴经而后治疗其阳经；病变起始于阳经的，应当先治疗其阳经而后治疗其阴经。针刺治疗热厥病，进针后应留针，以使热证转寒；针刺治疗寒厥病，进针后也应留针，以使寒证转热。治疗热厥病的刺法，应当刺阴经二次，刺阳经一次；治疗寒厥病的刺法，应当刺阳经二次，刺阴经一次。所谓“二阴”，是指针刺阴经两次；所谓“一阳”，是指在阳经针刺一次。患病时日长久以致邪气入侵较深的，针刺时必须采用深刺法且长时间留针，每隔一日再针刺一次。针刺之前，必须先调和其左右的经络，除去血络中的瘀血。针刺的道理大体上就是这些了。

所有的针刺方法，必须诊察患者外在形体强弱与内在元气盛衰的情况。若患者形体及肌肉并不消瘦，只是元气衰少而脉象表现为躁动的，必须采用左病刺右，右病刺左的缪刺法，以收敛四散于各部的精气，散去积聚的邪气。施针者在针刺时，一定要如深居幽静处所一样，静察患者的精神活动，又如人在室内将门窗关闭一样，不被外物所干扰，全神贯注，把精神集中在针刺上，或用浅刺而留针法，或用轻微的浮刺法，以转移患者的注意力，直到针下得气为止。针刺之后，应使阳气内敛，阴气外散，持守正气而不让其泄出，祛除邪气而不让其侵入，这就是所谓的“得气”。

针刺的禁忌

所有施用针刺的禁忌有：行房事不久的不可针刺，针刺不久的不可行房事；喝醉酒的人不可针刺，针刺不久的不可醉酒；刚发过怒的人不能针刺，针刺不久的不能发怒；刚刚劳累的人不可针刺，针刺不久的人不能过度疲劳；刚吃饱饭的人不可针刺，针刺不久的人不能吃得过饱；饥饿之人不可针刺，针刺不久的人不可太饥饿；太渴的

人体舌息图

中医认为，心开窍于舌，即“舌为心之苗”，心和舌之间有着密切的关系。了解舌不同部位和脏腑的对应关系，可以更好地掌握自身的健康状况。

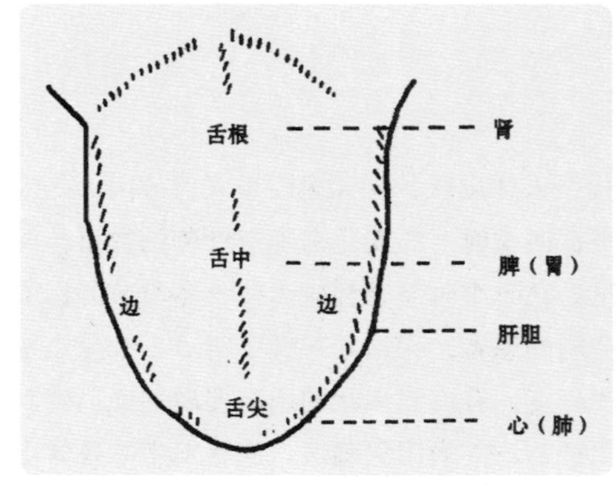

老年人要常做舌操

老年人常做舌操，可以预防舌麻和舌体不灵活。另一方面，通过做舌操可促进心脑的血液循环，使冠心病、脑供血不足等病情得到一定的缓解。具体做法是：

1.先闭目调息，全身放松；

2.把舌头伸出又缩回，反复做三十次；

3.把舌头向左右口角来回摆动三十次，再把舌头向口腔顶部做上翘、伸平三十次，再做几次顺、逆时针搅拌。

人不可针刺，针刺不久的人不可受渴；刚刚大惊大恐，不可马上刺之，必须先定其神再针刺之；乘车远道而来的，要躺下来休息一会儿，大概一顿饭的工夫再针刺之；步行来的也要坐下来休息大约走十里路的时间，再行针刺。

凡是属于上述十二种针刺禁忌的患者，他们的脉气错乱，正气分散，营卫失调，经气不能依次运行于全身，如果在此情况下为其针刺，则会导致阳经的病邪深入内脏，阴经的病邪传入阳经，使邪气更盛而病情加重。草率的医生不顾及这些禁忌而肆意行针，可以说是在摧残患者的身体，使得患者形体消瘦，正气耗散，甚至脑髓消耗，津液不能化生，同时丧失饮食五味所化生的神气，这就是所谓的“失气”。

手足太阳二经脉血气将绝时，患者眼睛上视而不能转动，角弓反张，手足抽搐，面色苍白，皮肤败绝且汗流不止，绝汗一出，患者就快要死亡了。手足少阳二经脉血气将绝时，患者表现为耳聋，全身骨节松弛无力，眼球后连于脑的脉气断绝而使眼珠不能转动，此现象出现大约一天半患者就要死亡了。临死之时，其面色青白。手足阳明二经脉血气将绝时，患者会出现口眼抽动、容易惊慌且胡言乱语、面色发黄等症状，手阳明经所属之动脉在上，足阳明经所属之动脉在下，当上下两处的动脉出现躁动而盛的脉象时，就表明患者血气不行，就要死亡了。手足少阴二经脉血气将绝时，患者面色发黑，牙齿变长且多污垢，腹部憋胀，经气阻塞而上下运行不通，患者就要死亡了。手足厥阴二经脉血气将绝时，患者体内发热，喉咙干燥，小便频繁且心中烦闷，甚至舌头卷曲，睾丸上缩而致死亡。手足太阴二经脉血气将绝时，患者腹部胀满，呼吸困难，嗳气，喜呕吐，呕时经气上逆，经气上逆则面部发赤，若气不上逆，就因经气上下运行不通而面部发黑，皮毛焦枯而死亡。

第十 经脉

本篇主要论述了人体十二经脉的循行路线、各经脉发生病变时的表现与治疗方法，介绍了各经脉气绝时和经脉受邪时患者的表现，络脉的颜色变化和所主的病症，人体十五络脉的名称、循行路线和各络脉发病时患者的表现。

灵枢

雷公问黄帝：《禁服》篇上说，要掌握针刺治病的原理，首先应了解经脉系统，明白它运行的终始，知道它的长短，懂得经脉内与五脏相联，外与六腑相通的关系。希望听您详尽地讲解一下其中的道理。

黄帝说：人在开始孕育的时候，首先是源自父母的阴阳之气会合而形成精，精形成之后再生成脑髓，此后人体才会逐渐成形，以骨为支柱，以经脉作为营运气血的通道，以筋膜来约束骨骼，肌肉像墙一样护卫机体，到皮肤坚韧、毛发生长，人形即成。人出生以后，五谷入胃，化生精微而濡养全身，就会使全身的脉道得以贯通，从此血气才能在脉道中运行不息，濡养全身，而使生命维持不息。雷公说：我希望能够全部了解经脉的起始循行情况。黄帝说：经脉不但能够运行气血，濡养周身，而且还可以用来决断死生，诊断百病，调和虚实，治疗疾病，所以不能不通晓有关它的知识。

手太阴肺经的循行路线、病变与治疗

肺的经脉叫作“手太阴经”，起始于中焦胃脘部，向下行，联属于与本经相表里的脏腑——大肠腑，然后自大肠返回，循行环绕胃的上口，向上穿过横膈膜，联属于本经所属的脏腑——肺脏，再从气管横走并由腋窝部出于体表，沿着上臂的内侧，在手少阴心经与手厥阴心包络经的前面下行，至肘部内侧，再沿着前臂的内侧、桡骨的下缘，入寸口动脉处，前行至鱼际部，沿鱼际部边缘，出拇指尖端。另有一条支脉，从手腕后方分出，沿着食指桡侧直行至食指的前端，与手阳明大肠经相接。

由于外邪侵犯本经而发生的病变，为肺部气膨胀满、咳嗽气喘、缺盆部疼痛，在咳嗽剧烈的时候，患者常常会交叉双臂按住胸前，并感到眼花目眩、视物不清。这是臂厥病，由肺经之经气逆乱所导致的一种病症。

本经所主的肺脏发生病变，可见咳嗽、呼吸急促、喘声粗急、心中烦乱、胸部满闷、上臂部内侧前缘疼痛厥冷，或掌心发热。本经经气有余时，就会出现肩背部遇风

手太阴肺经循行路线

手太阴肺经的循行路线：起于中焦（1），下络大肠，还循胃口（2），上膈（3），属肺（4）。从肺系横出腋下（5），下循臑内（6）行少阴、心主之前，下肘中（7），循臂内上骨下廉(8)，入寸口(9)，上鱼(10)，循鱼际（11），出大指之端(12)。另外，手太阴肺经还有一分支：从腕后，直出次指内廉，出其端（13）。此经脉联系的脏腑：肺、胃、大肠、肾。

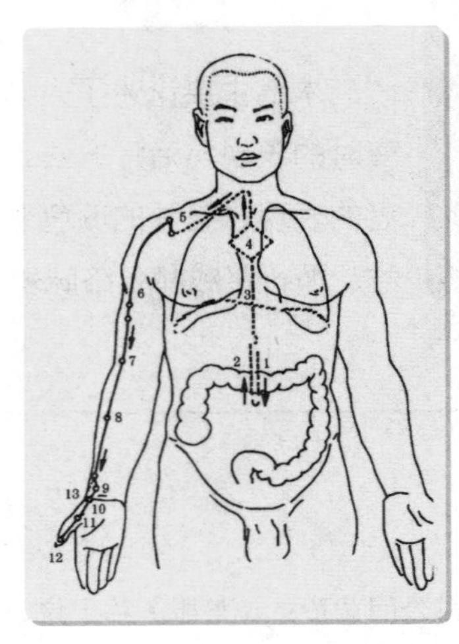

寒而疼痛、自汗出而易感风邪，以及小便次数增多而尿量减少等症状。本经气虚，可见肩背疼痛、气短、小便颜色不正常等症状。治疗上面这些病症时，属于经气亢盛的就要用泻法，属于经气不足的就要用补法；属于热的就要用速针法，属于寒的就要用留针法；属于阳气内衰以致脉道虚陷不起的就要用灸法；既不属于经气亢盛也不属于经气虚弱，而仅仅只是经气运行失调的，就要用本经所属的腧穴来调治。本经气盛，寸口脉比人迎脉大三倍；而属于本经经气虚弱的，其寸口脉的脉象反而会比人迎脉的脉象小。

手阳明大肠经的循行路线、病变与治疗

大肠的经脉叫“手阳明经”，起始于食指的指端，沿食指的上缘，通过拇指、食指歧骨间的合谷穴，上入腕上两筋凹陷处，沿前臂上方至肘外侧，再沿上臂外侧前缘，上肩，出肩峰前缘，上出于背，与诸阳经会合于大椎穴上，再向前入缺盆联络肺，下膈又联属大肠。另有一条支脉，从缺盆处向上走至颈部，并贯通颊部，而进入下齿龈中，其后再从口内返出而绕行至口唇旁，左右两脉在人中穴处相交会，相交之后，左脉走到右边，右脉走到左边，再上行挟于鼻孔两侧，而在鼻翼旁的迎香穴处与足阳明胃经相接。

由于外邪侵犯本经而发生的病变，为牙齿疼痛、颈部肿大。手阳明大肠经上的腧

名词解释

肺系：指喉咙。

臑内：指上臂。屈侧称臑内，即肱二头肌部；伸侧称臑外，即肱三头肌部。

心主：指手厥阴心包经。

廉：指侧边而言。

手阳明大肠经循行路线

手阳明大肠经的循行路线：起于大指次指之端（1），循指上廉，出合谷两骨之间，上入两筋之中（2），循臂上廉（3），入肘外廉（4），上臑外前廉（5），上肩（6），出髃骨之前廉（7），上出于柱骨之会上（8），下入缺盆（9），络肺（10），下膈（11），属大肠（12）。另外，手阳明经还有一分支：从缺盆上颈（13），贯颊（14），入下齿中（15）；还出挟口，交人中左右，上挟鼻孔（16）。

此经脉联系的脏腑：大肠、肺。

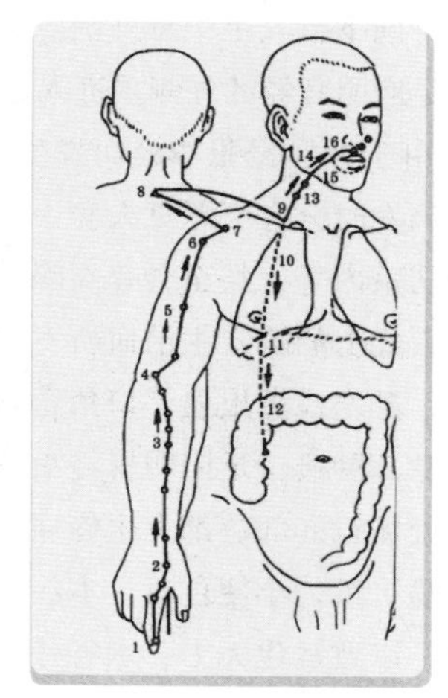

穴主治津液不足的疾病，其症状是眼睛发黄、口中干燥、鼻塞或流鼻血、喉头肿痛以致气闭、肩前与上臂疼痛、食指疼痛而不能活动。气有余的实证，为在本经脉循行所过的部位上发热而肿；本经经气不足时，就会出现发冷颤抖、不易恢复体温等病象。这些病症，属实的就用泻法，属虚的就用补法；属热的就用速刺法，属寒的就用留针法；脉虚陷的就用灸法，不实不虚的从本经取治。属于本经经气亢盛的，其人迎脉的脉象要比寸口脉的脉象大三倍；而属于本经经气虚弱的，其人迎脉的脉象反而会比寸口脉的脉象小。

足阳明胃经的循行路线、病变与治疗

胃的经脉叫“足阳明经”，起于鼻旁，由此上行，左右相交于鼻梁上端凹陷处，缠束旁侧的足太阳经脉，至目下睛明穴，由此下行，沿鼻外侧，入上齿龈，复出环绕口唇，相交于任脉的承浆穴，再沿腮部后方的下缘，出大迎穴，沿耳下颊上行至耳前，过足少阳经的客主人穴，沿发际至额颅部。它有一条支脉，从大迎穴的前方，向下走，行至颈部的人迎穴处，再沿喉咙进入缺盆，向下贯穿横膈膜而联属于本经所属的脏腑——胃腑，并联络于与本经相表里的脏腑——脾脏；其直行的经脉，从缺盆下走乳内侧，再向下挟脐，入毛际两旁的气冲部。另有一条支脉，起始于胃的下口处（即幽门，大约相当于下脘穴所在的部位），再沿着腹部的内侧下行，到达气街的部位，而与前面所讲的那条直行的经脉相会合，再由此下行，沿着大腿外侧的前缘到达

名词解释

两筋：指拇长伸肌腱、拇短伸肌腱的过腕关节处。

髃骨：髃读隅，角的意思。此指肩峰部。

会上：指大椎，为六阳经所聚会，也就是锁骨。

髀关穴处，而后直达伏兔穴，再下行至膝盖，并沿小腿胫部外侧的前缘，下行至足背部，最后进入足次趾的外侧间（即足中趾的内侧部）。再有一条支脉，自膝下三寸处别出，向下行入足中趾外侧。又有一条支脉，从足背面（冲阳穴）别行而出，向外斜走至足厥阴肝经的外侧，进入足大趾，并直行到大趾的末端，而与足太阴脾经相接。

由于外邪侵犯本经而发生的病变，为寒战发抖、好呻吟、频频打哈欠、额部暗黑。病发时会有厌恶见人和火光，听到击木的声音就会惊怕、心跳不安，喜欢关闭门窗独居室内等，甚至会登高唱歌，脱掉衣服乱跑，且有肠鸣腹胀，这叫“骭厥”。足阳明胃经上的腧穴主治血所发生的疾病，如高热神昏的疟疾，温热之邪淫胜所致的出大汗，鼻塞或鼻出血，口角歪斜，口唇生疮，颈部肿大，喉部闭塞，腹部因水停而肿胀，膝部肿痛，足阳明胃经沿着胸膺、乳部、气街、大腿前缘、伏兔、胫部外缘、足背等处循行的部位都发生疼痛，足中趾不能屈伸等。本经气盛，胸腹部发热，胃热盛则容易饥饿，小便色黄。本经经气不足时，就会出现胸腹部发冷而战栗；若胃中阳虚有寒，以致运化无力，水谷停滞中焦，就会出现胀满的病象。这些病症，属实的就用泻法，属虚的就用补法；属热的就用速刺法，属寒的就用留针法；脉虚陷的就用灸法，不实不虚的从本经取治。属于本经经气亢盛的，其人迎脉的脉象要比寸口脉的脉象大三倍；气虚，人迎脉反小于寸口脉。

足太阴脾经的循行路线、病变与治疗

脾的经脉叫“足太阴经”，起始于足大趾的末端，沿大趾内侧红色肉和白色肉的分界处，通过足大趾本节后方的核骨，上行至足内踝的前面，再上行入小腿肚内侧，沿胫骨后方，穿过足厥阴经，复出足厥阴之前，此后再上行经过膝部、大腿内侧的前缘，进入腹内，属脾络胃，再上穿过横膈膜，挟行咽喉，连舌根，散于舌下。它的支脉，在胃腑处分出，上行穿过膈膜，注入心中，而与手少阴心经相接。

由于外邪侵犯本经而发生的病变，为舌根运动不柔和、食后就呕吐、胃脘部疼痛、腹胀、经常嗳气，排出大便或矢气后，就觉得轻松如病减轻一样，但全身仍感觉沉重。足太阴脾经上的腧穴主治脾脏所发生的疾病，这些疾病会出现舌根疼痛、身体不能动摇、饮食不下、心烦、心下掣引作痛、大便稀薄或下痢，或小便不通，黄疸、不能安卧，勉强站立时，就会出现股膝内侧经脉所过之处肿胀而厥冷的病象。此外，还有足大趾不能活动等症状。这些病症，属实的就用泻法，属虚的就用补法；属热的就用速刺法，属寒的就用留针法；脉虚陷的就用灸法，既不属于经气亢盛也不属于经气虚弱，而仅仅只是经气运行失调的，就要用本经所属的腧穴来调治。本经气盛，寸口脉比人迎脉大三倍；而属于本经经气虚弱的，其寸口脉的脉象反而会比人迎脉的脉象小。

手少阴心经的循行路线、病变与治疗

心的经脉叫“手少阴经”，起于心中，由心的络脉而出，向下通过膈膜，联络小

手少阴心经循行路线

手少阴心经的循行路线：心手少阴之脉，起于心中，出属心系（1），下膈，络小肠（2），其支者：从心系（3），上挟咽（4），系目系（5），其直者：复从心系，却上肺，下出腋下（6），下循臑内后廉，行手太阴、心主之后（7），下肘内，循臂内后廉（8），抵掌后锐骨之端（9），入掌内后廉（10），循小指之内，出其端（11）。

此经脉联系的脏腑器官：心、小肠、肺。

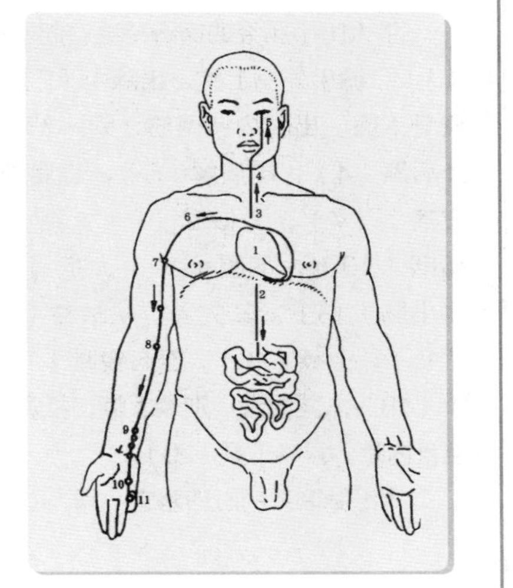

肠。它的支脉，从心的脉络向上走行，并挟行于咽喉的两旁，此后再向上行而与眼球联络于脑的脉络相联系。直行的脉，从心与他脏相联系的脉络上行至肺，横出胁下，沿上臂内侧后缘，行手太阴经和手厥阴经的后面，下行肘内，沿臂内侧后缘，到掌内小指侧高骨尖端，入手掌内侧，沿小指内侧至尖端，与手太阳经相接。

手少阴心经之经气发生异常的变动，就会出现咽喉干燥、头痛、口渴而想要喝水等症状，这叫作“臂厥病”。

本经所主的心脏发生病变，为眼睛发黄，胁肋胀满疼痛，上臂和下臂内侧后缘疼痛、厥冷，或掌心热痛。治疗上面这些病症时，属于经气亢盛的就要用泻法，属虚的就用补法；属热的就用速刺法，属寒的就用留针法；脉虚陷的就用灸法，不实不虚的从本经取治。属于本经经气亢盛的，其寸口脉的脉象要比人迎脉的脉象大两倍；气虚，寸口脉反小于人迎脉。

手太阳小肠经的循行路线、病变与治疗

小肠的经脉叫“手太阳经”，起于小指外侧的尖端，沿着手外侧的后缘循行而向上，到达腕部，过腕后小指侧高骨，直向上沿前臂后骨的下缘，出于肘后内侧两筋的中间，再向上沿上臂外侧后缘，出肩后骨缝，绕行肩胛，再前行而相交于肩上，继而进入

名词解释

心系：指心与各脏相连的组织。

目系：指眼后与脑相连的组织。

手太阳小肠经循行路线

手太阳小肠经的循行路线：起于小指之端（1），循手外侧上腕，出踝中（2），直上循臂骨下廉，出肘内侧两筋之间（3），上循臑外后廉（4），出肩解（5），绕肩胛（6），交肩上（7），入缺盆（8），络心（9），循咽（10），下膈（11），抵胃（12），属小肠（13），其支者：从缺盆（14）循颈（15），上颊（16），至目锐眦（17），入耳中（18），其支者：别颊上䪼，抵鼻（19），至目内眦，斜络于颧（20）。

本经脉联系的脏腑器官：胃、心、小肠。

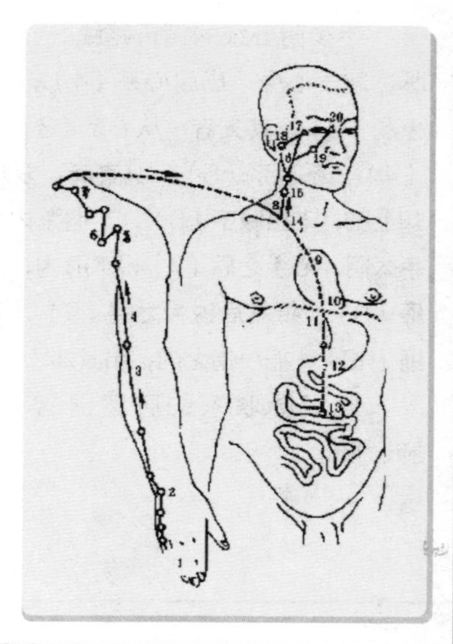

缺盆，深入体内而联络于与本经相表里的脏腑——心脏，沿咽喉下行，穿过膈膜至胃，再向下联属于本腑小肠。它的支脉，从缺盆沿颈上颊，至眼外角，转入耳内。它的另一条支脉，从颊部别行而出，走入眼眶下方，并从眼眶下方到达鼻部，然后再至内眼角，最后再从内眼角向外斜行并络于颧骨，而与足太阳膀胱经相接。

由于外邪侵犯本经所发生的病变，为咽喉疼痛、颔部肿、头项难以转侧回顾、肩痛如被扯拔、臂痛如被折断。本经主治所发生的病变，则出现耳聋，眼睛发黄，颊肿，颈、颔、肩、臑、肘、臂后侧疼痛等症状。治疗上面这些病症时，属于经气亢盛的就要用泻法，属虚的就用补法；属热的就用速刺法，属寒就用留针法；脉虚陷的就用灸法，不实不虚的从本经取治。属于本经经气亢盛的，其人迎脉的脉象要比寸口脉的脉象大两倍；气虚，人迎脉反小于寸口脉。

足太阳膀胱经的循行路线、病变与治疗

膀胱的经脉叫“足太阳经”，起于眼内角的睛明穴，上行额部，交会于头顶。它的一条支脉，从头顶下行至耳的上角。它直行的经脉，从头顶向内深入而联络于脑髓，然后返还出来，再下行到达颈项的后部，此后就沿着肩胛的内侧，挟行于脊柱的两旁，抵达腰部，再沿着脊柱旁的肌肉深入腹内，而联络于与本经相表里的脏腑——肾

名词解释

踝：此指手腕后方小指侧的高骨。

肩解：指肩关节。

䪼：音拙。眼眶的下方，包括颧骨内连及上牙床的部位。

足太阳膀胱经循行路线

足太阳膀胱经的循行路线：起于目内眦（1），上额（2），交巅（3），其支者：从巅至耳上角（4），其直者：从巅入络脑（5），还出别下项（6），循肩髆内，挟脊（7）抵腰中（8），入循膂（9），络肾（10），属膀胱（11），其支者：从腰中，下挟脊、贯臀（12），入腘中（13），其支者：从髆内左右，别下贯胛，挟脊内（14），过髀枢（15），循髀外从后廉（16）下合腘中（17）以下贯踹内（18），出外踝之后（19），循京骨（20）至小指外侧（21）。

本经联系的脏腑器官：膀胱、肾、心。

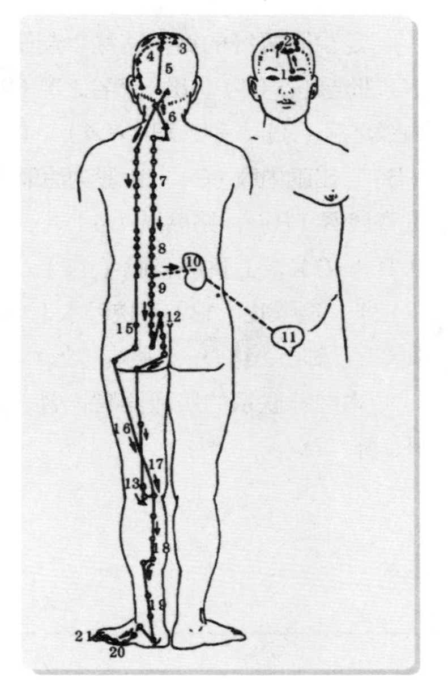

脏，并联属于本经所属的脏腑——膀胱腑。又一支脉，从腰部下行挟脊通过臀部，直入腘窝中。还有一条支脉，从左右的肩胛骨处分出，向下贯穿肩胛骨，再挟着脊柱的两侧，在体内下行，通过髀枢，然后再沿着大腿外侧的后缘下行，而与先前进入腘窝的那条支脉在腘窝中相会合，由此再向下行，通过小腿肚的内部，出于外踝骨的后方，再沿着足小趾本节后的圆骨，到达足小趾外侧的末端，而与足少阴肾经相接。

由于外邪侵犯本经所发生的病变，为气上冲而头痛，眼球疼痛像脱出似的，项部疼痛像被扯拔，脊背疼痛，腰痛像被折断，大腿不能屈伸，腘窝部像被捆绑而不能随意运动，小腿肚疼痛如裂，这叫作踝厥病。足太阳膀胱经上的腧穴主治筋所发生的疾病，如痔疮，疟疾，狂病，癫病，囟门部与颈部疼痛，眼睛发黄，流泪，鼻塞或鼻出血，项、背、腰、尻、腘、小腿肚、脚等部位都发生疼痛，足小趾不能活动。这些病症，属实的就用泻法，属虚的就用补法；属热的就用速刺法，属寒的就用留针法；脉虚陷的就用灸法，不实不虚的从本经取治。属于本经经气亢盛的，其人迎脉的脉象要比寸口脉的脉象大两倍；气虚，人迎脉反小于寸口脉。

名词解释

挟脊：指挟行脊柱两旁。

膂：挟脊两旁的肌肉。

髀枢：髀骨外侧的凹陷部分，也称髀臼。

京骨：指凸出的第五趾骨粗隆部，京骨穴在其下方。

足少阴肾经循行路线

足少阴肾经的循行路线：起于小指之下，邪走足心（1），出于然谷之下（2），循内踝之后（3），别入跟中（4），以上踹内（5），出腘内廉（6），上股内后廉（7），贯脊属肾（8），络膀胱（9），其直者：从肾（10），上贯肝、膈（11），入肺中（12），循喉咙（13），挟舌本（14），其支者：从肺出，络心，注胸中（15）。

本经脉联系的脏腑器官：肾、膀胱、肝、肺、心。

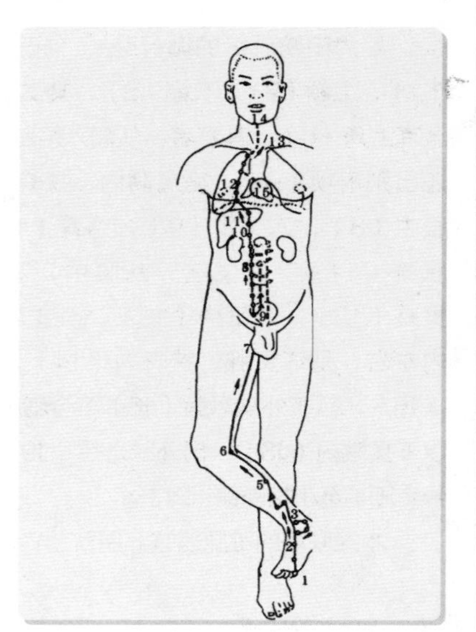

足少阴肾经的循行路线、病变与治疗

肾的经脉叫“足少阴经”，起于足小趾下，斜走足心，出内踝前大骨的然谷穴下方，沿内侧踝骨的后面转入足跟，由此上行经小腿肚内侧，出腘窝内侧，再沿大腿内侧后缘，贯穿脊柱，联属肾脏，联络与本脏相表里的膀胱。其直行的经脉，从肾脏向上行，贯穿肝脏和横膈膜，而进入肺脏，再从肺脏沿着喉咙上行并最终挟于舌的根部。另有一条支脉，从肺脏发出，联络于心脏，并贯注于胸内，而与手厥阴心包络经相接。

由于外邪侵犯本经所发生的病变，为虽觉饥饿而不想进食、面色黑而无华、咳吐带血、喘息有声、刚坐下就想起来、两目视物模糊不清、心像悬吊半空而不安。气虚不足的，就常常会有恐惧感，发作时，患者心中怦怦直跳，就好像有人追捕他一样，这叫作“骨厥病”。

本经脉所主的肾脏发生病变，则出现口热，舌干，咽部肿，气上逆，喉咙发干而痛，心内烦扰且痛，黄疸，痢疾，脊背、大腿内侧后缘疼痛，足部痿软而厥冷，好睡，或足心发热而痛。治疗上面这些病症时，属于经气亢盛的就要用泻法，属于经气不足的就要用补法；属热的就用速刺法，属寒的就用留针法；脉虚陷的就用灸法，不实不虚的从本经取治。要使用灸法的患者，应当增加饮食以促进肌肉生长，同时还要

名词解释

邪走：“邪”通斜。

进行适当的调养，放松身上束着的带子，披散头发而不必扎紧，从而使全身气血得以舒畅。本经气盛，寸口脉比人迎脉大两倍；而属于本经经气虚弱的，其寸口脉的脉象反而会比人迎脉的脉象小。

手厥阴心包经的循行路线、病变与治疗

心包主的经脉叫“手厥阴心包络经”，起于胸中，出属心包络，下膈膜，依次联络上、中、下三焦。它的一条支脉，从胸中横出至胁部，再走行到腋下三寸处，此后再向上循行，抵达腋窝部，然后再沿着上臂的内侧，在手太阴肺经与手少阴心经这两条经脉的中间向下循行，进入肘中，再沿着前臂内侧两筋的中间下行，入于掌中，再沿着中指直达其末端。又一支脉，从掌内沿无名指直达指尖，与手少阳经相接。

手厥阴心包络经的经气发生异常的变动，就会出现掌心发热、臂肘关节拘挛、腋下肿胀等症状，甚至胸胁胀满、心悸不宁、面赤、眼黄、嬉笑不止。手厥阴心包络经上的腧穴主治脉所发生的疾病，其症状是心中烦躁、心痛、掌心发热。这些病症，属实的就用泻法，属虚的就用补法；属热的就用速刺法，属寒的就用留针法；脉虚陷的就用灸法，不实不虚的从本经取治。属于本经经气亢盛的，其寸口脉的脉象要比人迎脉的脉象大一倍；而属于本经经气虚弱的，其寸口脉的脉象反而会比人迎脉的脉象小。

手厥阴心包经循行路线

手厥阴心包经的循行路线：起于胸中，出属心包络（1），下膈（2），历络三焦（3），其支者：循胸（4）出胁，下腋三寸（5），上抵腋下（6），循臑内，行太阴、少阴之间（7），入肘中（8），下臂，行两筋之间（9），入掌中（10），循中指，出其端（11），其支者：别掌中，循小指次指，出其端（12）。

本经联系的脏腑：心包、三焦。

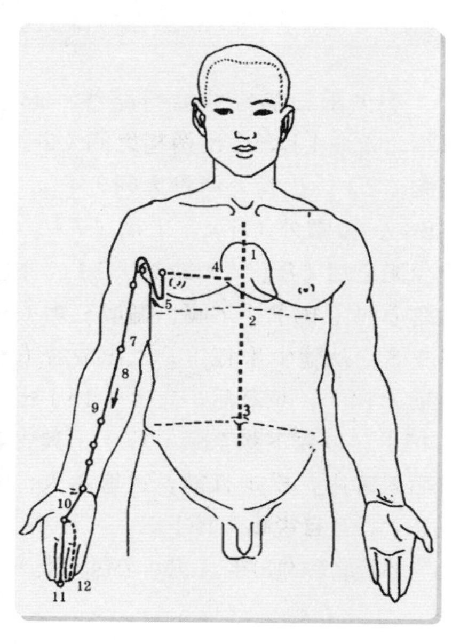

手少阳三焦经的循行路线、病变与治疗

三焦的经脉叫“手少阳经”，起于无名指尖端，上行小指与无名指中间，沿手背上行腕部，出前臂外侧两骨中间，穿过肘，沿上臂外侧上肩，交出足少阳经的后面，入缺盆，行于两乳之间的膻中，与心包联络，下膈膜，依次联属于上、中、下三焦。它的一条支脉，从胸部的膻中处上行，出于缺盆，并向上走行到颈项，挟耳后，再直上而出于耳上角，并由此环曲下行，绕颊部，而到达眼眶的下方。又一支脉，从耳后进入耳中，复出耳前，过足少阳经客主人穴的前方，与前一条支脉交会于颊部，由此再上行至外眼角，而与足少阳胆经相接。

由于外邪侵犯本经所发生的病变，为耳聋、喉咙肿、喉痹。手少阳三焦经上的腧穴主治气所发生的疾病，其症状是自汗出，外眼角疼痛，面颊疼痛，耳后、肩部、上臂、肘部、前臂等部位的外缘处都发生疼痛，无名指不能活动。这些病症，属实的就用泻法，属虚的就用补法；属热的就用速刺法，属寒的就用留针法；脉虚陷的就用灸法，不实不虚的从本经取治。属于本经经气亢盛的，其人迎脉的脉象要比寸口脉的脉象大一倍；而属于本经经气虚弱的，其人迎脉的脉象反而会比寸口脉的脉象小。

名词解释

客主人

即上关穴之异名。

手少阳三焦经循行路线

手少阳三焦经的循行路线：起于小指次指之端（1），上出两指之间（2），循手表腕（3），出臂外两骨之间（4），上贯肘（5），循臑外（6），上肩（7），而交出足少阳之后（8），入缺盆（9），布膻中，散落心包（10），下膈，循属三焦（11），其支者：从膻中（12），上出缺盆（13），上项（14），系耳后，直上（15）出耳上角（16），以屈下颊至䪼（17），其支者：从耳后入耳中，出走耳前，过客主人，前交颊（18），至目锐眦（19）。

本经联系的脏腑：三焦、心包、肺。

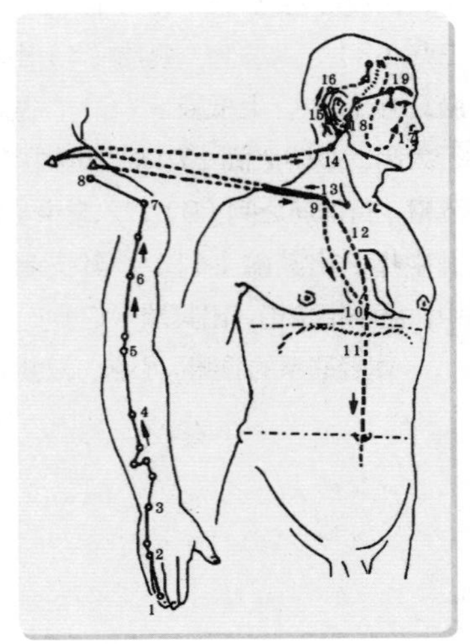

足少阳胆经的循行路线、病变与治疗

胆的经脉叫“足少阳经”，起于外眼角，上行到额角，再折向下转至耳后，沿着颈部，行于手少阳经的前面，到达肩上，再交叉行至手少阳经的后面，入于缺盆。它的一条支脉，从耳后进入耳中，再出行至耳的前方，到达外眼角的后方。又一支脉，从外眼角处分出，下走大迎穴，会合手少阳经至眼眶下方，再下行经颊车，于颈部与本经前入缺盆之脉相合，然后向下进入胸中，穿过膈膜，与本经互为表里的肝脏相联络，联属于胆腑，再沿胁内下行，经小腹两侧的气街，绕阴毛处，横行进入环跳穴。其直行的经脉，从缺盆部下行至腋部，再沿着胸部经过季胁，与前一支脉会合于环跳穴所在的部位，再向下沿着大腿的外侧到达膝外侧后，下行经腓骨前方，直至外踝上方之腓骨末端的凹陷处，再向下出于外踝的前方，沿着足背进入足第四趾的外侧端。又一支脉，从足背分出，沿第一、第二跖骨之间，行至足大趾末端，又返回穿过爪甲，出爪甲后的三毛（大敦）与足厥阴经相接。

足少阳胆经之经气发生异常的变动，就会出现口苦、时常叹气、胸胁部作痛以致身体不能转动等症状。病重的面色灰暗无光泽，全身皮肤枯槁，足外侧发热，这叫作“阳厥”。足少阳胆经上的腧穴主治骨所发生的疾病，其症状是头痛，颔部疼痛，外眼角痛，缺盆肿痛，腋下肿胀，腋下或颈部病发瘰疬，自汗出而战栗怕冷，疟疾，胸、胁、肋、大腿、膝盖等部位的外侧直至小腿外侧、绝骨、外踝前等部位以及胆经经脉循行所经过的各个关节都发生疼痛，足第四趾不能活动。这些病症，属实的就用泻法，属虚的就用补法；属热的就用速刺法，属寒的就用留针法；脉虚陷的就用灸法，不实不虚的从本经取治。属于本经经气亢盛的，其人迎脉的脉象要比寸口脉的脉象大一倍；而属于本经经气虚弱的，其人迎脉的脉象反而会比寸口脉的脉象小。

足厥阴肝经的循行路线、病变与治疗

肝的经脉叫“足厥阴经”，起于足大趾二节间三毛的边缘，沿足背上缘行至内踝前一寸，再至踝上八寸，交出于足太阴经的后面，上走腘内缘，沿大腿内侧入阴毛中，左右交叉，环绕阴器，向上抵小腹，挟行于胃的两旁，联属肝脏，络于与本经相表里的胆腑，向上穿过膈膜，散布于胁肋，再沿喉咙后面，绕到面部至喉咙的上窍，连目系，出额部，与督脉相会于头顶的百会。它的一条支脉，从眼球联络于脑的脉络处别行而出，向下行至颊部的里面，再环绕口唇的内侧。又一支脉，从肝别出穿膈膜，注于肺中，与手太阴经相接。

足厥阴肝经之经气发生异常的变动，就会出现腰部作痛以致不能前后俯仰，男子患疝病，女子小腹肿胀。病情严重时，还会出现喉咙干燥、面部像蒙着灰尘一样暗无光泽等症状。本经所主的肝脏发生病症，出现胸中满闷、呕吐气逆、腹泻完谷不化、狐疝、遗尿或小便不通等症状。这些病症，属实的就用泻法，属虚的就用补法；属热的就用速刺法，属寒的就用留针法；脉虚陷的就用灸法，不实不虚的从本经取治。属于本经经气亢盛的，其寸口脉的脉象要比人迎脉的脉象大一倍；而属于本经经气虚弱的，其寸口脉的脉象反而会比人迎脉的脉象小。

足厥阴肝经循行路线

足厥阴肝经的循行路线：起于大指丛毛之际（1），上循足跗上廉（2），去内踝一寸（3），上踝八寸，交出太阴之后（4），上腘内廉（5），循股阴（6），入毛中（7），过阴器（8），抵小腹（9），挟胃，属肝，络胆（10），上贯膈（11），布胁肋（12），循喉咙之后（13），上入颃颡（14），连目系（15），上出额（16），与督脉会于巅（17），其支者：从目系下颊里（18），环唇内（19），其支：复从肝（20），别贯膈（21），上注肺（22）。

本经联系的脏腑：肝、胆、肺、胃、肾。

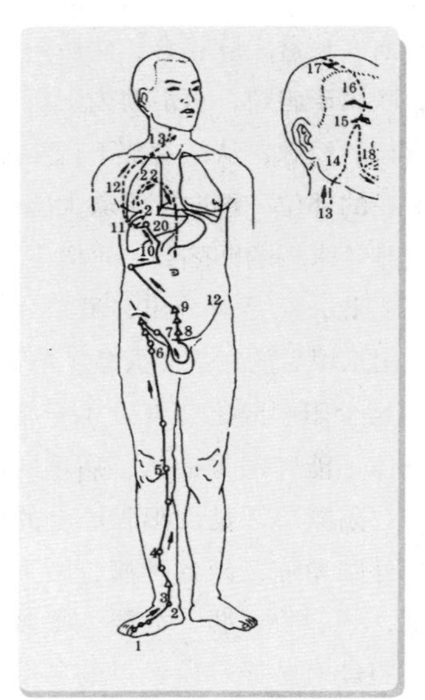

颃颡 名词解释

同吭嗓，此指喉头和鼻咽部。喉咙则指下连气管部分。

经脉气绝时的表现

手太阴肺经的脉气衰竭，皮毛就会干枯。因为手太阴肺经能够营运气血而温润肌表的皮肤和毫毛，所以倘若肺经的经气不足，不能营运气血以濡养皮肤和毫毛，就会使皮毛干枯。而皮毛干枯就是津液耗损的表现，津液耗损就会伤害肌表。皮毛丧失了津液的润泽，就会出现爪甲枯槁、毫毛断折等现象。毫毛脱落，是肺经精气先衰竭的表现。这种病症，逢丙日就会加重，逢丁日人就会死亡。这是由于肺在五行中属金，丙、丁属火，而火能胜金。

手少阴心经之经气竭绝，就会使血脉不通。手少阴经是心脏的经脉，而心脏与血脉相配合。血脉不通，就会使血液不能流行，血流不畅，面色就失去润泽。所以倘若患者的面色暗黑，就好像烧焦的木炭一样，那就表明其营血已经先行衰败了。这种病症，逢壬日变得严重，逢癸日人就会死亡。这都是因为壬、癸属水，心属火，而水能克火。

足太阴脾经的脉气衰竭，经脉就不能输布水谷精微以营养肌肉。脾主肌肉，其华在唇，其脉连于舌本，散于舌下，因此由唇舌就能够观察出肌肉的状态，所以说唇舌为肌肉的根本。经脉不能输布营养，就会使肌肉松软；肌肉松软则舌体萎缩，人中部位肿满；人中部位肿满，就会使口唇外翻。口唇外翻，是肌肉先衰萎的征象。这种病症，逢甲日就会加重，逢乙日人就会死亡。这是由于脾在五行中属土，甲、乙属木，木能胜土。

足少阴肾经之经气竭绝，就会出现骨骼枯槁的病象。肾应于冬，肾脉称为“冬脉”，其脉伏行在深部而濡养骨髓。倘若骨髓得不到濡养而致骨骼枯槁，那么肌肉也就不能再附着于骨骼上了；骨肉不能亲合而分离，肌肉就软弱萎缩；肌肉软缩，就会使牙齿长长，并使牙齿上积满污垢，同时，还会出现头发失去光泽等现象。这种病症，逢戊日变得严重，逢己日人就会死亡。这都是因为戊、己属土，肾属水，而土能克水。

足厥阴肝经的脉气衰竭，就会使筋脉挛急，并牵引睾丸和舌。因为足厥阴肝经，是络属于肝脏的经脉，且肝脏外合于筋，所以足厥阴肝经与筋的活动有着密切的联系。如果肝脉不能营运精微以养筋，则筋脉拘急，筋脉拘急就牵引舌根与阴囊，出现口唇发青、舌体卷曲、阴囊上缩等症状，这是筋先衰竭的征象。这种病症，逢庚日就会加重，逢辛日人就会死亡。这是由于肝在五行中属木，庚、辛属金，而金能胜木。

五脏所主的五条阴经之经气都已衰竭，就会使眼球内连于脑的脉络扭转，目系转动则两目昏花，视物不清，出现了这种眼睛上翻的病象，就表明患者的神志已经先行败竭了。神志既丧，最多不超过一天半就要死亡。六腑所主的六条阳经之经气都已竭绝，就会使阴气和阳气相互分离；阴阳分离，就会使皮表不固，精气外泄，而流出大如串珠、凝滞不流的绝汗。所以早晨出现危象，预计晚上可能死亡；夜间出现危象，预计次日清晨可能死亡。

经脉受邪的表现

手足阴阳十二经脉，大都是隐伏在里而循行于分肉之间的，其位置都较深而不能在体表看到。通常能察见到的，只是足太阴脾经在经过足内踝之上的部位，这是由于该处皮薄、无处隐蔽的缘故。其他各脉浮于表浅而能见到的，都是络脉。在手之阴阳六经的络脉之中，最明显突出而易于诊察的就是手阳明大肠经和手少阳三焦经这两条经脉的大络，它们分别起于手部五指之间，由此再向上会合于肘窝之中。饮酒后，酒随卫气外达皮肤，先充于络脉，使络脉满盛。此后，倘若在外的卫气已经充溢有余，就会使在内的营气也随之满盛，进而就会使经脉中的血气也大大地充盛起来。任何经脉突然发生异常搏动，都是由于邪气留在脏腑经脉所致。此时的邪气不能走窜，就会郁而发热，从而使脉形变得坚实。如果络脉的脉形不显坚实，那就说明邪气已经深陷于经脉，并使络脉之气空虚衰竭了。凡是被邪气所侵袭了的经脉，都会出现与其他正常经脉不同的表现，由此我们也就可以测知是哪一条经脉受到了邪气侵袭而发生了异常的变动。

喝酒暖身不可取

许多人在冬天有喝酒暖身的习惯。从实际效果来看，喝酒确实能迅速使身体暖和起来，但是，喝酒暖身并不是以增加身体热量为前提，反而会增加身体的散热，导致风邪乘虚而入。

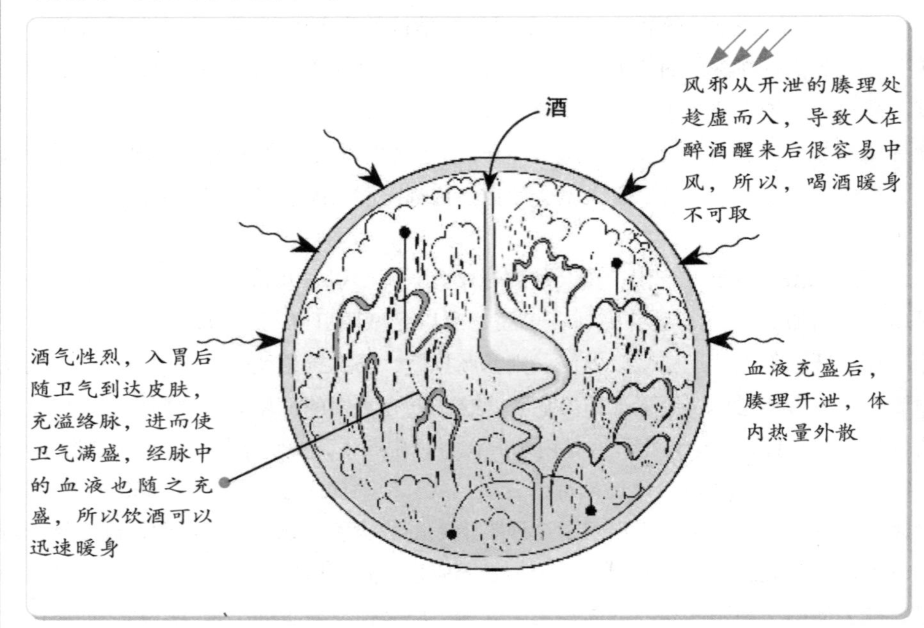

经脉和络脉病变的判断

雷公问：怎么知道经脉与络脉二者病变的不同呢？黄帝说：经脉隐伏在内，因此即使其发生了病变，在体表常常也是看不到的，其虚实的变化情况只能从寸口部位的脉象变化来测知。凡是显露在外可见到的脉，都是络脉。

雷公说：我还是不能明白这其中的道理。黄帝说：所有的络脉都不能经过大的骨节之间，只在经脉所不到之处出入联络，再结合到皮肤的浮络，会合后都显现在外面。因此，凡是针刺络脉的病变，都必须刺中其有瘀血积聚的地方，才能取得良好的疗效。若血聚甚多，虽无瘀结之络，也应急刺络脉，放出恶血，以泻其邪。如果把恶血留在体内，就会导致血络凝滞、闭塞不通的痹病。

一般诊察络脉颜色变化来判断疾病：络脉色青的，是寒邪凝滞而产生疼痛；络脉色赤的，是有热象。例如，胃中有寒的患者，其手鱼际部的络脉大多都会呈现出青

频繁饮酒容易造成酒精性脂肪肝，特别是老年人饮酒极易诱发心脑血管疾病，所以，饮酒暖身的方法并不可取。

色；胃中有热，手鱼际部边缘的络脉多见赤色。络脉所在部位突然呈现出黑色的，那就说明它是留滞已久的痹病。络脉如兼有赤、黑、青三色，是寒热错杂的病症；颜色发青且脉络短小的，那是元气衰少的征象。凡是针刺治疗寒热病症，都应多刺表浅的血络，必须隔日针一次，将恶血泻尽为止，然后根据病情虚实进行调治。络脉色青且脉形短小的，是属于元气衰少的病症。对这种患者如用泻法，会引起昏闷烦乱，甚至突然跌倒不省人事，不能言语。在昏闷烦乱发生时，应立即扶患者坐起，施行急救。

十五络脉

手太阴心经的别出络脉，名叫"列缺"。它起始于手腕上部的分肉之间，由此而与手太阴肺经的正经并行，直入于手掌内侧，并散布于鱼际的部位。此络脉发病，邪气盛的则腕后高骨及手掌发热；而其属于虚证的，就会出现张口哈欠、小便失禁或频数等症状。治疗时，取腕后一寸半的列缺穴，本络由此别出，联络手阳明经。

手少阴心经别出的络脉，名叫"通里"。它起于腕后内侧一寸处，本络由此别出，循本经上行，入于心中，再上行联系舌根，属于目系。倘若它发生病变，其属于实证的，就会出现胸膈间支撑不舒的症状；而其属于虚证的，就会出现不能言语的症状。治疗时，取掌后一寸处的通里穴，本络由此别出，联络手太阳经。

手厥阴心包络经别出的络脉，名叫"内关"。它起于掌后腕上二寸处，出两筋间，本络由此别走于手少阳经，并循本经上行，系于心包，联络于心系。倘若它发生病变，其属于实证的，就会出现心痛的症状；正气虚的则心中烦乱。治疗时，取腕上内侧二寸处两筋间的内关穴。

手太阳小肠经别出的络脉，名叫"支正"。它起于腕上外侧五寸，向内注于手少阴心经，其别出向上过肘，联络于肩髃穴。倘若它发生病变，其属于实证的，就会出现骨节弛缓，肘关节萎废而不能活动等症状；正气虚的则气血不行，皮肤上生赘肉，所生赘肉之多如指间痂疥一样。对于以上这些病症，都可以取手太阳小肠经的络脉从其本经所别出之处的络穴——支正穴来进行治疗。

手阳明经的别出络脉，名叫"偏历"。它在手掌后方距离腕关节三寸的部位从本经分出，由此而别行并进入手太阴肺经的经脉。另一别行的支脉，由偏历穴处发出，沿臂上行至肩髃部，再上行到达曲颊，斜行到牙根部。另一别出的络脉，上入耳中，合于该部的主脉。倘若它发生病变，其属于实证的，就会发生龋齿、耳聋等病症；正气虚的则齿冷，膈间闭塞不畅。对于以上这些病症，都可以取手阳明大肠经的络脉从其本经所别出之处的络穴——偏历穴来进行治疗。

手少阳经的别出络脉，名叫"外关"。它在手掌后方距离腕关节两寸的部位从本经分出，由此而向外绕行于臂部，然后再向上走行，注于胸中，而与手厥阴心包络经相会合。此络脉发病，邪气盛的则肘关节拘挛；而其属于虚证的，就会出现肘关节弛缓不收的症状。治疗时，取本经别出的络穴外关穴。

足太阳经的别出络脉，名叫"飞阳"。它在足之上方距离外踝七寸的部位从本经

观察鱼际的络脉，判断身体病变

人体有经脉、络脉和孙脉，浮于体表肉眼可见的为络脉。通过观察手掌鱼际部络脉的颜色变化，可以了解自己身体的健康状况。

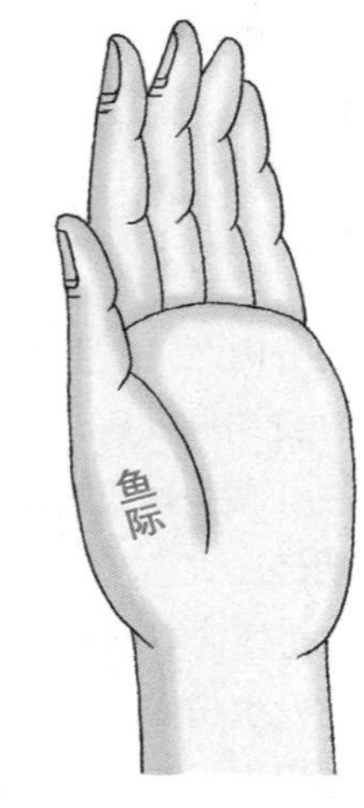

络脉颜色	所主病症
青	寒邪凝滞产生疼痛
赤	有热象
突然呈现出黑色	留滞已久的痹病
兼有赤、黑、青三色	寒热错杂的病症
颜色发青且脉络短小的	元气衰少的征象

分出，由此而别行并走入足少阴肾经的经脉。此络脉发病，邪气盛的则出现鼻塞不通，头背部疼痛；而其属于虚证的，就会出现鼻塞或鼻出血。治疗时，取本经别出的络穴飞阳穴。

足少阳经的别出络脉，名叫“光明”。它在足之上方距离外踝五寸的部位从本经分出，由此而别行并走入足厥阴肝经的经脉，然后再向下走行，而联络于足背部。此络脉发病，邪气盛的则四肢厥冷；而其属于虚证的，就会出现下肢痿软无力以致难以步行，以及坐下后就不能再起立等症状。治疗时，取本经别出的络穴光明穴。

足阳明经的别出络脉，名叫“丰隆”。它在足之上方距离外踝八寸的部位从本经分出，由此而别行，并走入足太阴脾经的经脉。其别出而上行的，沿着胫骨的外侧，络于头项，与该处其他诸经经气会合，向下绕络于咽喉。如果它的脉气向上逆行，就会导致咽喉肿闭、突然失音而不能言语等症状。邪气盛的则神志失常而发癫狂；而其属于虚证的，就会出现两足弛缓不收、小腿部肌肉萎缩等症状。治疗时，取本经别出的络穴丰隆穴。

足太阴经的别出络脉，名叫“公孙”。它在足大趾本节后方一寸远的地方从本经分出，由此而别行，并走入足阳明胃经的经脉。其别出而上行的，入腹络于肠胃。如果它的脉气厥逆上行，就会发生霍乱。邪气盛的则肠中剧烈疼痛；正气虚的则腹胀如鼓。对于以上这些病症，都可以取足太阴脾经的络脉从其本经所别出之处的络穴——公孙穴来进行治疗。

足少阴经的别出络脉，名叫“大钟”。它从足内踝的后方别行分出，由此再环绕足跟至足的外侧，而走入足太阳膀胱经的经脉。其别出而行的络脉与本经向上的经脉相并，走入心包络，然后向下贯穿腰脊。如果它的经脉发生病变，其属于实证的，就会出现二便不通的症状；正气虚的则腰痛。对于以上这些病症，都可以取足少阴肾经的络脉从其本经所别出之处的络穴——大钟穴来进行治疗。

足厥阴经的别出络脉，名叫“蠡沟”。它在足之上方距离内踝五寸的部位从本经分出，由此而别行，并走入足少阳胆经的经脉。其别出而上行的络脉，沿本经所循行路径达于睾丸，聚于阴经。如果它的经脉发生病变，其属于实证的，就会导致阴茎容易勃起；正气虚的则阴部暴痒。对于以上这些病症，都可以取足厥阴肝经的络脉从其本经所别出之处的络穴——蠡沟穴来进行治疗。

任脉的别出络脉，名叫“尾翳”。它起始于胸骨下方的鸠尾处，由此再向下散于腹部。此络脉发病，邪气盛的则腹部皮肤痛；而其属于虚证的，就会出现腹部皮肤瘙痒的症状。治疗时，取本经别出的络穴——尾翳穴来进行治疗。

督脉的别出络脉，名叫“长强”。它起始于尾骨尖下方的长强穴处，由此再挟着脊柱两旁的肌肉向上走行到项部，并散于头上，然后再向下走行到肩胛部的附近，此后就别行走向足太阳膀胱经，并深入体内，贯穿脊柱两旁的肌肉。此络脉发病，邪气盛的则脊柱强直，不能俯仰；而其属于虚证的，就会出现头部沉重、摇动不定等症状。治疗时，取本经别出的络穴——长强穴来进行治疗。

脾脏的大络，名叫“大包”。它起始于渊腋穴下方三寸处，由此再散布于胸胁。倘若它发生病变，其属于实证的，就会出现全身各处都疼痛的症状；正气虚的则全身关节弛纵无力。此外，当它发生病变时，还会使大包穴附近出现网络状的血色斑纹。治疗时，如遇有瘀血凝滞的症状，都可取刺脾脏的大络从本经别出的络穴——大包穴来进行治疗。

络脉的功能

络脉是人体经络系统的重要组成部分，络脉由阴经走向阳经，由阳经走向阴经，使得表里两经脉得以沟通和联系。络脉通过对其他小络的统率，加强了人体前、后、侧面的统一联系。从络脉分出的孙络和浮络遍布全身，将经脉的气血输送到全身。

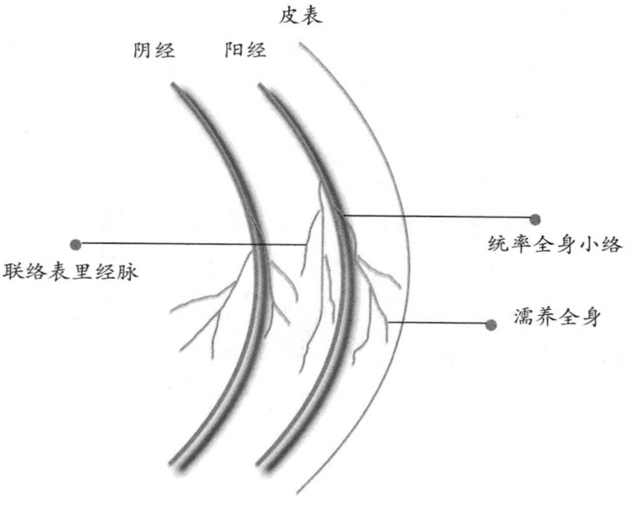

人体经络系统

人体有经脉、络脉和孙脉，浮于体表、肉眼可见的为络脉。通过观察手掌鱼际部络脉的颜色变化，可以了解自己身体的健康状况。

<table>
<tr><td rowspan="12">经络系统</td><td rowspan="8">经脉</td><td rowspan="4">十二经脉</td><td>手三阴经</td><td>手太阴肺经、手厥阴心包经、手少阴心经</td></tr>
<tr><td>手三阳经</td><td>手阳明大肠经、手少阳三焦经、手太阳小肠经</td></tr>
<tr><td>足三阴经</td><td>足太阴脾经、足厥阴肝经、足少阴肾经</td></tr>
<tr><td>足三阳经</td><td>足阳明胃经、足少阳胆经、足太阳膀胱经</td></tr>
<tr><td>奇经八脉</td><td colspan="2">任脉、督脉、冲脉、带脉、阴跻脉、阳跻脉、阴维脉、阳维脉</td></tr>
<tr><td>十二经别</td><td colspan="2">从十二经脉分出，分布于胸腹和头部，沟通表里两经并加强与脏腑联系的经脉</td></tr>
<tr><td>十二经筋</td><td colspan="2">十二经脉的气血在所循行的肌肉筋腱部分的会合</td></tr>
<tr><td>十二皮部</td><td colspan="2">十二经脉在体表皮肤的分区</td></tr>
<tr><td>络脉</td><td>十五络脉</td><td colspan="2">列缺、通里、内关、支正、偏历、外关、尾翳、长强、大包、飞阳、光明、丰隆、公孙、大钟、蠡沟</td></tr>
<tr><td>孙络</td><td colspan="3"></td></tr>
<tr><td>浮络</td><td colspan="3"></td></tr>
</table>

以上所说的十五条络脉，它们在发病时，凡是属于脉气壅盛所致之实证的，其脉络都必然会变得明显突出而容易看到；凡是属于脉气虚弱所致之虚证的，其脉络都必然会变得空虚下陷而不易看到。如果在皮表看不见，可在络脉的上下寻求。人的形体有高矮胖瘦的区别，因而其经脉就会有长短的不同，故其络脉所别行的部位也就多少会有一些差异，所以医者在诊察病情时，都应当灵活变通。

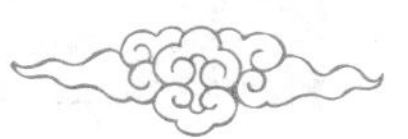

第十一 经别

本篇主要是对十二经脉的分支——十二经别循行路线的详细介绍。十二经别是人体别行的正经，是十二经脉中重要的支脉。

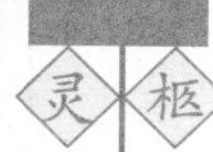

黄帝问岐伯：我听说人体的组成是与天地万物相对应的，内有五脏以应五音、五色、五时、五味、五位；外有六腑以应六律。六律有阴阳之分，故人体就与之相应而有手足阴阳各经，这十二条经脉又与自然界之十二月、十二辰、十二节、十二条河流以及十二时等相对应。十二经脉是人体气血运行的通路。人之所以能生存，疾病之所以能形成，人体之所以能维持健康，疾病之所以能治愈，都与它密切相关。关于它的理论，虽然是初学者开始就应该掌握的基本理论，但只有精研医学者才能精通这门理论。粗率的医生认为很容易学懂，因而马虎从事；而高明的医生，知其深奥之义，感觉难以学精。请你谈谈经脉在人体是怎样离合出入的？**岐伯很恭敬地再行礼后说：您问得真是英明啊！这是粗率的医生最易忽略的问题，只有医技高明的人才会悉心地去研究它。下面，就让我来详细地说明一下吧。**

十二经脉的别经

足太阳经脉别出而行的正经，别行一道入于腘窝中，与足少阴经脉合而上行。另一条上行到尻下五寸处，再向上别行进入于肛门，并向内行于腹中，而联属于本经所属的脏腑——膀胱腑，散行至肾脏，此后再沿着脊柱两旁肌肉的内部向上走行，到达心脏所在的部位，然后就进入心并分散于心的内部；其直行的，从膂肉上行出于项部，复属于足太阳本经经脉，内外合为一经。这就是足太阳膀胱经在本经之外别行的一条正经。

足少阴经脉别出而行的正经，至腘窝中，别出一脉与太阳经相合并，上行至肾，当十四椎处出属带脉；其直行的部分，从肾脏上行而系于舌根部，然后再向外走行至项部，而与足太阳膀胱经的经脉相会合。这是阴阳表里相配的第一合。这种表里两经相合的关系，都是由各条阴经之经别上行并联系于与其相表里之阳经的正经而形成的；其他表里经的相配关系也莫不如此。所谓的经别，其实也都是正经。

十二经别循行如同自然界的水

十二经别是从十二经脉分出，分布于胸腹和头部，沟通表里两经并加强与脏腑联系的经脉。它们在其循行上具有“离、合、出、入”的特点，就像水离开大地，经过一系列变化后又回到大地一样。

出
水蒸气化为雨雪离开云落向大地为“出”。如同人体经别从头颈部出来。
入
水蒸气结为云为“入”。如同人体经别进入自己的循环圈（胸腹部）。
合
雨雪回到大地后，重新进入大地的水循环为“合”。如同人体经别离开自己的循环圈后又与表里经脉相合。
离
大地上的水化为蒸汽上升为“离”。如同人体经别从其所属的正经分出。

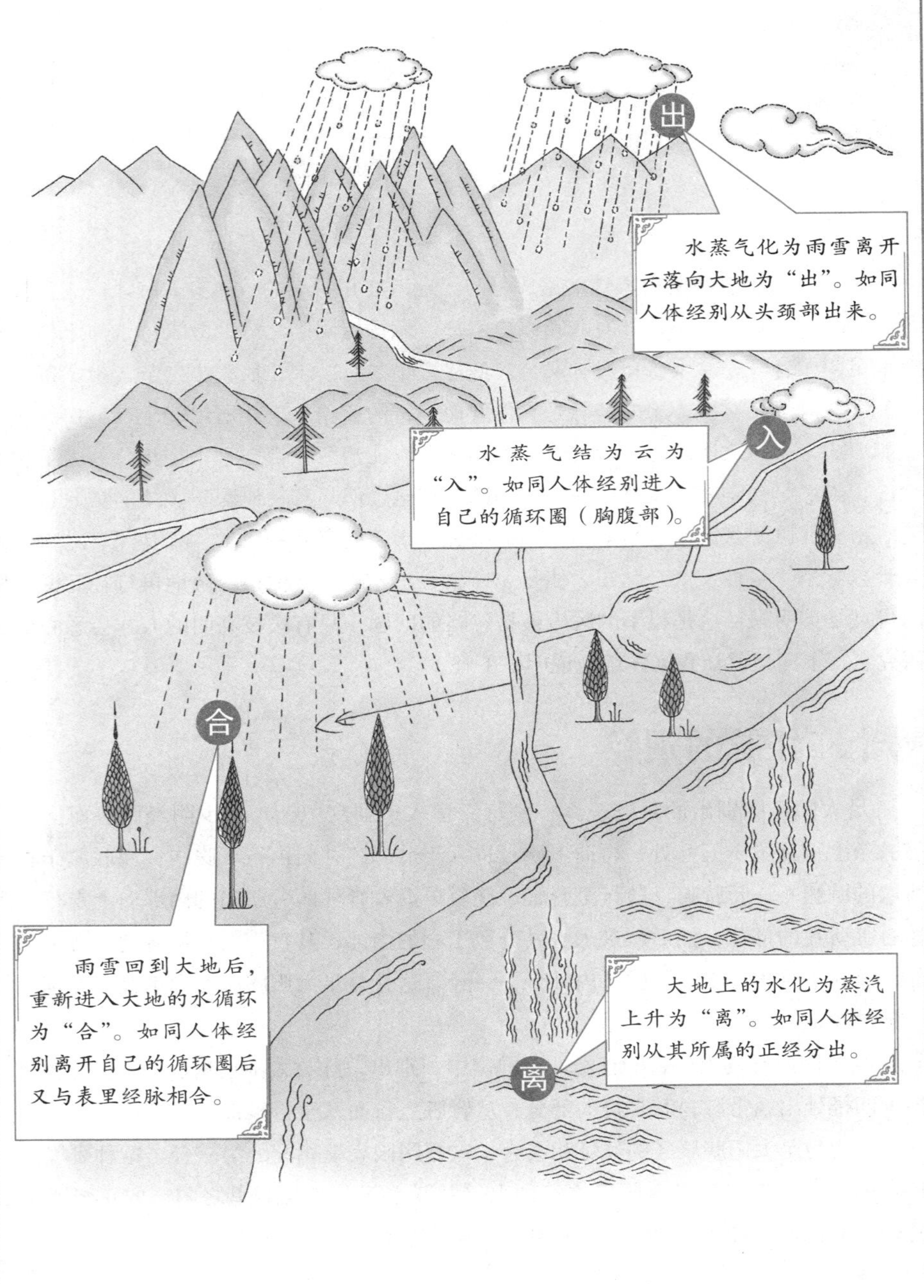

足少阳经脉别出而行的正经，上行绕于髀部而入阴毛处，与足厥阴经脉合并；其别出一脉入季胁间，循行胸内，入属本经胆腑，散行于肝，向上贯穿心部，上行挟咽喉两旁，出于腮部及颔中，散于面部，系于目系，与足少阳本经会合于外眼角。

足厥阴经脉别出而行的正经，自足背别行，上行至阴毛处，与足少阳别行的正经相合，向上循行。这是阴阳表里相配合的第二合。

足阳明经脉别出而行的正经，上行髀部，再向上进入腹中，入属本经胃腑，散行至脾脏，并上通于心，上行沿咽部出于口，再上行至鼻梁及眼眶下方，系于目系，与足阳明本经相合。

足太阴脾经别行的正经，也上行至髀部，而与足阳明胃经的经脉相会合，此后它就与足阳明胃经之别行的正经共同向上走行，络于咽部，贯入舌本。这就是足阳明胃经和足太阴脾经这两条互为表里的经脉在六合之中所形成的第三合。

手太阳经脉别出而行的正经，自下而上行，从肩后骨缝别行入于腋下，走入心脏，系于小肠本腑。

手少阴心经别行的正经，从本经别行分出之后，就走入到腋下三寸渊腋穴处的两筋之间，并联属于本经所属的脏腑——心脏，由此再上行至喉咙，出于面部，而与手太阳小肠经的一条支脉会合于内眼角处。这是阴阳表里相配的第四合。

手少阳经脉别出而行的正经，从人体最高处的头顶，别行入于缺盆，下走三焦本腑，散于胸中。

手厥阴心包络经别行的正经，从本经别行分出之后，就下行至腋下三寸处，由此再入于胸中，别走联属于三焦本腑，此后再沿着喉咙向上走行，出于耳后，而与手少阳三焦经的经脉会合于完骨的下方。这是阴阳表里相配合的第五合。

手阳明大肠经别行的正经，从手部分出并向上走行，到达于胸部，之后再沿着侧胸与乳部的中间，别行出于肩髃穴所在的地方，由此再向上进入柱骨，其后再向下走行至本经所属的脏腑——大肠，继而再折返向上，联属于肺脏，并沿着喉咙向上出于缺盆部，而最终与手阳明大肠经的本经相会合。

手太阴经脉别出而行的正经，别出入于渊腋部手少阴经之前，入肺本脏，散行于大肠，上行出于缺盆，沿喉咙，再与手阳明经相合。这就是手阳明小肠经与手太阴肺经这两条互为表里的经脉在六合之中所形成的第六合。

第十二 经水

本篇从人与自然对应的角度，讲述了人体十二经脉与十二河流的对应关系，以及这种对应关系对阴阳的划分，对针刺的指导，包括针刺的深度、留针的时间等。

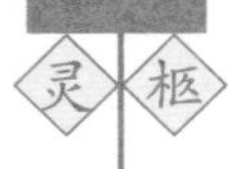

灵枢

十二经脉与十二河流的对应

黄帝问岐伯：人体的十二经脉，在外与自然界的十二条河流相对应，在内则分别联属于五脏六腑。这十二条河流，每条的大小、深浅、广狭和远近各不相同；五脏六腑分布在体内，其位置的高低、形态的大小、受纳水谷精微之气的多少也各不相等。那么，这两者的对应关系是怎样的？河流受纳地面的水而流行于各地；五脏藏神、气、魂、魄等精神活动而表现于外；六腑受纳饮食水谷而加以传化，吸收精微之气而布散于全身；经脉受纳血液而营运于全身血脉。还有，在治疗时，如何才能把握住针刺的深度以及施灸的壮数呢？关于上面这些问题，你可以解释给我听一下吗？

岐伯回答：你问得很好。天有多高，是难以计算的；地有多大，也是难以测量的，这的确是所谓不易解答的问题。对于活着的人，皮肉俱在，可以从外部计算测量，用手指切按而获得各部的情况。人死了，还可以通过解剖其尸体来详细观察其内部脏腑的情况。由此，我们就可以知道五脏坚脆的程度，六腑形态的大小，每一脏腑受纳谷气的多少，每条经脉的长短，血液清浊的程度，每一脏腑含有精气的多少，以及十二经脉中某一经是多血少气，还是少血多气，是血气皆多，还是血气皆少等等，都是有一定标准的。运用针刺艾灸治病，调节各经的气血，也都有一定的规律。

黄帝说：你说的这些道理，听起来很清楚，但心里仍不能透彻地理解，希望你能详尽地讲给我听。**岐伯回答：这是人体应合于天地万物，而与阴阳相应的一个问题，是不能不深入研究的。足太阳经外合于清水，内联属于膀胱腑，其主要功能是通利水**

名词解释

十二经水

古时中国版图上的清、渭、海、湖、汝、渑、淮、漯、江、河、济、漳等十二条河流。中医学用以比喻人体十二经脉气血的运行。

十二经水注于四海

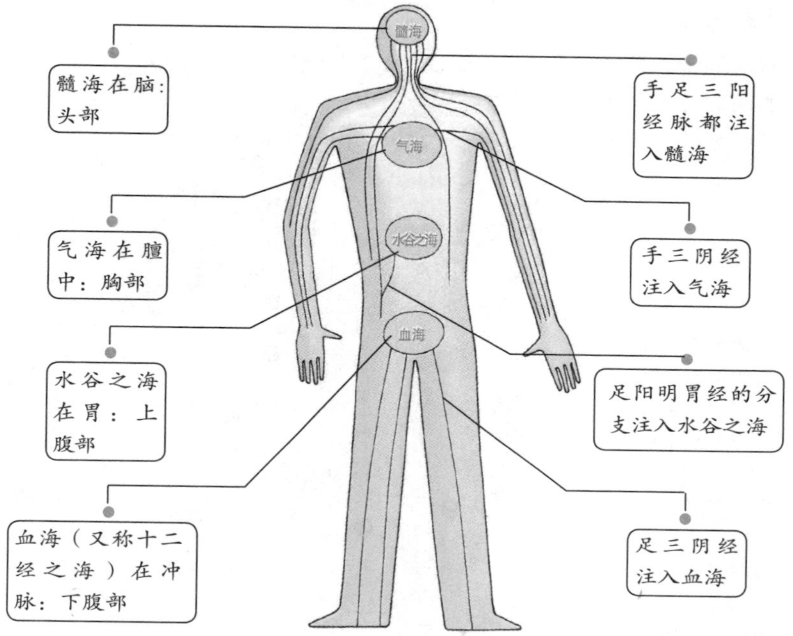

髓海

气海

水谷之海

血海

髓海在脑：头部

手足三阳经脉都注入髓海

气海在膻中：胸部

手三阴经注入气海

水谷之海在胃：上腹部

足阳明胃经的分支注入水谷之海

血海（又称十二经之海）在冲脉：下腹部

足三阴经注入血海

道；足少阳胆经，在外可应合于渭水，在内则联属于胆腑；足阳明经外合于海水，内联属于胃腑；足太阴脾经，在外可应合于湖水，在内则联属于脾脏；足少阴经外合于汝水，内联属于肾脏；足厥阴肝经，在外可应合于渑水，在内则联属于肝脏。

手太阳经外合于淮水，内联属于小肠，水道由此而出；手少阳三焦经，在外可应合于漯水，在内则联属于三焦腑；手阳明经外合于江水，内联属于大肠；手太阴肺经，在外可应合于河水，在内则联属于肺脏。手少阴经外合于济水，内联属于心脏；手厥阴心包络经，在外可应合于漳水，在内则联属于心包络。以上所说的五脏六腑和十二经水，在外各有源泉，在内各有所禀，这都是内外相互贯通，如圆环一样周而复始没有尽头。人的经脉在体内循行不止，也是如此。在上的天，属阳；在下的地，属阴。对人体来说，腰以上像天，属阳；腰以下像地，属阴。若按脏腑上下南北部位分阴阳十二经水的话，在海水以北的就称为阴，在漳水以北的就称为阴中之阴；漳水以南属阳，河水以北至漳水之间属阳中之阴，漯水以南至江水之间属阳中之太阳。以上所述，只反映了自然界部分河流之流行分布与人体部分经脉循行分布的阴阳对应关系，但它足以说明人体和自然界是相互对应的。

根据河流的分布划分经脉的阴阳

古人将人体十二经脉与自然界的十二条河流对应起来，根据河流的南北分布又将人体经脉划分为阴经和阳经。

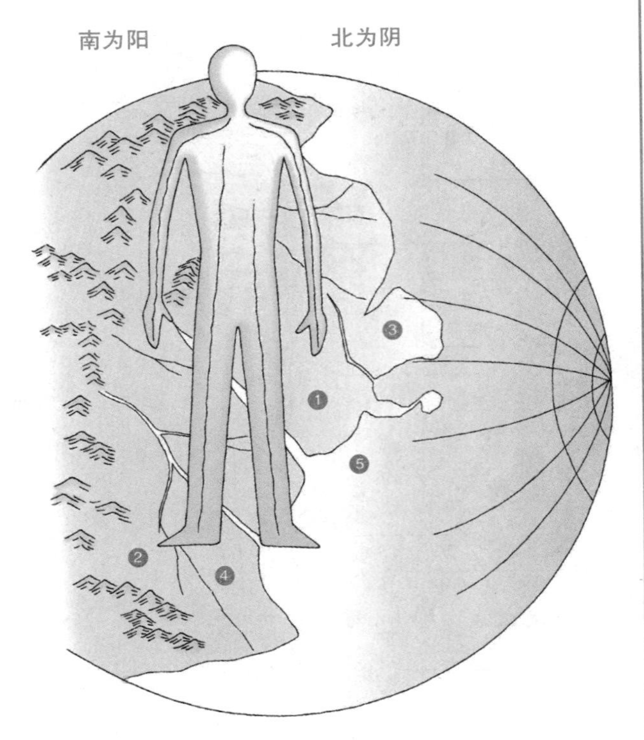

① 海水和漳水是划分南北（阴阳）的界限

② 海水以南为阳中之阳

③ 漳水以北为阴中之阴

④ 海水为阳中之阴

⑤ 漳水为阴中之阳

经水与自然的对应对针刺的指导

黄帝说：自然界的十二经水应于人体的十二经脉，经水与经脉都有远近、浅深及水血多少的不同，如果把两者结合起来，用于针刺治疗是怎样的呢？岐伯回答：足阳明胃经，为五脏六腑之海，它是十二经之中最大的经脉，其所受盛的营血也最多。如果其经气亢盛而发病，则其热势也必然炽盛，所以在针刺治疗足阳明胃经的实证时，不深刺，就不能疏散邪气，不留针，就不能泻尽病邪。足阳明经，针刺六分深，留针约呼吸十次的时间；在针刺足太阳膀胱经时，其针刺的深度应该是五分，留针的时间应该是呼吸七次的时间；足少阳经，针刺四分深，留针约呼吸五次的时间；在针刺足太阴脾经时，其针刺的深度应该是三分，留针的时间应该是呼吸四次的时间；足少阴经，针刺二分深，留针约呼吸三次的时间；在针刺足厥阴肝经时，其针刺的深度应该是一分，留针的时间应该是呼吸两次的时间。

手三阴三阳经脉，均循行于人体上半身，接受心肺气血的距离较近，气行迅速，针刺深度一般不超过二分，留针一般不超过一次呼吸时间。然而，人还有年龄少长、身材大小、体格胖瘦等方面的不同，因而其体质也就会有所差异，对于这些方面，

针刺的深度

针刺的深度有深和浅之别，但这只是一个相对的概念。针刺的深度因针刺经脉的脉势强弱而不同，留针的时间也不同。此外，针刺的深度还要考虑患者的年龄、形体的高矮胖瘦等情况，做到辨证治疗。

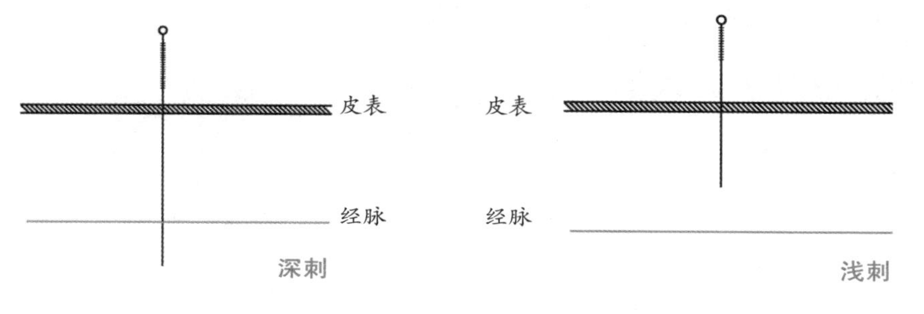

医生都必须心中有数，根据各种不同的情况选择不同的处理方法。能够根据患者的不同体质而灵活选择治疗措施，那就叫作顺应了自然之理。灸法也是如此。如果施灸过度，变成“恶火”，就会骨髓枯槁，血脉凝涩；当针刺的深度和留针的时间超过了一定的限度时，就会使元气虚脱。

黄帝说：人体的经脉有大小，血气有多少，皮肤有厚薄，肌肉有坚脆，肌肉突起部位也有大小，这些都能度量吗？岐伯回答：对于这些方面，都是可以制定出一个统一的衡量标准的，但这些都是以身材适中且肌肉不很消瘦、血气没有衰败的健康人作为标准而测量出来的。若是形体消瘦、肌肉脱陷的人，怎么能用同一个标准针刺呢？所以，对于那些身材、体质都与中等水平不相近的人，如形体消瘦且肌肉脱陷者，就不能用这种标准去量度分寸，进行针刺。

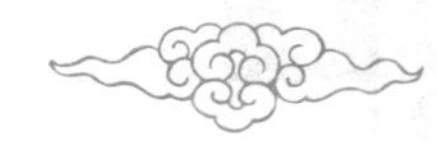

第十三 经筋

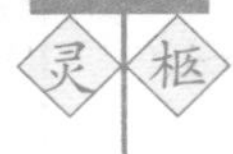

灵枢

本篇主要是对人体十二经筋的论述，介绍了人体十二经筋的循行路线，各经筋发生病变时患者的表现，治疗时对针具的选用、针刺方法的选择和穴位的选取。

足太阳经筋的循行路线、病变与治疗

足太阳经的经筋，起于足小趾的外侧，向上积聚于外踝，再斜行向上积聚于膝部，在下面的沿足外侧，积聚于足踵部，由踵部沿足跟上行积聚于腘窝内；该经筋的另一支，从外踝向上行，积聚于小腿肚的外侧，向上到达腘窝中部的内侧，与从足跟上行的一支并行向上，积聚于臀部，再沿着脊柱两侧上行至项部；由此分出的一条筋，另行入内结于舌根；另一条由项部分出的经筋直行向上积聚于枕骨，向上到达头顶，又沿着颜面下行，积聚于鼻；由此分出的一条支筋，像网络一样围绕上眼睑，然后向下积聚于颧骨处；有一条分支由挟脊上行的经筋别出，从腋窝后侧的外缘，上行积聚于肩髃部；另一条支筋，入腋窝下方，然后绕行到缺盆，向上积聚于耳后完骨部；另一支从缺盆分出，斜向上进入颧骨部分，与从颜面下行结于颧骨的支筋相合。

足太阳经的经筋发生的病变，可见足小趾掣引足跟部肿痛，膝腘拘挛，脊柱反张，项部拘急，肩臂不能上举，腋部引及缺盆部纠结作痛，不能左右摇动。治疗用燔针，疾进疾出，病愈则止，以疼痛的部位为针刺的腧穴。这种病叫作“仲春痹”。

足少阳经筋的循行路线、病变与治疗

足少阳经的经筋，起于足第四趾端，向上行积聚于外踝，上沿胫骨外侧，向上积聚于膝部外缘；足少阳经筋的一条分支，从外辅骨处分出，向上行至大腿部，在此又分为两支。行于前面的一支，积聚在伏兔穴之上；行于后面的一支，积聚在尻部；其直行的，上行至胁下空软处与季肋部，再向上走腋部的前缘，横过胸旁，积聚于缺盆；它的另一直行支筋，出腋部，穿过缺盆，穿出后行于足太阳经筋的前面，沿耳后绕至上额角，交会于巅顶，从头顶侧面向下走至颔部，又转向上积聚于颧部；分出的支筋，积聚于眼外角，为眼的外维。

《易筋洗髓经》修炼图：足三阳经筋

卧虎扑食势——足阳明经筋

桩势要领 图为左势，左足为虚步，重心在右足，双手十指并拢支地，双手与肩同宽，腰脊要直，头要抬，要有领起全身之意。注意：腰背要平，右膝不可过屈

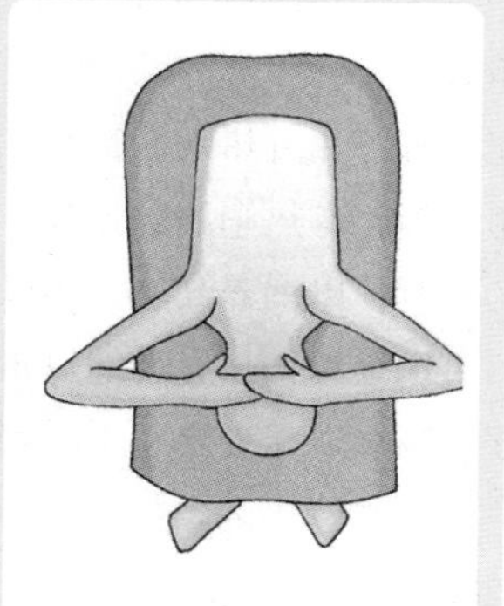

打躬势——足太阳经筋

桩势要领 图为右势，右足略前，重心在左足，双足相距约一横足宽。俯身下腰，双手十指交叉，手指交于对侧手的手背，置于头后，掌心向上。注意：双肘不要夹，要展开，前臂成一直线，腰脊要直，不可凸背，颈不可弯

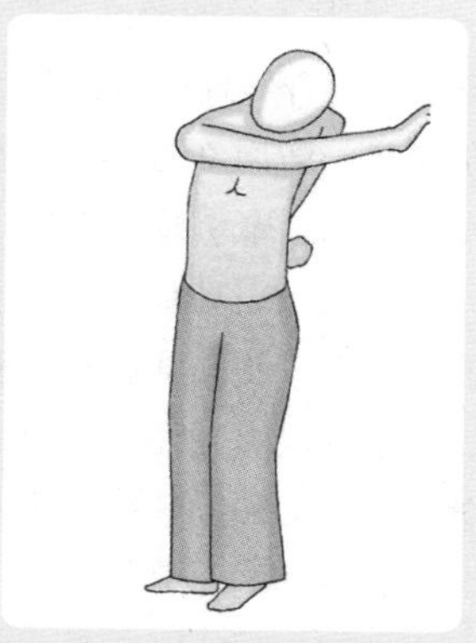

青龙探爪势——足少阳经筋

桩势要领 图为左势，左足在前，右足外摆，双足成90°，右掌推向左侧；左手半握拳，置于左胯旁，头歪向左侧。注意：虽然是头歪的姿势，但颈部要保持正直

足少阳经的经筋发病时，见足第四趾掣引转筋，并牵扯膝部外侧转筋，膝部不能屈伸；腘窝部位筋脉拘急，前面牵引髀部疼痛，后面牵引尻部疼痛，向上则牵引胁下空软处及季胁部作痛，向上牵引缺盆、胸侧、乳部、颈部所维系的筋发生拘急。如果从左侧向右侧维络的筋拘急时，则右眼不能张开，因此筋上过右额角与跻脉并行，阴阳跻脉在此互相交叉，左右之筋也是交叉的，左侧的筋维络右侧，所以左侧的额角筋受伤，会引起右足不能活动，这叫作“维筋相交”。治疗这一病症应当用火针疾刺疾出的方法，针刺的次数以病愈为度，针刺的穴位就是感觉疼痛的地方。这种病症就叫作“孟春痹”。

足阳明经筋的循行路线、病变与治疗

足阳明经的经筋，起于足次趾与中趾，积聚于足背上，斜行的一支，从足背的外侧向上至辅骨，积聚于膝外侧，再直行向上积聚于髀枢，又向上沿着胁部联属于脊柱；其直行的，从足背向上沿胫骨，积聚于膝部；由此分出的支筋，积聚于外辅骨，与足少阳的经筋相合；其直行的，沿伏兔上行，结于髀部而聚会于阴器，再向上散布于腹部，上行积聚于缺盆部，再上颈部挟口，合于颧部，继而下结于鼻，

从鼻旁上行与太阳经筋相合，太阳经的小筋网维于上眼皮，阳明经的小筋网维于下眼皮；另一从颧部发出的支筋，通过颊部积聚于耳前。

足阳明经的经筋发病，可见足中趾牵引胫部转筋，足部有跳动感并有强直的感觉，伏兔部转筋，髀前肿，阴囊肿大，腹部筋脉拘急，向上牵及缺盆与颊部，突然口角歪斜，筋拘急的一侧眼不能闭合，如有热则筋弛纵，而眼不能开；颊筋如果有寒就发生拘急，牵引颊部而致口角歪斜，有热则筋脉弛缓，收缩无力，口角歪向一侧。治疗方法是：用马脂贴在拘急的一侧，以润养其筋；再以白酒调和桂末，涂在弛缓一侧的面颊上，使筋脉温通，然后再用桑钩钩住患者的口角，以调整其歪斜，使其复位，另用桑木炭火放在小壶中，壶的高度以患者坐着可得到暖气为宜。同时用马脂温熨拘急一侧的面颊，让患者喝一些酒，吃些烤肉之类的美味，不能饮酒的患者也要勉强喝一些，并再三地用手抚摩患处，以舒筋活络。其他病症的治疗，可采用火针疾刺疾出，针刺的次数以病愈为度，以疼痛的部位为针刺的穴位。这种病叫作“季春痹”。

足太阴经筋的循行路线、病变与治疗

足太阴经的经筋，起于足大趾尖端的内侧，上行积聚于内踝；其直行的支筋，向上积聚于膝内侧辅骨，沿股内侧上行，积聚于髀部，继而积聚在前阴，再上行至腹部，积聚于脐部，沿腹内上行，然后结于两胁，散布于胸中；其行于内里的，附着于脊旁。

足太阴经的经筋发病，可见足大趾牵引内踝作痛，转筋，膝内辅骨疼，股内侧牵引髀部作痛，阴器像被扭转一样拘挛疼痛，并向上牵引脐部及两胁作痛，进而牵引胸及脊内作痛。治疗本病应采取火针疾刺疾出，针刺的次数以病愈为度，以病部的痛点为腧穴。这种病叫“孟秋痹”。

足少阴经筋的循行路线、病变与治疗

足少阴经的经筋，起于足小趾的下方，入足心，行于足的内侧，与足太阴经筋并行，再斜行向上，至内踝之下，积聚于足跟，向下与足太阳经筋相合，向上积聚于内辅骨下方，在此与足太阴经筋并行，向上沿大腿根部内侧积聚于阴器，再沿着脊柱旁肌肉上行至项部，积聚于头后部的枕骨，与足太阳经筋相合。此经筋发生的病症，为足下转筋，以及其经过的部位与积聚处，都疼痛抽筋。

足少阴经的经筋发生的主要病症有痫证、拘挛证、痉证等，病在背侧的不能前俯，病在胸腹侧的不能后仰，所以阳分有病的腰向后反折不能前俯。阴病腹部筋急，使身体向前俯，而不能后仰。治疗本病应采取火针疾刺疾出，针刺的次数以病愈为度，以病部的痛点为腧穴。病在胸腹内不宜针刺的，可用熨法，加以按摩导引以舒筋脉，并饮用汤药以养血。若本经的筋反折纠扭，且发作次数频繁，症状很重的，往往是不治的死证。这种病叫作“仲秋痹”。

《易筋洗髓经》修炼图：足三阴经筋

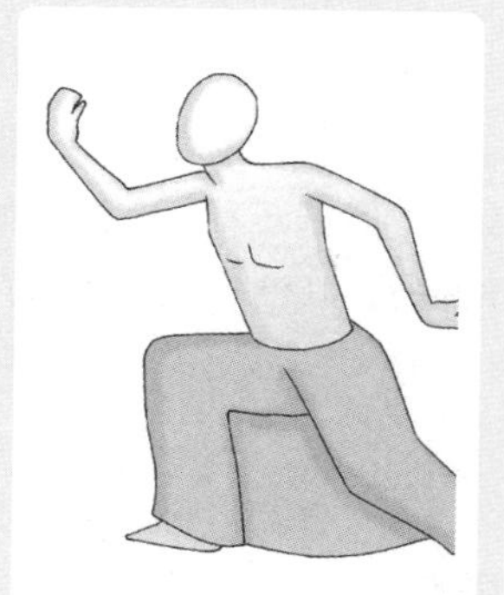

倒拽九牛尾势——足太阴经筋

桩势要领 图为左势，左足为虚步，足尖点地，足趾向左侧，足跟提起，重心在右足；右手拇指、食指指向自己的印堂，其余三指自然握拳，右手距头约一尺，右肘与肩同高。左手置于左胯后，小指、食指伸直，指向身后，中指、无名指回勾，拇指扣在食指指端，掌心向右

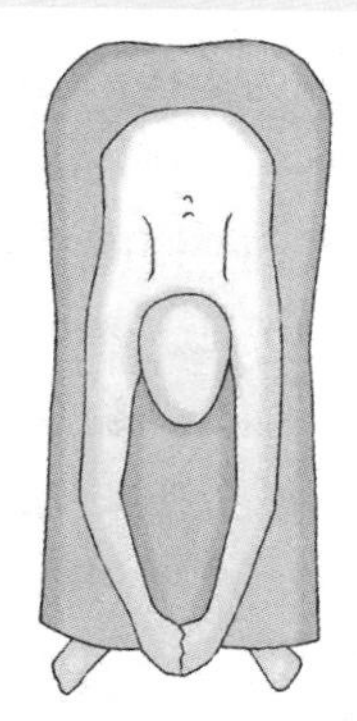

吊尾势——足厥阴经筋

桩势要领 图为左势，左足略在前三寸许，双足外分呈180°，双足尖向外，足跟向里，双足跟相距约一足，弯腰，抬头，双手十指交叉，手指交于对侧掌心而非掌背，掌心向下。注意：膝不可弯曲，头不可低下。右势反之

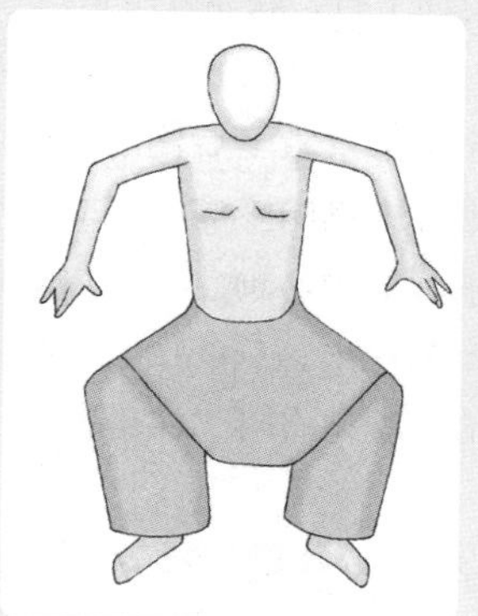

三盘落地势——足少阴经筋

桩势要领 图为右势，右足在左足前三寸许，双足之间相距约一足，双足成外八字。屈膝下蹲，收臀，腰脊要直，头要领起。双手置于两胯旁，五指自然张开，虎口向前，手心向下，双肘由后向外、向前翻拧，与双膝向后翻拧相对。右手比左手略向前寸许

足厥阴经筋的循行路线、病变与治疗

足厥阴经的经筋，起于足大趾之上，上行积聚于内踝之前，再向上沿着胫骨积聚于内侧辅骨之下，又沿着大腿根部的内侧上行积聚于前阴，并联络足三阴及足阳明各经筋。

足厥阴肝经的经筋发生病变，可见足大趾牵引内踝骨前疼痛，膝内辅骨痛，大腿内侧疼痛且抽筋，前阴痿弱不用，如果房事过度耗损了阴精，就会发生阳痿不举，如伤于寒则阴器缩入，如伤于热则阴器弛纵挺长而不缩。治疗本病应采用利水渗湿及清化湿热的方法调节厥阴经之气。若是转筋疼痛之类的病症，应采用火针疾刺疾出，针刺的次数以病愈为度，以病部的痛点为腧穴。这种病叫“季秋痹”。

手太阳经筋的循行路线、病变与治疗

手太阳经的经筋，起于手小指上，积聚于手腕，沿着臂内侧上行，积聚于肘内高骨的后方。如果用手指弹此处的筋，小指会感觉酸麻，再上行入结于腋下；其支筋，

向后走腋窝后缘，上绕肩胛，沿颈部出走足太阳经筋之前，积聚于耳后完骨；由此又分出一条支筋，进入耳中；它的直行部分，从耳出，上行，又向下积聚于颔部，再折返向上行，联属外眼角。

手太阳经的经筋发生病变，表现为小指掣引肘内高骨后缘部疼痛，沿手臂内侧至腋下及腋下后侧的部位，都感到疼痛，环绕肩胛并牵引到颈部也发生疼痛，并出现耳中鸣响疼痛，同时牵引颔部、眼部，眼睛必须闭合很久才能重新看清东西，如果颈部的筋拘急，可出现瘰疬、颈肿等证。寒热发生在颈部的，其治疗应采用火针疾刺疾出，刺的次数以病愈为度，以痛处为腧穴。假如伴有肿大，再用锐利的针刺治。这种病叫“仲夏痹”。

手少阳经筋的循行路线、病变与治疗

手少阳经的经筋，起于无名指靠近小指的侧端，上行积聚在腕部，再沿着手臂上行积聚于肘部，向上绕着大臂的外侧，经过肩部行至颈部，与手太阳经筋相合。从颈部分出的支筋，在曲颊部深入系于舌根；另一分支，向上走至颊车，沿着耳向前行进，联属外眼角，向上经过额部，最终积聚在额角。

手少阳经的经筋发生的病症，在其所循行的部位上，可见掣引、抽筋和舌卷等症状。治疗时，应采用火针，采用疾刺疾出法，针刺的次数以病愈为度，以痛处为腧穴。这种病称为“季夏痹”。

手阳明经筋的循行路线、病变与治疗

手阳明经的经筋，起于食指靠近大指的侧端，积聚于手腕部，沿臂上行结于肘的外侧，沿手臂上行而结于肩髃；它的分支，绕过肩胛，挟于脊柱的两侧；它的直行部分，从肩髃上行至颈部，积聚于颧骨部；直行的筋向上出于手太阳经筋的前方，上至左额角，联络于头部而下行入右颔。

手阳明经的经筋发病，可见该经筋所循行和积聚的部位掣引、转筋及疼痛，肩部不能抬举，颈部不能左右回顾。治疗本病应采取火针疾刺疾出，针刺的次数以病愈为度，以病位的痛点为腧穴。这种病叫“孟夏痹”。

手太阴经筋的循行路线、病变与治疗

手太阴肺经的经筋，起于手大指之端，沿指上行，积聚于手部鱼际之后，行于寸口的外侧，再沿手前臂上行，积聚在肘中，再上行至臂部的内侧，进入腋下，出于缺盆，积聚在肩髃之前，又返回，向上结于缺盆；自腋下行的一支进入胸中，结于胸内，散布于横膈部，与手厥阴经的经筋合于膈部，继而下行抵达季胁部位。

手太阴肺经的经筋发生病变，可见本经筋所循行和积聚的部位掣引、抽筋、疼痛，重者可成息贲病，胁肋拘急而吐血。治疗该病时，应采取火针，疾刺疾出，针刺

《易筋洗髓经》修炼图：手三阳经筋

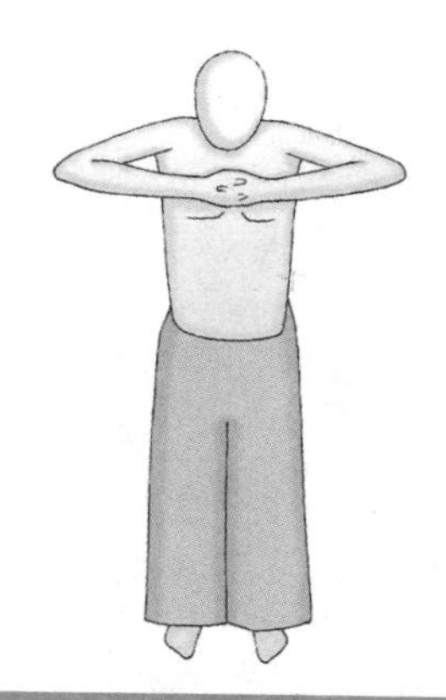

韦驮献杵第一势 —— 手阳明经筋

桩势要领 图为左势，双足立定外八字，夹角呈90°，左足在右足前方三寸许，双肘与肩同高，双手心斜向相对，约呈60°，左手比右手向前三寸许。站桩时背要裹圆，内腰脊要直。头领身松，目视前方。右势反之

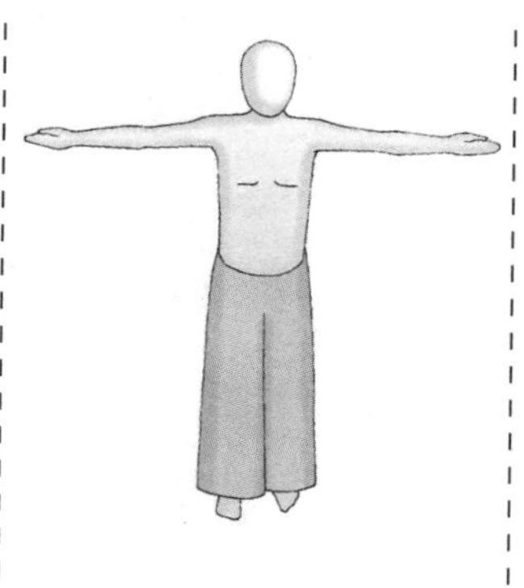

韦驮献杵第二势 —— 手太阳经筋

桩势要领 图为右势，双足并拢成外八字，右足比左足向前三寸许。上身前倾30°左右，头正，目平视、双臂侧平举，掌心向上。注意：身体倾时不可弯腰凸背，腰脊要直，是以髋关节为轴前倾上身的

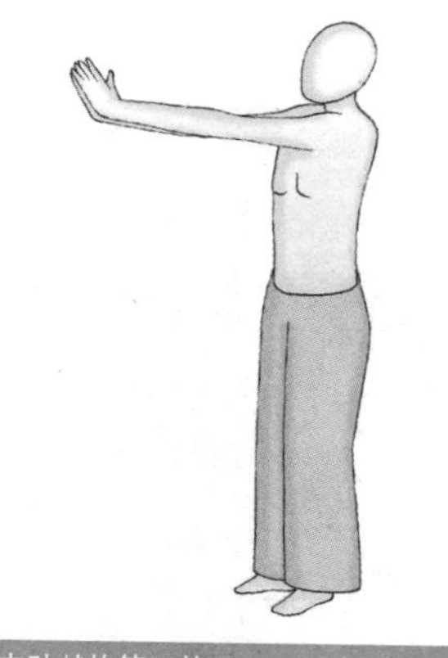

韦驮献杵第三势 —— 手少阳经筋

桩势要领 图为右势，丁八步，右足比左足前三寸许，双臂前平伸，双手心向内(向自己的颈部)，指尖向上，注意腰背要直

次数以病愈为度，痛处为腧穴。这种病叫作“仲冬痹”。

手厥阴经筋的循行路线、病变与治疗

手厥阴心包经的经筋，起始于手中指端，沿指上行，通过掌后与手太阴经筋相并行，积聚于肘的内侧，上行臂的内侧而结于腋下，从腋下前后布散挟于胁肋；其支筋，入于腋下，散布胸中，结于贲门。

手厥阴心包经的经筋发病，可见本经筋所循行和积聚的部位掣引、转筋以及胸痛，成息贲病，出现呼吸急促、上逆喘息的病状。治疗本病应采用火针疾刺疾出，针刺的次数以病愈为度，以病部的痛点为腧穴。这种病叫“孟冬痹”。

手少阴经筋的循行路线、病变与治疗

手少阴心经的经筋，起于手小指的内侧，循指上行结于掌后小指侧高骨，再上行结于肘的内侧，上行入腋下，与手太阴经筋相交叉，挟行于乳内，结于胸中，沿贲部下行系于脐部。

手少阴心经的经筋发病，可见胸内拘急，心下有积块坚伏，名为“伏梁病”。上

《易筋洗髓经》修炼图：手三阴经筋

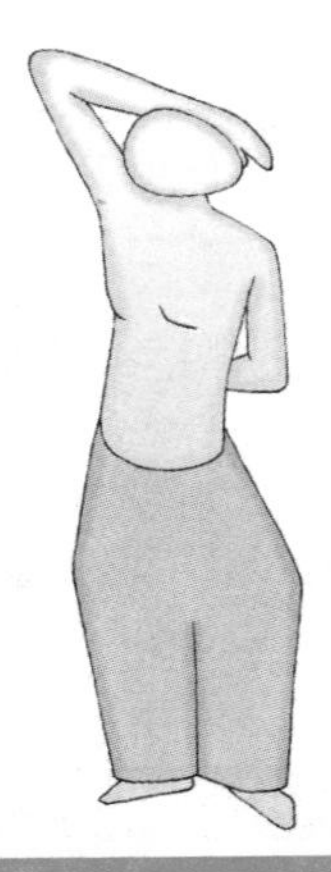

九鬼拔马刀势——手太阴经筋

桩势要领 图为左势，左足在右足前三寸许，右手置于头后，掌心向后，拇指侧在上；左手置于背后，拇指侧在下，掌心向前（向自身），腰脊要直，头面向左上方。注意：双肘向后背，不可松懈向前

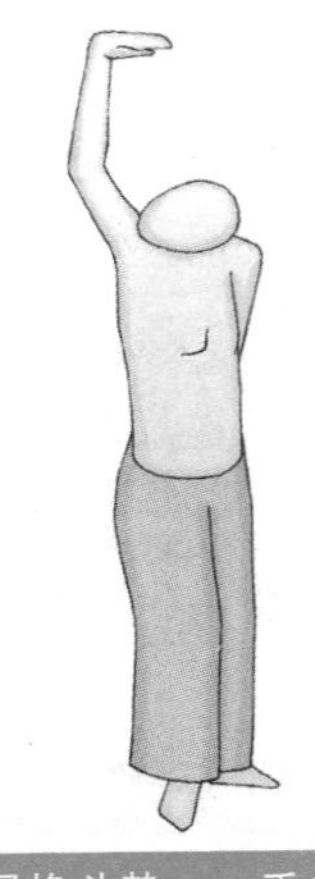

摘星换斗势——手少阴经筋

桩势要领 图为左势，左足向前三寸许，左手置于臀后，掌心向下，臂要伸直；右手置于头顶，掌心向上，臂要伸直。头面向右侧，下颏微抬起。右势反之

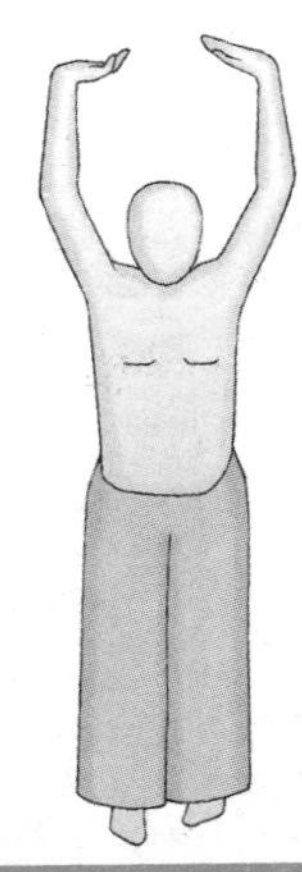

出爪亮翅势——手厥阴经筋

桩势要领 图为右势，右足在前三寸许。双手置于头顶，掌心向上，手指相对，右掌比左掌略在前寸许，腰脊要直，头要领，身要松。注意：双肩不可端，要沉肩

肢的筋有病，肘部牵急，屈伸不利。总的来说，手少阴经筋发病，可见本经筋所循行或积聚的部位掣引、转筋和疼痛。治疗本病应采用火针疾刺疾出，针刺的次数以病愈为度，以病部的痛点为腧穴。若病已发展成伏梁而出现吐脓血的，为脏气已损、病情加剧的死证。大凡经筋的病，遇寒则筋拘急而反折，遇热则筋弛缓不收，阳痿不举。背部的筋挛急，则脊背向后反张；腹部的筋挛急，则身体向前弯曲而不能伸直。焠刺的方法是用于因寒而筋急的病症，如因热而筋弛缓不收的，就不能用火针。这种病叫“季冬痹”。

足阳明经筋和手太阳经筋拘急，会发生口眼歪斜，眼角拘急时，不能正常地视物。治疗这些症状，都应采用上述的焠针劫刺法。

第十四 骨度

本篇以一个身高为七尺五寸的普通人为例，详细介绍了各部分骨节的长度，以及通过骨节大小判断五脏大小的方法。

灵枢

黄帝问伯高：《脉度》篇中提到的人身经脉的长短，是依照什么标准来确定的呢？伯高回答说：先测量出各个骨节的大小、宽窄和长短，然后再根据这个标准来确定脉的长度。

人体骨节的长度

黄帝说：我想了解一般人骨度的情况，如果一个人的身高为七尺五寸，那其全身骨节的大小、长短该是多少呢？伯高说：头盖周围长应是二尺六寸，胸围是四尺五寸，腰围则是四尺二寸。头发覆盖的部分称为颅，从前发际到后发际，整个头颅长为一尺二寸，从前发际至腮的下部是一尺。五官端正的人，面部上、中、下三部分的长度相等。

从喉结到缺盆中央（指天突穴处）长四寸，从缺盆到胸骨剑突长九寸，如超过九寸为肺脏大，不足九寸为肺脏小。从胸骨剑突下到天枢穴之间（脐中）长八寸，如超过八寸为胃大，不足八寸为胃小。从天枢穴往下到横骨长六寸半，超过为大肠宽且长，不足的为大肠狭且短。横骨的长度是六寸半，从横骨上缘到股骨内侧下缘长一尺八寸。胫骨突起上缘至下缘长三寸半，胫骨突起的下缘到足内踝长一尺三寸，从内踝至地长三寸，从膝部的腘窝至足长一尺六寸，从足背至地三寸，所以骨围大的骨也随之粗大，骨围小的相应骨也细小。

测量人的侧面，额角至锁骨长一尺，锁骨向下至腋窝长四寸，腋窝至季胁长一尺二寸，季胁至髀枢长六寸，髀枢至膝长一尺九寸，膝至外踝长一尺六寸，外踝至京骨长三寸，京骨至足底长一寸。

耳后两高骨之间宽九寸，耳前两听宫间宽一尺三寸，两颧骨之间宽七寸，两乳之间宽九寸半，两髀之间宽六寸半。

足长为一尺二寸，宽为四寸半。肩端至肘长一尺七寸，肘至腕长一尺二寸半，手腕至中指掌指关节长四寸，掌指关节根部至手指尖长四寸半。

骨度分寸

骨度是将人体的各个部位分别规定好折算长度，将其作为量取腧穴的标准。骨度分寸定位与指寸定位一样，一直被人们广泛应用。

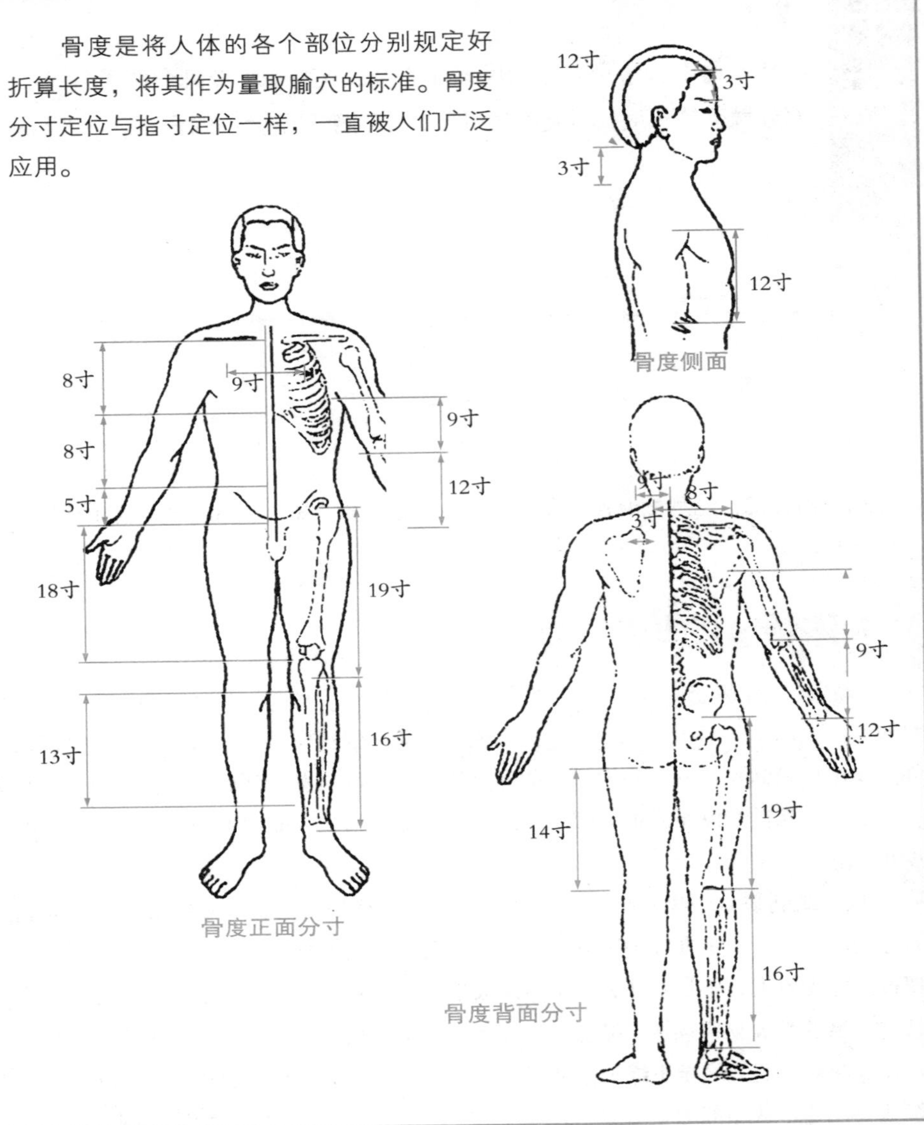

骨度侧面

骨度正面分寸

骨度背面分寸

测量人的背部，从项部后发际到第一椎骨的长度为三寸半，大椎到尾骶骨共有二十一节，总长为三尺，上七椎每节长一寸四分一厘，共长九寸八分七厘，其余的不尽之数都在以下诸节平均计算。这就是一般人的骨度情况，我们就可以根据这个标准来确定经脉的长短。由此看来，当观察人体经脉的时候，如果呈现于体表浮浅坚实或者是明显粗大的，为多血的经脉；细而深伏的，则为多气的经脉。

第十五 五十营

本篇通过人体二十八经脉与二十八星宿的对应，介绍了人体经脉的长度和经气运行的长度，指出健康人的经气在体内一昼夜循行五十个周次。

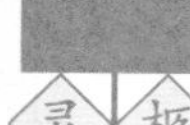

灵枢

经气在人体运行的长度

黄帝说：我想了解经脉之气在人体内运行五十个周次的情况是怎样的。岐伯回答：周天有二十八个星宿，每个星宿之间距离三十六分，人体的经脉之气一昼夜运行五十个周次，合一千零八分。一昼夜中太阳的运行周历了二十八个星宿，分布在人体上下、左右、前后的经脉，共有二十八条，周身经脉的长度是十六丈二尺，与二十八星宿相对应。以铜壶漏水下注百刻为标准来划分昼夜，计算经气在经脉中运行所需的时间。人一呼气，脉跳动两次，经气运行三寸；一吸气，脉也跳动两次，经气也运行三寸。我们呼吸一次，经气运行六寸。呼吸十次，经气运行六尺，太阳运行二分。呼吸二百七十次，经气运行十六丈零二尺，在此期间，气行上下，贯通八脉，运行一周，漏水下注二刻，太阳运行二十分多一点。呼吸五百四十次，经气在全身运行两周，这时漏水下注四刻，太阳运行四十分。呼吸二千七百次时，经气在全身运行十周，漏水下注二十刻，太阳运行五个星宿零二十分。呼吸一万三千五百次，经气在全身运行五十周，漏水下注恰为一百刻，太阳运行为二十八个星宿。当铜壶里的水都滴尽时，经气也正好运行五十个周次。前面所谈经气的相互交流贯通，就是指二十八脉在全身运行一周的总数。如果人的经气常常保持在一昼夜运行五十个周次，那么人的身体就会健康，能够享尽自然的寿命。经气在人体运行五十周次的总长度为八百一十丈。

黄帝说：营气能在人体内发挥重要的作用，以摄入的食物最为关键。我们吃的食物进入胃里以后，再经脾胃运化，其间生成的水谷精微之气传到肺里，通过肺的输布作用充溢在体内，营养脏腑。同时，还分散地充溢在四肢百骸及皮肤肌表，以滋养形体。而水谷精微中最精纯的部分则运行于人体的经脉通路之中，流动不息，就这样周而复始地循环，就如同天地日月运转的道理一样。

经气在人体的运行

人体的经脉之气在体内不断循环往复，从头到脚，从脚到头，一昼夜循行50个周次。且白天经气循行于阳经的时间3倍于阴经，夜晚循行于阴经的时间3倍于阳经。阴阳的共同作用，保证了机体的正常。

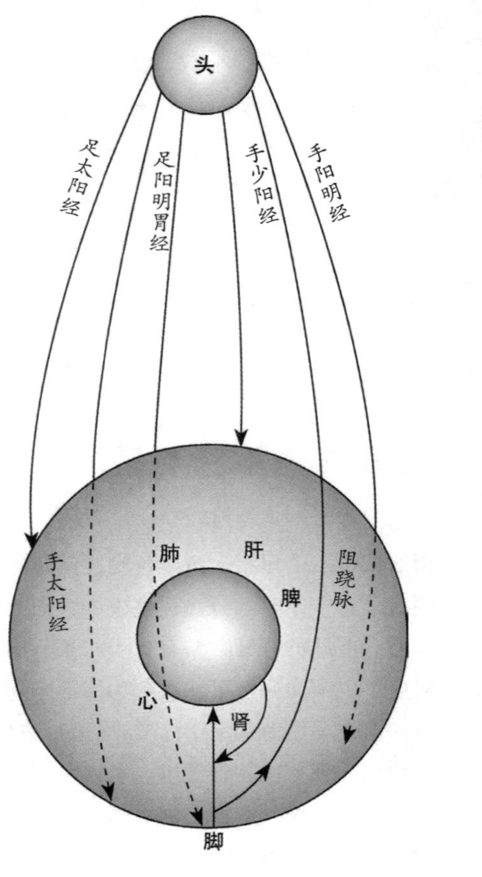

第十六 营气

本篇主要讲述了在人体内发挥重要作用的营气在人体内的循行路线，介绍了其起始点、所经过的部位、最后的流注，从而形成了一个周而复始的循环。

灵枢

营气在人体的循行

营气的运行，起始于手太阴经脉，流注到手阳明经脉，沿其上行到面部，在面部进入足阳明经脉，再从足阳明经脉下行，到达足背，行至足大趾间，与起始于这里

营气的循行

营气即营养全身之气，必须不断循行于人体，才能保证生命的持续。营气的循行与经气在人体的循行一样，也是一昼夜50个周次，且日行于阳，夜行于阴。

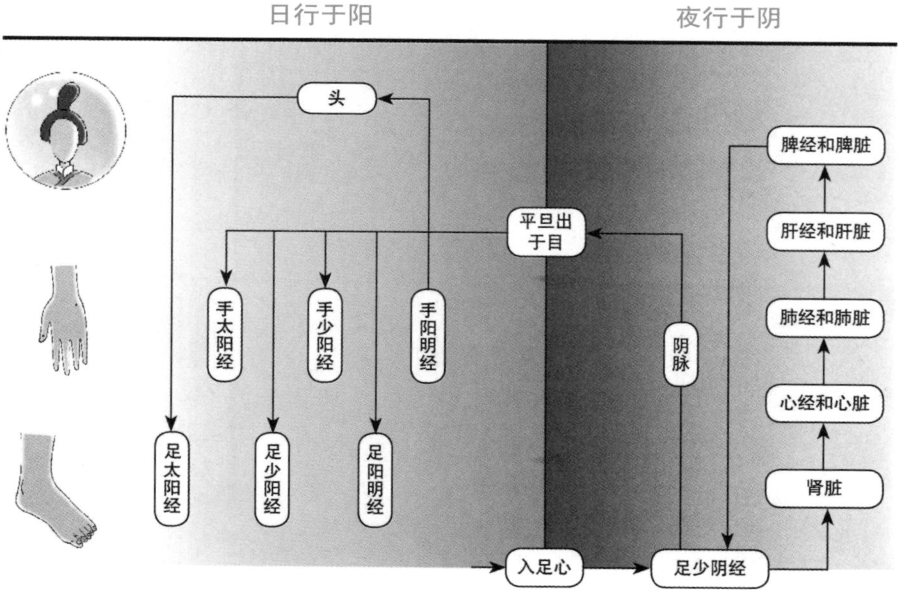

的足太阴经相合，然后再上行到达脾脏。从脾注入心中，沿着手少阴经脉，从腋窝往下，沿臂的内侧后缘注入手的小指，会合于手太阳经。然后沿着手太阳经上行，过腋窝，向上出于颧骨的内侧，经过眼睛的内眼角，再上行至头顶中央，向下行至项部，在此与足太阳经脉相合。接着沿着脊柱向下经过尻部，一直到达足小趾尖，斜入足心，注于足少阴经脉，并沿其到达肾脏。再经过肾脏注入心包络中，并向外散布于胸中，沿着心包络经的主脉——手厥阴经从腋下出，循臂下行，从小臂内侧的两条大筋之间进入手掌中，到达中指的指端，并转回流到无名指的指端，在此与手少阳经脉结合，由此上行注入两乳正中的膻中穴，并散布于上、中、下三焦，从三焦注入胆，出胁部，注入足少阳经脉，向下行至足背上，再由足背注入足大趾间，合于足厥阴经。然后循经上行至肝，从肝上行注入肺中，向上沿着喉咙的后面，进入鼻的内窍，终止于鼻的外孔。而其分支另行的，则上行于额部并沿着额部上行至头顶，再沿项部下行，循脊柱两侧继续向下进入骶骨，这正是督脉的循行路线。而后由此通过任脉环绕阴器，经过阴部的毛际，上行进入脐中，再向上进入腹中，上行进入缺盆，然后向下注入肺中，再次进入手太阴经脉，并由此出发开始下一个循环周流。这就是营气的循行路线，是气血循行的常规。

第十七 脉度

灵枢

本篇主要介绍了人体各经脉的长度，五脏与七窍的对应关系。五脏精气的盛衰可以通过七窍来判断。介绍了人体奇经八脉之一的跻脉的循行路线、作用，跻脉度量长度时的男女之别。

经脉的长度

黄帝说：我想听你说说人体经脉的长度。岐伯回答：人手的左右有六条阳经，从手到头，每条经脉的长度是五尺，六条经脉相加一共是三丈长。人手的左右有六条阴经，从手到胸中，每条经脉的长度是三尺五寸长，三六一丈八尺，五六三尺，那么六条相加则是二丈一尺长。人脚的左右六条阳经，从脚向上到头每条是八尺，六条经共为四丈八尺长。人脚的左右六条阴经，从脚到胸中，每条六尺五寸长，六六三丈六尺，五六三尺，六条共为三丈九尺长。人体的左右跻脉，每一条从脚至眼的长度为七尺五寸，二七一丈四尺，二五一尺，两条共为一丈五尺长。督脉、任脉各长四尺五寸，二四八尺，二五一尺，两条共为九尺。以上所有经脉加起来的总长度是一十六丈二尺，这就是人体营气通行的主要经脉通道。经脉循行于人体深部，从中分支出来并在经脉之间横行联络的叫作“络脉”，别出络脉的分支叫“孙络”。孙络中气盛而且有瘀血的，应马上用放血等方法快速地除去瘀血，邪气盛的用泻法治疗，正气虚的服用药物来调补。

五脏与七窍的对应

五脏精气的盛衰常常可以由内向外从人面部的七窍反映出来。肺气通于鼻，肺的功能正常，鼻子才能分辨出各种气味；心气通于舌，心的功能正常，舌头才能分辨出各种滋味；肝气通于眼，肝的功能正常，眼睛才能分辨出各种颜色；脾气通于口，脾的功能正常，口中才能分辨食物的各种味道；肾气通于耳，肾的功能正常，双耳才能听见各种声音。五脏之气不调和，与其对应的七窍就不能正常地发挥作用；六腑之气不调和，那邪气就会滞留积聚而成痈。因此，如若邪气留在六腑之中，那阳脉就不能和顺通利；阳脉不和顺，阳气便会随之发生停歇、留滞；阳气留滞，就会相对的偏盛。邪气留在五脏之中，阴脉就不能和顺通利；阴脉不通利，会导致血流停滞；血流停滞就会使阴气过盛。如果阴气过盛，就会影响阳气，使其不能营运入内与阴气相交，这就叫作“关”；如果阳气太盛，就会影响阴气，使其不能营运外出与阳气相交，这就叫作“格”；如果阴阳二气都过盛，表里相隔，不能相互营运相交，就叫作“关格”。关格是阴阳不相交通的表现，出现关格，便预示着患者不能尽其天年而早亡。

跻脉

黄帝说：跻脉起于哪里，又止于哪里呢？是哪一条经的经气像水一样地滋润、濡养而形成这一条经脉的呢？岐伯回答：阴跻脉是足少阴肾经脉的别支，从然骨之后的照海穴起，向上经过足内踝的上方，再一直向上沿大腿内侧进入前阴，然后沿腹部向上到达胸部，进入缺盆，继续上行出于人迎的前面而进入颧骨，联属于内侧眼角，与足太阳经、阳跻脉会合而继续上行。阴阳跻脉二气并行回还，可以滋润双眼，如果脉气不能滋润眼睛，就会出现目张不合的现象。

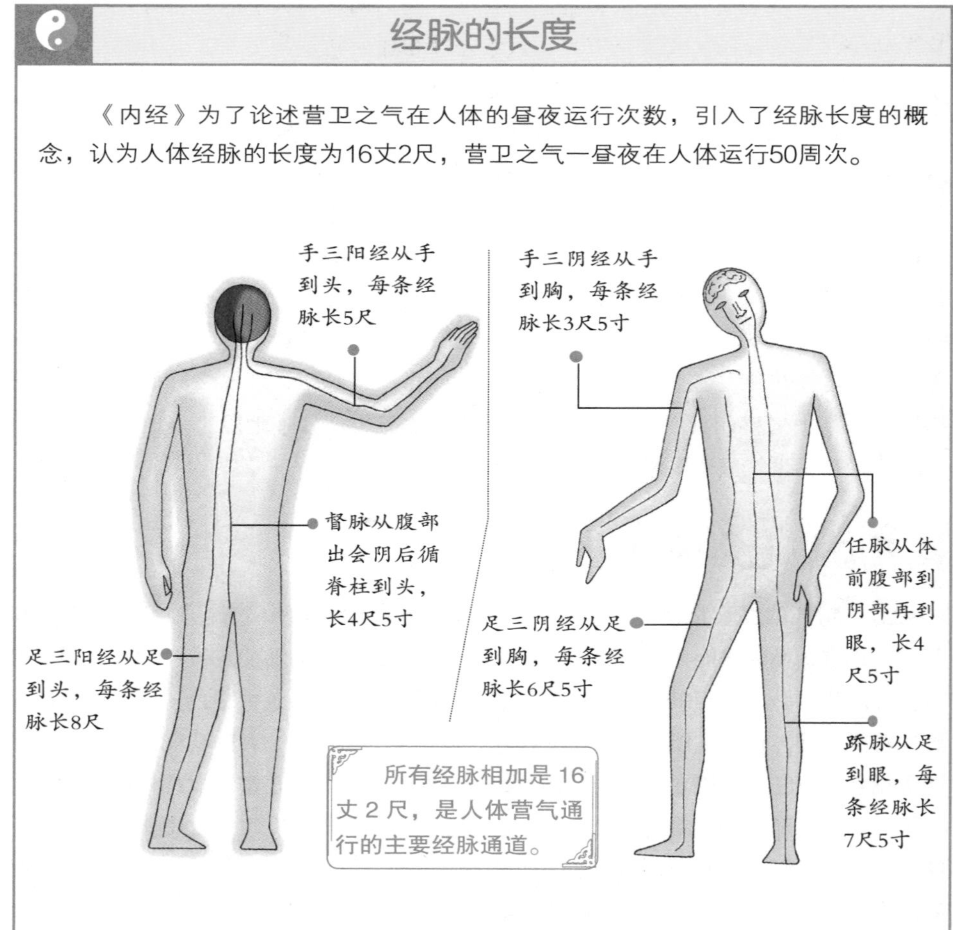

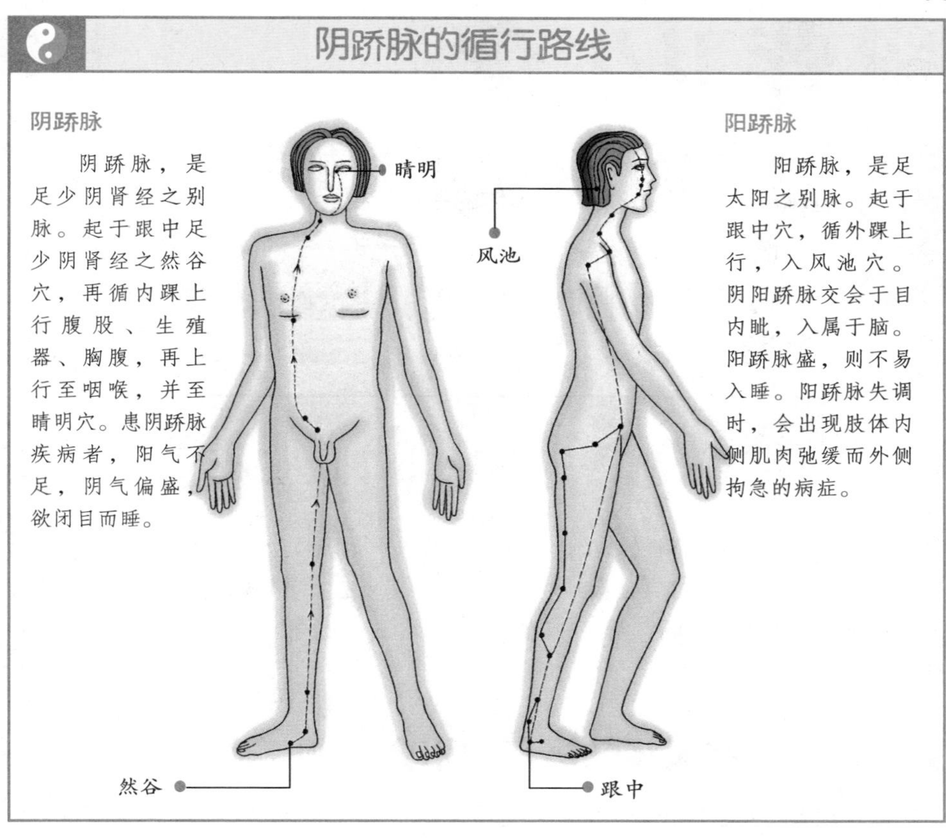

黄帝说：阴跻之脉气只是在五脏之间运行，而不能运行于六腑，这是什么原因呢？岐伯回答：脏气的运行是不停息的，就如同水的流动、日月的运行一样，永无休止。因此，阴跻脉荣养五脏的精气，阳跻脉荣养六腑的精气，就这样好像圆环一样，没有起点，也无法计算它的转流次数，周而复始地循环着。跻脉之气不停地流动运行着，在体内运行则滋养、灌溉五脏六腑，运行到体外则濡养、滋润肌肉皮肤。

黄帝说：跻脉有阴阳之分，那么究竟该依照哪一条来计算它的长度呢？岐伯回答：男子依照其阳跻脉的长度来计算，而以阴跻为络；女子则依照其阴跻脉的长度来计算，而以阳跻为络。我们计算的跻脉的长度指的是经脉长度，而络脉的长度则不在计算之内。

第十八 营卫生会

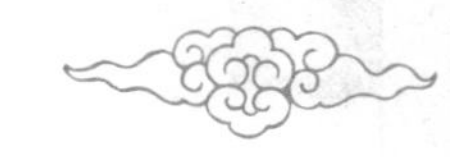

灵枢

本篇主要论述了营卫之气的产生、营卫之气在人体的循行运转与会合。营卫之气在人体的循行与相会，是影响人睡眠质量的根本原因。此外，本篇还介绍了三焦之气的发出部位和三焦的作用，分析了血气属于同一种物质的原因，以及治病时需要注意之处。

黄帝问岐伯：人的精气是从什么地方得到的？阴阳是怎样交会的？什么气是营气？什么气是卫气？营气又是从哪里生成的？卫气又是怎样与营气交会的？老年人和壮年人气的盛衰是不同的，营卫二气的运行部位也不相同，我想知道它们是怎样会合的。

营卫二气在人体的运行与相会

岐伯回答：人体的精气是由水谷产生的，水谷进入胃中，经过脾的消化吸收，化生为水谷精气并向上传至肺，再借肺气的输布功能传送到全身百脉，从而五脏六腑都可接受水谷精气。其水谷精气中，轻清而富于营养作用的是营气，重浊而剽悍的是卫气。营气在经脉之中循行，卫气则在经脉之外运行，营卫二气没有休止地在全身循行运转，一昼夜在人体内各运行五十周次，然后会合一次。由此，阴经阳经互相贯通，交替循环运转，没有终止。卫气在夜间循行于内脏二十五周次，在白天循行于阳经也是二十五周次，以此划分出昼夜。因而气循行到阳经时，人便醒来开始活动；夜间气循行于内脏时，人体就进入睡眠状态。所以，白天的时候，卫气都从内脏运转到了阳经；到了中午，阳经的卫气最盛，称为“重阳”；夜晚时，卫气都从阳经转运到了内脏；夜半时内脏的卫气最盛，而称为“重阴”。营气循行于脉中，起于手太阴经又终于手太阴肺经，因此说太阴主持营气的运行；卫气循行于脉外，起于足太阳经又终于足太阳经，所以说太阳主持卫气的运行。营气周流十二经，昼夜各二十五周次，卫气在白天循行于阳经，在夜间循行于阴经，也是各二十五周次，营卫二气各循行五十周次，划分昼夜各为一半。夜半阴气最盛为“阴陇”，夜半过后则阴气渐渐衰退，等到黎明的时候阴气已衰尽，而阳气渐盛。中午阳气最盛为“阳陇”，夕阳西下之时则阳气渐渐衰退，到黄昏的时候阳气已衰尽，而阴气渐盛。半夜的时候，营气和卫气都在阴分运行，是二者相互会合的时候，这时人们都已经入睡了，营卫二气在半夜会合，称为“合阴”。到第二天黎明的时候，阴气衰尽，而阳气开始运行。就

营卫气血的循行对人睡眠质量的影响

营卫二气在体内不断循环，白天循行于阳经，夜晚循行于阴经，人才能正常作息。如果营、卫二气失常，人的睡眠就会受到影响。

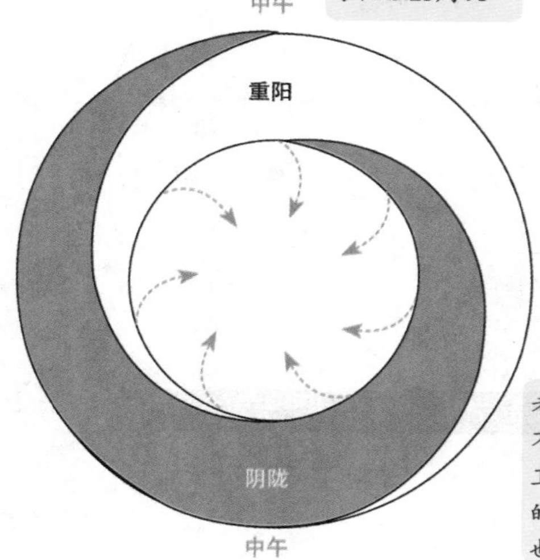

是这样循环不息，如同天地日月运转一样有规律。

黄帝说：老人在夜里不能熟睡是什么原因造成的？年轻人白天精力充沛，夜晚熟睡难醒，又是什么原因？**岐伯回答：年轻力壮的人气血旺盛，肌肉滑利，气道通畅，营气和卫气就能很正常地运行，因此在白天能精力充沛、精神饱满，夜里就熟睡难醒。而老年人的气血已经衰弱，肌肉萎缩，其气道也就艰涩难通，五脏便不能相互沟通和协调，营气衰少，卫气内扰，营卫失调，不能以正常规律运行，因此使得白天的精力不充沛，夜里又难以熟睡。**

三焦之气发出的部位

黄帝说：我想知道营气和卫气都是从什么地方发出的。**岐伯回答：营气是从中焦发出的，卫气是从上焦发出的。**

黄帝说：我想再听你说说三焦从何而起，又是如何运行的。**岐伯回答：上焦起于胃的上口，沿着食道穿过膈膜并布散于胸中，经过腋下，沿手太阴经向下运行到手，再回到手阳明经，向上到达舌头，又向下交于足阳明经，循足阳明经运行。上焦之气常与营气并行于阳二十五周次，并行于阴也是二十五周次，一个昼夜是一个循环，共五十周次，而后又回到手太阴经，即循行全身一周。**

黄帝说：人食用很热的饮食，刚刚吃下，还没有转化为水谷精气（即认为尚未转

汗液的生成

汗液由体内的营卫之气转化而来，腠理开泄时，营卫之气就以汗液的形式排出体外。

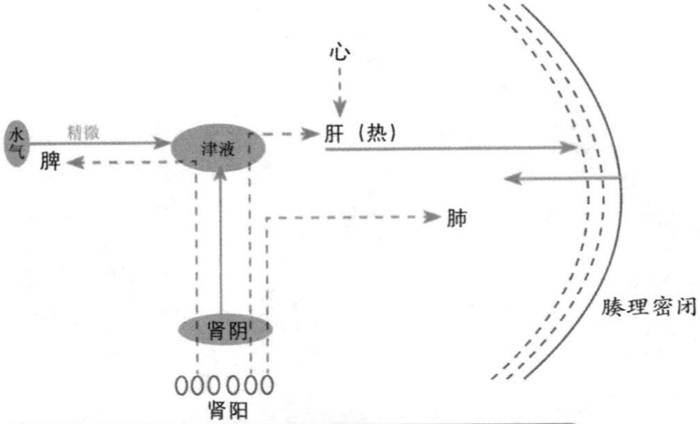

人体在没有汗液生成时，整个机体处于固摄状态

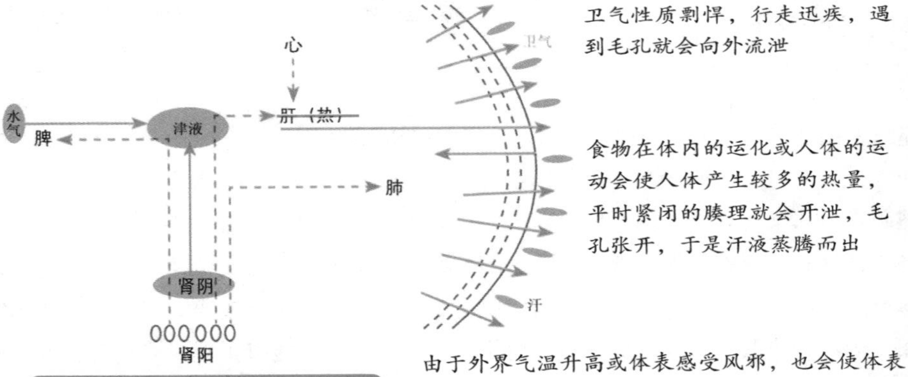

人体发汗时，机体处于宣散状态

化为营卫之气）之时，就已经出汗了，有的是面部出汗，有的是背部出汗，有的是半身出汗，都不是按照卫气通常循行的路线，这是怎么回事呢？岐伯说：这是由于在外受到了风邪的侵袭，腠理开泄，毛孔张大而汗液蒸腾，卫气流泄于体表，也就不能按照原来的路线循行了。因为卫气的性质为剽悍滑利，行走迅速，遇到疏张的孔道就会从中流泄而出，这样一来，就不能沿卫气本来循行的路线运行，这种情况就称为“漏泄”。

黄帝问：我想了解中焦之气是从什么部位发出的。岐伯回答：也是出自胃的上口，在上焦之后，胃所受纳的水谷之气，经过排泄糟粕、蒸发津液，进而化生出精微的物质，向上传注于肺脉，同时将水谷化生的精微物质化为血液，以奉养全身，这种气是人体内最宝贵的物质，能够独自通行于经脉之中，我们称之为“营气”。

黄帝说：血和气，二者虽然名字不相同，但实际上却是同一类物质，这又怎样来理解呢？岐伯回答：营气和卫气都是源自水谷精气，而血液也是水谷精气化生而成的，所以血与营卫之气，虽是不同名称，却是来源于同一类物质。因此说血液亏耗过度的人不能再使其发汗，因为脱汗则卫气亦伤；而脱汗伤卫气的人也不能再用放血疗法。所以如果既脱汗又失血则死，仅有脱汗或仅有失血则尚有生机。

黄帝说：想再听你谈谈下焦之气是从什么部位发出的。岐伯回答：下焦分别清浊，将糟粕输送到回肠，然后将水液渗入到膀胱。所以，水谷同时进入胃里，经过胃的腐熟消化和小肠的分别清浊后，形成的糟粕部分便向下被输送到大肠，那么其中清的就是水液部分，渗入下焦的膀胱。

黄帝问：人喝的酒与谷物一起进入胃中以后，在谷物还没有被腐熟消化的时候，酒却先从小便排出了，这是怎么回事呢？岐伯回答：酒是由谷物发酵而酿成的液体，酒气剽悍清纯，所以即使它在谷物之后入胃，也会在食物消化之前排出体外。

黄帝说：很对。我知道上焦的作用是宣化蒸腾，像雾露一样弥漫并灌溉全身；中焦的作用是腐熟运化水谷，像沤渍食物一样使之发生变化；下焦的作用是分别清浊，排泄糟粕，像沟渠排水一样。三焦的情况就是这样。

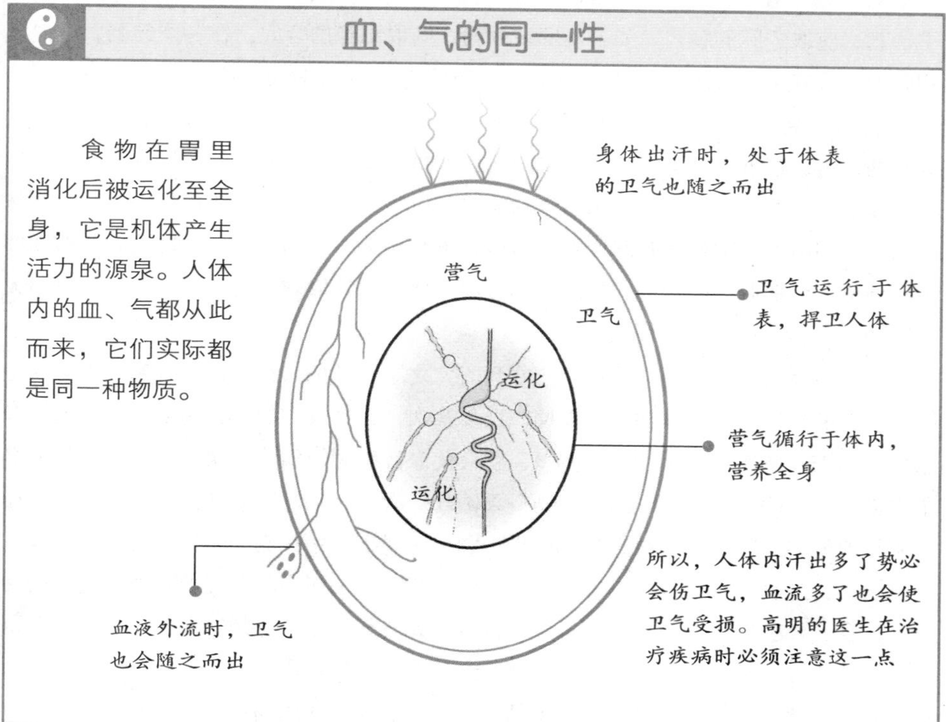

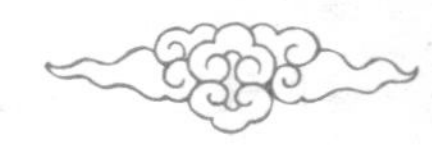

第十九 四时气

本篇主要阐述了由于四季气候的不同，导致了不同时期的病变也发生了变化，从而治疗的方法也各异；重点分析了几种疾病的取穴与治疗原则与方法。

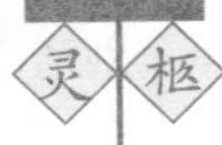

四时病变的不同与针刺

黄帝问岐伯：一年四季中气候各不相同，而各种疾病的发生又大都与四时的气候有关。灸刺的方法，也因各个季节的气候变化而有所不同，这其中有什么规律吗？**岐伯回答：每一个季节都有自己的气候特点，其影响人体也有一定的发病部位，灸刺的方法，也是要以这一季节的气血特点为依据的。因此，在春天灸刺，应该取大经脉、血脉和分肉之间的气道，病重的用深刺法，病轻的用浅刺法；在夏季针刺，应取在这一季节偏盛的六阳经皮腠间的支络，或者用刺透皮肤而只到达分肉之间的浅刺法；在秋季针刺，应取经脉的腧穴，如若病邪在六腑，则取阳经的合穴；在冬季针刺，应取已病脏腑所对应经脉的井穴和荥穴，而且一定要深刺并留针时间长些。**

若患了温疟病，没有出汗症状的，可取五十九个治疗热病的腧穴。患风水病肌肤肿胀的，可以取五十七个治疗水病的腧穴，如果是使用针刺放血的治疗方法，就应将该穴位的恶血放干净。脾胃虚寒所致的飧泄，应该针刺三阴交，使用补法，同时补脾经的合穴阴陵泉，都要长时间留针，直至针下有热感才能起针。至于转筋病，如其部位在外侧，就取刺三阳经的穴位，其部位在内侧的，就取刺三阴经的穴位，都使用火针针刺。

只患有水肿病而没有风邪的，先在环谷穴之下三寸的穴位，用铍针刺，然后用中空如竹筒的针刺入，将水抽出后放掉，反复几次，放尽其中的水，使因水肿而变得松软的肌肉恢复坚实。如果水放得缓慢，就会使患者感到烦闷；较快地放水，就能使其觉得舒适、安静。用这个方法，每隔一天治疗一次，直到水肿完全消退为止。同时还要服用通闭的药物以利小便，防止再次水肿。一般在开始针刺的时候服药，刚刚服用了药物不要进食，刚吃过饭也不能服药，并且禁止吃一切伤脾助湿的食物，这样的治疗及饮食，要坚持一百三十五天。湿邪偏重的着痹长久不愈，是寒湿邪气长时间停留在体内造成的，可以使用疾进疾出的针刺方法取足三里穴进行治疗。如湿邪在肠中而造成肠胃不适，治疗的时候也应针刺足三里穴，邪气盛的用泻法，正气虚的用补法。

火针

火针是用火烧红的针尖迅速刺入穴内，以治疗疾病的一种方法。火针有温经通络、祛风散寒的作用。主要用于痹病、胃下垂、胃脘痛、泄泻、阳痿、瘰疬、风疹、月经不调、痛经等。

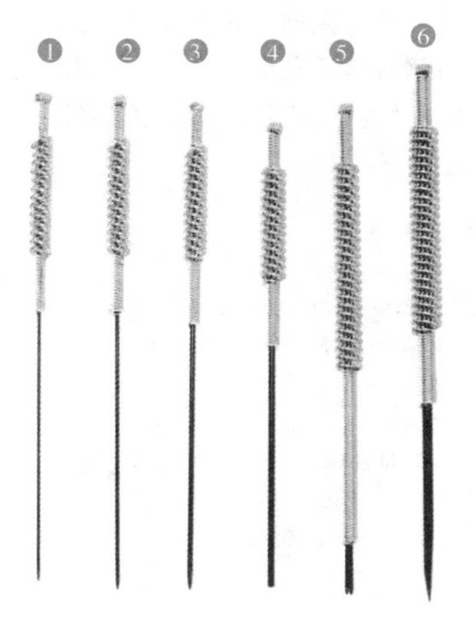

❶ 毫火针（针尖直径0.25～0.5mm）
❷ 细火针（针尖直径0.5mm）
❸ 中火针（针尖直径0.75mm）
❹ 平头火针
❺ 三头火针
❻ 粗火针（针尖直径1.2mm）

患麻风病的人，一般都用针刺其肿起来的部位，针刺之后，再用锋利的针刺这一部位，然后再用手挤按该处将毒气和恶血压出，直到消肿为止。饮食上要常食用些普通的食物，不要吃其他刺激性的食物。

肚子中常有声响的，并且有气向上冲到胸部，呼吸急促而不能长时间站立，这些都是邪气在大肠的表现，治疗的时候应该用针刺气海、巨虚、上廉、足三里这几个穴位。小腹的牵引会导致睾丸疼痛，并牵及腰背和脊骨，向上冲到心胸的部位，这些是邪气在小肠的表现，小肠与睾系相连，向后联属于脊背，它的经脉与肝肺贯通，绕络于心系。所以小肠邪气盛的时候，就会出现气机逆行向上的情况，上冲肠胃，熏蒸肝脏，布散在肓膜，积聚在脐部。所以要取肓之原穴以消散脐部的邪气，用针刺手太阴经的方法来补肺虚，再刺足厥阴经来泻肝实，并刺巨虚下廉以祛除小肠的邪气，同时又要按压小肠经脉所过之处来调和气血。

有的患者经常呕吐，且呕吐物中带有苦水，并常常叹气，心中恐惧不安，害怕有人追捕他，这就是邪气在胆腑，阳气向上逆行入胃中的症状，胆中的汁液外泄就会感觉口苦，胃气上逆就会呕吐出苦水，这叫作“呕胆”。治疗的时候应当取足三里穴，降胃气来止住呕吐，并针刺足少阳胆经的血络以消除胆气上逆的症状，还要根据病邪和正气的虚实状况进行斟酌以祛其邪气。如饮食不能下咽或者感觉胸膈阻塞不通，这是病邪存留在胃脘的症状。邪在上脘，就用针刺上脘来抑制邪气的上逆而使气下行；邪在下脘，就用针刺下脘的散法以除去积存的寒滞。如小腹部疼痛、肿胀，小便不利，这是邪在膀胱的症状，治疗时应取足太阳经的大络委阳穴针刺，观察足太阳经的大络与厥阴经的小络，其中如有瘀血积聚，就用针刺的方法来除去瘀血。如果小腹部肿痛向上连及胃脘的，取足三里穴刺治。

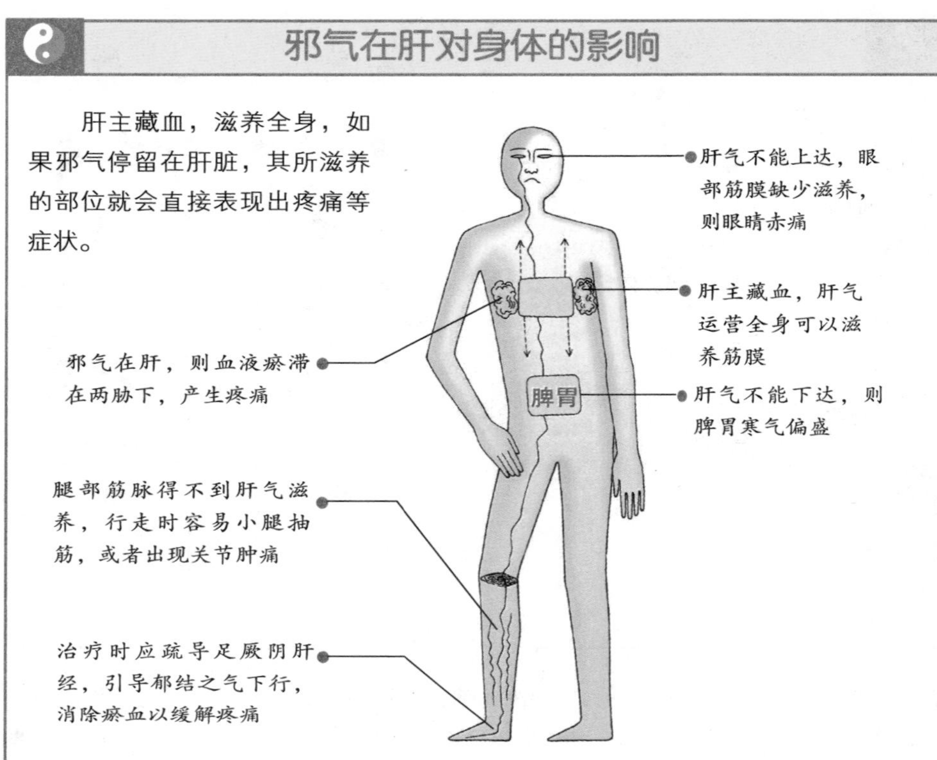

针刺的时候，看患者的气色，观察其眼神，就能判断正气散失或恢复的情况；观察眼睛的颜色，就可判断出病邪是存在还是已经消失；观察患者的形态、动静，再诊察寸口、人迎的脉象。如果脉象坚实、滑利并且洪大，就说明是病证日益加重；如果脉象软弱、和缓，就说明是病邪将要衰退。诊察的各经脉部位坚实而有力的，是正气旺盛的表现，三天左右就能痊愈了。寸口脉属手太阴肺脉，主候人体各脉的阴气；人迎脉属足阳明胃脉，主候人体各脉的阳气。

第二十 五邪

本篇主要论述病邪侵入五脏时患者的表现症状，并介绍了病邪在不同部位时，治疗过程取穴、用针中的原则。

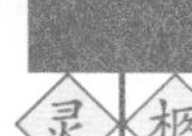

灵 枢

病邪在五脏的表现与治疗

病邪在肺，就会有皮肤疼痛、恶寒发热、气逆而喘、出汗的症状，并因剧烈咳嗽而引起肩背疼痛。治疗时应取胸部中部和外侧的腧穴，以及背部的第三胸椎旁的肺俞，针刺之前先用手快速地按压，患者有了舒适感以后再将针刺入，然后再取缺盆正中间的天突穴，用来驱散肺中的邪气。

病邪在肝，就会有两胁疼痛、中焦脾胃寒气偏盛的症状，且肝藏血，肝病会有瘀血停留积滞在体内，使得肝气不足以养筋，行走时就会出现小腿抽筋的现象，关节有时也会肿痛。治疗时应取足厥阴肝经的荥穴行间穴，用来引导郁结之气向下运行，便可缓解胁痛；补足三里穴用来温胃暖中，同时针刺本经的脉络以散除其中的瘀血，再刺双耳后的青络，以缓解牵引痛。

邪气在脾胃，就会有肌肉疼痛的症状。如果阳气有余，阴气不足，那么胃腑阳热的邪盛会使人感到胃中灼热，从而导致消化加快，容易饥饿；如果阳气不足，阴气有余，那么就会使人感到脾气虚寒，导致肠鸣腹痛；如果阴气和阳气都有余，就会导致邪气偏盛；如果阴气阳气都不足，就会导致正气不足，从而病发寒热。但不论是寒是热，都可以用针刺足阳明经的足三里穴的方法来进行调治。

邪气在肾，就会有骨痛、阴痹的症状。阴痹，就是身体疼痛的地方不固定，即使用手按压也不能确定疼痛的具体部位，会腹胀，腰痛，大便困难，肩、背、颈、项都出现屈伸不利的疼痛，而且经常感到眩晕。治疗时应取涌泉、昆仑两穴，如果伴有瘀血的现象，就用针刺使其出血。

邪气在心，就会心痛，情绪悲伤，时常有眩晕甚至昏倒的症状。治疗时应根据其阴阳气血的有余和不足，来确定如何取本经的腧穴，用补虚泻实的方法进行调治。

第二十一 寒热病

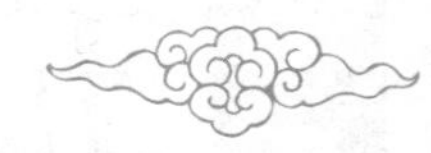

本篇论述了邪气侵犯人体不同部位后发生寒热病的表现与治疗方法，包括邪气侵犯皮肤、骨骼，邪气上逆等；介绍了人身体的五个重要部位，都是患痈疽时难以治疗的地方；讲述了患痈疽时的针刺方法与针刺不当造成的不良后果。

灵枢

寒热病的表现与治疗

邪在皮肤而发生的寒热病，表现为皮肤疼痛甚至不能着席。肺热，所以体内津液不能很好地输布，使得毛发焦枯，鼻中干燥，汗不能出。在治疗时应泻足太阳之络以祛表热，并补手太阴经的穴位。邪在肌肉而发生的寒热病，表现为肌肉痛，毛发焦枯且口唇干裂，无汗。在治疗时取足太阳经在小腿部的穴位，放出其瘀血，再补足太阴经的穴位，以达到通过出汗而将其治愈的效果。

邪在骨而发生的寒热病，表现为患者焦躁不安，出汗不止。如果牙齿还没有枯槁，说明阴气还在，在治疗时可取足少阴经在大腿内侧的络穴大钟；如果牙齿已经枯槁了，那就是死证，已经无法救治了。骨厥病也是这样来诊治、判断的。患骨痹病的人，全身关节活动不自如，而且关节疼痛，大汗淋漓，烦躁不安，在治疗时应用补法取三阴经的穴位。

如果受了外伤，出血较多，又恰巧受了风寒外邪，就会感觉像从高处坠下来一般，四肢松散无力，这种病称为"体惰"。在治疗时应取患者小腹之下的三结交处，"三结交"就是足阳明胃经、足太阴脾经与任脉三经交接的地方，在脐下三寸，叫关元穴。患厥痹的人，是厥逆之气由下上行传到腹部，在治疗时应该取阴经或阳经的络脉，必须根据其主要的症状，用泻阳经补阴经的方法进行治疗。

颈部两侧的动脉叫作"人迎脉"。人迎脉上的穴位叫"人迎穴"，属于足阳明经，位置在颈部两侧筋脉的前面。颈筋的后面是手阳明经的穴位，叫作"扶突"。手阳明经之后是手少阳经的穴位，叫作"天牖"。再往后是足太阳经的穴位，叫作"天柱"。腋下的动脉是手太阴经的腧穴，叫作"天府"。

如果阳热的邪气向上逆行，就会出现头痛、胸中满闷、呼吸不利的症状，治疗时应取人迎穴。如果突然失音，喉舌发硬，治疗时就应用针刺入扶突穴，并点刺舌根出血。如果突然耳聋，经气不通，耳失聪，目不明，治疗时就应用针刺其天牖穴。如果突然发生筋脉拘挛、癫痫、眩晕、两足软弱不能站立的，应用针刺其天柱穴。如果突

阴阳之气与眼睛的睁闭

眼睛的睁闭与体内经脉之气的运行盛衰有关系，阳气盛时，眼睛睁开；阴气盛时，眼睛闭合。

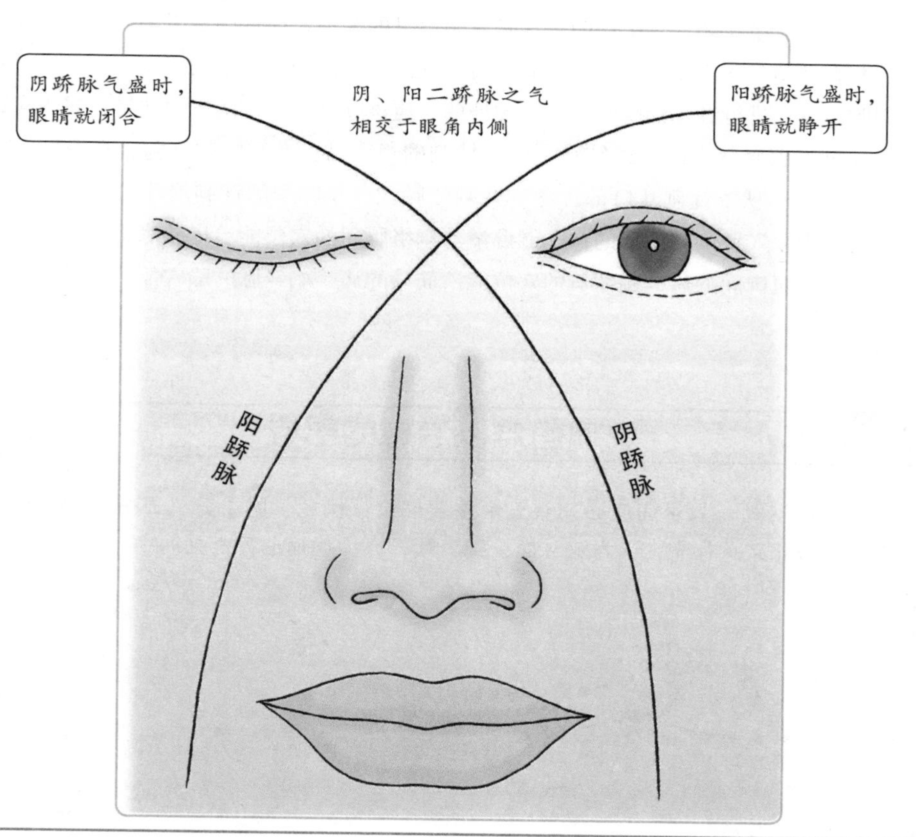

然患热病，胸腹气机向上逆行、肝肺二经邪火相搏而导致口鼻出血的，应用针刺其天府穴。这就是天牖等五部穴位的所在及其主治的病症。

手阳明大肠经进入颧部而遍络齿龈的穴位，叫“大迎”，所以治疗下齿龋痛应取大迎穴。若臂部恶寒的应该用补法，不恶寒的用泻法。足太阳膀胱经进入颧部而遍络齿龈的穴位，叫“角孙”，治疗上齿龋痛应取角孙穴，也可取鼻子与颧部之前的穴位进行治疗。在刚发病的时候，如脉象充盈，应当用泻法，脉象虚弱，就用补法。另一种说法，也可以取鼻子外侧的穴位如迎香穴等进行治疗。

足阳明经脉循鼻子的两侧而行于面部，其穴名为“悬颅”，该经脉下行与口联属，上行的部分由口进入对侧的目本之中，因此如果头痛引起腮部疼痛，治疗时可以取悬颅穴，邪气有余的时候应采取泻的方法，正气不足的时候则应采取补的方法，否则就会加重病情。足太阳经通过项部的玉枕穴进入脑，直接联属于目本，起穴名为“眼系”。如果头眼疼痛，应在项中两条筋之间取玉枕穴进行治疗，这条经脉由项进入脑，分别联属于阴跻、阳跻二脉，这两条脉阴阳相交，阳入于阴，阴出于阳，阴阳之气交于眼角内，当阳气过盛时两只眼睛就睁开，阴气过盛时两只眼睛就闭合。

治疗热厥病应取足太阴经和足少阳经的穴位，针刺时需要留针一段时间；治疗寒厥病应取足阳明经和足少阴经的穴位，同样需要留针较长时间。舌头缓慢地展开而不能收拢，口角流涎，胸中烦闷，这是肾阴不足的表现，应针刺足少阴肾经。畏寒战栗，两腮鼓动，汗不得出，腹部胀满，胸中烦闷，这是肺气不足的表现，治疗应取手太阴肺经。在进行针刺治疗时，属于虚证的，应该顺着脉气去的方向转针；属于实证的，应该迎着脉气来的方向转针。四季针刺的规律是：春季针刺络脉；夏季针刺分肉、腠理间；秋季针刺寸口部；冬季针刺经脉。一年四季的针刺治疗法，是以各季节、时令为取穴针刺的标准的，不能混淆。刺络脉间的穴位能治皮肤病，刺分腠之间的穴位能治肌肉间的病，刺寸口的穴位能治筋脉的病，刺经脉的腧穴能治骨髓、五脏的病。

患痈疽难以治愈的部位

内经认为，人患痈疽必死有五个重要部位：伏兔、腓、背、五脏腧穴。后世医家对此又有补充，认为脑、髭、鬓、颐，亦为痈疽必死之处。

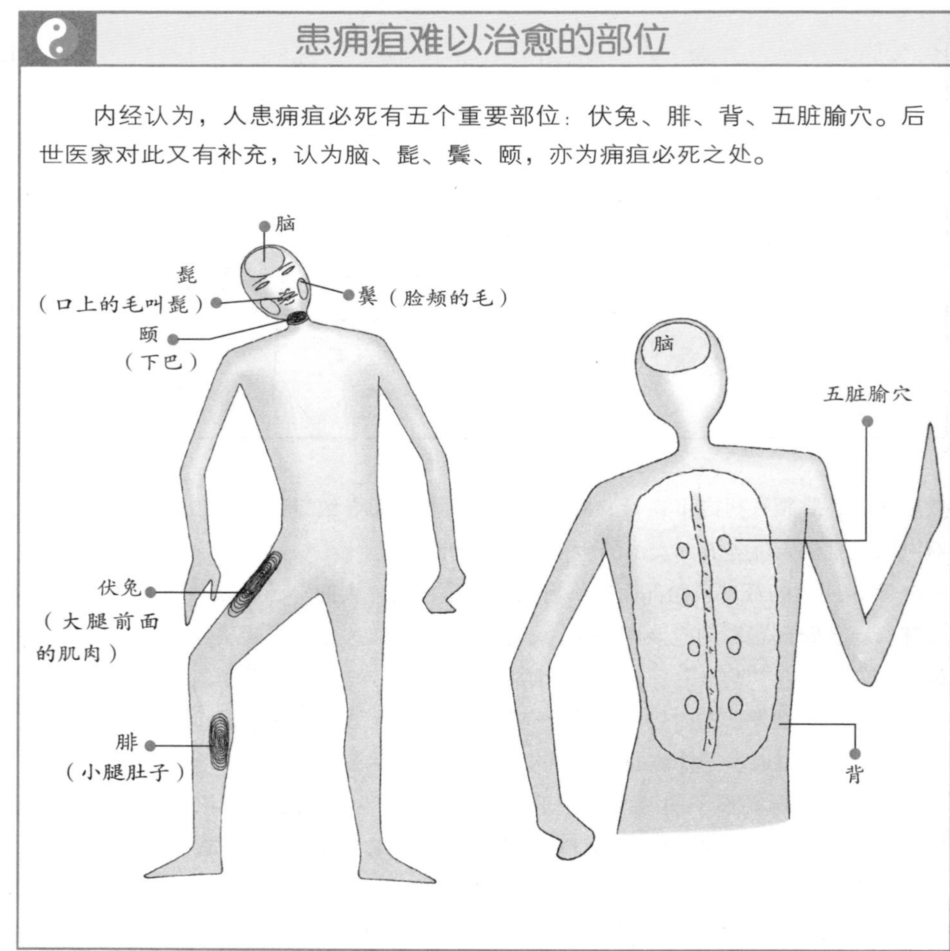

患痈疽难治的五个部位

人的身体有五处重要的部位：一是大腿前方的伏兔部，二是小腿肚部，三是背部，四是背部与五脏有密切关系的腧穴所居的部位，五是项部。如果这五个部位发生痈疽的话，那就很难治愈了。痈疽之类的病如果是从手臂发生的，就先取手阳明经、手太阴经的穴位进行治疗，使得汗出而热散；病从头面发生的，可以先取颈项部的足太阳经的穴位进行治疗，使得汗出而愈；如果是从足胫部发生的，可先取足阳明经的腧穴进行治疗，使其汗出而愈。手太阴经的穴位可以发汗，足阳明经的穴位也可以发汗。阴阳二气是相互制约的，若是取阴经的方法发汗而又出汗过多的，可以取阳经的穴位用补法来止汗；若是取阳经的方法发汗而出汗过多的，可以取阴经的穴位用补法来止汗。

如果针刺不当，就会产生以下几种危害：已经达到了针刺治疗的效果而仍将针留在体内的，会导致人体精气的耗损；还没有刺中疾病的穴位就立即将针拔出的，会导致邪气聚而不散。精气耗损过多会使病情加重，形体瘦弱；邪气聚而不散则易引起痈疽。

第二十二 癫狂

本篇主要论述了癫病、狂病、逆病发作时的表现，以及根据不同表现应该选取的不同穴位，采用的不同治疗方法，还分析了狂病产生的原因。

灵枢

癫病的表现与治疗

眼角凹陷于面颊一侧的，称为“锐眦”；眼角内侧靠近鼻一侧的，称为“内眦”。上眼皮属于外眦，下眼皮属于内眦。癫病开始发作时，患者先是感觉精神抑郁，闷闷不乐，并觉头部沉重疼痛，双眼直视，眼睛发红。而在严重发作时就会心中烦乱。诊断的时候，可以通过观察其天庭部位的色泽来判断其病是否将要发作。治疗这一类型的癫病时应取手太阳经、手阳明经和手太阴经的穴位，针刺将其恶血泄出，等到其血色由紫暗转变为正常以后停针。癫病发作的时候口角歪斜、啼哭、呼叫、气喘、心悸等症状随即出现，此时应取手阳明大肠经和手太阳小肠经的穴位进行治疗，采用缪刺法，根据其牵引的方向，向左侧牵引时就在右侧经脉的穴位上施针，向右侧牵引时就在左侧经脉的穴位上施针，针刺出血，直到血色变正常之后才能停针。癫病开始发作的时候会出现身体僵硬、脊柱疼痛的症状，据其具体发病部位，治疗时选取足太阳膀胱经、足阳明胃经、足太阴脾经、手太阳小肠经的穴位放血，等到血色变得正常之后才能停针。

要想很好地治疗癫病，需要医生常与患者住在一起，观察其发病过程中的情况和变化，根据其症状的特点，判断出病邪的部位，并断定发病时应该取何经穴治疗。当病发作时，取邪气最盛的经脉，选适当的穴位用泻法针刺，并将血放在一个葫芦里，等到这个患者再次发病时，这个葫芦中的血就会自己动起来。如果不动，便灸穷骨二十壮，穷骨就是骶骨，这样可以取得较好的治疗效果。

病已经深入骨中的癫病，在腮、齿的各腧穴及分肉之间，因邪气壅滞而胀满，骨

名词解释

壮

指艾炷灸中的计数单位。每灸一个艾炷，称为一壮。

眼睛的经区划分

许多疾病的发生都会在眼睛上表现出来，这是因为眼睛与脏腑和经脉有着密切的联系，通过观察眼睛的变化了解自身健康，对身体保健很有帮助，图中所示为眼睛的经区划分。

左眼

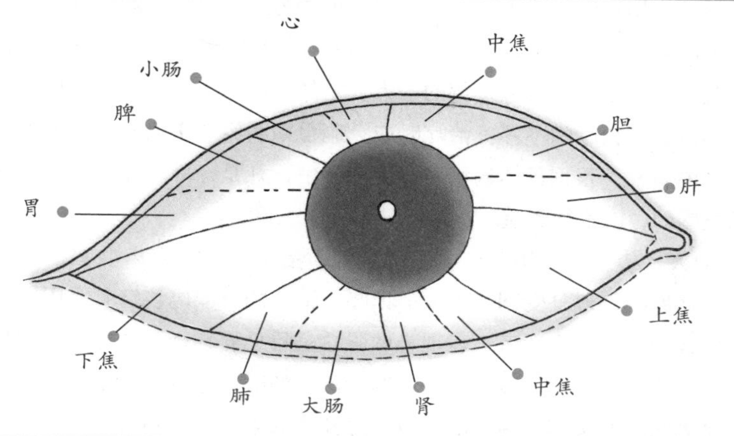

右眼

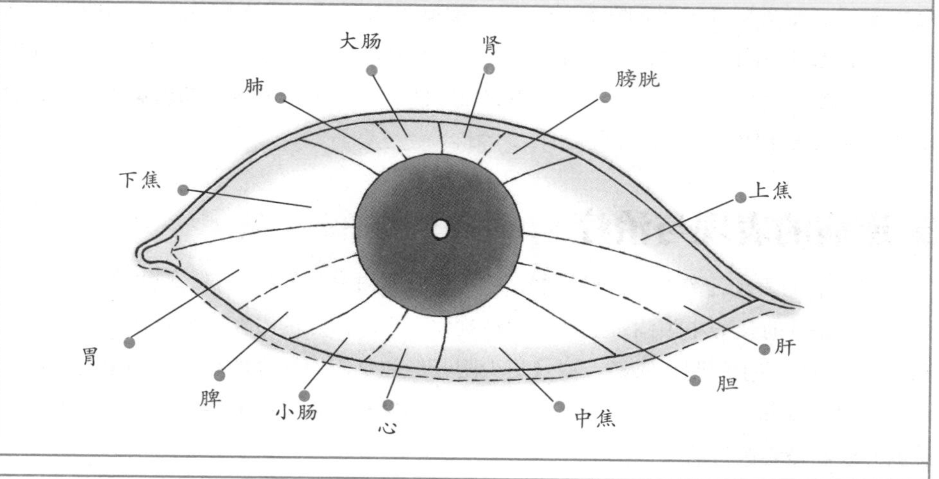

骼强直，出汗，胸中烦闷。要是呕吐出大量的涎沫，气泄于下，这就是难以治愈的病证。病深入到筋的癫病，身体弯曲不伸，筋脉拘挛抽搐，脉大，治疗时可以用针刺颈项部的足太阳膀胱经的大杼穴的方法。要是呕吐大量涎沫，气泄于下，也是不能治愈的病证。病深入到脉的癫病，表现为突然仆倒，四肢经脉都满胀而弛缓，要是经脉胀满的，就用针刺放血，使恶血全部流出；要是经脉不满，可以灸刺颈项两侧的足太阳膀胱经，并灸距腰三寸的带脉穴，而这两个部位经脉上的分肉和腧穴，也都是可以酌情取用的。如果呕吐大量涎沫，气泄于下，就是无法治愈的死证。另外，癫病在发作时出现发狂的症状，也是不治的死证。

狂病的表现与治疗

狂病刚刚发生的时候，一开始表现为情绪低落，悲伤，健忘，容易发怒，常常感到恐惧，这种病大多是由过度的忧伤和饥饿引起的。治疗时应针刺手太阴肺经、手阳明大肠经的腧穴，用针刺以泄去邪血，直到血色变为正常以后才能止针，还可以针刺足太阴经和足阳明经的穴位加以配合治疗。狂病开始发作的时候，表现为患者睡眠很少，不感到饥饿，自以为是十分贤德的圣人，是最聪明的人，以为自己极其尊贵，并且常常谩骂不休，日夜吵闹不停。治疗时应针刺手阳明经、手太阳经、手太阴经、舌下和手少阴经的腧穴。根据具体病情，以上各条中，凡是经脉气血充盛的，就可以点刺出血，不充盛的，就不能放血。

患狂病的人，表现为言语狂妄，容易受惊，爱笑，喜欢高声歌唱，行为狂妄没有休止，其患病原因一般是受到了极大的惊吓。治疗的时候应该针刺手阳明经、手太阳经和手太阴经的穴位。虚证者，表现为两眼总是看见异物，两耳总是听到异常的声音，时常呼叫，这是由于神气衰少所造成的。治疗的时候应取手太阳经、手太阴经、手阳明经、足太阴经及头部和两腮的穴位。患狂病的人食量特别大，经常像见了鬼神一样，常笑但是不发出笑声，这是由于过度欢喜伤及心神所造成的，治疗的时候应取足太阴经、足太阳经、足阳明经的穴位，配以手太阴经、手太阳经和手阳明经的穴位。狂病患者在刚刚患病，还没有见到以上诸种症状时，治疗应先取足厥阴经的左右曲泉穴两侧的动脉，邪气盛的经脉就用放血疗法，病可很快痊愈。如果仍然不好，就依照前述的治法取穴针刺，并灸骶骨二十壮。

逆病的表现与治疗

风逆病的表现为突发的四肢肿胀，身体像被水淋一样发冷颤抖，嘴里发出欷歔的声音，饥饿的时候心中烦闷，吃饱以后动扰而不宁。治疗的时候应该针刺手太阴肺经和与之相对应的手阳明大肠经，以及足少阴肾经和足阳明胃经的腧穴。如果有肌肉发冷的症状，就选取上述经脉的荥穴进行治疗；如果有骨骼发冷的症状，就选取上述经脉的井穴和经穴进行治疗。

厥逆病的表现为，两脚突然发冷，胸中疼痛像要裂开一般，肠子疼得像刀切一样，心中烦乱不能吃饭，脉搏无论大小都兼涩象，如果身体温暖，可取足少阴经的穴位，如果身体发冷，可取足阳明经的穴位。身体发冷的用补的方法治疗，身体温暖的应该用泻的方法治疗。

厥逆病的表现为腹胀，肠鸣，胸中满闷而呼吸不利。治疗时应针刺胸部之下的两胁间的穴位，将手放在胁部，当患者咳嗽时，感到应手而动的地方就是穴位；再取背部的穴位，用手按压该穴位时，患者马上感到舒服畅快。

狂病的表现

患狂病的人一般是在精神方面受到过强烈的刺激。但他们刚开始的表现往往是比较消极，而后才走向另一个极端。所以治疗的原则是通过针刺泄去体内的邪气。下图所示为一个患有狂病的人夸张的行为。

患有狂病的人
睡眠很少
言语狂妄，
自以为是
老子天下第一
行为夸张，
无休止

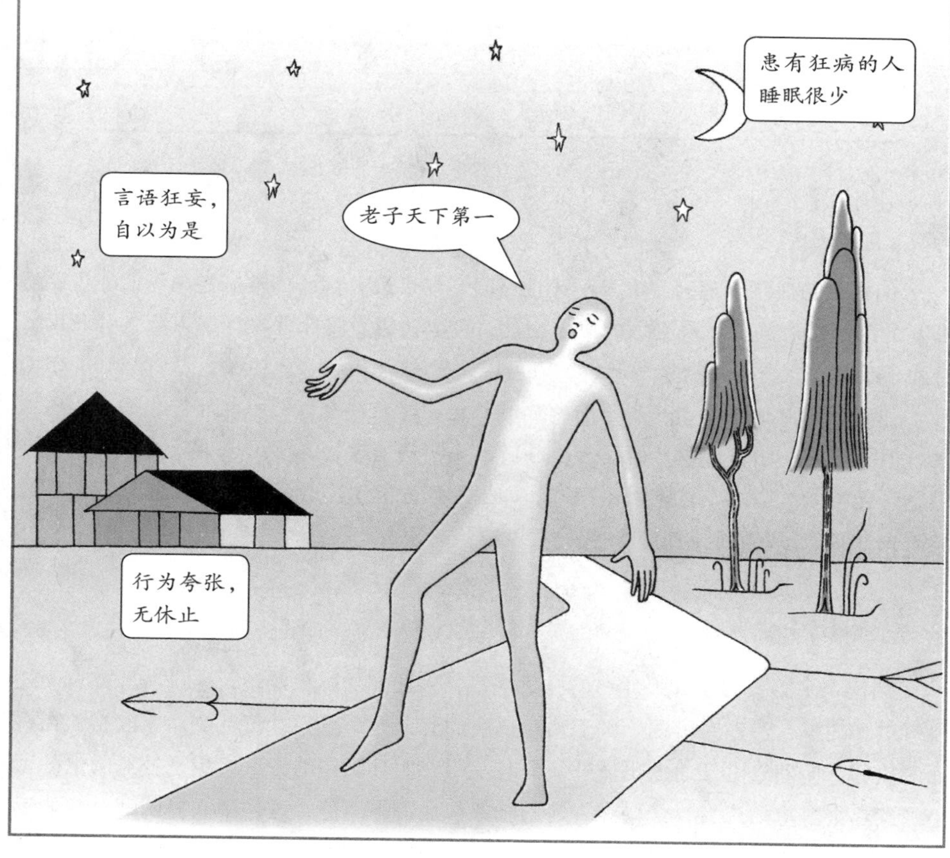

要是有小便不通的症状，就针刺足少阴经、足太阳经，并用长针刺骶骨之上的穴位。如果感到气向上逆行，就针刺足太阴经、足阳明经的腧穴；气逆行较严重的，就应该针刺足少阴肾经和足阳明胃经上利于行气的腧穴。

正气衰弱而全身战栗的患者，说话时言语间断还发出欷歔的声音，身体骨骼酸重，四肢乏力，不愿活动，治疗时应取足少阴肾经之气，用补法。气息短促的患者，呼吸急迫而不能连续，身体只要一活动就会感到疲乏，呼吸更加困难，治疗时应取足少阴肾经，用补法，有血络瘀阻的，应将瘀血放出。

第二十三 热病

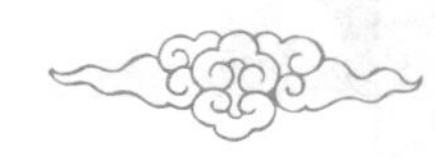

本篇分析了偏枯病和痱病的区别，论述了热病的发展过程和在各个阶段的治疗方法，阐述了热病在不同表现时对九针针具的选择和治疗原则，还介绍了热病发作时禁止用针刺治疗的一些情况和治疗热病时常用的五十九个穴位。

灵枢

偏枯病的症状表现为，半身不遂且疼痛，如果患者言语如常，神志清醒，说明病邪在分肉腠理之间，还没进入内里。治疗时可以让患者卧床并发汗，再用大针刺治，补益不足的正气，祛除有余的邪气，就可以康复了。

痱病的症状表现为，全身没有疼痛的感觉，四肢弛缓，但不能屈伸，神志有些混乱，但不严重，语言模糊，但还可以分辨，说明病情较轻，还可以治疗；如果病情严重，已经不能言语的，就难以治疗了。如果痱病先起于阳分，而后深入阴分，治疗时应该先针刺阳经，后刺阴经，针刺的程度应该比较浅。

热病的发展

热病到了第三天，如果寸口的脉象平稳，人迎部的脉象躁动，这说明邪在表面还没有进入内里，治疗时可选阳经上治疗热病的五十九个腧穴进行针刺，用以祛除在表面的热邪，使邪气随汗而流出体外。同时配用充实其阴经的方法，用来补益阴精的不足。发热很严重的患者，寸口和人迎的脉象都显得很沉静，这是阳病见阴证，一般不允许针刺；对于还有针刺可能性的病证，就必须用疾刺法，虽没有出汗，但仍可祛除热邪。所谓不能针刺，是由于脉象不符，而见死证的征象。

热病在第七天、第八天的时候，如果寸口的脉象躁动，患者气喘而头眩晕，应马上针刺治疗，使汗出热散，应取手太阴经大指间的穴位浅刺。

热病到了第七八天，脉象微小，是正气不足的表现。如果此时患者尿血，口中干燥，那就是阳盛阴竭，一天半即会死亡；要是见到代脉，说明脏气已衰，一天就会死亡。热病已经出汗，可是脉象还是躁而不静，气喘，并且不久又再次发热的，不可针刺，否则会重伤其正气，要是气喘加剧就会死亡。

热病已经过了七八天，脉象并不躁动，即便有躁象但不散不疾，这说明邪气还在。在后面的三天之中，如果能发汗的，邪气便随汗而出；如果三天后仍未出汗，是正气已衰，到第四天就会死亡。在没有出汗的情况下是不能针刺其腠理的。

偏枯与风痱

偏枯就是我们常说的半身不遂。偏枯和风痱皆由风邪入侵，导致营卫之气运行失常，真气去而邪气独留，经气瘀滞，但两种疾病的发展程度和表现又有不同。

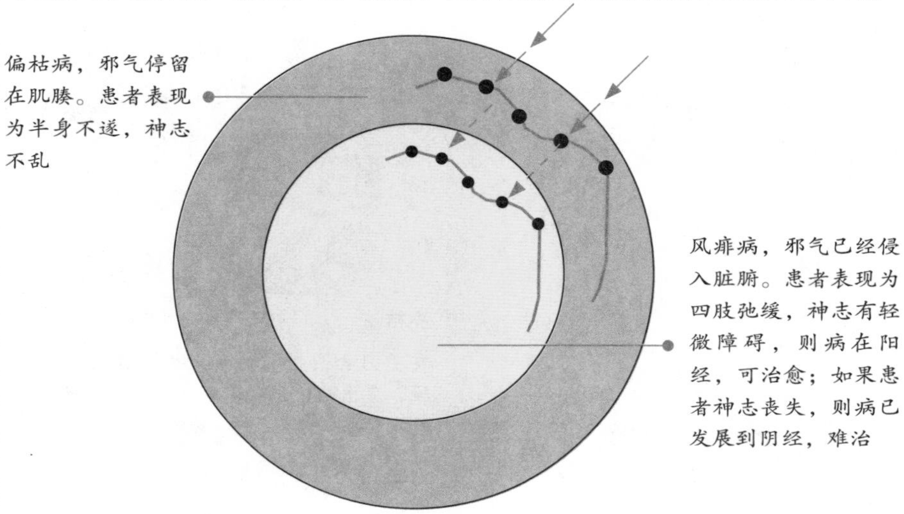

偏枯病，邪气停留在肌腠。患者表现为半身不遂，神志不乱

风痱病，邪气已经侵入脏腑。患者表现为四肢弛缓，神志有轻微障碍，则病在阳经，可治愈；如果患者神志丧失，则病已发展到阴经，难治

不同表现的热病的治疗

患热病的人，先有皮肤痛、鼻塞、面部浮肿症状的，是热伤皮毛，治疗的时候应该浅刺各经的皮部，用九针中的第一针（镵针），在治疗热病的五十九个腧穴中，选择有关穴位针刺。要是鼻生小疹，也是邪伤皮毛的表现，属肺经患病，因肺合皮毛，因此治疗要从肺经入手。但是治疗的时候，不能针刺属火的心经腧穴，因为火热属心，心火克制肺金。

热病刚开始的时候，会感到身体艰涩不爽，心中烦闷并发热，唇燥咽干，应当刺其血脉，用九针中的第一针（镵针），在治疗热病的五十九个穴位中，选择与脉有关的穴位针刺。要是腹胀，口中干燥，出冷汗，这也是邪在血脉，因心主血脉，因此当治疗心经的腧穴。但是治疗的时候，不能刺治属水的肾经腧穴，因为肾水能克制心火。

热病如果表现为咽干、口渴喜饮、易受惊吓、不能安卧等症状，就是邪在肌肉的病变，治疗时应用九针中的第六针（圆利针），在治疗热病的五十九个穴位中，选择与肌肉有关的穴位针刺。如果眼角色青，属于脾经的病变，因脾主肉，所以治疗时应当针刺肌肉，也就是从脾经入手。但是治疗的时候，不能刺治属木的肝经腧穴，因为肝木能克制脾土。

热病如果表现为面色青、头痛、手足躁动等，就是邪客于筋的病变，治疗时应用九针中的第四针（锋针），在治疗热病的五十九个穴位中，选择与之有关的穴位针

毫针的双手进针方法

根据两手相互协调的程度，可以将毫针的进针法分为以下几种：

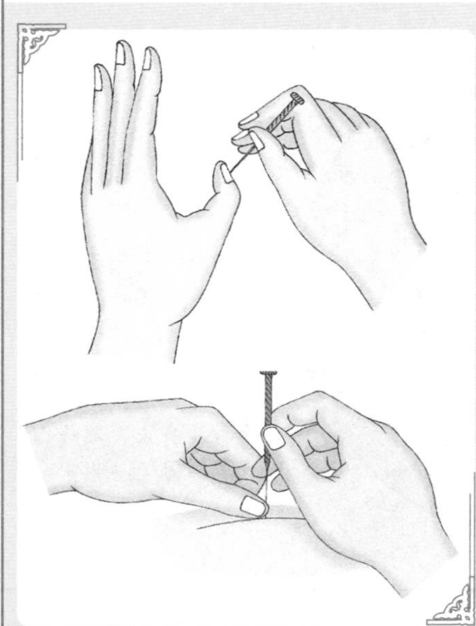

爪切法

以左手拇指或食指之指甲掐切穴位上，右手持针将针紧靠左手指甲缘刺入皮下的手法

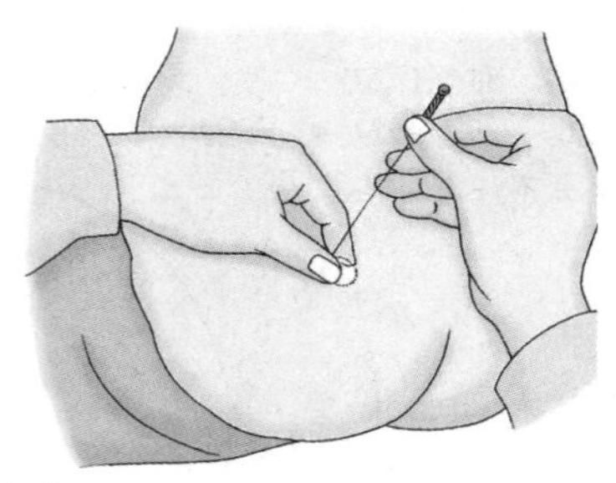

夹持法

左手拇食两指用消毒干棉球捏住针身下段，露出针尖，右手拇食指执持针柄，将针尖对准穴位刺入

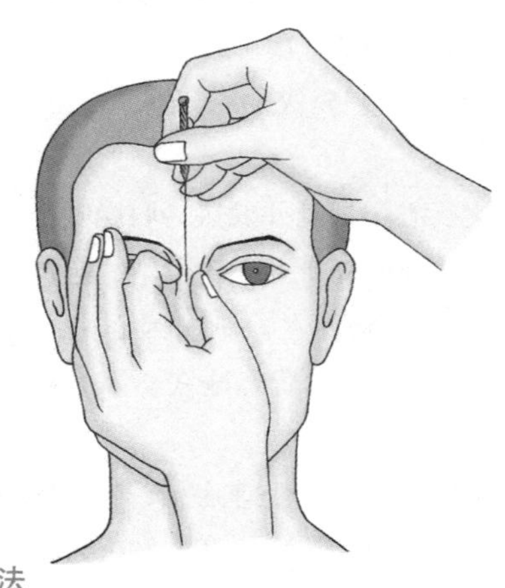

提捏法

用左手拇食两指将腧穴部位的皮肤捏起，右手持针从捏起部的上端刺入。此法主要用于皮肉浅薄的穴位，特别是面部腧穴的进针

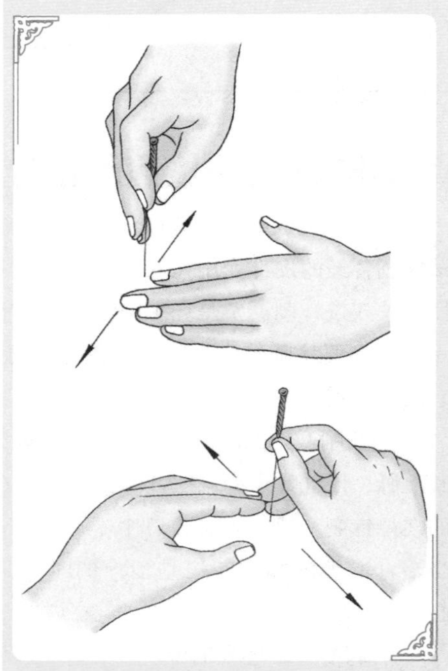

舒张法

左手将要针刺的穴位处皮肤撑开，右手持针，让针尖从撑开皮肤的指尖刺入皮下。行针时，左手食中两指可夹持针身，以免弯曲

刺。要是脚不能走路，泪流不止，属于肝经的病变，肝主筋，所以治疗时应当针刺到筋，也就是从肝入手。但是治疗的时候，不能刺治属金的肺经腧穴，因为肺金能克制肝木。

热病如果表现为惊悸多次发作、手足抽搐、精神狂乱等，就是邪热入心的病变，治疗时应该深刺直到血络，用九针中的第四针（锋针），迅速将多余的邪热排出。如癫病发作的时候毛发脱落，属于心经的病患，心主血脉，所以治疗时应当针刺血脉，也就是从心入手。但是治疗的时候，不能刺治属水的肾经腧穴，因为肾水能克制心火。

热病如果表现为身体酸重、周身骨节疼痛、耳聋、双目常闭不开等症状，就是邪热入肾的病变，治疗时应深刺到骨头，用九针中的第四针（锋针），在治疗热病的五十九个穴位中，选择与骨头有关的穴位针刺。要是骨病而不能进食，咬牙，两耳变青，属于肾经的病患，肾主骨，所以治疗时应当刺入到骨头，也就是从肾入手。但是治疗的时候，不能刺治属土的脾经腧穴，因为脾土能克制肾水。

热病如果表现为不知疼痛，耳聋，四肢不能灵活收放，口干，且阳气偏盛的时候发热，阴气偏盛的时候发冷，这就是邪热已经深入到了骨髓，是死证，不能救治。

热病如果表现为头痛，眼周的筋脉抽搐作痛，经常出鼻血，就是厥热病，是热邪逆于上的病证，治疗的时候应用九针当中的第三针（鍉针），根据其病情的虚实，泻其有余，补其不足。

热病表现为身体沉重，胃肠灼热的，那是邪热在脾胃所造成的，治疗的时候可以用九针中的第四针（锋针），刺脾胃二经的腧穴和下部的各足趾间的穴位，同时还可以针刺胃经的络脉，调治脾胃，得气为佳。

热病表现为脐周围突然疼痛，胸胁胀满，这是邪在足少阴、太阴二经的表现，治疗时应用九针中的第四针刺涌泉穴与阴陵泉穴，又可针刺舌下的廉泉穴。

热病如果出汗以后，脉象表现为安静柔顺的，是阳证得阳脉，脉象相合，说明可以继续发汗，治疗时应用针刺手太阴肺经的鱼际、太渊、大都、太白穴，用泻法刺治就可消热，如用补法则可以继续发汗。要是汗出太多的，针刺内踝上的三阴交穴，就可以将汗止住。

热病如果出汗以后，脉象仍然表现为躁盛的，这是阴脉虚弱已极的征象，为死证；如出汗之后脉象平静安顺的，是顺证，预后良好。热病脉象躁盛，但是已不能出汗的，是阳脉偏亢已极的征象，为死证；脉象躁盛，但发汗之后脉象马上表现为平静的，预后良好。

热病禁用针刺的情况

热病有九种情况是禁用针刺疗法的：第一，不出汗，两颧发红，呃逆呕吐的，是虚阳上越的死证；第二，泄泻，腹部胀满很严重的，为脾气败竭的死证；第三，双眼看不清东西，发热不退的，是精气衰竭的死证；第四，老人和婴儿出现发热而腹中

如何治疗热病与水肿

阴阳思想在古代人的生活中起着重要的作用，医学也深受其影响。例如，中医中对于治疗热病和水肿病穴位的选取和确定就是一个很好的例子。

上身为阳
治疗热病的59个穴位多位于上半身，尤其集中于头颈部。
热病的性质属阳
水肿病的性质属阴
治疗水肿病的57个穴位则正相反，全部在下半身
下身为阴

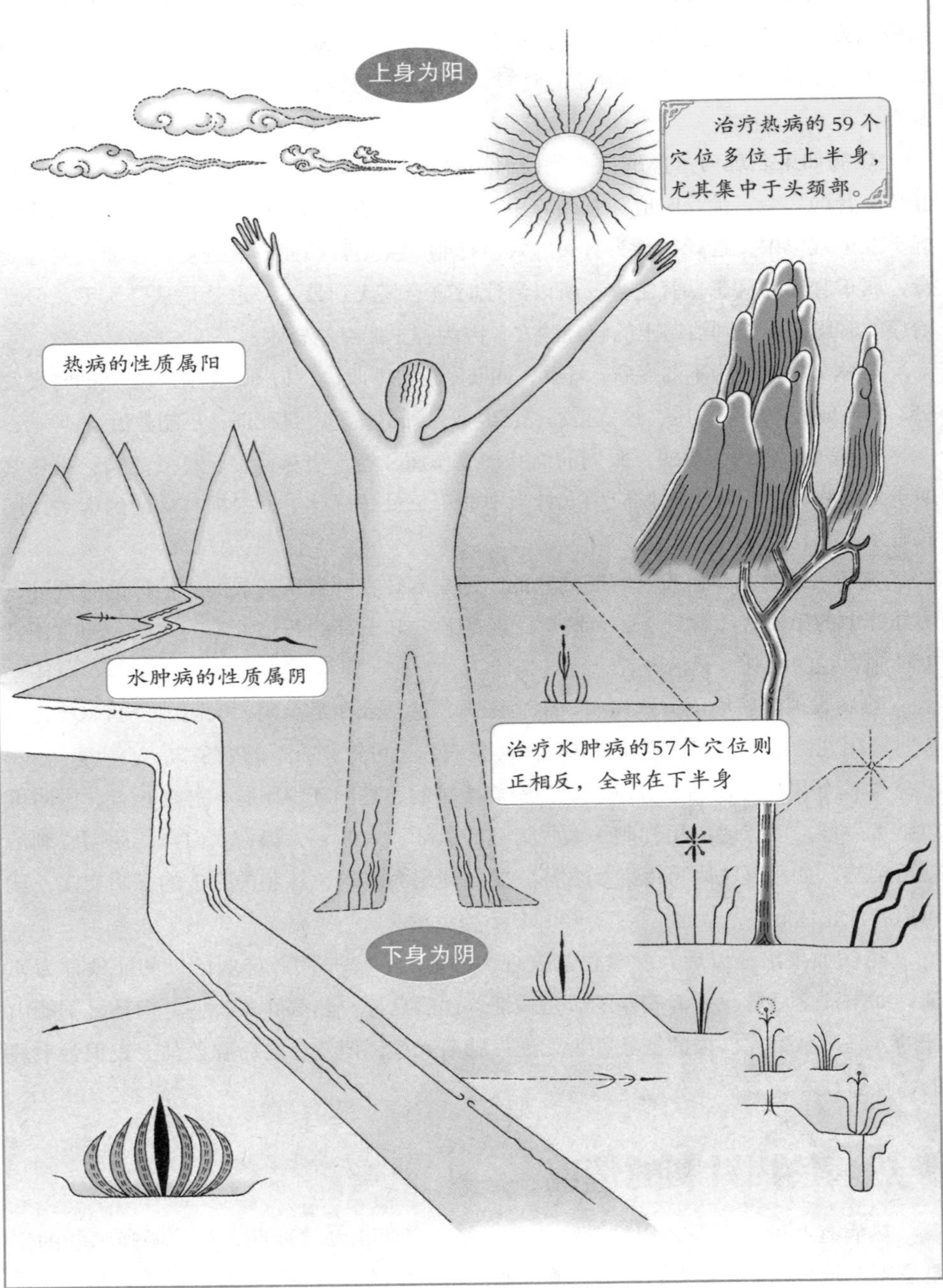

胀满的，是邪热伤脾的死证；第五，不出汗，呕吐并带血的，为阴血耗损的死证；第六，舌根已经溃烂，但仍发热不退的，为阴气大伤的死证；第七，咳嗽，鼻子出血，不出汗，即便是出汗，也达不到足部的，为真阴耗竭的死证；第八，热邪已入骨髓的，是肾阴衰竭的死证；第九，严重发热而导致痉病的，是耗伤阴血、热极生风的死证。痉病出现时，会出现腰背反张、抽搐、牙关紧闭和咬牙等症状。但凡遇见上述几种情况，都是不能用针刺的方法来治疗的。

治疗热病的59个穴位

什么是热病治疗常用的五十九个穴位呢？就是两手指端的外侧各有三穴，内侧也是各有三穴，左右加起来共十二穴；在每只手的五指之间各有一穴，双手相加就是八穴；双脚的情况也是一样的，共八穴；头部入前发际一寸处的两旁各有三穴，一共六穴；入发际中行三寸处的两旁各有五穴，左右共十穴；耳前后各有一穴，口下一穴，项中一穴，共为六穴；巅顶一穴，囟会一穴，前后发际各有一穴，廉泉一穴，左右风池各一穴，左右天柱各一穴，共计九穴。以上各部位的穴位数总和就是五十九。

胸中气满，喘息急促的，在治疗的时候，应取足太阴经位于大趾内侧端的隐白穴，具体位置在距趾甲角如韭菜叶宽的地方。要是寒证，就用留针的方法治疗；要是热证，就用疾刺的方法治疗，直到上逆之气下降，不再喘息为止。

心疝病的症状为腹中突发剧痛，应针刺足太阴经和足厥阴经，使用放血的疗法，除去其经脉中的瘀血，消除邪气。

喉痹的症状是舌体卷曲不伸，口干，心烦，心痛，手臂内侧疼痛，不能上举到头部，治疗时可针刺位于手无名指靠小指侧的关冲穴，在距指甲角约有韭菜叶宽的位置上。

两眼发红疼痛，从内眼角起，内眼角是阴阳跻脉会合的地方，在治疗时可以针刺阴跻脉的起点照海穴。

风痉的症状为颈项强直，角弓反张等，在治疗时应该先针刺太阳经脉在腘窝中的委中穴，并刺其浅表络脉上的血络使其出血。有内寒的，应针刺足阳明经的足三里穴。

癃闭即小便不通，治疗时可以取用阴跻脉的起点照海穴和足厥阴经位于足大趾外侧三毛上的大敦穴，并在肝肾二经的血络上针刺出血。

若男子患了像疝瘕一样的蛊病，女子患了月经闭阻的病，都表现为腰脊如同要分解开一样疼痛无力，不思饮食，治疗时应先点刺足少阴经的涌泉穴使其出血，再观察足背上血络盛满的地方，也要全部点刺出血，以祛除邪气。

第二十四 厥病

灵枢

本篇主要论述体内经气逆乱导致的各种厥病的表现与治疗方法，重点论述了厥头痛和厥心痛，介绍了一些不能取穴治疗的痛病，并指出与厥痛不同的真痛是不可治疗之症。另外，还介绍了一些其他厥病，如心腹痛、耳聋、耳鸣、大腿不能屈伸、严重的风痹等病证的治疗。

厥头痛的各种表现与治疗

经气上逆而导致头痛的，称为“厥头痛”。如果伴有面部浮肿、心烦等症状，可以针刺足阳明胃经和足太阴脾经的穴位进行治疗。

患了厥头痛的，如果表现为头部脉络跳痛、心情悲伤、常常哭泣，经诊察，其头部络脉搏动明显且有充血的情况，治疗时可以针刺放出恶血，然后调治足厥阴肝经。

患了厥头痛的，如果表现为头沉重、痛而不移，则应针刺头上纵行排列的五条经脉中的穴位，每行中选取五个，用以祛除邪气。泻手少阴心经，然后调补足少阴肾经。

患了厥头痛的，如果表现为记忆力减退、嗳气，头痛时用手按头，却找不到疼痛的具体位置，那治疗时可以针刺头面部左右的动脉，祛除邪气，然后再针刺足太阴脾经加以调理。

患了厥头痛的，如果表现为项部先痛，而后腰脊也随之作痛，在治疗时应先针刺足太阳膀胱经的天柱穴，然后再针刺该经的其他相应穴位进行治疗。

患了厥头痛的，如表现为头痛严重，耳朵前后的脉络充盛、发热，治疗时应先刺破脉络将血放出，然后再取足少阳经上的穴位进行调治。

如患真头痛，疼痛剧烈，整个脑袋都痛，手脚冰冷直达肘膝关节，就是不可治的死证。

以下几种头痛是不能取腧穴治疗的：撞击摔跤之类的外伤、有瘀血留在体内的、因肌肉损伤而疼痛不止的，只能在局部针刺进行止痛，不可远端取穴。严重的痹病造成的头痛是不能使用针刺方法治疗的，要是每天都发作，针刺之后只能得到暂时的缓解，但是不能根治。头的半侧疼痛并且伴有发凉症状的，治疗时应先选取手少阳三焦经、手阳明大肠经的腧穴，再选取足少阳胆经、足阳明胃经的腧穴，用针刺进行治疗。

厥病可治，真痛必死

头为诸阳之会，心为脏腑之主，所以病灶在这些部位的疼痛会使患者旦发夕死，夕发旦死。

手三阳经脉上循至头，所以，手三阳经脉受风寒，会引起头痛，此为厥头痛，可治愈
病灶在脑的头痛为真头痛，会使人旦夕死亡
十二经脉皆与心脏有联系，经脉有病会牵引心脏，引起心痛，为厥心痛，可治愈
病灶在心的心痛为真心痛，会使人旦夕死亡

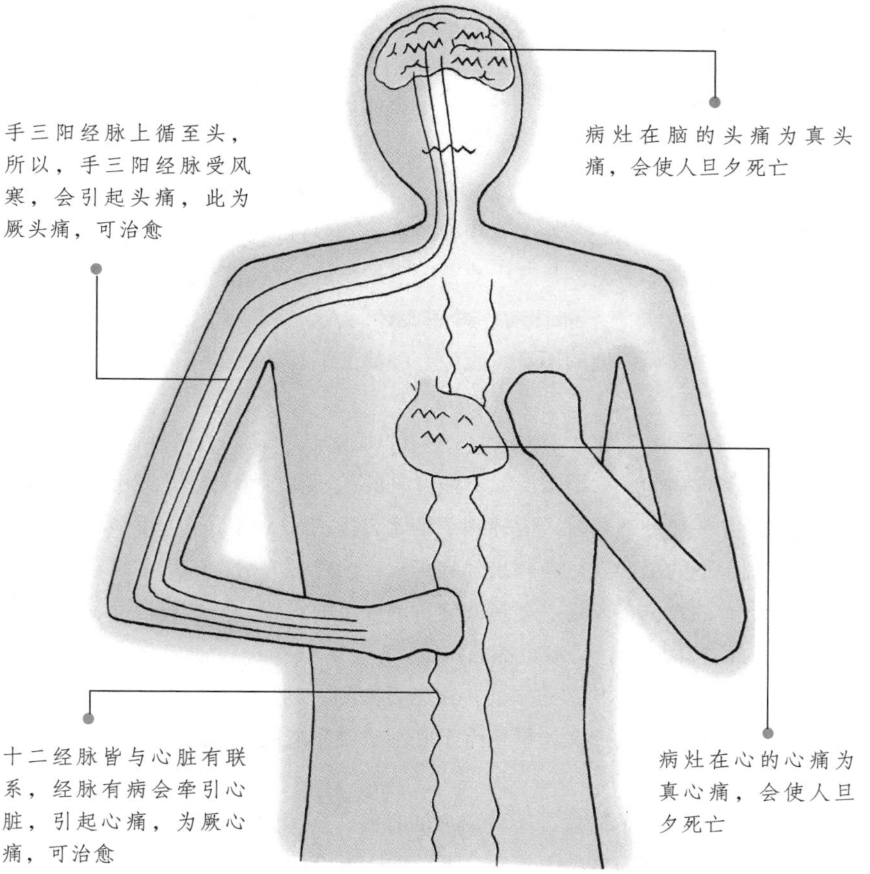

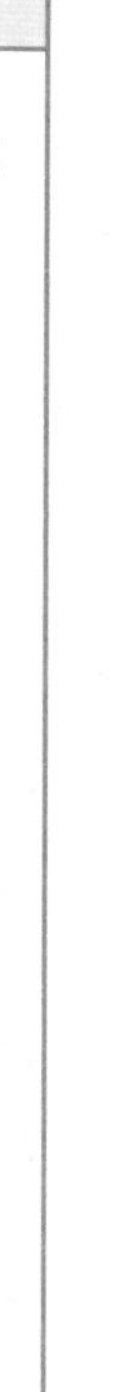

厥心痛的各种表现与治疗

厥心痛发作时，牵引到后背，就像有人从背后触动心脏一样，患者痛得弯腰屈背，这是由肾经邪气上犯于心造成的心痛病，所以叫作“肾心痛”。治疗时应先取足太阳经的京骨和昆仑两穴，如针刺后仍然疼痛不止，就取足少阴经的然谷穴。

厥心痛发作时，感觉胸腹内胀满，心痛尤其严重，这是由胃经的邪气犯于心造成的，所以叫“胃心痛”。治疗时应取足太阴脾经的大都穴和太白穴。

厥心痛发作时，痛得如同锥子刺心一般，十分严重，这是由脾气犯于心所造成的，所以叫“脾心痛”。治疗时应取足少阴肾经的然谷穴和太溪穴。

厥心痛发作时，面色青如同死灰一般，不能深呼吸，这是由肝气犯于心所造成的，所以叫“肝心痛”。治疗时应取足厥阴肝经的行间穴和太冲穴。

厥心痛发作时，卧床休息或在闲暇安静的时候疼痛不是很严重，一旦活动起来，疼痛就会加剧，但面色不变，这是由肺气逆乱犯于心所造成的，所以叫“肺心痛”。治疗时应取手太阴肺经的鱼际穴和太渊穴。

真心痛发作的时候，手足冰冷直达肘膝关节部位，心痛极其严重，往往早上发作到晚上就死亡，或者晚上发作第二天早上就死亡。

心痛病中有不能使用针刺疗法的，比如说体内有瘀血积聚的，不能用针刺腧穴以调理经气的方法来治疗。

肠中有寄生虫的，或有虫聚集成瘕的，治疗的时候不能使用小针。心腹疼痛的时候，表现为心中烦闷不舒，腹中有积聚的肿块，并且可以上下移动，有时痛有时不痛，腹内发热，口渴而流涎，是肠中有寄生虫的缘故。在治疗时，以手指用力按住肿块或者疼痛的地方，使之不能移动，再用大针刺入，一直等到虫不动了，再将针拔出。凡是出现满腹疼痛，烦闷不舒，腹中有肿物上下移动的虫病，都能用这种方法进行治疗。

耳朵聋、听不到声音的，针刺位于耳中的听宫穴；耳鸣的，针刺耳朵前面动脉旁的耳门穴；耳朵疼痛的，有的情况是不能针刺的，比如耳中有脓，或由于耳垢充塞造成的耳痛。治疗一般的耳聋时，应针刺手足无名指（趾）指（趾）甲上方与肉交界处的穴位，先刺手上的关冲穴，后刺足部的窍穴；治疗耳鸣时，应刺手足中指（趾）的指（趾）甲上方的穴位，要是左耳鸣就刺右侧手足的穴位，要是右耳鸣就刺左侧手足的穴位，先取手上的穴位，后取足部的穴位。

大腿不能屈伸活动，抬不起来的，让患者侧卧，刺其髀枢中的环跳穴，使用九针中的圆利针，不能使用大针。如果是由于肝不藏血而造成下血的，针刺足厥阴经的曲泉穴进行治疗。

风痹病发展到严重的阶段，不可治愈的时候，会感觉双脚像踏着冰块一样寒冷，而有时又像浸泡在滚烫的热水中一样。下肢的病变会向体内发展，此时会出现心烦、头痛、呕吐、满闷等症状，或者是头晕目眩之后马上出汗，时间长了目眩更加厉害，情绪波动，有时悲伤，有时喜悦，有时恐惧，气短，闷闷不乐。照这种情况发展下去，不出三年，就会死亡。

耳鸣的发生

耳鸣是指自觉耳内鸣响，常常是耳聋的先兆。治疗耳鸣，可补足少阳经的客主人穴及位于手大指指甲上的手太阴肺经的少商穴。

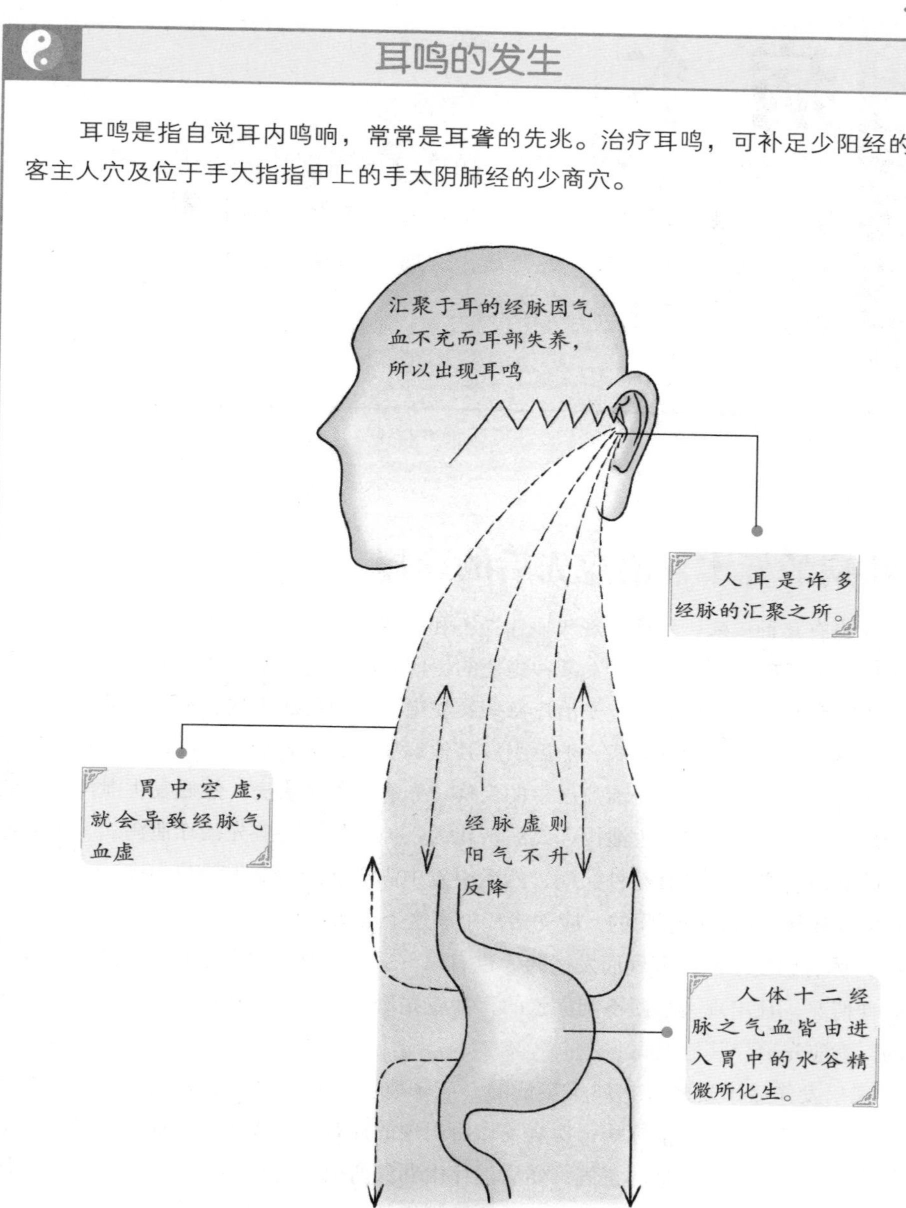

第二十五 病本

灵枢

本篇主要论述了各种疾病的标本与治疗时先后顺序的选择。治疗顺序的选择依据是：疾病发作后出现的症状属于实证的，采取“本而标之”的方法；疾病发作后出现的症状属于虚证的，采取“标而本之”的方法。

疾病的标本与治疗先后的选择

先患有某种疾病，然后出现气血违逆不和症状的，应先治疗其已患的疾病；先出现气血违逆不和症状，然后引发某种病变的，应先治疗气血不和这个本病；先患有寒病，然后引发其他病变的，应先治疗寒病；先患有某种疾病，然后出现寒证的，应先治疗已患的疾病；先患有热病，然后引发其他病变的，应先治疗热病；先患有某种疾病，然后出现热证的，应先治疗已患的疾病；先患有某种疾病，然后发生泄泻的，应先治疗已患的疾病；先发生泄泻，然后转化为其他疾病的，应先治疗泄泻病，再治疗引发的其他病变；先患有某种疾病，然后引发中满症状的，应先治疗中满这个标病；先有中满症状继而心中烦闷的，应先治疗中满这个本病。

人体有感受了六淫邪气而发病的，也有因不适应四时气候变化而发病的。不论属于哪种情况，凡出现大小便不利症状的，都应先治疗大小便不利这个标病；大小便通利的，就应先治疗其他疾病。

疾病发作后出现的症状属于实证的，应采取“本而标之”的方法，先祛除其充盛的邪气，然后治疗其他标病；疾病发作后出现的症状属于虚证的，应采取“标而本之”的方法，先补充不足的正气，然后治疗由邪气所引发的疾病之本。治疗时必须仔细地观察病情的变化，用心加以调治，病情较轻的，可标本同治，病情严重的，则标本分治。如先有大小便不利症状，然后出现其他病症的，应先治疗大小便不利这个本病。

标本中气

人生活在宇宙之中，既受六气之益，又受六气之害。如六气运化不合其时，则会对自然界、人体造成伤害。人体脏腑经脉有表有里，有标有本，所以百病之起，有生于标者，有生于本者，有生于中气者。

太阳为标
少阴中气
寒本
厥阴为标
少阳中气
风本
少阴为标
太阳中气
热本
太阴为标
阳明中气
湿本
少阳为标
厥阴中气
火本
阳明为标
太阴中气
燥本

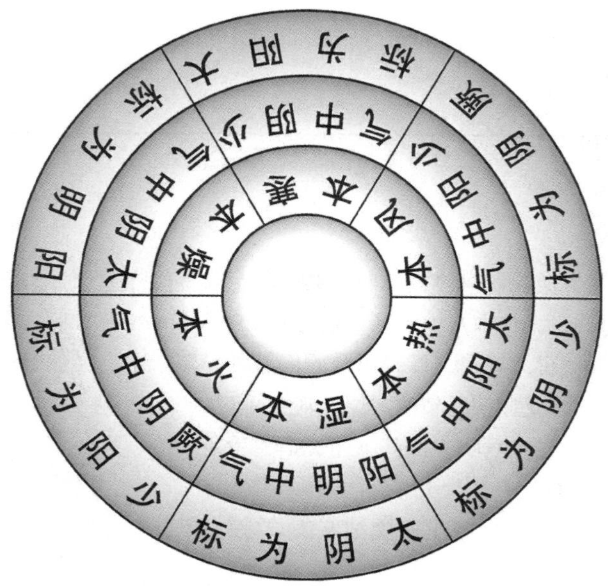

第二十六 杂病

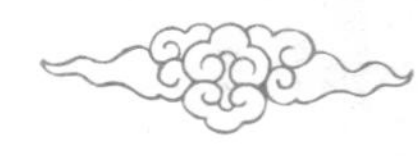

灵枢

本篇主要论述了一些疾病的表现与治疗方法，包括厥病、膝关节疼痛、喉痹病、牙疼、耳聋却无痛感、流鼻血、腰痛、易怒且厌食、小腹胀满、心痛、呃逆等病症。

厥病，经气上逆导致身体脊柱两旁的部位至头部疼痛无比、头部昏沉、眼睛视物不清、腰脊强直的，应取足太阳经在腘窝的委中穴处的络脉针刺之至出血。

厥病，经气运行无规律，以致出现胸闷脸肿、流口水、突然言语困难，更有甚者不能说话的，应取足阳明胃经的穴位以刺之。

厥病，经气上逆至喉咙，使其不能说话、手足发冷、大便不畅的，应取足少阴肾经的穴位进行针刺。

厥病，经气乱行，以致出现腹部胀满、寒气内盛、肠鸣、大小便不利等症状的，应取足太阴脾经的穴位进行针刺。

咽喉干燥，口舌发热，唾液黏稠如胶，应取足少阴肾经的穴位进行针刺。

膝关节疼痛，应取足阳明胃经的犊鼻穴，用圆利针刺之，出针之后要间隔一定时间再刺。圆利针针身大如牛尾的长毛，非常适合针刺膝部。

喉痹病，不能说话的，应取足阳明胃经的穴位以刺之；能说话的，应取手阳明大肠经的穴位以刺之。

患疟疾，口感到不渴且每隔一天发作一次的，应取足阳明胃经的穴位以刺之；有口渴症状且每天发作一次的，应取手阳明大肠经的穴位以刺之。

牙齿疼痛，喜吃冷饮的，应取足阳明胃经的穴位以刺之；怕吃冷饮的，应取手阳明大肠经的穴位以刺之。

耳聋而无疼痛感的，应取足少阳经的穴位以刺之；耳聋且伴有疼痛感的，应取手阳明大肠经的穴位以刺之。

鼻流血不止，并有血块出现的，应取足太阳膀胱经的穴位以刺之；出血不多但有血块的，应取手太阳小肠经的穴位以刺之。若未见效，就针刺手太阳小肠经的腕骨穴；若仍未见效，就针刺足太阳膀胱经的委中穴直至出血为止。

腰痛且痛处感到发凉的，应取足太阳膀胱经、足阳明胃经的穴位以刺之；痛处有发热感的，应取足厥阴肝经的穴位以刺之；腰痛且不能俯仰的，应取足少阳胆经的穴位以刺之；痛处发热兼气喘的，应取足少阴肾经的穴位以刺之，并针刺委中穴附近的络脉至出血。

易发怒且厌食、说话少的，应取足太阴脾经的穴位以刺之；易发怒且说话多的，应取足少阳胆经的穴位以刺之。

下巴疼痛的，应针刺其手阳明大肠经的穴位与足阳明胃经的穴位至出血。

脖子疼痛且不能俯仰的，应取足太阳经的穴位以刺之；脖子痛且不能回头看的，应取手太阳经的穴位以刺之。

小腹胀满膨大，向上影响到胃以至心脏，身体时热时寒，小便不利的，应取足厥阴经的穴位以刺之。

腹部胀满、大便不通以致肚子膨大，向上影响到胸部甚至咽喉、气喘有声的，应取足少阴肾经的穴位以刺之。

腹部胀满消化不良、肠鸣、大便不通的，应取足太阴脾经的穴位以刺之。

心痛引起腰脊痛，且想呕吐的，应取足少阴经的穴位以刺之。

心痛、腹部胀满、大便涩滞不畅的，应取足太阴脾经的穴位以刺之。

心痛引起背部疼痛、呼吸困难的，应取足少阴肾经的穴位以刺之；若未见效果，则取手少阳三焦经的穴位以刺之。

心痛牵引小腹胀满、上下作痛而没有固定的位置、大小便不畅的，应取足厥阴经的穴位以刺之。

心痛、感觉气短呼吸困难的，应取手太阴肺经的穴位以刺之。

心痛，可针刺脊椎第九节下的穴位，先在穴位上揉按，针刺后再进行按压，可立即止痛；仍感疼的，再在该处上下的部位用此法针刺相关的穴位，可立即止痛。

下巴疼痛的，针刺足阳明胃经之颊车穴周围的动脉至出血，可立即止痛；疼痛不止的，用手指揉按本经的人迎穴，可立即止痛。

气逆上冲的，可针刺胸膺中凹陷处的膺窗穴，以及胸前下方的动脉处。

腹部疼痛，针刺肚脐两旁的天枢穴，刺后用手按压，可立即止痛；疼痛不止的，再刺足阳明胃经的气街穴，刺后也用手按压，可立即止痛。

痿厥病，表现为四肢痿软无力且寒冷，治疗时应将患者四肢绑缚起来，待他感到憋闷时，迅速解开，每天进行两次；患者四肢失去知觉的，用此法治疗十天就可恢复知觉，但注意治疗当中不可间歇中止，应持续治疗至病好为止。

治疗呃逆，可用草刺激其鼻道，使其打喷嚏，打喷嚏后则病可好；或让其屏住呼吸，等到呃逆上逆时，迅速吸气以迎其逆气，同样可很快止住；或让其发病时受到突然惊吓，也能治愈。

第二十七 周痹

灵枢

本篇主要论述痹病中的周痹，分析了众痹和周痹的不同，痹病时疼痛的产生，阐述了痹病不同表现时针刺治疗的原则。

黄帝问岐伯：人患有周痹病时，病邪随经脉的运行而上下移动，其疼痛的部位上下左右相应，并且时时迁移至全身各处，我想知道引起这种疼痛的病邪在血脉呢，还是在分肉之间呢？是怎样形成这种病的呢？这种疼痛移动的速度之快以至于来不及在痛处下针，当痛处比较集中时，还没有决定如何去治，其疼痛又停止了，这是什么道理呢？我很想知道其中的缘故。**岐伯回答：这个病是众痹，而不是周痹。**

众痹

黄帝说：我也想听你讲讲众痹。**岐伯回答：众痹之病邪分布于人体的各处，时发时止，此起彼伏，左侧会传染到右侧，右侧也会传染到左侧，但不是全身皆痛，而是交互发作和停止的。**黄帝说：讲得好。那怎样针刺治疗呢？**岐伯回答：用针刺治疗这种病，疼痛虽然在某个部位已经停止，但仍应针刺该处，防止它重新发作。**

周痹

黄帝说：好极了。我还想听你讲讲周痹是怎么回事。**岐伯回答：周痹，其邪气存在于血脉之中，随着血脉的运行而或上或下，不能左右流动。邪气到哪里，哪里就发生疼痛的病证。**黄帝说：怎样进行针刺呢？**岐伯回答：疼痛由上部而至下部的，先针刺其下部以阻遏病邪的进一步流窜，然后针刺其上部以彻底祛除其病邪；疼痛由下部而至上部的，先针刺其上部以阻遏病邪的流窜，然后针刺其下部以彻底祛除其病邪。**

黄帝说：讲得好。此疼痛是如何产生的呢？"周痹"因何而得此名的呢？**岐伯回答：风气、寒气、湿气三气侵入至体表分肉之间，将该部的津液压迫为汁沫，汁沫受寒而凝聚于一处，进一步排挤分肉使之裂开，随之疼痛产生，某处疼痛就会使人的精神集中在该处，精神集中则此处发热，发热则寒气分散而疼痛缓解，疼痛缓解后，邪气又向别处流窜，如此循环。**黄帝说：好。我已经懂得你说的意思了。**岐伯说：该病**

众痹、周痹

痹，指肢体疼痛或麻木。左右相移者为众痹，上下相移者为周痹。

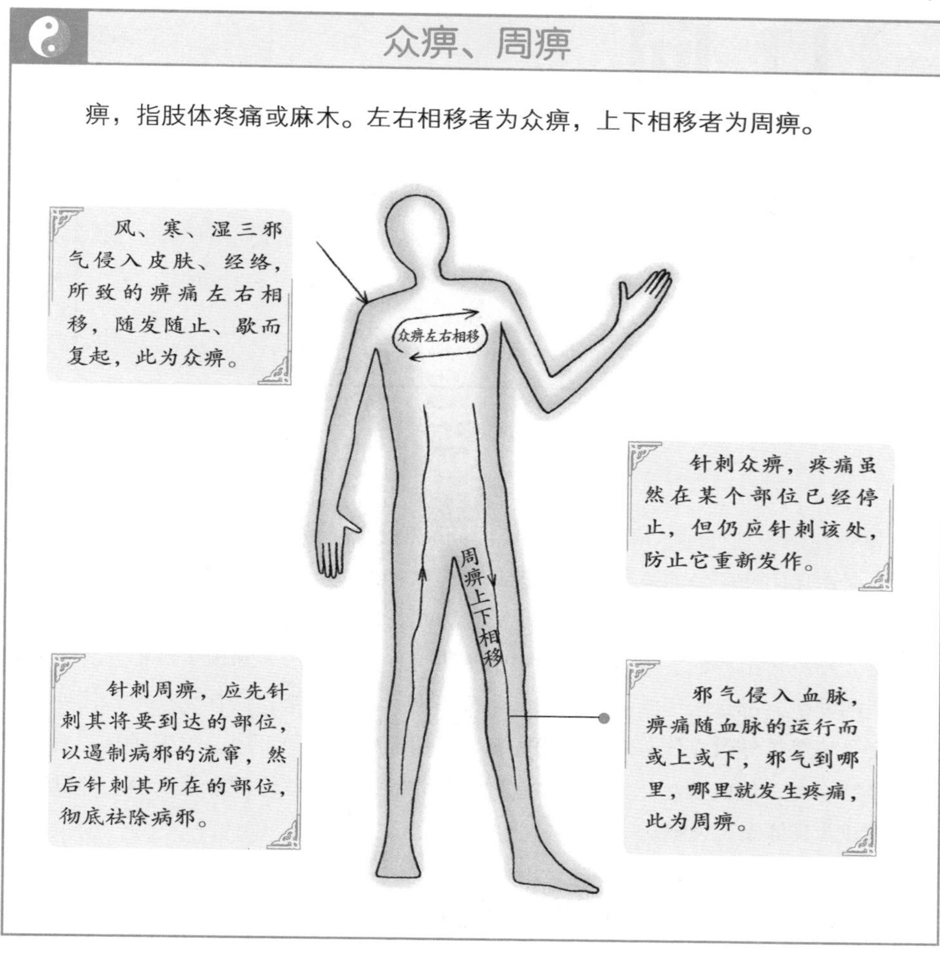

的病邪在体内没有深入脏腑，于体外也没有散发到皮肤上，而只是流窜于分肉之间，使得真气不能运行至周身，所以叫“周痹”。所以针刺该痹病时，必须首先切按其发病部位所在的经脉掌握其虚实，以及大络之间是否瘀结不通和经脉是否下陷虚弱，然后加以调理，可用熨法疏通经络，如有筋脉拘急坚硬的，可转用按摩导引之法使其气血顺畅。黄帝说：很好。我已经懂得了其中的道理，掌握了治疗的方法。九针可使经气通达，可治疗十二经脉虚实阴阳的各种病症。

第二十八 口问

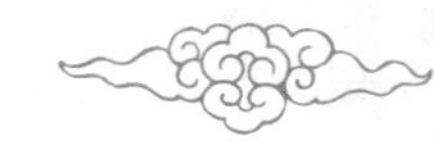

本篇主要是岐伯向黄帝传授一些口述相传的医学知识，主要是病邪侵入各孔窍时所产生的十二种疾病及其治疗方法，包括打哈欠、呃逆、哀叹、振寒、嗳气、全身无力、流口水、耳鸣、自咬舌等。

灵枢

黄帝在闲暇独处时，屏退左右的人而问岐伯：我已知道医书记载的关于九针的知识，对论述阴经阳经的逆顺走向、手足六经诸种道理我们都已经谈论完了，我还想听你讲一些口述相传的医学知识。岐伯离席，再行拜礼后说：您问得好啊！还有一些知识是先师口传给我的。黄帝说：我很想听听这些口传的医学知识。岐伯回答：大部分疾病的发生，都是由于感染了风寒，阴阳不调，喜怒无常，饮食无规律，住处不舒适，突受惊恐等导致血气分离，阴阳失衡，经络阻塞，脉道不通，阴阳逆乱，卫气滞留，经脉空虚，气血紊乱，于是人体就进入失常状态。这些道理古代医经上都没有记载，请让我具体来说说吧。

病邪侵入各孔窍所产生的疾病

黄帝问：人打哈欠是什么气所造成的呢？岐伯回答：卫气白天运行于阳分，夜晚运行于阴分。阴气主要存在于夜间，夜晚则多睡眠。阳气主升在上，阴气主降在下。因此夜晚来临之时，阴气下沉积聚于下，阳气开始入于阴分，但尚未尽入时，阳气引阴气向上，阴气引阳气向下，阴阳上下相引，人即哈欠不断。等到阳气尽入阴分，阴气充盛时，就能安然入睡。到黎明时，阴气尽而阳气盛，人就醒了。对于此病的治疗，可泻足少阴经以止其阴气，补足太阳经以充盛其阳气。

黄帝问：人发生呃逆是什么气所造成的呢？岐伯回答：食物进入胃中，化生为胃气将水谷精气上注到肺。若胃本已感受寒邪，与新入的谷气不相调和，二者皆留滞于胃中相互扰乱，真气和邪气相互攻击并同时上逆，从胃口上冲而发生呃逆。治疗时，可补手太阴经，泻足少阴经。

黄帝问：人发出哀叹又是什么气所造成的呢？岐伯说：这是由于阴气充盛而阳气空虚，故阴气运行急速而阳气运行缓慢，进一步加剧了阴气的旺盛和阳气的衰微，因此而生哀叹。治疗时，可补足太阳经，泻足少阴经。

黄帝问：人发生振寒是什么气造成的呢？岐伯说：寒邪侵入皮肤，阴邪之气过

人打哈欠的原因

阴阳之气的运行决定了人精力是否充沛。一般情况下，卫气在阳则人精力充沛，卫气在阴则人没精神。如果睡眠充足仍哈欠不断，则说明体内阴气太重。对于此病的治疗，可泻足少阴经以抑止其阴气，补足太阳经以充盛其阳气。黎明时，阴气尽而阳气盛，人就会醒来。

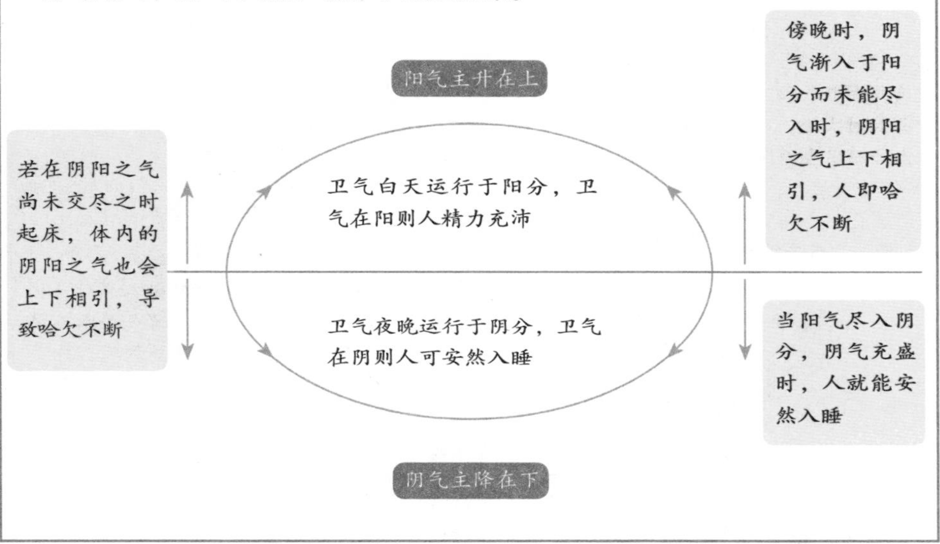

盛，体表阳气偏虚，所以出现发冷、战栗的症状。治疗时，温补各阳经即可。

黄帝问：人发生嗳气是什么气造成的呢？**岐伯说：寒邪侵入胃内，使胃气上逆，逆气从下向上扩散，又从胃中冲出，所以会发生嗳气。治疗时，应补足太阴经和足阳明经。**

黄帝问：人打喷嚏是什么气造成的呢？**岐伯回答：阳气顺和充满于心胸而溢出于鼻，所以出现了打喷嚏的情况。治疗时，可补足太阳经的荥穴通谷，以及眉根部的攒竹穴。**

黄帝问：人出现了全身无力、四肢酸软的症状，是什么原因造成的呢？**岐伯回答：胃气虚而不实，则全身各经脉都虚，各经脉空虚就导致筋脉懈惰无力，筋脉懈惰，阳气力行，则元气不能恢复，于是就出现了这种症状。治疗时，应根据其发病部位，在分肉间施以补法。**

黄帝问：人在悲伤时涕泪都流出来，这是什么原因造成的呢？**岐伯回答：心脏是五脏六腑的主宰，眼睛是许多经脉聚集的地方，也是眼泪外泄的必经之道，口鼻是经气出入的门户。所以人悲哀忧愁则心神不宁，心神不安则影响到其他脏腑，脏腑不安则又影响到其他经脉，进而使眼及口鼻的液道张开，鼻涕、眼泪就由此而出。人体的津液，有渗灌精微物质濡养孔窍的作用，所以上液道开则泪流，泪流不止则精液耗竭，不能渗灌精微以濡养孔窍，所以两眼看不清东西，这叫作“夺精”。治疗时，应**

呃逆的产生

呃逆，即常说的“打嗝”。以气逆上冲、喉间呃呃连声、声短而频、令人不能自制为主要症状，因属胃气上逆，呃呃有声，故称“呃逆”。

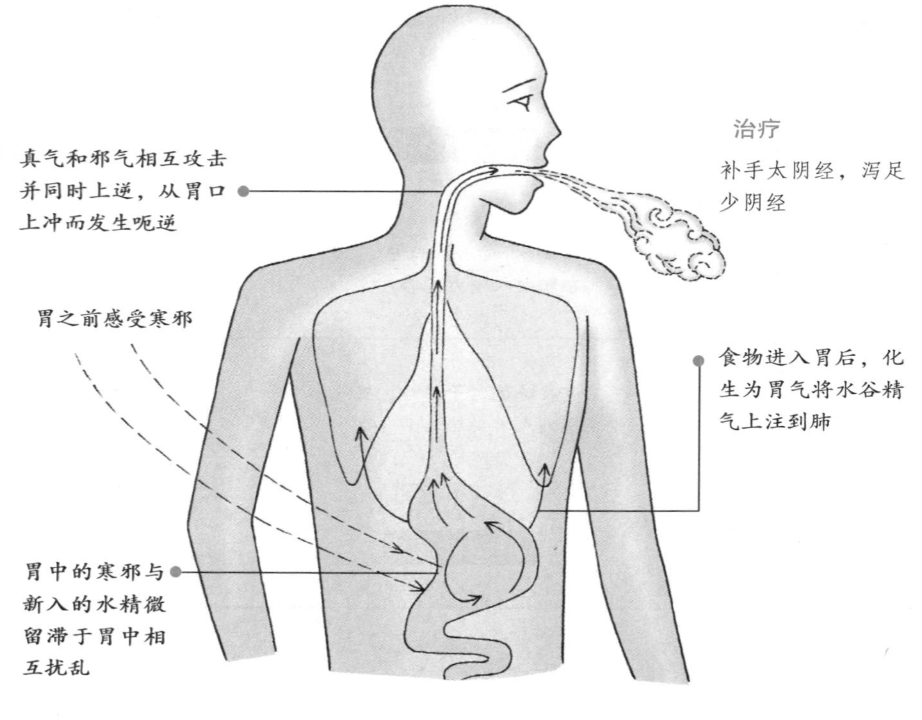

补颈项后的天柱穴。

黄帝问：人长声叹气，是什么原因造成的呢？**岐伯回答：忧愁思虑则围系心脏的络脉拘急，经络拘急则经气运行的通道受到约束，气道受约则呼吸不顺，所以深呼吸以舒展其气。治疗时，应补手少阴经、手厥阴经、足少阳胆经，并且留针。**

黄帝问：人流口水，是什么原因造成的呢？**岐伯回答：食物进入胃中，若胃中有热，则寄生虫被热所扰而蠕动，虫动则胃气弛缓，胃气弛缓则舌下廉泉开张，进而口水流出。治疗时，可补足少阴肾经。**

黄帝问：人发生耳鸣，是什么原因造成的呢？**岐伯回答：耳朵是许多经脉聚集的地方，若胃中空虚，则其余经脉必虚，经脉虚则阳气不升而下滑，致使入于耳部的经**

名词解释

嗳气

俗称“打饱嗝”，是各种消化道疾病常见的症状之一。嗳气是胃中气体上出咽喉所发出的声响，其声长而缓，亦属胃气失和而上逆的一种表现。与短促冲击有声的呃逆不同。饱食之后，偶有嗳气，无其他兼证，不属病态，多可自愈。

脉气血不充而耳部失养，所以出现耳鸣。治疗时，可补足少阳经的客主人穴及位于手大指指甲上的手太阴肺经的少商穴。

黄帝问：人有时自咬其舌，是什么原因造成的呢？岐伯回答：这是由于厥逆之气上行，波及各经脉之气分别上逆而造成。如少阴脉气上逆，就会咬舌；少阳脉气上逆，就会咬颊部；阳明脉气上逆，就会咬唇。治疗时，应根据所咬的部位来确定属于何脉气上逆，而后据症施以相应的补法。

以上所说的这十二种病邪，都是病邪侵入孔窍所造成的。因此病邪所侵犯的部位，一般都是正气不足的地方。所以上部的正气不足，就会出现脑髓不充、耳鸣、头倾、目眩等症状；中部的正气不足，就会出现大小便失禁、肠鸣的症状；下部的正气不足，就会出现两脚疲软无力、厥冷、心中烦闷的症状。针刺上述病证时，皆为补足太阳经外踝后的昆仑穴并留针。

口水的生成

人都会有口水产生，但是口水多了就是一种病。这种病是由于胃中多热，胃中寄生虫扰动导致胃气运动迟缓、舌下廉泉穴张开所致。

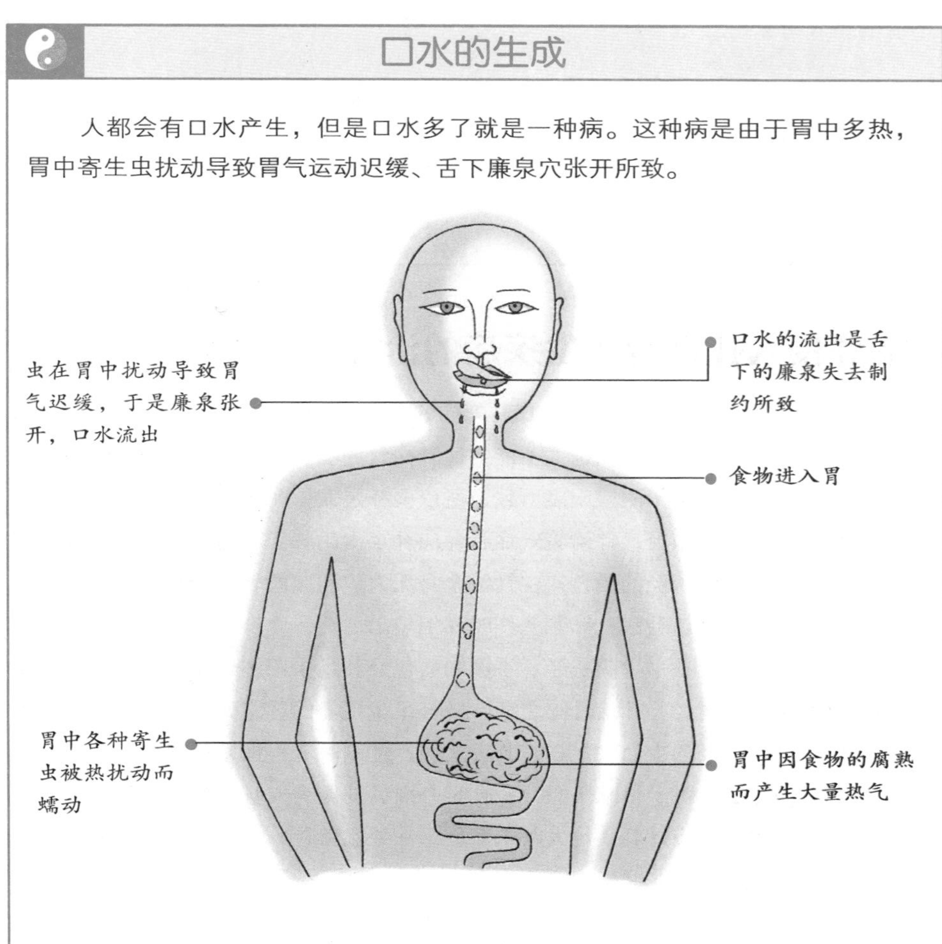

经气逆行导致自咬

当你吃饭正吃得津津有味时，“啊”的一声，不小心咬了自己的舌头！这种情况被称为“自咬”，是由于经脉之气上逆导致的。

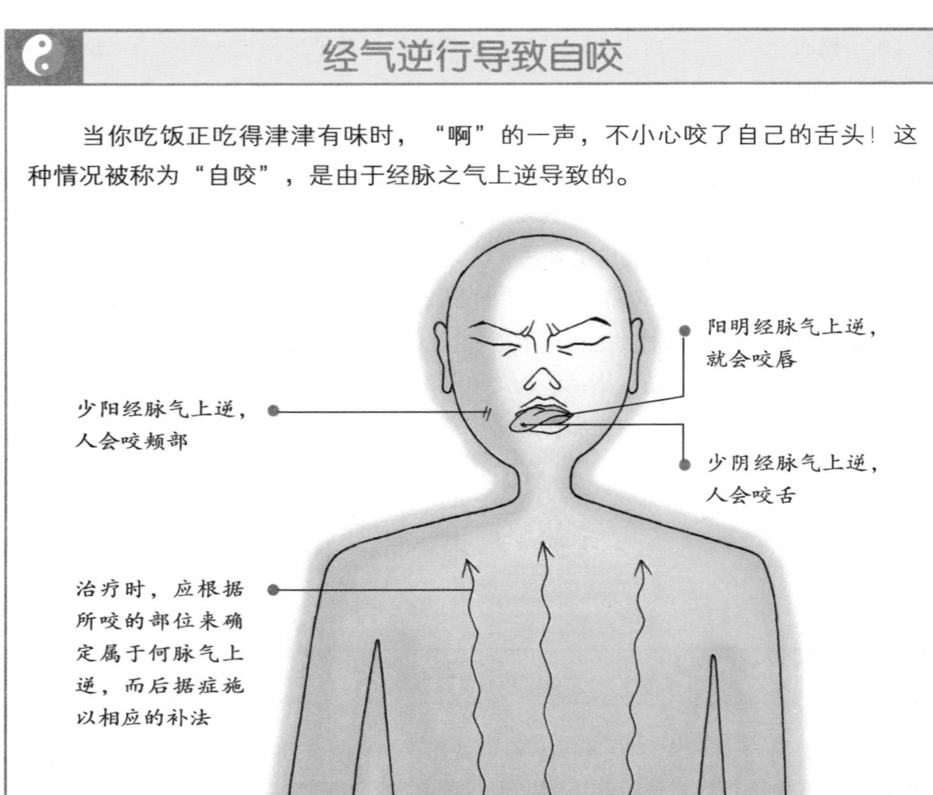

病邪侵入孔窍所产生疾病的治疗

黄帝说：对以上十二种病症的治疗是怎样的呢？岐伯回答说：因肾气虚而生的哈欠，应取足少阴肾经以刺之；因精气不能到达肺而致的呃逆，应取手太阴肺经和足少阴肾经以刺之；哀叹是由于阴盛阳衰所致，所以要补足太阳膀胱经，泻足少阴肾经；针治振寒症状，应补各阳经；针治嗳气症状，应补足太阴脾经和足阳明胃经；针治喷嚏之症，应补足太阳膀胱经的攒竹穴；针治全身无力、四肢酸软的症状，应根据发病部位，在相应分肉间施以补法；针刺悲伤时涕泪俱出之症，应补颈项后的天柱穴；长声叹气症状的解除，应补手少阴心经、手厥阴心包经和足少阳胆经且留针；针治流口水之病，应补足少阴肾经；针治耳鸣之病，应补足少阳经的客主人穴，以及位于手大指指甲部的手太阴肺经的少商穴；自咬其舌之病，针刺时应根据发病部位所属经脉，分别施以相应的补法；对于目眩头倾，应补足外踝后的昆仑穴且留针；四肢疲软无力而厥冷，心中烦闷的，应针刺其足大趾末节后二寸处且留针，或针刺足外踝后的昆仑穴且留针。

第二十九 师传

本篇是岐伯向黄帝介绍先师传下来的医学心得，包括治病时医生如何顺应患者的意志，如何使患者觉得舒适，如何配合治疗。本篇还介绍了古代医书《本脏》中关于五脏六腑大小的推测方法。

灵枢

医生和患者的关系

黄帝说：我听说你的先师还有许多心得并没有记载于竹简上，我想听听这些心得并牢牢记于心内，然后因病以用之，从大的方面讲可以用来治疗民众所生的疾病，从小的方面讲可以用来保养自己的身体，使百姓摆脱疾病之扰，上下亲善，造福后代，让子子孙孙不再为疾病担忧，并让这些宝贵经验世代流传，我可以听你讲讲吗？**岐伯回答：您考虑得真深远啊！无论治民与自治，治彼与治此，治小与治大，治国与治家，没有用逆行于固有规律的方法能治理好的，只有顺应客观规律才能行得通。所谓“顺”，并非仅指医学上阴阳、经脉、气血的和顺，还指对待百姓都要顺应他们的意志。**

黄帝问：怎样做才算是顺应他们的意志呢？**岐伯回答：到达一个国家先要了解当地的风俗习惯，进入一个家庭先要清楚他家的忌讳，登堂时要知道人家的礼节，医生采取治疗方法时也要询问患者怎样才觉得适宜。**

黄帝问：怎样做才使患者觉得适宜呢？**岐伯回答：由于体内热聚而导致多食易饥的消渴患者，适宜采用属寒凉的治法；对于体内有寒的患者，适宜采用属温热的治法；胃内有热则食物容易消化，使人常感饥饿且胃中空虚难耐，导致肚脐以上的皮肤皆发热；肠中有热，则会排出像黄色稀粥一样的粪便，致使肚脐以下的皮肤均发热；胃中有寒，则腹部胀满；肠中有寒，则肠鸣易泻；胃中有寒且肠中有热，就会出现腹部胀满且泄泻的症状；胃中有热且肠中有寒，则会出现易饿而又有小腹胀痛的症状。**

黄帝说：胃有热想吃寒食，肠有寒想吃热食，两者发生冲突，怎样做才能满足患者的需要呢？尤其那些王公大人及食肉之人，都性情骄纵，恣意孤行，瞧不起别人且不听劝阻，如果规劝他们遵守医嘱则违背其意愿，若顺着他们的意愿就会使病情加重。在这种情况，又该怎样使他们觉得适宜呢？治疗时又应先从哪里入手呢？**岐伯回答：人之本能没有不害怕死、不喜欢快乐地活着的，告诉哪些对身体有害，哪些对身体有益并指导他如何做，不这样做将会有什么样的痛苦，那么即使是不通情理的人，哪里会有不听劝告的呢？**

王清任《医林改错》之“亲见改正脏腑图”

王清任（1768—1831），清代医学家，字勋臣，河北玉田人。他认为“业医诊病，当先明脏腑”。为此，他冲破封建礼教的束缚与非难，亲至坟冢间观察小儿残尸，并至刑场检视尸体脏器结构。他所著《医林改错》，纠正古代医书记载的脏器结构及其功能之错误。他的医论和诊治重视气血、擅长活血化瘀。

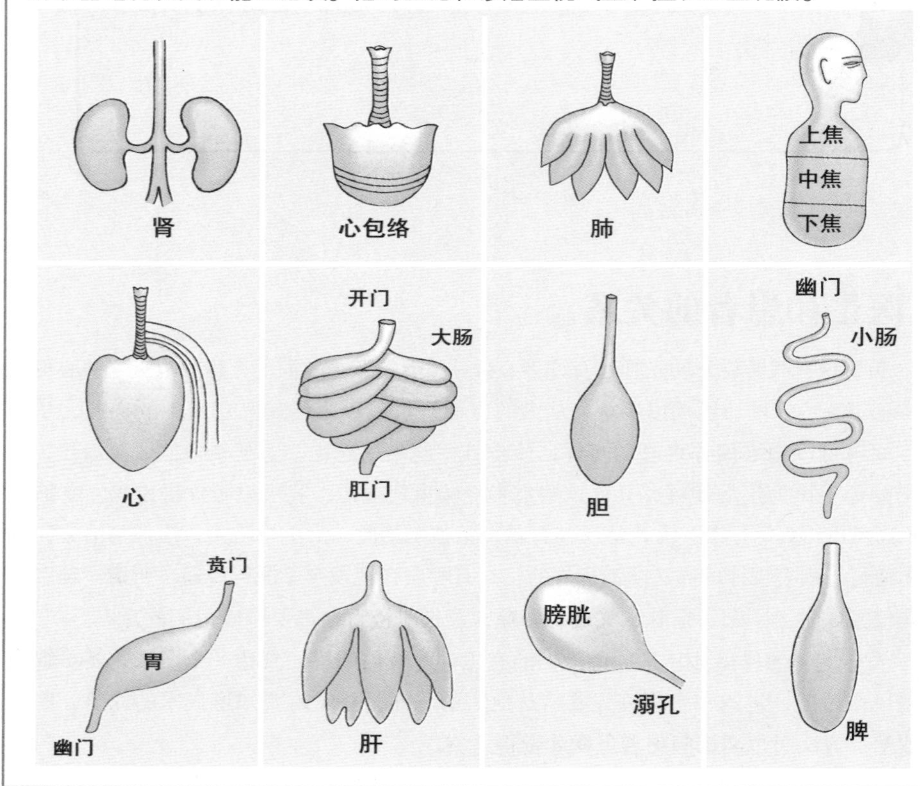

黄帝问：那么怎样治疗呢？**岐伯回答：治疗发生在春夏季节的病变，应先治疗其外在的标病，然后治疗内在的本病；治疗发生在秋冬季节的病变，应先治疗内在的本病，然后治疗外在的标病。**

黄帝说：对于那些意愿与病情治疗需要相矛盾的，患者又如何使其觉得适宜呢？**岐伯回答：要使这样的患者觉得适宜，必须在穿衣方面，使其感觉寒温适中，天冷加衣不要使他冻得发抖，天热去衣不要让他出汗；饮食方面，不要让他吃过冷或过热的食物。这样寒温适中，真气就能内守，邪气也就无法进一步侵害人体了。**

脏腑大小的推测

黄帝说：《本脏》篇指出，根据人体的形体、四肢、骨节、肌肉等情况，可以推测五脏六腑的大小。但对于王公大人及临朝即位的君主，如果他们想知道自己的身体状况，问到这个问题，有谁敢在他们的身上随便抚摸，然后再作回答呢？岐伯回答：形体、四肢、骨节等皆覆盖在五脏六腑的外面，观察它们可以知道内脏的情况，但不像观察面色那样简单。

黄帝说：观察面色以知五脏精气之虚实的方法，我已懂得了，但以观察形体、四肢、骨节等来推知内脏的情况，是怎样的呢？岐伯回答：五脏六腑之器官，肺所处的部位最高而称为“盖”，根据肩骨的高突及咽喉的下陷情况可测知肺部是否健康。

黄帝说：讲得好。岐伯继续说：五脏六腑之心为身体的主宰，以缺盆作为血脉运行的道路，观察缺盆两旁肩端骨距离的远近，再结合胸骨剑突的长短，就可以测知心脏的大小坚脆。

黄帝说：很好。岐伯接着说：肝在五脏六腑中为将军之官，开窍于目，要从外面推测肝的坚实情况，可依据眼睛的大小来判断。

黄帝说：有道理。岐伯又说：脾脏，主管运化谷气，使之周行于全身，在饮食时观察其唇舌口味如何，可以预测脾脏的吉凶。

黄帝说：对。岐伯说：肾脏气通于耳而主外，能听到远处的声音，所以根据人耳听力的强与弱可测候肾脏的实与虚。

黄帝说：讲得好。我还想听你讲一下关于测候六腑的方法。岐伯说：六腑之中，胃内水谷最盛，凡颊部肌肉丰满、颈部粗壮、胸部宽阔之人，其容纳五谷就多。依据鼻窍隧道的长短，可以测候大肠的情况。唇厚度和人中沟的长短，可以测候小肠的情况。下眼袋肥大，可测知其胆刚强。鼻孔外翻的，可知其膀胱不固而小便漏泄。鼻柱中央隆起的，可知其三焦是固密的。这就是用来测候六腑的方法。人体之外在的形体与面部的上、中、下三部均匀称的，其内脏一定良好。

气、血、津、液的阴阳关系

气、血、津、液因其不同的形态和性质，在人体所处的表里位置不同，作用也不同，阴阳性质也不一样。图中所示即为气、津、液、血的表里阴阳关系。

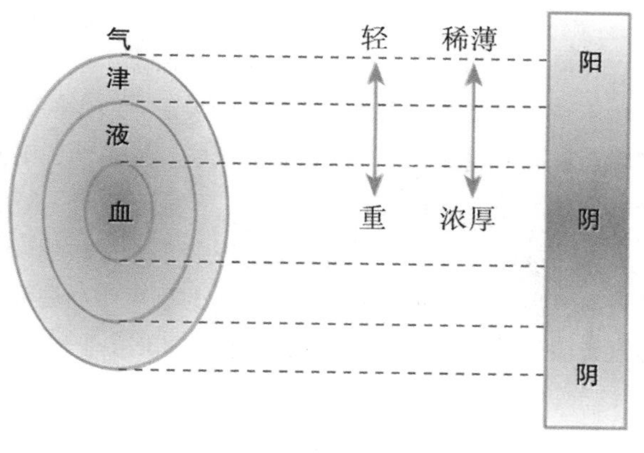

第三十 决气

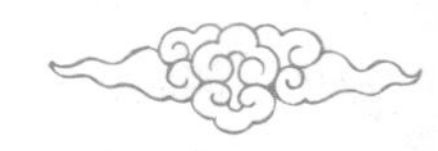

本篇主要介绍了精、气、津、液、血、脉六气各自的形态和作用，讲述了六气充余和不足时人体所表现出的症状。

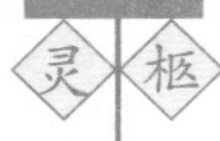

六气

黄帝说：我听说人身有精、气、津、液、血、脉，原以为这是一气，可现在分为六种，各有不同的名称，是什么道理呢？**岐伯说：男女同房而产生新的形体，在新的形体产生之前便具有的物质叫作“精”。**黄帝问：什么叫作“气”？**岐伯说：上焦将饮食化生的水谷精微布散到全身，滋体润肤，充养周身，生养毛发，像雾露灌溉万物一样，这就叫作“气”。**黄帝问：什么叫作“津”？**岐伯说：肌腠疏泄，流出大量的汗液，这汗液就叫作“津”。**黄帝问：什么叫作“液”？**岐伯说：水谷入胃后，全身精气饱满，渗润到骨髓，使骨节屈伸自如；渗润于脑，滋补脑髓；渗润至肌肤，则皮肤滑润而有光泽，这就叫作“液”。**黄帝问：什么叫作“血”？**岐伯说：中焦脾胃吸收水谷精气，再经变化而成红色的液体，这叫作“血”。**黄帝问：什么叫作“脉”？**岐伯说：约束营血的运行，使其不向外流溢，这就叫作“脉”。**

六气充余或不足的表现

黄帝问：六气在人体中，充余或不足的表现各是什么？精气的多少，脑髓的虚实，血脉的清浊，怎样才能知道呢？**岐伯说：精虚的，会出现耳聋。气虚的，会使人视物不清。津虚的，则腠理开，汗液大泄。液虚的，则骨节屈伸不自如，面色无光，脑髓消减，小腿发软，耳朵经常有鸣响。血虚的，则面色苍白，枯槁无华，其脉络空虚。这是六气不足的主要症状。**

黄帝问：六气在人体有没有主次之分呢？**岐伯说：精、气、津、液、血、脉在人体各有其所主的脏器。因此其在人体的重要性及是否正常，均与其所主的脏器有关。六气皆由五谷精微所化生，而五谷精微又化生于胃，因此胃为六气化生之源。**

第三十一 肠胃

灵枢

本篇主要介绍食物从进入口中到转变成废弃物排出体外，中间所经过的各个消化器官的深浅、距离远近、长短情况。

肠胃的大小

黄帝问伯高：我想听你讲一下六腑传化水谷的情况，具体到肠胃的大小、长短和受纳水谷的多少，它们是怎样的呢？伯高回答说：请允许我详细地谈谈食物从入口到变成废物排出其间所经过的有关消化器官的深浅、远近、长短情况。口唇到牙齿的距离为九分，口的宽度为二寸半；过牙齿之后就到了会厌，深三寸半；口腔所容纳食物的容量为五合；舌的重量为十两，长七寸，宽二寸半；咽门的重量为十两，宽一寸半；咽门到胃的距离为一尺六寸；胃呈弯曲状，伸直了长二尺六寸，周长为一尺五寸，直径为五寸，能容纳食物的容量为三斗五升；小肠的后部附于脊部，从左向右环绕，层层折叠接回肠，外附于脐的上方，再回运环绕十六曲，周长为二寸半，直径不到八分半，长三丈二尺；回肠在脐部向左环绕而重叠，也有十六个弯曲，周长为四寸，直径不到一寸半，长二丈一尺；广肠附着于脊部，与回肠相接，向左环绕盘叠脊部上下，周长为八寸，直径二寸半多，长二尺八寸。整个消化道从食物入口到废物排出，总长六丈四寸四分，共有三十二处发生弯曲。

第三十二 平人绝谷

本篇主要讲述在一般情况下，普通人七天不进食就会死亡的原因。分析了肠胃的大小、容量，正常情况下人的肠胃中所容纳的食物和水的量，每天排出的量，进而得出结论，如果七天不进食，人体中的水谷、精气、津液就会消耗完。

灵枢

七天不进食就会死亡

黄帝问：听说正常人七日不进食就会死亡，这是什么原因呢？伯高说：请让我来说说其中的缘故。胃的周长为一尺五寸，直径为五寸，长二尺六寸，呈横状且有弯曲，可容纳水谷的容量为三斗五升，其中食物二斗，水一斗五升，胃就装满了。食物经消化而生成的水谷精微，通过上焦之气的宣泄而布散于全身，其中有一部分转化为剽悍滑利的阳气，其余各物便由下焦之气渗灌到所有的肠道中。

小肠的周长为二寸半，直径略小于八分，长三丈二尺，能容纳食物的容量为二斗四升，水为六升三合半稍多一点。回肠的周长为四寸，直径略小于一寸半，长二丈一尺，能容纳食物的容量为一斗，水为七升半。大肠的周长为八寸，直径二寸半稍多点，长二尺八寸，能容纳食物的容量为九升三合又八分之一合。肠胃的总长度为五丈八尺四寸，可容纳水谷的容量为九斗二升一合半稍多，这是肠胃所能容纳的水谷的总量。

正常人在日常生活中却不是这样的，当胃中食物充满时肠却是空虚的；当食物由胃下渗到肠，肠满时则胃是空虚的。这样肠胃虚满交互出现，人的气机才能升降正常，上下通畅，五脏才能安和，血脉运行才能畅通无阻，精神才能旺盛，所以说，人的神气是由水谷精气化生而来的。一般情况下，肠胃里面留有食物二斗，水一斗五升。正常人每天大便二次，每次排出二升半，一天就排出五升，七天就排出三斗五升，这样肠胃留存的水谷就全部排尽了。所以，正常人若七天不进饮食就会死亡，这是由于水谷、精气、津液都已消耗殆尽。

名词解释

合：量词。10合为1升。

斗：容量单位。10升为1斗。

一般人七天不进食就会死亡

肠胃的容量是有限的，但人的排泄却是每天都在进行。所以，人如果不吃不喝，坚持不了多久就会死亡。一般情况下，人只能坚持七天。

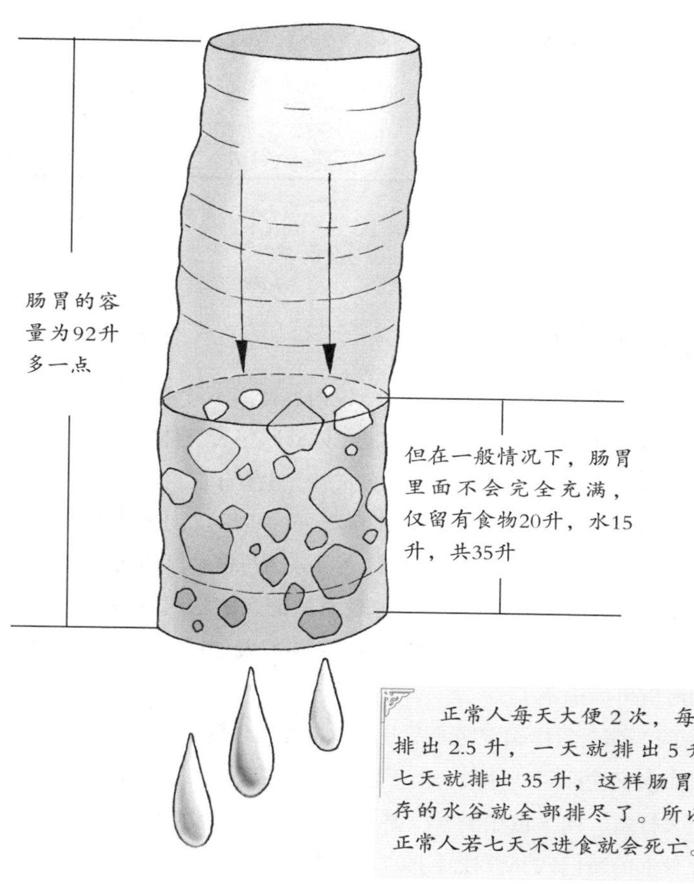

正常人每天大便 2 次，每次排出 2.5 升，一天就排出 5 升，七天就排出 35 升，这样肠胃留存的水谷就全部排尽了。所以，正常人若七天不进食就会死亡。

第三十三 海论

本篇从天人合一的角度，讲述了人体中与自然界对应的四海——髓海、气海、水谷之海、血海，它们各自在人体中的位置，对人体的功能，四海正常和反常时人体所表现出的症状和治疗方法。

灵枢

人体的四海

黄帝问岐伯：我听你讲述刺法，所说内容皆离不开营卫气血。人体中运行营卫气血的十二经脉，在体内属于五脏六腑，在体外联络着肢体骨节，你能将它们与四海联系起来讲一讲吗？岐伯回答：人体也有四海，也有十二经水。十二经水都流注于海，自然界有东、西、南、北之分，称为四海。黄帝问：人体是如何与四海对应的呢？岐伯说：人体有髓海、血海、气海和水谷之海分别与自然界的四海相应。

黄帝说：这种理解真深远啊！你是怎样把人体之四海与自然界之四海对应起来的呢？岐伯回答：必须首先明确人体的阴阳表里及经脉的荥、输等的具体分布部位，人身的四海就可以确定了。

黄帝问：那么怎样确定四海及其经脉重要穴位的位置呢？岐伯回答：胃乃水谷之海，其气血向上输注至气冲穴，向下输注至足三里穴；冲脉乃十二经之海，其气血向上输注至大杼穴，向下输注至上巨虚与下巨虚两穴；膻中乃宗气之海，其气血向上输注至天柱骨上的哑门穴和天柱骨下的大椎穴，向前输注至人迎穴；脑为髓之海，其气血向上输注至脑盖中央的百会穴，向下输注至风府穴。

黄帝问：人体之四海，是怎样滋补和损害人体的呢？又是怎样促进和耗败人体的生命活动的呢？岐伯回答：四海之功能正常，就会促进人体的生命活动；四海功能失常，就会耗败人体的生命。懂得调养四海就会使人体得到滋补，不懂得调养四海就会有害于人体健康。

四海正常和反常时的情况

黄帝问：人身之四海的正常与反常情况会出现什么症状呢？岐伯回答：气海内邪气有余的，就会感到胸中懑闷，呼吸急促，面色发赤；气海内正气不足的，就会出现气息缺少以至于无力说话。血海内邪气有余的，则常常觉得身体有膨胀感，郁闷不爽

人体中的四海

人体中的四海包括髓海、气海、水谷之海、血海，这四海分别与自然界的四海对应。四海主持全身的气血、津液，是人体十二经脉之所归。

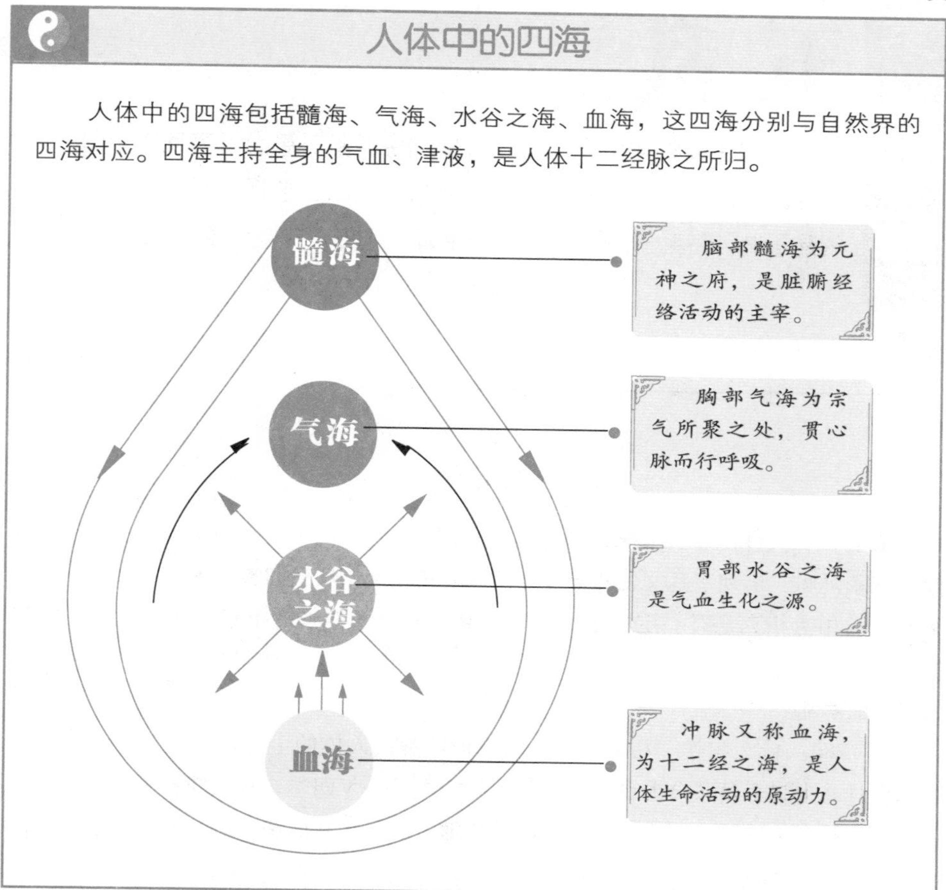

但说不出自己有什么病；血海内正气不足的，就会常常觉得身体在缩小，无精打采但也说不出自己有什么病。水谷之海内邪气有余的，则出现腹中胀满的症状；水谷之海内正气不足的，就会常感到饥饿但又无食欲。髓海内邪气有余的，动作就会表现为过于轻健有力，行动无度；髓海内正气不足的，则表现为头晕耳鸣，小腿无力，两眼昏花而视物不清，倦怠嗜眠。

黄帝说：我已了解了四海正常与失常的症状，可如何来调治呢？岐伯回答：仔细审察四海输注的重要穴位，据此来调节其虚实，但不要违反虚补实泻的治疗原则，以免造成危害。顺从这些法则治疗的就可恢复健康，违背此法则的就会有死亡的危险。黄帝说：讲得好。

第三十四 五乱

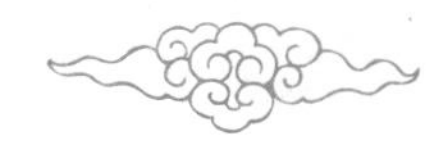

本篇主要讲述阴阳之气在人体发生逆乱时患者所表现出来的症状，以及气不同部位逆乱时的治疗原则，包括气乱于心，气乱于肺，气乱于肠胃，气乱于手臂、胫部，气乱于头。

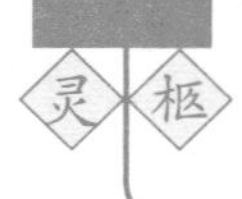

黄帝问：人体的十二经脉，分别属于五行，又与四时相应，怎么会出现失调而导致功能紊乱呢？出现紊乱又怎样治疗才能恢复正常呢？岐伯回答：木、火、土、金、水五行的相生相克是有一定顺序的，春、夏、秋、冬四季的推移变化是有一定规律的，若人体内十二经脉气血的运行顺应于五行、四时的变化规律就会正常，否则就会出现功能紊乱。

黄帝问：什么叫作“相顺而治”？岐伯回答：人体的十二经脉，对应于一年的十二个月。十二个月又分为春、夏、秋、冬四季。一年四季，其气候各不相同，如果在四时气候变化的影响下，营卫之气内外相随，阴阳相互协调，清升浊降互不相扰，这就叫作“相顺而治”。

气乱于五脏

黄帝问：什么叫作“相逆而乱”？岐伯回答：清气不升却下扰于阴，浊气不降却上扰于阳，营气顺脉而行，卫气则逆脉而行，从而导致清气浊气相互干扰，乱于胸中，称为“大悗”。所以气乱于心时，则心烦意乱，沉默不言，低头静伏；气乱于肺时，则前俯后仰，喘喝有声，两手交叉于胸部以呼气；气乱于肠胃时，则上吐下泻；气乱于手臂胫部时，则四肢酸软无力而厥冷；气乱于头时，则厥气上逆，头重脚轻，头晕目眩。

黄帝问：对五乱病症的针刺治疗规律可循吗？岐伯回答：五乱病症的产生与治疗皆有一定的规律，审察和掌握这些规律，是保养身体的制胜法宝。黄帝说：好。我很想听听你讲这些规律。岐伯说：气乱于心的，取手少阴心经的腧穴神门及手厥阴心包络经的腧穴大陵这两个穴位以刺之；气乱于肺的，取手太阴肺经的荥穴鱼际和足少阴肾经的腧穴太溪以刺之；气乱于肠胃的，取足太阴脾经腧穴太白和足阳明胃经腧穴陷谷这两个穴位以刺之，若不愈的，可再刺足阳明胃经的足三里穴；气乱于头的，取足太阳膀胱经的天柱穴和大杼穴这两个穴位以刺之，若不愈的，可再刺足太阳膀胱经的

气机在五脏的逆乱

人体之气与自然之气的运行一样，应上升之气不上升，应下降之气不下降，就会导致机体运行失常。

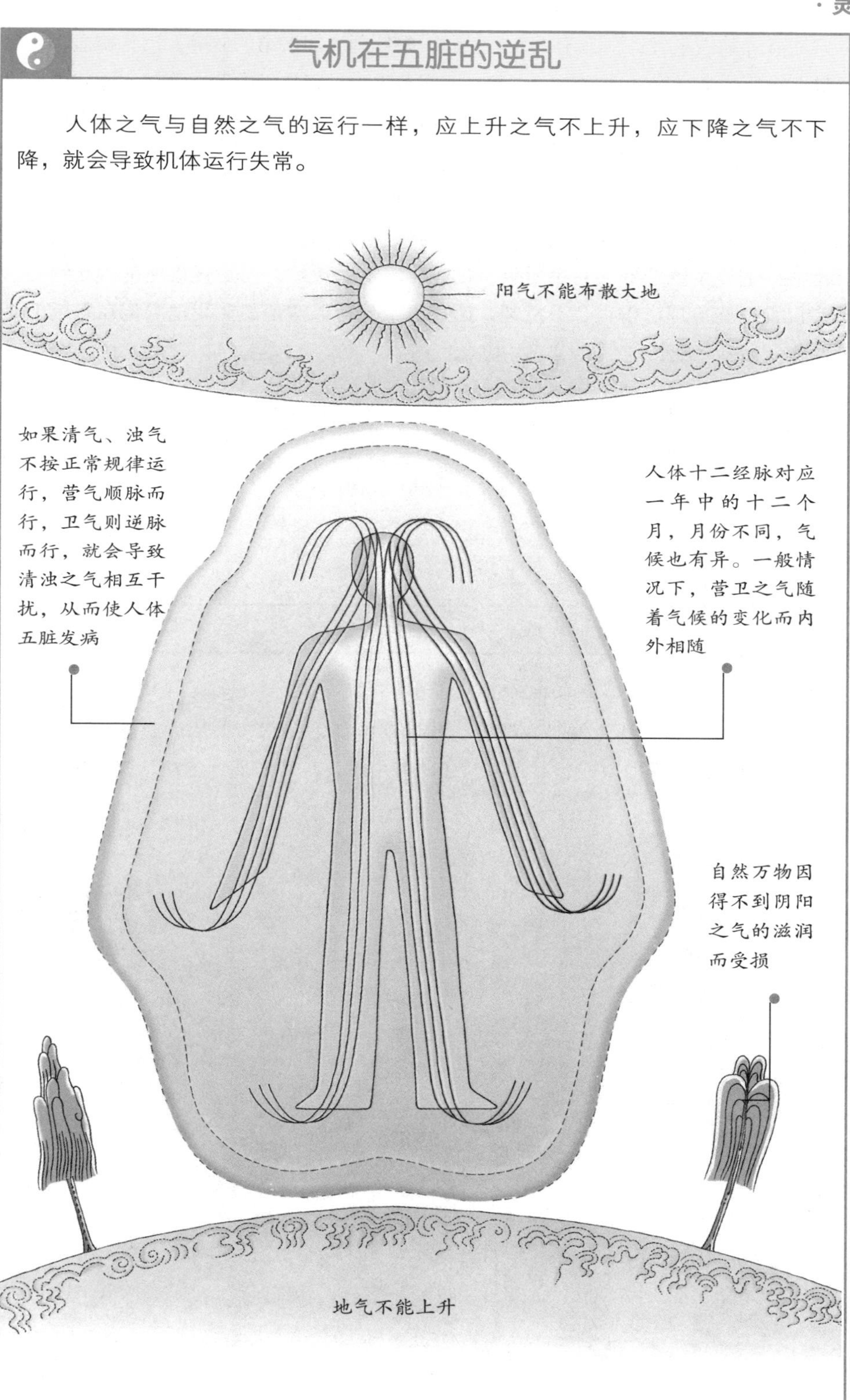

荥穴通谷和腧穴束骨；气乱于手臂足胫的，先针刺局部瘀结的血脉，泻其瘀血，然后再针刺手阳明大肠经的荥穴二间、腧穴三间及手少阳三焦经的荥穴液门、腧穴中渚以治疗上肢的病变，针刺足阳明胃经的荥穴内庭、腧穴陷谷及足少阳胆经的荥穴侠溪、腧穴临泣以治疗下肢的病变。

黄帝问：怎样运用补泻的手法呢？岐伯回答：缓慢地进、出针，以引导经气使之归顺，这种手法称为“导气”。由于这种补泻手法轻巧无形，又称为“同精”。五乱病症的产生既非邪气有余所致，也非正气不足所致，而是气机逆乱所导致的。黄帝说：这些道理讲得很合乎情理，论述也十分精辟清楚，让我把它记在玉版上，就叫作“治乱”吧！

五禽戏

五禽戏是东汉名医华佗根据古代导引、吐纳、熊经、鸟伸之术，研究了虎、鹿、猿、熊、鹤五种禽兽的生理机能和活动特征，并结合人体的脏腑、经络和气血的功能，创编而成的一套独具特色的导引术，具有防病、治病、延年益寿的效果。

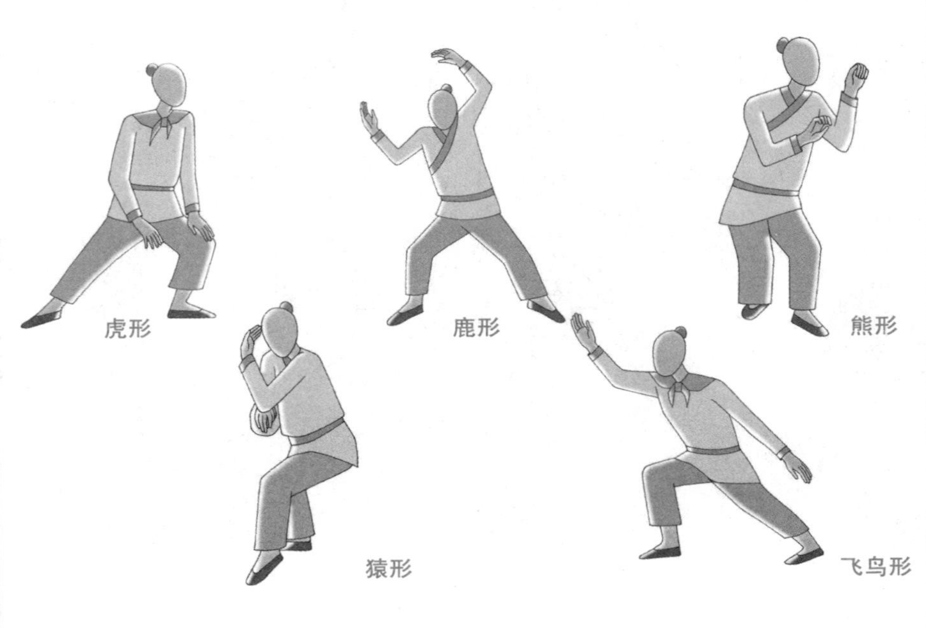

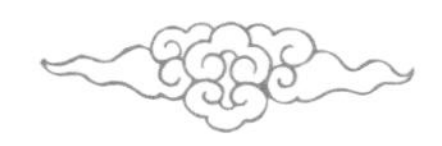

第三十五 胀论

灵枢

本篇主要讲述了如何通过脉象判断胀病的发生，以及胀病所在的部位，分析了胀病的产生原因和过程，介绍了五脏和六腑发生胀病时所产生的症状。本篇指出对于胀病的治疗，无论虚证或实证都应用泄法泄去邪气。

黄帝问：寸口脉出现什么样的脉象时就表明是胀病呢？岐伯回答：脉搏跳动剧烈且滞涩的，就说明患染了胀病。黄帝说：出现怎样的脉象就表明是胀在脏腑呢？岐伯回答说：病证出现在阴脉就表明胀在脏，出现在阳脉就表明胀在腑。

胀病的产生

黄帝问：气运行不畅则常使人发生胀病，病气存在于血脉中呢，还是在脏腑内？岐伯回答：血脉、脏、腑三者都存有病气，但都不是胀病的根源部位。黄帝说：想听你讲一下胀病产生的部位。岐伯回答：胀病都产生于脏腑之外，向内排斥挤压脏腑，向外扩张胸胁，使皮肤发胀，所以叫作“胀病”。

黄帝说：五脏六腑皆居于胸胁和腹腔内，就好比珍贵之物藏于匣匮，各依次有其所属的位置，名称不同只是被放置在同一个地方而已，虽然同属于一个地方但它们的功能却各不相同，很想听你讲讲其中的缘故。岐伯回答：胸腹是五脏六腑的外廓；膻中是心脏的宫城；胃是水谷之气的仓库；咽喉和小肠是运送水谷的通道；消化道的咽门、贲门、幽门、阑门、魄门五个窍门，就像闾巷邻里的门户一样；廉泉和玉英是津液运行的通路。所以说，五脏六腑各有其固定的位置，界线分明，发病后也会出现不同的症状。营气在脉内顺行，而卫气在脉外逆行，就会发生脉胀；卫气并入脉中循行于分肉之间，就会发生肤胀。治疗时，应采用泻法针刺其足阳明经的足三里穴，若发胀部位距足三里穴比较近，就针刺一次；比较远，就针刺三次。不论是虚证还是实证，胀病产生时就应该立即用泻法外泄其内在邪气。

胀病的表现

黄帝说：我很想听你讲一下胀病产生时的症状。岐伯回答：心胀的症状为心烦气短，坐卧不安；肺胀的症状为胸中虚满，气喘咳嗽；肝胀的症状为胁下胀满疼痛并

皮肤发胀的原因

胀病的产生是由于体内气机逆乱而导致的，包括皮肤胀、脉胀等。

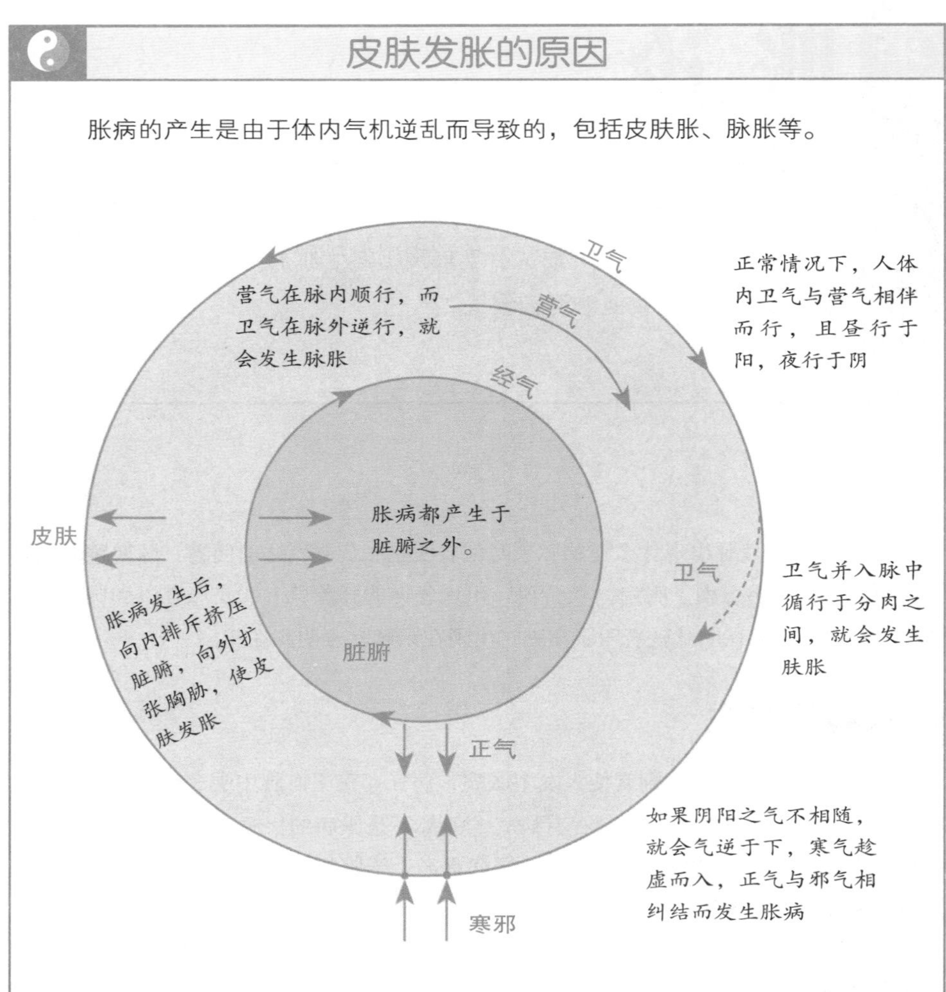

影响到小腹；脾胀的症状为呃逆连连，四肢闷胀不舒，肢体沉重而不能胜衣，坐卧不安；肾胀的症状为腹中胀满致使背脊不畅，腰髀部疼痛。

六腑胀的症状如下：胃胀的表现为腹中胀满，胃脘疼痛，鼻中常常闻到焦臭的气味，无食欲，大便不利；大肠胀的表现为肠内濯濯鸣响且伴有疼痛，若病发于冬季同时又感染寒邪，就会出现完谷不化的泄泻；小肠胀的表现为小腹胀满，牵引腰部疼痛；膀胱胀的表现为小腹胀满且小便不通；三焦胀的表现为气充塞于皮肤中，用手按时浮而不坚实；胆胀的表现为胁下胀痛，口舌发苦，叹息频频。

上述五脏六腑的胀病，其产生和治疗都有一个共同的规律，只要明确了营卫气血运行逆顺的道理，采用了正确的针刺手法，病很快就能治好。倘若虚证采用了泻法，实证采用了补法，则人体内的神气就会耗散致使邪气内侵，正气外散，真气不能内守，这是低劣的医术所造成的恶果，易致人夭折。如能正确做到补虚泻实，就可使神气固守于体内，逐步充实其空虚的躯体，这样做的人就可以被称为高明的医生。

黄帝问：胀病是怎样产生的？又是什么原因引起的呢？岐伯回答：人体内的卫气，正常情况下，常常沿着血脉有序地循行于分肉之间，其循行方向有逆顺的差别，且昼行于阳经，夜行于阴经，与脉中的营气相随而行，这样才能遵守自然界阴阳变化的正常规律。五脏之气的交互运行，就像四季变化一样有固定的次序，以此使得食物得以正常地化生精微营养全身。如果阴阳不相随，气逆于下，导致营卫之气不能正常循行，加之寒气侵入人体而上逆，正气与邪气相纠结，胀病乃生。黄帝说：讲得好。如何才能将这个问题讲述得更清楚呢？岐伯说：邪气侵入人体与正气相结，存在于血脉、五脏、六腑三处，结合这三处所反映的症状就可得知是否患染胀病。黄帝说：讲得好。

胀病的治疗

黄帝问岐伯：《胀论》上指出，胀病不论是虚证还是实证，产生时就应该立即用泻法外泄其内在邪气，若发胀部位距足三里穴较近的针泻一次，较远的针泻三次。而有时针泻三次仍不见效，这是什么原因呢？岐伯回答：此前所说的针泻一次或三次就可治愈的是指针正好刺入肌肉的空隙，刺中了气血输注的穴位。如果刺不中气血输注的穴位，则邪气依然存在于体内而并未外泄；刺不到肌肉空隙，则经气仍然不得运行，甚至可能使邪气上越至肌肉，进而扰乱卫气的正常循行，阴阳营卫之气相互排斥。针对这种胀病的治疗，应当采用泻法但没有采用，所以上逆之气不得下泄，若已刺三次邪气仍不下泄的，必须更换其他部位以刺之，直到邪气得以下泄为止。如果邪气还没外泄的，就再换穴位进行针刺，这样胀病就可彻底治愈，而且不会有什么害处。对于胀病，在治疗时必须审察其脉象，依据脉象来确定采用补法还是泻法，如同以槌击鼓必有响声，胀病怎能不消退呢？

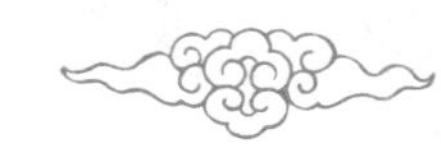

第三十六 五癃津液别

灵枢

本篇主要阐述了人体中尿与气、汗水、眼泪、唾液、水胀五种津液的生成，论述了五种津液都是由进入口中的水谷转化而来的道理。

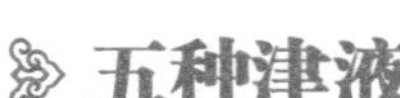

五种津液

黄帝问岐伯：水谷进入口中传输至肠胃，最后变成的津液有五种。天冷衣薄时，就变为尿与气；天热衣厚时，就变为汗水；心情悲哀时气并于上，就变为眼泪；中焦有热而胃弛缓时，就变为唾液；邪气内侵且在脉内逆行，致使经气阻塞而不行，就会成为水胀病。我已经知道这些道理，但不知这五种津液是怎样生成的，我很想听你讲讲其中的缘由。岐伯回答：水谷从口进入体内，有酸、苦、甘、辛、咸五味，且分别注入相应的脏腑及人体四海，水谷所化生的津液，分别沿一定的脉络布散于周身。由三焦输出其气，用来温润肌肉，充养皮肤的就成为“津”；留在体内固定位置而不周行于全身的就成为“液”；天热且衣厚，腠理就会开张，所以汗出；如果寒气滞留在分肉之间，津液凝聚为沫，就会产生疼痛；天气寒冷则腠理紧闭，气湿不能外泻，就向下流于膀胱，成为尿与气。

五脏六腑之中，心为主宰，耳主听觉，眼司视觉，肺辅助心脏，肝主谋虑，脾主护卫，肾主骨。所以五脏六腑的津液，都向上渗注于眼睛，心情悲哀时，五脏六腑之气都上并于心，使心脏的经络变得拘紧，经络拘紧则肺叶上举，肺叶上举则水液就随气上溢。如果心脏经络拘紧时，肺叶不是经常上举，而是时上时下，就会引起咳嗽而涕泪俱出的症状。中焦有热，则胃中的食物消化快，导致肠中的寄生虫追寻着食物上下窜动，使得胃扩张，胃部弛缓；胃弛缓则气上逆，所以唾液出。

五谷的津液化合而成膏状，向内渗入骨腔，营养脑髓，向下流于阴中。如阴阳失调，就会使津液下溢于阴窍，髓液也随之向下而减少，下泄过度则使真阴亏虚，就会出现腰酸背痛和足胫无力的症状。如果阴阳气道不通，四海闭塞，三焦经不能疏泻，津液不能正常地循行于周身，饮食之物并存于肠胃之中，积聚在回肠内，水液停留在下焦，不能渗入膀胱，下焦就会胀满，水液泛溢于外则为水胀。这就是津液分为五道后运行的正常和异常的情况。

津液在体内的变化

津液来源于饮食水谷，是通过脾胃、小肠和大肠吸收饮食水谷中的水分和营养而生成的。

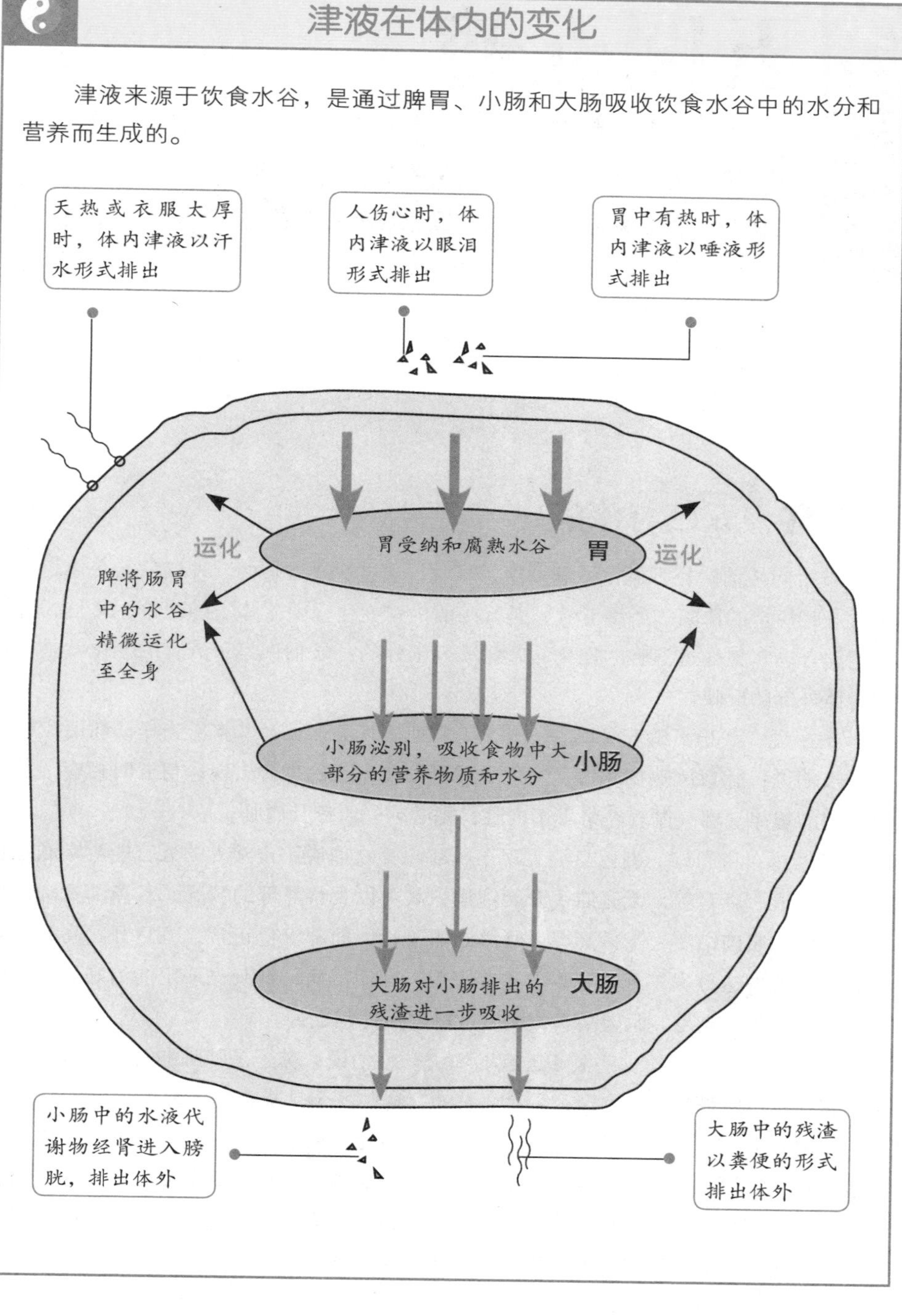

第三十七 五阅五使

本篇主要论述了通过观察五官五种气色的变化，诊断五脏病情的方法，介绍了五脏与五官的对应，如何根据五官的各种变化推测所患疾病，通过观察五色在鼻部的表现，判断五脏之气的变化方法。

灵枢

五官、五色与疾病

黄帝问岐伯：我听说在针刺治疗疾病时，通过观察五官的五种气色的变化，有助于对五脏病情的诊断。所谓五气，是五脏的内在变化反映于体表的现象，又与五时气候相配合。我想知道五脏的变化是怎样表现于外的？**岐伯回答：五官的变化就是五脏在身体外部的反映。**

黄帝说：我想了解五脏反映于外部五官所表现的征象，并将它当作诊断治疗的常理。**岐伯说：脉象反映在寸口，气色表现于鼻部，五色交替出现，与五时相应，且各有一定的规律。邪气循着经络入于内脏，则必须先治疗其内脏。**

黄帝说：讲得好。五色只能表现于鼻部吗？**岐伯说：正常人的五官能辨别颜色、气味、味道、声音等，天庭眉宇开阔饱满，就可以观察鼻部的情况。若鼻部宽阔，颊侧至耳门部肌肉结实，下额高厚，耳垂凸露于外，面部五色正常，五官开阔高起且匀称，寿命就可达百岁。观察到以上这些表现，即使得病，针刺也一定能治好。因为像这样的人，血气充足，肌肉结实，所以可以忍受针刺之苦。**

黄帝说：我想了解一些关于五官的知识。**岐伯说：鼻子是肺脏的官窍；眼睛是肝脏的官窍；口唇是脾脏的官窍；舌是心脏的官窍；耳朵是肾脏的官窍。**

黄帝问：根据五官的表现，怎样推测得了什么疾病呢？**岐伯说：从五官可以测知五脏的病变。出现喘息、鼻翼扇动症状的表明肺脏有病；出现眼角发青症状的表明肝脏有病；出现口唇发黄症状的表明脾脏有病；出现舌卷而短、两颧红赤症状的表明心脏有病；出现两颧及额部发黑症状的表明肾脏有病。**

黄帝问：有的人平时五脏的脉象及五色的表现都正常，但一旦患病就很严重，这是什么道理？**岐伯说：五官的功能失常不能辨别颜色、气味、味道、声音等，天庭眉宇不开阔，鼻子也小，颊部和耳门部瘦小不显，肌肉瘦削，耳垂和耳上角向外突出，这样的人即使平时脉色正常，但也说明其禀赋不足，平时体质就差，何况再加上疾病呢？**

五脏开窍

五脏虽然深居体内，但它们都在面部开有官窍。通过观察五脏官窍的变化，可以推测身体的健康状况。

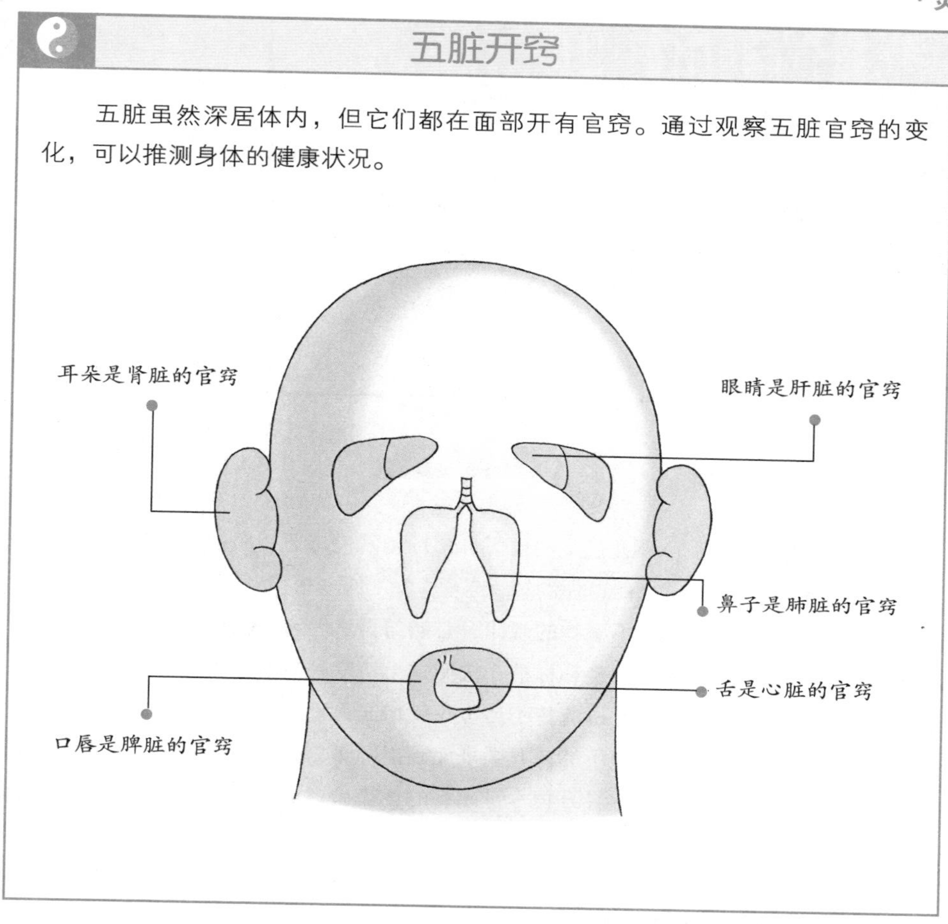

黄帝问：五色表现于鼻部，据此可观察五脏之气的内在变化，那么在鼻部的左右上下，五色的出现各有一定的部位吗？**岐伯说：五脏六腑深居于胸腹之中，按照顺序各有所属的位置，所以五色表现于鼻部，在面部的左右上下各有一定的位置。**

第三十八 逆顺肥瘦

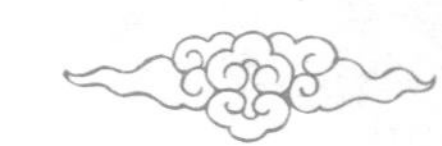

本篇主要论述顺应自然进行针刺的原则，包括针刺瘦人、正常人、青壮年、婴儿、血液清稀而经气运行滑利之人、血液混浊而经气运行滞涩之人的道理和方法，介绍了经气在体内的运行方向和推测经脉气血逆顺的方法。

灵枢

黄帝问岐伯：我从你那儿已经明白了许多针刺的道理，按照你讲的道理准确地去应用，病邪从未有滞留不去的，你的知识是勤学好问得来的呢，还是从观察事物后思考得来的？岐伯说：圣人认识事物的规律，必然与自然界和人类社会固有的变化规律相符合，并且一定有明确的法度和标准，按照这个法度和标准去指导行动，就成为人们应该遵循的原则，这样就可以流传于后世。就像匠人不能丢开尺寸而去臆测长短，弃置绳墨而去求得平直；工人不能离开圆规而画出圆圈，丢开矩尺而画出方形。知道运用这些法则，就能了解自然界万物本身固有的规律；灵活运用这些法则，就能掌握自然界万物正常和反常的变化规律。

顺应自然的治病原则

黄帝说：我很想听你讲讲怎样顺应自然。岐伯说：在深处决堤放水，无须花费很大的气力就能使水放尽；顺着地下原有的通道开挖水道，则直行的大道很容易挖通。同理可知，人体之经气有滑有涩，血液有清有浊，经脉运行有逆有顺，应掌握其规律，灵活地采取不同的治疗方法。

黄帝问：人的皮肤有黑有白，形体有胖有瘦，年龄有大有小，在针刺的深浅和次数方面有固定的标准吗？岐伯说：身体强壮的青年人，气血旺盛，皮肤坚实，其感受邪气而发病的，应深刺且留针，这同样也是针对肥壮人的针刺法。若肩腋宽阔，项部肌肉瘦薄，皮肤厚而黑，口唇肥大，血液发黑而稠浊，经气运行涩而慢，性格好强而勇于进取、慷慨乐施的人，针刺时，宜深刺多针且留针。

黄帝问：针刺瘦人应采取什么样的手法呢？岐伯说：瘦人的皮肤瘦薄，颜色浅淡，肌肉消瘦，口唇较薄，说话声音轻，血液清稀，经气运行滑利，既易脱气也易损血，针刺时，应浅刺且快速出针。

黄帝问：那么怎样针刺正常人呢？岐伯说：依据皮肤的颜色（黑或白）分别加以调治。对于那些行为端正、老实敦厚之人，因其血气调和，所以针刺时不要违反

人体胖瘦对针刺深浅的要求

人体胖瘦不同，肌肤的厚薄也不一样，经气运行的滑涩也有差异，对针刺时的要求也有区别。

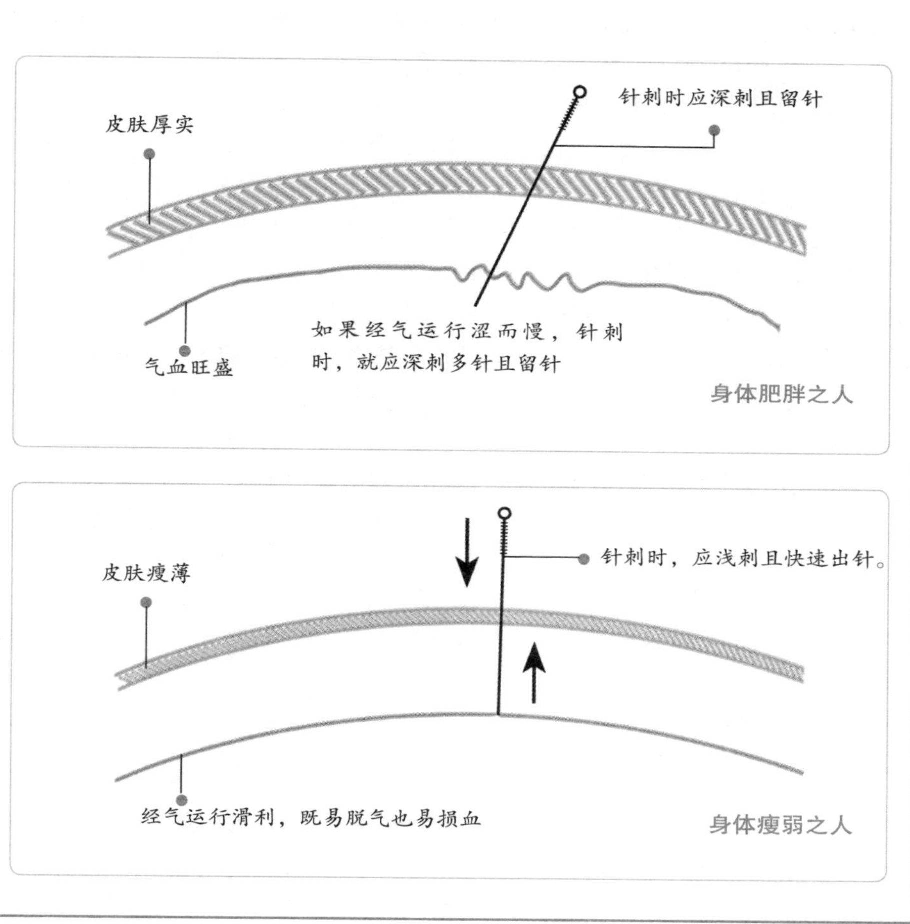

肠胃
平人绝谷
海论
五乱
胀论
五癃津液别
五阅五使
逆顺肥瘦
血络论
阴阳清浊

常规的刺法。

黄帝问：青壮年骨骼坚硬，又该怎样针刺呢？岐伯说：青壮年骨骼坚硬，肌肉结实，关节舒缓，若其稳重厌动的，则经气运行滞涩，血液混浊，针刺时，应深刺多次且留针；若其活泼好动的，则经气运行滑利，血液清稀，针刺时，应浅刺且快速出针。

黄帝问：针刺婴儿该采用什么样的手法呢？岐伯说：婴儿皮肉脆嫩，血少气弱，针刺时，应取用毫针浅刺且快速出针，一天可以针刺两次。

黄帝问：类似于“临深决水”的情况，在针刺时是怎样的呢？岐伯说：对于血液清稀而经气运行滑利之人，若施用疾泻的刺法，则必耗竭其真气。黄帝问：那么类似于“循掘决冲”的情况，在针刺时又是怎样的呢？岐伯说：对于血液混浊而经气运行滞涩之人，用疾泻的刺法去治疗，则其经脉气血就可畅通无阻了。

黄帝问：经脉运行的逆顺方向是怎样的呢？岐伯说：手三阴经的运行方向都是由内脏到手指；手三阳经都是由手指运行至头部；足三阳经都是由头部运行至足趾；足三阴经都是由足趾运行至腹部。黄帝问：只有足少阴经的运行方向向下，这是为什么呢？岐伯说：向下运行的并不是足少阴经，而是冲脉，冲脉是五脏六腑经脉所汇聚的地方，五脏六腑经脉运行所需的精气都禀受于它。冲脉上行的部分，于喉咙上口上腭骨旁的鼻道而出，向诸阳经渗灌精气；冲脉下行的部分，注入足少阴肾经的大络，于气街部而出，沿大腿内侧运行至人膝腘窝中，伏行于胫骨之内，再向下运行至内踝后跟骨上缘而分行；下行的一支，与足少阴经相并行，将精气渗灌于三阴经；前行的一支，从内踝后的深部出于跟骨结节上缘，下沿足背直入足大趾内，将精气渗入该部的所有络脉而使肌肉得到温养。所以冲脉在下肢分出的经脉发生瘀结不通时，足背部的脉搏跳动就要减弱，进而经气厥逆，足部就会感到发凉。

黄帝问：怎样查明经脉气血的逆顺呢？岐伯说：检查之前先与患者谈话以开导他，然后切按其跗阳脉，若该处有脉跳动，则不是厥逆，据此就可明确经脉气血循行的逆顺情况了。

黄帝说：这个问题确实很难弄懂啊！圣人针刺过程中所总结的这些心得，真是比日月还明亮，比毫厘还细微，若不是先生，谁还能把道理讲解得这么透彻呢！

名词解释

气街

气街的含义有三：①经脉之气聚集和运行的通路。②指气冲部，即股动脉经行腹股沟处。文中此处所说的“气街”即是此意。③气冲穴的别名。位于脐下八寸，前正中线旁开两寸处。

第三十九 血络论

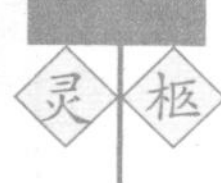

本篇主要分析了在针刺放血治疗过程中，患者出现各种反应的原因，讲述了脉气和血气的盛衰、阴阳之气在体内的运行变化影响人在针刺后的反应，并介绍了观察血络的方法。

针刺时患者的表现与成因

黄帝说：我想听你讲一下由奇邪所引起，但又不在经脉中的病变情况。岐伯说：这是没有侵入经脉的病邪留滞在脉络所导致的病变。

黄帝说：有时针刺血络放血，患者会昏倒，这是什么原因呢？针刺后血液喷射而出，是什么原因呢？有时针刺放出的血量少，且色黑质浊，是什么原因呢？放出的血或多或少而面色苍白，是什么原因呢？有的放出的血清稀且其中一半像水液一样，是什么原因呢？有的出针后局部皮肤肿起，是什么原因呢？有的出针后面色无变化但感觉心胸烦闷，是什么原因呢？有的虽出血很多，但患者没有任何不适的感觉，是什么原因呢？关于这些情况我想听你讲讲其中的缘故。

岐伯回答：脉气偏盛但血偏虚的患者，针刺放血后就会脱气，气脱就会昏倒；血气都充盛而经脉中阴气较多的患者，因其血行滑利，在针刺络脉放血时，血液就会喷射出来；若阳气蓄积于血络之中，停留已久而长时间不能外泄，则血色黑暗而稠浊，不能喷射而出；若刚刚饮过水，水液渗入血络中，尚未与血相混合时，针刺血络，放出的血就清稀，一半像水液；如果不是刚饮过水，而是患者体内原本有水液，日久便会形成水肿；阴气积蓄于阳分，已经渗入到络脉，所以在针刺时血没有流出而气先流出了，阴气闭于肌肉腠理而使皮肤发肿；阴阳二气刚刚相遇而尚未调和，此时用泻法针刺络脉放血，就会使阴阳耗失，表里失去联系，所以会出现面色苍白；针刺络脉出血较多，面色不变而心胸烦闷，这是因为泻络时经脉亦随之而虚，如果是阴经空虚，五脏的阴精就会随之虚脱，从而出现心胸烦闷的症状；阴阳之邪相合壅闭于体内，而形成痹症，使邪气在内泛滥于经脉，在外渗注到络脉，这样经脉和络脉的邪气都有余，针刺时虽出血较多，但泻出的大多是邪气，所以不会引起虚弱的现象。

黄帝问：怎样观察血络呢？岐伯说：血脉中邪盛的，血络大而坚硬，充盈于皮下且色红，或上或下，没有固定部位，小的像针一样细，大的像筷子一样粗，遇到这种情况，即在该处针刺放血，是安全的。施治时，切不可违反针刺的原则，不然的话，

血脉之气的盛衰与针刺后的表现

血脉之气的盛衰不同，针刺后所出现的效果也不一样。作为一名合格的医生，在治病时必须注意这一点。

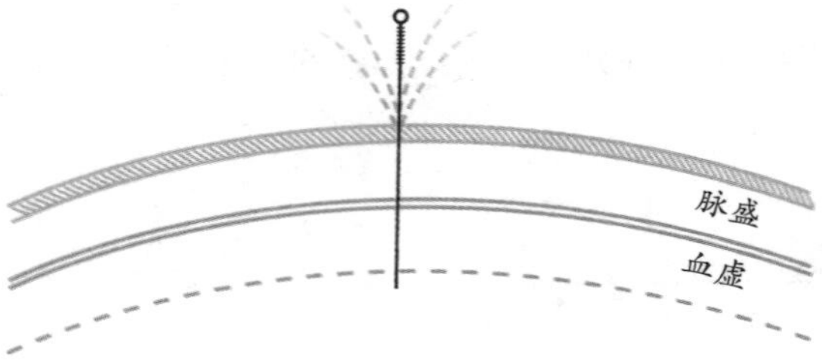

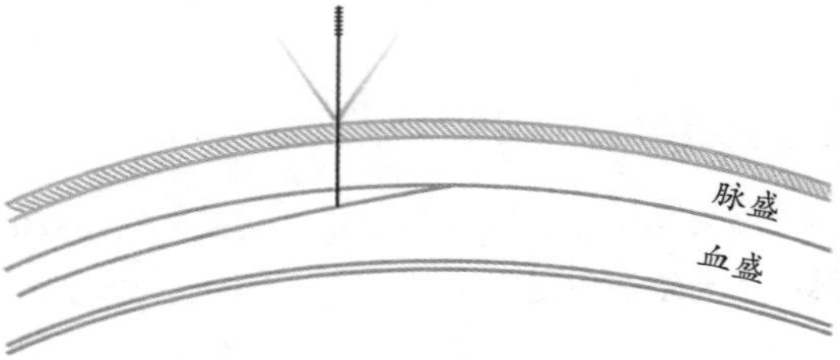

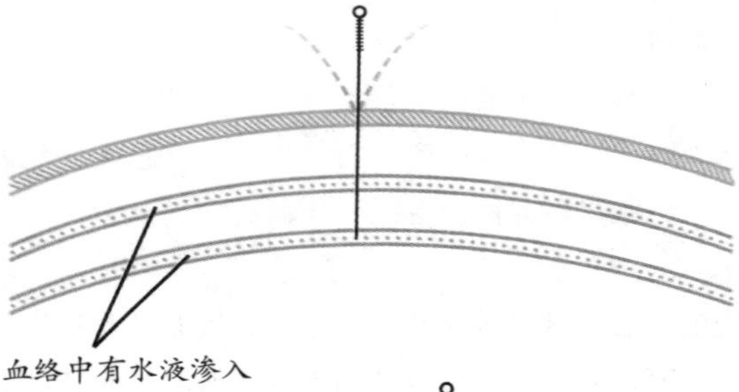

非但没有疗效，还会出现各种不良的后果。

黄帝问：进针以后，肌肉紧紧地裹住针身，这是为什么呢？岐伯说：这是由于人体的热气使针身发热，针热则导致肌肉与针黏附在一起，所以出现针在肌肉中坚紧而不易转动。

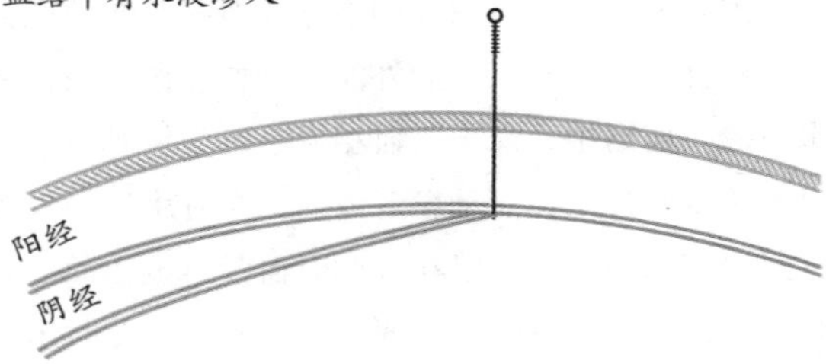

第四十 阴阳清浊

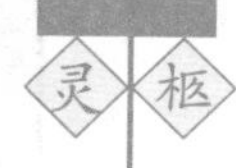

本篇主要讲述了人体中清气和浊气的产生、清浊之气的辨别方法、在体内的变化、与阴阳经脉的关系，并介绍了清浊之气异常时的治疗方法。

黄帝说：我听说人体的十二经脉与自然界的十二经水是相对应的，十二经水的颜色各不相同，清浊也不一样，而人体的血气都是一样的，其相对应的情况是怎样的呢？岐伯说：假如人体内的血气都是一样的，那么天下所有的人都可以相合为一了，哪里还会有变乱的情况发生呢？

黄帝说：我问的是表现在一个人身上的情况，并不是问天下所有的人啊！岐伯说：一个人体内有气乱的情况，就跟天下众多人之中总有作乱的人一样，其道理都是相同的。

人身之气的清浊

黄帝说：请你讲一讲人身之气的清浊情况。岐伯说：人受纳的饮食所化生的气是浊气，所吸入的自然界的空气是清气。清气注入阴分，浊气注入阳分。饮食所化生的浊气中的清气，可向上出于咽部；而清气中的浊气，又可下行。如果清气和浊气相互干扰，升降失常，这就叫作“乱气”。

黄帝问：阴清而阳浊，浊中有清，清中有浊，清和浊是怎样辨别的呢？岐伯说：辨别清和浊的情况大致是这样：清气上行输注到肺脏，浊气下行而进入胃腑；胃内水谷浊气中的清气部分，上升而出于口；肺中化生的浊气，向下输注到经脉，并积聚在气海之中。

黄帝问：所有阳经都接受浊气，哪一经接受的浊气最重呢？岐伯说：手太阳经的浊气最重，因其独受诸阳经浊气的渗注；手太阴经的清气最多，因其独受诸阴经清气的渗注。一般来说，清气都向上到达头面部的空窍，浊气都向下注入经脉之中。所有的阴经都是清气，但由于脾主运化水谷精微，所以唯有脾所属的足太阴经独受浊气。

黄帝问：对清气浊气的治疗应该是怎样的呢？岐伯说：清气滑利，浊气滞涩，这是清气、浊气的正常表现。所以针刺由于浊气异常引起的病变时，应深刺且留针时间长；针刺由于清气异常导致的病变时，应浅刺且快速出针；如果清浊之气相互干扰而

体内的清气与浊气

体内之气有清浊，正常情况下，清者上升，浊者下降；清气注入阴分，浊气注入阳分。如果清气和浊气相互干扰，升降失常，就是“乱气”。

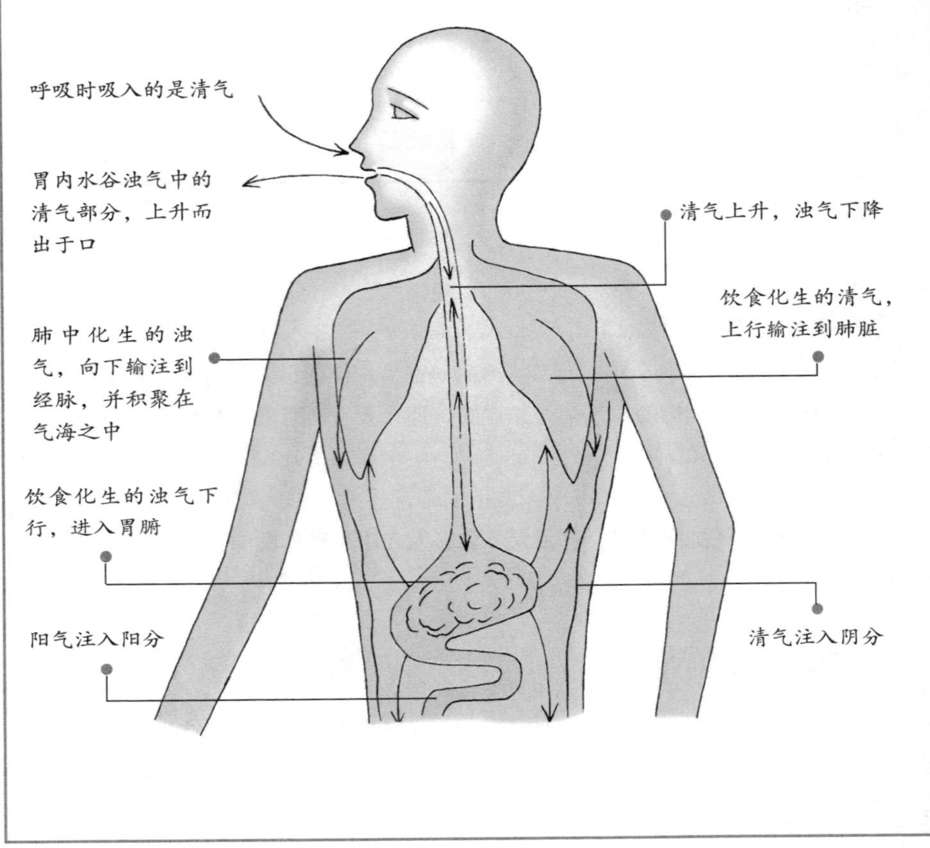

导致升降失常，就应根据具体情况，采取适当的方法加以调治。

第四十一 阴阳系日月

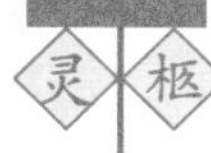

灵枢

本篇主要从人与自然对应的角度，讲述了十二个月份、十天干与人体经脉的阴阳配属关系，以及这种关系在治疗上的应用。

黄帝问：我听说天是阳，地是阴，日是阳，月是阴，它们与人是怎样相对应的呢？岐伯说：人体的腰以上相当于天，属于阳；人体的腰以下相当于地，属于阴。所以天为阳，地为阴。下肢的十二条经脉则用来对应一年中的十二个月份，月是秉受水性而产生的，属阴，所以在下的为阴。手的十个指头，是用来对应于一月中的十个日次的，日是秉受火性而产生的，属阳，所以在上者为阳。

十二月和十天干与经脉的对应

黄帝问：那么十二个月份和十个日次又是怎么样与经脉相配合的呢？岐伯说：以十二地支代表十二个月份，它们的配合及与足部十二经脉的相应关系是：十二地支的寅是正月所配，此时阳气初生，主身体左侧下肢的足少阳胆经；未，是六月所配，主身体右侧下肢的足少阳胆经；卯，是二月所配，主身体左侧下肢的足太阳膀胱经；午，是五月所配，主身体右侧下肢的足太阳膀胱经；辰，是三月所配，主身体左侧下肢的足阳明胃经；巳，是四月所配，主身体右侧下肢的足阳明胃经。因三、四两月间，是一年之中阳气最旺盛之时，其配属经脉为两足阳明经，阳明是阳盛之经，故而为两阳合明，所以叫作“阳明”；申，是七月所配，此时为阴气渐生，主身体右侧下肢的足少阴肾经；丑，是十二月所配，主身体左侧下肢的足少阴肾经；酉，是八月所配，主身体右侧下肢的足太阴脾经；子，是十一月所配，主身体左侧下肢的足太阴脾经；戌，是九月所配，主身体右侧下肢的足厥阴肝经；亥，是十月所配，主身体左侧下肢的足厥阴肝经。因九、十两个月是一年之中阴气最盛之时，其配属经脉为两足厥阴经，为两阴交尽，所以称为“厥阴”。

十天干与人体上肢十条经脉相应的关系是：甲日主身体左侧上肢的手少阳三焦经，己日主身体右侧上肢的手少阳三焦经，乙日主身体左侧上肢的手太阳小肠经，戊日主身体右侧上肢的手太阳小肠经，丙日主身体左侧上肢的手阳明大肠经，丁日主身体右侧上肢的手阳明大肠经。十天干按五行归类，丙、丁都属火，分主左、右手之阳明，所

十二月和十天干与人体经脉的对应关系

古人将自然界的一些事物与人体对应，借以指导医学实践。就时间来说，十二月与人体足经相对应，十天干与人体手经相对应。

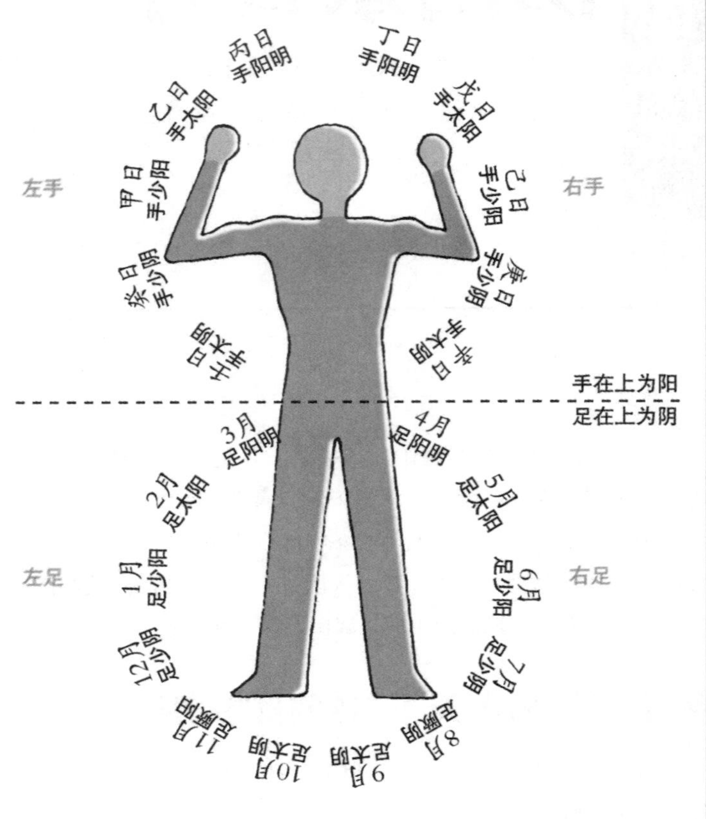

以两火合并，称为“阳明”。庚日主身体右侧上肢的手少阴心经，癸日主身体左侧上肢的手少阴心经，辛日主身体右侧上肢的手太阴肺经，壬日主身体左侧上肢的手太阴肺经。

因为人体腰以上为阳，腰以下为阴，足在下，所以属阴。足的阳经，为阴中的少阳，阳气微弱；足的阴经，为阴中的太阴，阴气隆盛。手在上，所以属阳。手的阳经，为阳中的太阳，阳气隆盛；手的阴经，为阳中的少阴，阴气微弱。

根据这个规律来说明五脏的阴阳属性：由于心肺位于膈上，属阳部，心属火，肺属金，所以心为阳中之太阳，肺为阳中之少阴；由于肝脾肾位于膈下，属阴部，肝属木，脾属土，肾属水，所以肝为阴中之少阳，脾为阴中之至阴，肾为阴中之太阴。

十二月中针刺的规避

黄帝问：怎样把经脉与十二月的阴阳配属关系应用到治疗上呢？岐伯说：正月、二月、三月，人体的阳气分别偏重于身体左侧下肢的足少阳胆经、足太阳膀胱经和足

十二月中针刺的规避

古代医者在治疗疾病时很是讲究，尤其是在针刺时，古人根据阴阳变化规律以及阴阳与人体的对应选择和规避针刺的日期，从而大大提高了治疗疾病的效果。

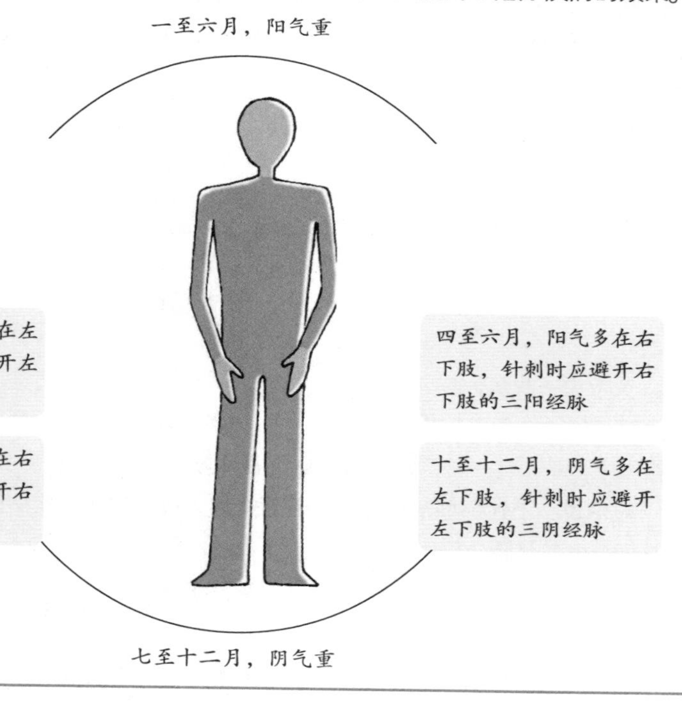

阳明胃经，治疗时不宜针刺左足的三阳经；四月、五月、六月，人体的阳气分别偏重于身体右侧下肢的足阳明胃经、足太阳膀胱经和足少阳胆经，治疗时不宜针刺右足的三阳经；七月、八月、九月，人体的阴气分别偏重于身体右侧下肢的足少阴肾经、足太阴脾经和足厥阴肝经，治疗时不宜针刺右足的三阴经；十月、十一月、十二月，人体的阴气分别偏重于身体左侧下肢的足厥阴肝经、足太阴脾经和足少阴肾经，治疗时不宜针刺左足的三阴经。

黄帝说：在五行归类中，方位上的东方，天干中的甲、乙，同属于木，木气旺于春季，在颜色上为青色，在内脏应于肝。肝的经脉为足厥阴经，现在用甲来配属身体左侧上肢的手少阳三焦经，不符合五行配天干的规律，这是为什么呢？

岐伯说：这是根据天地阴阳消长变化的规律来配合天干地支的，用来说明手足十二经脉阴阳属性的，不是按照四时的顺序和五行属性配合干支来分阴阳的。况且阴阳是一个抽象概念，有名无形，所以它的运用非常广泛，用它可以推演万物变化，由十到百，到千，到万乃至无穷无尽。出现这种情况，说的就是这个道理。

第四十二 病传

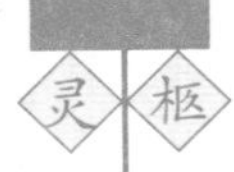

本篇主要讲述邪气侵入内脏后在五脏的传播，最后导致脏气衰竭的情况，介绍了病邪在不同传播路径下患者在各个季节的死亡日期。

黄帝说：我从你那儿学到了九针的知识，并且自己又阅览了各种医书，有的是运用导引行气，有的是运用按摩、灸、熨、针刺、火针、汤药等其中一种方法的。在具体应用中，是遵守一种治疗方法，还是几种方法全部用上呢？

岐伯说：上述那些治疗方法，是对众多人所患的多种疾病而采用的不同方法，不是对每个患者都要全部使用的。

黄帝说：这就是通常所说的，医生掌握了从各种疗法中总结出的治疗原则，也就能对各种疾病做出适当的治疗了。现在我已懂得阴阳的要点、虚实的道理、疾病传变的经过、可以治疗疾病的适当方法，我还想了解一下疾病的变化，以及其演变导致脏气衰竭而成为不治之症的情况，能给我讲讲吗？

岐伯说：这个问题是至关重要的，明白了它就有如白昼醒着一样清醒，不明白它有如黑夜睡着一样昏昧；能够感受和掌握这些医学道理，则医者的智慧灵感便自然形成出现；全部按照这些道理并正确地应用于实际，就会出神入化、得心应手。这种神妙的理论，应该著录在竹简帛书上使其得以广泛流传，不应该只传给自己的子孙。

黄帝问：什么叫作“白昼清醒”？**岐伯说：明白阴阳的道理，就好像迷惑的难题得到了透彻的解释，就好像从酒醉之中清醒过来一样。**

黄帝问：什么叫作“黑夜昏昧”呢？**岐伯说：邪气入侵人体后引起的内部变化，没有声音，没有形象，既不可以听见，又不可以见到。人体毛发毁折，腠理疏松开泄，正气外散而出现偏颇，亢盛的邪气蔓延扩散，通过血脉内传到五脏，患者就会发生腹部疼痛精气遗泄，这样可以导致死亡，而不易救治了。**

邪气在内脏的传变

黄帝问：不正之气侵入于内脏的情况是怎样的？**岐伯说：邪气首先侵入心脏而发病的，过一天就会传到肺脏，再过三天就会传到肝脏，再过五天就会传到脾脏，如果再过三天还不能治愈，患者就会死亡。冬天死在半夜时分，夏天死在中午时分。**

十二时辰人神禁忌

人神是古代针灸宜忌的说法。《黄帝虾蟆经》："神所藏行，不可犯伤。"即人神按时巡行各部，其所在部位，忌用针灸。下图所标示的是十二时辰针刺时的禁忌。

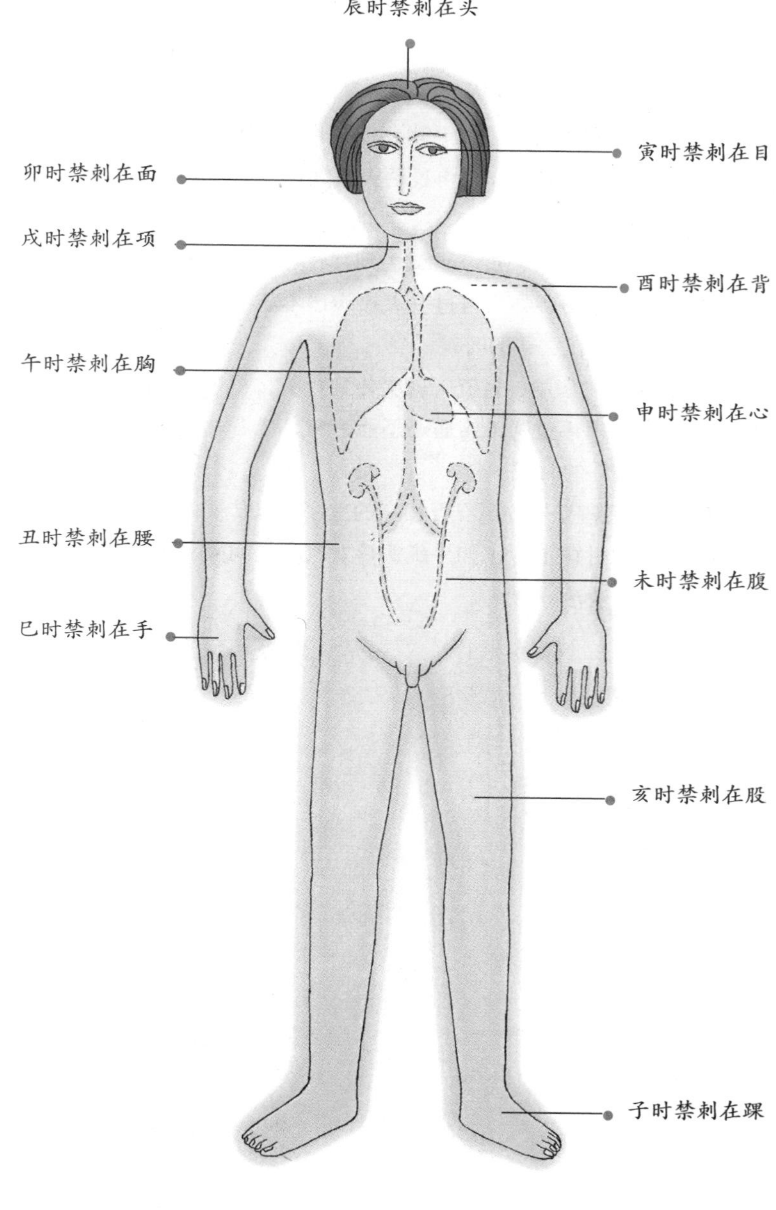

邪气首先侵入肺脏而发病的，过三天就会传到肝脏，再过一天就会传到脾脏，再过五天就会传到胃腑，如果再过十天还不能治愈，患者就会死亡。冬天死在日落的时候，夏天死在日出的时候。

邪气首先侵入肝脏而发病的，过三天就会传到脾脏，再过五天就会传到胃腑，再过三天就会传到肾脏，如果再过三天还不能治愈，患者就会死亡。冬天死在日落的时候，夏天死在早饭的时候。

邪气首先侵入脾脏而发病的，过一天就会传到胃腑，再过两天就会传到肾脏，再过三天就会传到脊背和膀胱，如果再过十天疾病还不能治愈，患者就会死亡。冬天死在人们刚入睡的时候，夏天死在吃晚饭的时候。

邪气首先侵入胃腑而发病的，过五天就会传到肾脏，再过三天就会传到脊背和膀胱，再过五天就会向上传到心脏，如果再过两天疾病还不能治愈，患者就会死亡。冬天死在夜半时分，夏天死在午后时分。

邪气首先侵入肾脏而发病的，过三天就传到脊背和膀胱，再过三天就会向上传给心脏，再过两天就会传到小肠，如果再过三天疾病还不能治愈，患者就会死亡。冬天死在天大亮的时候，夏天死在黄昏的时候。

邪气首先侵入膀胱而发病的，过五天就会传到肾脏，再过一天就会传到小肠，再过一天就会传到心脏，如果再过两天疾病还不能治愈，患者就会死亡。冬天死在早晨鸡鸣的时候，夏天死在黄昏的时候。

以上各脏腑发生的疾病都是按照五行相克的次序相互传变的，像这样的病变都有特定的死亡时间，不可以针刺治疗；如果疾病传变次序是间隔一脏或间隔二、三、四脏的，就可以运用针刺方法治疗。

第四十三 淫邪发梦

灵 枢

本篇主要讲述了根据患者梦境诊断疾病所在部位的方法；分析了邪气侵入人体后在体内的流动运行，使人睡卧不宁而多梦的原因是体内阴阳之气的失调；讲述了十二种气盛和十五种气不足时邪气侵犯脏腑不同部位，所产生的各种梦境。

黄帝说：我想了解关于淫乱邪气在人体内扩散蔓延的情况是怎样的。岐伯说：邪从外侵入人体，有时没有固定的侵犯部位，而淫溢于内脏，与营气、卫气一起流动运行，没有固定的处所，致使魂魄不能安定，使人睡卧不宁而多梦。如果邪气侵犯六腑，就会使在外的阳气过盛而在内的阴气不足；如果邪气侵犯五脏，就会使在内的阴气过盛而在外的阳气不足。

黄帝问：人体阴气和阳气的过盛与不足，有什么具体的表现吗？岐伯说：如果阴气偏盛，就会梦见渡涉大水而感到恐惧不安；如果阳气偏盛，就会梦见大火而感到灼热难忍；如果阴气和阳气都亢盛，就会梦见相互之间杀戮；人体上部邪气偏盛，就会梦见身体向上飞腾；下部邪气偏盛，就会梦见身体向下坠堕；过度饥饿的时候，就会梦见向别人索取东西；过度饱食的时候，就会梦见给予别人东西；肝气偏盛，就会有发怒的梦境；肺气偏盛，就会有恐惧、哭泣和飞扬腾越的梦境；心气偏盛，就会有喜悦、恐惧和畏怯的梦境；脾气偏盛，就会有歌唱、娱乐或身体沉重难举的梦境；肾气偏盛，就会有腰脊分离而不相连接的梦境。以上所谈的这十二种气盛的病症，可根据梦境分别查出病邪所在，针刺相应部位时使用泻法，疾病很快就能痊愈。

由于正气虚弱而邪气侵入心脏，就会梦见山丘烟火弥漫；邪气侵入肺脏，就会梦见飞扬腾越，或看到金属类奇形怪状的东西；邪气侵入肝脏，就会梦见山林树木；邪气侵入脾脏，就会梦见连绵的丘陵和巨大的湖泽，以及风雨之中被毁坏的房屋；邪气侵入肾脏，就会梦见站在深渊的边沿或浸没在水中；邪气侵入膀胱，就会梦见到处游荡不定；邪气侵入胃中，就会梦见食物；邪气侵入大肠，就会梦见身在田间野外；邪气侵入小肠，就会梦见身在许多人聚集的交通要道；邪气侵入胆腑，就会梦见与人争斗、诉讼或自杀；邪气侵入阴器，就会梦见性交；邪气侵入项部，就会梦见斩首示众；邪气侵入足胫，就会梦见想走路却不能向前，或梦见被困在地窖、苑囿之中；邪气侵入大腿和上臂，就会梦见行礼跪拜；邪气侵入尿道直肠，就会梦见解小便和大便。以上所谈这十五种正气不足而邪气侵袭的情况，可根据梦境分别查出疾病所在的脏腑或部位，针刺相应部位时使用补法，疾病很快就能痊愈。

邪气侵犯人体不同部位造成的不同梦境

人体各脏腑器官属性和特点不同，所以邪气入侵不同的部位时，所见的梦境也不同。

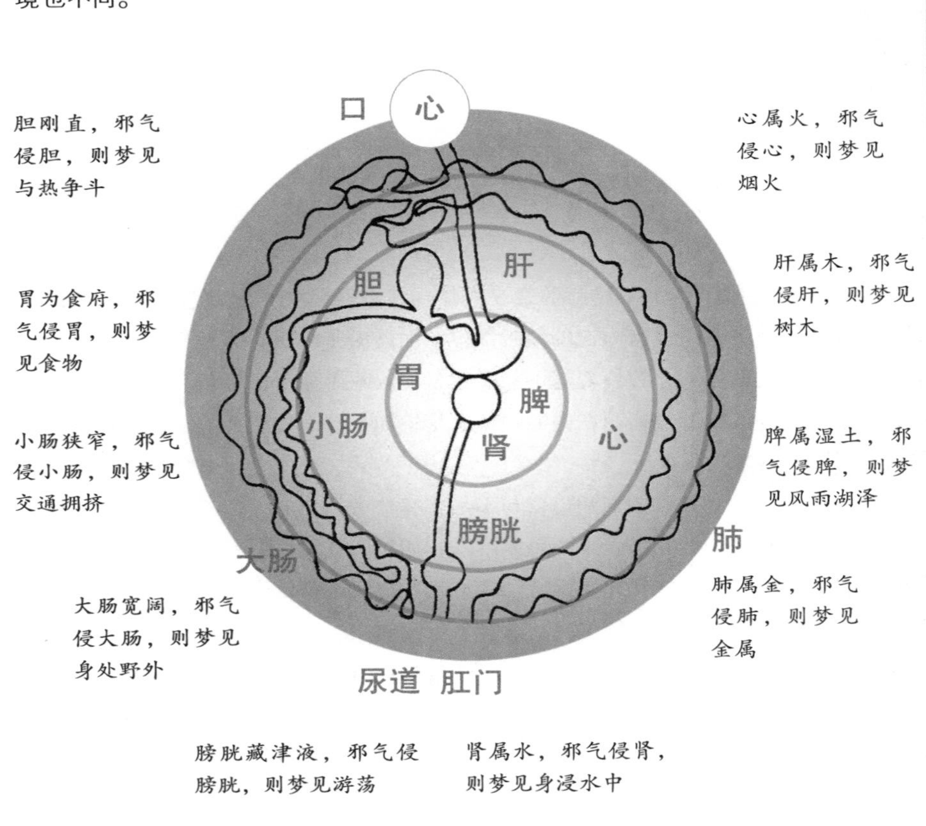

第四十四 顺气一日分为四时

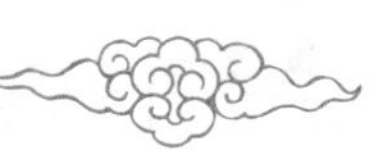

灵枢

本篇主要讲述了时间变化对疾病的影响以及在治疗上的应用。自然界的阴阳变化规律影响到人，会使人的病情随着季节、日期的变化而或轻或重，阐述了根据日时的五行配属进行治疗的方法，介绍了五脏的五种变化，以及如何将这种变化应用于治疗。

四季变化对疾病的影响

黄帝说：各种疾病在开始发生时，都是由于风雨寒暑燥湿等外邪侵袭，或者由于房劳过度、喜怒不节，以及饮食不当和生活起居失常等所致。邪气侵入人体而有各种病形表现，侵犯于内脏而有一定的名称，我已经知道这其中的原因了。许多疾病在发生以后，多半是病情在早晨减轻而患者精神清爽，中午病情安静，傍晚病情加重，夜间病情最重，这是为什么呢？岐伯说：这是由于四季使人体中的阳气发生了相应的盛衰变化而造成的。

黄帝说：我想了解四季变化对人体影响的具体情况。岐伯说：春天阳气生发，夏天阳气隆盛，秋天阳气收敛，冬天阳气闭藏，这是四季中自然界阳气变化的一般规律，人体中的阳气也随之发生相应的变化。把一昼夜划分为四季，早晨相当于春天，中午相当于夏天，傍晚相当于秋天，半夜相当于冬天。这样，早晨阳气刚刚生成，能够抵御邪气，邪气衰减，所以早晨患者病情减轻而感觉精神清爽；中午阳气逐渐隆盛，能够抵制邪气，所以病情安静；傍晚阳气开始衰退，邪气逐渐亢盛，所以病情加重；半夜人体的阳气潜藏于内脏，邪气独自居留于人身，所以病情最重。

疾病在一天中的变化

黄帝问：有时疾病在一天中的轻重变化和上述情况不同，这是为什么呢？岐伯说：这是因为病情的变化不与四时的变化相对应，而是由脏腑本身的盛衰单独支配的。这类疾病也和时间有一定的关系，当某一内脏发病，其五行属性被时日的五行属性所克的时候，病情最重；当发病内脏的五行属性克制时日的五行属性时，病情就会减轻。

黄帝问：怎样治疗呢？岐伯说：治疗时能根据日、时的五行配属与受病内脏的五行配属关系，施以补泻，以避免时日克脏，那么疾病就有治愈的希望了。顺应时气的盛衰且根据脏腑的虚实治疗的，就是高明的医生；不顺应时气的盛衰，不根据脏腑的

自然阴阳之气的变化对疾病的影响

一般情况下，疾病的变化规律是：随着阳气的上升而减轻；随着阴气的上升而加重。此外，各脏腑本身也有其所主之日，它们的盛衰变化也会影响疾病的盛衰。

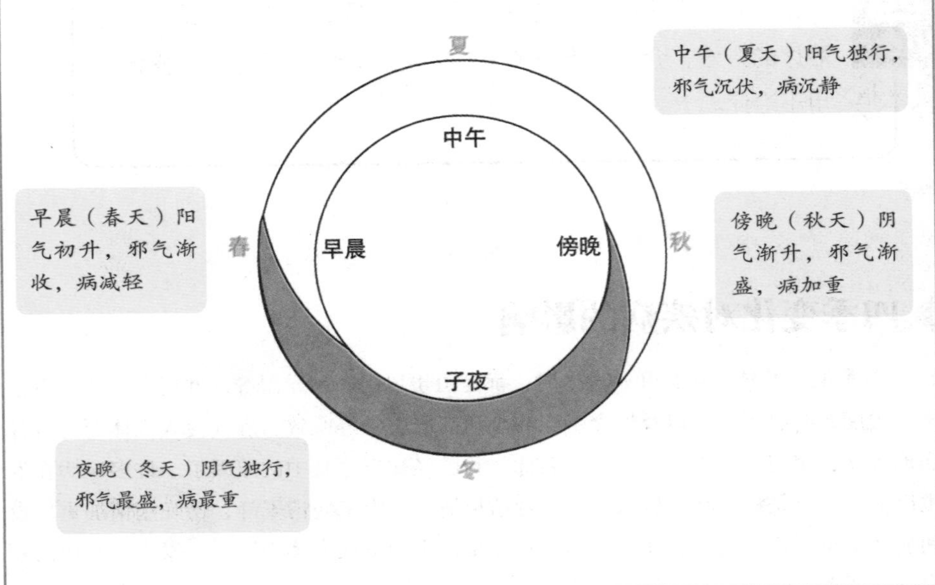

虚实治疗的，就是粗率的医生。

黄帝说：讲得太好了！我听说针刺法中有根据五种不同的病变，来决定针刺井、荥、输、经、合五类腧穴的情况。我想了解一下这其中的规律。

岐伯说：人体有肝、心、脾、肺、肾五脏，五脏各有相应的色、时、日、音、味的五种变化，五种变化都有井、荥、输、经、合五种腧穴，所以五五相乘共有二十五个腧穴，分别与春、夏、长夏、秋、冬五季相应。

五脏的五种变化

黄帝说：我想了解五脏的五种变化是什么。岐伯说：肝是属阳的内脏，它在五色是青色，在五季是春季，在日次是甲乙，在五音是角音，在五味是酸味；心是属阳的内脏，它在五色是赤色，在五季是夏季，在日次是丙丁，在五音是徵音，在五味是苦味；脾是属阴的内脏，它在五色是黄色，在五季是长夏季，在日次是戊己，在五音是宫音，在五味是甘味；肺是属阴的内脏，它在五色是白色，在五季是秋季，在日次是庚辛，在五音是商音，在五味是辛味；肾是属阴的内脏，它在五色是黑色，在五季是冬季，在日次是壬癸，在五音是羽音，在五味是咸味。这就是五脏的五种变化。

黄帝说：怎样根据五脏及其五种变化来选用五输穴呢？岐伯说：五脏与冬季相

应，所以冬季针刺井穴；五色与春季相应，所以春季针刺荥穴；五时与夏季相应，所以夏季针刺腧穴；五音与长夏相应，所以长夏季针刺经穴；五味与秋季相应，所以秋季针刺合穴。这就是五脏及其变化所选用的五输穴的情况。

黄帝问：在井、荥、输、经、合五输穴之外，六腑阳经中还各有原穴，它是如何配合五时而形成六腧穴的呢？岐伯说：六腑的原穴并不单独与五时相配合，而是与经穴规律相同，把它归在经穴之中来配应五时，以应五时六腧之数，这样六腑各有井、荥、输、原、经、合六穴，就成为了六六三十六个腧穴。

黄帝问：什么叫作“脏主冬，时主夏，音主长夏，味主秋，色主春”呢？我想知道这其中的道理。岐伯说：疾病在脏器的，邪气深，应取用井穴治疗；疾病变化在面色的，应取用荥穴治疗；疾病病情时轻时重的，应取用腧穴治疗；疾病出现声音变化的，应取用经穴治疗；经脉满盛而血瘀的，病变发生在胃以及由于饮食不节而得的病，应取用合穴治疗，所以叫作“味主合”。这就是五变所表现的不同特征以及五输穴相应的针刺治疗法则。

五脏的五种变化在针刺上的应用

古人在针刺时有很多讲究，疾病的表现不同，对针刺的穴位和针刺的深浅要求也不同。

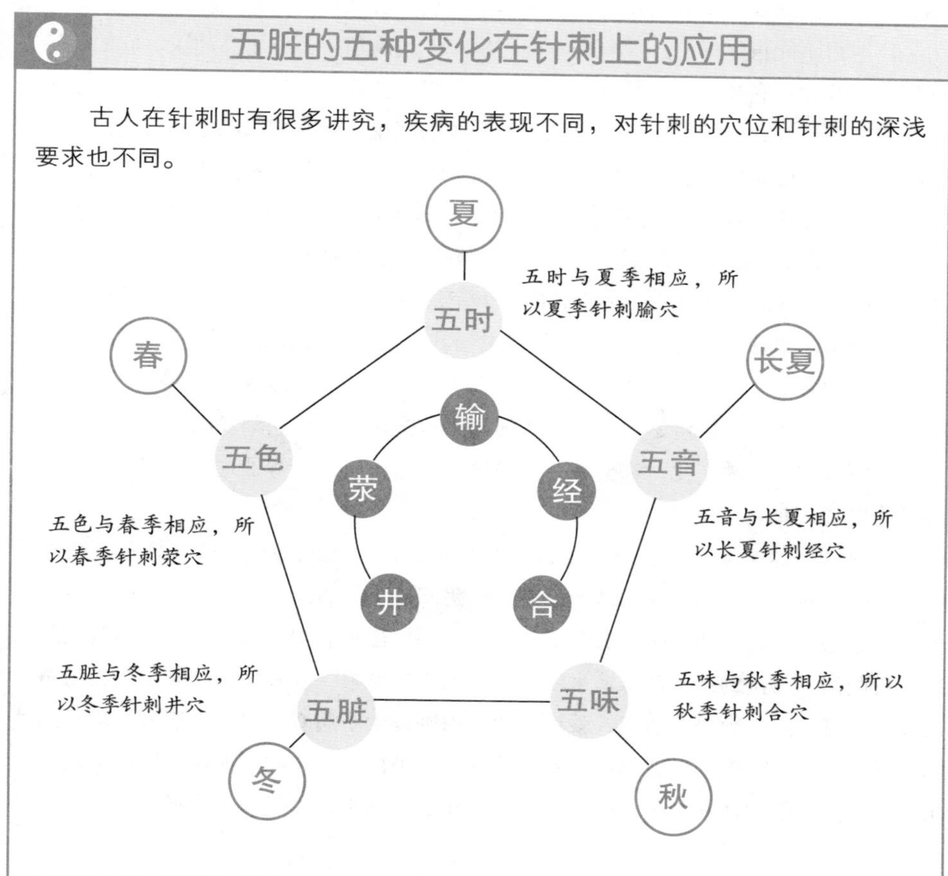

第四十五 外揣

本篇主要从人与天地自然对应的角度来阐述九针的道理。用针如同治国，要注意事物之间的联系，善于从人的外在表现和变化揣测内脏病变。

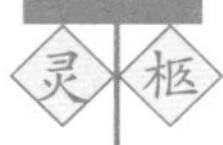

黄帝说：我学习了关于九针的九篇文章，并且又亲身接受、领略了这种充满智慧的理论，比较深刻地理解了其中的含义。九针的理论丰富，从一到九，有一定的规律和次序，然而我还没有掌握它的要领和主要精神。九针的理论，精细得不能再精细了，广博得不能再广博了，深刻得不能再深刻了，高超得不能再高超了。它的理论玄妙无穷，我知道它与自然、社会和四时变化等都有关联，可是我想把这些多如毫毛的论述集中在一起，归纳综合成一个完整的系统的理论，你看可以吗？岐伯说：您对这个问题认识得很清楚了！并非只有九针的道理是这样的，治理一个国家也是如此。

黄帝说：我想听的是关于用针的道理，而不是治国的道理。岐伯说：治国也好，用针也罢，都必须有统一的原则和法度。没有统一的原则和法度，又怎么能把大的、小的、高深的、浅显的事物归纳整理成一个完整的系统呢？

黄帝说：那就请你把有关的问题都讲给我听听吧！岐伯说：任何事物之间，都有着密切的联系。比如日与月，水与镜，鼓与声响。日、月照着物体，马上就会有影子出现；水、镜都可以清楚地反映物体的形象；击鼓时就会立刻发出响声。这些都说明，任何事物的运动变化，都会有一定的表现与之相应，了解了这个道理，那么用针的理论也就掌握了。

黄帝说：这真是个深奥难解的问题呀！上述的道理就像日月的光辉一样明显可见，无法遮蔽，这是因为它的理论没有离开阴阳这一天地间的规律。把临床的各种现象综合起来观察，用切诊来察验脉象的变化，用望诊来获知外部的病象，然后用阴阳来分析归纳，得出的结论就像清水明镜反映的物体形象一样真切。如果一个人的声音沉滞不响亮，面色晦暗不清明，就说明他的内脏发生了病变。这是由于人体阴阳内外相互影响的结果，内部病变能够反映到外部，这种情况就如同用槌击鼓，响声随之发出，也如同人的形体和影子相随而又相似一样。所以掌握了反映于外的各种病象就可

内外相形

人的内脏发生病变，总是在体表有所反映。所以，如果一个人的面色发生变化，他的内脏必定出现了病变；同样，如果通过诊脉诊察到了一个人内脏有了疾病，他的形体必定也会出现异常，它们之间的关系就如同人的形体和影子相随。

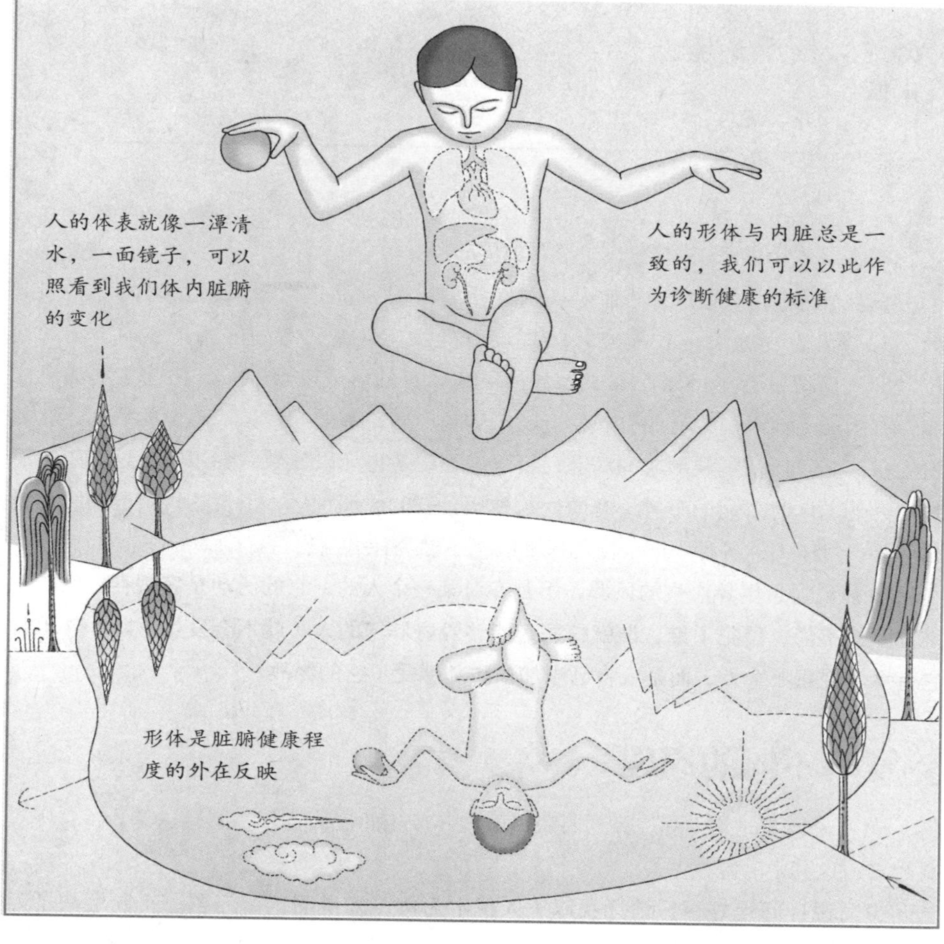

以测知内脏的疾病，察知内脏疾病就可以测知外部的症候。这说的就是阴阳理论运用于诊法的重点，天地自然，都离不开这个规律和范围，请让我把它珍藏在灵兰之室，永不外泄。

第四十六 五变

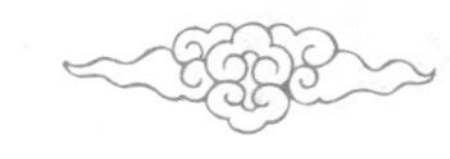

本篇用类比的方式分析了不同的人在同时受邪又同时患病的情况下，表现却不同的原因，介绍了从外在形体诊察疾病的方法和时令对疾病的影响。

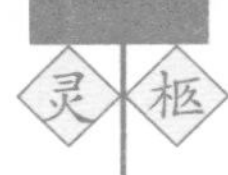

黄帝问少俞：我听说各种疾病刚开始发生时，都是由于风雨寒暑的邪气引起的，邪气沿着皮肤、毛孔而侵入腠理，有的发生转变，有的停留在体内一定的部位，邪气滞留以后，可以发展成为各种疾病，有的形成以水肿、汗出为主症的风水病，有的成为消渴病，有的引起发冷发热类的疾病，有的导致长期不愈的痹病，有的发生积聚病。反常气候形成的病邪，浸淫满溢，多得无以计数，我想听听这其中的道理。另外，同时得病的患者，有的生这种病，有的生那种病，出现这种情况的缘由是自然界引发了人体各种不同性质的风邪吗？不然为什么会有这样的差异呢？

少俞说：自然界产生的风邪，不是专对某一个人的，它的活动是客观存在的，对谁都不偏不倚，侵犯了谁，谁就得病，能够躲避邪气的人，就不会发生危险，并不是它有意要侵犯哪个人，而是人自己未加预防却感受了它的缘故。

发病不同的原理

黄帝说：同时感受邪气又同时患病的，其产生的疾病各不相同，这是为什么呢？我想知道这其中的缘故。

少俞说：问得好啊！请让我以工人伐木为例，来说明这个问题。工匠磨快了刀斧，去砍削木材，树木本身的阴面和阳面，有坚硬和脆薄性质的差别。坚硬的不易砍削，脆薄的松散易裂。如果砍在树木枝杈交节的地方，坚硬的就会使刀斧的刃崩损而出现缺口。同一棵树木的不同部位也有坚硬、脆薄的区别，更何况不同的树木材料，其树皮的厚薄，内含水分的多少，也都不相同。树木中开花长叶较早的，遇到早春的大风和寒霜，就会花凋叶枯；树皮薄而木质松脆的，如果遇到烈日的暴晒或大旱，就会枝条垂落，水分因蒸发过多而树叶萎黄；树皮薄而汁液多的树木，如果长期阴雨连绵，树皮就会溃烂，水湿漉漉；本质刚脆的树木，如果遇到狂风骤起，就会树叶脱落，枝条折断，树干受伤，如果遇到秋季的严霜和疾风，就会树根动摇，树叶零落。这五种情况说明，不同的树木，受外界气候的影响，损伤都会有这么大的区别，更何

肌肉坚实才能抵御风邪

自然环境是一样的，但是有的人容易生病，有的人却不容易生病。关键在于肌肉是否坚实。要想肌肉变得坚实，可以通过体育锻炼来加强。

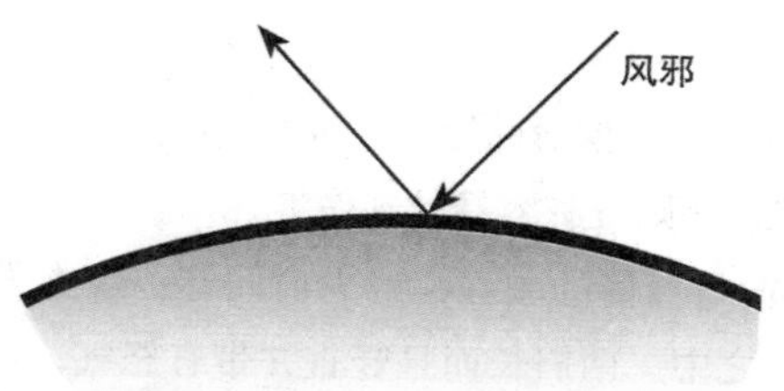

肌肉坚实的人，腠理密闭，即使有风邪也难以入侵他的身体，所以这种人不容易生病

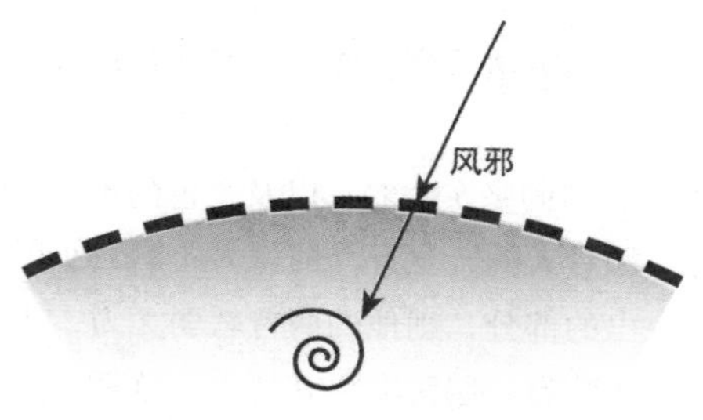

肌肉不坚实的人，腠理疏松，风邪很容易侵袭他的身体，所以这种人很容易生病

况是不同的人呢！

黄帝问：把人和上面所说的树木情况相比，是怎样的呢？少俞回答：树木的损伤，主要是损伤其树枝，如果树枝坚硬刚强，就未必会被伤害。人经常生病也就是因为他的骨节、皮肤、腠理等部位不够坚实，外邪容易侵入并且停留在这些地方，所以人经常会发病。

黄帝问：人经常患风气厥逆而漉漉汗出的疾病，用什么方法察看它呢？少俞回答：肌肉不坚实，腠理疏松，那么就容易患风邪病。

人物介绍

少俞

上古时代传说中的医家，尤精针灸术。据传系俞跗之弟、黄帝之臣。传说他曾与黄帝论述医药。黄帝因与他及岐伯等多名臣子论述医药而著《内经》。

从外在形体诊察疾病

黄帝问：怎样才能看出肌肉不坚实呢？少俞回答：肌肉结集隆起的部位不坚实，皮肤的纹理不明显，即使皮肤纹理清楚却粗糙不致密，腠理也就疏松，这些说的是观察肌肉是否坚实的大致情况。

黄帝问：人经常患消渴病，用什么方法来诊察它呢？少俞回答：五脏都柔弱的人就容易患消渴病。

黄帝问：怎样知道五脏是柔弱的呢？少俞回答：五脏柔弱的人，必定有刚强的性情，而性情刚强的人多半容易发怒，怒则五脏容易受到伤害。

黄帝问：怎样诊候五脏的柔弱与性情的刚强呢？少俞回答：这类人皮肤薄弱，两目转动不灵活且眼睛深陷于目眶之中，两眉长而且竖直并带有怒气，他们的性情刚强，容易发怒，发怒时使气上逆而蓄积在胸中，并使皮肤肌肉充胀，血脉运行不畅，郁积而生热，热则能伤耗津液而使肌肉皮肤瘦薄，所以成为消渴病。这说的是性情刚暴而肌肉脆弱的人的情况。

黄帝问：人体容易患寒热病，用什么方法诊察它呢？少俞回答：骨骼细小、肌肉瘦弱的人，容易经常患寒热病。

黄帝问：怎样诊察骨骼的大小、肌肉的坚实脆弱，以及气色的不一致呢？少俞回答：颧骨，是人体骨骼的根本标志。颧骨大的，全身骨骼就大；颧骨小的，全身骨骼就小。皮肤薄而肌肉瘦弱没有积聚突出的部分，则他的两臂软弱无力，下巴的气色晦浊无神，与天庭部位的色泽不一致，像蒙有一层污垢为其特点，这就是诊察骨、肉、色的方法。然而臂膀瘦薄无力，他的骨髓必不充实，所以经常患寒热病。

黄帝问：怎样诊察人经常患痹病的呢？少俞回答：皮肤纹理粗糙且肌肉不坚实的，就容易患痹病。

黄帝问：痹病发生的上下，有一定的部位吗？少俞回答：要想知道它发病部位的上下，就要察视各个部位的虚弱情况，虚的地方就容易患痹病。

黄帝问：人经常患肠中积聚病，怎样诊察它呢？少俞回答：皮肤瘦薄而不润泽，肌肉不坚实却有滑润感，出现这种现象说明肠胃功能不健全，这样邪气便留滞在身体之中，形成积聚而发作。脾与胃之间，饮食冷热失常，邪气稍有侵袭，就会蓄积停留，从而发生严重的积聚病。

黄帝说：我听了以上疾病的外部表现的情况，并且已经了解了从外部表现诊察疾病的常识，还想听一听时令对疾病影响的情况。少俞回答：首先要确定一整年的气候概况，然后再掌握各个时令的气候。凡在气候对疾病有利之时，其病就会好转；气候

名词解释

消渴证

是中国传统医学的病名，是指以多饮、多尿、多食及消瘦、疲乏、尿甜为主要特征的综合病证。

逐日人神所在不宜针灸歌

人神走注须当记，足大趾兮属初一，
外踝二日股内三，四日在腰五口寄，
六手七日内踝存，八腕九尻腰背十，
十有一日鼻柱间，十二日兮在发际，
十三注于牙齿中，十四常在胃脘聚，
遍身十五十六胸，十有七日气冲集，
十八股内足十九，二十日在内踝觅，
二十一日手小指，廿二外踝神所寓，
肝及足兮二十三，在手阳明廿四日，
二十五日足阳明，廿六在胸廿七膝，
二十八日伏于阴，廿九即在膝胫室，
三十日兮在足趺，人神所在刺灸忌。

对疾病不利之时，疾病就会恶化。有时虽然某一时令的气候变化并不剧烈，但因人体对该年气候不适应，也可以引起发病，这是因为各人的形体素质不同而发生各种疾病的。这些就是五变的一般规律。

第四十七 本脏

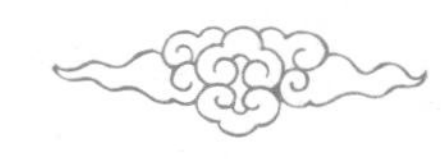

灵枢

本篇首先论述了人的血气精神、经脉、卫气、志意、五脏、六腑的主要生理功能，然后分别论述了五脏的大小、高低、坚脆、正斜对人健康的影响，以及如何从人的外在形体了解五脏的这些情况，最后阐述了脏腑与各组织之间的对应，以及如何从与脏腑对应的体表组织推测脏腑的情况。

黄帝问岐伯：人的血、气、精、神，是用来奉养生命周全以维持正常生理机能的活动的。经脉，可以通行人体气血而运输营养物质到人体的脏腑、组织和器官，濡润筋骨，保持关节活动滑利。卫气，可以温养肌肉，充润皮肤，滋养腠理，掌管汗孔的正常开合。志意，可以统御精神，收摄魂魄，调适寒温和喜怒情志变化。所以血气调和则经脉通行流利，全身各处都在血气循环往复的过程中得到充分的营养，从而筋骨强劲有力，关节滑利自如。卫气调和则肌肉舒缓滑利，皮肤调顺柔润，腠理致密。志意调和则精神集中，思维敏捷，魂魄安定，不会发生懊悔愤怒的情绪变化，五脏就不会遭受到邪气的侵犯。寒温调和则六腑就能运化水谷，经脉运行通畅流利，肢体关节能够保持正常，就不会感受邪气而发生风病、痹病。这些就是人体正常的生理状态。五脏，是用来贮藏精、神、血、气、魂、魄的；六腑，是用来传化水谷之物而使津液运行的。五脏和六腑的功能，都是先天所赋，不论是愚笨的或聪明的，也不论是好人还是坏人，都不会不同。然而有的人却能尽享天寿之年，而没有邪气侵犯所发生的疾病，年纪虽然很大了却不衰老，即使遇到了风雨之邪，严寒酷暑，也不能伤害他的身体；有的人虽然足不出户，也没有受到忧伤、惊恐情志的刺激，却仍免不了生病，这是为什么呢？我想知道这其中的道理。

岐伯回答：您提的这个问题可真难啊！五脏的机能，是与自然界相应，与阴阳相合，与四时相连通，与五个季节的五行变化相适应的。五脏，有大小、高下、坚脆、端正、偏斜的区别；六腑也有大小、长短、厚薄、结直、缓急的不同。这二十五种情况，各有不同的地方，有的善、有的恶，有的吉、有的凶，请让我分别说明它们。

五脏大小、高低等对疾病的影响

心脏小的，则神气安定，外邪不能伤害它，但容易受到忧患等情志变化的伤害；心脏大的，则不能伤其忧患，却容易被外邪所伤。心位偏高，则易使肺气壅满，郁闷易于忘事，难以用言语开导；心位偏低，则脏气涣散于外，容易被寒邪所伤，容易被言语恐吓。心脏坚实的，则功能活动正常，脏气安定固守致密；心脏脆弱的，则经常患消渴、热中之类的病证。心脏端正的，则脏气血脉和利，难以受到邪气的伤害；心脏偏倾不一的，则功能活动失常，神志不定，操守不坚，遇事没有主见。

肺脏小的，则少有饮邪停留，不易患喘息病；肺脏大的，则多有饮邪停留，经常患胸痹、喉痹和气逆等病证。肺位偏高的，则气易上逆而抬肩喘息、咳嗽；肺位偏低的，肺体靠近胃上口，则致肺的气血不通，所以经常胁下作痛。肺脏坚实的，则不易患咳嗽、气逆等病证；肺脏脆弱的，则易伤于热邪而患消渴病。肺脏端正的，则肺气和利宣通，不容易受到邪气的伤害；肺脏偏倾的，则易出现一侧胸痛。

肝脏小的，则脏气安定，没有胁下病痛；肝脏大的，则逼迫胃部与咽部，若压迫食道便会造成胸膈苦闷、胁下作痛。肝位偏高的，则向上支撑膈部，且胁部闷胀，成为息贲病；肝位偏低的，则逼迫胃脘，胁下空虚，容易遭受邪气。肝脏坚实的，则脏气安定，邪气难以伤害；肝脏脆弱的，则经常受伤而易患消渴疾病。肝脏端正的，则脏气调和通利，难受邪气的伤害；肝脏偏倾的，则常胁下疼痛。

脾脏小的，则脏气安定，不容易被邪气损伤；脾脏大的，则胁下空软处经常充塞而疼痛，不能快步行走。脾位偏高的，则胁下空软处牵连季胁疼痛；脾位偏低的，则向下加临于大肠，经常容易遭受邪气。脾脏坚实的，则脏气安定，难以受到伤害；脾脏脆弱的，则经常受伤而患消渴疾病。脾脏端正的，则脏气调和通利，不容易受到邪气的伤害；脾脏偏倾的，则易发生胀满病证。

肾脏小的，则脏气安定，不易被邪气所伤；肾脏大的，则经常患腰痛病，不可以前俯后仰，容易被邪气所伤。肾脏偏高的，则经常脊背疼痛，不可以前俯后仰；肾脏偏低的，则腰部尻部疼痛，同样不可以前俯后仰，且易形成狐疝疾病。肾脏坚实的，则不会发生腰背疼痛的疾患；肾脏脆弱的，则经常容易受伤害而患消渴病。肾脏端正的，则脏气调和通利，难以受到邪气的伤害；肾脏偏倾的，则经常腰部尻部疼痛。以上是人体经常发生的二十五种病变。

从形体看五脏

黄帝问：怎样了解五脏的大小、坚脆等情况呢？

岐伯说：皮肤色红，纹理致密的人，心脏小；纹理粗糙的人，心脏大。胸骨剑突不明显的人，心位偏高；胸骨剑突短小而高突如鸡胸的人，心位偏低。胸骨剑突稍长的人，心脏坚实；胸骨剑突软小薄弱的人，心脏脆弱。胸骨剑突直向下方而没有突起的人，心位端正；胸骨剑突歪斜的人，心位偏倾不正。

皮肤色白，纹理致密的人，肺脏小；纹理粗糙的人，肺脏大。两肩高起，胸膺突出而咽喉下陷的人，肺位偏高；两腋之间窄紧，胸廓上部敛缩，胁部开张的人，肺位偏低。肩部发育匀称，背部肌肉厚实的人，肺脏坚实；肩背部瘦薄的人，肺脏脆弱。胸背肌肉厚实匀称的人，肺位端正；肋骨歪斜两侧疏密不匀称的人，肺位偏倾不正。

皮肤色青，纹理致密的人，肝脏小；纹理粗糙的人，肝脏大。胸部宽阔，肋骨高

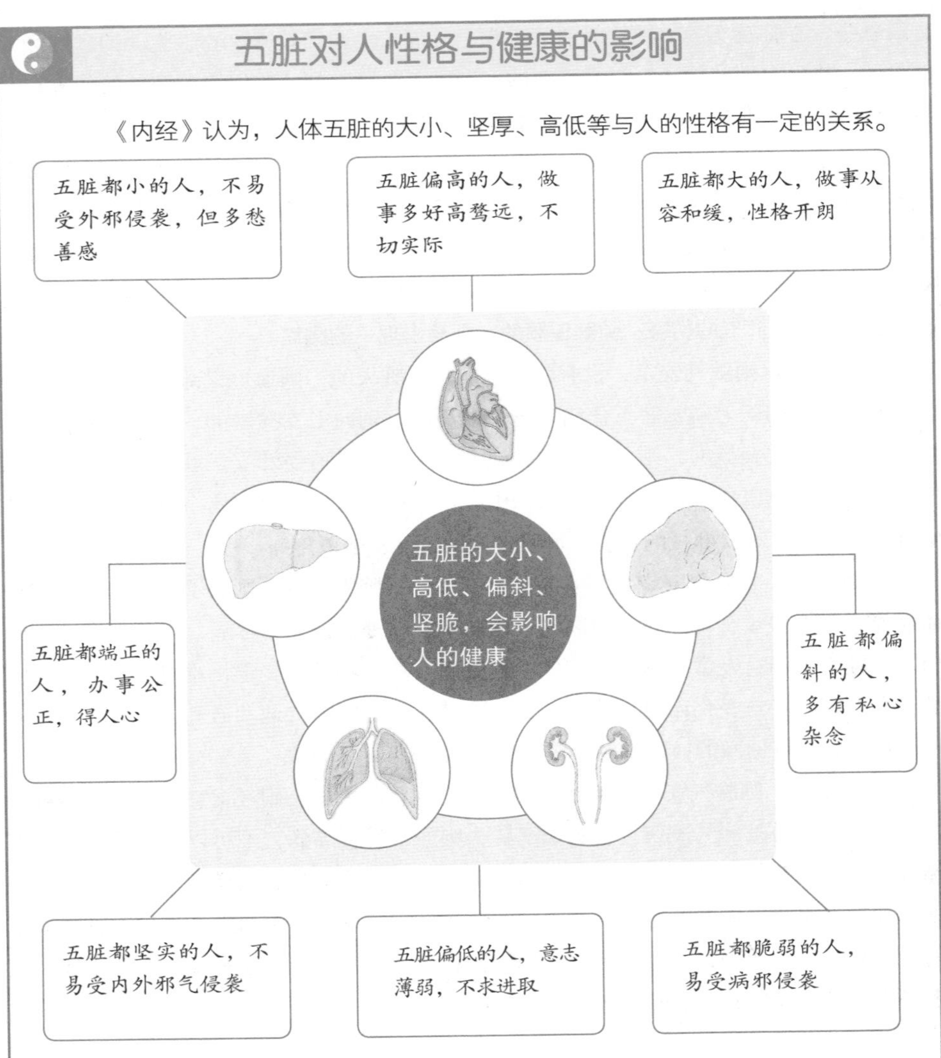

张突起的人，肝位偏高；胁骨低合内收的人，肝位偏低。胸胁发育匀称的人，肝脏坚实；胁骨软弱的人，肝脏脆弱。胸部腹部发育良好而匀称的人，肝脏端正；胁骨一侧突起的人，肝脏偏斜不一。

皮肤色黄，纹理致密的人，脾脏小；纹理粗糙的人，脾脏大。口唇翘起而外翻的人，脾位偏高；口唇低垂弛缓的人，脾位偏低。口唇坚实的人，脾脏坚实；口唇大而松弛不坚的人，脾脏脆弱。口唇发育完好而上下端正匀称的人，脾脏位置端正；口唇不正而一侧偏高的人，脾脏倾斜不一。

皮肤色黑，纹理致密的人，肾脏小；纹理粗糙的人，肾脏大。耳朵偏高的人，肾位偏高；耳朵向后方陷下的人，肾位偏低。耳朵坚挺厚实的人，肾脏坚实；耳朵瘦薄不坚实的人，肾脏脆弱。耳朵发育完好，端正匀称，前方位置贴近颊车穴的人，肾脏端正；耳朵高低不一的人，肾脏偏斜。以上各种情况，若能够注意调摄，就可保持正常的功能，人体就安然无恙，但如果五脏受到损害就会产生各种疾病。

黄帝说：讲得好！然而这不是我所要问的问题。我想知道的是，有的人从来不生病，享尽了天寿之年，虽然有过忧愁、恐惧、惊吓等强烈的情志刺激，但还是不能够伤害到他，严寒酷热的外邪，也不能够伤害他；有的人足不出户，也没有惊恐等情志刺激，然而却免不了生病。这是为什么呢？

岐伯说：人体的五脏六腑，是邪气侵袭的地方，对于脏腑来说，心、肝、脾、肺、肾五脏属阴，主里；胆、胃、大肠、小肠、三焦、膀胱六腑属阳，主表，通过经络联系，构成心与小肠、肝与胆、脾与胃、肺与大肠、肾与膀胱的表里配合关系。让我讲一讲这其中的道理吧。五脏都小的人，很少受外邪侵袭而发生疾病，但经常心焦思虑，多愁善感；五脏都大的人，做事从容和缓，精神开阔，难以使他忧愁。五脏位置偏高的人，处事多好高骛远，空想自大，不切实际；五脏位置偏低的人，意志薄弱，甘居人下，不求进取。五脏都坚实的人，不易受内外邪气侵犯，所以不会发生疾病；五脏都脆弱的人，易受病邪侵袭，所以总是发生疾病。五脏位置都端正的人，性情和顺，为人公正，办事易得人心；五脏位置都偏斜的人，多有私心杂念，贪心好盗，不能与人和平相处，言语反复无常。

脏腑与各组织之间的对应

黄帝说：我想知道六腑与其他部位的相应关系。岐伯回答：肺脏与大肠相合，大肠与皮毛相应；心脏与小肠相合，小肠与脉相应；肝脏与胆腑相合，胆腑与筋相应；脾脏与胃腑相合，胃腑与肌肉相应；肾脏与三焦、膀胱相合，三焦、膀胱与腠理毫毛相应。

黄帝问：脏腑与各组织之间如何相应呢？岐伯说：肺脏与皮毛相应，又与大肠相合。皮肤厚的人，大肠就厚；皮肤薄的人，大肠就薄；皮肤弛缓，肚腹胀大的人，大肠松弛而且长；皮肤绷紧的人，大肠也紧而短；皮肤滑润的人，大肠就通顺；皮肤干燥脱屑，与肌肉不相附的人，大肠多结涩不畅。心脏与脉相应，又与小肠相合。皮肤厚的人，脉体厚，脉体厚的，小肠就厚；皮肤薄的人，脉体薄，脉体薄的，小肠就薄；皮肤松弛的人，脉体弛缓，脉体弛缓的，小肠就粗大而长；皮肤薄而脉虚小的人，小肠就小而短；三阳经脉的部位多见弯弯曲曲的人，小肠就结涩不畅。

脾脏与肌肉相应，又与胃腑相合。肌肉聚处坚实而壮大的人，则胃腑厚实；肌肉聚处细薄的人，则胃腑瘦薄。肌肉聚处细小薄弱的人，则胃腑不坚实；肌肉瘦薄与身体不相称的人，则胃体下垂，胃体下垂，则胃下口约束不利。肌肉聚处不坚实的人，则胃体弛缓；肌肉聚处没有小颗粒状物累累相连的人，则胃气急迫；肌肉聚处多有小颗粒状物累累相连的人，胃气结涩，胃气结涩，则胃上口约束不利。

肝脏与指爪相应，又与胆腑相合。指爪厚实而色黄的人，则胆腑厚实；指爪薄弱而色红的人，则胆腑薄弱。指爪坚硬而色青的人，则胆气急迫；指爪濡软而色赤的人，则胆气弛缓。指爪直正而色白无纹理的人，则胆气舒畅和顺；指爪异常而色黑多

脏腑的表里关系

对于脏腑来说，心、肝、脾、肺、肾五脏属阴，主里；胆、胃、大肠、小肠、三焦、膀胱六腑属阳，主表，通过经络联系，构成心与小肠、肝与胆、脾与胃、肺与大肠、肾与膀胱的表里配合关系。

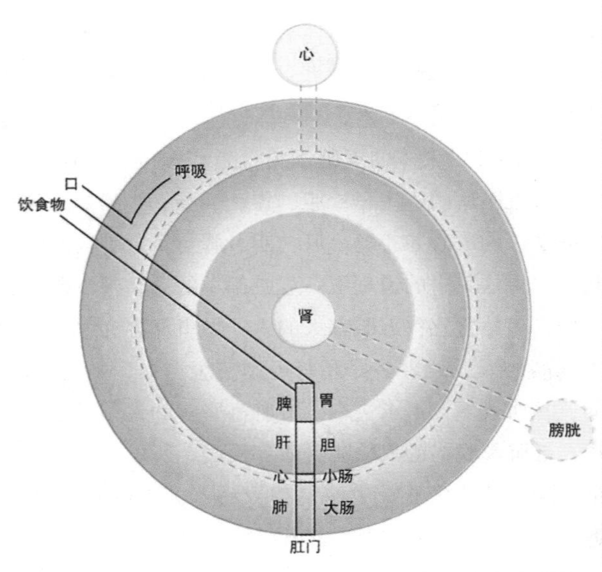

纹理的人，则胆气郁结不畅。

肾脏与骨骼相应，又与膀胱、三焦相合。皮肤纹理致密而厚实的人，则三焦与膀胱也厚实；皮肤纹理粗糙而瘦薄的人，则三焦与膀胱也瘦薄。皮肤纹理疏松的人，则三焦与膀胱弛缓；皮肤紧敛而没有毫毛的人，则三焦与膀胱也紧敛。毫毛润泽而粗的人，三焦与膀胱通畅；毫毛稀疏的人，则三焦与膀胱之气就郁结不畅。

黄帝说：脏腑的厚薄、好坏都有一定的表现，我想知道它们所产生的病变是怎样的。岐伯回答：脏腑与体表组织是内外相应的，观察外在的体表组织就可以知道它们内部脏腑的变化情况，从而也就可以知道内脏所产生的病变了。

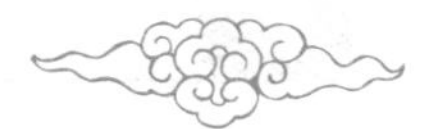

第四十八 禁服

本篇是黄帝向雷公传授关于九针的医学知识，包括针刺治病的道理、寸口脉和人迎脉所主的病变与病变所在位置的判断、治疗方法选择的原则。

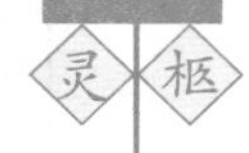

雷公向黄帝说：自从我接受了您所传授的《九针》六十篇以后，每天从早到晚都在勤恳地学习，现在竹简的皮条都断了，上面已经有了尘垢，我仍然不断地阅读和背诵。尽管如此，还是不能完全明白其中的含义。灵枢《外揣》篇说的“浑束为一”即把复杂的内容归纳总结起来，不知这句话是什么道理。既然说《九针》的道理，大到不能再大，精细到不可再细，它的巨细、高深已经达到了极点，怎样将如此博大精深的内容归纳总结起来呢？况且人的聪明才智有高有低，有的智慧过人，思虑周密，有的见识浅薄，不能领会它的高深道理。如果不能像我一样刻苦努力地学习，我担心长此以往，这一学术内容就会流散失传，子孙后代就不能继承下来，因此我想向您请教如何把它概括起来呢。

黄帝道：你问得很好！这是先师再三告诫、禁止轻易传授给人的重要内容，必须经过割臂歃血的盟誓，才可以传授。你要想得到它，何不至诚地斋戒呢？雷公恭敬地行礼说：请让我按照您的说法去做。

于是雷公很虔诚地斋戒独宿三天，然后对黄帝说：在今天正午的时候，我愿意接受盟约传授医方。黄帝同意了，于是与雷公一起进入斋室，举行割臂歃血的宣誓仪式。黄帝亲自祝告：今天正午，通过歃血仪式传授医方，如果谁违背了今天的誓言，必定遭受殃祸。雷公再次行礼说：我接受盟戒。

黄帝于是用左手握着雷公的手，右手将书传授给雷公，并说：一定要谨慎再谨慎啊！我给你讲讲它的道理。

针刺治病的道理

一般针刺治病的道理，首先要熟悉经脉，掌握经脉运行的走向，知道它的长短和每经气血多少的差异。病在内的可以针刺五脏所属的经脉，病在外的可以针刺六腑所属的经脉，同时要审察卫气的变化，作为治疗各种疾病的根本，以适当的方法调治疾病的虚实，若治疗得宜，则疾病就可以得到控制。病在血络的，用刺络法泻其血络，

上工和中工的区别

医技有高低之分，医术高的能从整体来辨证治病，病治好了身体就好了；医术一般的，哪里有病就治哪里，总是治好了一处疾病，身体另一处又有了病变。

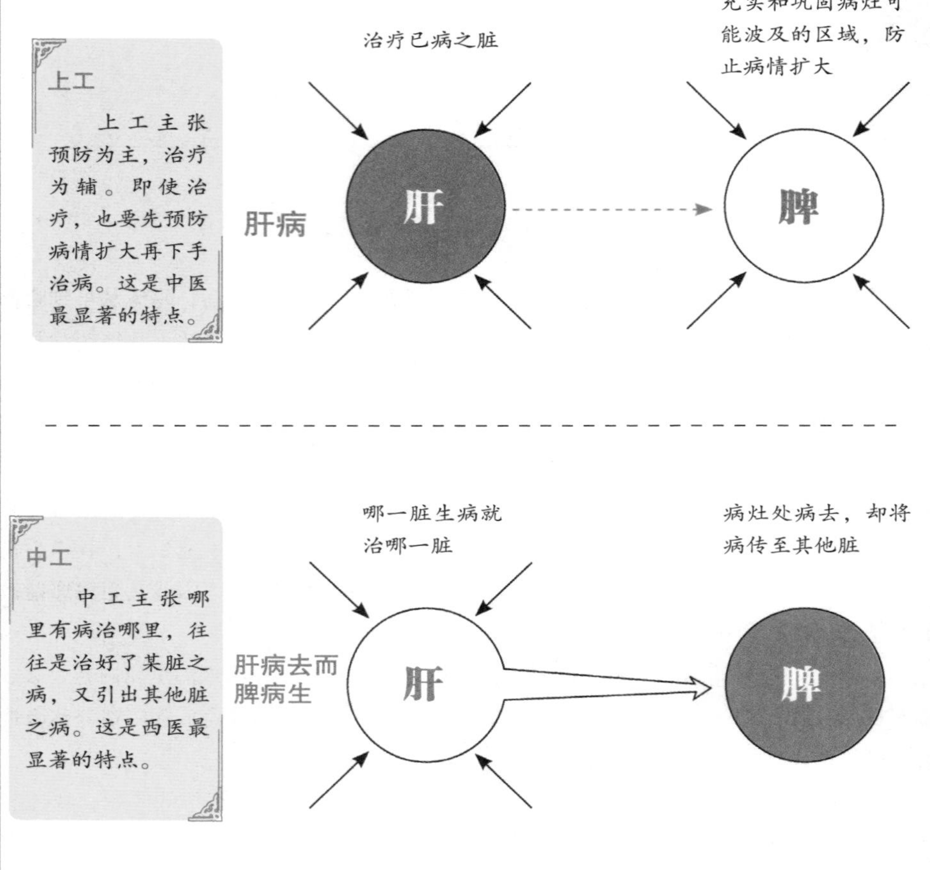

使邪气尽去，疾病就会消除。

雷公说：你说的这些我明白，但我还没能够掌握其要领和方法。黄帝说：归纳医学理论的方法，就像将一个袋子的口扎住一样，如果袋子满了而不扎住袋口，则袋子里的东西就会漏掉。医学理论学习后不会加以归纳总结，是不能掌握它的神妙之处而运用自如的。

雷公说：那些甘愿做下等人的人，没有等到学满医学知识就加以归纳，又会怎么样呢？黄帝说：未学满知识就知道进行归纳总结的，这样的人只能做一个普通的医生，而不可能成为天下人的导师。

寸口脉、人迎脉所主与病变所在

雷公说：我想听一听作为普通的医生所应该知道的理论。

黄帝说：寸口脉主候在内的五脏的变化，人迎脉主候在外的六腑的变化，寸口脉和人迎脉彼此呼应、共同往来不息，它们的搏动力量应该是大小相等的。但春夏之季阳气偏盛，人迎脉稍微盛大一些，秋冬之季阴气偏盛，寸口脉稍微盛大一些，这就是健康无病的人的表现。

人迎脉比寸口脉大一倍的，是病在足少阳经，大一倍而躁动不匀的，是病在手少阳经；人迎脉比寸口脉大两倍的，是病在足太阳经，大两倍而躁动不匀的，是病在手太阳经；人迎脉比寸口脉大三倍的，是病在足阳明经，大三倍而躁动不匀的，是病在手阳明经。人迎脉盛大，阳气内盛则为热；脉虚小，阳气内虚则为寒。脉紧的为痛痹，脉代的是血色不调，则有忽痛忽止、时轻时重的病证。治疗时，脉盛的用泻法，脉虚的用补法，脉紧而酸痛的则针刺分肉之间的穴位，脉代的刺血络放血并配合药物调治。脉陷下不起的，有寒滞，用灸法治疗。脉不盛不虚的，根据发病的经脉，相应治疗，这叫作“经刺”。人迎脉比寸口脉大四倍，大而且数，阳脉甚盛，名叫“溢阳”，溢阳是阳气被阴气格拒于外的现象，属于不可以治疗的死证。总之，必须审察疾病的全过程，辨明疾病的寒热属性，以验明其脏腑的病变而进行治疗。

寸口脉比人迎脉大一倍的，是病在足厥阴经，大一倍而躁动不匀的，是病在手厥阴经。寸口脉比人迎脉大两倍的，是病在足少阴经，大两倍而躁动不匀的，是病在手少阴经。寸口脉比人迎脉大三倍的，是病在足太阴经，大三倍而躁动不匀的，是病在手太阴经。寸口脉主阴，盛大的，是阴气过盛，可出现胀满、寒滞中焦和饮食不化等证。寸口脉虚弱的，是阴虚，阴虚则阳气来乘，可出现热盛中焦、大便稀烂、少气和尿色变黄等症。脉紧的出现痛痹，脉代的时痛时止，病时轻时重。寸口脉盛大用泻法，脉虚的用补法，脉紧的先针刺而后用灸法，脉代的刺血络放血，而后用药物调治。脉虚陷不起的，脉中有瘀血，这是因为寒气入内，血因寒而滞，所以应当施用灸法治疗。不盛不虚本经自病的，根据发病的经脉，相应治疗。寸口脉比人迎脉大四倍，叫作“内关”，内关是阴气被阳气关闭在内，内关的脉象是大而且数，属不易治疗的死证。总之，治疗时必须审视察看致病的本末及其寒热的不同，用以验明脏腑的病变。

必须明白经脉的运行和输注的道理，才能进一步传授治疗疾病的大法。大法的原则是：脉盛的用泻法，脉虚的用补法，脉紧的采用灸、刺、服药三者并行运用的方法，脉虚陷不起的用灸法，脉不盛不虚的，根据发病的经脉，相应治疗。所谓“经治”，就是或服药，或灸刺，随其经脉所宜而选用施治方法。脉急的是邪盛，可兼用导引法。脉大而弱的属于阴不足，宜安静调养，不要勉强用力和烦劳过度。

各种灸具

针灸是我国古代治疗疾病最常用的方法，针灸是针法和灸法的合称。针法是把针具按一定穴位刺入患者体内，用捻、提等手法来治疗疾病。灸法是把燃烧着的艾绒按一定穴位熏灼皮肤，利用热的刺激来治疗疾病。图中所示为各种灸疗器具。

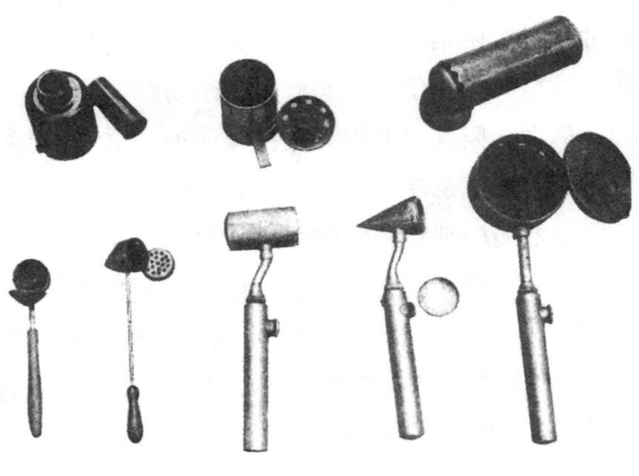

第四十九 五色

灵枢

本篇主要论述五官的表现与所对应的部位、五色所主的病证，阐述了如何通过脉象和色泽的变化判断疾病是加重还是减轻，如何从面色判断疾病是风病还是痹病，分析了异常死亡的原因、面色变化与患者大概死亡时间的预知。

面色与疾病

雷公向黄帝说：五色的变化是否利用五行相生的关系，把五行与五脏配合，从而产生了五脏的子母关系（如图所示）。五脏的子母关系在治疗上的应用就是补母泻子，即子脏虚补母脏，母脏实泻子脏。在疾病的诊断上就是，观察面色的变化，如果相应部位有子母承袭之色，即使病很重也不会致人死亡，反之则病很危险。五色的变化是否独决于明堂的部位？我不了解这其中的道理。黄帝说：明堂就是鼻，阙是两眉中间的部位，庭是前额部，蕃是两颊的外侧，蔽是耳门前的部位。这些部位之间要端正、丰满、宽大，在十步以外都能明朗、清楚地看到，这样的人，他的寿命必定能达到一百岁。

雷公问：怎样辨别五官的表象？黄帝说：鼻骨高且隆起，平正且端直，五脏相应的部位依次分布在面部的中央，六腑相应的部位列于五脏部位的两旁，头面的情况在两眉之间和前额表现出来，心的情况在两目间下极的部位表现出来。如果胸腔中五脏和平且安居，五色正常相见，病色不表现出来，鼻部色泽就滋润、光泽、清明。五官之色有什么不能辨别的呢？

雷公说：五色在面部各有一定的表现部位。如果在相应的部位上有变化，那么可能就要生病了。如果在相应部位上表现有乘袭之色，就说明疾病虽然严重，但是没有死亡的危险。

雷公问：您能给我讲讲不从观察五官诊断疾病的情况吗？五色所主的是什么病症？黄帝说：青色和黑色主痛，黄色和红色主热，白色主寒，这就是五官所主。

疾病轻重的判断

雷公问：怎样判断疾病的加重和减轻？黄帝说：应该采用色脉结合，作表里内外的全面观察。切按患者的寸口脉，脉象出现滑、小、紧而沉者，是阴邪侵入五脏，疾病

五脏的子母关系

利用五行相生的关系，把五行与五脏配合，从而产生了五脏的子母关系（如图所示）：

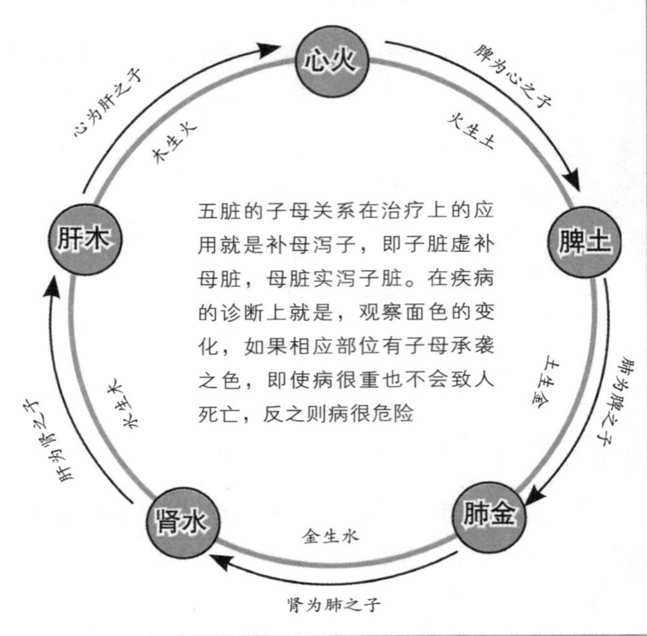

逐渐加重。如果人迎脉出现大、紧而浮者，是阳邪侵入六腑，疾病逐渐加重；寸脉浮滑，五脏内的阴邪逐渐消退，是疾病一天一天在减轻；如果人迎脉沉而滑的，六腑阳邪逐渐减退，疾病也在一天一天地好转。寸口脉滑而沉的，是阴邪渐盛，疾病加重，其病发于脏；如果人迎脉滑盛而浮的，是阳邪逐渐旺盛，主病势渐进，病发于腑。如果寸口脉象与人迎脉象浮沉大小不一样，这与春夏人迎脉微大、秋冬寸口脉微大的正常生理相悖，所以疾病很难治愈。病在五脏，如果脉见沉而大的，为阴气充足，疾病容易治好；如见小脉，这是阴气不足，疾病很难治愈。病在六腑，如果脉见浮而大，是正气充足，疾病容易治愈；若见小脉，是正气虚且不能抗邪，疾病就很难治愈。人迎主表，脉盛而紧者，主伤于寒邪，是外感病。寸口主里，脉盛而紧者，主伤于饮食不节，是内伤病。

雷公问：怎样从色泽的变化来判断疾病的轻重？黄帝说：如果色的表现含蓄而略显明润是疾病较轻，晦滞是疾病较重。色上行是浊气方升，病气较盛，色日增是疾病加重。色下行是浊气渐退，病气渐衰如乌云消散，天空晴朗，是疾病马上要治愈了。五色在面部的表现，与脏腑所主的相应的部位有关。鼻两侧是外部，属于六腑，鼻中央是内部，属于五脏。病色从外部发展到内部的，是病邪从表入里。病色从内部发展到外部的，是病邪从里出表。脏是阴，腑是阳，疾病生于五脏的，应先治脏，后治腑，如果先后颠倒，是舍本而治末，病情一定会加重。疾病生于六腑的，应先治表，后治里，内外表里颠倒而误治，也会引邪深入，使病情加重。如果脉象滑大或更容易出现长脉，这是阳脉，表明阳邪太盛，侵犯人体，致使人目有妄见，神志反常，这是因为邪入于阳，则阳邪盛。阴不胜阳而出现的病变，使用恰当的方法治疗，例如泻阳补阴，使阴阳协调，疾病就能好转。

雷公问：听说生百病的原因，多从受风开始；厥痹病变，都是由寒湿之邪引起的，那么从面色上应该怎么辨别？黄帝说：通常情况下，观察两眉之间的气色变化就能判断出来。风病的表现是气色浮薄且光泽，痹病的表现是气色沉浊且晦暗，如果地阁部位的颜色沉浊、晦暗，这是厥逆病。以上就是根据面色的不同来判断疾病的一般规律。

雷公问：人没有病象却突然死亡，这是什么原因？黄帝说：这是因为人的元气大虚，大邪之气入侵脏腑，元气衰败而引起的没病却突然死亡。**雷公问：病稍愈而突然死亡的，怎么知道？**黄帝说：如果两颧发现赤色且大如拇指的，是疾病虽然暂时好转，但是仍然会突然死亡。天庭部位出现黑色，大如拇指一样，为肾绝，虽然外无显著的病象，也会突然死亡。

面色变化与患者死亡时间的预知

雷公说：讲得好！死亡的大概时间能预先知道吗？黄帝说：观察面部气色的变化，就可以判断出死亡的大概时间。**雷公说：好啊！我愿意听您全面地讲一遍。**黄帝说：脏腑肢节与面部各位置的关系是：天庭对应头面；眉心之上对应咽喉；眉心对应肺脏；两眉之间对应心脏；由此直下的鼻柱部位对应肝脏；鼻柱左边对应胆；鼻头对应脾脏；鼻翼两旁对应胃；面部中央位置对应大肠，面部大肠所主部位的外侧对应肾脏；肾与脐相对，因此肾所属颊部的下方对应脐；鼻头上方的两侧，两颧以内的部位对应小肠；鼻头以下的人中穴处对应膀胱和胞宫；颧骨处对应肩；颧骨的后方对应臂；臂下部对应手；内眼角以上的部位对应胸与乳房；颊的外部上方对应背；沿颊车以下对应股；两牙床的中央对应膝；膝以下的部位对应小腿；小腿所主部位以下对应足；口角大纹处对应股的内侧；颊下曲骨的部位对应膝盖。这些是五脏六腑肢体分布在面的部位。五色主病也是各有一定对应部位的。脏腑肢节在颜面的分属部位已经决定了，阴阳也就明确了。治疗时，阴衰而致阳盛的，应该补阴以配阳；阳衰而致阴盛的，应该助阳以和阴。只要明确部位和五色的关系、阴阳盛衰，就能恰当地进行辨证治疗。左右者，阴阳之道路，阴气右行，阳气左行。能辨别左右，就能知道阴阳运动的规律。男女病色的转移，位置是有所不同的。男子左为逆，右为从；女子右为逆，左为从。这是由于男子属阳，女子属阴，男女阳阴不同的缘故。能掌握阴阳的演变规律并根据所属部位去审察面色的润泽和晦暗，诊察出疾病的善恶逆从，这才是一个高明的医生。

面色沉滞晦暗的，是在里在脏的病；浮露而鲜明的，是在表在腑的病。色黄赤主风；色青黑主痛；色白主寒证；色黄，局部软如膏，皮肤润泽的，是痈脓已成的表现；赤色深的是有血肿；疼痛剧烈的主要是筋脉发生挛急；寒伤皮肤，寒邪较甚的会使皮肤麻痹无感觉。五色在面上各有一定的表现部位，可以从色的浮沉中，来诊察出病邪的浅深：色浅的病轻，色深的病重。通过对病色的润泽与晦暗的观察，可以判断疾病的预后

风是百病之始

风、寒、暑、湿、燥、火是自然界中六种致病因素，被称为“六淫”。而六淫中，风是百病之始。寒、暑、湿、燥、火诸邪常常依附于风侵犯人体，所以说，“风是百病之始”。

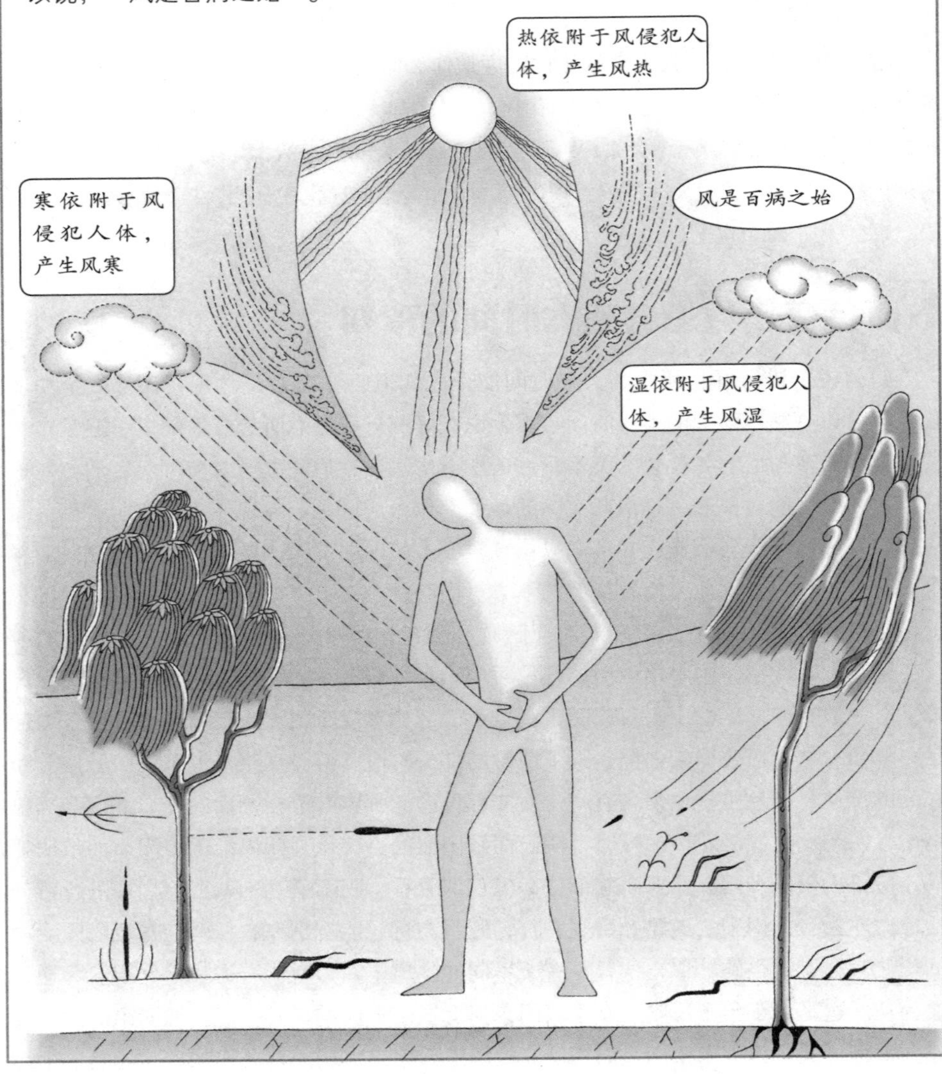

的吉凶。色润泽的预后好，色晦暗的预后差。通过对病色的消散与聚结的观察，可以知道病程的长短。色散漫的病程短，是刚刚生病；色聚结的病程长，是生病很久了。通过观察病色出现在上下脏腑肢节的部位，就能知道病在哪里。医生聚精会神地望色辨证，就能正确地分析和判断已往疾病情况和当前疾病的发展变化。所以，对于气色的变化，如果不作精微细致的观察，就判断不出疾病的是非。必须专心致志地分析研究，才能知道新病、旧病之间的关系以及发展变化的规律。面色显现不出应有的明亮，而沉滞、晦暗的，主病重。面色不明亮、不润泽的，只要没有晦暗的现象，其病就不会趋向严重。色散而不聚的，那么其病势也将分散，即使有疼痛症状，也仅仅是由气滞不通所引起的，而不是积聚的疾病。

肾邪侵犯心脏是因为心先病，心虚，因此肾邪乘虚而入，这时肾主黑色就会出现在心所属的部位上。病色的出现，如果不是某一部位上应见的本色，都可以依此类推。例如，男子病色出现在鼻头上的，主小腹痛，向下牵引到睾丸也会痛。如果病色出现在人中沟上，主阴茎痛；病色出现在人中沟上半部的主茎根痛；出现在下半部的主茎头痛。这些都属于狐疝和阴囊肿大之类的疾病。女子病色出现在鼻头上的，主膀胱和胞宫的病，如果色散不聚是无形之气，色聚而不散的，是有形之血凝，是积聚病，且积聚或方或圆，或左或右，都和病色的形态相似。如果病色一直下行到唇部，表明有白淫、带下污浊病。唇色润泽如膏状，多因暴饮暴食、饮食不洁所致。

色的表现和病的部位相一致，色现于左的病在左，色现于右的病在右。色斜，或聚或散而不端正的，就像面色所指，可以知道病变所在。以上所说的色，就是青、黑、赤、白、黄五种颜色，都应端正盈满地表现在所出现的部位上。如赤色不是出现在心的部位，而是出现在鼻准的部位，又大如榆荚，这是女子经闭的征象。如病色的尖端向上的，这是头面部的正气空虚，病邪有乘机向上发展的势头；病色尖端向下的，病邪有向下的趋势；在左在右都与这一辨认方法相同。以五色与五脏相应的关系来说，就是青为肝色，赤为心色，白为肺色，黄为脾色，黑为肾色。肝合于筋，心合于脉，肺合于皮，脾合于肉，肾合于骨。依据这种内外相应的关系，就能诊察出疾病所在的内脏和组织。

鼻穴与身体的对应

诊断疾病时，观察鼻部周围颜色的变化是其中的重要一环，要想诊断准确，首先必须明确鼻部不同穴位与身体的对应关系。图中左侧穴位与右侧相同。

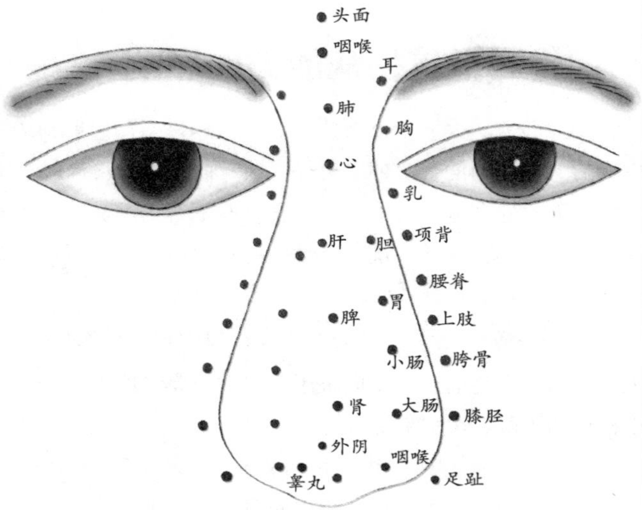

第五十 论勇

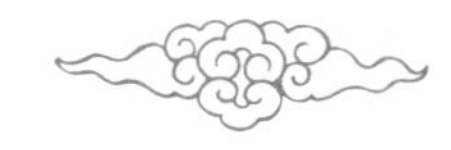

灵枢

本篇主要是黄帝向少俞请教人的勇敢和怯懦在诊断和治疗上的应用，分析了人的勇怯对抵抗疾病能力的影响，阐述了勇敢之人和怯懦之人的表现、形成原因，分析了怯懦之人在酒后也会变得勇敢的原因。

黄帝问少俞：假使有人在这里一同行走，一同站立，他们的年龄大小一致，穿的衣服厚薄也相等，突然遭遇狂风暴雨，有的生病，有的不生病，或都生病，或都不生病，这是什么缘故？**少俞说：您想先了解哪一个？**黄帝说：这其中的道理我都想听一听。**少俞说：春季是温风，夏季是热风，秋季是凉风，冬季是寒风。四季风的性质不同，影响到人体发病的情况也不同。**

黄帝问：四季的风，怎样使人发病？**少俞说：色黄、皮薄、肌肉柔弱，是脾气不足，不能抗拒秋天的虚邪贼风；色赤、皮薄、肌肉柔弱，是心气不足，不能抗拒冬天的虚邪贼风。**黄帝问：色黑的人就不生病？**少俞说：色黑、皮肤宽厚、肌肉致密且坚实，就不会被四季虚邪贼风所伤。如果皮肤薄弱、肉不坚实，又不是始终如一的黑色，到了长夏季节时遇到虚邪贼风就会生病。如果色黑、皮肤宽厚、肌肉坚实，虽然遇到长夏季节的虚邪之风，因为抵抗力强，也不会生病。这样的人必须是外伤于虚风，内伤于饮食生冷，内外俱伤，才会生病。**黄帝说：讲得很好。

性格对抵抗疾病能力的影响

黄帝说：人是否能忍受疼痛，不能以性格的勇敢和怯懦来区分。勇敢而不能忍受疼痛的人，遇到危难时可以勇往直前，而当遇到疼痛时，则退缩不前；怯懦而能忍受疼痛的人，遇到危难时会恐慌不安，但是遇到疼痛，却能忍耐而不动摇。勇敢而又能忍受疼痛的人，遇到危难不恐惧，遇到疼痛也能忍耐；怯懦而又不能耐受疼痛的人，见到危难、疼痛，就会吓得头晕眼花，颜面变色，两眼不敢正视，话也不敢说，心惊气乱，死去活来。我看到这些情况，却不知是什么原因，想了解其中的道理。**少俞说：能否忍受疼痛，主要取决于皮肤的薄厚，肌肉坚实、脆弱及松紧的不同，是不能以性格的勇敢、怯懦来说明的。**

黄帝说：我想听你讲一讲有关勇敢与怯懦的缘由。少俞说：勇敢的人，目光深邃、坚定，眉毛宽大、长直，皮肤肌腠的纹理是横的，心脏端正，肝脏坚厚，胆汁盛

勇敢的人和怯懦的人

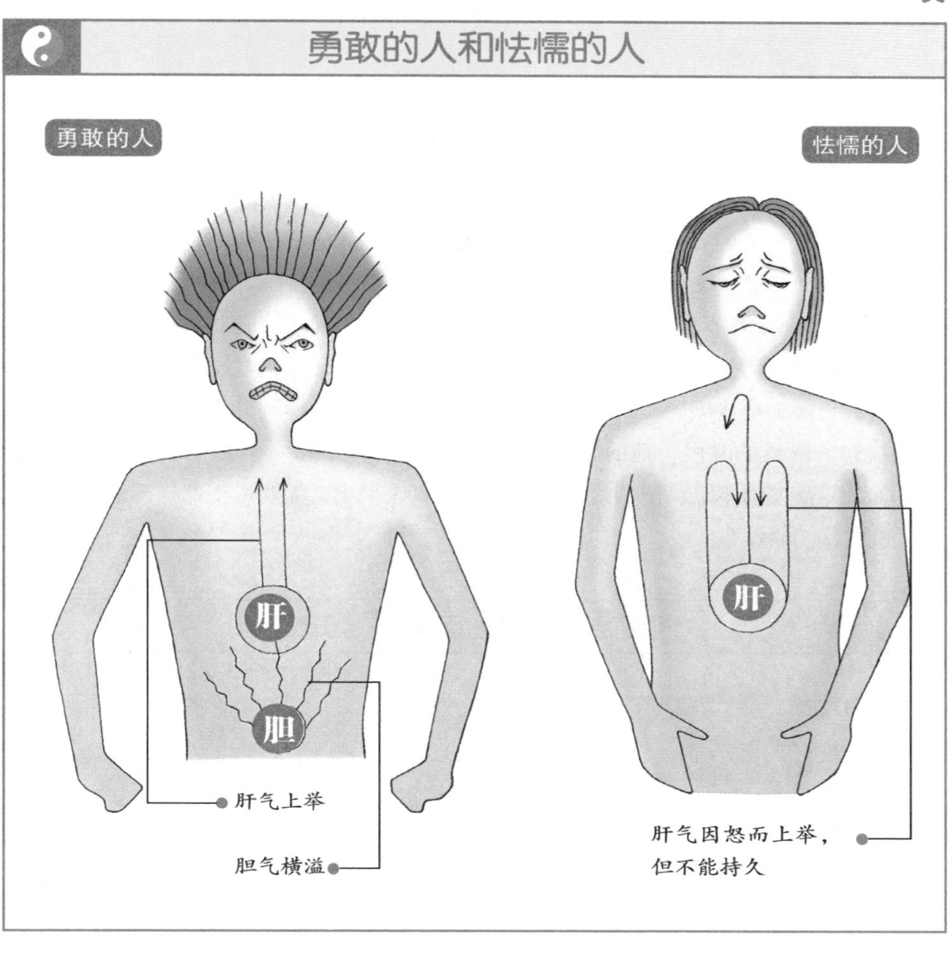

部位	勇敢的人	怯懦的人
目光	深邃、坚定	目光无神
皮肤	肌腠纹理是横的	肌腠纹理是纵的
五脏	心脏端正，肝脏坚厚，胆汁盛满	胸骨剑突短而小，肝系松缓，胆汁不充，肠胃纵缓，胁下空虚
发怒时	胸廓张大，肝气上举，胆气横溢，目光逼射，毛发竖起，面色铁青	肝肺虽因怒而上举，但不能持久
代表人物	张飞	蒋干

满，发怒时，气壮盛，胸廓张大，肝气上举，胆气横溢，眼睛瞪大，目光逼射，毛发竖起，面色铁青，决定勇士性格的基本因素就是这些。

黄帝问：那么怯懦性格的产生是什么缘由？**少俞说：怯懦的人，目虽大但不深固，神气散乱，气血不协调，皮肤肌腠的纹理是纵不是横，肌肉松弛，胸骨剑突短而小，肝系松缓，胆汁也不充盈，胆囊松弛，肠胃纵缓，胁下空虚，肝气不能充满，虽然大怒，怒气也不能充满胸中，肝肺虽因怒而上举，但坚持不久，气衰即复下落，所以不能长时期发怒，决定怯士性格的因素就是这些。**

黄帝问：怯懦的人喝了酒以后，发怒时也和勇士差不多，这是由哪一脏的功能决定的？**少俞说：酒是水谷的精华，是谷类酿造而成的液汁，其气迅猛，当酒液进入胃中以后，胃部就会胀满，气机上逆，充满胸中，同时也影响到肝胆，致使肝气冲动，胆气横逆。醉酒的时候，他的言谈举止，就和勇士差不多，但是当酒气一过，就会怯态如故，而懊悔不已。醉酒后，悖逆冲动的言谈举止，如同勇士那样不知避忌的行为，就叫作“酒悖”。**

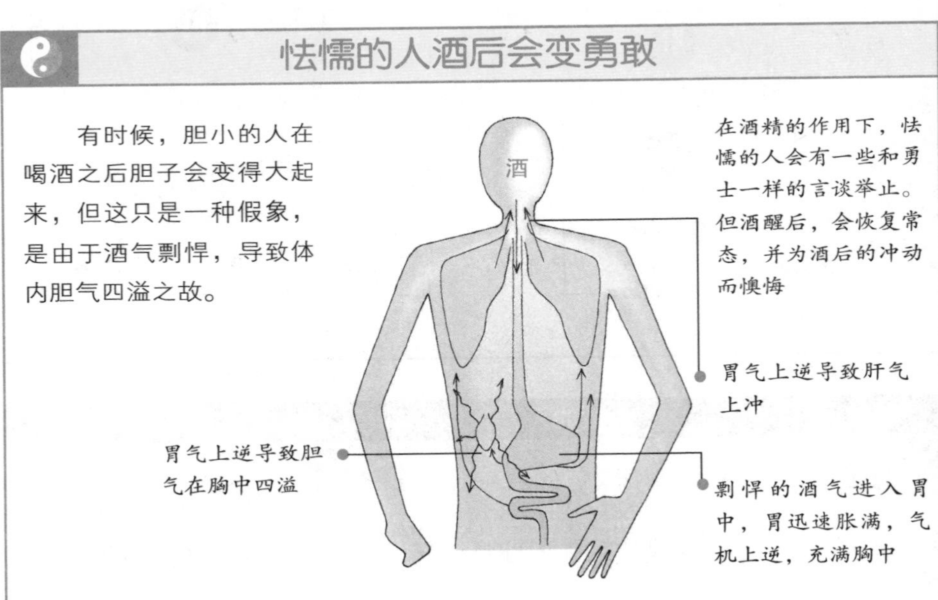

第五十一 背腧

灵枢

本篇主要论述人背部五脏腧穴的位置以及取穴的技巧，对于背部腧穴的治疗要选灸法，不能选刺法；并介绍了用艾灸补泻的方法。

黄帝向岐伯说：我想知道出于背部的五脏腧穴所在的位置。岐伯说：胸中的大杼穴位于项后的第一椎骨下的两旁，肺俞位于第三椎下的两旁，心俞位于第五椎下的两旁，膈俞位于第七椎下的两旁，肝俞位于第九椎下的两旁，脾俞位于第十一椎下的两旁，肾俞位于第十四椎下的两旁。这些穴位都在脊骨两旁，左右穴位大约相距三寸的距离。想知道这些穴位并验证它们，可用手按压，所按部位酸痛而因按压缓解的，是腧穴的位置。对于背腧穴，可用灸法，但是不能用刺法。在施灸法时，邪气盛的用泻法，正气虚的用补法。用艾灸来补时，艾火点燃后，不要吹灭，让它慢慢燃烧，待其自灭；用艾灸来泻时，艾火点燃后，要迅速吹旺，再用手拍其艾，使之急燃而速灭。

第五十二 卫气

灵枢

本篇主要论述人体十二经脉标本所在的部位，阐述了测候十二经脉标本上下所主的病症的方法，介绍了人体各部的气街。

经脉的标本所在

黄帝说：五脏是用来贮藏精神魂魄的，六腑是用来受纳和运化水谷之物的。饮食所化生的水谷精微之气在内入于五脏，在外行于人体肢节。其浮在外而不循行经脉之中的气，是卫气；其精微之气循行经脉之中的，是营气。阴阳相互依随，内外相互贯通，就像圆环无端。营为阴，卫为阳，营卫运行于周身，犹如水之源远流长，运行不息，谁能穷尽这其中的道理？经脉分别为阴、为阳，都有标本、虚实和离合之处。能够分别三阴、三阳、十二经脉的起止路径，就能知道疾病产生的地方；知道诊候疾病的虚实所在，就能掌握疾病发生在上在下的部位；知道六腑之气的来往通行路径，就能在诊断和治疗上，像解开绳结、开达门户一样方便自如；能知晓病虚是软，病实是坚这一道理，就可知道针刺补虚泻实所在的部位；能够知道六经标本的，就能在治疗疾病时，应付自如，没有疑惑。

岐伯说：圣帝所言的理论真高深博大啊！请让我将我所知道的全部讲出来。足太阳膀胱经的本部在足跟以上五寸中的跗阳穴；标部在两目的睛明穴。足少阳胆经的本部在足第四趾趾端外侧的窍阴穴；标部在窗笼之前，即在耳珠前陷中的听会穴。足少阴肾经的本部在内踝上二寸（内踝之下一寸，再由此向上三寸）的复溜、交信穴；标部在背部的肾俞穴，与舌下两脉的廉泉穴。足厥阴肝经的本部在行间穴上五寸的中封穴；标部在背部的肝俞穴。足阳明胃经的本部在足第二趾端的厉兑穴；标部在颊下喉结两旁的人迎穴。足太阴脾经的本部在中封穴前上四寸中的三阴交穴；标部在背部的脾俞与舌根部的廉泉穴。

手太阳小肠经的本部在手外踝之后的养老穴；标部在睛明穴上一寸处。手少阳三焦经的本部在手无名指与小指之间上二寸的中渚穴；标部在外眼角的丝竹空穴。手阳明大肠经的本部在肘骨中的曲池穴，上至别阳穴处；标部在迎香穴。手太阴肺经的本部在寸口中的太渊穴；标部在腋内动脉，就是腋下三寸的天府穴处。手少阴心经的本部在掌后锐骨之端的神门穴；标部在背部的心俞穴。手厥阴心包经的本部在掌后两筋

针刺营气、卫气时的注意事项

卫气循行于经脉之外，浮于表；营气循行于经脉之中，行于内。针刺营气和卫气时应遵循刺营不伤卫、刺卫不伤营的原则。

刺卫不伤营

针刺浅表的卫气应用横刺（与皮肤呈15°角），才不会因针刺过深而伤及营气。

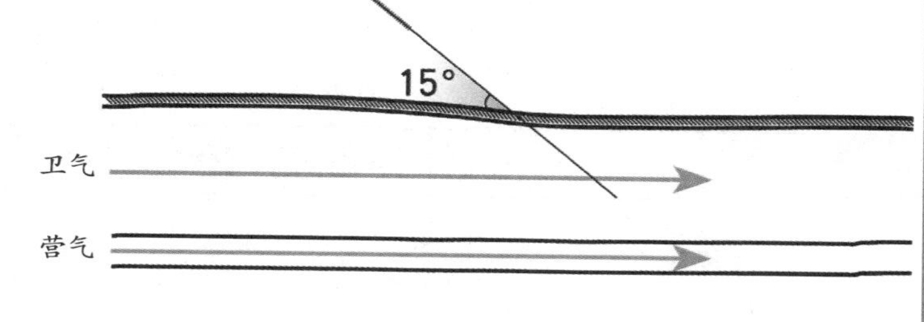

刺营不伤卫

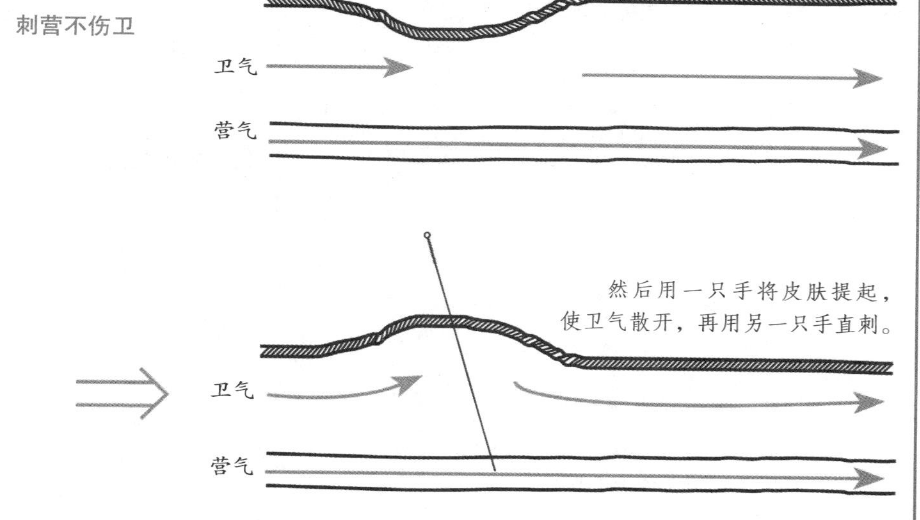

之间二寸的内关穴；标部在腋下三寸的天池穴处。

凡是要测候十二经标本上下所主的疾病，一般来说在下的为本，下虚则元阳衰于下而为厥逆，下盛则阳气盛于下而为热；在上的为标，上虚是清阳不升所导致的眩晕，上盛是阳盛于上导致的热痛。属于实证的当泻，要绝其根使疾病停止发作；属于虚证的应该补，要助其气而益其不足。

请让我再谈谈各部的气街：胸、腹、头、胫之气，各有所聚所行的道路。气在头部聚于脑；气在胸部聚于胸膺和背部十一椎以上的背腧穴；气在腹部聚之于背部十一椎以下的背腧穴和脐左右动脉附近的肓俞与天枢等穴；气在胫部聚于足阳明经的气街与承山穴以及足踝部上下等处。凡刺取各部之气往来行聚的部位时，都要用毫针，操作时一定要用手先在穴位上作较长时间的按压，等待气至应手时，再针刺而予以补泻它。刺各部气街的穴位就能够治疗头痛、眩晕、中风跌仆、腹痛、中满，腹部突然胀满，以及新得的积聚。疼痛而按之可移动的，治疗后就容易病好；积聚而不疼痛的，就难以痊愈。

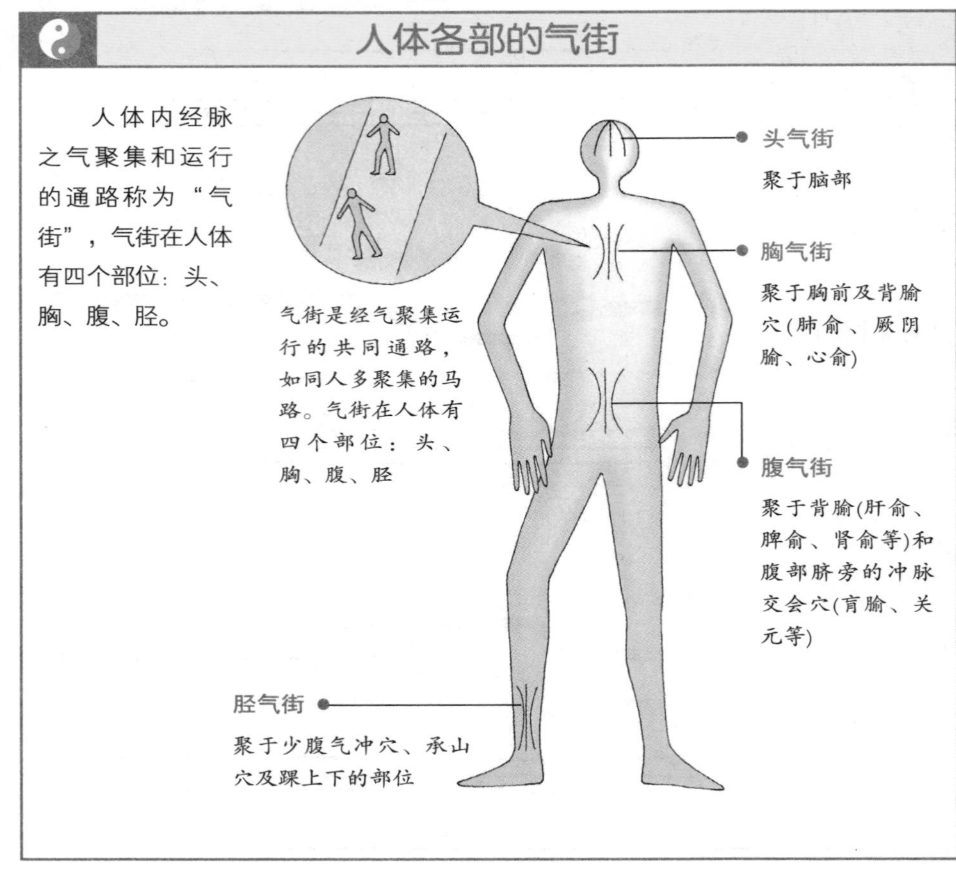

第五十三 论痛

灵枢

本篇主要论述不同的人对于疼痛忍受的情况，介绍了如何测知哪种人可以忍受艾火引起的疼痛，哪种人可以忍受针刺引起的疼痛；分析了对于同样的病，有的人容易治好，有的人不容易治好的原因，以及不同的人耐受毒性药物的程度。

黄帝向少俞说：人筋骨的强弱，肌肉的坚脆，皮肤的厚薄，腠理的粗疏致密，都各不相同，他们对于针刺、艾火灸灼所引起的疼痛的耐受情况是怎样的？人肠胃的厚薄、坚脆也不相同，那么对于有强烈刺激作用并攻毒疗病的药物所耐受的情况又是怎样的？我想全部地听您讲一讲。**少俞说：人的骨骼强壮、筋软弱、肌肉舒缓、皮肤厚实的能够耐受疼痛，对针刺引起的疼痛及艾火烧灼引起的疼痛，其耐受力也是一样的。**

黄帝说：怎样知道有些人可以耐受艾火引起的疼痛？**少俞回答：皮肤黑色、骨骼发育完美的人，可以耐受艾火引起的灼热疼痛。**黄帝说：又怎样知道哪些人不能耐受针刺引起的疼痛？**少俞说：肌肉坚脆、皮肤薄弱的人，是不能耐受针刺引起的疼痛，也不能耐受由于艾火引起的灼痛。**

黄帝问：人患了疾病，有的同时患同样的病，有的治疗后容易病好，有的治疗后却难以病好，这其中的原因是什么呢？**少俞说：如果同时患同样的病，身体多发热的就容易治好，身体多寒冷的就很难治好。**

黄帝问：怎样知道人耐受毒性药物的程度？**少俞说：胃厚实、色黑、骨骼粗大、肥胖的人，都能够耐受较强烈的毒性药物；而身体瘦弱、胃薄的人，都不能够耐受较强烈的毒性药物。**

第五十四 天年

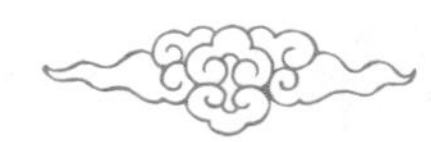

本篇主要分析了生命产生的基础、身体健康和长寿的条件，介绍了长寿人的特点，阐述了人血气盛衰的规律，百岁为天年，分析了有些人不能活到天年的原因。

灵枢

生命的产生

黄帝向岐伯说：我想知道人开始有生命的时候，是以什么气作为基础的，以什么气作为捍卫的，失去什么就会死亡，得到什么就会生存。**岐伯说：依靠母亲的血作为基础，依靠父亲的精作为捍卫，失去神气的就会死亡，得到神气的就能生存。**

黄帝问：什么是神气？**岐伯说：血气已调和，营卫已通利，五脏已形成，那么神**

《内经》对生命的解释

《内经》认为，生命的产生以母亲的血和父亲的精为基础来获得神气。这和现代科学认为的精卵结合产生生命的观点是一致的。

神气是生命存在的基础，得之则生，失之则死
母
血
神
精
父
母亲的血是生命形成的基础。
父亲的精是生命形成的保障。
血与精结合，又秉受天地之气，就产生了神气（生命）

人体血气的盛衰

人体内的血气从弱到盛，是一个生命成长的过程，在这一过程中，人体的各器官逐渐成熟；人体内血气从盛到衰，又是一个生命终结的过程。人血气的盛衰构成了一个生命的循环。

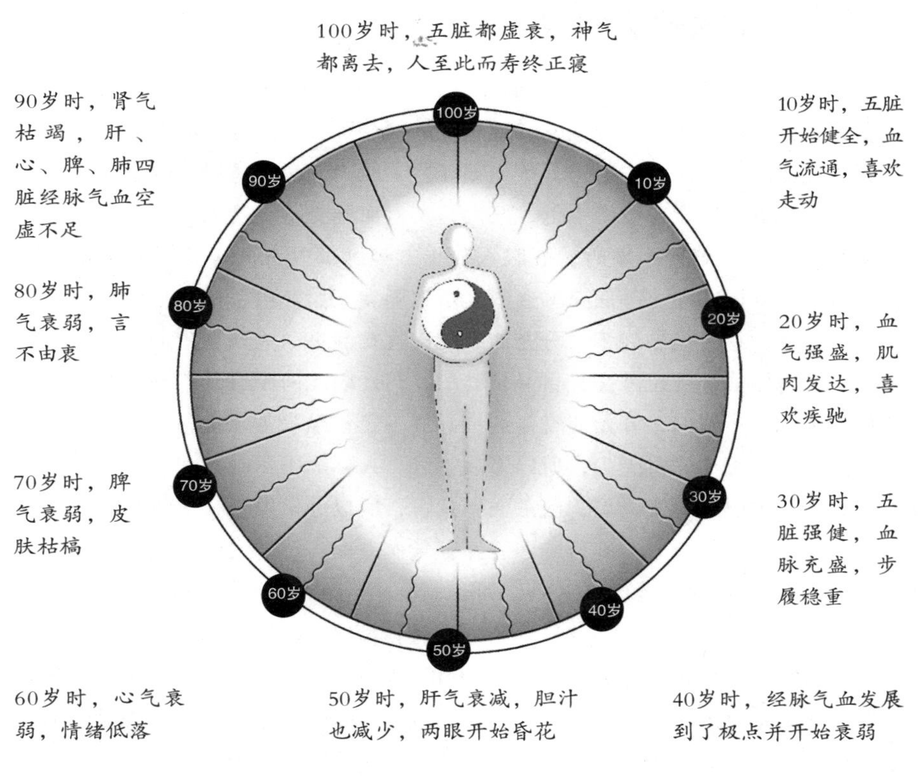

气产生并藏于心中，神气就是人体生命活动的表现。产生神气，魂魄精神活动就全部具备，于是一个健全的人就生成了。

黄帝说：人的寿命不相等同，有早年夭折的，有年老且长寿的，有突然死亡的，有病程长久的，我希望听您讲讲这里面的道理。岐伯说：五脏坚实，血脉调和，肌肉滑利，皮肤致密，营卫的运行不失掉它的正常进度，呼吸均匀和缓，气机运行有规律，六腑能传化谷食之物，津液敷布周身，各脏腑组织生理活动都维持正常的人，能够保持生命长久。

黄帝问：什么样的人能活到一百岁才死亡？岐伯说：鼻孔深邃而且长、面部高厚而方大、营卫之气通调、面之上中下三部高起而不平陷、骨骼高耸、肌肉丰满，这样的人能够活到一百岁，得以年寿终止。

背腧 卫气 论痛 天年 逆顺 五味 水胀 贼风 卫气失常 玉版

名词解释

天年

人应该活到的岁数。关于天年，有人认为是100岁，有人认为是120岁。现代人注重保健养生，百岁以上的寿星已经很常见，120岁以上的也大有人在。所以，人的天年究竟是多少，还是一个谜。但是《内经》中关于人血气盛衰的阐释，对保健养生有很好的指导意义。

人体血气的盛衰规律

黄帝问：可以听你讲讲人血气的盛衰，以及从生到死这一过程的情况吗？岐伯说：人长到十岁时，五脏开始发育到一定的健全程度，血气已流通，生气在下，所以喜欢走动。人到二十岁时，开始血气强盛，肌肉发达，所以喜欢急趋行走。人到三十岁时，五脏已全部发育强健，肌肉坚实，血脉充盛，所以喜欢步履稳重，从容不迫地行走。人到四十岁时，五脏六腑十二经脉都发育健全到了极点并开始平定，此时腠理开始疏松，颜面荣华逐渐衰落，鬓发开始花白，精气平定盛满不再会有突出的发展，精力也已经不十分充沛，所以喜欢静坐。人到五十岁时，开始肝气衰减，肝叶薄弱，胆汁也减少，目又是肝的外窍，因此两眼也开始昏花而不能看清楚东西。人到六十岁时，开始心气衰弱，心气不足，经常苦于忧愁、悲伤的情绪，血气营运不畅，形体懈怠无力，所以喜欢躺卧。人到七十岁时，脾气衰弱，皮肤枯槁。人到八十岁时，肺气衰弱，魄散而不藏舍，所以经常发生言语错误。人到九十岁时，肾气枯竭，肝、心、脾、肺四脏经脉气血空虚不足。人到百岁时，五脏都虚衰，神气都离去，只有形骸独自空存，那么就会年寿终结。

黄帝问：为什么有些人不能享尽年寿，活到最终应该活到的岁数？岐伯说：那是因为他们的五脏不坚实，鼻道不深长，鼻孔外张，呼吸短促疾速，面部两腮肌肉塌陷，脉体薄弱而少气血，身体肌肉不充实，经常受风寒侵袭，血气更加虚亏，脉络不通利，真气邪气相互攻击，真气败乱而引邪气入内，所以人到中年的时候就寿命终止了。

第五十五 逆顺

灵枢

本篇主要讲述经气运行有逆顺，血气有盛衰，以及针刺时如何根据这些规律把握针刺的时机。

黄帝问伯高：听说气的运行有逆有顺，血脉有盛有衰，针刺有大法，能够讲给我听吗？伯高说：气的运行与天地、阴阳、四时、五行相适应。血脉的盛衰，是气血虚实的表现，从脉象上可诊察出气血的有余、不足。针刺的大法，必须明确掌握疾病是否可以采用针刺，或是已经到了不可以针刺的程度。

黄帝问：这是如何诊候的？伯高说：古书《兵法》上提到，作战时不要迎击对方的锐利之气，不要出击对方整齐盛大的阵势。医经《刺法》内提到：针刺时不要刺其炽热，不要刺其汗多、脉乱、其病与脉不相符之处。

黄帝问：如何掌握可刺的时机？伯高说：高明的医生，是在疾病未发作而邪气尚浅显的时候针刺；其次，是在疾病虽发作而邪气不盛的时候针刺；再次，是在邪气已衰，正气欲复的时候针刺。技术低劣的医生，是在邪气正旺的时候针刺，或者是在外形强盛、实际内虚的时候针刺，或者是在病情与脉象相违背时针刺。所以说，当邪气强盛的时候，不要针刺毁伤元气，如果针刺已衰的邪气，就会成功。所以说，高明的医生是治疗未发生的疾病，不治疗已经发生的疾病，就是这个道理。

第五十六 五味

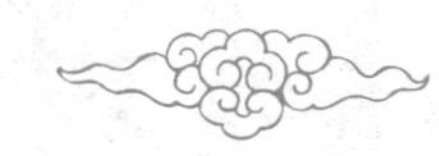

灵枢

本篇论述了五味进入人体后，按照其所喜，各归走于不同的脏器，介绍了水谷所化生的营卫之气的运行，阐述了五味与养生的原则：分析了五谷的性味，五色和五味的关系，患病时适宜吃、禁止吃的食物，五脏与五色、五味的对应关系，以及宜食用的食物。

五味归走五脏

黄帝说：愿意听一听谷气的五味进入人体后是怎样分别归于人体五脏的。伯高说：胃，是五脏六腑营养物质的化生处，所食的水谷之物都是从口中进入到胃腑，胃腑所化生的精微物质，被五脏六腑所秉受。所入五味又各自归走于同性所喜之脏器，谷味酸的，先走于肝脏；谷味苦的，先走于心脏；谷味甘的，先走于脾脏；谷味辛的，先走于肺脏；谷味咸的，先走于肾脏。水谷精气，津液及营卫，已输布运行，而营养脏腑、四肢、百骸。所剩糟粕，依次向下传送到大肠、膀胱，成为两便而排出体外。

黄帝问：营卫运行是怎样的？伯高说：水谷刚一开始进入到胃中，通过脾胃中焦的作用，所化生的精微部分，从胃出至上、中二焦，经过肺脏的输布，灌溉五脏，从中分出两条道路：清纯的化为营气，浊厚的化为卫气，而分别行于经脉内外，成为营卫运行的道路。产生的宗气集于人体胸中，叫作“气海”。它出于肺而沿循于咽喉，所以呼则出吸则入，天地的精气，在人体内代谢的大致情况是分宗气、卫营和糟粕三部分输出，但另一方面又要从天地间吸入空气与摄取饮食之物的精微，以补给全身营养的需要。因此半天不吃饭就会气衰，一天不吃饭就会气少。

五味与养生

黄帝问：五谷性味是怎样的，可否告诉我？伯高说：请让我详细地讲给您听。在五谷中，粳米味甘，芝麻味酸，大豆味咸，麦味苦，黄米味辛。在五果中，枣子味甘，李子味酸，栗子味咸，杏子味苦，桃子味辛。在五畜中，牛肉味甘，狗肉味酸，猪肉味咸，羊肉味苦，鸡肉味辛。在五菜中，葵菜味甘，韭菜味酸，豆叶味咸，薤味苦，葱味辛。

五色与五味的关系是：黄色适宜于甘味，青色适宜于酸味，黑色适宜于咸味，

谷气归走五脏

水谷以食物的形式进入胃，经过胃的消化转化为精微物质，然后水谷精微中的五味依五脏所喜归走于不同脏器。

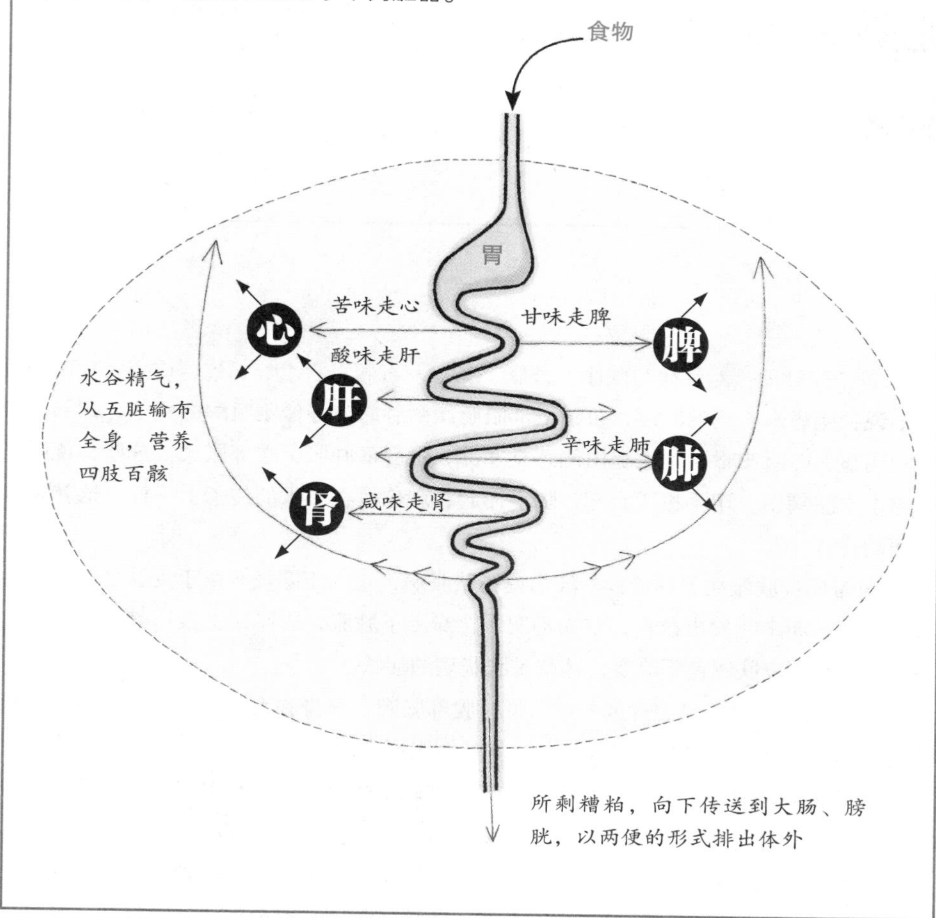

赤色适宜于苦味，白色适宜于辛味。这五种色味，各有其相宜的关系。所说的五宜就是指在五脏患病时，所适合选择的五味。脾病，适宜食用粳米饭、牛肉、大枣、葵菜；心病，适宜食用麦、羊肉、杏子、薤；肾病，适宜食用大豆、猪肉、栗子、藿；肝病，适宜食用芝麻、狗肉、李子、韭菜；肺病，适宜食用黄米、鸡肉、桃、葱。

五禁，即五脏疾病对五味的禁忌：肝病应禁辛味，心病应禁咸味，脾病应禁酸味，肾病应禁甘味，肺病应禁苦味。

肝主青色，宜食用甘味，粳米饭、牛肉、大枣、葵等都属甘味；心主赤色，宜食用酸味，狗肉、芝麻、李子、韭菜等都属酸味；脾主黄色，宜食用咸味，大豆、猪肉、栗子、藿等都属咸味；肺的颜色是白色，宜食用苦味，麦、羊肉、杏子、薤等都属于苦味；肾主黑色，宜食用辛味，黄黍、鸡肉、桃、葱等都属辛味。

第五十七 水胀

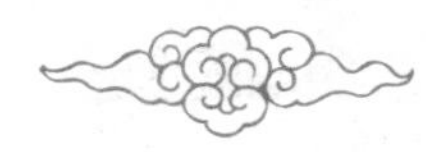

本篇主要论述了水胀、肤胀、鼓胀、肠覃、石瘕等病的病因与症状及鉴别，指出肤胀、鼓胀的针刺原则是先泻血络，后调其经。

灵枢

黄帝问岐伯：对水胀与肤胀、鼓胀、肠覃、石瘕、石水等病症，应当怎样区别？岐伯说：刚患水胀病的时候，目眶上部眼睑微微肿起，好像刚睡醒的样子，颈部动脉搏动明显，时时咳嗽，两大腿内侧感觉寒凉，足胫部肿胀，腹部胀大，这些都说明已经患上水胀病了。用手按压腹部，随手而起，就像按在裹水的袋子上一样，这就是水胀病的症状。

黄帝问：肤胀病怎样诊候？岐伯说：肤胀病，是由于寒气客留于皮肤之间，导致腹部胀大，叩击时发出鼓音，空而不实，全身上下肿胀，皮厚实，按压其腹部，凹陷不起，其腹部皮肤颜色不改变，这就是肤胀病的症状。

黄帝问：鼓胀病是怎样的？岐伯说：腹部胀满，全身肿大，肿胀的程度与肤胀相等同，颜色苍黄，腹部的青筋暴起，这就是鼓胀病的症状。

黄帝问：肠覃是怎样的？岐伯说：寒气客留于肠道之外，与卫气相互排斥，使卫气不能营运，因而寒气束缚了卫气，积聚并内附于肠道，于是就产生病恶的邪气，并生成息肉。刚开始生成时，大小同鸡卵，慢慢长大，长成时，就像妇女怀孕的样子，病程长久时可达多年。如果用手按压患部，感觉很坚硬，推动患部可以移动，月经按时来潮，这就是肠覃的症状。

黄帝问：石瘕是怎样的？岐伯说：石瘕病生于女子胞宫内，寒气客留于子门处，子门因寒气而闭塞，气血不能流通，恶败之血不能排泄，以致凝结成块，留滞胞宫内，并日渐增大，它就像妇女怀孕一般，月经不能按时来潮。这种病邪都发生在女子身上，治疗时可用通导的方法。

黄帝问：可用针刺治疗肤胀病和鼓胀病吗？岐伯说：治疗时，先用针泻有瘀血的络脉，然后调整经脉虚实，刺去血络中的恶血。

第五十八 贼风

灵枢

本篇主要分析了人在没有遭遇贼风邪气的情况下而得病的原因，以及新旧邪气相互纠结导致发病和“志有所恶及有所慕”的精神因素的影响。

黄帝问：你说贼风邪气伤害人体，使人患病，如今有人不离开遮蔽的房屋，不出居室，却突然患病，为什么没有遭到贼风邪气的侵袭也会生病？**岐伯说：这是因为曾受过邪气的伤害，或是湿邪之气藏匿于血脉和肌肉内，久滞于人体内；或是因为跌仆坠落，使人体受伤，瘀血留积体内。突然的喜怒情志不节制，饮食不调，气候忽冷忽热，使人体腠理闭塞不宣。如果腠理开泄，遇感风寒之邪，致使血气凝结，新邪与旧邪相互纠结，就成了寒痹证。又因热而汗出，因出汗肌腠疏松而感受风邪，虽没有遇到贼风邪气的侵袭，但一定是内因加外因而生病的。**

黄帝问：现在你所说的，都是患者自己知道的。没遇到邪气，没惊恐情志的变异，却突然发病，这是为什么？是因为鬼神在作祟吗？**岐伯说：这也是因旧邪停留在体内而没有发作，在情志上恶其所憎、慕其所好，血气在体内发生逆乱，外在邪气和内在病邪相互纠结而生病。这种内在的变异极为细微，眼看不见，耳听不到，就好似有鬼神作祟。**

黄帝问：既然不是鬼神作祟，却用祝告的方法治好病，这是为什么？**岐伯说：古代的巫医，因为知道如何治疗疾病，又事先知道引发疾病的原因，就可用祝告的方法治好病了。**

新邪与旧邪

有时人在没有任何预兆的情况下就生病了，这实际上是之前积聚在人体的邪气与新侵入人体的邪气相互作用的结果

外界环境的变迁、个人情绪的变化，或者生活习惯的改变都会使人的腠理开泄，为邪气侵入人体创造了有利条件

新邪

旧邪

新邪进入人体后，与旧邪相互纠结，于是出现病症

有时候邪气侵入人体后，并不会马上出现病症，而是积聚在体内，遇到机会时才爆发

第五十九 卫气失常

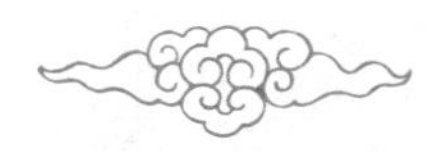

灵枢

本篇主要论述人体卫气运行失常时的表现与治疗，包括皮、肉、气、血、筋、骨病的诊断与治疗方法，如何根据人肥瘦的三种类型测知人的肥瘦、寒温、气血多少，并介绍了一般人的情况，以及肥瘦三种类型的治疗。

黄帝问：卫气留滞于胸腹内，蓄积而不运行，加上郁结而不能运行到应该运行的地方，使人发生胸胁与胃部胀满、喘息气逆等证，用什么方法可以消除掉？伯高说：气蓄积在胸中时，取用上部穴位治疗；气蓄积在腹中时，取用下部穴位治疗；上部胸与下部腹都胀满时，取用旁部及上下部穴位治疗。

黄帝问：怎样取穴？伯高回答说：蓄积在上部，针泻人迎、天突、喉中（廉泉）穴；蓄积在下部，针泻三里穴与气冲穴；上下部都胀满，取用上下部位的穴位和季胁下一寸处的章门穴；病情重，采用鸡足针法。诊视到患者的脉象大、弦急，以及脉绝不至、腹皮紧绷得厉害的症状，不能采用针刺治疗。黄帝说：讲得好。

皮、肉、气、血、筋、骨病的表现与治疗

黄帝问岐伯：怎样诊察皮、肉、气、血、筋、骨的病？伯高说：病色出现于两眉间，浮薄而光泽的，主病在皮；口唇出现青、黄、赤、白、黑色，主病在肌肉；皮肤湿润、多汗，主病在血气；目现青、黄、赤、白、黑色，主病在筋；耳轮枯焦如尘垢，主病在骨。

黄帝问：病变表现和变化是怎样的？怎么治疗？伯高说：各种疾病的变化，是数不胜数的，但是皮有部，肉有柱，血气有输，骨有属，也就是它们都有所属的部位。黄帝说：愿意听你讲讲其中的缘故。伯高说：皮之部，在于四肢之末；肉之柱，在上肢臂、下肢胫的手足六阳经分肉间，与足少阴经循行通路上的分肉间；血气之输，在诸经的络穴，如果气血留居，那么络脉壅盛而高起；病在筋部，没有阴阳左右之分，但随其诊候疾病的发病部位就可知晓；病在骨，应该取治骨之所属，因为骨穴是输注

人物介绍

伯高

传说为上古时期的名医，黄帝之臣，精通针灸术，与岐伯齐名。

人胖瘦的三种类型

《内经》依据人的胖瘦，将人分为三种类型：脂型的人多脂、膏型的人多膏，肉型的人多肉。当然，这只是三种极端的状态，一般的人身材匀称，体型适中，没有脂、膏、肉偏多的情况。

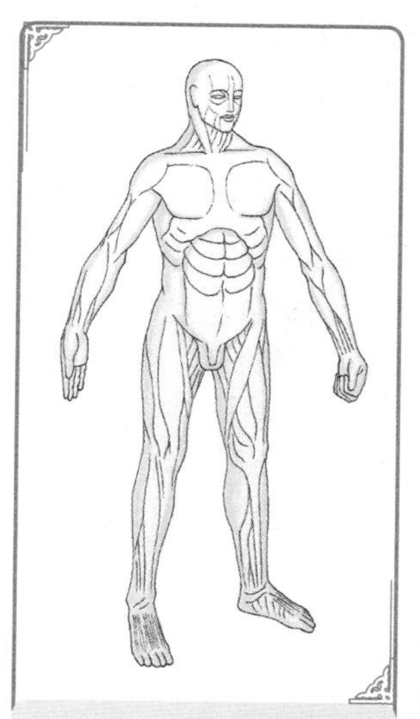

肉型的人 皮与肉紧密相连，身体宽大，血气充盛

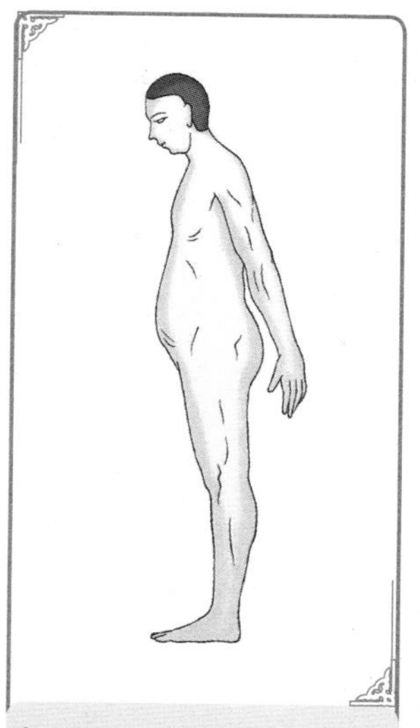

膏型的人 皮肤弛缓，腹部肥大而下垂，体内阳气较多

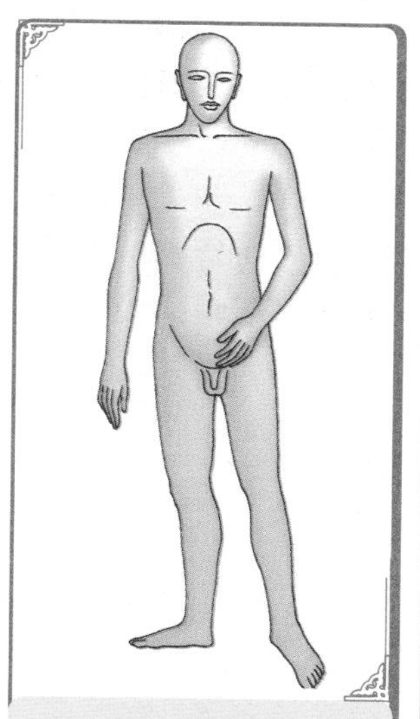

脂型的人 皮肤丰满但身形瘦小，血气运行滑利

精气而能补益脑髓的。

黄帝问：怎样取穴治疗？伯高说：疾病的变化、病的浮沉、刺的浅深，有很多的治疗方法，要根据疾病的具体情况和部位来决定。治疗疾病时，轻的浅刺，重的深刺，轻的少用针，重的多用针，随病情的变化调理气机，所以说这才是高明的医生。

人的胖瘦大小、体质寒温的判断

黄帝问岐伯：怎样区别人的肥瘦大小、体质的寒温、年龄的老壮少小？伯高回答：人的年龄到了五十岁以上是老，到了二十岁以上是壮，到了十八岁以上是少，到了六岁以上是小。

黄帝问：用什么方法来推测他们的肥与瘦？伯高说：人有不同的脂、膏、肉。黄帝说：怎样区别？伯高说：肌肉坚厚，皮肤丰满，是脂；肌肉不坚厚，皮肤弛缓，是膏；皮与肉不相分离而紧相连，是肉。

黄帝问：身体的寒与温是怎样的？伯高说：膏型人，如果肌肉柔润，纹理粗疏，卫气外泄而身体多寒；如果纹理致密，卫气收藏而身体多热。脂型人，肌肉坚厚，纹理致密而身体多热，纹理粗疏而身体多寒。

黄帝问：人的肥瘦大小是怎样的呢？伯高说：膏型人，多阳气而皮肤宽松弛缓，所以出现腹部肥大而下垂的形态；肉型人，身体宽大；脂型人，肉坚而身形瘦小。

黄帝问：气血的多少是怎样的？伯高说：膏型人多阳气，多阳气则身体发热，身体发热则能受寒气；肉型人多血气，多血气则充盛形体，充盛形体则气不寒不热而平和；脂型人，血清淡，气滑利而少，所以身形不大。这都是有别于一般人的情况的。

黄帝问：一般人的情况又是怎样的？伯高说：一般人的皮肉、脂膏、血气都没偏多的情况，所以他们的形体不小不大，身材匀称，这就叫作“一般人”。

黄帝说：讲得好，那么怎样治疗？伯高说：必须首先辨别这三种类型，掌握其血的多少，气的清浊，而后按照虚实来调理，治疗时要根据常规。所以，膏型人，肤皮纵缓，脂肥下垂；肉型人，上下形体宽大；脂型人，虽然脂多但形体却不大。

第六十 玉版

灵枢

本篇主要从小针与天地相参的角度，讲述聪明的医生总是能及早发现疾病，及早治疗。对于已经恶化的疾病，介绍了疾病逆顺的判断方法，以及患者死亡日期的推断；人体经脉的要害部位，以及误刺的后果。

针与天地合参

黄帝说：本以为小针是一种细小的东西，你却说它是上合于天，下合于地，中合于人，我认为你把小针的意义说得过火了，想听听其中的道理。岐伯说：什么东西比天大？比针大的，只有五种兵器。五种兵器，是用来在战争中杀人所备用的，而不是治病救人用的。并且，所谓人，是天地间最宝贵的，天地人三者不可不参合，治民众之患，也只有小针可用。针与五种兵器相比，谁大谁小，不是很清楚了吗？

黄帝说：产生疾病时，喜怒不测、饮食无节、阴气不足、阳气有余、营气不予运行、郁滞营气与有余阳热互结，于是引发痈疽病。如果阴阳不通、阳热与邪热相互纠结、熏蒸肌肤，于是就化而为脓，小针能够治疗吗？

岐伯说：聪明的人发现了这种疾病是不会让它化脓的，在化脓之前就治疗，使邪气不久留体内，以免生变。所以，就像两军作战时，旗帜相望，刀光剑影遍于旷野，这一定是策划已久，而不是一天的计谋。能够使民众服从命令，有令必行，有禁必止，使兵士敢于冲锋陷阵，不怕牺牲，这也不是一天能教育出来、顷刻间能办得到的。等到已经患痈疽病，脓血已形成时再用小针治疗，不也是距离太远了吗？痈疽的产生、脓血的生成，不是从天而降、从地而生的，而是病邪侵犯机体没有及时除掉，逐渐积累成的。所以，聪明之人能防微杜渐，积极预防，不使疾病发生；愚拙之人，不知预先防治，就会遭受疾病的痛苦。

黄帝问：如果已形成痈疽，医者不能预先料到，脓血形成，也不能预先看出，这怎么办？岐伯说：脓已形成，十死一生，所以高明的医生不等形成，就治疗，确定好方子，书刻在竹简帛书上，使有才能的人传承给后世，这样没有终止地相传，是为了不让人们再遭受痈疽的痛苦。

黄帝问：那些已形成的脓血，不能用小针来治疗吗？岐伯说：用小针治疗小痈疽，难以病好；用大针治疗大痈疽，又多有逆死之害。所以已成脓血的痈疽，治疗时只能采用砭石、铍针、锋针之类。

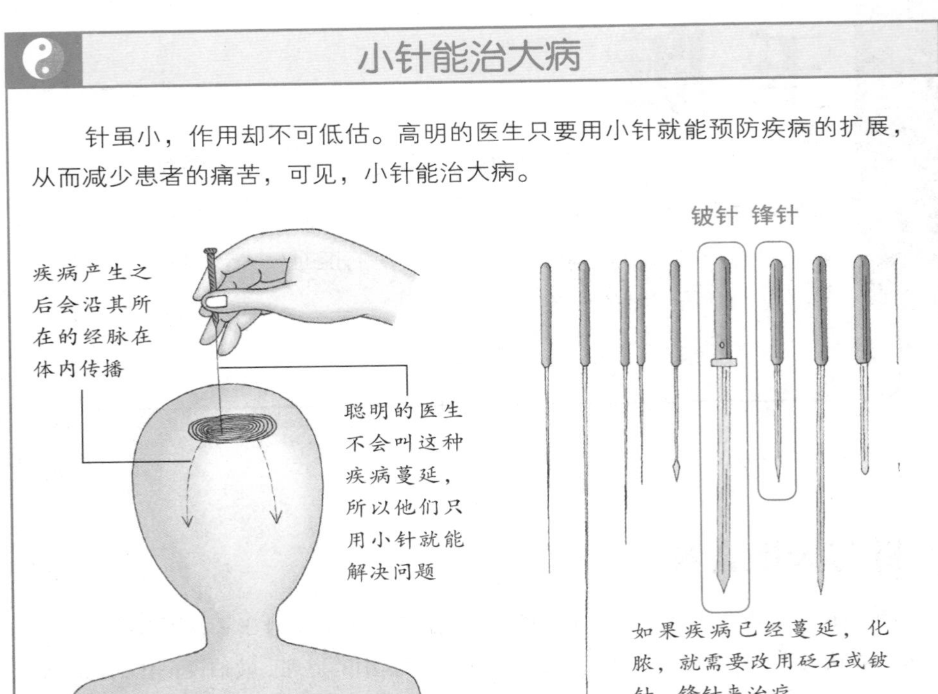

疾病的逆顺

黄帝问：恶化的痈疽病，还能治好吗？岐伯说：这主要是由病症的逆顺来决定的。黄帝说：想了解这其中的逆顺。岐伯说：患痈疽病的逆证之一：白眼青，黑眼小；逆证之二：内服药会呕吐；逆证之三：腹痛，口渴得厉害；逆证之四：肩背颈项僵直转动不便；逆证之五：声音嘶哑，面色无华。除了这五种逆证之外，其余的就是顺证。

黄帝说：各种病症都有逆有顺，能否听你讲述？岐伯说：逆证一：腹部胀大，身体发热，脉小；逆证二：腹满肠鸣，四肢清冷，泄泻，脉大；逆证三：衄血不止，脉大；逆证四：咳嗽，小便尿血，肌肉消瘦，脉小而有力；逆证五：咳嗽，形体消瘦，身体发热，脉小而快。这样都是正气衰竭，不超过十五天就会死亡。

腹部胀大，四肢逆冷，形体脱失，泄泻急甚，是逆证一；腹部满，大便下血，脉大，时有间歇，是逆证二；咳嗽，小便尿血，形体肌肉消脱，脉坚搏指，是逆证三；呕血，胸满而牵引背部，脉小而快，是逆证四；咳嗽腹胀满，大便泄泻，完谷不化，脉绝不至，是逆证五。这样也都是真元衰竭，不到一天的时间就会死亡。医生不审察这些危候就采用针刺，就叫作“逆治”。

黄帝说：你说针刺有很大的作用，可以用来与天地相配，上可合天文，下可合地理，人体内可分别关联五脏，人体外可依次贯通六腑，还能疏通经脉，宣导气血，

神鸟治病图

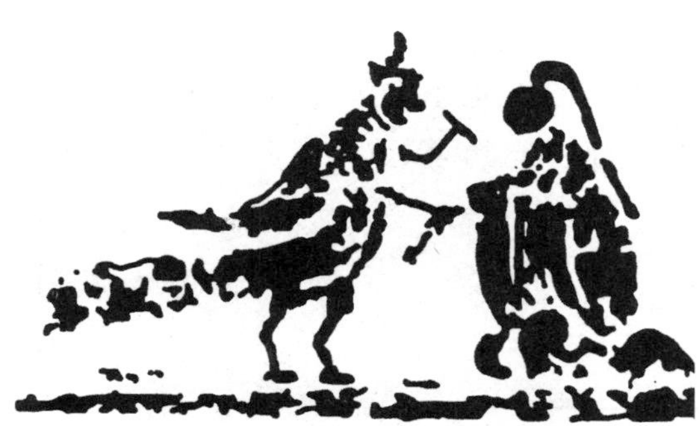

1958年在山东省微山县两城山，出土了一块东汉画像石，上有一个半鸟半人的神物正手拿砭石为患者治病。刘澄中教授认为，图中的鸟人就是上古时期的扁鹊，即岐伯

使二十八脉循行畅通，周而复始。但有时针刺可杀活人，而不能救死人，您能扭转这种情况吗？岐伯说：针刺不正确，能够杀活人；如果针刺正确，却不能救死人。黄帝说：我听说针刺杀了活人，这太不人道，然而还是想听听其中的道理，不要再错误地施行于人了。岐伯说：道理很明显，也是必然会有的结果，就像刀剑可杀人，饮酒可醉人，虽然这个道理没有被诊察，但还是可以知道的。

黄帝说：我想听你讲一讲。岐伯说：人所秉受的精气，来自水谷之物，胃是水谷之物所注入的地方，也是水谷容纳并化生气血的所在地。广阔的天际是海所行云气的地方。胃所化生的气血是随着十二经的经隧流动的，经隧是联络五脏六腑的大络，如果在这些大络要害的地方，行迎而夺之的刺法，就会误泻真气，导致人死亡。

经脉的要害部位

黄帝问：经脉的要害部位在人体上下有一定的数目和部位吗？岐伯说：误用迎而夺之的泻法，如针刺手阳明大肠经的五里穴，这样脏气会运行到中途而止。一脏的真气，大约误刺五次就会泻尽，所以如果连续用迎而夺之的泻法五次，一脏的真气就会泻尽。一旦连续泻二十五次，五脏所输注的脏气就会竭绝。这是所谓的劫夺了人的天真之气，然而也不是针本身能够绝其生命，使其短寿的。这是不了解针刺禁忌的人，行针刺而误刺，夺其天真之气的结果。黄帝说：想听你再详细地讲讲。岐伯说：在气血出入门户的要害处妄行针刺，如果刺得浅则害迟，患者回到家中就会死亡；如果刺得深则害速，患者就会死在医者的堂上。黄帝说：您所讲的这些方法很完善，道理也很明确，请刻录在玉版上，作为最珍贵的文献，留传于后世，作为禁刺的戒律，使人们不敢违犯针刺的规律。

名词解释

砭石疗法

是一种非常古老的非药物疗法，它通过用压、刺、扣等方法达到调理气血、疏通经络的效果，从而实现治病的目的。

第六十一 五禁

本篇主要讲述了医生在针刺时必须注意的五禁、五夺、五过、五逆、九宜，介绍了它们各自的含义和内容。

灵枢

黄帝问岐伯道：听说针刺有五禁，什么是五禁？岐伯说：禁止在不可针刺的时日行针刺。只要逢禁日，对某些部位禁止针刺的就叫“五禁”。

黄帝说：听说针刺有五夺。岐伯说：气血衰弱元气大虚时采用泻法针刺就叫“五夺”。

黄帝说：听说针刺有五过。岐伯说：补泻过其常度的就叫“五过”。

黄帝说：听说针刺有五逆。岐伯说：疾病与脉象相反的就叫“五逆”。

黄帝说：听说针刺有九宜。岐伯说：明确知道九针的理论并能恰当运用的就叫“九宜”。

黄帝说：什么是五禁？想知道不可针刺的时日。岐伯说：天干应人身，甲乙应头，所以逢甲乙日，不能针刺头部；也不要用发蒙的针法针刺耳内。丙丁应肩喉，逢丙丁日，不要用振埃法针刺肩、喉及廉泉穴部位。戊己应手足四肢，逢戊己日，不可针刺腹部和用去爪法泻水。庚辛应股膝，逢庚辛日，不可针刺股膝的穴位。壬癸应足胫，逢壬癸日，不可针刺足胫的穴位。这就是所说的五禁。

黄帝问：什么是五夺？岐伯说：五夺，即五种大虚的病症。形体肌肉消瘦已极，是一夺；大失血之后，是二夺；大汗出后，是三夺；大泄之后，是四夺；新产流血过多及大量出血之后，是五夺。这些都不可用泻法治疗。

黄帝说：什么是五逆？岐伯说：热性病症但脉象沉静，汗出以后，脉象躁动，这是脉象相反，是逆证之一；患泄泻病，脉象洪大，这是正虚邪盛，是逆证之二；肢体痹着不移，聚起的肌肉破溃，身体发热，一侧的脉搏触而不及，是逆证之三；阴津耗伤导致形体消瘦，身体发热，肤色苍白、枯晦、不泽，以及大便下血，有严重瘀块，是逆证之四；身体寒热，身体消瘦，脉象坚硬搏指的，是逆证之五。

针刺的禁忌

针刺有五禁，即在针刺时还必须考虑时令问题，各经脉的循行都有其旺日，针刺时必须遵循这一规律，否则就会起到相反的效果。

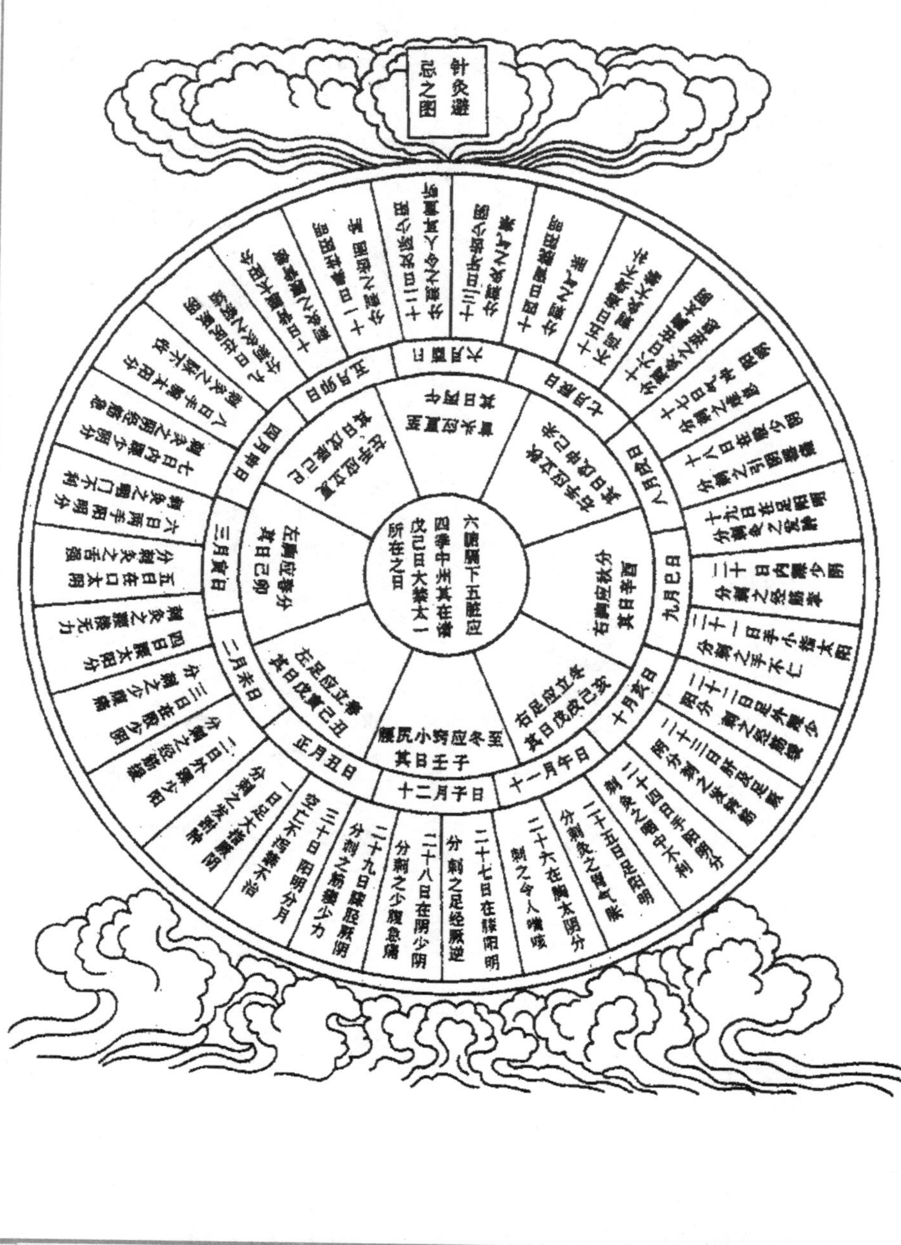

发蒙　　名词解释

治疗头面耳目病的一种针刺方法。

针刺的禁忌

针刺治病疗效显著，但也有很多禁忌，右图所示为人在五夺之后不可针刺的情境，如果针刺时不注意这点，可能会有夺人性命的危险。

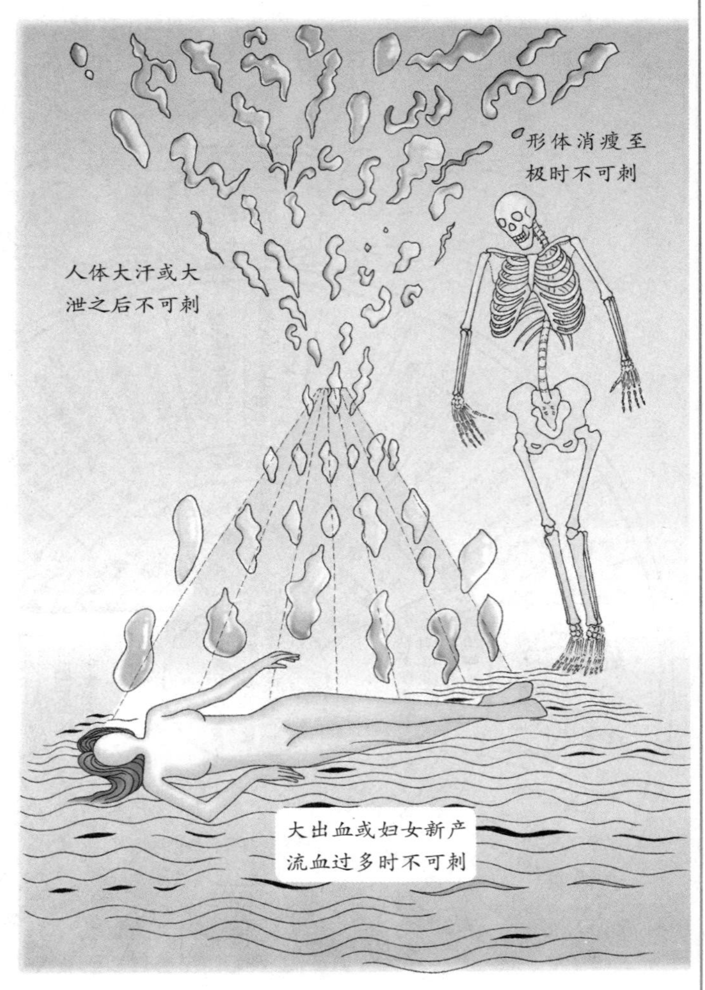

名词解释

振埃

治疗阳气逆于胸中、咳嗽胸满、喘息上气的一种方法，以天突、廉泉两穴为主。

去爪

是治疗关节、脉络四肢病及阴囊水肿的一种针法。

第六十二 动输

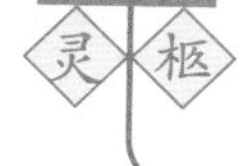

本篇主要论述经脉跳动不止的原因，阐述了脉气由内脏而出时，由强转弱的过程，具体分析了足阳明胃经和足少阴肾经跳动不止的道理、营卫之气被邪气侵犯后的运行。

经脉跳动不止的原因

黄帝问：在十二条经脉之中，只有手太阴肺经、足少阴肾经、足阳明胃经的脉搏跳动不止而表现于外，这是为什么呢？岐伯回答：足阳明胃经与经脉搏动有密切关系，因为胃是五脏六腑的营养来源，胃中食物所化生的精微物质，上输于肺，气从手太阴肺经开始，循行于十二经脉。经脉的搏动，是依靠肺气的推动而发生的，所以人一呼气的时候脉搏跳动两次，一吸气的时候脉搏也是跳动两次，人的呼吸不停止，故脉搏跳动不休止。

黄帝说：脉气通过寸口时，它的上下搏动和具体运行是怎样的呢？它的道理是从哪里来？我不知道它的标准。岐伯说：脉气离开内脏而外行经脉时，突然地有如弓箭离弦一般的迅急，有如水冲决堤岸一样的迅猛。当强盛的脉气上达到了鱼际部位后，脉象由盛到衰，这是因为脉气至此已经衰散，而且是上行的，所以它运行的气势就减弱了。

黄帝问：足阳明胃经为什么搏动不止呢？岐伯答道：因为胃气上注于肺，其中迅猛而剽悍之气上冲于头部，循咽而上走于孔窍，循眼系向内络循于脑，从脑出于面部，下行会于足少阳胆经的客主人穴，沿颊车会入足阳明经，再循经下行至结喉两旁的人迎穴。这就是胃气别走而又会于阳明经使其搏动的原因。手太阴肺经上的寸口脉和足阳明胃经上的人迎脉，因阳明之气上下贯通，所以它们的跳动也是一致的。所以阳病而阳明脉反小的是为逆象，阴病而太阴脉反大的是为逆象。就像用一条绳索牵动两物一样，既联系又平衡，有一方偏盛而失去平衡就是病态。

黄帝问：足少阴肾经的脉象为什么跳动？岐伯说：足少阴脉的搏动，是因为与冲脉并行的原因。冲脉为十二经脉之海，它和足少阴的络脉，共同起于肾下，出于足阳明胃经的气冲穴，沿大腿内侧，向下斜行入于腘中，沿胫骨内侧，与足少阴经并行，下行进入于内踝之后，入于足下。它别出的分支，斜入内踝，出而入于胫骨、跗骨相连之处的属部及足背上，入于大趾之间，最后进入络脉，发挥温养胫部和足部的作

经脉运行通路上的脉诊部位

五脏经脉都行经手腕处的寸、关、尺部位，左右手腕的寸、关、尺就是我们常用来候诊脏腑的关键部位。

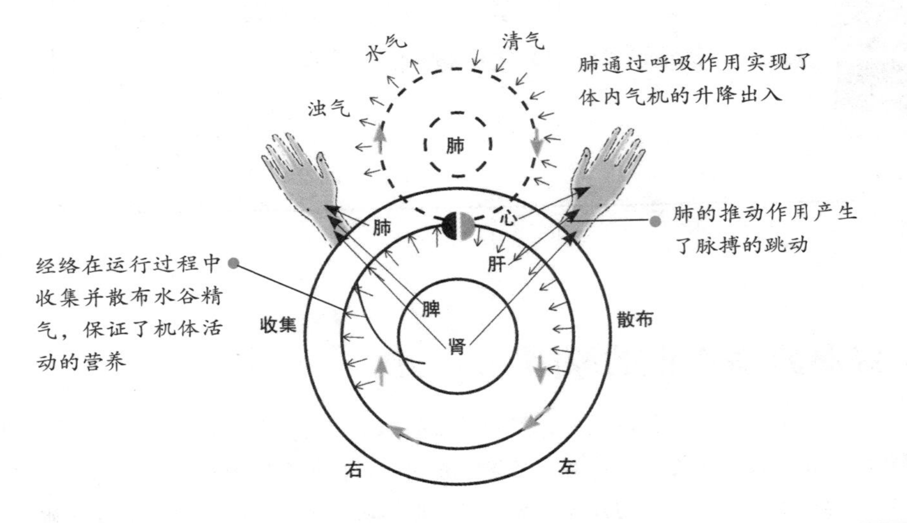

用，这便是足少阴经脉不停地跳动的原因。

黄帝说：营气和卫气的运行，是上下相互贯通连接，如圆环一般没有端止，若突然遇到邪气的侵袭，或受到严寒的刺激，外邪留滞四肢，使得手足懈怠无力。营卫在经脉内外运行，阴阳有度，若邪气居之，则其运行之道路及运输会合之处，都因外邪的影响而阻滞不通，运行失常，在这样的情况下，营卫之气是怎样往返循环的呢？**岐伯回答：四肢末端是阴阳会合的地方，也是营卫之气循行的必经之路。头、胸、腹、胫四部的气街，是营卫之气循行必经之路，故邪气阻塞了小的络脉后，则像四街这样的一些径路就能开通，使之运行如常，当四肢的邪气得以解除后，则络脉又沟通，气又从这里输运会合，如环之无端，周而复始，运行不息。**黄帝说：好！通过上述阐释，对于如环无端，周而复始的道理，我更加明白了。

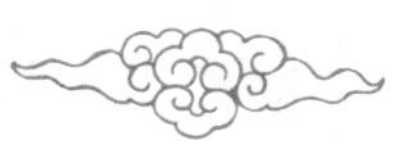

第六十三 五味论

灵 枢

本篇主要论述五味进入体内后的走向对人体健康的影响，以五味走向为依据，阐述了多食五味对人体造成影响的原因。

五味的走向对人健康的影响

黄帝向少俞说道：饮食五味从人体口中进入体内，它们各自归走于所喜欢的脏腑，也各自都有其所产生的病变。如酸味进入筋，食酸味偏多，会引起小便不通；咸味走血，多食咸味，则会使人口渴不已；辛味进入气分，食辛味太过，可引起内心有空虚感。苦味走骨，多食苦味，则会使人呕吐食物；甘味进入肌肉，过食甘味，使人感到心胸烦闷。我知道这些情况，但是不知道产生这些情况的原因，我想了解这其中的缘故。

少俞回答：酸味入胃以后，由于酸味涩滞，具有收敛的作用，只能行于上、中二焦，而不能迅速吸收转化，便停滞在胃中。胃腑之中温和，则下行注入膀胱，膀胱之皮薄而软，如得酸味则会收缩曲卷，膀胱口紧闭约束，水液运行之道不能通行，所以小便就会不通。前阴是宗筋汇聚的地方，肝主筋，所以说酸走筋。

黄帝问：咸味走血，多食咸味，则会使人口渴，这是为什么呢？少俞回答：咸味入胃后，气味行于中焦，输注于血脉，与血相合，使血液浓稠，需要胃中的津液不断地补充调和。胃中津液不断注入以补充调剂血液而被消耗，则津液减少而不足，不足则难以上润咽部，使得咽部和舌根感到焦躁，所以口渴。血脉是中焦化生的精微输布周身的通道，血液也出于中焦，咸味上行于中焦，所以咸味入胃后，就走入血分。

黄帝问：辛味走气，多食辛味，则会使人内心空虚，这是为什么呢？少俞回答说：辛味入胃后，它的气味行于上焦。上焦的功能是将来自中焦的水谷精微布散到体表。若姜、韭之辛味常熏蒸于上焦，营卫之气不断受扰，且其气久久停留于心下之处，就会使人产生内心空虚。辛味常与卫阳之气同行，所以辛味入胃以后促使卫阳之气外达而汗出，辛味也随汗而排泄，这就是辛味走气的道理。

黄帝问：苦味走骨，多食苦味，则会使人呕吐，这是为什么呢？少俞回答：苦味入胃后，五谷的其他气味都不能胜过它。当苦味进入下脘后，三焦的通路都受其影响而气机阻闭不通利。三焦不通，胃内食物不得通调、输散，胃气因而上逆形成呕吐。

五味与五脏

分类	五味与五脏的关系	内容出处
五味所入	酸入肝，辛入肺，苦入心，咸入胃，甘入脾	《素问·宣明五气篇》
五脏所欲	心欲苦，肺欲辛，肝欲酸，脾欲甘，肾欲咸	《素问·五脏生成篇》
五味所生	酸生肝，苦生心，甘生脾，辛生肺，咸生肾	《素问·阴阳应象大论》
五味所走	酸走筋，辛走气，苦走血，咸走骨，甘走肉	《灵枢·九针论》

牙齿，是骨之所余部分，苦味入胃后走骨亦走齿，如已入胃之苦味重复吐出，就可以知道其已经走骨了。

黄帝问：甘味善走肌肉，过食甘味，使人感到心胸烦闷，是什么原因呢？少俞说：甘味入于胃中，它的气味柔弱细小，不能上达于上焦部位，而与饮食之物一同存留在胃腑之中，使人胃腑柔润，胃腑柔润则气机和缓，气机和缓则致诸虫而动，虫行扰动则会使人心中烦闷。甘味可以入脾，脾主肌肉，甘味外通于肌肉，所以，甘味善走肌肉。

第六十四 阴阳二十五人

灵枢

本篇主要论述了以五行为依据划分的阴阳二十五种人的身体形态、性格、对疾病的耐受能力等，介绍了对人体健康有重要影响的年忌的概念，阐述了人气血多少的变化对体表毛发的影响。

黄帝问：我听说人有阴阳类型的不同，他们是怎样区别的呢？伯高道：天地宇宙之间的一切事物都秉受五行之气，也离不开五行运动变化的道理，人也如此。所以五五二十五种人之形，各有其特征，而不包括阴阳两类人在内。然而二十五种人的形体特征、性格特点与阴阳类型的人是不同的。阴阳五种人的情况我已经知道了。

黄帝说：我想了解一下二十五种人的具体情况，以及由于血气不同而产生的各种特点，如何从外部表现去测知内部的生理、病理情况呢？岐伯说：您问得真详细啊。这是先师秘而不传的，就是伯高也不能彻底明白其中的道理。黄帝离席后退几步，很恭敬地说：我听说，遇到适当的人而不把学术理论传授给他是重大损失，而得到了这种学术不加重视，随便泄漏，将会受到上天的厌弃。我希望得到这种学术知识，并且将它弄明白，藏之金柜，不敢随便传扬出去。岐伯说：先明确木、火、土、金、水五种类型的人，后按照五色的不同加以区别，就容易知道二十五种人的形态了。

阴阳二十五种人的形态

黄帝说：我希望听你详尽地讲解。岐伯道：一定要慎而又慎啊！就让我给你讲讲吧。木型的人，属于木音中的上角，他的形体特征和性格特点是皮肤苍色，像东方的苍帝一样，头小，面长，肩背宽大，身直，手足小，有才智，好用心机，体力不强，多忧劳于事物，对时令季节的适应是耐受春夏不耐秋冬，秋冬季节容易感受病邪而发生疾病。这一类型的人，属于足厥阴肝经，其性格特点是柔美而安重，是禀受木气最全的人。另外还有四种禀受木气不全的人，分左右上下四种：左上方，在木音中属于大角一类的人，类属于左足少阳经之上，其性格特点是透迤而美长。右下方，在木音中属于左角一类的人，属于右足少阳经之下，其性格特点有过于随和顺从、唯唯诺诺的缺点。右上方，在木音中属于钛角一类的人，类属于右足少阳经之上，其性格特点是努力向前进取。左下方，在木音中属于判角一类的人，类属左足少阳经之下，其性格特点是刚直不阿。

阴阳二十五种人（1）

《内经》认为，人禀受五行之气而生，有禀受五行之气全者，有禀受五行之气不全者，每一行各有五种人，所以，依据五行来划分，人有五五二十五种。

木型人

禀受木气而生的人五官瘦长。这种人智力过人，好用心机，能耐春夏不能耐秋冬

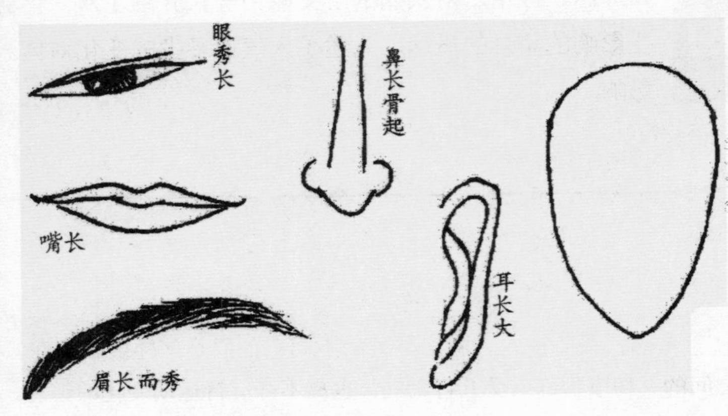

火型人

禀受火气而生的人五官尖。这种人擅长观察和分析，性情急躁，能耐春夏不能耐秋冬，一般短寿

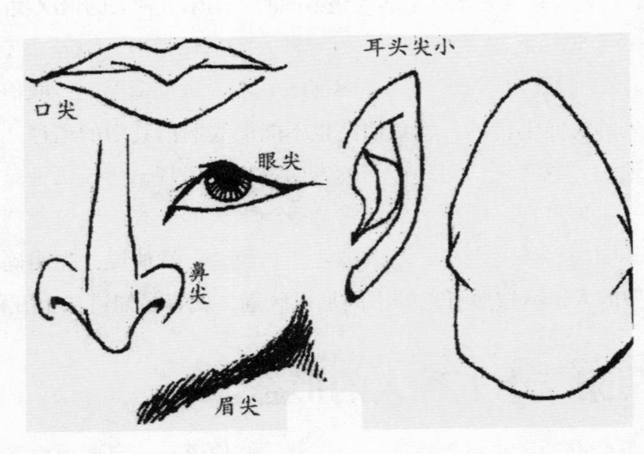

火型的人，属于火音中的上徵，类似赤帝。其形体特征和性格特点是皮肤呈红色，齿根宽广，颜面瘦小，头小，肩背腰腹及两腿发育匀称，手足小，步履急速，心性急，走路时身体摇晃，肩背部的肌肉丰满，有气魄，轻财，但少守信用，多忧虑，对事物观察和分析很擅长，容颜美好，性情急躁，不长寿而多暴死。这种人对时令的适应，多能受耐春夏的温暖，不耐秋冬的寒冷，秋冬容易感受外邪而生病。火型人在五音中比为上徵，属于手太阴心经，是禀受火气最全的一类人，其性格特点是对事物认识深刻，讲求实效，雷厉风行。禀火气之偏的有上下左右四种类型。左之上方，在火音中类属于质徵，归左手太阳经之上，火气不足，其性格特点是光明正大而通晓事

理。右之下方，在火音中属于少徵一类的人，类属于右手太阳经之下。这一类型人的性格特点是多疑。右之上方，在火音中类属于右徵，归于右手太阳经之上，火气不足，其性格特点是做事不甘落后，但行事鲁莽。左之下方，在火音中属于判徵一类的人，类属于左手太阳经之下，这一类型的人的性格特点是乐观、怡然自得而无忧愁烦恼。

土型的人，属于土音中的上宫，类似黄帝。这类人的形体特征和性格特点是黄色皮肤，大头圆脸，肩背丰满而健美，腰腹壮大，两腿健壮，手足小，肌肉丰满，身体各部发育匀称，步态轻盈而又稳健。做事足以取信于人，人安静，不急躁，喜好帮助人，不争逐权势，善于团结人。这种类型的人对时令的适应是能耐秋冬的寒凉，不能耐春夏的温热，春夏容易感受外邪而生病。这一类人在土音中称为上宫，属于足太阴脾经，这种类型的人是禀受土气最全的人。性格特点是诚恳而忠厚。禀土气之偏的有左右上下四类：左之上方，这一类型的人在土音中属于大宫，类属于左足阳明经之上，这种人的性格特点是过于柔顺。左之下方，在土音中属于加宫一类的人，类属于左足阳明经之下，其性格特点是神情喜悦快活。右之上方，土音中类属于少宫者，属于右足阳明经之上，土气不足，这类人的性格特点是为人圆滑，左右逢源。右之下方，土音中类属于左宫者，属于右足阳明经之下，土气不足，其形体特征是神情呆滞。

金型的人，属于金音中的上商，类似白帝，这类人的形态特征和性格特点是皮肤白，小头方脸，小肩背，小腹，手足小，足跟部骨骼显露，行走轻快，禀性廉洁，性急，平常沉静，行动迅猛，强悍异常，具有领导才能，善于判断。这种人对时令的适应能耐受秋冬，不能耐受春夏，感受了春夏的邪气就容易患病。这一类型的人，在金音中称为上商，属手太阴肺经，是禀受金气最全的人，其性格特点是刻薄而寡恩，严厉而冷酷。禀金气之偏的有上下左右四类。左之上方，在金音中属于钛商一类的人，类属于左手阳明经之上。其性格特点是廉洁自律。左之下方，金音中属于右商一类的人，属左手阳明经之下，金气不足，其性格特点是清俊洒脱。右之上方，在金音中属于大商一类的人，类属于右手阳明经之上，这一类型的人的性格特点是善于明察是非。右之下方，在金音中属于少商一类的人，归于右手阳明经之下，金气不足，其性格特点是严肃而庄重。

形体与性情秉承水性的人，属于水音中的上羽，就像北方的黑帝。他们的形体特征是皮肤黑色，面多皱纹，大头，颐部宽广，两肩小，腹部大，手足喜动，行路时摇摆身体，尻骨较长，脊背亦长，对人的态度既不恭敬又不畏惧，善于欺诈，常被刺杀身死。在对时令的适应上，耐秋冬的寒冷，不耐春夏的温热，春夏季节容易感受邪气

五天帝　　名词解释

对于五天帝有一些不同的说法，《史记正义》：“《国语》云‘苍帝灵威仰，赤帝赤熛怒，白帝白招矩，黑帝叶光纪，黄帝含枢纽’。《尚书帝命验》云‘苍帝名灵威仰，赤帝名文祖，黄帝名神斗，白帝名显纪，黑帝名玄矩。’”

土型人

禀受土气而生的人五官厚。这种人诚恳而忠厚，能耐秋冬不能耐春夏

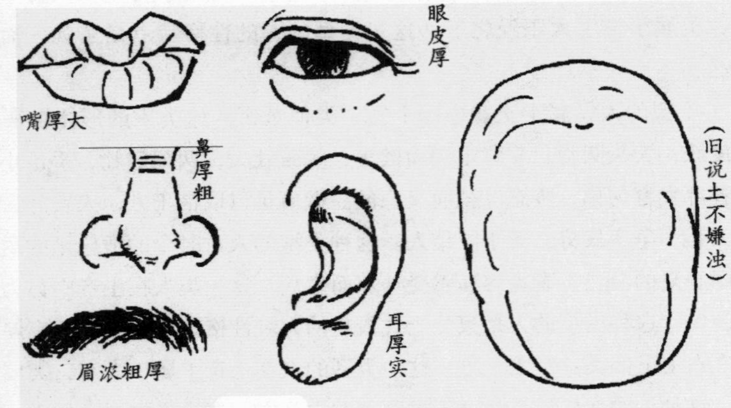

金型人

禀受金气而生的人五官方。这种人有领导才能，但刻薄寡恩，能耐秋冬不能耐春夏

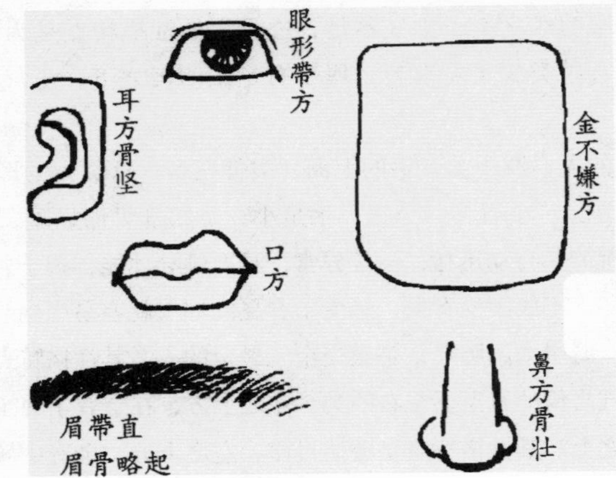

水型人

禀受水气而生的人五官圆。这种人人格卑下，能耐秋冬不能耐春夏

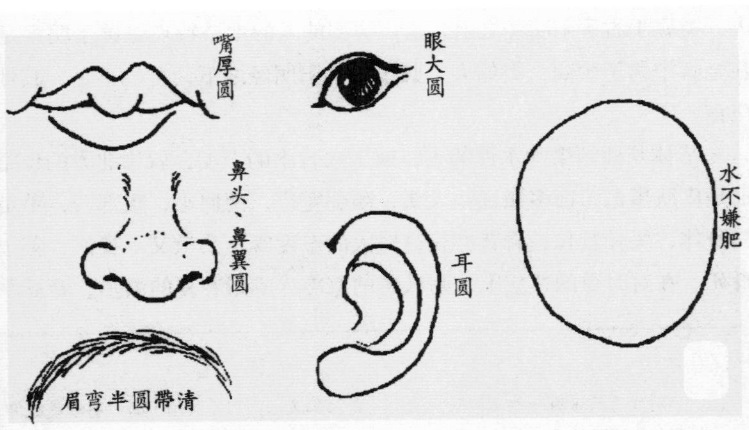

而发病。这一类型人在水音中称为上羽，属于足少阴肾经，这是禀水气最全的人，其性格特点是人格卑下。还有左右上下禀受水气不全的四种人：右之上方，水音中属于大羽者，类属右足太阳经之上，水气不足，其性格特点是经常洋洋自得。左之下方，在水音中属于少羽一类的人，类属于左足太阳经之下。这一类型的人的性格特点是心情经常郁闷不舒。右之下方，水音中属于众羽者，类属右足太阳经之下，水气不足，其性格特点是文静而又清高。左之上方，在水音中属于桎羽一类的人，类属于左足太阳经之上。这种人的性格特点是很安定，就好像身被桎梏，不能随便活动一样。

以上木、火、土、金、水五种类型的人，由于各自的不同特征，又分为二十五种不同的类型。因为禀赋的不同，所以才有这二十五种不同的变化。

年忌

黄帝问：人体已经具备了五行的形体特征，但并未显现出每一类应出现的肤色，这又将怎样呢？岐伯回答：按照五行生克的原理，形体的五行属性克制肤色的五行属性，或肤色的五行属性克制形体的五行属性，出现形色相克的现象，适逢年忌相加，再感受了病邪就会生病，若失治、误治，或自己疏忽，不重视保养，难免有性命之忧。如果形色相称，则气质调和，是康泰的表现。黄帝问：在形色相克制之时，年忌的相加能够知道吗？岐伯回答：一般人重大的年忌，从七岁这一大忌之年算起，以后在此基数上递加九年，即十六岁、二十五岁、三十四岁、四十三岁、五十二岁、六十一岁，这些年龄，都是大忌之年。当此之年，必须注意精神和身体的调护，否则容易感受病邪而发生疾病，既病之后又加之有所疏失，就有生命之忧了。所以，在上述年龄时，要谨慎保养，预防疾病的发生，更不要做那些奸邪之事，以免损伤精神和身体，以上讲的就是年忌。

气血多少对毛发的影响

黄帝问：你所说的，手足三阳经脉循行于人体的上部和下部，根据其气血的多少变化，反应到体表的现象又是怎样的呢？岐伯回答：循行于人体上部的足阳明经脉，如果气血充盛，两侧面颊的胡须美好而长。血少气多的髯就短；气少血多的髯就稀少；血气均少则两颊部完全无胡须，而口角两旁的纹理很多。循行于人体下部的足阳明经脉，若气血充足，下部的毫毛美好而长，可上至胸部亦生毛；血多气少则下部的毫毛虽美，但较短少，毛可上至脐部，走路时喜欢高抬脚，足趾的肌肉较少，足部常觉寒冷；血气皆不足，则下部不生毛，即便有亦甚稀少而枯槁，并且易患痿、厥、痹等病症。

循行于人体上部的足少阳经脉，若气血充盛，面颊两侧胡须连鬓而生、美好而长；若血多气少则生于两颊连鬓的胡须虽美而短小；血少气多则少胡须；血气皆少则不生胡须，感受寒邪湿气容易患痹证、骨痛、爪甲干枯等病症。循行于下部的足少阳

五禁
动输
五味论
阴阳二十五人
五音五味
百病始生
行针
上膈
忧恚无言
寒热

年忌相加之数为九

古人认为，奇数为阳数，偶数为阴数。九为阳数之极，所以，九月九日为重阳。阳极必变，由盈而亏，由盛而衰，故“大不吉”。所以，九为年忌相加之数。据说，九月九日重阳节登高就是为了避灾。

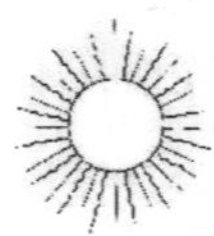

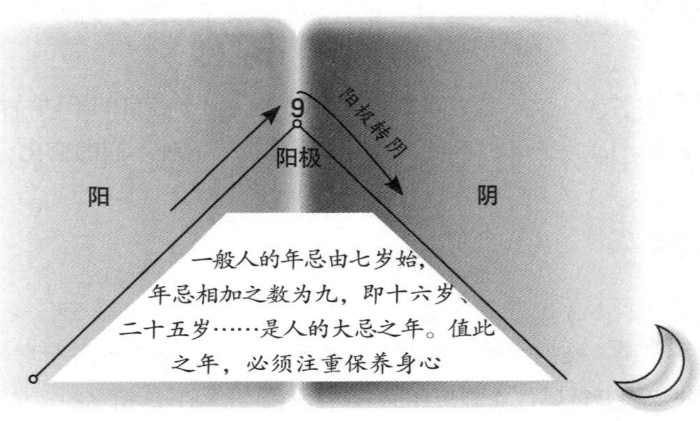

经脉，若血气充盛，则腿胫部的毛美好而长，外踝附近的肌肉丰满；如果血多气少则腿胫部的毛虽美好但较短小，外踝周围皮坚而厚；若血少气多则腿胫部的毛少，外踝处皮薄而软；血气都少则不生毛，外踝处瘦而没有肌肉。

循行于上部的足太阳经脉，若气血充盛，则眉毛清秀而长，眉毛中并见长的毫毛；若血多气少，则眉毛稀疏干枯，脸面部多细小皱纹；血少气多，面部的肌肉就丰满；气血调和则颜面秀丽。循行于下部的足太阳经脉，若气血充盛则足跟部肌肉丰满，坚实；如果气少血多则足跟部肌肉消瘦；气血都少的，易发生转筋、足跟痛等证候。

手阳明经脉的上部气血充盛，则唇上胡须清秀而美；若血少气多则胡须粗疏无华；血气都少则唇无胡须。手阳明经脉的下部气血充盛，腋毛秀美，手部的肌肉经常是温暖的；若气血皆不足则手部肌肉瘦削而寒凉。手少阳经脉的上部气血充盛，则眉毛美而长，耳部色泽明润；血气都少则耳部焦枯无光泽。手少阳经脉的下部气血充盛，则手部的肌肉丰满，并且常觉温暖；气血都不足的，则手部肌肉消瘦且寒凉；气少血多则手部肌肉消瘦，并且络脉多浮浅而易见。

手太阳经脉的上部血气充盛则须多而美，面部丰满；血气少则面部消瘦无光华。手太阳经脉的下部气血充盛则掌肉充实而丰满；气血少则掌部肌肉消瘦而寒凉。

二十五种人的针刺原则

黄帝问：这二十五种不同类型的人，在针刺治疗时有一定的准则吗？岐伯回答：

眉毛清秀美好，是足太阳经脉气血充盛；眉毛粗疏不好者，是气血均少；人体肌肉丰满而润泽的，是血气有余；肥胖而不润泽，是气有余而血不足；瘦而不润泽的，是气血均不足。根据人形体的外在表现和体内气血的有余与不足，便可测知疾病的虚实、病势的顺逆，这样就能做出恰当的治疗，不致贻误病机。

黄帝问：怎样去针刺三阴三阳经所出现的病变呢？岐伯回答：切按人迎、寸口脉，以诊察阴阳气血盛衰的变化，再沿着经络循行的部位，审视有无积聚等气血滞涩不通的现象。若发现气血闭阻不通的积聚现象，大都会出现痛痹之病，严重的，气血不能通行，故出现气血凝结涩滞的现象。若气血积聚在小的络脉而造成浅部瘀血，应当用针刺放血来开决疏通，气血即可运行。若有小的络脉出现气血的积聚，而血不通行的，可刺出瘀血，开通脉络，脉络开通，气血就可以正常地运行了。所以，凡上部病气有余的，应采取上病下取的取穴方法，引导病气下行。凡上部正气不足的，用推而扬之的针法，促使正气上行，使气血达到新的平衡。其气迟迟不至者，或气行迟滞、中途滞留者，当于其滞留之处，再用针迅速刺之，以接引其气使继续运行至病所。要先明确经脉的循行，才能正确采用各种不同的针刺方法。如有寒热交争的现象，根据其阴阳偏盛偏虚的不同情况，予以补不足，泻有余，引导其气血达到平衡。若脉中虽有郁滞而尚未瘀结的，也应区别不同情况，给予不同的治疗。总之，必须首先了解二十五种人的不同外部特征和内部上下气血的盛衰、通滞等具体情况，这样左右上下各方面的情况都很清楚了，针刺的各种标准以及原则，也就能依此而定了。

气为血之帅，血为气之母

气属阳，血属阴。气与血的生成，都源于水谷精微和肾精，二者又都是生命活动的物质基础，彼此相互依存，相互为用。如果体内气血有变化，则会表现出一些疾病，如文中所说的对毛发的影响。

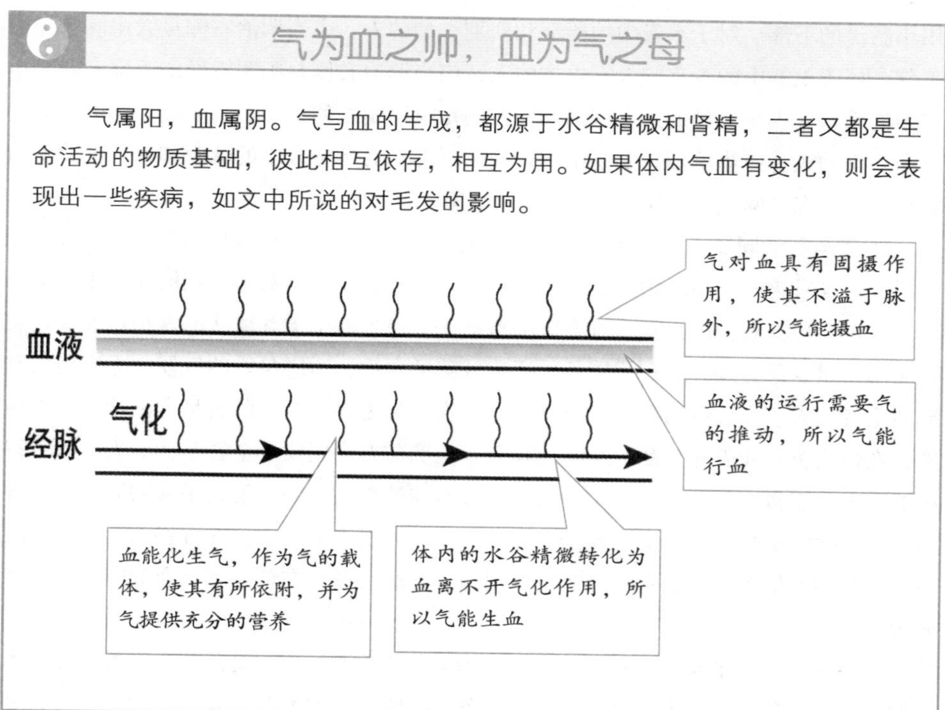

第六十五 五音五味

本篇主要论述了以五行为分类基础的五音人的调治，介绍了五音人与五谷、五畜、五果、经脉、五脏、五色、五时的配属关系，并分析了妇人、宦者、天宦不生须的原因及三阴三阳气血多少的规律。

灵枢

五音人的调治

属于火音中的右徵和少徵之类的人，应当调治右侧手太阳小肠经的上部。对于金音中的左商和火音中的左徵类型的人，当调治左侧手阳明大肠经的上部。属于火音中的少徵和土音中的大宫之类的人，应当调治左侧手阳明大肠经的上部。对于木音中的右角和大角类型的人，调治右侧足少阳胆经的下部。属于火音中的大徵和少徵之类的人，应当调治左侧手太阳小肠经的上部。对于水音中的众羽和少羽类型的人，应当调治右侧足太阳膀胱经的下部。属于金音中的少商和右商之类的人，应当调治右侧手太阳小肠经的下部。对于水音中的桎羽和众羽类型的人，应当调治右侧足太阳膀胱经的下部。属于土音中的少宫和大宫之类的人，应当调治右侧足阳明胃经的下部。对于木音中的判角和少角类型的人，应当调治右侧足少阳胆经的下部。属于金音中的钛商和上商之类的人，应当调治右侧足阳明胃经的下部。对于金音中的钛商和木音中的上角类型的人，应当调治左侧足太阳膀胱经的下部。

上徵与右徵同属火音之人，在五谷为麦，在五畜为羊，在五果为杏，在经脉为手少阴经，在脏为心，在色为赤，在五味为苦，在时为夏。上羽与大羽同属于水音类型的人，可以用五谷中的大豆、五畜中的猪肉、五果中的栗子等咸味的食物调养，这类食物属于足少阴肾经，表现为黑色，适宜咸味的食物，适应冬季的气候。上宫与大宫同属土音之人，在五谷为稷，在五畜为牛，在五果为枣，在经脉为足太阴经，在脏为脾，在色为黄，在五味为甜，在时为长夏。上商与右商同属于金音类型的人，用五谷中的黍米、五畜中的鸡肉、五果中的桃子等辛味的食物调养，类属手太阴肺经，表现为白色，适宜辛味食物，适应秋季。上角与大角同属木音之人，在五谷为芝麻，在五畜为犬，在五果为李子，在经脉为足厥阴经，在脏为肝，在色为青，在五味为酸，在时为春。

大宫属土音，上角属木音，这两种类型的人均可调治右侧足阳明胃经的上部。木音的左角与大角类型的人，都可以调治左侧足阳明胃经的上部。属水音的少羽与大羽

五音与人体的对应

五音	与身体的对应部位
金音	呼吸系统、大肠、鼻子
木音	肝、血液、筋骨、神经系统
水音	生殖系统、内分泌、泌尿系统、骨头
火音	心脏、舌头、眼睛、小脑
土音	消化系统、四肢、皮肤

一类的人，都可以调治右侧足太阳膀胱经的下部。金音的左商与右商类型的人，调治左侧手阳明大肠经的上部。属土音的加宫与大宫一类的人，都可以调治左侧足少阳胆经的上部。火音中的质判和土音中的大宫类型的人，调治左侧手太阳小肠经的下部。属木音的判角与大角一类的人，都可以调治左侧足少阳胆经的下部。水音中的大羽与木音中的大角类型的人，调治右侧足太阳膀胱经的上部。属木音的大角与属土音的大宫一类的人，都可调治右侧足少阳胆经的上部。

右徵、少徵、质徵、上徵、判徵等五种，属火音的不同类型。右角、钛角、上角、大角、判角等五种，属于木音的不同类型。右商、少商、钛商、上商、左商等五种，都属于金音的不同类型。少宫、上宫、大宫、加宫、左宫等五种，都属于土音的不同类型。众羽、桎羽、上羽、大羽、少羽等五种，属于水音的不同类型。

气血对胡须的影响

黄帝问：妇人没有胡须，是没有血气吗？岐伯回答：冲脉和任脉都起于胞中，沿脊背里侧向上循行，是经脉和络脉气血会聚的场所。其浮行在体表的，沿腹部上行，在咽喉部相交会，其中的一条分支，从咽喉部别行环绕于口和唇的周围。血气充盛则肌肤得到气血温煦和濡养而肌肉丰满，皮肤润泽，只有营血亢盛且渗灌到皮肤中，毫毛才会生长。妇人的生理特征是气有余、血不足，其原因是每月均有月经排出，冲任之脉的血气，不能营养口唇，所以妇人不生胡须。

黄帝又说：男性中有人损伤了阴器，造成阳痿而不能勃起，丧失了性功能，但他的胡须仍然继续生长是什么原因呢？而宦官的胡须因受阉割便不再生长了，这又是什么原因呢？请你让我听听这其中的缘故。岐伯说：宦官的外生殖器官均已去掉了，冲脉受伤，血泻出后不能复行于正常的循行路径，皮肤被伤后伤口干结，唇口得不到冲脉、任脉气血的营养，所以胡须就不生长了。黄帝问：有人是天阉，宗筋没受外伤，也不像女性那样定期排出月经，但是也不长胡须，这是什么原因呢？岐伯说：这是先

任、督二脉决定胡须的有无

男人长胡子而女人不长胡子，与人的气血有关，气血都充足才会长出好看的胡子。

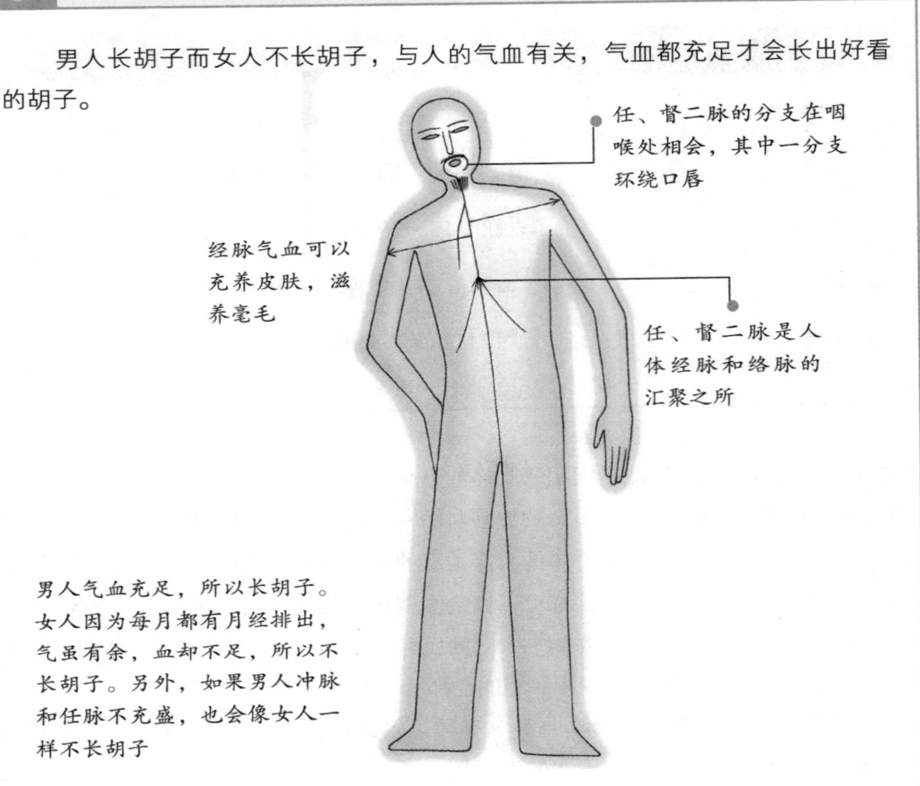

天生理上的缺陷，其任、冲二脉不充盛，生殖器发育也不健全，虽然有气，而血不足，不能上行营养唇口，所以不能生长胡须。黄帝说：讲得太好了！

具有高度智慧的人能通晓万事万物，就像日月的光芒，立其竿就能见其影，擂鼓作响，听到声音就能知道它的形状，由此可以知彼，除你之外，谁还精通这些事理呢？所以有才智的人看到人的容颜和气色的变化，就可以知道体内气血的盛衰。如面色黄赤，便知体内气血有热。青白色出现，就知其气血寒。面现黑色，就知其多血少气。眉毛秀美的，是太阳经多血。须髯很长的，是少阳经多血。胡须美好是阳明经多血。这是一般的规律。人体的气血多少是有一定规律的。太阳经通常是多血少气，少阳经一般是多气少血，阳明经多血多气，厥阴经多气少血，少阴经多血少气，太阴经也常是多血少气。这是人体生理的正常规律。

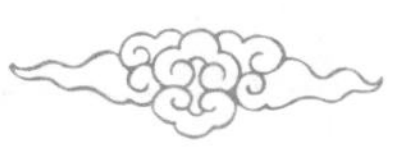

第六十六 百病始生

本篇主要论述了由六气和情志因素引发疾病的道理，疾病发生的原理是身体虚弱和贼风邪气侵袭共同造成的，并分析了积病的发展过程和治疗原则。

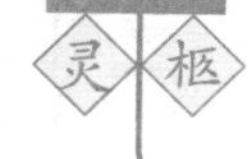

疾病的发生

黄帝问岐伯：各种疾病的开始发生，都是由于风、雨、寒、暑、凉、湿邪气和喜怒情志造成的。喜怒不加节制，会使内脏受损伤。风雨寒暑之邪，则伤人体外部。喜怒、风雨、清湿三种不同性质的邪气，所伤及人体的部位是各不相同的，我愿意听说这其中的要领。岐伯回答：喜、怒、哀、乐是人的情感，风、雨、寒、暑属于气候变化，阴冷潮湿则为大地环境，从致病的角度，它们是三种不同性质的邪气，所以有的先发生在阴分，有的先发生在阳分，我就此讲讲其中的道理。如果喜怒不节制，就会伤于内脏，内脏属阴，内脏受伤则病发于阴分；阴冷潮湿这种邪气容易乘虚侵害人体下部，所谓病起于下。风雨之邪气亦袭击人体上部虚弱之处，所以病起于人体上部，这就是三部之气所侵犯的人体内与外之上下三部。至于邪气侵袭人体而引起的各种变化，就更加复杂，难以计数了。

黄帝说：我本来就不能尽数了解那千变万化的疾病变化，所以请问先生，我愿意逐一地听说这其中的道理。岐伯道：风雨寒热之邪，若不是遇到身体虚弱，一般是不能侵害人体而致病的。如果突然遭遇到猛烈的暴风雨而身体不病的，这是因为人体不虚弱，所以邪气不能单独伤害人体。所以疾病的产生，首先是身体虚弱，又感受了贼风邪气的侵袭，两种因素相结合，才会产生疾病。如果外界的正常气候与人体正气充足，两实相互逢迎，则人体肌肉坚实强壮而不发生疾病。凡是疾病的发生，决定于四时气候是否正常，以及身体素质是否强壮，即人体正气不足而邪气盛，就会发生疾病。邪气侵犯人体各有一定的部位，根据邪气侵犯的不同部位而命以不同的名称，上下中外，分为三部。

所以，虚邪贼风侵袭人体，先从最表层的皮肤开始，若皮肤不能收固致密，腠理就会开泄，邪气趁机从毛孔而入，若逐渐向深处侵犯，一般会出现恶寒战栗，毫毛悚然竖起，皮肤也会出现束紧疼痛的感觉。如果邪气滞留不去，那么就会传于络脉处，邪气留于络脉的时候，就会肌肉疼痛，若疼痛时作时止，为邪气由络脉传到经脉。

正气是否充足决定人的健康

自然界的风、寒、暑、湿、燥、热等是客观存在的，但是有的人容易生病，有的人却很健康，这是由人的正气是否充足决定的。

如果人体正气充足，就好像有了一件护身符，邪气虽在，却不能侵入人体。
外界的风雨寒热等邪气之所以能使人体发病，是由于人体正气不足在先。
要想很好地防御疾病，最好的做法就是：保持良好的心情，保证身体营养，加强锻炼使身体强健。
风、寒、暑、湿、燥、热是自然界中正常现象，也是使人体发病的六种主要因素，被称为“六淫”。

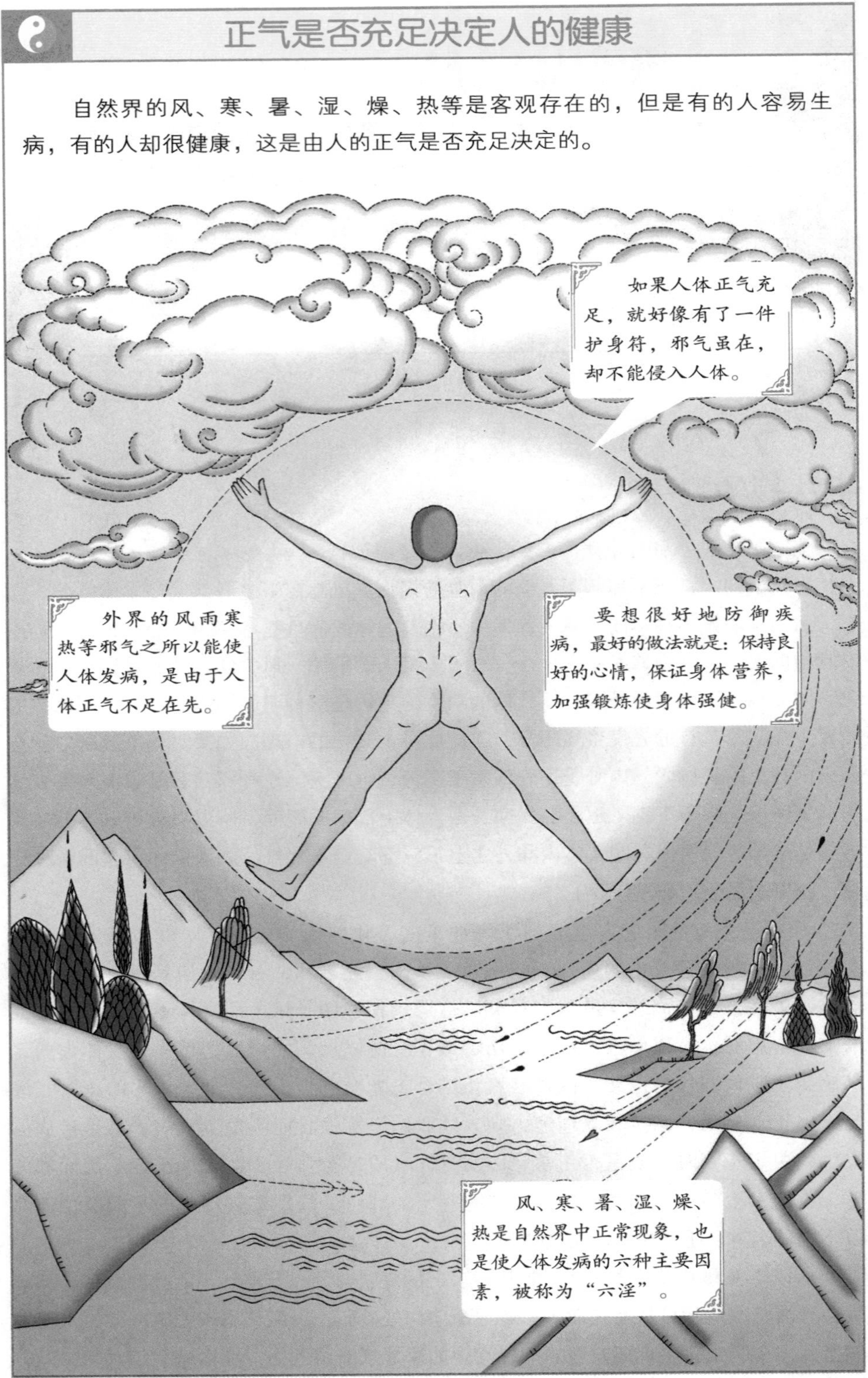

若病邪得不到解除而滞留在经脉，不时会出现刹那间的颤抖和惊悸的现象。若邪气停留而不散去，就会传于输脉，当邪气滞留在输脉的时候，则六经之气不通达，六经之气不通达于四肢就会使肢节疼痛，腰脊强硬不适。若邪气滞留不除，则传入脊内的冲脉，冲脉受犯，就会出现体重身痛的症状。若邪气停留而不散去，就会传舍于肠胃，邪气滞留在肠胃的时候，就会出现腹胀满、肠鸣，若寒邪多则会出现肠鸣泄泻不消化的食物，若热邪多则会出现稀薄、腐败而臭秽难闻的大便。如果邪气滞留尚不能祛除，传到肠胃之外半表半里的膜原，停留于血脉之中，邪气就会与气血相互凝结，久则聚结为积块。总之，邪气侵犯到人体后，或停留于孙脉，或停留于络脉，或停留于经脉，或停留于输脉，或停留于伏冲之脉，或停留于膂筋，或停留于肠胃之膜原，或上连停留于缓筋，邪气浸淫泛滥，是不可以说尽的。

黄帝说：我希望你能将其始末原因、内在机理讲给我听。岐伯说：邪气停留于孙络而成为积块的，它能够往来上下活动，这是邪气聚集于孙络之处，因其孙络浮浅而松弛，不能拘束其积使之固定不移，所以可以在肠胃间往来活动。如果其积停于肠胃间的孙络，则肠胃之间的水液渗透灌注，则会形成水液停聚，吸收代谢失调，有时发出濯濯的水声。有寒则腹部胀满且雷鸣作响，并时时疼痛如刀割般。若邪气停留在足阳明经而形成积滞，积滞位于脐的两旁，饱食后则积块显大，饥饿空腹时积块变小。邪气停留于缓筋而成为积块的，其形状表现和阳明经脉之积块相似，饱食的时候则疼痛，饥饿的时候则安宁。邪气停留在肠胃之膜原而成积，疼痛时牵连到肠外的缓筋，特点是饱食后不痛、饥饿时疼痛。邪气停留在伏冲之脉而成为积块的时候，其积块应手跳动，举手时则觉得有股热气下行于两股之间，就好像用热汤浇灌一样而难以忍受。邪气停留在膂筋而成积，饥饿时肠胃空虚，积形可以触摸得到，饱食后肠胃充实则触摸不到。邪气停留于输脉而成为积块的，其积阻滞脉道，致脉道闭塞不通，津液不能上下流通，致使毛窍干涩壅塞不通，这些都是邪气从外部侵犯到内部，从上部而转变到下部的临床表现。

积病的发展过程

黄帝问：积病从刚开始发生一直到它形成的过程是怎么样的情况呢？岐伯回答：积病的起始，是受到寒邪的侵害而发生的，主要是寒邪厥逆上行而生成积病。黄帝问：积病是怎样形成的呢？岐伯答道：寒邪造成厥逆之气，先使足部阳气不通，血液凝涩，逐渐又导致胫部寒冷，胫部寒冷进而使血脉凝滞，久之，寒冷之邪上逆进入肠胃，导致气机不通而腹胀，腹胀则肠道外组织间的水液汁沫聚积不得消散，这样日益加重而形成积病。又因突然多食暴饮，则使肠胃过于充满，或因生活起居不节慎，或因用力过度，则导致络脉受伤，若阳络受伤则血外溢于伤处，血液外溢就会鼻子出血。若肠胃的络脉受到损伤，血就溢散到肠道外的腹腔组织间，适逢肠外有寒邪寄留，肠外的水液汁沫同外溢的血液相纠结，凝聚在一起不能消散而发展成为积病。若突然在外感受了寒邪，在内又被忧怒情志所伤，则气机上逆，气机上逆则六经气血运

五脏积病

邪气侵入人体后滞留不去，或邪气与气血相互凝结，时间长了，就会形成积块，也就是积病。人体五脏都可以发生积病。

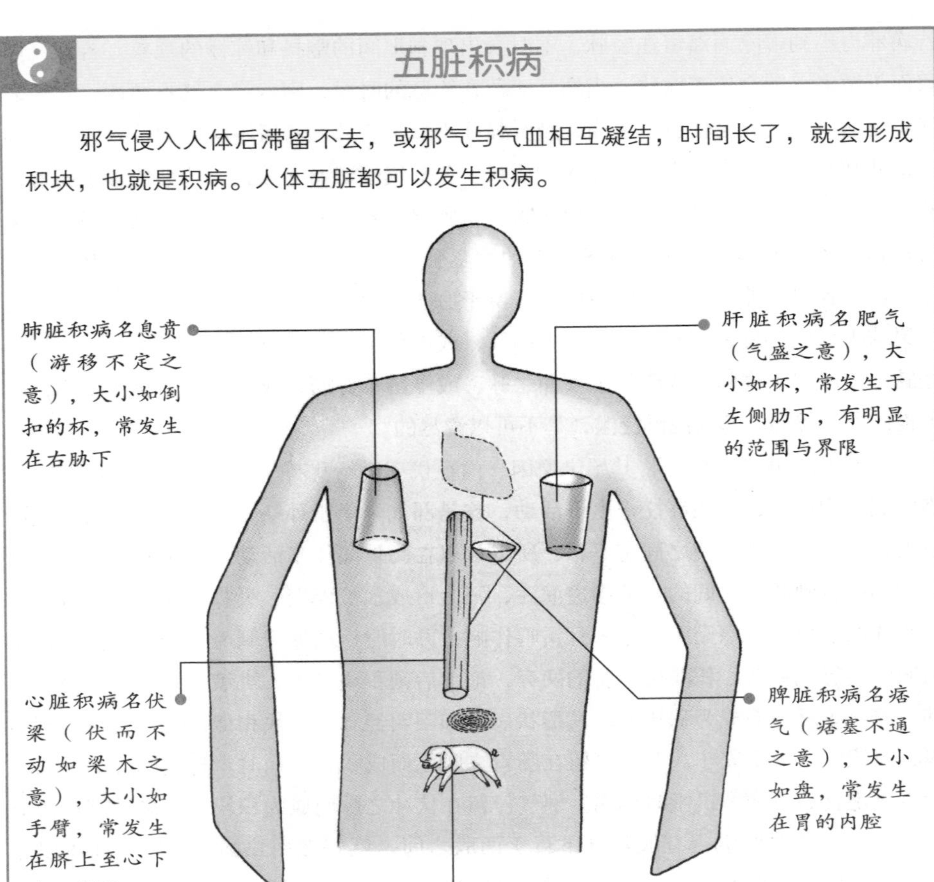

行不通畅，阳气不予以温煦，则血液凝聚蕴裹而不消散，津液渗透不利，留着而不得布散，积病就形成了。

黄帝问：疾病发生在阴脏是怎样的呢？岐伯回答：忧愁思虑过度则伤心，在寒饮寒食的基础上又感受风寒之邪，双重的寒邪损伤肺脏。愤恨恼怒过度则肝脏受伤。酒醉行房事，汗出又受风气就会伤及脾脏；用力过度，或行房事而大汗淋漓如同刚刚出浴，就容易损伤肾脏。上述就是内外三部发生疾病的一般规律。黄帝说：讲得好。如何治疗呢？岐伯回答：审察其疼痛的部位，就可以知道病变之所在，根据其虚实和各种证候表现，当补则补，当泻则泻，同时不要违背四时气候和脏腑的关系，这就是正确的治疗原则。

第六十七 行针

灵枢

本篇主要论述人体内阴阳之气的多少对针刺时反应的影响。人体内阴阳之气的多少，影响针刺后得气的快慢和针刺时患者反应的强烈程度。

阴阳与针刺时的反应

黄帝对岐伯说：我从先生那里听说过关于九针的道理，用它们来施行在百姓身上，发现百姓的血气盛衰是各不相同的。有的在进针之前神情就有了变化，精神高度紧张，并对针感有强烈的反应；有的气行是在针刺后即得；有的在出针后才有反应；有的是经过数次针刺后才知气行；有的甚至下针后就出现气逆、晕针等不良反应；有的是数次针刺后病情反而加重。上述六种情况，表现各不相同，我想知道其中的道理。

岐伯说：重阳的人，其神气易于激动，针刺时容易气至。黄帝问：重阳类型的人是什么样呢？**岐伯说：重阳之人，阳气偏盛，其气如同火一般炽盛，说话很快，趾高气扬，因为这种人的心肺脏气有余，功能旺盛，阳气充盛滑利而益发激扬，所以他的神气易于激动而对针刺反应强烈。**

黄帝问：重阳之人而神气不先激动的，这是为什么呢？**岐伯回答：这种人虽然阳气炽盛，但阴气也盛，阳中有阴。**黄帝问：根据什么就知道其多有阴气呢？**岐伯回答：多阳的人情绪高涨，精神愉快，常喜形于色。多阴者精神抑郁而常恼怒不快，好发脾气，但也很容易缓解，所以说阳气偏盛而又多有阴气，所以阳为阴滞，阴阳离合困难，神气就不易激动，反应也不那么强烈。**

黄帝问：有的人针刺后很快得气，这是为什么呢？**岐伯回答：这是因为人的阴阳均衡协调，气血濡润和畅，所以进针以后很快就出现得气的反应。**

黄帝问：有的人在出针之后才出现反应，这是什么气的作用使他这样呢？**岐伯回答：因为这种人多阴而少阳，阴的性质主沉降，阳的性质主升浮，阴偏盛则沉潜敛藏占优势，所以针刺时反应迟缓，当出针以后，阳气随其针而上浮，才出现反应。**

黄帝问：经过数次针刺后才知道反应，是什么道理呢？**岐伯回答：这是因为这种人多阴而少阳，其气机沉潜至深，反应低下而气难至，对针刺极不敏感，所以通过几次针刺后才出现反应。**

黄帝问：有的人针刚刺入，即出现晕针等反应，这是什么道理呢？**岐伯回答：进**

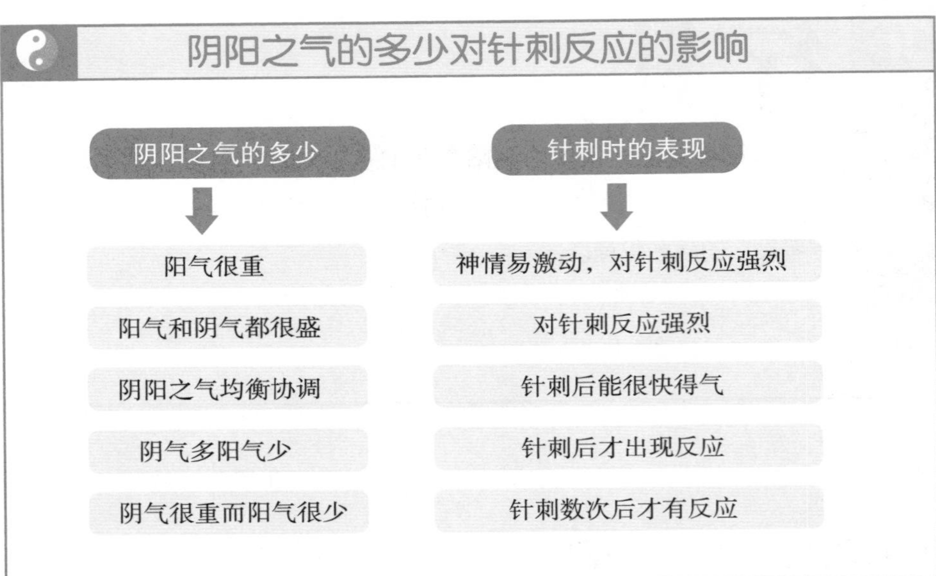

针后出现气逆晕针的不良反应，还有经过多次针刺治疗后病情反而加重恶化者，并不是患者的体质阴阳偏盛偏衰，以及气机的升浮沉降造成的，都是因为医生本身技术不高明，是治疗上的失误，与患者的形气体质无关。

第六十八 上膈

灵枢

本篇主要论述上膈证和下膈证的形成过程和下膈证的治疗方法。下膈证的形成是由于情志变化、饮食不节等导致寒邪入侵，下积之虫向上觅食时邪气又乘虚而入，日久形成痈肿。针刺时要以祛除邪气、软坚化积为目标。

黄帝说：因为气机郁结在上，形成食后即吐的上膈证，我已经知道了。至于因虫积在下所形成的下膈证，食后经过一天左右才吐出，我还不甚了解其中的道理，希望你详尽地给我讲讲。岐伯说：喜怒情志不遂，饮食不节制，寒温不调，那么脾胃运化功能失常，使寒湿流注于肠中，肠中寒湿流注，使肠寄生虫觉得寒冷，虫得寒湿便积聚不去，盘踞在下脘，因此肠胃形成壅塞，使阳气不得温通，邪气也就积留在这里。进餐时，寄生虫闻到气味，便上行觅食，使下脘空虚，邪气就乘虚侵入，积留日久而形成痈肿。内部痈肿使得肠管狭窄而传化不利，所以食后经过一天的时间，仍会吐出。至于痈在下脘之内的，痛的部位较深；痈肿发生在下脘外面的，疼痛的部位较浅，同时，在发生痈的部位皮肤发热。

黄帝问：怎样刺治这种病症呢？岐伯答：针刺的方法是，应当用手轻轻地按摩痈肿的部位，以观察痈肿部位的大小和病气发展的动向。先浅刺痈部的周围，入针后稍有感觉，再逐渐深刺，然后照样反复进行刺治，但不可超过三次。主要根据病位的深浅，来确定深刺或浅刺的标准。针刺后须加用温熨法，使热气直达体内。只要使阳气日渐温通，邪气日趋衰退，内痈也就逐渐消溃了。再配合适当的调理，不要犯各种禁忌，以消除致病因素再伤内脏的可能性，清心寡欲，以调养元气，随后再给服咸苦的药物，以软坚化积，使饮食得以传下。

吃入的食物又被吐出的原因

吃入的食物有时候会被再次吐出，这是膈证。膈证的发生可能在上，也可能在下。发生在上的为上膈证，发生在下的为下膈证。

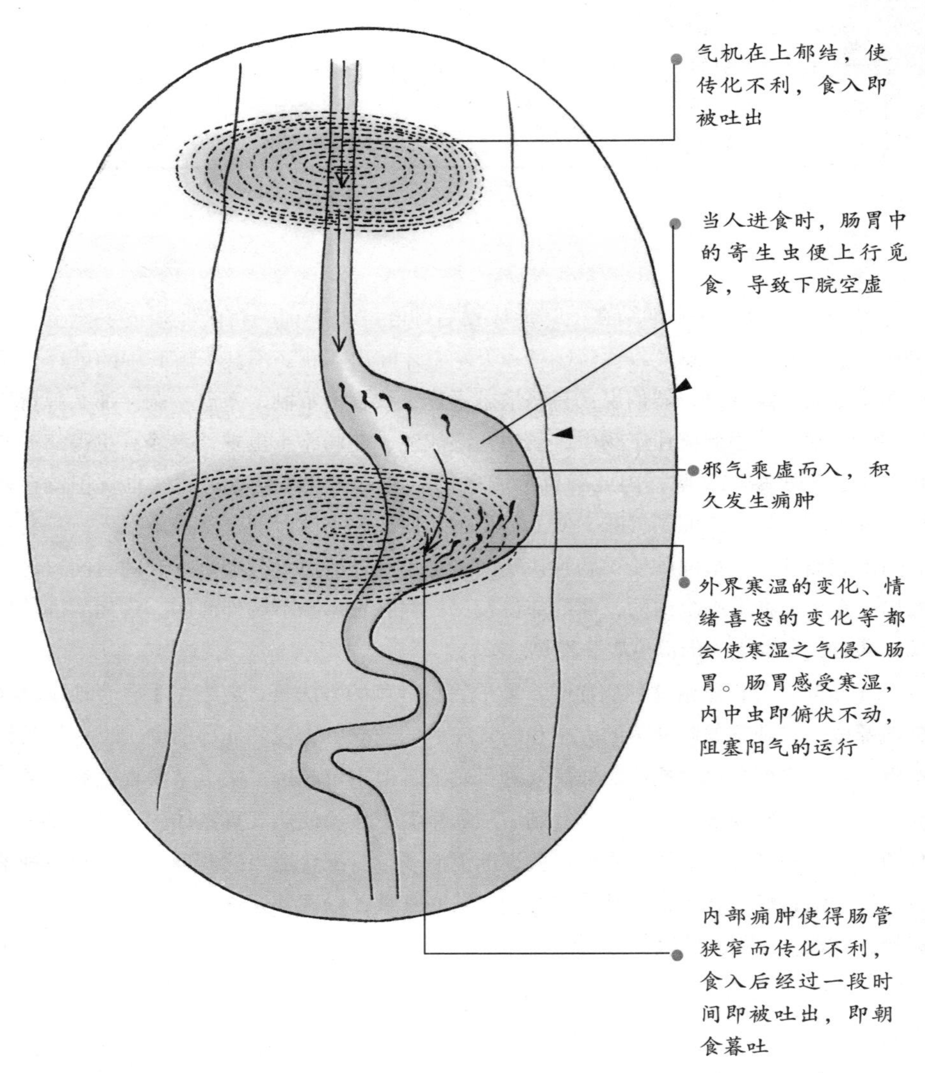

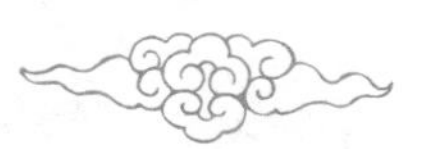

第六十九 忧恚无言

灵枢

本篇主要是黄帝向少师请教人由于突然忧郁和愤怒，引起不能发音的原因，阐述了人的发音系统和由于气机不畅而引起失音证的机理，并介绍了治疗的方法。

黄帝问少师：有人由于突然忧郁或愤怒，引起张口说话但不能发音，是人体内哪一条通道阻塞了？又是哪种气机障碍而使气不能通行，才导致不能发声？希望听一听其中的道理。少师回答：咽部是人体水谷进入的通路。喉咙下通于肺，是气息呼吸出入的道路。会厌，是人体发出声音的门户。口唇的开张和闭合，犹如开启言语声音的两扇门。舌头，是人体语言发音的器官。悬雍垂，是发音成声的关键所在。颃颡，是人体鼻涕和唾液的分出所在。横骨因舌骨横于舌根而得名，受意识支配，是控制舌体运动的组织。所以人的鼻孔流涕而不能收敛的，是因为颃颡不开，分气失职。会厌薄小的人一般呼吸畅快，开合流利，所以语言流畅；如果人体会厌大而厚的，就开合不利，亦即出气迟缓，故言语重而口吃，人突然失音，是因为会厌感受了风寒之邪，气道不利，会厌启闭失常，气机不畅，发音器官功能失调，就形成了所谓的失音证。

黄帝问：如何用针刺治疗它呢？岐伯回答：足少阴肾的经脉，从足部上行，一直联结到舌根部，并联络着横骨，终止于喉间的会厌。所以针刺治疗时，当两泻其足少阴经上联于会厌部的血脉，这样浊气才能够排除。足少阴肾经在会厌的脉络，同任脉相联结，再取任脉的天突穴进行刺治，会厌便能恢复开合，发声即可恢复正常。

人体的发音器官

人体的发音是鼻腔、口腔、咽喉协作的结果，如果其中一方感受邪气，人的发音效果就会受到影响。

第七十 寒热

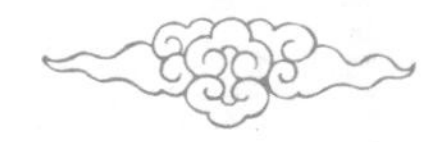

本篇主要论述了瘰疬病是鼠瘘寒热之毒气留于经脉而不去造成的，还介绍了如何用察目法推断瘰疬病生死。

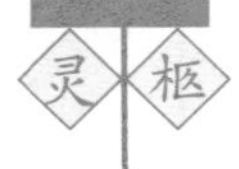

黄帝问岐伯道：发冷、发热的瘰疬病，多发生在颈部和腋下，这是为什么呢？岐伯回答：这都是鼠瘘的寒热毒气滞留于经脉之中而不能消除所造成的。

黄帝问：这种病能否消除呢？岐伯回答：鼠瘘病的根本是在内脏，而它所表现出来的症状却在颈部和腋下。如果毒气只在表浅的经脉中浮游，而没有停留在深部的肌肉造成腐烂成脓血的，便容易治疗。黄帝进一步问道：用什么办法消除呢？岐伯答道：应从病的根源上着手治疗，以扶助正气，并通过治疗促使外在的瘰疬毒邪消散，以消除发冷发热的症状。仔细审察病变的脏腑和经脉，按经取穴，针刺时应当缓慢进针缓慢出针，以除去毒气。瘰疬初起，形小如麦粒者，针刺一次便能见效，针刺三次就可痊愈。

黄帝问：如何来判断瘰疬病的死生呢？岐伯回答：推断瘰疬病预后的方法是，翻开患者的眼睑进行观察，若眼中有红色的脉络，上下贯通瞳子，便是病情恶化的征兆。如果只见一条脉络，患者在一年内就要死亡；出现一条半，死期为一年半之内；出现两条，死期为两年之内；见两条半脉络，患者在两年半内死亡；见三条脉络，患者在三年内死亡。若只有红色的脉络而没有贯通瞳子，尚能够治疗。

小周天气血循环穴位图

中医认为，人与天地相参，人的气血运行也和天地运行一样有一定规律。小周天是古代气功的一部分，它是通过意念引导人体小范围内的气血循环（任、督二脉），从而达到强身健体的目的。

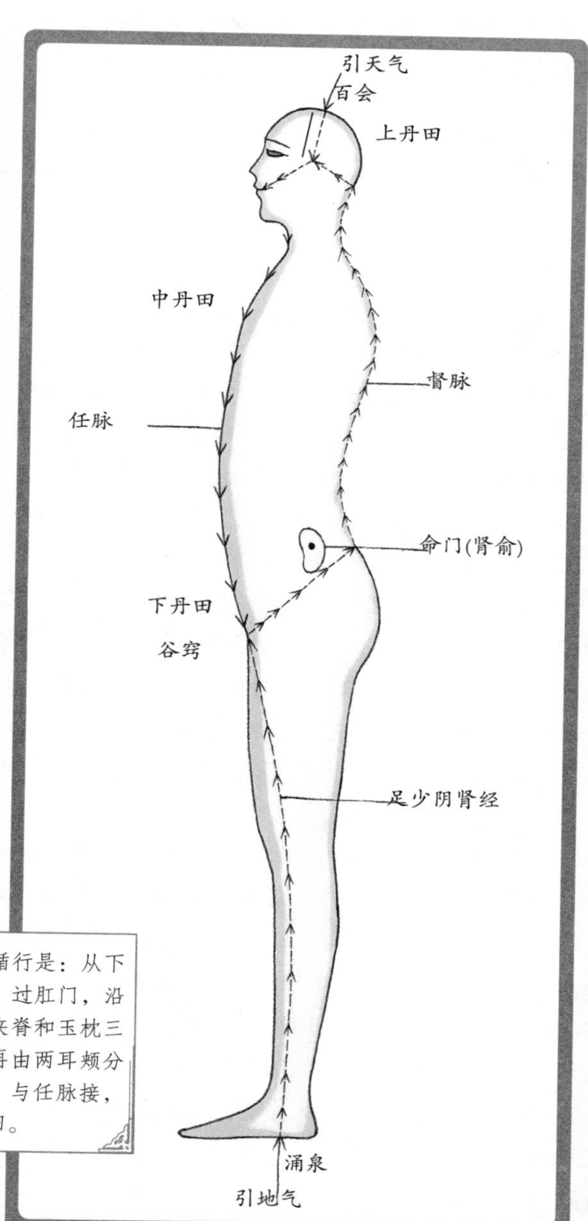

小周天的内气循行是：从下丹田出发，经会阴，过肛门，沿脊椎督脉通尾闾、夹脊和玉枕三关，到头顶泥丸，再由两耳颊分道而下，会至舌尖，与任脉接，沿胸腹正中下还丹田。

第七十一 邪客

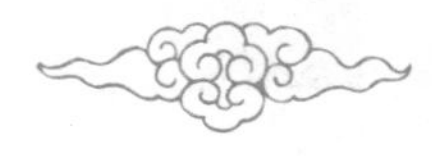

本篇主要介绍了卫气、营气、宗气的运行和功能；论述了邪气侵入人体，影响人睡眠的原因、治疗方法；介绍了人的肢体与自然界的对应、针刺治疗的方法和技巧；分析了手少阴经没有腧穴的原因；讲述了心经发病时的治疗方法。

灵枢

邪气对睡眠的影响与治疗

黄帝问伯高：邪气侵袭人体，使人眼睛不闭，不能入睡，是什么邪气所造成的呢？伯高回答：食物进入胃中，通过消化吸收后，宗气聚于上焦，津液出于中焦，糟粕由下焦排出体外，即进入体内的食物共有三条走向。所以宗气积聚在胸中，出于喉咙，贯通心脉，以行呼吸。中焦化生营气，分泌津液，渗注于脉中而化为血液。在外可以荣养四肢，向内灌注于五脏六腑，营运周身与昼夜的时间相应。卫气是水谷中化生出的剽悍滑疾之气，它首先行于四肢、肌肉、皮肤之中，运行不止。白天从足太阳膀胱经开始运行于人体的阳分，夜间常以足少阴肾经为起点运行于阴分，不停地运行于周身，若有厥逆之气滞留五脏六腑，则迫使卫气只能在阳分运行而不得入于阴分。现在有厥逆之气停留于五脏六腑，于是卫气便只能行于体表阳分，而不能进入内脏阴分。由于卫气仅行于阳分，在表的阳气就偏盛，使阳跻脉气充满。卫气不能入于阴分则阴虚，导致失眠。

黄帝说：讲得很好！怎么样治疗呢？伯高回答：首先用针刺补阴分的不足，泻阳分的有余，使阴阳相互协调，疏通营卫运行的道路，消除引起营卫逆乱的邪气。服用半夏汤一剂，阴阳立即畅通，便可马上入睡。黄帝说：讲得好。这种针药并用的治法，真好像决开水道，清除瘀塞一样，使经络通畅，阴阳调和。希望把半夏汤的组成、制法和服用方法告诉我。伯高回答：半夏汤方，取流经了千里以上的水八升，再用汤勺扬万遍，取清轻上浮的五升，用芦苇煮沸，下秫米一升，制半夏五合，以小火慢煮，当药浓缩到约一升半时，离火去渣，每次服用一小杯，每日服用三次，逐次稍微加量，以见效为度。所以，如果病属初起，药一服下，立即便可入睡，汗一出病就好了；病程较长的，须服三剂才能痊愈。

人的肢体与自然界的对应

古人将人体与自然界对应，体现了“天人合一”的思想，并用其指导生活中的医学实践。

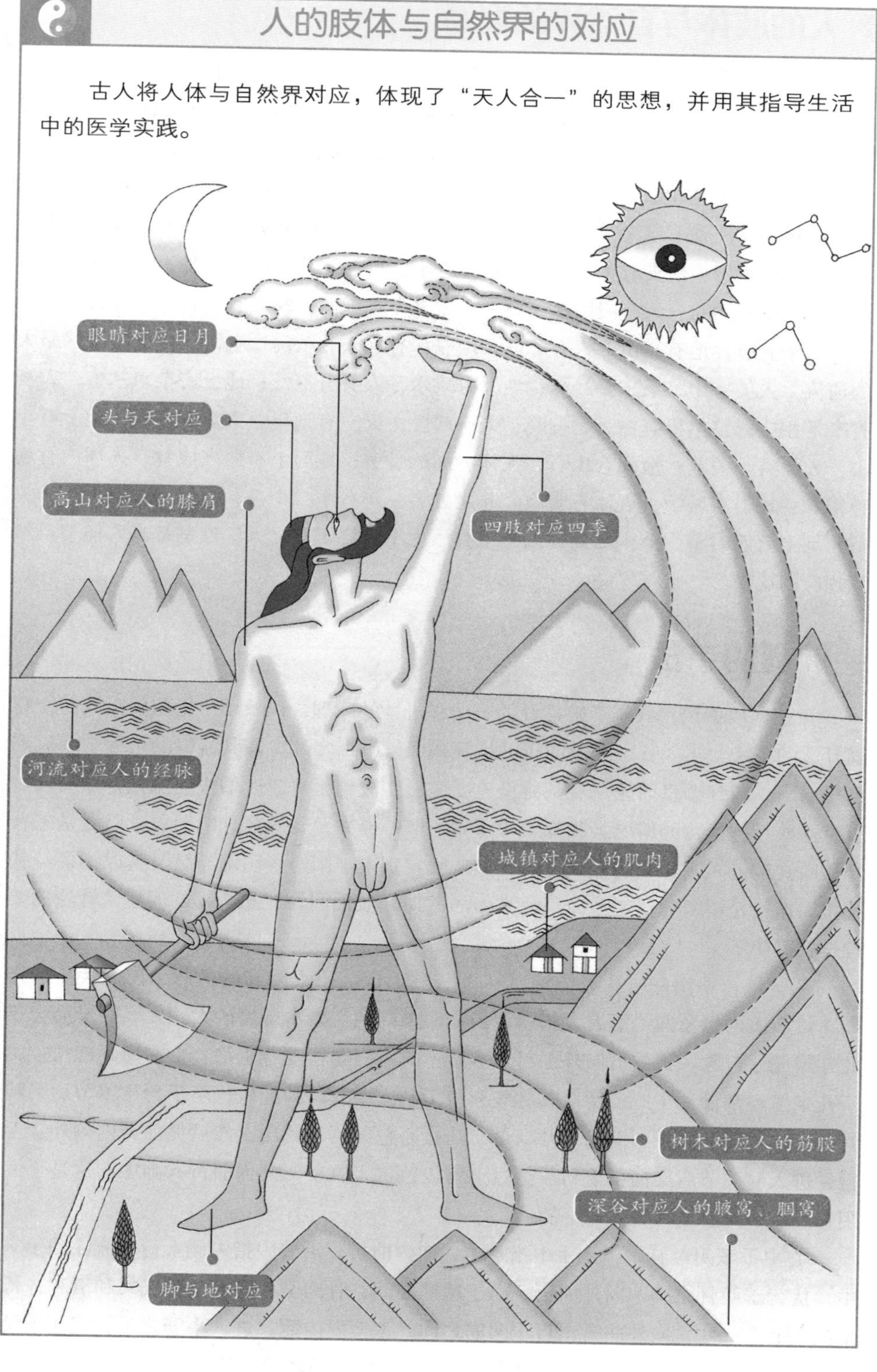

人的肢体与自然界的联系

黄帝问伯高：人的肢体怎样与自然界的现象相联系呢？我想了解这方面的情况。伯高回答：天是圆的，地是方的，人的头圆应天，足方应地；天上有日月，人有两只眼睛；地上有九州，人体有九窍；天有风雨阴晴的气候变化，人有喜怒哀乐的情志活动；天上有雷电，人有声音；天有四季，人有四肢；天有角徵宫商羽五音，人有肝心脾肺肾五脏；天有六律，人有六腑；自然界有冬有夏，人有寒有热；天干有十，人有十手指；地支有十二，人的足趾有十，再加阴茎、睾丸也是十二，女子少两节，但能孕育胎儿；天有阴阳相交感，人有夫妻相配偶；一年有三百六十五日，人有三百六十五节；地有高山，人有膝肩。地有深谷，人有腋窝、腘窝；地上有十二条大的河流，人体有十二条主要经脉；地下有泉水，人身有卫气；地上有杂草丛生，人身有毫毛相应；自然界有白天、夜晚，人有起卧；天空有列星，人体有牙齿；地上有小山，人体有小关节；地面有山石，人体有高的骨节；地面上有树木成林，人体内有筋膜密布；地上有城镇，人体有肌肉隆起之处；一年有十二个月，人体四肢有十二个关节；地上有四时不生草木之处，人类中有一生不生育子女之人。这些都是人体与自然界相应的现象。

针刺的手法

黄帝向岐伯说：我想了解持针的方法和进针的原理，以及用手指拉展皮肤而使腠理开泄的手法。再如五脏经脉曲折的情况，经气出入之处，在其流注的过程中，流到哪里而出，流到哪里而止，流到哪里速度变慢，流到哪里速度增快，流到哪里而入？所有这些经脉运行的情况，我都希望得到了解。再如，经脉离合的地方，阳经是怎么样从腧穴别走入阴经，阴经又是怎么样从腧穴别走于阳经，阴阳经脉又是以哪条经脉互相沟通？希望听你详细地说一说其中的道理。岐伯回答：您所提的问题，针法的要理全在其中了。

黄帝说：希望能听你全面地讲一讲。岐伯说：手太阴肺的经脉，出于大指的指端，然后向内侧弯曲，沿着大指内侧的赤白肉际到大指本节后的太渊穴，经气会合于此并形成寸口脉，再曲折向外上行于本节下，向内曲行与各阴络会合在鱼际部位，由于几条阴经都输注于此，所以其脉气充盈滑利。手太阴肺经伏行于手拇指本节后的腕骨之下，再向外曲折，浮出于寸口部，巧拨心包经可以解压，然后循前臂内侧外缘上行，进入肘关节后又曲折上行，通过上臂内侧进入腋下，向内曲行入肺中，这是手太阴肺经从手向上至胸的循环路径。

心主手厥阴经脉，出于手中指之端，向内曲折，沿着中指内侧上行，流注到手掌中，伏行于两骨之间，向外曲折，出于两筋之间，骨肉交界处，其脉气柔和滑利，行至腕关节上二寸，向外曲折出行于两筋之间，上至肘内侧，进入小筋之下，流注于尺骨和桡骨在肘关节的会合处，再沿臂上行入于胸中，内联于心脏。

代君受过的心包

五脏六腑之外，还有一个特殊的脏器：心包。心包在人体中的作用很大，它代替心脏对全身发号施令，也代替心脏承受一切入侵的外邪。如果没有心包，人的生命将是不堪一击的。

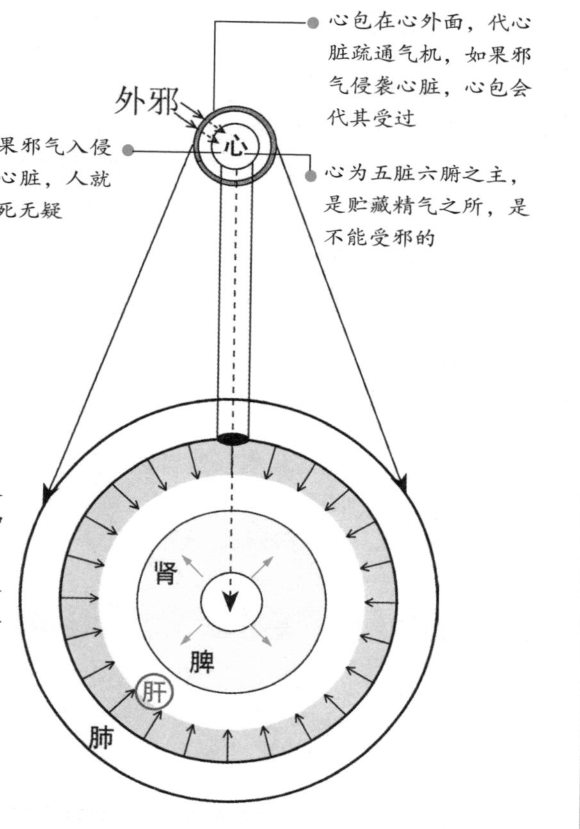

巧拨心包经可以解压

1.找到腋下手臂内侧的一根大筋，用手拨动它，会感到小指和无名指发麻。

2.这个大筋底下有一个重要的穴位，叫“天泉穴”。用手掐住它，并且感到手指发麻，就证明拨对位置了。

3.每天晚上临睡觉前拨十来遍，如此可以排去自己的郁闷和心包积液，对身体非常有好处。

手少阴经没有腧穴的原因

黄帝问：为什么只是手少阴经脉没有腧穴呢？岐伯回答：手少阴心经是心所主的经脉，心是五脏六腑的主宰，是贮藏精气的内脏。其脏气坚实，邪气是不容易侵袭的，假若邪气侵袭到它，就会伤害心脏，心脏受伤，神气就会消散，神气消散了，人也就死亡了。一般各种邪气凡侵袭心脏的，都侵犯到心包络。心包络是心主之脉，取其腧穴，可以刺治心病。所以唯独手少阴心经没有腧穴。

黄帝问：少阴经没有腧穴，难道它就不发生病变吗？岐伯回答：脏腑各有经脉，脏居于内，经脉行于外，心脏坚实不能受邪，外行经脉则会感受邪气而发病。因而当其经脉发生病变后，可以取本经掌后锐骨之端的神门穴进行治疗。其余各条经脉，其出入曲折、运行的快慢，都与手太阴及心主二脉运行的情况相同。所以，在心经有病时，可以针刺本经在掌后锐骨之端的神门穴。其余经脉的出入曲折、运行的缓急，都与手太阴肺经和手厥阴心包经的循行情况相似，所以各经有病，都可以取本经的腧穴。在针刺时，均要根据气的虚实缓急加以调理，邪气实用泻法，正气虚用补法，像这样治疗，邪气才能消除，真气才能坚固充实。这就是根据自然规律进行治疗。

针刺的方法

黄帝问：针刺治疗的具体方法是怎样的呢？岐伯回答：必须首先明确十二经脉的起止，注意人体皮肤的寒热，诊察脉象的盛衰、滑涩。如脉滑而有力，是病势正在发展的征象；脉细无力，是久病气虚的征象；脉大而涩，是气血不通的痛痹；如果阴脉、阳脉一样，表明这种病难治。凡是胸腹和四肢还在发热，是病邪没有消退，不要停止治疗；如果热势衰退，则为病气衰退。通过诊察尺肤，来考察人肌肉的坚硬或脆弱。同时，通过观察两目的五色，可以分辨五脏的病变，判断疾病的预后。通过观察

针刺的提插法、捻转法

在临床上，捻转法和提插法可结合应用，以促进针感的获得。一般情况下，捻转幅度大、频率高、刺激量大，适用于实证、急性病；捻转幅度小，频率低，刺激量小，适用于虚证、慢性病。

提插法

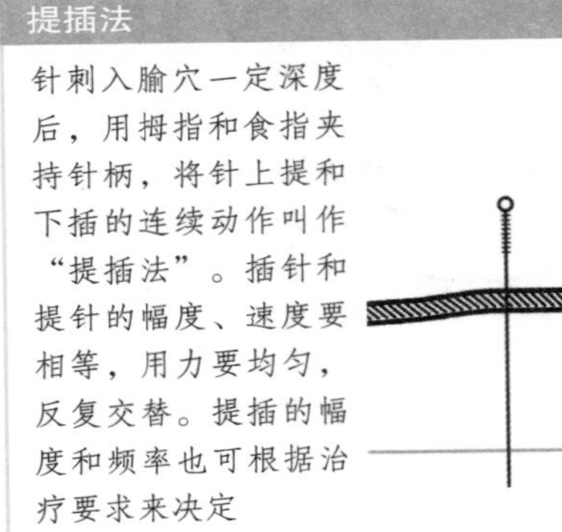
针刺入腧穴一定深度后，用拇指和食指夹持针柄，将针上提和下插的连续动作叫作“提插法”。插针和提针的幅度、速度要相等，用力要均匀，反复交替。提插的幅度和频率也可根据治疗要求来决定

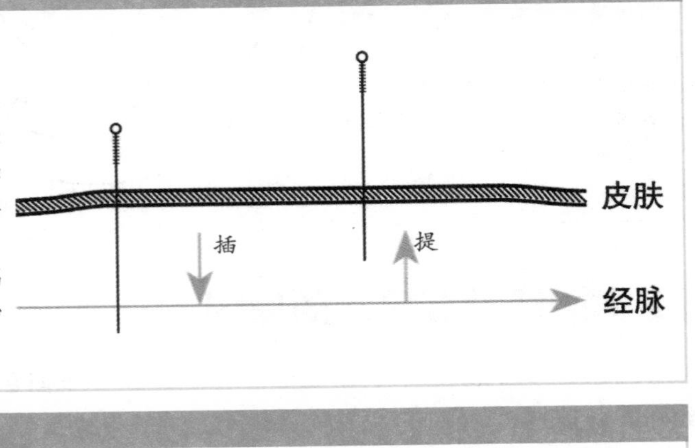

捻转法

针刺入腧穴一定深度后，用拇指和食指夹持针柄，将针向前向后来回旋转捻动的过程叫作“捻转法”。向前和向后的捻转幅度和速度要相等，用力要均匀，反复交替。捻转的幅度和频率可根据治疗要求来决定

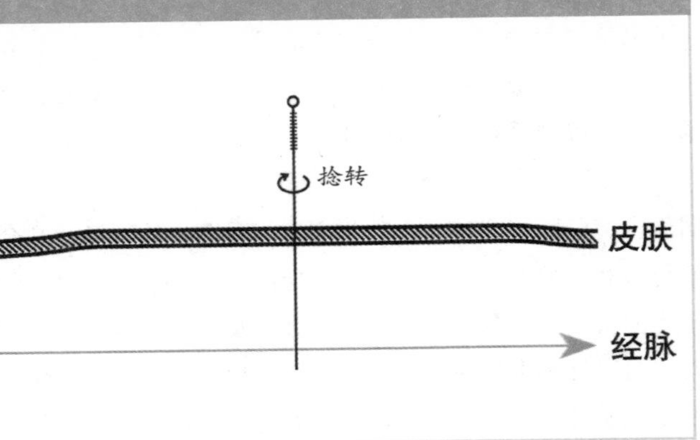

浮现于外的血络色泽，来诊察寒热痛痹。

黄帝说：持针纵舍的针刺方法，我还没有完全搞清楚。岐伯说：持针的规律，首先要端正态度，心静，聚精会神，察明疾病的虚实，然后才能确定施行缓、急、补、泻的手法。针刺时用左手握住患者的骨骼，右手循摸穴位，进针不要太猛，以防肌肉裹住针。泻法应当垂直下针；施行补法，出针时必须用手按压针孔，以使其闭合，在针刺过程中还应采用提、插、捻、转等辅助行针方法，以导引正气，消散邪气，真气自然就固守体内了。

黄帝问：拉皮肤开腠理的针刺方法怎样操作呢？岐伯回答：用手按在分肉间的穴位上，从穴位的皮肤上进针，轻微地用力，慢慢地垂直进针，这种刺皮而不伤肉的针法，不会耗散神气，而又能达到开泄腠理、祛除病邪的效果。

黄帝问岐伯：人体两侧的肘窝、腋窝、髀窝、腘窝这八个气血经常流注的地方称为“八虚”，由此能分别诊察什么疾病呢？岐伯回答：可以用它来诊断五脏的疾病。黄帝问：如何诊察呢？岐伯回答：肺和心两脏有邪，邪气随经脉流注到两肘窝；肝脏受了邪，邪气随着经脉流注到两腋窝处；脾脏有邪，邪气随经脉流注到两髀部；肾脏有了邪气，就随着经脉流注到两侧腘窝部。人体左右肘窝、腋窝、髀窝、腘窝这八虚，是四肢关节屈伸的枢纽，也是真气血脉流行停留之处。若邪气恶血停留在这些部位，便会损伤经络筋骨，导致肢体关节屈伸不利，从而发生拘挛的症状。

第七十二 通天

本篇主要论述了阴阳人中非常极端的五种人的特征，以及对这五种人的治疗原则，并介绍了辨别这五种人的方法。

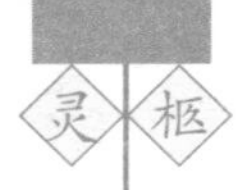

灵枢

黄帝问少师道：我听说人有阴、阳的不同类型，什么样的人称为阴性人？什么样的人称为阳性人？少师回答：在天地自然界之中，一切事物离不开五行，人也与此相应和，并非仅仅是一阴一阳就完结了。人不仅仅分为阴和阳两种类型，这只是概略地谈谈罢了，很难用简单的语言将它叙述清楚。

阴阳五种人的特征

黄帝说：希望听你简要地谈一谈。比如说贤人和圣人，他们的禀赋是否阴阳都具备呢？少师回答：人大致分为太阴、少阴、太阳、少阳、阴阳和平五种类型。这五种不同类型的人，他们的形态不同，筋骨强弱不同，气血多少也不相同。

黄帝问：关于五种类型的人的不同点，能讲给我听听吗？少师回答：太阴之人，贪婪而不讲仁德，外表谦和，假装正经，内心却很阴险，只喜纳进，厌恶付出，喜怒不形于色，不识时务，只知利己，行动上惯用后发制人的手段，这就是太阴之人的特征。

少阴之人，贪图小利，暗藏贼心，看到别人有损失，好像自己受益一样幸灾乐祸，好伤害别人，看到别人有了荣誉，他相反感到气愤，嫉妒成性，对别人没有恩德，这就是少阴之人的特点。

太阳类型的人，平时处处好表现自己，洋洋自得，喜欢讲大话，但实质上并没有多大本事，言过其实，好高骛远，行动办事不顾是非，刚愎自用，自以为是，常常把事情办坏了而不知悔改，这就是太阳之人的特点。

少阳类型的人，做事精细审慎，自尊心很强，有点小官职便沾沾自喜，好自我宣扬，善于对外交际，不愿默默无闻地埋头工作，这就是少阳类型之人的特征。

阴阳和平之人，生活安静，不追逐个人名利得失，不以物喜，不以己悲，顺从事物发展的规律，从不计较个人的得失，善于适应形势的变化，地位虽高却很谦虚，常以理服人而不采用压制的手段整治别人，具有非常好的组织管理才能，这是阴阳和平类型人的特征。古代善于运用针灸治病的医生，根据人的五种形态给予治疗，邪气过盛就用泻法治疗，正气虚用补法治疗。

阴阳五种人的治疗原则

黄帝问：对于五种不同类型的人怎样治疗呢？少师回答：太阴之人，他们的体质多是阴盛而无阳，其阴血浓浊，卫气滞涩，阴阳不调和，所以其筋缓且皮厚，治疗这种体质的人，若不迅速泻其阴分，便不能使病情好转。

少阴之人，阴气多而阳气少，胃小而小肠大，因而六腑不调和时，胃小，足阳明胃经的脉气就微小；小肠大，手太阳小肠经的脉气就盛大。这种类型的人容易发生血液脱失和气衰败的病症，须详察阴阳盛衰的情况而进行调治。

太阳之人，阳气多而阴气少，必须谨慎地加以调理，不要损伤其阴气，也不要过多地耗伤其阳气。如果阳气过多地受伤而浮于外，就会发狂；若阴阳俱脱，便会暴死或突然不省人事。

少阳之人，也是阳气多而阴气少，经脉小而络脉大，血深在里，气浅在外，所以，治疗应补其阴经而泻其阳络。但是，少阳类型的人以气为主，若单独泻其络脉太过，又会迫使阳气快速消耗，导致中气不足，病就难治了。

阴阳和平之人，阴阳之气调和，血脉和顺，谨慎地诊察其阴阳盛衰，观察其邪正虚实，留意其面容仪态，而后审察其脏腑气血的有余或不足，然后进行调治。邪气盛

阴阳五种人的辨别

阴阳五种人是对人的一种概括性的说明，在现实生活中，和这五种人完全一致的很少，大多数人只是偏重于某一方面。

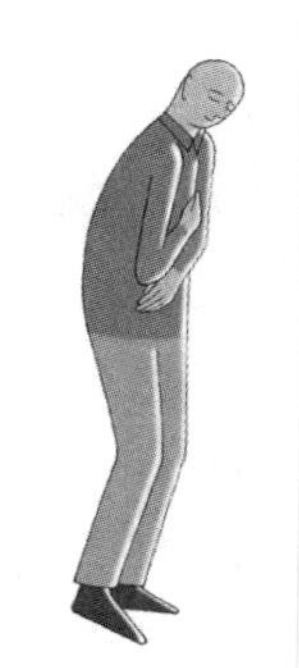

太阴之人，身材虽然高大，却故作卑躬屈膝之态

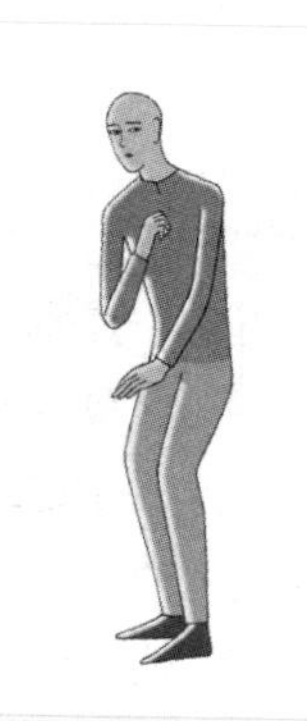

少阴之人，外貌虽然清高，但行为鬼祟

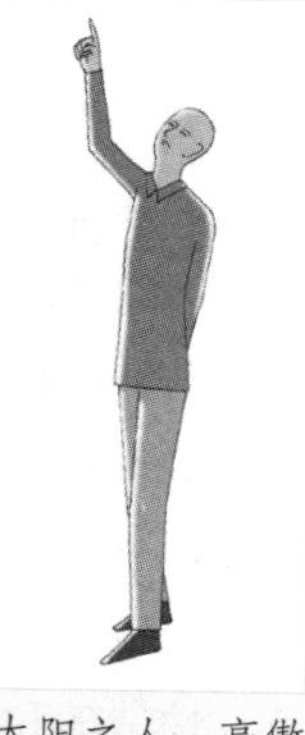

太阳之人，高傲自大

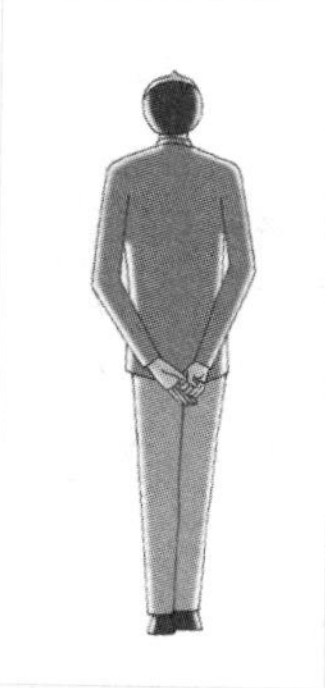

少阳之人，喜欢把头抬高，双手反背于后

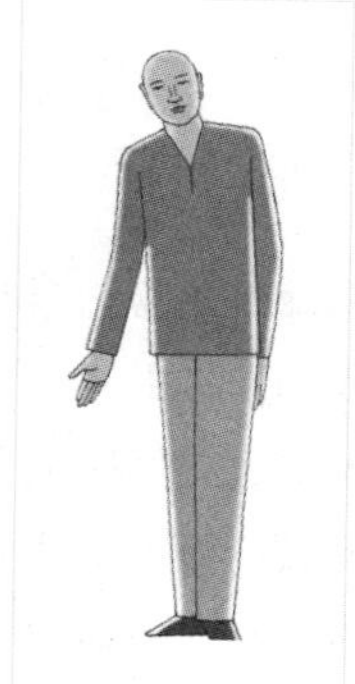

阴阳和平之人，稳重、大方，性情随和

阴阳五种人的识别与治法

类别	识别特征	治疗方法
太阴人	面色暗黑无光，外貌谦恭，内心阴险，藏而不露，膝腘长大，但不伛偻	迅速泻阴
少阴人	外貌清高，行为鬼祟，性情阴险，立时躁而不静，行路时身俯	调治阴阳盛衰
太阳人	外貌轩昂自大，仰腰挺腹，向后看时身体呈反折状	谨慎调治，不要损阴，也不过多耗阳
少阳人	站时仰头，动时摇身，喜欢背手	补阴而泻其阳络，不宜独泻其络脉
阴阳和平人	雍容安泰，从容沉稳不迫，尊严庄重，目光清明，和悦之心，举止不乱，品行端方，受人尊敬	盛则泻之，虚则补之，不盛不虚，则根据病邪所在经脉取穴

用泻法，正气虚用补法，虚实不明显的病则根据病邪所在的经脉取穴治疗。以上所讲的调治阴阳的方法，须根据五种类型之人的特征分别施治。

黄帝问：这五种形态的人，如果以前不认识，更不知道他们的性格特点，突然相见时，如何辨别他们是属于哪一种形态的人呢？少师回答：一般人不具备这五种类型的特征，所以“阴阳二十五人”中，也不包括五种形态的人在内，五种形态的人是与众人不同的一类特殊的人群。

阴阳五种人的辨别

黄帝问：如何辨别五种类型的人呢？少师回答：太阴之人，面色阴沉且黑暗，故作谦逊之态，身材本来高大，但故作卑躬屈膝之态，而并非真的患有佝偻病，这就是太阴形态的人。少阴之人，外貌状似清高，但行动鬼祟，深藏害人之心，站立时躁动不安，走路时向前俯身，这是少阴之人的形态。太阳之人，外貌高傲自尊，站在那里仰腰挺腹，显得妄自尊大，这就是太阳形态的人。少阳型的人，站立时习惯于把头仰得很高，行走时习惯于摇摆身体，常常双手反挽于背后，这是少阳之人的形态。阴阳和平之人，外貌从容稳重，举止大方，性情随和，态度严肃温和，待人和颜悦色，目光慈祥和善，处事条理分明，这就是阴阳和平形态的人。

第七十三 官能

灵枢

本篇主要论述运用针刺治病的道理、补泻之法，以及根据每个人的能力、性情、志趣和特点等的不同，传授不同的技能。

黄帝对岐伯说：我听你讲解有关九针方面的知识已经很多，简直无法计算清楚了，我推究其中的道理，经过归纳整理，需要注意的是，按摩的手法一定要轻。另外，皮肤有感染、痤疮时，不要进行按摩，以防感染扩散，得不偿失。这已成为系统的理论。现在我来读给你听，如果有错误的地方，请告诉我，并加以纠正，使它永远传于后世，以便人们学习运用。当然，这样高深的理论必须传授给合适的人，那些不适于学习继承的人，也就不能告诉他们。**岐伯行礼再拜，恭敬地回答：请让我聆听圣明君王所倡导的理论吧。**

运用针刺的道理

黄帝说：运用针刺的道理在于，了解了脏腑形气所表现的上下左右的部位、阴阳表里的病变、经脉气血的多少、经气运行的逆顺，便可以结合各种情况来作为处理疾病的依据。**必须明确解结的道理，掌握补虚泻实的上下穴位，明确经脉通于四海的部位，观察感受寒热、羸弱疲困等虚实症状，审察所属经脉的虚实以调其气，并掌握经脉的运行和左右肢络的交会。**

若有寒热交争等阴阳不和的现象，需从阴阳来调和它。虚与实疑似的疾病，要辨证准确而通调之；如果外邪侵入大络，左侧邪气盛，影响到右边发病，右侧邪气盛，影响到左边发病，必须把握病邪逗留的处所，采用右病刺左、左病刺右的缪刺法。脏腑阴阳调和，就可以知道疾病好转的时间；同时也需要推究疾病的标本，观察其寒热的变化，懂得病邪侵入传变的规律及其盘踞的地方，针刺时就不会发生错误。若能了解九针的不同性能并能灵活运用，就算是全面掌握了针刺治法。

要明确手足十二经的井、荥、输、经、合五输穴的功能，便可以根据虚实的病情施以疾徐的针法，经气的往来运行、屈曲伸展、出表入里都有一定的规律；说到人体的阴阳两方面，也是和五行相合的。五脏六腑则分别有所藏蓄，四时节令，八方之风，都包含有阴阳的道理；人身的面部，也分属阴阳五行，与脏腑相合，并集中反映

面部按摩的方向

人体许多经络都在面部会聚，并且面部与脏腑有对应关系，所以掌握面部按摩的正确方法并经常按摩，对身体保健有很好的效果。

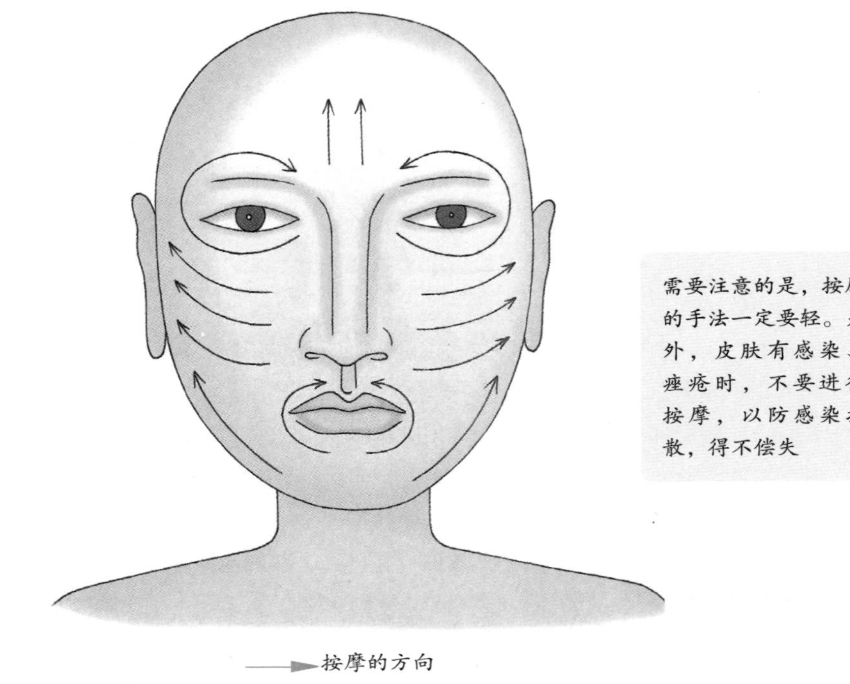

在称为明堂的鼻部，其在各部显现出的不同色泽，可作为测候五脏六腑内在变化的标志。五脏六腑的疾病，也可反映在面部上下左右各个不同部位，根据这些情况，就可以判断病变性质的寒热及病位所在的经脉。

审察皮肤的寒温、滑涩，可以知道患者的痛苦所在以及疾病的阴阳虚实。心肺居于膈上属阳，肝脾肾居于膈下属阴，通过审察膈肌上下，判断病气所在的部位。先明确经脉循行的规律，然后才能进针，依据病情，正确选择穴位。热邪滞留于身体上半部的，可针刺推热下行；热邪从下逆行于上的，可针刺导引邪热消散；痛有先后，先痛者先治；邪气在外，当留针补阳，助阳以散寒；寒气入于体内，可以取合穴，针刺去寒；凡病有不宜应用针刺的，可用艾灸法。

上部的气不足的，当引导其气上行以补其气；下部的气不足的，当留针随气而补益其下部之气；假若阴阳之气均不足，可用艾灸治疗；寒邪凝结、经脉下陷的，当用艾灸治疗，以驱散寒邪；络脉因寒邪聚结而坚紧的，同样采用艾灸治疗；假若患者不知病痛的确切部位，男子当灸阳跻的申脉穴，女子当灸阴跻的照海穴，若男灸照海，女灸申脉，这是高明医生应当禁忌的。能熟练地掌握和运用这些技术，用针的理法就完备了。

艾灸疗法

艾灸是用艾绒做成大小不同的艾炷，或用纸卷成艾条，在穴位上火疼痛处烧灼熏蒸的一种治疗方法，一般适用于慢性和虚汗的病症。下面是几种常用的灸法。

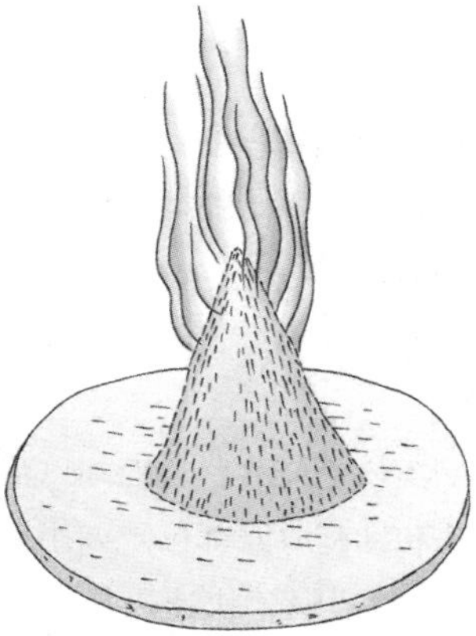

隔姜灸

用大片生姜，上放艾炷烧灼，一般可灸3～5壮。除隔姜灸外，还有隔蒜片灸、隔盐灸、隔附子片灸等

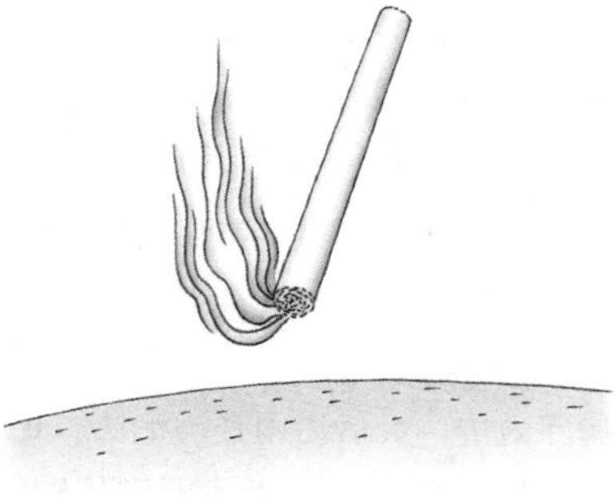

艾条灸

用艾绒卷成直径1.5～2厘米的艾条，一端点燃后熏灸患处，但不碰到皮肤。一般可灸10～15分钟

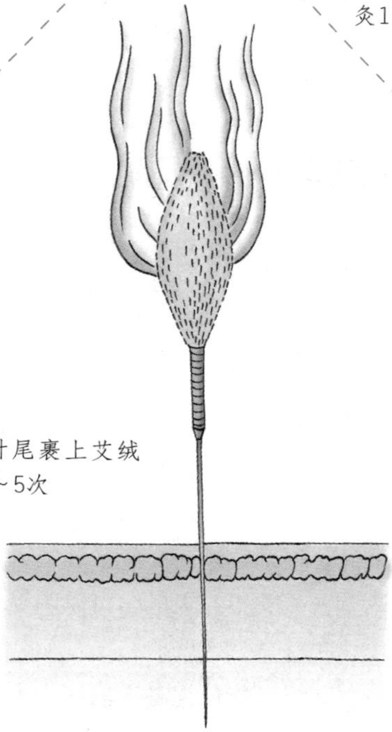

温针灸

在针刺之后，用针尾裹上艾绒点燃加温，可烧1～5次

运用针刺来治疗疾病，必须有一定的章法原则，首先应当了解自然界的各种现象，在上需观察日月星辰的运行规律，在下还要结合四时节气的气候正常与否，以避免剧烈邪气的侵袭，并要告诫人们防御虚实邪气的伤害。假若受到与时令不符的风雨邪气的侵袭，或是在气运不足的年份未加以防范，而医生又不了解这些自然变化，不能及时治疗，患者就会遭受祸殃。所以说必须要知天忌，才可以知道针治的含义，要取法古人的经验并验证于临床实践，还要吸取现实的治疗经验。只有细致入微地观察那些微末难见的形迹才可以通达变化无穷的疾病。粗率的医生不注意这些方面，高明的医生却十分重视它。不掌握一些微末的变化，疾病就变得神秘莫测了。

邪气侵袭人体，恶寒战栗，邪气伤害人体，微细的变化首先见于面部，全身并没有什么大的变化，有一种似有似无的感觉；邪气似有似无，若亡若存，症状也不明显，一般不易察觉，因而不能知道确切的病情。所以高明的医生根据脉气的轻微变化，在疾病萌芽时就给予治疗；技术低劣的医生不掌握这个方法，到疾病形成之后，才按常规治疗，这样无疑会使患者的形体受到严重损害。

正因为如此，医生在用针刺治病时，根据脉象而知疾病之所在，从而加以治疗，以防病邪内传，灵活运用补泻治法，正确掌握徐疾手法和针刺取穴部位。如用泻法，手法必须圆活流利，逼近病所则捻转针体，这样，经气就通畅，快速进针，缓慢出针，以引邪气外出，针尖的方向迎着经气的运行方向，出针时摇动针体使针孔扩大，以使邪气随针迅速外散。采用补法时必须安静、从容、和缓，按抚皮肤肌肉，左手按住穴位中心，右手推针进入穴位，微微捻转针体，缓慢地推针深入，必须使针体端正，同时术者要平心静气，安神定志，坚持不懈地以候气至，气至后稍微留针，待经气流通就马上出针，揉按皮肤，掩闭针孔，这样使真气留存于内而不外泄。用针的奥妙和关键，在于调养神气，这一点千万不要忽略。

根据不同的人委以不同的事

雷公问黄帝：对于针刺的道理，《针论》上说，遇到了有道德的人，就可以传授给他，不是有道德的人，就不要告诉他，怎么样才能知道谁是可以传授的人呢？黄帝说：根据每个人的特点，让他承担一定的技术职能，在实际工作中观察他的技能，就能了解是否可以传授给他。**雷公问：怎么样根据各人的才能而加以任用呢？**黄帝说：眼睛明亮视力好的人，可以让他辨别五色；听觉灵敏的人，可以让他辨别声音；思维敏捷、善于言辞的人，可以让他演讲；言语缓慢、行动安静沉稳且手巧心细的人，可以让他从事针灸治疗的实际操作，来调理气血的逆顺，观察阴阳盛衰，并可兼做处方配药的精细工作；肢节和缓、筋脉柔顺、心气平和的人，可以让他担任按摩导引来治疗疾病；生性嫉妒、言语刻薄、看不起人的，可以叫他“唾痈咒病”；爪苦手毒、做事善损器械的，可以让他按摩积聚，抑制痹痛。按照各人的才能，发挥他们的特长，各种治疗方法就能推行。如果不能依据各人的能力去加以任用，那么事情就不会办好，老师的名声也不会显扬于外，所以说遇到可传之人才可以传授给他，没有道德才能的人就不要传授，指的就是这个道理。至于是否手毒，可以用手按压乌龟来做实验，把龟放在一种器皿下面，人的手按在器皿上，每天按一次，手毒的人，按五十天龟就死了；如果五十天后乌龟生存如同往常，表明此人手不毒。

第七十四 论疾诊尺

灵枢

本篇主要论述通过观察患者眼中之色和审察尺肤的缓急、大小、滑涩，肌肉的坚实与脆弱推测内在病变的方法，以及如何通过观察眼中络脉之色推测患者的预后和通过观察络脉的搏动与颜色判断所生之疾病。

从外表推测体内病变

黄帝问岐伯：我想不通过观察颜色和脉诊，只用尺肤诊去诊察疾病，从患者外在的表现去推断内在的病变，应当怎样进行呢？**岐伯说：详细审察尺肤的缓急、小大、滑涩，肌肉的坚实与脆弱，就可以确定属于哪一类的病症了。**

观察到患者眼眶上微肿，就像熟睡后刚刚起床的样子，颈部动脉搏动明显，经常咳嗽，用手按压患者的手脚，按下的凹陷移手后不能很快恢复，这是风水肤胀病症。

尺肤肌肉润滑光泽的，多为风病。尺肤肌肉瘦弱松软，身体倦怠、嗜睡、卧床不起、肌肉消瘦的，是寒热虚劳之病，不容易治愈。尺肤肌肉润滑如油膏，多为风病。尺肤肌肉滞涩，多为风痹。尺部肌肤粗糙不润，像干枯的鱼鳞，是脾土虚衰、水饮不化的溢饮病。尺肤肌肉发热很甚，而且脉象躁动盛大，多为温病，如果见脉象盛大而滑利但不躁动，是病邪将被驱出的征象。尺部肌肤寒冷不温，脉细小无力，是泄泻或气虚的病症。尺肤肌肉高热，而且先热后冷，多属寒热疾病，尺肤肌肉寒凉，如果按之过久即发热，也是多属寒热疾病。

肘部皮肤单独发热，标志着腰以上有热象。只是手腕皮肤发热，表明腰以下发热。肘关节前面发热，标志着胸膺部有热象。肘后单独发热，表明肩背部发热。臂部中间发热，表明腰腹部发热。肘后缘以下三四寸的部位发热，表明患者肠中有虫。掌中发热，表明患者腹中发热。掌心寒冷，是腹中有寒象的表现。手鱼际白肉处显青紫脉络的，标志着胃中有寒邪。

尺肤肌肉高热，人迎脉盛大，多为出血病症。尺肤肌肉坚硬而大，脉非常之小，多属少气，如果加有烦闷现象，并且日趋严重，是阴阳俱绝的证候，在短时间内就会死亡。若再出现烦闷，患者便会立即死亡。

眼睛发红，说明病在心；眼中出现白色，病多在肺；见青色，病在肝；眼中出现黄色，病多在脾；见黑色，病在肾；如果出现黄色而且兼见其他各色，辨认不清，多

尺肤诊断法

尺肤与全身脏腑经气相通，将诊察尺肤的情况作为了解全身病情的一种依据，称为“尺肤诊法”。尺肤指的是由肘至腕（手掌横纹到肘部内侧横纹）的一段皮肤。

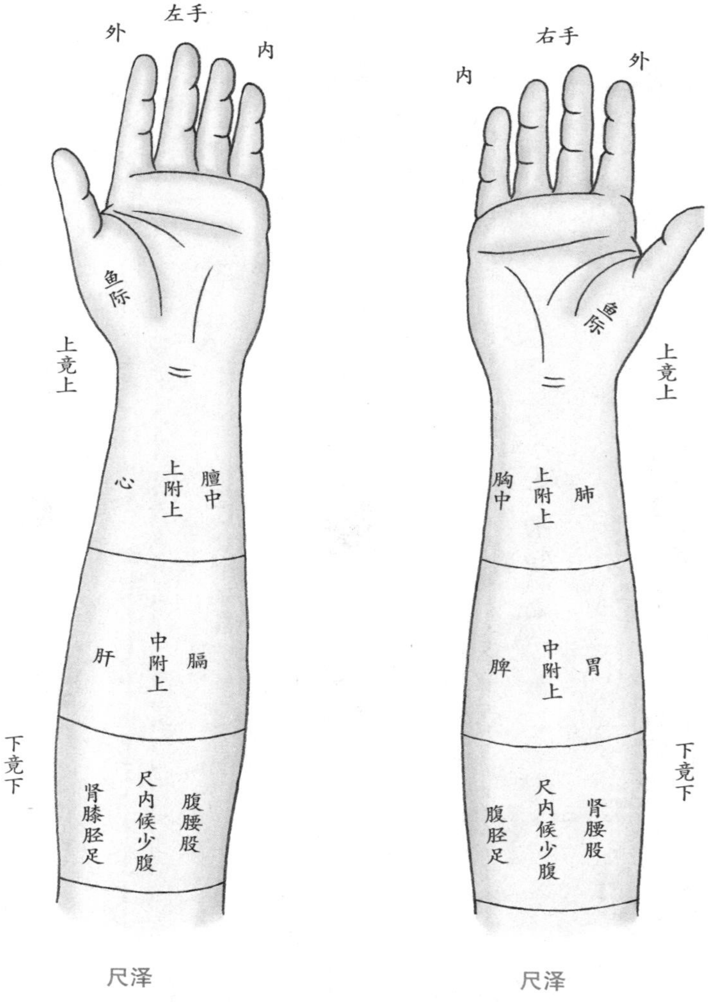

左手
外
内
鱼际
上竟上
心
上附上
膻中
肝
中附上
膈
下竟下
肾膝胫足
尺内候少腹
腹腰股
尺泽

右手
内
外
鱼际
上竟上
胸中
上附上
肺
脾
中附上
胃
下竟下
腹胫足
尺内候少腹
肾腰股
尺泽

为病在胸中。诊察眼睛的疾病，如果有赤色的络脉从上向下发展的，属于太阳经的病；如见眼中有赤色络脉从下向上的，属阳明经的病；如果见眼中有赤色络脉从外向内的，属少阳经的病。有寒热发作的瘰疬病时，如果目中有赤脉上下贯瞳仁，见一条络脉的，一年死；见一条半络脉，患者在一年半内死亡；见两条络脉，患者在两年内死亡；见两条半络脉的，两年半死；见三条络脉，患者在三年内死亡。诊察龋齿导致的疼痛，要按压通过两侧面颊而交叉环绕于口周围的阳明脉，有经气太过的部位必然

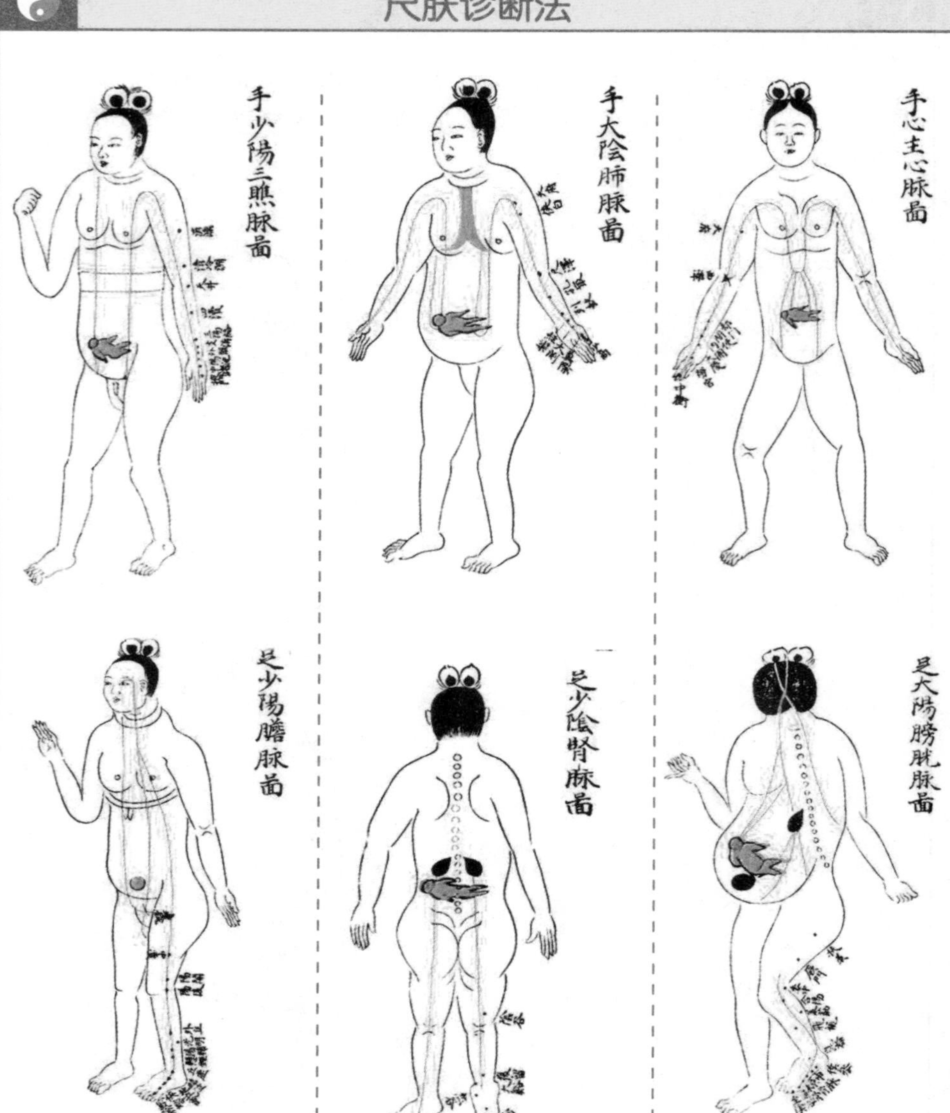

《产经》是我国古代的一部医书，书中用孕妇的形象，表现了经脉在体内的循行路径，以及与胎儿之间的关系。

单独发热。病在左则，左侧发热，病在右则，右侧发热，病在上则上部发热，病在下则下部发热。诊察络脉时，如见皮肤上多红色络脉，为热证；多青色络脉，为痛证；黑色络脉愈多，说明是经久不愈的痹病；如果红、黑、青三种络脉兼见，多为身体疼痛，为寒、热症。身体困乏隐痛而肤色微黄，牙垢发黄，指甲也呈现黄色，是黄疸

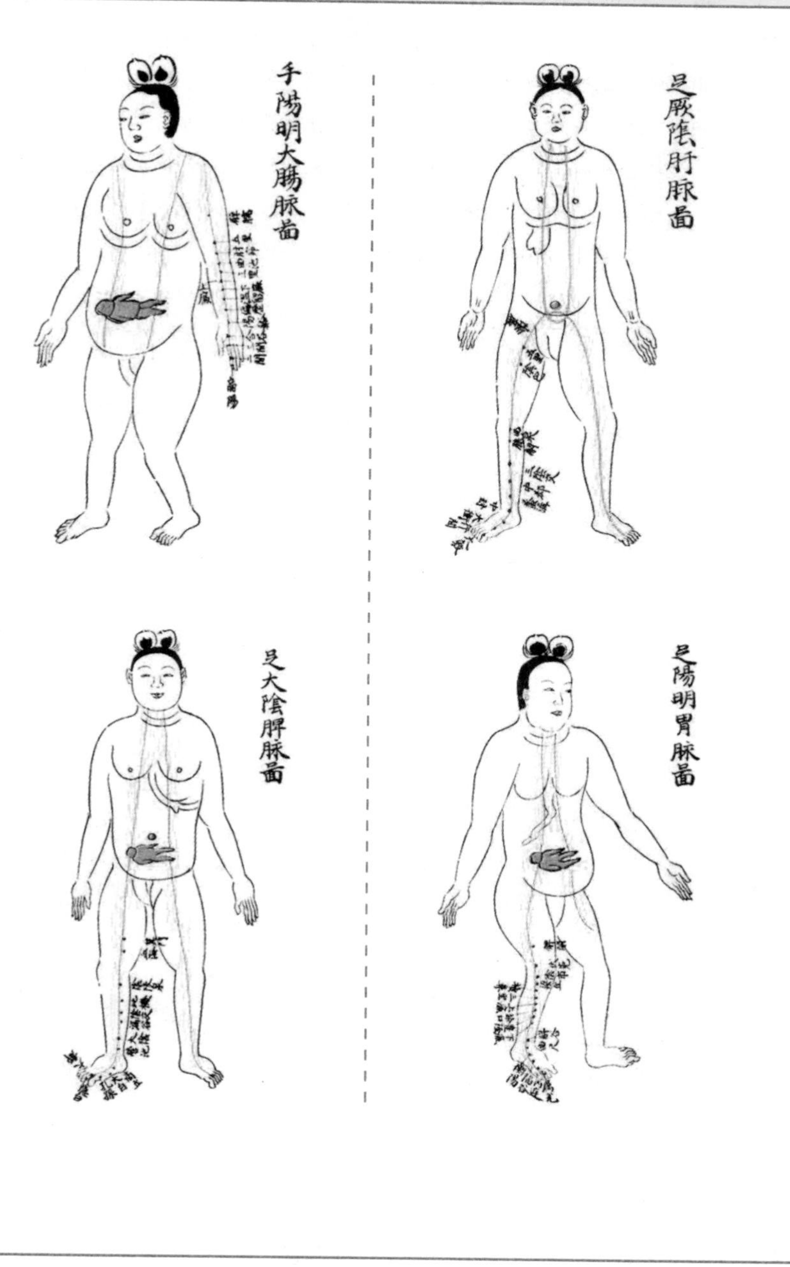

症。患者喜卧，小便黄赤，脉搏小而涩的，多不嗜饮食。

有病之人，寸口脉与人迎脉大小相等，浮沉也相等，为难治的疾病。这条动脉平时细小而隐潜，如果妇女的这条动脉搏动明显增强，是怀孕的征象。小孩患病，如果见其头发竖起向上，命不久矣；观察耳廓间细小脉络，如果出现脉色青黑紫暗，并且有隆起的现象，说明有筋肉抽搐、腹痛的症状；大便出现青绿色乳瓣，泻下有完谷不化，脉小，手足寒冷，病难治愈；如果泻下完谷不化，脉细小，手足却是温暖的，这样的泄泻就容易治疗。一年四季的变化，寒暑的更替，如果阴气过盛达到极点，就转变为阳；阳气过盛达到极点，就转变为阴。阴主寒，阳主热，所以寒冷到一定程度就会变热，热到极点就会变冷，这就是天地间阴阳相互消长转化的道理。所以说冬天感受了寒邪，到第二年春季就产生温热病；春天伤于风邪，不即刻发病，到了夏天就会发生泄泻、痢疾之类的疾病；夏天感受了暑邪，到秋天就产生疟疾；秋天感受了湿邪而潜伏体内，冬天就会发生咳嗽病。这是依四时时序不同，所产生的各种病症。

第七十五 刺节真邪

灵枢

本篇主要论述了刺五节（振埃、发蒙、去爪、彻衣、解惑），刺五邪（痈邪、大邪、小邪、热邪、寒邪），以及根据人与自然相同的观点解释解结，介绍了寒、热病的治疗方法，分析了真气、正气、邪气的不同，以及虚邪贼风对人体的伤害。

刺五节

黄帝问岐伯：我听说刺法有五节之分，具体内容是怎样的呢？岐伯回答：刺法中的确是有五节这个说法，其内容是一名“振埃”、二名“发蒙”、三名“去爪”、四名“彻衣”、五名“解惑”。黄帝说：先生所谈到的这五节的方法，我还不知道它的含义是什么，请详尽地告诉我。岐伯回答：振埃的针刺方法，是针刺外经，治疗阳病；发蒙的方法，是指针刺六腑的腧穴，治疗腑病；去爪的针刺方法，是针刺关节肢络；彻衣的方法，是指遍刺六腑之别络；解惑的针刺方法，是掌握阴阳的变化，据此以补不足，泻有余，促使阴阳平衡协调。

黄帝说：刺五节中的振埃，先生说是针刺外经，治疗阳病，我不明白其中的含义，希望你详尽地讲给我听一听。岐伯说：振埃的方法，具体说是治疗阳气暴逆于上，充满胸中，胸部胀满，呼吸时张口抬肩等病症的，也可治疗因胸中之气上逆，以致发生气喘有痰声，或坐或伏而难以仰卧，并且害怕尘埃和烟雾之病。这种方法的治疗效果很好，就像振落尘埃一样快。黄帝说：讲得好。那取什么穴位呢？岐伯回答：取天容穴。黄帝说：若有咳逆上气，屈曲蜷缩而胸部疼痛这种情况，又取什么穴位呢？岐伯回答：取廉泉穴。黄帝问：取穴针刺的深度有要求吗？岐伯说：取天容穴时，针刺不要超过一寸；取廉泉穴时，看到患者面部血色改变时即当止针。黄帝说：讲得好。

黄帝说：刺五节中所讲的发蒙的方法，我还没弄懂其含义是什么。本来发蒙的针法，是治疗耳朵听不见、眼睛看不清的病变的。哪一个腧穴能治疗这些病，希望听你讲一讲其中的道理。岐伯说：你问得太好了。这是针刺中最绝妙的地方，它简直达到了登峰造极的地步，其中的奥妙必须心领神会，单凭平日里说的和书本里记载的，还不能道出它出神入化的玄机。

黄帝说：讲得好！希望你将这些内容全部告诉我。岐伯回答：针刺这种病，必须在中午的时候，针刺手太阳小肠经的听宫穴，通过手法使针刺感应到瞳仁，使针刺的声音

刺五节的含义

中医中有刺五节的说法，分别为振埃、发蒙、去爪、彻衣、解惑。这些都是根据治疗效果命名的，是一种形象的比喻。

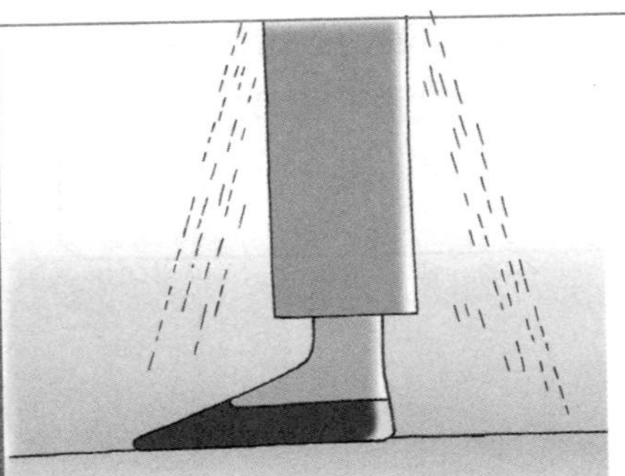

振埃

像振落尘埃一样手到病除。针刺四肢及体表的经脉，治疗阳气上逆

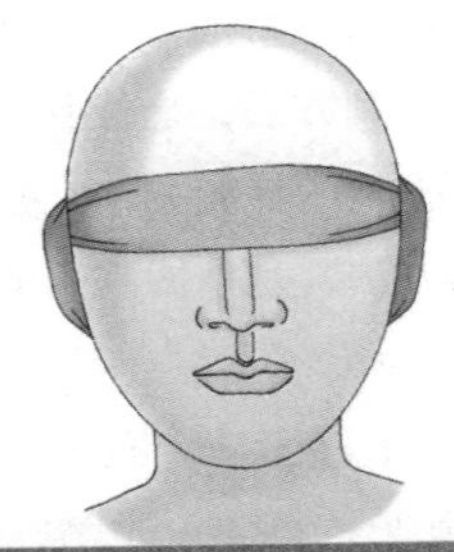

发蒙

开发蒙聩，如眼睛听不到，耳朵看不到，针刺六腑的腧穴，治疗六腑疾病

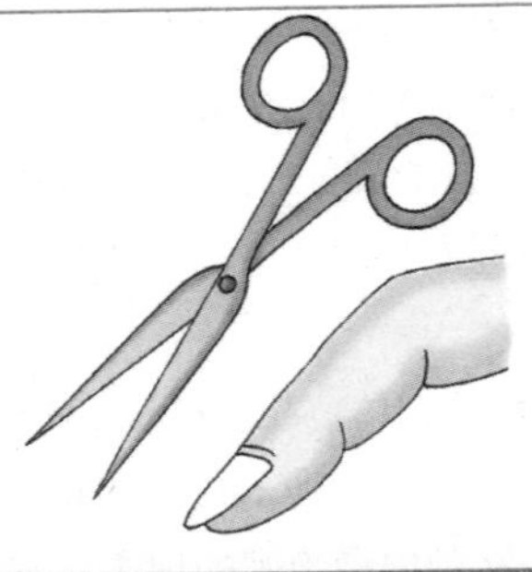

去爪

像剪去多余的指甲一样。针刺关节支络，去掉体内多余的积水

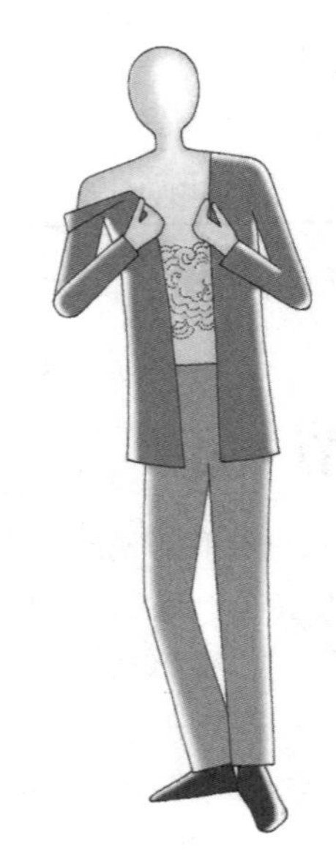

彻衣

像脱去衣服一样迅速奏效。遍刺六腑的脉络，使患者出汗，排出体内热气

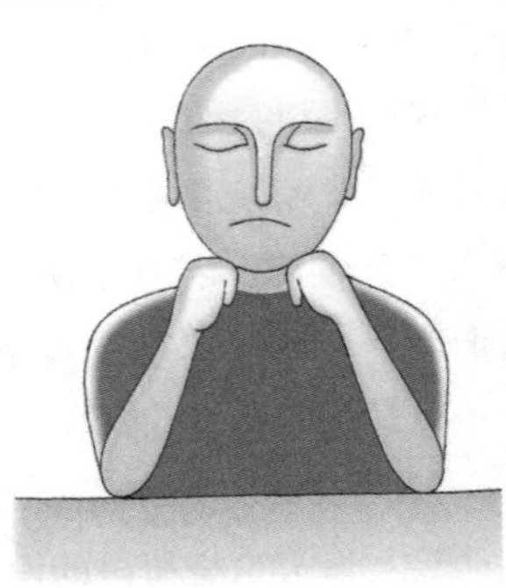

解惑

解除迷惑，如阴阳之气不调，使人意识模糊，调节人体的阴阳，使其达到平衡协调的状态

传入到耳中，这就是腑腧穴的作用。黄帝说：讲得很好！什么叫声闻于耳呢？岐伯说：针刺听宫穴的同时，用手紧捏住鼻孔，然后闭住口，努腹鼓气，使气上走于耳目，这样耳内就会在针刺的同时相应地出现声响。黄帝说：讲得好！这虽然没有形迹，但针刺感应得以传导，无须看见就收到了很好的效果，确实神奇极了。

黄帝说：针刺五节中的去爪，先生说是刺关节肢络，希望你能详尽地讲给我听听。岐伯说：腰脊是身体内较大的关节；下肢是人体行走的枢要，也是站立时的支柱；阴茎、睾丸为人身之机，人身精液由此而泄，尿液由此而出，所以是阴精、津液的通道。如果饮食不知节制调配，喜怒不时过度刺激，影响津液的运行和代谢，使得津液内溢，停聚于阴囊，水道不通，阴囊日益胀大，会使人体的俯仰、行动都受到限制。这种病是由于水液内停，津液运行上下不通导致的，因为治疗目的在于消除积水，就像修剪多余的指甲一样，所以叫去爪。黄帝说：讲得很好。

黄帝说：刺节中所说的彻衣的方法，先生说是遍刺六腑之别络，没有固定的部位，请你详尽地讲给我听。岐伯回答：这种针法，多数用来针刺阳气有余而阴气不足的病症，阴气不足就出现内热，阳气有余就出现外热，由于热势炽盛，所以就想袒露身体而不愿穿衣盖被，更不敢叫人靠近身体，甚至因怕热而身体不欲沾席。肌肤腠理闭塞，汗不得出，口干舌焦，口唇枯槁，肌肉枯瘦，咽喉干燥，饮食不论好坏。黄帝说：很好！怎么样治疗呢？岐伯说：首先针刺手太阴肺经的天府穴和足太阳膀胱经的大杼穴各三次，再刺膀胱经的中膂腧用以泻热，然后补手太阴经和足太阴经，使患者出汗，待热退汗液减少时，病就痊愈了，其奏效之捷，比脱掉衣服都快。黄帝说：你讲得很好。

黄帝说：刺节中所谓解惑的方法，先生说要全部知道调和阴阳和运用补泻的道理，使人体内阴阳虚实相互变化移易，以达到平衡，那么在错综复杂的病情中怎样辨清阴阳虚实而解除迷惑呢？岐伯回答：人中风后出现半身瘫痪，血气偏虚于身体一处，虚的是正气不足，实的是指邪气有余，这样左右轻重不相合，身体不能倾斜反侧，也不能翻转俯伏，甚至神志不清，不知东南西北。症状表现为忽上忽下，反复颠倒无常，甚至神志昏迷。黄帝说：讲得好。那么怎样治疗呢？岐伯说：不管情况多么复杂，必须泻其邪气的有余，补其正气的不足，使之达到阴阳平衡。这样用针是治其根本，其奏效迅速，比单纯解除神志迷惑要快捷。黄帝说：很好！我一定将这些理论藏于灵兰之室，不随便告诉别人。

刺五邪

黄帝问：我听说有刺五邪的针法，什么是五邪呢？岐伯说：病有痈肿的，有属实的，有属虚的，有属热的，有属寒的，这就叫作“五邪”。黄帝问：怎么样刺五邪呢？岐伯说：一般针刺治疗五邪的方法，不过五条。对于瘅热病，当消灭瘅热；痈肿积聚不散的病症，应当使其消散；寒痹病，当助阳以温通寒痹；虚弱者，当补益而使其身体强壮；邪气盛大的必须驱除邪气。下面请让我将具体的针刺方法告诉你。

凡是针刺痈邪，不要迎着痈邪的旺势在痈处针刺或排脓，应耐心地加以调治，这样痈毒就会不化脓，此时应改换不同的方法进行针刺，使邪毒不在固定的部位留聚，

刺五邪

五邪指的是痈肿、实证、虚证、热证、寒证。针刺时要根据不同的疾病对症治疗。

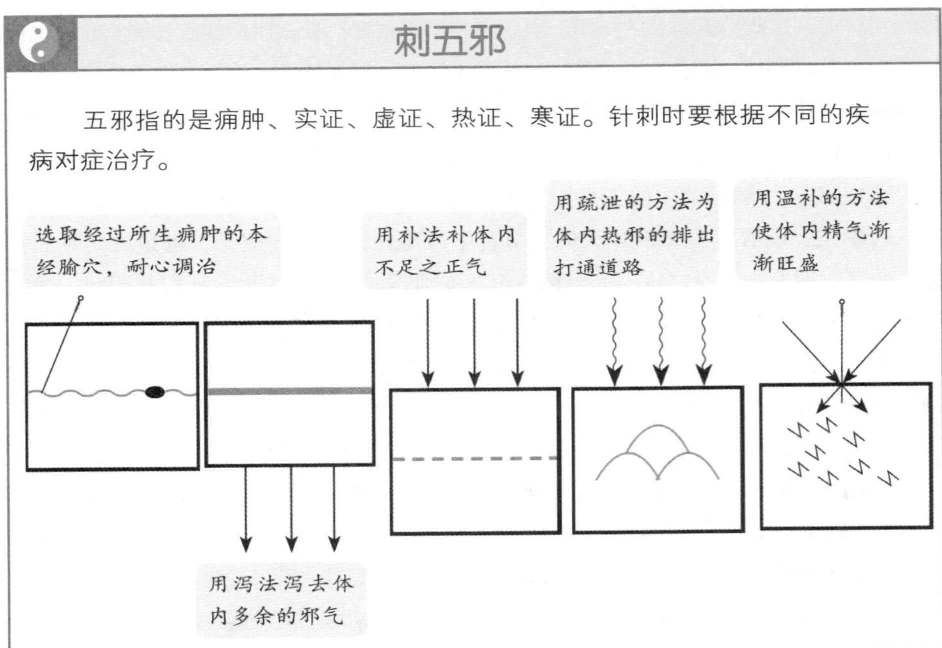

这样，病邪就会渐行消散。无论是阴经或是阳经气滞所形成的痈肿，都在其本经上取穴以泻邪气。

一般刺治大邪（实邪），应用针刺迫使邪势减小，也就是泻其有余，于是邪气日渐衰退，用砭石打开气血运行的通道，用针刺除去邪气，于是肌肉自然亲附致密，邪气除去则真气的功能恢复正常，因实邪多在三阳，故宜针刺诸阳经分肉间的穴位。

凡是针刺小邪（虚邪），应当运用补法，促使真气逐渐壮大，补充正气的不足，邪气才不会产生危害，同时审察邪气的所在，当其尚未深入的时候，迎而夺之。这样远近的真气都可以恢复正常，邪气就不会由外侵袭人体，体内的邪气也自然得以消散。针刺小邪之法，当取分肉之间的穴位。

凡针刺热邪，应当把邪气发散于外，使之由热转凉，邪被排出后，不再发热，即属无病了。所以针刺时应当为邪气的外出疏通道路，开辟门户，促使邪气得以外出。

凡刺寒邪，应当用温法，以保养正气，针刺时缓慢进针，待其得气则急速出针，出针后揉按针孔，使其闭合，正气才不致外散，虚实得以调和，真气就能保存于内。

黄帝说：刺五邪，应当各选用什么针具比较合适呢？岐伯回答：针刺痈疡，当用铍针；刺实邪当用锋针；针刺小邪，当用圆利针；刺热邪当用镵针；针刺寒邪，当用毫针。

解结

请让我谈谈解结的理论吧。人与天地自然是相适应的，与四时季节有着密切的联系。根据人与自然界息息相通的观点，来解释解结的问题。比如下面有水湿的沼泽地，上面才能生长蒲草和芦苇，从它们是否茂盛，可想到水泽面积的多少。阴阳的变化，可以用寒暑递迁来表示。炎热的时候，地水蒸腾而形成云雨，草木根茎汁液减少。人体受热气的熏蒸，阳气也浮越于外，所以皮肤弛缓，腠理开泄，血气衰减而津液外溢，肌肉也滑利润泽。寒冷的时候，地面冻裂，水结为冰，人的阳气也收敛闭藏，皮肤致密，腠理闭合，汗不得出，血气强盛，肌肉坚实。所以行船的人必须等到天气转暖，冰冻融化以后才能在水上运行，大地也必须在解冻以后才能掘凿。善于用针刺治病的人，也不能治疗人四肢厥逆的病症。如果血脉因寒而凝聚，坚结如冰冻，往来不流畅，不可能使它立即柔软起来。所以游泳的人必须等待天气暖和，冰块溶解且水流动的时候，才能游泳；人体的血脉也是这样，要待阳气运行，血脉疏通才可以用针。所以治疗厥逆的病症，必当先用温熨以调和经脉，可在两手掌、两腋、两肘、两脚，以及项、脊等处施熨调理。等到火热之气畅达，气血即可恢复正常运行，然后再注意察看病情，如果脉象滑利流畅，这是太过，针刺使它平复；如果脉象坚紧，这是邪气壅滞，针刺以破其壅而散其滞。像这样，根据邪气聚结的情况先疏通再治疗的方法，就是所谓的解结的道理。

用解结的道理来治病

邪气在体内聚结会导致经脉运行不畅，从而使人体发病。要想取得好的治疗效果，必须先疏通经脉的运行通路，再对症下药。

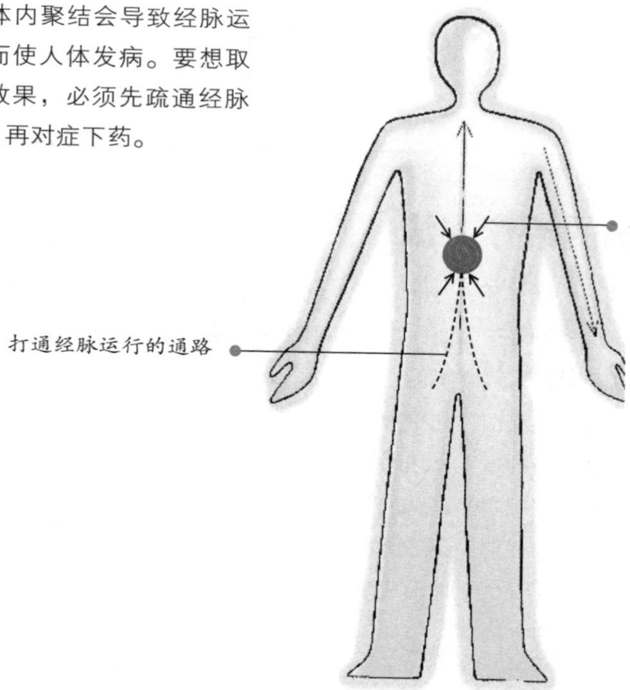

对症治疗

打通经脉运行的通路

正风、虚风

风有正邪，如果在某个季节，风从这个季节中所主的方向吹来，就是正风，从其他方向吹来，则是虚风。正风对人伤害小，虚风对人伤害大。

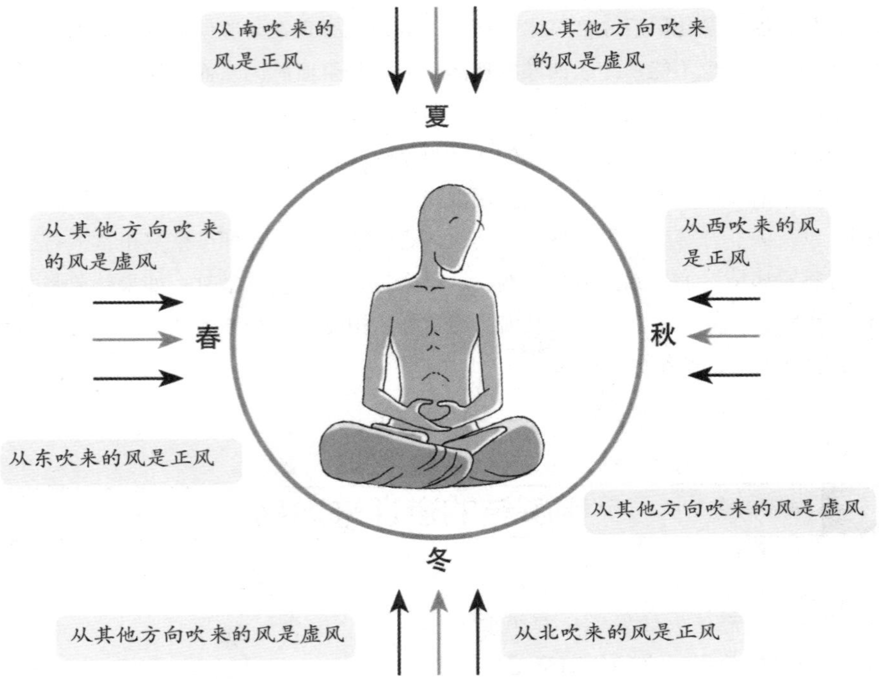

从南吹来的风是正风

从其他方向吹来的风是虚风

夏

从其他方向吹来的风是虚风

春

从东吹来的风是正风

从西吹来的风是正风

秋

从其他方向吹来的风是虚风

冬

从其他方向吹来的风是虚风

从北吹来的风是正风

寒热病的治疗方法

运用针刺治病的作用，在于调气，饮食入胃化成精微之气，停聚于胃中，然后各走营卫之道，宗气留聚于气海，下行的则注于气街，上行的运行于呼吸之道。所以，当足部发生厥逆时，宗气就不能自上而下行，脉中之血也随之凝滞而运行不畅，经脉中的血气凝聚而运行滞涩，如果用温熨、艾灸的方法治疗，经血就不能畅流。用针治病必须首先诊察经络的虚实，用手循行切按，弹动经脉，感觉到应指而动的部位，然后取针刺入穴内。阴阳六经调和的，就是没有病的象征，即使是有病，其病也轻微，是可以自愈的。如果任何一条经脉出现上实下虚而不通，这必定是横行的支络有邪气壅盛，并且干扰了正经气血而形成壅滞不通，治疗时应找出疾病的所在，施行泻法，这也是所说的解结的方法。

对于上寒下热的疾病，先针刺后项太阳经的穴位，可留针时间长一点以待气至，针刺后再温熨其后项和肩胛等处，使上热与下热相合，然后停止温熨。这就是所谓的“推而上之”的方法。如人体上部发热，下部发冷，并察看到在下部经络上有陷下不充的虚脉，当用针刺，施以补法，使其阳气下行后止针，这就是所谓的“引而下之”的方法。全身高烧，发热达到了极点，患者出现发狂、妄见妄闻、胡言乱语，虚的用补法，有血郁而属实的就用泻法。或者令患者仰卧，医生站在患者头前，用两手拇指、食指夹按患者颈部两侧动脉，按压的时间可稍微长久一点，并用揉卷切按推拿手法，向下推至缺盆，然后重复上述动作，连续进行，等待身热退去方可休止。这就是所说的“推而散之”的治疗方法。

真气、正气、邪气

黄帝说：有一条经脉受邪而发生几十种病症的，有的表现为疼痛，或形成痈肿，有的发热，有的恶寒，有的痒，有的形成痹病，有的表现为麻木不仁，证候表现千变万化，这是什么原因呢？岐伯回答：这些都是由于邪气的侵袭所导致的。

黄帝说：我听说有真气，有正气，有邪气等不同的名称。那么什么叫“真气”呢？岐伯回答：所说的“真气”，是指接受的自然界清气，与水谷之气相并合，起着充养人身作用的一种气。所说的“正气”，又称“正风”，是指与季节相协调的正常气候，它是在不同的季节中，从这个季节中所主的方向而来的风，如春季的东风、夏季的南风、秋季的西风、冬季的北风，分别从一定的方向吹来，既不是暴烈的实风，又不是微弱的虚风。所谓“邪气”，又称为“虚风”，它是不知不觉戕害人体的贼风，一旦中伤人

取穴法

取穴有很多方法，有时候像图中所示，用身体的一些特殊部位作为取穴的标准，也很简单有效。

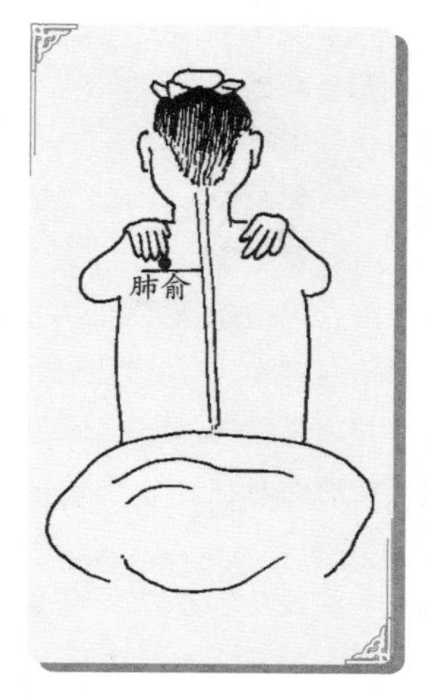

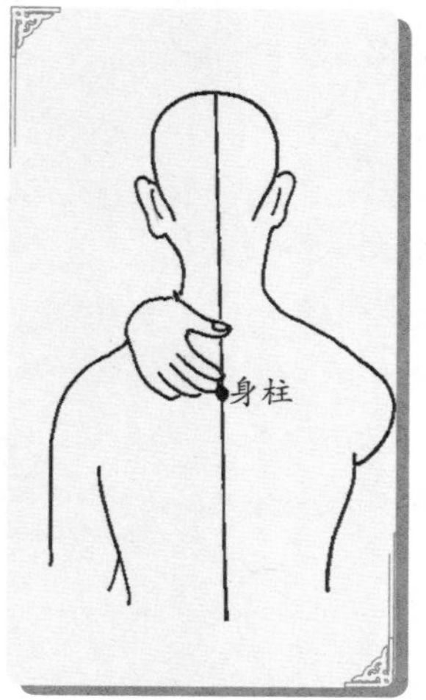

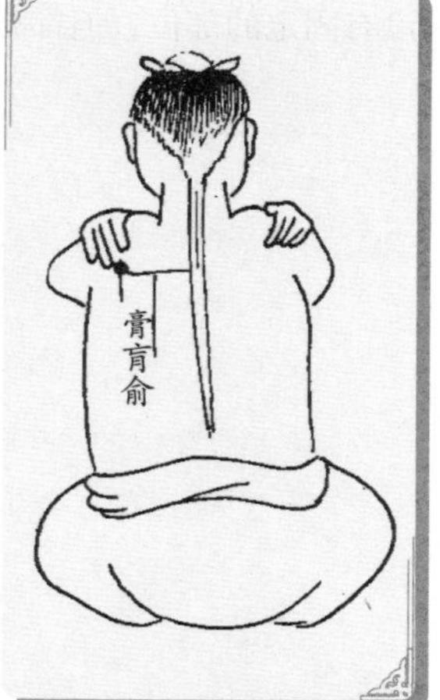

体，容易深陷而不能自行消散；正风则伤害人体的部位比较浅，一接触人体即可以自行消散，正风的性质多柔和软弱，不能胜过真气，所以中伤以后常可自行消散。

虚邪贼风对人体的伤害

虚邪贼风中伤人体，使人寒冷战栗，毫毛竖起，肌腠疏缓开泄，因此易于深陷。这时如不及时治疗，邪气向里深入传变，邪气纠结于骨，就形成骨痹；侵害在筋，就会导致筋脉拘挛；邪气纠结于经脉之中，便形成血闭；侵害在脉中，就会导致血脉闭塞而不通，血气郁而化热形成痈肿；邪气纠结于肉，与卫气相互纠结，若阳邪偏盛，就表现为发热，若阴邪偏盛，就表现为怕冷，寒气过胜，真气离人而去，真气离散则正气虚，因而形成虚寒；如果侵害于皮肤之间，与卫气纠结而发越于外，使腠理开泄，毫毛动摇，若邪气在皮腠之间往来为患，皮肤则瘙痒不止；若邪气停留于体内而不消散，便形成痹证；假若单纯导致卫气涩滞而不畅行，就会形成麻木不仁的证候。虚邪贼风侵袭半侧身体的深部，停留于营卫之中，营卫之气衰退，于是真气离开人体，邪气独留于体内，就形成半身不遂；假使邪气侵害的部位较浅，也会导致半身血脉不和而发生半身偏痛。

虚邪贼风侵袭到人体的深部，寒与热相互纠结，久留不去而停于体内，如果寒胜过热，便出现骨节疼痛，肌肉枯萎；如果是热邪亢盛，阴不胜阳，会发生肌肉腐烂而化为脓。如果邪气伤害了筋，于是筋屈而不能伸，邪气长期停留于其中而不消散，就可能会形成筋瘤病。邪气积聚归于内，卫气积留而不能复出，以致阳不化水，津液不能输布，留于肠胃与邪气相纠结，成为肠瘤，发展缓慢的，经过数年才能形成，用手按摩很柔软。如果邪气积聚而气归于内，津液停留不行，再被邪气所伤，则气血凝结日益加重并且发展迅速，邪气接连积聚，便形成昔瘤，用手按摸，质地坚硬。若邪气凝结在深层骨中，邪气与骨骼并合，逐日增大，成为骨疽。邪气积聚在肌肉，宗气内走于此，随邪气留结不去，如有内热可化而为脓，如无热可形成肉瘤。这些邪气，其发病没有固定的部位，但都有病名。

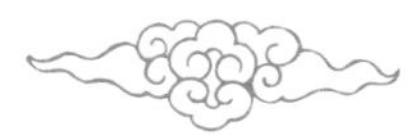

第七十六 卫气行

灵枢

本篇主要论述了卫气在人体出入会合的情况，以及如何根据卫气的运行规律选择时机进行针刺。

卫气的出入离合

黄帝向岐伯说：我希望你谈一谈有关卫气的运行，以及其出入会合的情况是怎么样的。岐伯说：一年有十二个月，一天有十二个时辰，子位居正北方，午位居正南方，连接南北的竖线为经，卯位居正东方，酉位居正西方，连接东西的横线为纬。天体的运行环周于星宿，分布在东西南北四方，每一方各有七个星宿，四方共计二十八星宿。房宿居东方卯位，昴宿居西方酉位，所以房昴为纬；北方的虚宿与南方的张宿为经。正因为如此，从房至毕为阳，从昴至心为阴。阳主白天，阴主夜晚，一昼夜中，卫气在体内运行五十个周次，白天行于阳分二十五个周次，夜间行于阴分二十五个周次，并周行于五脏之中。

早晨当卫气行遍了五脏二十五周次后，于是上出于目内眦的睛明穴，人醒目张，目张于是卫气上行到头，沿后项下行到足太阳膀胱经，沿着后背脊柱两侧，下行到足小趾外侧端的至阴穴。其中散行的部分，从目外眦分出来，沿手太阳小肠经下行，至手小指外侧端（少泽穴）。卫气另一散行分支，从眼睛外角别出，其中一部分下行到足少阳经，沿下肢行到足第四趾端的窍阴穴；卫气又从上部循手少阳三焦经所过的部位向下行，到手小指与无名指之间（关冲穴）。从少阳经别出一部分，上行到耳前，与颔部的脉相合，注于足阳明经，下行到足背，入足次趾端外侧的厉兑穴。还有另一条散行的分支，从耳部下方，沿手阳明大肠经下行，入于手大指和食指之间（商阳穴），再进入手掌中间。其中运行到足部的卫气，进入足心，出于内踝，再入足少阴肾经，由足少阴经行于阴分，沿着从足少阴经分出的阴脉向上行，又会合到目，交会于足太阳经的睛明穴。这是卫气一昼夜周行于人身的情况。

因此，卫气依照天体昼夜间的运动时间而同步运行。太阳运行一星宿的时间称为一舍，卫气在人体循行一周又十分之八；太阳运行两个星宿时，卫气在人身运行三又十分之六周；日行三舍，卫气循行五周又十分之四；太阳运行四个星宿时，卫气在人身运行七又十分之二周；日行五舍，卫气循行九周；太阳运行六个星宿时，卫气在人

二十八星宿图

二十八星宿是沿黄道或天球赤道（地球赤道延伸到天上）所分布的一圈星宿，它们分为四组，青龙、玄武、白虎、朱雀，每组各有七个星宿，右图所示为东方苍龙和南方朱雀。

二十八宿数躔图
東方蒼龍(春)：角、亢、氐、房、心、尾、箕
角
箕
尾
心
房
氐
亢
南方朱雀(夏)：井、鬼、柳、星、張、翼、軫
鬼
柳
星
井
張
翼
軫

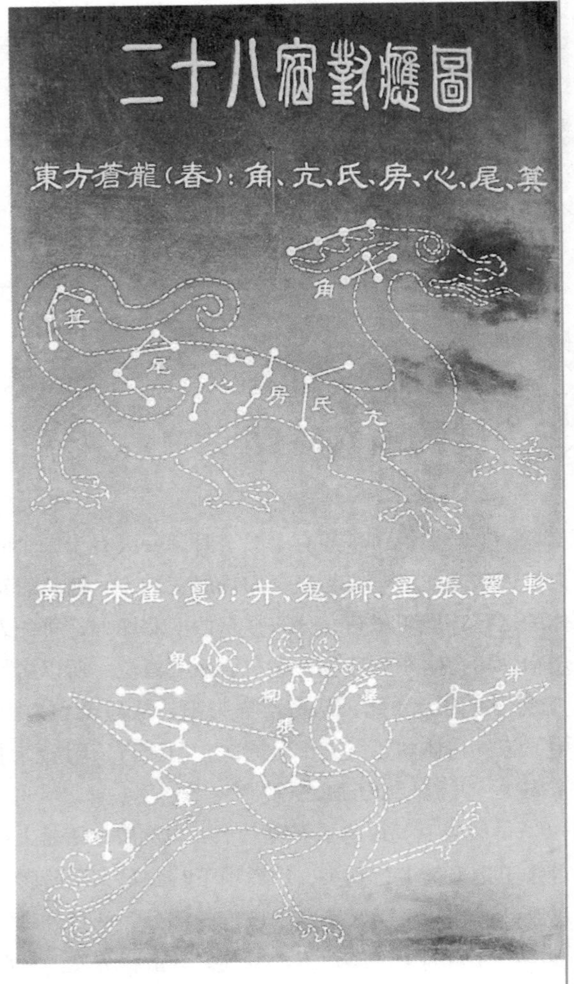

身运行十又十分之八周；日行七舍，卫气循行十二周又十分之六；太阳运行十四个星宿时，卫气在人身运行二十五又十分之二周。这样，太阳运行周天的二分之一，由白天进入夜间，卫气也由阳气进入阴分。

卫气开始进入阴分时，从足少阴肾经注入于肾，从肾注入心，从心注入肺，从肺注入肝，从肝注入脾，从脾注入肾，这样就为一周。所以，夜间太阳运行一舍的时间，卫气在阴分也是运行一周又十分之八，卫气在阴分循行二十五周以后，出于目内眦而进入阳分。卫气在一昼夜内，行于阳分二十五周，行于阴分亦二十五周，但都多出十分之二周，正因为如此，平时人们晚上入睡与早晨起床有早有晚。

卫气的运行与针刺

黄帝问：卫气在人体的运行，上下循行往返的时间不固定，如何选择时机而进行针刺呢？伯高回答：阴分阳分有多少的不同，对此可以以日出时间为基准，日出时标志着夜尽昼始，为卫气行于阳分的开端。所以，一日一夜漏水下百刻，二十五刻则为半天的时间，经常如此循环不止，当日落时为阳终止。卫气就随着时间的推移而循环不止，在治疗时，应当谨慎地等待卫气到来的时候，进行针刺，这样才有可能治愈疾病；若失去了卫气到来的时机，那么很多疾病便难以治愈。候气而刺的方法，对于实证，应当在气到来的时候针刺，属于泻法；对于虚证，应当在气运行过去之后针刺，属于补法。这是根据病情的虚实，随卫气的来去针刺的道理。所以临诊时，应当谨慎地等候卫气的所在进行针刺，这就称为“逢时”。病在三阳经，必候气在阳分时进行针刺；病在三阴经，必候气在阴分时进行针刺。

从平旦开始，漏水下一刻时，卫气行于手足太阳经；漏水下二刻时，卫气在手足少阳经；漏水下三刻时，卫气行于手足阳明经；漏水下四刻时，卫气在足少阴肾经；漏水下五刻时，卫气又出阳分行于手足太阳经；漏水下六刻时，卫气在手足少阳经；漏水下七刻时，卫气行于手足阳明经；漏水下八刻时，卫气在足少阴肾经。漏水下九刻时，卫气行于手足太阳经；漏水下十刻时，卫气在手足少阳经；漏水下十一刻时，卫气行于手足阳明经；漏水下十二刻时，卫气在足少阴肾经；漏水下十三刻时，卫气行于手足太阳经；漏水下十四刻时，卫气在手足少阳经；漏水下十五刻时，卫气行于手足阳明经；漏水下十六刻时，卫气在足少阴肾经。漏水下十七刻时，卫气行于手足太阳经；漏水下十八刻时，卫气在手足少阳经，漏水下十九刻时，卫气行于手足阳明经；漏水下二十刻时，卫气在足少阴肾经。漏水下二十一刻时，卫气行于手足太阳经；漏水下二十二刻时，卫气在手足少阳经；漏水下二十三刻时，卫气行于手足阳明经；漏水下二十四刻时，卫气在足少阴肾经；漏水下二十五刻时，卫气行于手足太阳经。这是在半日内，卫气运行的度数。

从房宿到毕宿运转十四舍，经过整个白天，水下五十刻，太阳运行半个周天。太阳每行一宿，漏水下三又七分之四刻。大略说来，通常是太阳每运行到上一星宿刚过，下一宿开始的时候，卫气恰恰运行在手足太阳经，而每当转完一星宿的时间，卫气也循行完了三阳与阴分的足少阴肾经，再值太阳运行到下一星宿之上时，卫气又恰行于手足太阳经，这样周行不已，随着自然天体的运行节律而同步运动。卫气的运行，看起来纷繁复杂，但实质上是有条不紊，终而复始，当一日一夜漏水下百刻时，卫气刚好在人身运行五十周次。

九宫八卦

宫者包括乾宫、坎宫、艮宫、震宫、中宫、巽宫、离宫、坤宫、兑宫。其中，乾、坎、艮、震属四阳宫，巽、离、坤、兑属四阴宫，加上中宫共为九宫。九宫与八卦的对应关系如图所示。

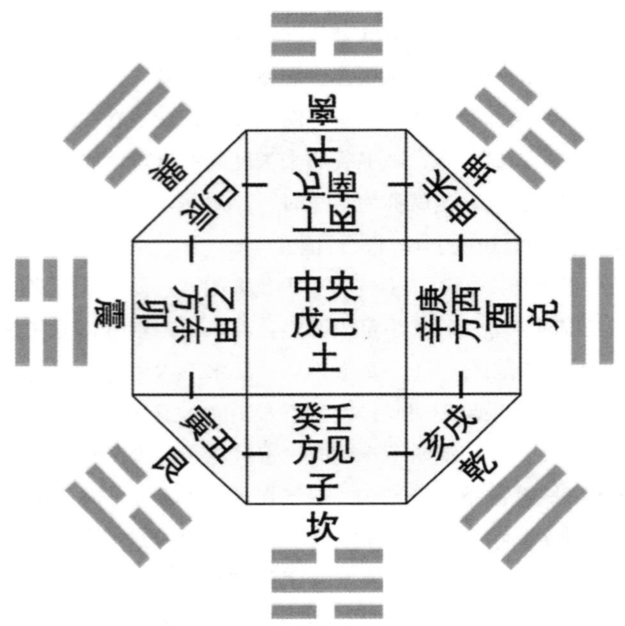

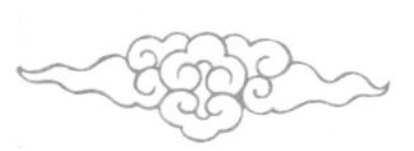

第七十七 九宫八风

灵枢

本篇主要论述了九宫的划分、九宫的循环对自然物候和人事的影响、根据九宫方位确定的八风对人体的伤害，以及如何预防。

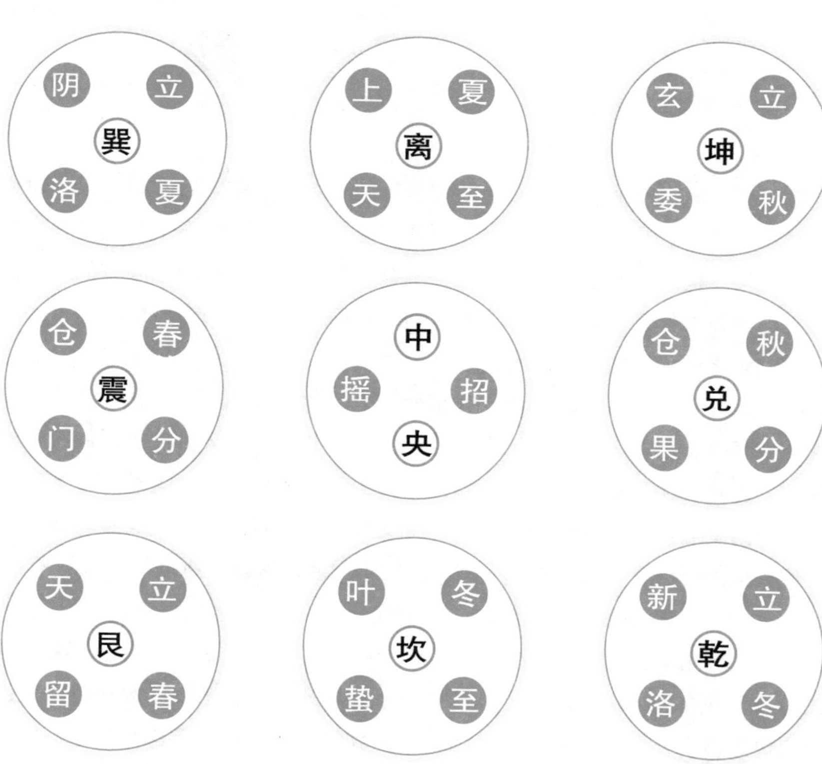

九宫的划分

北极星位于天极的正中，是测定方位的中心，北斗星围绕它旋转，是标定方向位置的指针，每年从冬至日这一天开始，此时北斗星斗柄指向正北方的叶蛰宫，历经冬至、小寒、大寒三个节气，在这个区域运行四十六天。期满后的第一天，时交立春节，此时北斗星移居东北方的天留宫，历经立春、雨水、惊蛰三个节气，在这区间运行四十六天。期满后的第一天，时交春分节，此时北斗星移居正东方的仓门宫，历经

走九宫可以锻炼身体

按照图中所示，在地上画出九宫图，按照箭头所指方向行走。走九宫时要晃动肩臂、摇动腰肢、不停地左旋右旋，这样能很好地活动颈、肩、肘、腕、胸、腰、臀、膝、踝等部位的椎体与关节，能较快打通人体的各个经络，依据“通则不痛”之理，九宫步可防治多种疾病。

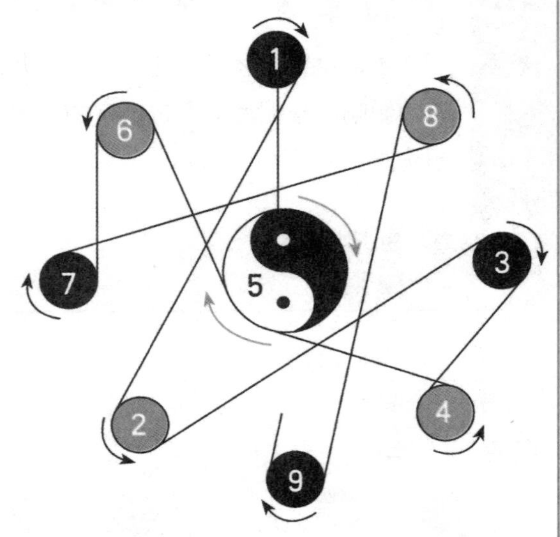

春分、清明、谷雨三个节气，在这个区间运行四十六天。期满后的第一天，时交立夏节，此时北斗星移居东南方的阴洛宫，历经立夏、小满、芒种三个节气，在这个区间运行四十五天。期满后的第一天，时交夏至节，此时北斗星移居正南方的上天宫，历经夏至、小暑、大暑三个节气，在这个区间运行四十六天。期满后的第一天，时交立秋节，此时北斗星移居西南方的玄委宫，历经立秋、处暑、白露三个节气，在这个区间运行四十六天。期满后的第一天，时交秋分节，此时北斗星移居正西方的仓果宫，历经秋分、寒露、霜降三个节气，在这个区间运行共四十六天。期满后的第一天，时交立冬节，此时北斗星移居西北方的新洛宫，历经立冬、小雪、大雪三个节气，在这个区间运行四十五天。期满后的第一天，就又到了冬至日，北斗星又重新指向位居正北方的叶蛰宫，历经三百六十六日（闰）回归年周期，这就是所谓的“太一游宫”。

太一日复一日地游历九宫的规律，从节气上来说，是从冬至日这一天开始的，开始于正北方的叶蛰宫(坎宫)，在八卦中属于一数的坎位，以此作为起点，来推算其逐日所在之处，并在各方位依次游行。其规律是：从开始必属于一数的坎位出发，在各个方位依次游行了九天，最后仍回复到属于一数的坎位。经常像这样循环不休，周而复始地运行着。

太一从一宫转向下一宫的第一天，也就是每逢交节的日子，必有风雨出现，如果当天和风细雨，是吉祥的象征。因为这样风调雨顺的年景，必然五谷丰收，禽畜兴旺，人民安居乐业，很少有疾病的发生。假若风雨出现在交节之前，就预示这一年多风多雨，会发生洪涝灾害；反之，如果风雨出现在交节之后，就预示着少雨而干旱。当太一在冬至这一天时，如果气候有突然变化，它预示着君王的不测；当太一在春分这一天时，如果气候有突然变化，就预示着国相有灾患；当太一居中央宫时，也就是寄居于四隅立春、立夏、立秋、立冬各自交节的那些天，如果气候有突然变化，预示国中大小官吏有灾变；当太一在秋分这一天时，如果气候出现突然变化，预示将军有灾患；当太一在夏至这一天时，如果气候出现突然变化，预示百姓们有祸患。所说的气候有突然变化，是指太一分别居于上述五宫的日子，自然界出现暴风吹折树木、飞沙走石等恶劣气候，根据其所出现的不同节气，来推测受害人的不同身份。同时观察风的来向，以作为预测气候正常与否的依据，凡是风从当令节气所居的方位吹来的，这样的正位之风为实风，主生长，养育万物；如果风从当令节气所居的相反方位吹来，这样的风为虚风，主摧残，它能成为致病邪气伤害人体，对自然万物也有杀害作用。人们平时应当密切注视这种异常气候，谨慎地加以预防，及时避开。所以那些对养生之道素有高度修养的人，时刻避开虚风的侵袭，免受它的危害，就像躲避石块和箭矢一样，从而使外邪不能伤害到他们，保证了机体的健康，说的就是这个道理。

八风对人体的伤害

所以北极星居于中宫，成为定向的中心坐标，北斗星绕其旋转，依据斗星旋转的指向，确定八风的方位，来推测气候的正常与异常。从南方吹来的风，名叫“大弱风”，它伤害人体时，内可侵入人体心脏，外则伤害到血脉，因属于南方火热之邪，所以其气主热证。从西南方吹来的风，名叫“谋风”，它伤害人体时，内可侵入人体脾脏，外则伤害到肌肉，脾为后天之本，所以其气主虚性病症。从西方吹来的风，名

九宫八风

九宫八风理论通过取类比象，将空间、时间、自然气候、政治、社会、人体结构、生理、病理、养生保健等综合成一个大的系统，用来指导医学实践。下图所示为九宫八风图，其中干支代表各月的星宿。

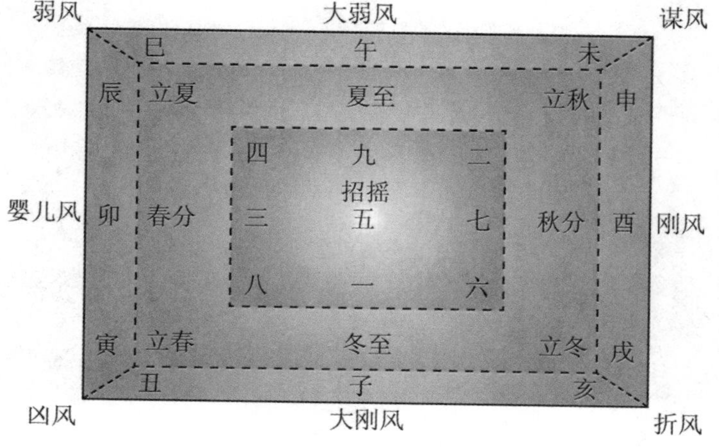

八风伤人

所说的八种风，都是从当令节气相对的方向吹来的，所以都属虚风，因为是违背时令的不正之气，所以它是能够伤害人体的。

从南方吹来的风叫“大弱风”可伤人心脏和血脉
从东南方吹来的风叫“弱风”可伤人胃腑和肌肉
从西南方吹来的风叫“谋风”可伤人脾脏和肌肉
从西方吹来的风叫“刚风”可伤人肺脏和皮肤
从东方吹来的风叫“婴儿风”可伤人肝脏和筋
从西北方吹来的风叫“折风”可伤人小肠腑和手太阳经脉
从东北方向吹来的风叫“凶风”可伤人大肠和两胁、腋下等
从北方吹来的风叫“大刚风”可伤人肾脏和骨骼、肩背等

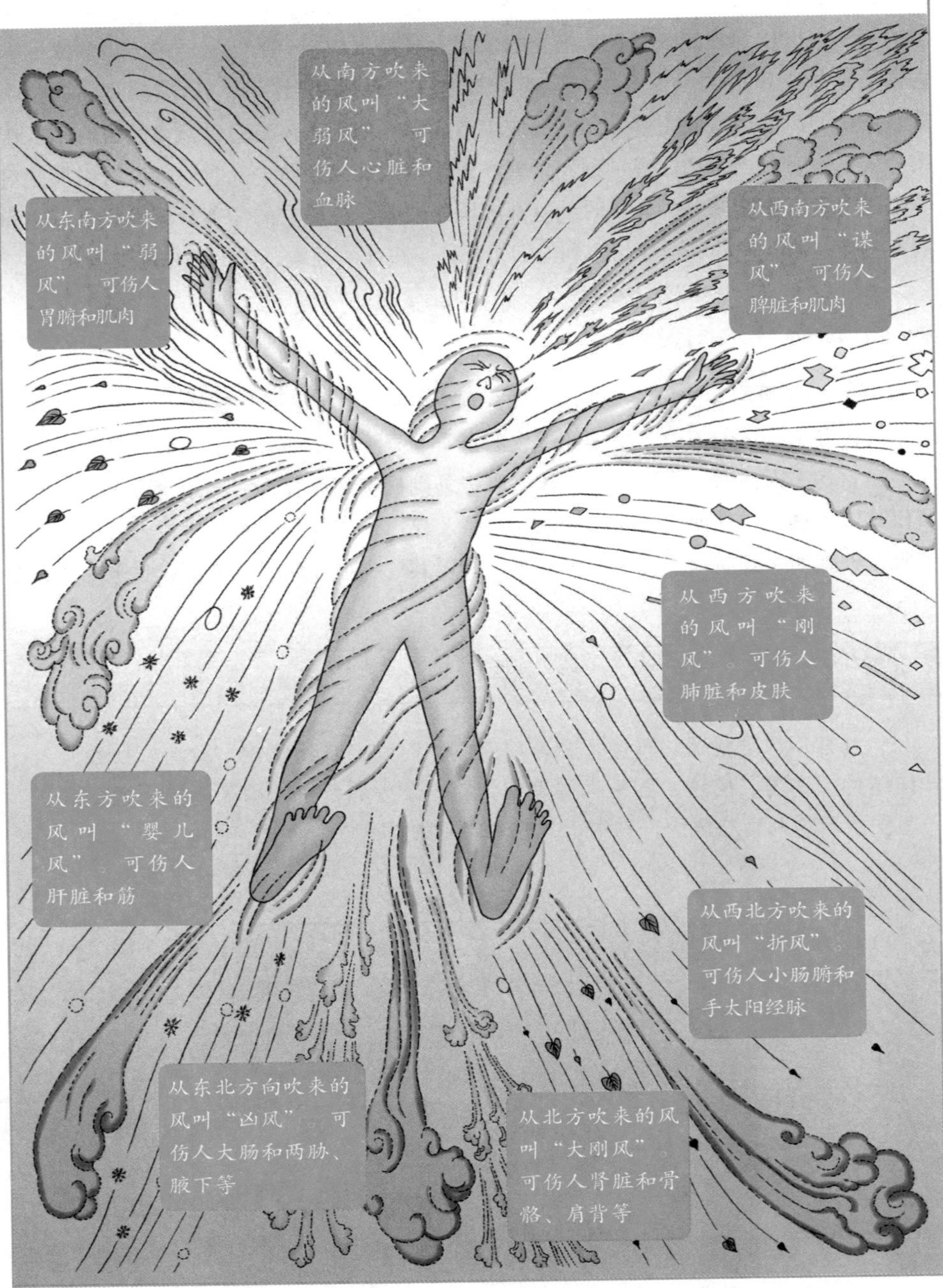

叫“刚风”，它伤害人体时，内可侵入人体肺脏，外则伤害到人体皮肤，由于西方属金，风性刚烈，所以其气主燥性病症。从西北方吹来的风，名叫“折风”，它伤害人体时，内可侵入人体小肠腑，外则伤害到手太阳经脉，如果脉气竭绝，说明疾病恶化而深陷扩散；如果脉气闭塞，气机聚结不通，就会出现突然死亡。从北方吹来的风，名叫“大刚风”，它伤害人体时，内可侵入人体肾脏，外则伤害到人体的骨骼、肩背及脊柱两旁的大筋，因为北风阴寒至盛，遏伤肾阳，所以其气主寒性病症。从东北方向吹来的风，名叫“凶风”，它伤害人体时，内可侵入人体大肠，外则伤害到人体两胁、腋下、骨骼及肢体关节。从东方吹来的风，名叫“婴儿风”，它伤害人体时，内可侵入肝脏，外则停留于筋的联结之处，因为东方为水乡湿地，多雨，所以其气主湿性病症。从东南方吹来的风，名叫“弱风”，它伤害人体时，内可侵入于胃腑，外则伤害到人体肌肉，因为东南湿盛，其气重浊，所以其气主身体困重不扬之病症。

上面所说的八种风，都是从当令节气相对的方向吹来的，所以都属虚风，因为是违背时令的不正之气，所以它是能够伤害人体的。人的气血衰虚，又逢年、月、时三虚相结合，这样内外相因，正不胜邪，于是便会出现暴病猝死。如果三虚中只犯一虚，也会出现疲劳困倦、寒热相间的疾病；如果雨湿之气伤害筋骨，便会出现痿证。所以，深知养生之道的人，躲避虚风，就像避开石块和箭矢一样，否则，如果恰逢三虚相遇，就有可能偏中邪风，出现突然晕倒、不省人事，清醒后则半侧肢体瘫痪的病症。

第七十八 九针论

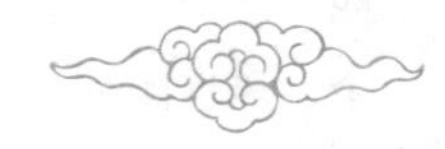

灵枢

本篇主要论述了九针的含义与功用、九针的长短与式样、人体各部与九野的对应，讲述了五脏六腑之气失调所出现的症状，并分析了五味走向、五脏精气并入一脏、五脏所恶、五脏阴阳、五脏所主等与饮食要点。

黄帝说：我听先生讲述的九针理论，内容真是丰富多彩，博大精深呀！但是我还是不能完全领悟，请问九针是怎样产生的，又是根据什么命名的呢？

岐伯回答：九针的产生，取法于天地间普遍的数理关系。天地的数理是从一开始而终止于九的。所以第一针取法于天，第二针取法于地，第三针取法于人，第四针取法于四时，第五针取法于五音，第六针取法于六律，第七针取法于七星，第八针取法于八风，第九针取法于九野。

九针的含义与功用

黄帝问：以九针来与自然数理相应，这是为什么呢？岐伯回答：古代的圣人创立了天地自然数理，从一起始，到九终止，因此把大地定为九个分野，若九与九相乘，等于八十一，从而建立黄钟之数，九针也恰好与此数相对应。

第一种针，与天相应，天为阳，在人体五脏中，肺主呼吸，外与天气相应，肺的位置最高，称为五脏六腑的华盖。肺外合于皮毛，皮毛在体表，为人体的阳分。根据这种情况制成镵针，其式样，必须针头大，针尖锐利，以便浅刺而容易控制针刺深度。这种针用于治疗邪在皮肤的病症，用来开泄阳气，解表退热。

第二种针，与地相应，地为土，人体与土相应的是肌肉。因此制成圆针，针的式样，是针身圆直像竹管的样子，针尖呈卵圆形，适用于治疗邪气在肌肉的病症，针刺时不能损伤肌肉，如果损伤了分肉就会使脾气衰竭。

第三种针，与人相应，人之所以能够成长和维持生命活动，是依赖于血脉的输给和营养，所以为了适应治疗血脉的病症，制成鍉针，取其针身大，针尖圆，微尖而钝，用它可以按压穴位，疏通血脉，引导正气得以充实，使邪气自然外出，不致因刺入过深而引邪内陷。

第四种针，与四时相应，四时是指四时八风的贼风邪气，侵袭人体经络之中，使血脉留滞瘀结，形成经久不愈的顽固性疾病。为了治疗这种疾病，所以制成锋针，取其针身圆直，针尖锋利，用以刺络放血，泻其瘀热，使得顽固性疾病得以根除。

第五种针，与五音相应，音为五数，位于一和九两个数的中间。一数，代表冬至一阳初生之时，月建在子；九数，代表夏至阳气极盛之时，月建在午。而五数正当一到九数的中央，暑往寒来，阴阳消长的变迁，由此可分。在人体如果寒热不调，阴阳两气相互纠结，使气血聚结形成痈肿。这种病适用铍针治疗，取其针的末端如同剑刃一样锋利，可以刺破痈肿，排出脓血。

第六种针，与六律相应，因六律调节声音，高低有节，分为阴阳，可以与四季中的十二月相应，与人体的十二经脉相合。如果贼风邪气侵入人的经络，使阴阳失调、经脉闭阻不通，就会发生急性发作的痹病。因此制成圆利针，取其针尖如长毛，圆而锐利，针身中段略粗大，用来刺治急性病。

第七种针，在天与北斗七星相应，在人体与七窍相应。人的全身分布着许多孔窍，就像天空中的星辰密布，如果外邪从孔窍侵入经络之间而长留不去，就会血气阻滞不通，从而形成痛痹。为了治疗此类疾病，所以制成毫针，取其针尖微细稍长，好像蚊虻的嘴那样。刺治时，手法要轻，慢慢进针，轻微提插。有了针感以后，留针时间要长，从而使正气得到充实，邪气一经消散，正气随着恢复。出针以后，正气就可得到疗养了。

第八种针，在自然与八方之风相应，在人体与肱部和股部的肩、肘、髋、膝八处大关节相应。如果来自八方的贼风邪气侵袭人体，就会分别深入停留在骨缝、腰脊、关节与腠理之中，形成邪深在里的痹病。为了治疗这类疾病，制成长针，取其针体长而针尖锋利，这样就可以刺治深层次的痹病。

第九种针，在自然与九野相应，在人与周身关节、骨缝和皮肤相应。如果邪气过盛，蔓延到全身，出现浮肿而状似风水病，这是由于水气流注，不能通过大的关节，以致肌肤积水而出现水肿。为了治疗这种疾病，制成大针，取其针尖微圆而针体略微粗大，用它来通利关节，转运大气，以消除积水。

九针的长度

黄帝问：针的长短有标准吗？

岐伯回答：第一种称为“镵针”，是模仿巾针的式样制造而成的，针头较大，在距离针尖约半寸的地方开始逐渐变细，针长一寸六分，用来浅刺，以通利疏泄在体表的阳气，治疗头及身上发热的疾病。第二种称为“圆针”，是模仿絮针的式样制造而成的，针身圆直像竹管一样，针尖呈卵圆形，长一寸六分，用来治疗邪气在分肉间的疾病。第三种称为“鍉针”，是模仿黍粟的式样制作而成的，针尖像黍粟一样圆而微尖，针长三寸半，用它来按摩经脉，行气活血，以驱邪气外出。第四种称“锋针”，也是模仿絮针的式样制作而成的，针身圆而直，针尖锋利，针长一寸六分，用它来泻热，刺络放血。第五种称为“铍针”，是模仿剑锋的式样制作而成的，针宽二分半，长四寸，主治寒热纠结而形成痈肿化脓的病症，可以用它切刺排脓，清除热毒。第六种称为“圆利针”，针细长如毛，针身略小，长一寸六分，以便针刺到较深的部位，主治痈肿和暴发性的痹病。第七种称为“毫针”，是模仿毫毛的式样制作而成，针长一寸六分，用来治疗寒热痛痹在络脉的病症。第八种称为“长针”，是模仿綦针的式样制作而成的，针长七寸，主治邪深病久的痹证。第九种称“大针”，是模仿锋针的式样制作而成的，针尖微圆而粗大如挺，针长四寸，用来治疗大气不能通过关节、积水成肿的病症。以上所述，就是九针的形状及其大小长短的情况。

人体各部与九野的对应

黄帝说道：希望听你谈一谈人体各部与九野是怎样对应的。

岐伯回答：请让我讲一讲人的身形与九野对应的情况。人的左脚位居东北方的艮宫，在节气与立春节相应，其所值的是戊寅日、己丑日；左胁位居东方的震宫，在节气与春分节相应，其所值的是乙卯日；左手位居东南方的巽宫，在节气与立夏节相应，其所值的是戊辰日、己巳日；胸膺、咽喉、头面位居正南方的离宫，在节气与夏至节相应，正是阳气极盛的时候，其所值的是丙午日；右手位居西南方的坤宫，在节气与立秋节相应，其所值的是戊申日、己未日；右胁位居正西方的兑宫，在节气与秋分节相应，其所值的是辛酉日；右脚位居西北方的乾宫，在节气与立冬节相应，其所值的是戊戌、己亥日；腰、尾骶、下窍位居北方的坎宫，在节气与冬至节相应，这时阴气极盛，其所值的是壬子日；六腑以及位居膈下的肝、脾、肾三脏与中央宫相应，它的大禁日期，为太一移居各宫所在之日，以及各个戊、己日。掌握了人体这九个部位与九个方位的对应关系，就可以推测八方当令节气所在，以及与身形上下左右的对应部位。如果身体某一部位生了痈肿，要进行治疗，切不可在它相应的时日里，刺破排脓，这就是所谓的“天忌日”。

形体安逸而精神苦闷的人，疾病多发生在经脉，所以治疗时宜用针法和灸法；形体过于劳累，但精神愉快的人，疾病多发生于筋，所以治疗时宜用温熨导引的方法；形体安逸、精神愉快的人，疾病多发生在肌肉，所以治疗时宜用针刺和砭石；形体劳累、精神也苦闷的人，多出现声嘶咽塞或呼吸不利，所以治疗时宜用各种甜味药物；经常恐惧、神形不安的人，筋脉气血不通，多发生肢体麻木不仁之症，所以治疗时适宜用药酒和按摩。这就是五种形志不同的人生病的特点和治疗的方法。

五脏之气失调，会出现各种病症：心气不舒，就出现嗳气；肺气不利，则发生咳嗽；肝气失调，则表现多语；脾气失和，就出现吞酸；肾气衰弱，则出现哈欠频作。

六腑之气失调，也会出现各种病症：胆气郁而不舒，就出现大怒；胃气上逆，就出现呕吐呃逆；小肠不能分别清浊，大肠传导失常，就出现泄泻；膀胱气虚而不能约束，就出现遗尿；下焦不通，水液泛溢，就出现水肿。

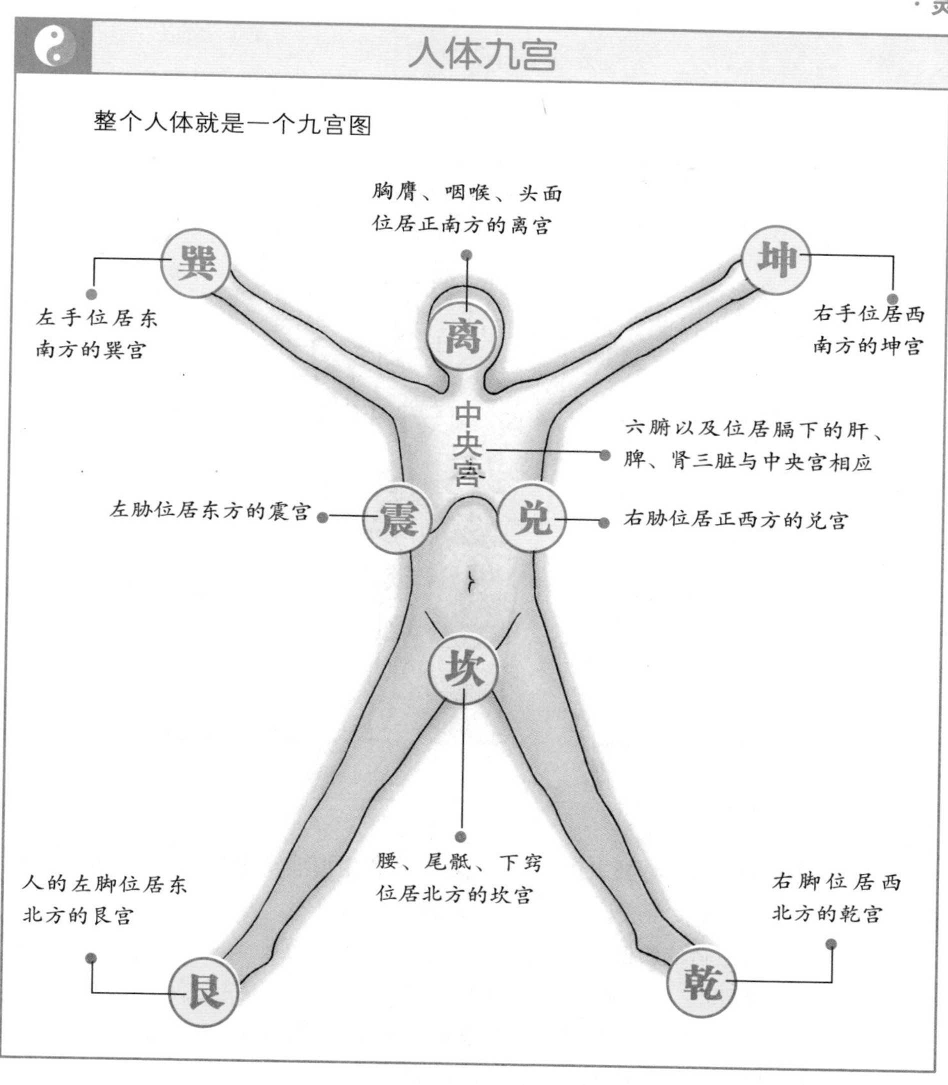

五味的走向与饮食要点

五味进入胃以后，按其属性各归所合的脏腑：酸味属木入于肝，辛味属金入于肺，苦味属火入于心，甘味属土入于脾，咸味属水入于肾，淡味亦附属于土而先入于胃。这就是所说的五味各自所入的脏腑。

五脏精气并入一脏的病症：精气并入于肝，则肝气抑郁，就出现忧虑；精气并入于心，则心气有余，就出现嬉笑；精气并入于肺，则肺气郁结，就出现悲哀；精气并入于肾，则水盛火衰，就出现恐惧；精气并入于脾，使脾盛而胆虚，就出现畏怯。这就是所说的五脏精气并入于某一脏所发生的各种病症。

五脏按其不同的性能，各有所厌恶：肝脏厌恶风，心脏厌恶热，肺脏厌恶寒，肾脏厌恶燥，脾脏厌恶湿。这就是五脏所厌恶的。

手八卦全息图

人的手掌也可以用八卦来表示，并且和宇宙八卦一样，呈一个对称的平衡状态。而且，人体的器官在手掌上也有其对应的部位，人体的健康状况可以在手掌上体现出来。

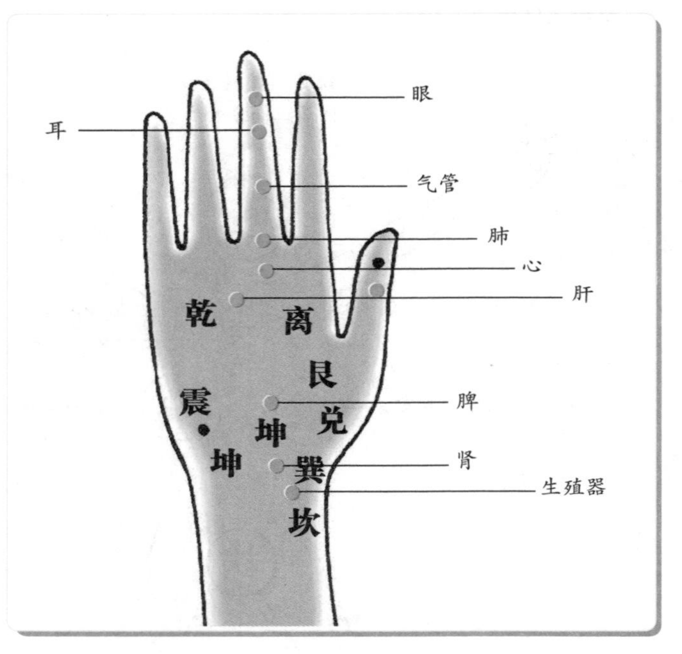

五脏所化生的五液：心脏主化生汗液，肝脏主化生泪液，肺脏主化生涕液，肾脏主化生唾液，脾脏主化生涎液。这就是五脏化五液。

五种劳逸过度所造成的损伤：久视则伤心血，久卧则伤肺气，久坐则伤肌肉，久立则伤骨，久行则伤筋。这就是五种长期疲劳对人体损伤的具体情况。

五味各有走向：酸味入肝而走筋，辛味入肺而走气，苦味入心而走血，咸味入肾而走骨，甜味入脾而走肉。这就是五味走向各部的具体情况。

节制饮食的五种情况：筋的病变，筋喜柔而不喜收敛，酸性收敛，所以不要过多地嗜食酸味食物；气的病变，气宜聚敛不喜发散，辛味发散，所以不要过多地嗜食辛味食物；骨的病变，骨宜坚不喜软，咸能软坚，所以不要过多地嗜食咸味食物；血的病变，血不喜燥，苦味主燥，所以不要过多地嗜食苦味食物；肌肉的病变，肌肉不喜壅滞，甘味壅滞，所以不要过多地嗜食甜味食物。即使是自己最爱吃的东西，也不可多吃，必须加以自我节制，这就叫“五裁”。

五脏有阴阳之分，其发病的部位和季节各有不同：肾为阴脏而主骨，则病多发生在骨骼；心为阳脏而主血，则病多发生在血脉；脾为阴脏而主肌肉，则病多发生在肌肉；肝为阳脏而主春，则病往往发源于冬季；肺为阴脏而主秋，则病往往发源于夏季。这就称为“五发”。

邪气内扰所发生的病变：邪气入于阳分而阳盛热极，能使神志受扰而发生狂证；

邪气入于阴分而阴寒至极，能使血脉凝滞，发生血痹证；邪气入于阳分，阳与邪相纠结，则出现头部疾病；邪气入于阴分，阴与邪相纠结，则出现嘶哑。阳分的邪气入于阴分，患者则安静沉默；阴分的邪气出于阳分，患者则激动好怒。

五脏对精神意识活动各有所藏：心脏藏神，体现人的精神、意识、情志、思维活动；肺脏藏魄，体现形体动作的反应能力；肝脏藏魂，体现精神意识的反应能力；脾脏藏意，体现人的思想活动能力；肾脏藏志，体现人的记忆能力。

五脏对躯体各部分别有其所主：心主宰全身的血脉，肺主宰全身的皮肤，肝主宰全身的筋膜，脾主宰全身的肌肉，肾主宰全身的骨骼。

人体六经有血气多少的不同，阳明经多血多气，太阳经多血少气，少阳经多气少血，太阴经多血少气，厥阴经多血少气，少阴经多气少血。所以在针刺治疗时，阳明经宜出气出血，太阳经宜出血，不宜出气；少阳经宜出气，不宜出血；太阴经宜出

五味的走向与四季养生

五味具有其不同的作用：味辛的有发散作用，味酸的有收敛作用，味甜的有缓和作用，味苦的有坚燥作用，味咸的有软坚作用等。所以根据四季特点饮食也要调和五味。

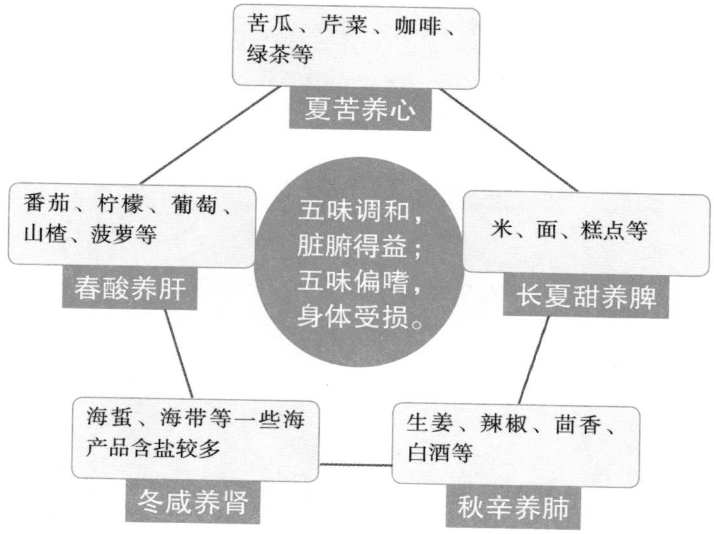

血，不宜出气；厥阴经只可出血，不可出气；少阴经只可出气，不宜出血。

足阳明胃经与足太阴脾经互为表里，足少阴胆经与足厥阴肝经互为表里，足太阳膀胱经与足少阴肾经互为表里，这是足三阴与足三阳经的表里配合关系。手阳明大肠经与手太阴肺经互为表里，手少阳三焦经与手厥阴心包经互为表里，手太阳小肠经与手少阴心经互为表里，这是手三阳经与手三阴经的阴阳表里关系。

第七十九 岁露论

灵枢

本篇论述了疟疾病发作有规律性的原因，贼风邪气伤人的规律性，日月运行对人体气血的影响，三虚、三实与发病之间的关系，八方气候对人体的影响，气候的变化与虚风邪气伤人和对人的影响。

疟疾病发作的时间

黄帝向岐伯问：古代医经上讲，夏天伤了暑气，到了秋天就会发生疟疾。疟疾病发作是有一定时间性的，其原因是什么呢？

岐伯回答：暑虐之邪是从督脉的风府穴侵入人体的，其后就沿着脊背下行，而人体中的卫气常是一天一夜在风府处会合一次，当邪气下行时，其循行是逐日沿着脊背下行一节，这样疟疾发作的时间，常常是一天迟于一天。也就是说，邪气已先侵入脊背，才得与每日运行于脊柱的卫气相合而使疟疾发作，亦即卫气运行到风府时，则腠理开泄；腠理开泄，邪气便乘隙侵入，邪气一经侵入而与卫气相纠结，病就发作了，这就是疟病发作的时间逐日推迟的原因。卫气的运行，月初首先出入会合于风府，然后每天沿脊椎下行一节，经过二十一天后，就下行到了尾骶骨，经过二十二天后，就进入到脊柱之内，注入于伏冲之脉中，由此转而上行，这样到月底移行九天，上出于左右两缺盆之中的天突穴，然后其气又向上运行，由于这段时间卫气上行逐日升高，因此发病的时间，就一天早于一天。至于邪气深陷内迫于五脏，并累及膜原的，是邪气已深入于里，距离体表已远，其行动亦较迟缓，不能在当日外出及时与卫气相纠结，病就不能每日发作，所以发病迟缓，需经一定的时间，到第二天才与卫气相纠结而发作一次，形成间日疟。

黄帝问：卫气每当运行到风府的时候，就会使腠理开泄，邪气便乘虚侵入而发病。但卫气逐日下行一节，这样就不是每天在风府处，为什么疟疾还会发作呢？

岐伯说：邪气侵袭人体，并没有固定的部位，也就是说，不是一成不变地固定在风府穴。卫气每日下行一节，其相应的部位，腠理必定开泄，只要卫气运行到邪气所在之处，必然引起正邪相纠结的反应。所以凡是卫气运行出入而邪气停留的地方，就是发病的所在部位。

贼风邪气伤人的规律性

黄帝说：讲得好。风邪之病与疟疾之病相似而同属一种类型，然而风邪的病症常常持续存在，而疟疾的发病却时有间歇，这是为什么呢？

岐伯说：因为风邪侵袭常停留在肌表组织之间，卫阳之气不时地与之交争相搏，所以证候表现呈持续性，而疟疾病邪能随经络循行逐渐深入，纠结于内。所以，只有卫气运行到疟邪所在之处，引起抗御病邪的反应时，疾病才会发作。黄帝说：讲得很好。

黄帝向少师问：我听说四时八风伤害人体，有寒暑的不同，如果受寒就会使皮肤紧张而腠理闭塞，如果有暑就会使皮肤松缓而腠理开泄，在这种情况下，贼风邪气是乘人体皮腠的开泄而侵入呢，还是必须遇到四时八风反常的气候才会伤人呢？

少师回答：不尽是这样。贼风邪气侵害人体，不一定完全按照四时八风的规律，但必须是人体皮腠开泄时，它才会乘虚而入，这时人体内部往往精亏气虚，卫表不固，邪气容易深陷。在这种情况下，病情就要严重些，所以突然发生疾病；如果在皮腠闭合时，即使邪气侵入，因人体正气不亏，也只能浅留于体表，病势就会较轻，发病也比较迟缓。

黄帝说：有时气候的寒温比较适度，人本身也能恰当地调整衣着，其腠理并没有开泄，然而却有突然发病的，这是什么原因呢？少师回答：你不知道邪气侵入的原因吗？人们虽然生活平静安适，但腠理的开闭缓急，也是有内在的原因和一定的时间的。黄帝说：可以讲来听听吗？

日月运行对人气血变化的影响

少师说：人与天地自然的变化密切相关，同时日月运行亏满的情况也会对人体产生影响。所以，当月圆的时候，海水向西涌盛形成大潮，此时人体气血也相应的充盛，血气充实，则肌肉坚实，皮肤致密，毛发坚韧，腠理闭塞，皮脂多而表固，在这个时候，虽然遇到了贼风邪气的侵入，但邪气只是浅入而没有深入。如果到了月亮亏缺的时候，海水向东涌盛形成大潮，这时人体气血相应虚弱，体表卫气衰退，形体独居于外，肌肉消减，皮肤弛缓，腠理开泄，毛发摧残，肌肤的纹理疏薄，皮脂剥落，体瘦表虚，在这个时候，若遇到贼风邪气的侵袭，邪气就容易深陷入里，发病也急暴。

人物介绍

少师

传说中上古黄帝时期著名的医学家，曾为黄帝讲学医理知识。

日月运行对人体气血变化的影响

古代医学家在长期的实践中，总结出一个道理：人体的气血会随着月亮的圆缺而变化，随着月亮越来越圆，体内气血越来越充盛，反之则越来越弱。并用这一理论指导医疗实践。

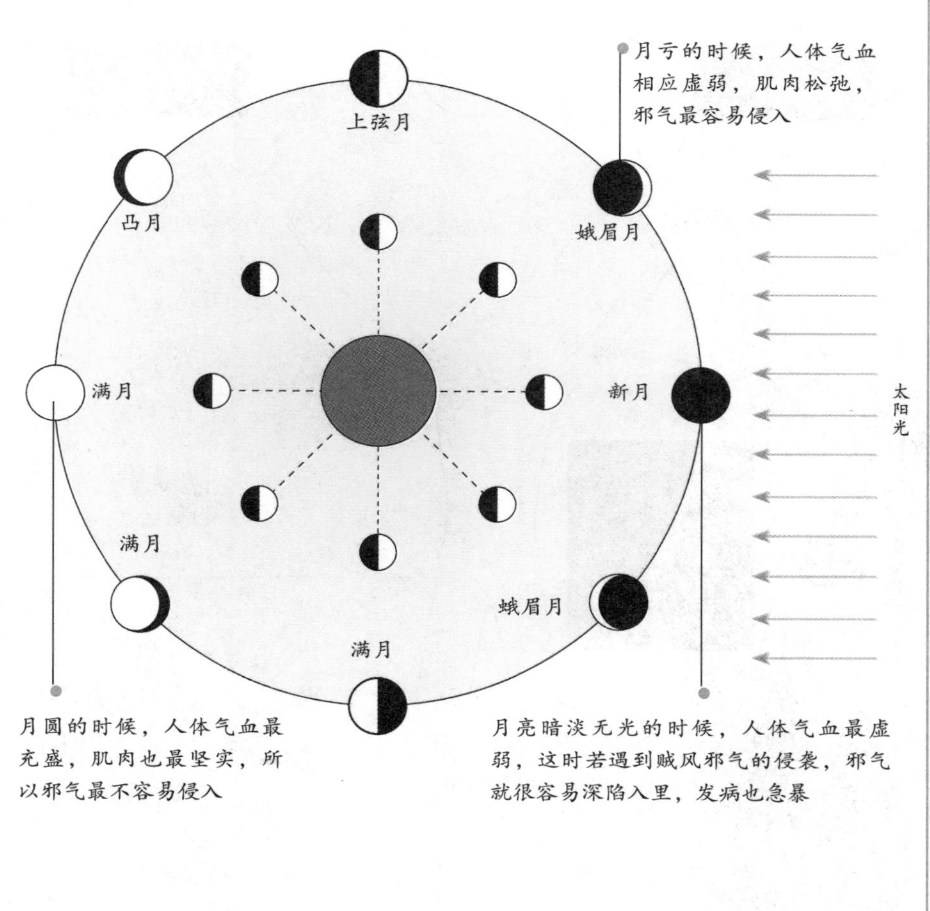

三虚、三实与发病

黄帝问：有人得病呈暴发性，或是突然死亡，这是什么原因？少师回答：如果人体素质本来虚弱，而在自然环境里又遇到三虚的情况，内外相因，所以出现暴病暴死。如果处于三实的环境，就不会为邪气所侵害了。

黄帝说：我想听一听什么叫作“三虚”。少师说：时逢岁气不及的虚年，又遇到月缺无光的黑夜，以及四时气候出现反常的情况，在这种条件下，最容易感受贼风邪

三实与发病

人的身体素质有强有弱，自然界的环境也有变化，所以人的发病情况也有差异。

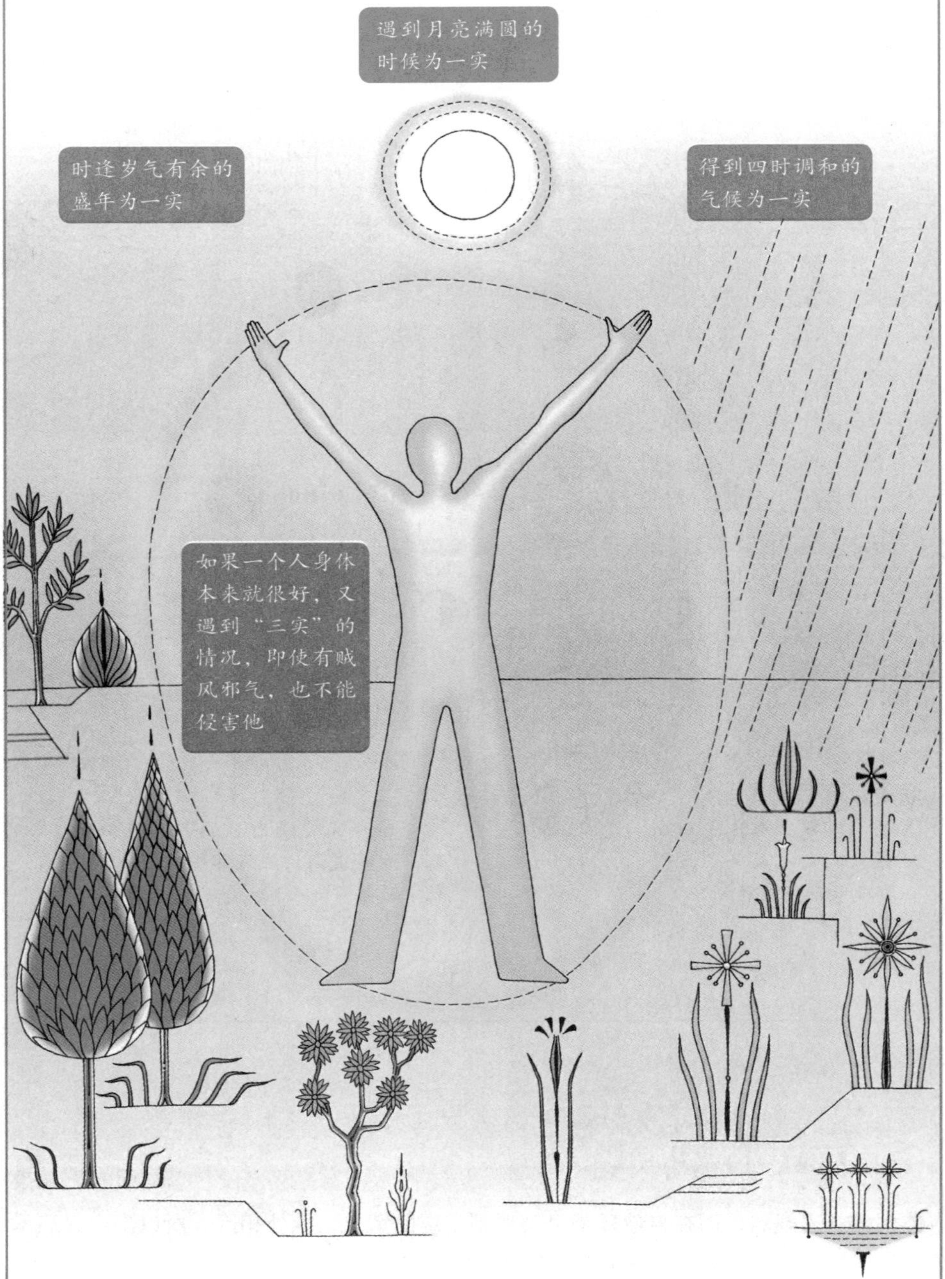

遇到月亮满圆的时候为一实

时逢岁气有余的盛年为一实

得到四时调和的气候为一实

如果一个人身体本来就很好，又遇到“三实”的情况，即使有贼风邪气，也不能侵害他气的侵袭，这就叫作“三虚”。所以，在理论上不了解三虚的致病因素，即使医学知识达到相当的高度，但往往因为这一点而只能是学识粗浅的医生了。

黄帝问：那什么是三实呢？少师说：时逢岁气有余的盛年，又遇到月亮满圆的时候，再得到四时调和的气候，虽有贼风邪气，也不能危害人体，这就叫作“三实”。

黄帝说：这是多么深刻的道理啊！你讲得也很透彻。请把它珍藏在金柜之中，命名为“三实”。不过，这只是一个人的心得体会罢了。

八方气候对人体的影响

黄帝说：我还愿意听一听在一年之中，人们会患同样的疾病，这是什么原因造成的。少师说：这要观察八方气候的常变对人体的影响。

黄帝问：根据什么去观察呢？少师说：这种观察气象的方法，通常是以冬至日为起点。看北斗星指向正北方，这时正值交换节气，到了这一天，如果出现风雨天气，并且风雨从南方来的，叫作“虚风”，这是能够伤害人体的贼风邪气。如果风雨来时正在半夜，人们都居于室内安睡，邪气无从侵入，这就表示当年很少有人生病。如果风雨出现在白天，人们多在室外活动而防范松懈，就容易被虚风邪气所中伤，因此生病的人就较多。假使在冬季感受了虚邪，深入至骨，而不及时发病，到了立春，阳气逐渐旺盛，腠理开泄，伏邪待机发动；倘若再遇立春那一天刮来了西风，人们又会被这种反常气候所中伤，伏邪合并新邪，留结在经脉之中，两邪持合而发病。所以遇到风雨无常的年月，人们就多发生疾病，这叫作“遇岁露”。总之，一年之中，气候调和，很少贼风的出现，人们患病的就少，死亡的也少；一年中多有贼风邪气出现，气候冷热不调，人们患病的较多，死亡的也较多。

黄帝问：虚风邪气，伤人的轻重是怎样的？又如何观测天气呢？

少师回答：在正月初一这一天，太一在东北方的天留宫，如果这一天刮起西北风而不下雨，人们多有生病而死亡的。若这一天早晨刮起北风，到了春天，则患病的人多死亡。若这一天早晨有北风经过，患病的人数就多，可达十分之三。正月初一的中午刮北风，到了夏天，就会造成疾病流行，而且多有死亡。正月初一的傍晚刮北风，到了秋天，人多病死。如果这一天整天刮北风，就会大病流行，死亡的人数约占十分之六。正月初一，如果风从南方刮来，叫作“旱乡”，从西方刮来，叫作“白骨”，大病就会流行于全国，将有许多人死亡。若这一天，风从东方刮来，房屋就会被掀翻，树木被摧折，并且漫天飞沙走石，给人们造成严重的灾害。如果这一天风从东南方刮来，到了春天，就会有很多人病死。如果正月初一这一天没有刮风，天气晴好，气候暖和，便预示这一年风调雨顺，人们很少得病。如果这一天的天气寒冷而有风，这是年景歉收的先兆，将会灾荒四起，人们也多灾多病。这就是说，正月初一的风向，可以用来预测当年虚邪贼风伤人的情况。

如果二月丑日，时近春分多风之际，仍不起风，人们就多患心腹之病。三月戌日，春尽夏来之时，如果天气不温暖，人们多患寒热之病。到了四月巳日，夏天到

三虚与发病

人的身体素质有强有弱，自然界的环境也有变化，所以人的发病情况也有差异。

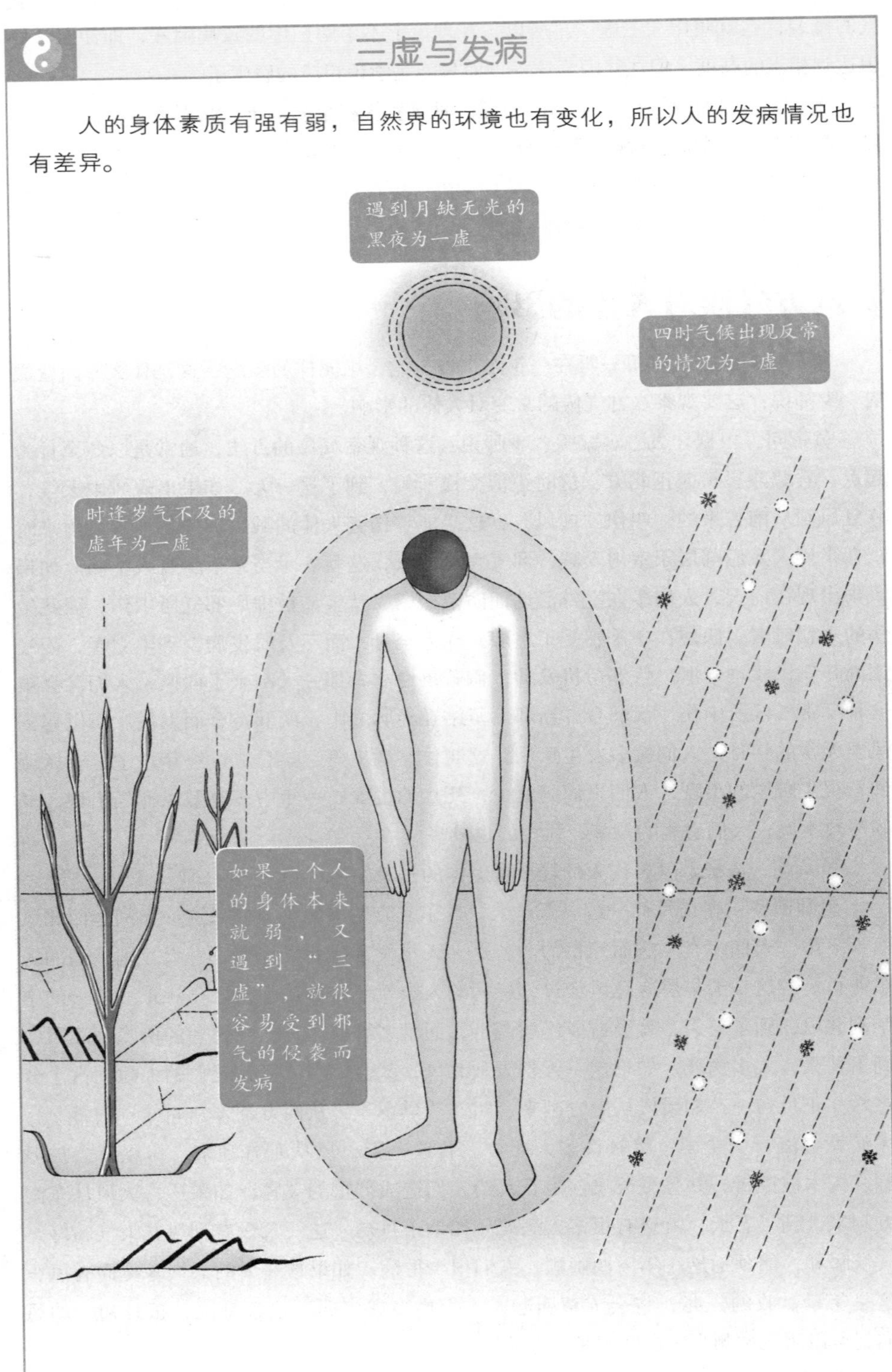

来，如果天气仍然不热，人们就容易患黄疸病。到了十月申日，阴气始盛，冬天已到，如果天气仍然不冷，人们往往暴死。以上所说的风，都是指那些能损房屋、折树木、飞沙走石的大风，这样的风能使人毫毛竖起，腠理开泄，从而伤人致病。

第八十 大惑论

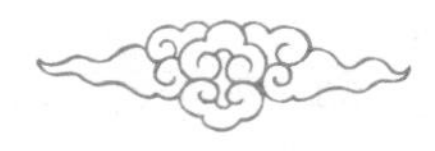

本篇主要论述了视歧发生的原因，还论述了由于人体营卫之气异常所引发的疾病，包括健忘、饥饿却没食欲、患病不能安睡、眼目患病而不能看见东西、嗜睡、突然多睡等。

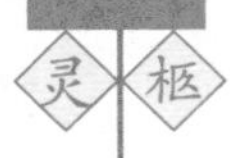

视歧的发生

黄帝问岐伯：我曾经攀登那高高的清冷台阶，到了台阶中段时，回头四处观望，然后伏身前行，这时就感到眼睛昏惑，眼花缭乱。我暗自感到奇怪，于是独自闭目宁神或睁眼视看，平心静气，使之镇定下来，但是这种感觉长久不能消除，仍然头晕目眩，即使是披散开头发，赤脚而行，力求形体舒缓，使精神轻快，但当向下俯视时，眩晕仍然长久不止。可是这种症状在突然之间却又自动消失，这是什么原因造成的呢?

岐伯回答：人体五脏六腑的精气，都向上输注于眼目之中，从而产生精明视物的作用。在这些精气汇集之处，合并而成眼目。其中肾的精气注于瞳孔，肝的精气注于黑眼，心的精气注于血络内外眦的血络，肺的精气注于白眼，脾的精气注于眼胞。脾的精气包罗了肾、肝、心、肺等的精气，与脉合并便成为“目系”，它上行联属于脑，向后与项部中间相联系。当邪袭于项部，乘人体虚弱而向深部发展时，邪气沿着目系深入于脑，从而发生头晕脑涨，脑转又会牵引目系抽急而出现两目眩晕的症状。这种现象是由于邪气伤害了内脏之精，因而内脏之精便不能普遍输注，而使精气离散，出现视歧的现象，所谓“视歧”，就是本来是一件东西，却看作是两件。人的眼睛能看东西，是由于五脏六腑精气的输注，它也是营、卫、气、血、精、神、魂、魄通行和寓藏的所在，它精明视物的功能，是以神气为基础的。所以当精神劳累之后，会使魂魄散乱，意志失常，眼睛迷离而无神气。眼的瞳仁部分属于肾，黑睛属于肝，二者为阴脏的精气所滋养；白睛属肺，眼球的赤脉属于心，二者依赖阳脏的精气滋养。因此，阴脏的精气和阳脏的精气相互结合而协调，就使眼睛产生视觉。眼睛辨物的功能，主要受心的支配，因为心是神居的场所，当精神散乱而使精气不能如常地输注于眼目时，如突然看到异常的事物，就会引起心神不安，精失神迷，魂飘魄散，所以就发生眩惑。

黄帝说：我对你讲的道理仍然有些怀疑，我每次去东苑登高游览，没有一次不发

视歧的发生

邪气侵入人体后，会沿经脉行走，当邪气到达头部后，会使人出现头晕的感觉，进而影响到与之相连的目系，从而出现视物偏差。

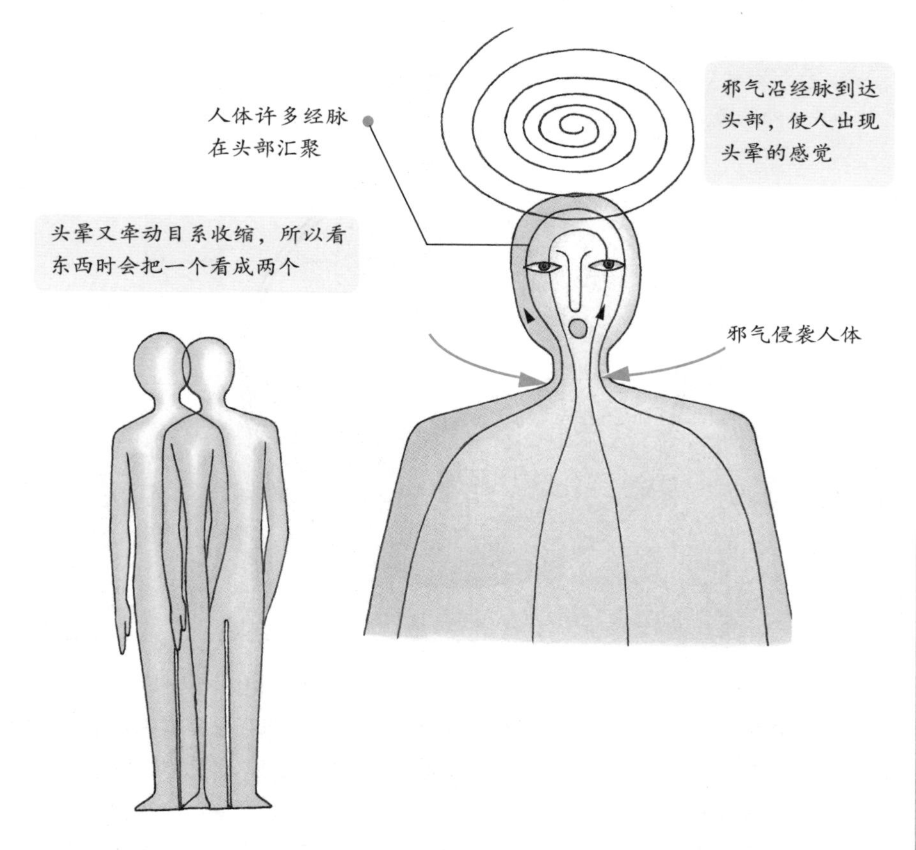

生眩惑的，一离开就恢复正常了，难道我只有在东苑那个地方才会劳神过度吗？怎么会出现这种特殊现象的呢？

岐伯说：不是这样的，就人的心情而言，如果到一个地方，心里虽是喜爱的，但是精神上不相适应，这样突如其来的内外不协调的结合，就会使精神出现一时的散乱，所以会产生视觉错误，而使人感到眩晕迷惑，一旦精神转移，离开了当时的环境，就恢复正常了。所以对这种情况，较轻的仅是精神一时迷糊，称为“迷”，较重的会出现精神迷乱而头目眩晕，称为“惑”。

营卫之气异常所引发的疾病与治疗

黄帝问：人常常忘事，是什么原因造成的呢？岐伯说：这是由于心肺两脏不足，

心肺之气影响人的记忆

心为一身之主，肺辅之，所以，如果心肺失养会影响到心肺的正常工作，进而影响到人的记忆。

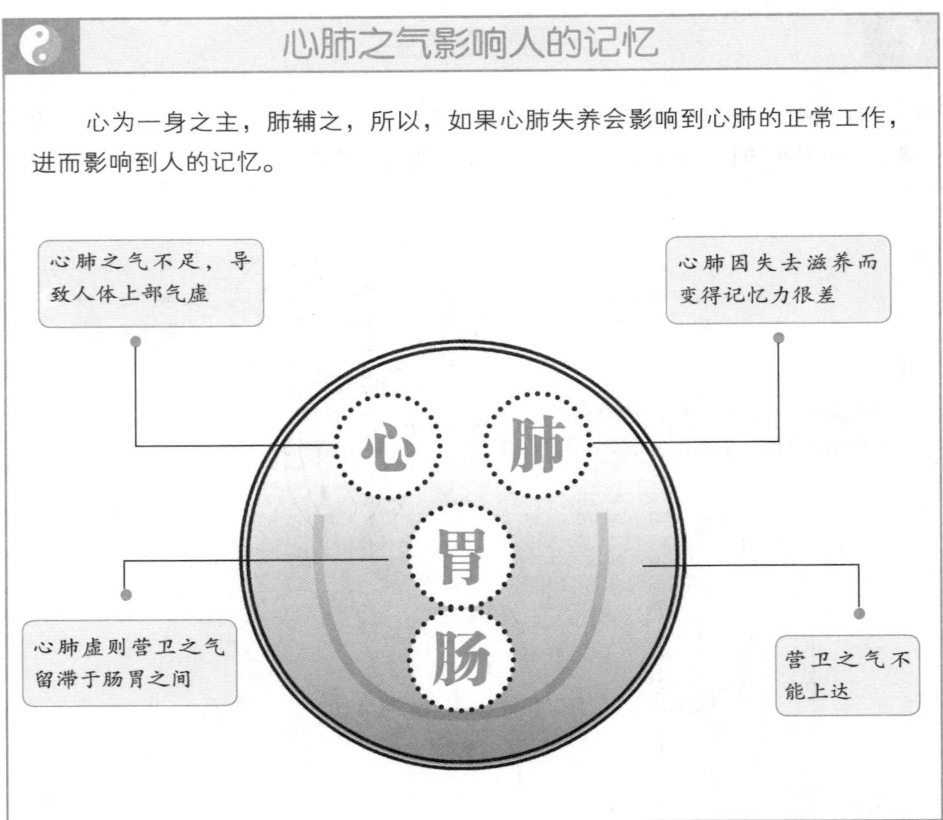

而使得人体上部气虚，肠胃充实而使得人体下部气盛造成的。心肺虚则营卫之气留滞于肠胃之间，并久久不能及时向上宣达，因而神气失养，所以人常常发生健忘症。

黄帝问：人经常感到饥饿却没有食欲，这是什么原因造成的呢？岐伯说：饮食入胃后所化生的精气是归并于脾脏的，而所化生的阳热之气是停留于胃腑的，胃中有热则消化力增强，食物被消化掉则人容易饥饿。如果胃气逆而向上，导致胃脘滞塞，难以受纳，所以不想吃东西。

黄帝问：人患病而不能够安睡的，这是什么原因造成的呢？岐伯说：这是由于人体的卫气不能入于阴分，而常常停留在阳分之中，这样就会使阳气满盛，阳跻之脉气充盛，因卫气不能够入于阴分而使阴气偏虚，阴虚故不能敛阳，所以就不能安睡。

黄帝问：眼目患病而不能视看东西，这是什么原因造成的呢？岐伯说：这是因为卫气留滞于阴分，而不能外行于阳分，卫气留于阴分而使阴气偏盛，阴跻之脉也随之满盛，卫气不能够入于阳分而使阳气偏虚，所以眼目闭合而不能视看东西。

黄帝问：有的人经常嗜睡，这是什么原因造成的呢？岐伯说：这种人的特点是肠胃较大而皮肤涩滞，肌肉之间不滑利。肠胃较大则卫气滞留在人体内部的时间长久，皮肤涩滞则肌肉之间不滑利，那么卫气在体表的运行因受到阻止而迟缓。卫气，白天运行于阳分，夜晚运行于阴分，当卫气随昼夜交替在人体阳分运行已尽，由阳入阴时，人就入睡了；卫气在人体阴分运行已尽，由阴出阳，人便醒了。所以肠胃宽大，卫气在内滞留的时间比较长，兼之皮肤涩滞，肌肉不滑利，因而卫气运行于体表就较迟缓。卫气久留于阴分，其阳气不振，使得精神不能振作，所以困倦而嗜睡。那些肠胃较小、皮肤润滑而舒缓、肌肉滑利、卫气久留于阳分的人，睡眠较少。

黄帝问：有的不是经常嗜睡，却突然发生多睡现象，这是什么原因造成的呢？岐伯说：这是因为邪气留滞在上焦，使得上焦气机闭阻不通，若已经饱食而又饮汤水，则卫气被迫久久留滞在阴分间而不能外行于阳分，所以会突然发生多睡的现象。

黄帝说：讲得很好。对于上述疾病如何进行治疗呢？岐伯说：首先通过观察脏腑的虚实，以辨明病变的部位，即使是轻微的邪气，也必须先加以消除，然后再调理它的营卫之气。邪气盛的采用泻法，正气虚的采用补法。总之治疗疾病，必须首先明确知道患者形体的劳逸、情志的苦乐，以做出正确诊断，然后才能进行治疗。

第八十一 痈疽

本篇主要论述了发生在不同部位的痈疽的名称、形状、内外治法、如果不及时治疗的发展趋势和患者的死亡日期，并介绍了痈和疽的辨别方法。

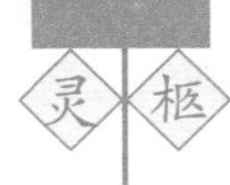

黄帝说：我听说肠胃受纳饮食之物以后，经过中焦脾胃的作用而化生的精气，沿着不同的通道运行于全身。其中上焦所出的卫气，是用来温煦全身的肌肉、皮肤，濡养筋骨关节，通达于腠理。中焦所出的营气，像自然界雨露布洒大地一样，它上注于人体肌肉的大小空隙之间，同时渗入孙脉，加上津液的调和，通过心肺的气化作用，就化成红色的血液而运行于人体的脉道之中。血液运行和顺而有条不紊，首先充满孙络，既而注入络脉，络脉充满了便注入经脉，这样阴经阳经的血气充盛，便随着呼吸而运行于全身。营卫的运行有一定的规律和循环道路，与天体的运动规律相同，流行而不休止。如果气血失常，就要细心地诊察虚实，然后专心调治。用泻法去治疗实证，虽然能使邪气衰减，但泻得太过，反会损伤正气。泻法宜急速出针，邪气便能衰减；补法宜持久留针，不能及时泻邪，则病情先后如一，仍不见好转。相反，用扶正的方法，可以消除虚弱的现象，但过于补，又会助长余邪转盛，所以要精心调治，补泻均不能太过。这样气血就会协调，形体和神气也就平定了。关于血气是否平衡的道理，我已经知道了。但还不了解痈疽发生的原因，治疗的成功与失败，以及怎样把握其形成与恶化的时间及判断死生日期的远近。有关这方面的情况，你可以讲给我听一听吗？

岐伯说：经脉气血流动运行不止，它与天地的运动规律相一致。如果天体运转失常，就会出现日蚀月蚀；大地上江河瘀塞或溃决，河水泛滥四溢，水涝成灾，以致草木不长，五谷不生，道路不通而民众不能往来，居住在城里或乡间的百姓们流离失所。人体的气血变异成疾也是这样，请让我谈谈其中的道理。人体的血脉和营卫在人体全身周流而不停息，与天上星宿的运转、自然界中河水的流行相应。如果寒邪侵入经脉血络之中，就会使得血行滞涩不通，卫气也就壅积不散，气血不能往复周流而聚结在某一局部，所以会生成痈肿。寒气郁久化热，热毒盛积熏蒸，使肌肉腐烂，日久便化成脓液，如果脓液不能泄出，又会使筋膜腐烂，进而伤及骨骼，骨伤之后骨髓也就随之消损了。如果痈肿不在骨节空隙之处，热毒就不能向外排泄，煎熬血液令其枯

痈和疽的区别

痈和疽都是感染毒邪而生的疮，发生于体表，但是它们之间又有区别。

区别\病名	痈	疽
属性	阳证	阴证
初病	急暴	缓慢
深浅	皮肉之间	筋骨之间
颜色	红，表皮发红	白色，皮色不变
肿状	高肿根束	漫肿或无根
疼痛	剧烈	不痛或微痛
热度	灼热	不热或微热
脓液	黏稠	稀薄
轻重	易消、易溃、易敛	难消、难溃、难敛
预后	良好	较差

竭，使筋骨肌肉都不能相互营养，经脉破溃败腐，于是热毒深入灼伤五脏，由于五脏损伤，人就会死亡。

痈疽的种类、形状和死亡日限

黄帝说：我想详尽地了解痈疽的形状、死亡的日限和名称。

岐伯说：痈疽发生在喉结中的，叫作“猛疽”。这种病如果不及时治疗，就会化脓，如果不将脓液排出，就会堵塞咽喉，半天就会死亡。已经化脓的，要先刺破以排出脓液，再口含凉的猪油，三天病即可痊愈。

痈疽发生在颈部的，叫作“天疽”。这种痈形状较大，颜色呈赤黑色，如果不迅速治疗，热毒就会向下蔓延，侵入腋部的渊腋穴处，向前可伤及任脉，向内可熏及肝肺，使肝肺损伤，大约十来天人就会死亡。

邪热亢盛，消耗脑髓而毒邪留在项部形成痈疽的，叫作“脑烁”。它的颜色不荣，患者表现为神色抑郁不欢，项部剧痛如针刺一般，如果热毒内攻而出现心中烦躁的现象，这是不治之症的表现。

病发于肩臂部的痈肿，叫作“疵痈”。局部呈赤黑色，应当迅速治疗，这种病使人全身汗出，直到足部。由于引起疵痈的毒气浅而不深，不会伤及五脏，它发生四五天的时候，用艾灸治疗，也会很快治愈的。

痈肿发生在腋下，色赤而坚硬的，叫作“米疽”。治疗时应当用细长的石针稀疏地砭刺患处，再涂上猪油膏，不必包扎，大约六天就能痊愈。如果痈肿坚硬而不易破溃，则为马刀、挟瘿之类的病变，应当急速采取相应措施进行治疗。

发生在胸部的痈肿，叫作“井疽”。它的形状像大豆一样，病发三四天的时候如果不及时治疗，毒邪就会下陷而深入腹部，这种情况为不治之症，七天就会死亡。

发生在胸部两侧的，叫作“甘疽”。皮色发青，形状好像谷实和菰𦼮，时常发冷发热，应急速治疗祛其寒热。如果不及时治疗，可迁延十年之久而死亡，死后此疽溃破出脓。

病发于胁处的痈，名叫“败疵”，败疵属于妇人疾病。如果迁延日久，就会发展为大的脓肿，其中还生出肉芽，大小如同赤小豆般。治疗这种病，可用切割的连翘草根各一升，加水一斗六升煮汁，煎取三升，趁热强饮，并多穿衣服，坐在盛有热汤的铁锅上熏蒸，使患者汗出至足部，病就好了。

发生在大腿和足胫部的痈疽，叫作“股胫疽”。这种病的外部没有明显的变化，但痈肿化脓已紧贴着骨部，如果不迅速治疗，约三十日就会死亡。

发生在尾骶骨部的痈疽，名叫“锐疽”。色红形状坚硬而大，应当迅速治疗，否则，约三十天就会死亡。

痈疽发生在大腿内侧的，名叫“赤施”。如不迅速治疗，六十天后人就会死亡。如果两大腿内侧同时发病，是毒邪伤阴已极，多属不治之症，如不迅速治疗，十天就要死亡。

发生在膝部的，名叫“疵痈”。其症状是外形肿大，皮肤颜色没有变化，有发冷发热的症状，患处坚硬如石，这是尚未成脓的表现，此时切不可用砭石刺破，如果误刺，便会致人死亡。必须等到患处柔软成脓，才能用砭石刺破，以排脓泻毒，疾病才会痊愈。

发生在关节的各种痈疽，并且出现内外、上下、左右对称发病的，都是难治之症。生于阳经所在部位的，一百天后人就会死亡；生于阴经所在部位的，三十天后人就会死亡。

发生于足胫部的痈疽，名叫“兔啮”。它的形状红肿且毒深至骨部，应当迅速治疗，如不赶紧治疗，就会危及人体生命。

病发于足内踝处的痈疽，名叫“走缓”。它的形状肿如痈，但皮肤颜色没有变化，治疗时应当用石针多次砭刺痈肿所在之处，使寒热的症状消退，这样就不会使人死亡了。

发生于足心、足背的痈疽，名叫“四淫”。它的形状好像大痈一样，如不迅速治疗，约一百天就会死亡。

发生在足旁的痈肿，名叫“厉痈”。它的外形不大，刚开始发生的时候像小指一样，并呈现黑色，应当迅速治疗，消除黑色，如果黑肿不消就会日渐加大，如果不予治疗，约一百天就会死亡。

发生在足趾的痈疽，名叫“脱痈”。其症状如果出现赤黑色，表明毒气极重，多属不治之症；如不呈现赤黑色，表明毒气较轻，尚能救治。如经过治疗而病势没有衰退的征象，就应当赶快截掉足趾，否则毒气内攻深陷于脏腑，必然导致死亡。

痈和疽的辨别

黄帝问：你所说的痈疽，用什么方法来区别它们呢？岐伯说：营气滞留在经脉之中，使血液凝涩而不循行，那么卫气就随之受阻而不畅通，并阻塞于内，这时就会发热。如果大热不止，热盛则使肌肉腐烂化脓。但其不能内陷，不会使骨髓焦枯，五脏也不会受到伤害，所以叫作“痈”。

黄帝问：什么叫作“疽”呢？岐伯说：热气充盛，脓毒深陷于肌肤的内部，使筋膜溃烂，骨髓焦枯，同时还影响五脏，血气枯竭，以致痈肿部分的肌肉筋骨全都溃烂无余，所以叫作“疽”。疽的特征是：皮色黑暗而不润泽，质地坚硬如牛颈之皮；痈的特征是：皮薄而光亮，触之较软。这就是痈和疽的区别。